Dictionnaire médical *de poche*

Jacques Quevauvilliers

Alexandre Somogyi

Abe Fingerhut

Dictionnaire médical *de poche*

ELSEVIER
MASSON

Photocomposition Nord Compo – 59650 Villeneuve-d'Ascq

ISBN 978-2-294-70129-0

Elsevier Masson S.A.S. 62 rue Camille-Desmoulins, 92442 Issy-les-Moulineaux Cedex

Mode d'emploi

Pour chaque entrée sont indiqués :

► le genre grammatical : substantif masculin *(s. m.)*, substantif féminin *(s. f.)*, verbe *(v.)*, adjectif *(adj.)* ;

► la traduction anglaise : *(angl. ...)* ;

► la ou les définitions : **1. ... 2. ... ;**

► les déclinaisons : ⇔ ;

► les synonymes : SYN. ;

► ou un renvoi : ☞ ; pour les termes anatomiques, un renvoi systématique vers les termes de la nouvelle nomenclature.

Abréviations utilisées

adj.	adjectif
angl.	anglais
cm	centimètre
Eq	équivalent
s. f.	substantif féminin
g	gramme
h	heure
l	litre
lat.	latin
m	mètre
s. m.	substantif masculin
mEq	milliéquivalent
mg	milligramme
min	minute
ml	millilitre
mol	mole
µm	micromètre
nm	nanomètre
s	seconde
SI	Système international
SYN.	Synonyme
U	unité
v.	verbe
☞	voir

A

A FRIGORE Locution latine qui, ajoutée au nom d'une maladie (pleurésie, néphrite, etc.), indique que celle-ci est due ou imputable en partie à un refroidissement.

A VACUO Locution latine signifiant provoqué par le vide. EX. *œdème pulmonaire a vacuo, après l'évacuation trop rapide d'un épanchement.*

ABAISSE-LANGUE *s. m. (angl. tongue depressor).* Instrument en forme de palette pour abaisser la langue et examiner l'intérieur de la bouche et la gorge.

ABANDONNIQUE *adj.* Qualifie une personne craignant l'abandon.

ABAROGNOSIE *s. f. (angl. abarognosis).* Perte de la reconnaissance des sensations de poids.

ABARTICULAIRE *adj. (angl. abarticular).* Qui n'affecte pas une articulation ou qui est situé loin d'elle.

ABASIE *s. f. (angl. abasia).* Perte de la faculté de marcher, par défaut de coordination des mouvements, une astasie est souvent associée.

ABATTEMENT *s. m. (angl. prostration, exhaustion).* État caractérisé par une diminution considérable des forces physiques et des fonctions psychiques.

ABCÉDÉ *adj. (angl. abscessed).* Transformé en abcès.

ABCÈS *s. m. (angl. abscess).* Collection purulente contenue dans une cavité néoformée. Il reçoit des noms différents selon sa localisation (alvéolaire, cérébral, mammaire, sous-phrénique, etc.) et selon sa nature ou son étiologie (amibien, streptococcique, etc.). ◇ **ALVÉOLAIRE** *(angl. alveolar —).* Abcès localisé au niveau du bord alvéolaire de la dent par suite d'une infection du périodonte et des tissus osseux périalvéolaire et périradiculaire. ◇ **AMIBIEN** *(angl. amebian —).* Complication grave de l'amibiase consistant en une collection purulente généralement hépatique, produite par *Entamoeba histolytica.* ◇ **ANNULAIRE** *(angl. ring —).* Infiltration purulente, en forme d'anneau, de la périphérie de la cornée. ◇ **APICAL** *(angl. apical —).* Tout abcès situé à l'apex d'une racine dentaire ou d'un organe. ◇ **CHAUD** (angl. *acute —).* Abcès d'évolution rapide, se manifestant par des signes inflammatoires locaux et une réaction générale fébrile. ◇ **FROID** *(angl. cold —).* Abcès formé au cours d'une infection chronique, habituellement d'origine tuberculeuse ou mycosique, sans signes inflammatoires aigus et sans fièvre. ◇ **MÉTASTATIQUE** *(angl. metastatic —).* Abcès secondaire, d'origine embolique dont les germes en cause proviennent d'un foyer à distance et sont véhiculés par voie hématogène. ◇ **MILIAIRE** *(angl. miliary —).* Microabcès souvent multiples, de la grosseur d'un grain de millet, disséminés dans un organe ou un viscère. ◇ **OSSIFLUENT** *(angl. ossifluent —).* Abcès des parties molles dont l'origine est un foyer infectieux osseux. ◇ **PÉRITONSILLAIRE** *(angl. peritonsillar —).* Abcès consécutif à la diffusion dans le tissu péritonsillaire de la tonsillite pultacée, suppurée ou phlegmoneuse. SYN. ***PHLEGMON PÉRI-AMYGDALIEN.*** ◇ **RÉTROCÆCAL** *(angl. retrocecal —, postcecal —).* Abcès formé en arrière du cæcum, complication de l'appendicite aiguë. ◇ **SOUS-PHRÉNIQUE** (angl. *subphrenic —).* Abcès abdominal situé en dessous du diaphragme et localisé à l'étage ou à une partie de l'étage sus-mésocolique, compliquant généralement un processus suppuré intra-abdominal. ◇ **STERCORAL** *(angl.*

stercoral —). Abcès pariéto-abdominal ou périnéal fistulisé dans le gros intestin et qui contient des matières fécales. ◇ **TONSILLAIRE** *(angl. tonsillar —).* Abcès de l'une ou des deux tonsilles, complication d'une tonsillite suppurée. ◇ **URINEUX** *(angl. urinary —).* Abcès contenant un mélange de pus et d'urine, à la suite d'une blessure de l'urètre.

ABDOMEN *s. m. (angl. abdomen, belly).* Partie inférieure du tronc, située entre le thorax, dont elle est séparée par le diaphragme, et le bassin. La cavité de l'abdomen (cavité abdominale) contient la plus grande partie de l'appareil digestif, de l'appareil urinaire et des organes génitaux internes. ◇ **AIGU** *(angl. acute abdominal syndrome).* Syndrome abdominal aigu pouvant nécessiter une intervention chirurgicale rapide. ◇ **EN ACCORDÉON** Augmentation de volume de l'abdomen, qui apparaît et disparaît rapidement.

ABDOMINAL *adj. (angl. abdominal).* Qui se rapporte à l'abdomen.

ABDUCENS (NERF) *(angl. abducens nerve).* Sixième paire des nerfs crâniens innervant le muscle droit latéral de l'œil. SYN. ***NERF MOTEUR OCULAIRE EXTERNE.***

ABDUCTEUR *adj. (angl. abducens, abducent).* Se dit d'un muscle qui sert à l'abduction. S'emploie aussi comme substantif.

ABDUCTION *s. f. (angl. abduction).* Mouvement par lequel un membre ou un segment de membre est écarté de l'axe médian du corps, et position qui en résulte.

ABERRANT *adj. (angl. aberrant).* Qui dévie du cours normal ou du type habituel ; se dit d'un organe ou d'un tissu situé en dehors de sa localisation normale.

ABERRATION *s. f. (angl. aberration).* **1.** Toute déviation de l'état normal. **2.** Tout défaut de l'image donnée par un instrument d'optique, un système optique (tel que l'œil). ◇ **CHROMATIQUE** *(angl. chromatic —).* Aberration optique due au fait que l'indice de réfraction d'une substance varie en fonction de la longueur d'onde de la lumière qui la traverse. ◇ **CHROMOSOMIQUE** *(angl. chromosome —).* Altération de la structure d'un chromosome par rapport au chromosome d'origine pouvant être responsable de mutations. Les principales aberrations sont la délétion, la translocation, l'inversion et la duplication. SYN. ***MUTATION.***

ABH (ANTIGÈNES) *(angl. ABH antigens).* Antigènes mucopolysaccharidiques érythrocytaires des groupes sanguins A, B et AB ; voir aussi H (substance). Ce sont des agglutinogènes.

ABLATION *s. f. (angl. ablation).* Action d'enlever du corps un de ses organes ou une formation pathologique. SYN. ***EXÉRÈSE, EXCISION, EXTIRPATION.*** ◇ **ENDOCAVITAIRE** ☞ ***ABLATIVES (MÉTHODES).***

ABLATIVES (MÉTHODES) *(angl. ablation techniques).* Destruction par électrocoagulation d'une partie localisée des voies de conduction intra-cardiaques au cours de troubles graves du rythme.

ABLÉPHARIE *s. f. (angl. ablephary).* Absence congénitale des paupières.

ABO (SYSTÈME) *(angl. ABO blood groups).* ☞ ***GROUPE SANGUIN.***

ABORTIF *adj. (angl. abortive).* **1.** Qui provoque l'avortement (s'emploie aussi comme substantif). **2.** Qui n'aboutit pas au terme normal de son développement. EX. *fœtus abortif.*

ABOUCHEMENT *s. m. (angl. connexion).* Application de l'ouverture d'un conduit à celle d'un autre conduit afin qu'ils communiquent. EX. *abouchement de vaisseaux.*

ABOULIE *s. f. (angl. abulia).* Perte ou diminution de la volonté ; le désir ou la volonté d'agir peuvent persister alors que l'énergie pour le faire manque. S'observe surtout chez les dépressifs, les obsessionnels et au cours des démences. ◇ **CYCLIQUE** *(angl. cyclic —).* Aboulie qui survient périodiquement.

ABRACHIE *s. f. (angl. abrachia).* Absence congénitale des bras.

ABRASION *s. f. (angl. abrasion).* **1.** Action de racler ou frotter à l'aide d'un objet dur. **2.** Ablation par raclage de certaines formations cutanées ou muqueuses. ◇ **DEN-**

TAIRE *(angl. dental —).* Usure physiologique ou pathologique des dents.

ABRUPTION *s. f. (angl. abruption).* Fracture osseuse transversale.

ABSENCE *s. f. (angl. absence).* Atténuation ou suspension brève de la conscience qui accompagne certaines crises épileptiques généralisées de type petit mal.

ABSORBANT *(angl. absorbent).* **1.** *adj.* Qui absorbe ; qui est capable d'absorber. **2.** *s. m.* Substance qui peut absorber un gaz, un liquide ou un rayonnement.

ABSORPTIOMÉTRIE *s. f. (angl. bone absorptiometry).* Détermination du contenu minéral osseux (en général vertébral et/ou du col fémoral) par la mesure de l'absorption des rayons X. Surtout utilisée chez la femme à la ménopause pour évaluer le degré d'ostéoporose. SYN. ***OSTÉODENSITOMÉTRIE.***

ABSORPTION *s. f. (angl. absorption).* **1.** Pénétration et rétention d'une substance venant de l'extérieur dans la structure interne d'une autre substance. **2.** Dissipation d'une partie de l'énergie d'un rayonnement électromagnétique ou corpusculaire dans un milieu matériel.

ABSTINENCE *s. f. (angl. abstinence).* Renonciation partielle ou totale à certains aliments. ☞ ***JEÛNE, DIÈTE.*** ◇ **(SYNDROME D')** *(angl. withdrawal syndrome).* Phénomènes provoqués par la privation plus ou moins brusque d'un excitant habituel, alcool, morphine, etc.

ACALCULIE *s. f. (angl. acalculia).* Incapacité à effectuer des calculs arithmétiques simples, observée dans certaines aphasies.

ACANTHOCYTE *s. m. (angl. acanthocyte).* Érythrocyte de forme anormale semblant hérissé d'épines. SYN. ***ÉCHINOCYTE.***

ACANTHOME *s. m. (angl. acanthoma).* Tumeur cutanée formée aux dépens de la couche muqueuse de Malpighi, comme la verrue vulgaire.

ACANTHOSIS NIGRICANS *(angl. acanthosis nigricans).* Pigmentation généralisée et anormale de la peau qui présente des végétations papillomateuses ; coexistence fréquente avec un cancer digestif en particulier de l'estomac. L'acanthosis nigricans s'observe également dans une forme de diabète avec hyperinsulinisme majeur par absence génétique de récepteurs à l'insuline. SYN. ***DYSTROPHIE PAPILLAIRE ET PIGMENTAIRE.***

ACAPNIE *s. f. (angl. acapnia).* Diminution de la quantité d'anhydride carbonique dans le sang. SYN. ***HYPOCAPNIE.***

ACARBOSE *s. m. (angl. acarbose).* Inhibiteur de l'α-glucosidase, enzyme nécessaire à la dégradation intestinale des disaccharides en monosaccharides, empêchant donc l'absorption de ces derniers. Il est utilisé dans le traitement du diabète non insulinodépendant.

ACARE *s. m. (angl. acarus).* Arthropode appartenant à l'ordre des acariens. SYN. ***ACARIEN.***

ACARIENS *s. m. pl. (angl. Acaridae).* Ordre d'arthropodes appartenant à la classe des Arachnides. De nombreux acariens vivent en parasites sur l'homme et les animaux, par exemple le sarcopte de la gale, les tiques, etc.

ACAT Sigle pour acyl-CoA- cholestérol acyl-transférase. ☞ ***ACYL-COA-CHOLESTÉROL ACYL-TRANSFÉRASE.***

ACAUDÉ *adj. (angl. acaudate, acaudal).* Dépourvu de queue ou de coccyx.

ACCABLEMENT *s. m. (angl. exhaustion, depression).* Diminution profonde des forces physiques ou mentales.

ACCÉLÉRINE *s. f. (angl. accelerin).* Pseudoglobuline produite par l'activation du facteur V (proaccélérine) et qui intervient dans la coagulation sanguine en accélérant la transformation de prothrombine en thrombine. Son déficit se traduit par des hémorragies. SYN. ***FACTEUR VI.***

ACCÈS *s. m. (angl. fit).* Phénomène morbide évoluant par poussées aiguës, plus ou moins régulières. Ex. *accès de fièvre, de goutte, de toux.*

ACCESSOIRE *adj. (angl. accessory).* Auxiliaire, qui vient s'ajouter à un autre organe généralement plus important ; se dit de certaines glandes, de certains muscles ou nerfs. ◇ **(NERF)** *(angl. — nerve).* Onzième paire crânienne, moteur pour le sterno-cleidomastoïdien et le trapèze. SYN. ***NERF SPINAL.***

ACCIDENT *s. m. (angl. accident).* Se dit de tout phénomène traumatique ou morbide fortuit qui survient chez un individu sain ou au cours d'une maladie. ◇ **GRAVIDO-CARDIAQUE** *(angl. gravidocardiac complications).* Aggravation d'une pathologie cardiaque péexistante au cours d'une grossesse. ◇ **ISCHÉMIQUE TRANSITOIRE** *(angl. transient ischemic attack).* Syndrome neurologique résolutif en rapport avec une ischémie dans un territoire encéphalique limité, généralement par embolie artérielle. ◇ **PRIMAIRE, SECONDAIRE, TERTIAIRE** *(angl. primary, secondary, tertiary stages of syphilis).* Manifestations qui caractérisent les différentes périodes évolutives de la syphilis. ◇ **VASCULAIRE CÉRÉBRAL** *(angl. cerebral stroke).* Terme regroupant les pathologies cérébrales en rapport avec une ischémie (Ex. *embolie ou thrombose*) ou une hémorragie.

ACCOMMODATION *s. f. (angl. accommodation).* **1.** Modification généralement spontanée de l'œil lui permettant de voir distinctement des objets à des distances différentes. Elle est principalement réalisée par le muscle ciliaire et le cristallin. **2.** En obstétrique, modification dans le dernier trimestre de la grossesse, de la position du fœtus : tête dans la partie la plus large de l'utérus et siège dans la partie supérieure.

ACCOUCHEMENT *s. m. (angl. delivery, labor).* Ensemble des phénomènes mécaniques et physiologiques conduisant à la sortie du fœtus et de ses annexes hors des voies génitales maternelles. L'accouchement se déroule en trois temps : dilatation du col, expulsion du fœtus et délivrance. ◇ **DIRIGÉ** *(angl. induced labor).* Accouchement au cours duquel le médecin intervient par des moyens divers pour abréger le travail ou le rendre moins douloureux. ◇ **DYSTOCIQUE** *(angl. dystocia).* Accouchement pathologique dont la cause est d'origine fœtale ou maternelle. ◇ **EUKINÉTIQUE** *(angl. eucinetic labor).* Accouchement évoluant avec des contractions utérines idéalement normales. ◇ **GÉMELLAIRE** *(angl. twins delivery).* Accouchement de deux fœtus jumeaux. ◇ **HYPERKINÉTIQUE** *(angl. hypercinetic labor).* Accouchement caractérisé par des contractions plus intenses ou plus fréquentes que normalement, ayant pour effet une dilatation très rapide du col utérin. ◇ **HYPOKINÉTIQUE** *(angl. hypocinetic labor).* Accouchement caractérisé par des contractions moins intenses ou moins fréquentes que normalement, ayant pour effet une dilatation lente du col utérin. ◇ **PRÉMATURÉ** *(angl. early delivery).* Accouchement d'un fœtus viable avant le terme prévu, en général entre le 180ᵉ et le 260ᵉ jour de la grossesse. ◇ **PROVOQUÉ** *(angl. induced labor).* Accouchement s'effectuant à la suite d'un déclenchement artificiel du travail, provoqué soit par la rupture des membranes, soit par l'excitation mécanique du muscle utérin au moyen de sondes, soit par l'administration de médicaments stimulant la contraction utérine. ◇ **SANS DOULEUR** *(angl. painless child birth).* Méthode pour réaliser l'accouchement sans crainte, qui repose sur une préparation physique (exercices de gymnastique et de respiration) et une préparation psychologique de la femme. On obtient ainsi la relaxation pendant le travail.

ACCOUCHEUR *s. m. (angl. obstetrician).* En langage courant, obstétricien. ◇ **(MAIN D')** ☞ ***MAIN D'ACCOUCHEUR.***

ACCOUTUMANCE *s. f. (angl. addiction, habituation).* Augmentation de la tolérance à une drogue développée à la suite de son administration répétée.

ACE Abréviation d'antigène carcino-embryonnaire.

ACÉPHALE *adj. (angl. acephalous).* Qui est dépourvu de tête.

ACÉTABULAIRE *adj. (angl. acetabular).* Qui se rapporte ou qui appartient à l'acétabulum.

ACÉTABULUM *s. m. (angl. acetabulum).* Cavité de l'os coxal dans laquelle vient s'articuler la tête du fémur. SYN. ***CAVITÉ COTYLOÏDE, COTYLE.***

ACÉTAZOLAMIDE *s. m. (angl. acetazolamide).* Dérivé sulfamidé inhibiteur de l'anhydrase carbonique. Il est utilisé comme diurétique et dans le traitement du glaucome.

ACÉTONE *s. f. (angl. acetone).* Liquide incolore, d'odeur fruitée caractéristique et de saveur brûlante. On la trouve dans l'urine des diabétiques et des sujets soumis à un jeûne glucidique.

ACÉTONÉMIE *s. f. (angl. acetonemia).* Présence d'acétone ou d'autres corps cétoniques dans le sang. SYN. ***CÉTONÉMIE.***

ACÉTONURIE *s. f. (angl. ketonuria).* Présence d'acétone dans l'urine. SYN. ***CÉTONURIE.***

ACÉTYLCHOLINE *s. f. (angl. acetylcholine).* Médiateur de l'influx nerveux du système parasympathique, du système préganglionnaire sympathique, des plaques motrices musculaires et de la médullo-surrénale.

ACÉTYLCHOLINESTÉRASE *s. f. (angl. acetylcholinesterase).* Enzyme inactivant l'acétylcholine. Elle est inhibée par différents produits, dont certains s'utilisent comme insecticides, d'action toxique sur le système nerveux et dans le traitement de la myasthénie.

ACÉTYL-COENZYME A *(angl. acetylcoenzyme A).* Composé essentiel dans le métabolisme intermédiaire, dans le catabolisme des glucides, des lipides et des protides. L'acétyl-coenzyme A sert de précurseur à la synthèse des acides gras et des stéroïdes. SYN. ***ACÉTYL-COA.***

ACÉTYLCYSTÉINE *s. f. (angl. acetylcysteine).* Médicament utilisé comme mucolytique.

ACÉTYLSALICYLIQUE (ACIDE) *(angl. acetylsalicylic acid).* Composé inhibiteur de la cyclo-oxygénase, doté de propriétés analgésiques (pour des douleurs d'intensité légère ou modérée), antipyrétiques, anti-inflammatoires et antiagrégantes plaquettaires. SYN. (nom déposé) ***ASPIRINE.***

AcHA Abréviation pour anticorps anti-HA. ☞ ***HÉPATITE A.***

ACHALASIE *s. f. (angl. achalasia).* Relâchement défectueux d'un sphincter par anomalie des contractions sus-jacentes.

AcHBc Abréviation pour anticorps anti-HB. ☞ ***HÉPATITE B.***

AcHBe Abréviation pour anticorps anti-HB. ☞ ***HÉPATITE B.***

AcHBs Abréviation pour anticorps anti-HB. ☞ ***HÉPATITE B.***

AcHC Abréviation pour anticorps anti-HC. ☞ ***HÉPATITE C.***

ACHÉILIE *s. f. (angl. acheilia).* Absence congénitale d'une ou des deux lèvres.

ACHILLE (TENDON D') ☞ ***TENDON CALCANÉEN.***

ACHILLÉEN *adj. (angl. achillous).* Qui se rapporte au tendon calcanéen.

ACHIRIE *s. f. (angl. acheiria).* Absence congénitale d'une ou des deux mains.

ACHLORHYDRIE *s. f. (angl. achlorhydria).* Absence d'acide chlorhydrique dans le suc gastrique. SYN. ***ANACHLORHYDRIE.***

ACHOLIE *s. f. (angl. acholia).* Diminution ou arrêt de la sécrétion biliaire.

ACHONDROPLASIE *s. f. (angl. achondroplasia).* Maladie héréditaire grave du nourrisson, à transmission dominante ou récessive, consistant en un défaut de développement des cartilages rhizoméliques des membres, qui entraîne un nanisme dysharmonieux. SYN. ***MALADIE DE PARROT.***

ACHROMATOPHILE *adj. (angl. achromatophil).* Qui résiste à l'action des colorants.

ACHROMATOPSIE *s. f. (angl. achromatopsia).* Absence congénitale ou acquise de la perception des couleurs, rendant la vision grise. SYN. ***ACHROMASIE.*** ◇ **PARTIELLE** ☞ ***DYSCHROMATOPSIE.***

ACHROMIE *s. f. (angl. achromia).* Absence ou diminution de la pigmentation cutanée et, en général, absence de coloration d'un élément quelconque. ◇ **CONGÉNITALE TOTALE** ☞ ***ALBINISME.***

ACHYLIE *s. f. (angl. achylia).* Absence de sécrétion. ◇ **GASTRIQUE** *(angl. gastric —).* Absence dans le suc gastrique d'acide chlorhydrique et d'enzymes gastriques, due à des causes diverses : cancer de l'estomac, maladie de Biermer, gastrite chronique atrophique.

ACICLOVIR *s. m. (angl. aciclovir).* Médicament antiviral, efficace contre les infections herpétiques, le zona et la varicelle.

ACIDE *s. m. (angl. acid).* Tout corps pouvant libérer des ions H^+ et pouvant réagir avec une base pour former un sel et de l'eau. On distingue : les acides minéraux ou inorganiques d'une part, et les acides organiques d'autre part. ◇ **AMINÉ** *(angl. aminoacid).* Substance contenant une fonction acide (généralement carboxylique) et une fonction amine. Au nombre de 20, ce sont les principaux constituants des protéines. SYN. ***AMINOACIDE.*** ◇ **AMINÉ ESSENTIEL OU INDISPENSABLE** *(angl. essential aminoacid).* Acide aminé qui ne peut être synthétisé par l'organisme et qui doit donc être fourni par l'alimentation. Huit acides aminés sont indispensables pour l'homme : leucine, isoleucine, lysine, méthionine, phénylalanine, thréonine, tryptophane et valine. ◇ **BILIAIRE** *(angl. bile —).* Acide formé dans le foie à partir du cholestérol. Ce sont les acides cholique et chénodésoxycholique qui forment les sels biliaires et les acides lithocolique et désoxycholique formés dans l'intestin. ◇ **GRAS** *(angl. fatty —).* Acide organique dont la molécule comporte une longue chaîne carbonée ouverte et un groupement acide situé en bout de chaîne. Les acides gras constituent notamment les lipides. ◇ **GRAS ESSENTIEL** *(angl. essential fatty —).* Acide gras nécessaire au bon fonctionnement des cellules, qui n'est pas synthétisé par l'organisme, et doit donc être apporté par l'alimentation. EX. *l'acide linoléique, l'acide linolénique, etc.*

ACIDÉMIE *s. f. (angl. acidemia).* Diminution du pH sanguin.

ACIDES NUCLÉIQUES *(angl. nucleic acids).* Ce sont les acides ribonucléiques et désoxyribonucléiques. ☞ ***RIBONUCLÉIQUE (ACIDE), ARN, DÉSOXYRIBONUCLÉIQUE (ACIDE).***

ACIDO-ALCOOLO RÉSISTANT *adj. (angl. acid-fast).* Qualifie certains bacilles et notamment les *Mycobactéries* (BK) qui colorées par la fuschine ne peuvent être décolorées par l'alcool et l'acide nitrique.

ACIDOCÉTOSE *s. f.* ☞ ***CÉTOACIDOSE.***

ACIDOSE *s. f. (angl. acidosis).* Trouble de l'équilibre acido-basique avec augmentation de l'acidité, résultant soit d'une formation excessive ou d'une élimination insuffisante d'acides, soit d'une perte excessive de bases. L'acidose se manifeste cliniquement par : fatigue, somnolence, vertiges, céphalées, anorexie, vomissements, diarrhée, etc. ◇ **COMPENSÉE** (angl. *compensated —).* Acidose dans laquelle le pH sanguin reste normal, par la mise en jeu des mécanismes régulateurs de l'équilibre acido-basique. ◇ **DÉCOMPENSÉE** *(angl. uncompensated —).* Acidose dans laquelle le pH sanguin est abaissé au-dessous de 7,35. ◇ **LACTIQUE** *(angl. lactic —).* Acidose due à un taux plasmatique excessif en lactates. Se voit dans le diabète avec insuffisance rénale et hépatique, dans l'intoxication alcoolique et au cours du jeûne et de l'hypoxie. ◇ **MÉTABOLIQUE** *(angl. metabolic —).* Acidose résultant d'une production excessive d'acides organiques ou inorganiques, ou d'une perte excessive de bases. ◇ **RÉNALE** *(angl. renal —).* Acidose due à une insuffisance rénale globale ou par atteinte tubulaire congénitale. ◇ **RESPIRATOIRE** *(angl. respiratory —).* Acidose due à une rétention de CO_2 dans le sang par insuffisance ventilatoire pulmonaire. ◇ **TUBULAIRE RÉNALE** *(angl. renal tubular —).* Acidose secondaire à un défaut de réabsorption tubulaire de bicarbonates ou par défaut de sécrétion des ions H^+.

ACIDURIE *s. f. (angl. aciduria).* Excès d'acides dans l'urine.

ACINÉSIE *s. f. (angl. akinesia).* Impossibilité ou difficulté d'exécuter certains mouvements. Lenteur anormale des mouvements volontaires. SYN. ***AKINÉSIE.***

ACINETOBACTER Coccobacilles à Gram négatif, aérobies stricts. Ils sont les agents de septicémies et de processus suppuratifs chez les immunodéprimés.

ACINEUX *adj. (angl. acinous).* Qui a la forme d'une grappe.

ACINUS *s. m. (angl. acinus).* 1. Petite cavité glandulaire arrondie en forme de cul-de-sac, se déversant dans un canal excréteur. 2. Ensemble anatomique et fonctionnel constitué par la ramification d'une bronchiole terminale en canaux alvéolaires auxquels sont appendus les alvéoles pulmonaires.

ACMÉ *s. f. (angl. acme).* Période d'intensité maximale d'une maladie.

ACNÉ *s. f. (angl. acne).* Affection dermatologique ayant comme point de départ les follicules pilosébacés. ◇ **CHÉLOÏDIENNE** (angl. *keloid —).* Variété d'acné vulgaire caractérisée par des folliculites papuleuses localisées à la nuque, déterminant à la longue des bourrelets fibreux cicatriciels. ◇ **DES ADOLESCENTS** ☞ ***ACNÉ VULGAIRE.*** ◇ **HALOGÉNIQUE** *(angl. halogenous —).* Acné due à l'utilisation d'halogènes. Ce terme s'applique à l'acné bromique et à l'acné iodique. ◇ **JUVÉNILE** ☞ ***ACNÉ VULGAIRE.*** ◇ **NÉCROTIQUE** *(angl. acnea necrotica).* Acné chronique, caractérisée par une éruption papulo-pustuleuse, située principalement sur le front. Les pustules sont groupées, chacune présentant un bouchon central de consistance dure qui, lorsqu'il disparaît, laisse une cicatrice déprimée et indélébile. ◇ **ROSACÉE** *(angl. acnea rosacea).* Inflammation chronique de la face et du nez caractérisée par un érythème, des télangiectasies et des papulo-pustules, apparaissant en général après la quarantaine. ◇ **VULGAIRE** *(angl. teenage —).* Éruption folliculaire, caractérisée par des comédons, des papulo-pustules superficielles ou profondes, localisées le plus souvent au visage, au dos et à la partie supérieure du thorax, chez des sujets jeunes. C'est une complication fréquente de la séborrhée. SYN. ***ACNÉ JUVÉNILE, ACNÉ DES ADOLESCENTS.***

ACORÉE *s. f. (angl. acorea).* Absence congénitale de la pupille par agénésie ou imperforation de l'iris.

ACOUMÈTRE *s. m. (angl. acoumeter).* Instrument servant à mesurer l'acuité auditive.

ACOUMÉTRIE *s. f. (angl. acoumetry).* Étude de l'acuité auditive.

ACOUPHÈNE *s. m. (angl. tinnitus).* Sensation auditive anormale n'ayant pas son origine dans un son extérieur (bourdonnement, sifflement, etc.).

ACQUIS *adj. (angl. acquired).* Qui n'est pas congénital, mais apparaît après la fécondation.

ACRÂNIE *s. f. (angl. acrania, acranius).* Monstruosité caractérisée par l'absence partielle ou totale du crâne.

ACRINIE *s. f. (angl. acrinia).* Diminution ou absence des sécrétions.

ACROASPHYXIE *s. f. (angl. acroasphyxia).* Pâleur et refroidissement des doigts et des orteils, première phase de la maladie de Raynaud. ◇ **CHRONIQUE** ☞ ***ACROCYANOSE.***

ACROCÉPHALIE *s. f. (angl. acrocephalia).* Déformation du crâne qui est anormalement haut, « en pain de sucre » ou « en tour ». Elle est due à une soudure précoce des sutures. SYN. ***HYPSICÉPHALIE, OXYCÉPHALIE.***

ACROCYANOSE *s. f. (angl. acrocyanosis).* Cyanose chronique des extrémités observée surtout chez les jeunes filles en rapport avec une hypotonie veinulaire souscutanée.

ACRODERMATITE *s. f. (angl. acrodermatitis).* Dermatite des extrémités. ◇ **ENTÉROPATHIQUE** *(angl. — enteropathica).* Maladie grave de l'enfance qui se caractérise par l'apparition de vésicules et de bulles autour des orifices naturels et au niveau des extrémités, se compliquant d'une diarrhée chronique et d'une alopécie partielle ou complète. Cette affection héréditaire à transmission autosomique récessive est due à une carence en zinc par défaut congénital d'absorption. SYN. ***SYNDROME DE DANBOLT ET CLOSS.***

ACROESTHÉSIE *s. f. (angl. acroesthesia).* Sensibilité douloureuse anormale des extrémités.

ACROMACRIE *s. f. (angl. acromacria).* Malformation congénitale des quatre membres, qui sont allongés et grêles.

ACROMÉGALE *adj. (angl. acromegalic).* Qui est atteint d'acromégalie. S'utilise également comme substantif.

ACROMÉGALIE *s. f. (angl. acromegaly).* Maladie chronique caractérisée par l'augmentation du volume des os et des parties molles des mains, des pieds et du visage. Elle est due à une sécrétion exagérée d'hormone somatotrope par un adénome éosinophile du lobe antérieur de l'hypophyse. L'évolution est sévère avec insuffisance cardiaque, diabète, hypertension artérielle. L'hypophysectomie transphénoïdale en est le traitement habituel. SYN. ***MALADIE DE PIERRE MARIE.***

ACROMÉLALGIE *s. f. (angl. acromelalgia).* Affection caractérisée par des accès de douleur localisés au niveau des doigts et des orteils survenant le plus souvent la nuit. SYN. ***ÉRYTHROMÉLALGIE.***

ACROMÉLIQUE *adj. (angl. acromelic).* Qui se rapporte à l'extrémité d'un membre.

ACROMIAL *adj. (angl. acromial).* Qui se rapporte à l'acromion.

ACROMION *s. m. (angl. acromion).* Processus triangulaire de la scapula, qui s'articule avec l'extrémité externe de la clavicule.

ACROPARESTHÉSIE *s. f. (angl. acroparesthesia).* Paresthésie des extrémités à type de fourmillement, d'engourdissement des doigts et de l'avant-bras. Elle est en rapport le plus souvent avec une compression nerveuse périphérique.

ACROPATHIE *s. f. (angl. acropathy).* Terme général désignant toute affection des extrémités. ◇ **ULCÉRO-MUTILANTE** *(angl. Denny-Brown's syndrome).* Affection héréditaire à transmission autosomique dominante, due à une atteinte des nerfs périphériques et des racines postérieures avec maux perforants, déformations osseuses, ostéolyse et troubles sensitifs. Une forme sporadique, non héréditaire, a été décrite sous le nom de syndrome de Bureau et Barrière.

ACTE MANQUÉ *(angl. parapraxis).* Action motrice ou verbale qui représente un compromis entre l'intention consciente et un désir refoulé.

ACTE MÉDICAL *(angl. medical treatment).* Acte que seul un médecin est autorisé par la loi à accomplir, et qui caractérise donc sa profession.

ACTH *(angl. ACTH).* Abréviation du terme anglais *adrenocorticotrophic hormone.* ☞ ***CORTICOTROPHINE.***

ACTINIQUE *adj. (angl. actinic).* Se dit d'un rayonnement qui exerce une action chimique (les rayons ultraviolets par exemple).

ACTINITE *s. f. (angl. actinic dermatitis).* Toute inflammation cutanée provoquée par les rayons solaires.

ACTINOCANCER *s. m. (angl. actinocancer).* Cancer cutané secondaire à des radiations lumineuses.

ACTINOMYCES *s. m.* Genre de bactéries anaérobies, dont l'espèce *A. israelii* provoque l'actinomycose chez l'homme. *A. madurae* est l'agent responsable de mycétomes.

ACTINOMYCINE *s. f. (angl. actinomycin).* Antibiotique isolé à partir de cultures d'*Actinomyces antibioticus* utilisé comme antimitotique.

ACTINOMYCOSE *s. f. (angl. actinomycosis).* Maladie chronique infectieuse causée par *Actinomyces israelii*, caractérisée par la formation de lésions granulomateuses indurées, qui s'abcèdent en des points multiples. On en distingue trois formes : cervicofaciale, la plus fréquente, pulmonaire, et abdominale. SYN. ***MALADIE DE RIVALTA.***

ACTINOTHÉRAPIE *s. f. (angl. actinotherapy).* Utilisation des rayons lumineux, infrarouges et ultraviolets, produits artificiellement par des appareils ou lampes, à des fins thérapeutiques.

ACTITEST ☞ ***FIBROTEST ET ACTITEST.***

ACTIVATEUR *s. m. (angl. activator).* **1.** Substance nécessaire ou favorable à l'activité d'une enzyme ou d'un système enzymatique. **2.** Substance favorisant la croissance d'une substance déterminée et participant à la différenciation cellulaire chez l'embryon. ◇ **TISSULAIRE DU PLASMINOGÈNE** *(angl. tissue plasminogen —).* Substance dont l'activité fibrinolytique puissante mais brève est utilisée par voie intraveineuse dans le traitement de la thrombose coronarienne aiguë.

ACTIVATION *s. f. (angl. activation).* **1.** Accélération ou augmentation de l'activité d'un corps sous l'influence de faibles quantités d'un autre corps ou d'irradiations. **2.** Augmentation de l'excitabilité d'une structure nerveuse sous l'influence d'un stimulus. ◇ **ÉLECTRIQUE DU CŒUR** *(angl. electric heart —).* Née dans le nœud sinusal, l'activation se propage aux atria, atteint le nœud atrioventriculaire puis le faisceau atrioventriculaire et ses branches jusqu'au myocarde ventriculaire avec pour résultat la contraction cardiaque.

ACTIVITÉ *s. f. (angl. activity).* **1.** Ensemble d'opérations et d'actions propres à une personne ou à une entité. **2.** En physique, nombre de désintégrations nucléaires spontanées d'une source radioactive par unité de temps. L'unité d'activité est le becquerel. ◇ **OPTIQUE** *(angl. optical —).* Propriété que possèdent certaines substances de faire tourner le plan de polarisation de la lumière qui les traverse. ◇ **RÉNINE PLASMATIQUE** *(angl. plasma renin —).* Activité enzymatique plasmatique d'origine rénale conduisant à la formation d'angiotensine I.

ACTOMYOSINE *s. f. (angl. actomyosin).* Substance contractile du muscle, constituée par la combinaison de deux protéines : la myosine A et l'actine.

ACUITÉ *s. f. (angl. acuity).* **1.** Caractère de ce qui est aigu. **2.** Finesse de perception d'un organe sensoriel (acuité visuelle, acuité auditive).

ACUMINÉ *adj. (angl. acuminate).* Qui se termine en pointe.

ACUPUNCTURE *s. f. (angl. acupuncture).* Méthode thérapeutique connue depuis l'antiquité, d'origine chinoise, consistant à obtenir un état d'analgésie, par stimulation périphérique des points d'énergie au moyen d'aiguilles. Cette stimulation tonifie ou disperse l'énergie de la zone de l'organe que l'on cherche à soigner.

ACUTISATION *s. f.* Passage d'une maladie d'un état chronique à un état aigu.

ACYL-COA-CHOLESTÉROL ACYL-TRANSFÉRASE *s. f. (angl. acyl-CoA-cholestérol-acyltransferase).* Enzyme catalysant l'estérification du cholestérol par transfert d'un radical acyl.

ADACTYLIE *s. f. (angl. adactylia).* Absence congénitale des doigts ou des orteils.

ADAM (POMME D') *(angl. Adam's apple).* Proéminence au niveau de la partie antérieure du cou, formée par le cartilage thyroïde. Elle est plus marquée chez l'homme que chez la femme.

ADAMANTIN *adj. (angl. adamantine).* Qui se rapporte à l'émail dentaire.

ADAMANTINOME *s. m. (angl. adamantinoma).* ☞ ***AMÉLOBLASTOME.*** ◇ **HYPOPHYSAIRE** *(angl. pituitary —).* ☞ ***CRANIOPHARYNGIOME.***

ADAMKIEWICZ (ARTÈRE D') *(angl. Adamkiewicz's artery).* Artère nourricière des deux tiers antérieurs de la moelle thoracolombale. Son interruption entraîne une ischémie médullaire définitive. SYN. ***ARTÈRE GRANDE RADICULAIRE.***

ADAMS-STOKES (SYNDROME D') *(angl. Adams-Stokes syndrome).* Ensemble des troubles circulatoires (syncope, chute de la pression artérielle, pâleur) et nerveux (vertiges, crises convulsives) déterminés par un arrêt plus ou moins prolongé de la circulation cérébrale dû à un pouls lent permanent par bloc atrioventriculaire. SYN. ***POULS LENT PERMANENT.***

ADAPTATION *s. f. (angl. adaptation).* **1.** Acquisition par un être vivant de caractères anatomiques et physiologiques lui permettant de vivre dans un nouveau milieu ou dans de nouvelles conditions biologiques. 2. Faculté de l'œil de s'accoutumer à des variations d'intensité lumineuse. ◇ **(SYNDROME D')** Ensemble de réactions générales de l'organisme soumis à une agression. SYN. ***SYNDROME DE SELYE.***

ADDIS (COMPTE D') *(angl. Addis' count).* Dénombrement des éléments (hématies, leucocytes et cylindres) contenus dans l'urine émise sur une période déterminée (en général 3 heures).

ADDISON (MALADIE D') *(angl. Addison's disease).* Insuffisance surrénale chronique avec cinq manifestations majeures : anémie, asthénie, hypotension, troubles gastriques et hyperpigmentation (mélanodermie). Biologie : effondrement du cortisol plasmatique, hyponatrémie, hyperkaliémie et anémie. La rétraction corticale d'origine immunologique en est la cause la plus fréquente, loin actuellement devant la tuberculose. Nécessité d'un traitement à vie par les hormones surrénaliennes.

ADDISONIEN *adj. (angl. addisonian).* **1.** Qui se rapporte à la maladie d'Addison. **2.** Qui est atteint de la maladie d'Addison. Peut être également utilisé comme substantif.

ADDITIF *s. m. (angl. additive).* Toute substance qui, incorporée aux produits naturels, modifie les caractéristiques organoleptiques ou de composition des aliments. Les additifs sont ajoutés intentionnellement dans le but d'améliorer l'aspect, l'arôme, la saveur, la conservation, etc., des aliments.

ADDUCTEUR *adj. (angl. adductor).* Se dit d'un muscle qui entraîne un mouvement d'adduction. S'emploie aussi comme substantif.

ADDUCTEURS (SYNDROME DES) Inflammation tendineuse des muscles adducteurs de la cuisse, après un effort violent.

ADDUCTION *s. f. (angl. adduction).* Mouvement, actif ou passif, par lequel un membre ou un segment de membre est rapproché de l'axe médian du corps ; position qui en résulte. S'oppose à l'abduction.

ADÉNECTOMIE *s. f. (angl. adenectomy).* Ablation chirurgicale d'une glande ou des végétations adénoïdes.

ADÉNINE *s. f. (angl. adenine).* Base purique constitutive des acides désoxyribonucléique et ribonucléique, et de certaines coenzymes. Ancienne vitamine B4.

ADÉNITE *s. f. (angl. adenitis).* Inflammation des nœuds lymphatiques, se traduisant par une tuméfaction. Elle peut être aiguë, subaiguë ou chronique. SYN. ***LYMPHADÉNITE.*** ◇ **MÉSENTÉRIQUE AIGUË** *(angl. mesenteric lymphadenitis).* Inflammation aiguë, le plus souvent chez l'enfant, des nœuds lymphatiques de l'intestin se traduisant cliniquement par des symptômes rappelant l'appendicite aiguë. Elle est due à des bacilles du genre *Yersinia*, voire à certains adénovirus.

ADÉNOCANCER *s. m.* SYN. (peu usité d') ***ADÉNOCARCINOME.*** ◇ **DU FOIE SUR CIRRHOSE** *(angl. cirrhotic liver adenocarcinoma).* Association d'un cancer primitif du foie à une cirrhose hépatique.

ADÉNOCARCINOME *s. m. (angl. adenocarcinoma).* Carcinome dont la structure rappelle grossièrement celle d'une glande développé aux dépens d'un épithelium glandulaire.

ADÉNOCULTURE *s. f.* Mise en culture du suc d'un nœud lymphatique obtenu généralement par ponction.

ADÉNOFIBROME *s. m. (angl. adenofibroma).* Association d'un adénome et d'un fibrome : tumeur formée de tissu conjonctif fibreux et d'éléments glandulaires. SYN. ***FIBROADÉNOME.***

ADÉNOFIBROMYOME *s. m. (angl. adenofibromyoma).* Tumeur bénigne formée à la fois de tissu conjonctif, musculaire et glandulaire.

ADÉNOGRAMME *s. m.* Proportion relative des éléments cellulaires trouvés sur un frottis obtenu après ponction d'un nœud lymphatique.

ADÉNOHYPOPHYSE *s. f.* ☞ ***ANTÉHYPOPHYSE.***

ADÉNOÏDE *adj. (angl. adenoid).* Dont la structure rappelle celle d'une glande (Ex. *épithélioma adénoïde*) ou d'un nœud lymphatique (Ex. *végétations adénoïdes*).

ADÉNOÏDECTOMIE *s. f. (angl. adenoidectomy).* Ablation des végétations adénoïdes.

ADÉNOÏDIEN *adj. (angl. adenoid).* Qualifie les végétations adénoïdes.

ADÉNOLIPOME *s. m. (angl. adenolipoma).* Tumeur glandulaire bénigne contenant une grande quantité de tissu adipeux.

ADÉNOLYMPHITE *s. f. (angl. lymphadenitis).* ☞ ***ADÉNITE.***

ADÉNOMATEUX *adj. (angl. adenomatous).* Qui est de la nature d'un adénome, qui se rapporte à un adénome.

ADÉNOMATOSE *s. f. (angl. adenomatosis).* Hyperplasie adénomateuse du parenchyme de plusieurs glandes.

ADÉNOME *s. m. (angl. adenoma).* Tumeur bénigne développée aux dépens d'une glande, et dont la structure rappelle plus ou moins celle de la glande dont elle provient. ◇ **ACIDOPHILE** *(angl. acidophilic —).* Adénome hypophysaire constitué de cellules acidophiles. ☞ ***ACROMÉGALIE.*** ◇ **BASOPHILE** *(angl. basophilic —).* Adénome hypophysaire constitué de cellules basophiles. ☞ ***CUSHING (SYNDROME DE).*** ◇ **CHROMOPHOBE** *(angl. chromophobe —).* Tumeur de l'hypophyse constituée de cellules chromophobes (résistantes aux colorants acides et basiques). ◇ **LANGERHANSIEN** ☞ ***INSULINOME.*** ◇ **SÉBACÉ** *(angl. — sebaceum).* Adénome se développant habituellement dans l'épaisseur du cuir chevelu ou dans les téguments de la face et dont la structure rappelle celle des glandes sébacées. ◇ **TOXIQUE** *(angl. toxic goiter).* Tumeur thyroïdienne bénigne avec hyperthyroïdie ; hyperfixant à la scintigraphie.

ADÉNOMECTOMIE *s. f. (angl. adenomectomy).* Ablation d'un adénome. Ce terme désigne habituellement l'ablation d'un adénome prostatique.

ADÉNOMÉGALIE *s. f. (angl. adenomegaly).* Hypertrophie des nœuds lymphatiques.

ADÉNOMYOME *s. m. (angl. adenomyoma).* Tumeur bénigne composée de tissu glandulaire et de fibres musculaires lisses.

ADÉNOPATHIE *s. f. (angl. adenopathy).* Toute inflammation chronique des nœuds lymphatiques. ◇ **ANGIO-IMMUNOBLASTIQUE** *(angl. immunoblastic lymphadenopathy).* Lymphome malin non hodgkinien de mauvais pronostic fréquemment associé à des manifestations auto-immunes. Abréviation : LAI. ◇ **PRIMAIRE** *(angl. primary state —).* Atteinte nodale observée dans la syphilis primaire. ◇ **SATELLITE** *(angl. satellite lymph node).* Tuméfaction des nœuds lymphatiques qui drainent les vaisseaux lymphatiques provenant de la région où est située la lésion initiale.

ADÉNOPHLEGMON *s. m. (angl. adenophlegmon).* Inflammation suppurée d'un nœud lymphatique et du tissu conjonctif adjacent. SYN. ***ADÉNITE PHLEGMONEUSE.***

ADÉNOSARCOME *s. m. (angl. adenosarcoma).* Adénome dont le tissu conjonctif a subi une transformation cancéreuse de type sarcomateux.

ADÉNOSINE *s. f. (angl. adenosine).* Nucléoside formé par l'union d'une molécule d'adénine et d'une molécule de D-ribose.

ADENOVIRIDAE Famille de virus à ADN bicaténaire, à symétrie cubique, dépourvus d'enveloppe et présentant des spicules (pentons) ; leur taille est comprise entre 30 nm et 70 nm. Cette famille comprend les *Aviadenovirus* (touchant les oiseaux) et les *Mastadenovirus* (touchant les mammifères), dont les adénovirus.

ADÉNOVIRUS *s. m. (angl. adenovirus).* ☞ ***ADENOVIRIDAE.***

ADÉNYLCYCLASE *s. f. (angl. adenylcyclase).* Système enzymatique localisé au niveau de la membrane cellulaire et constituant un système biologique important grâce auquel de nombreuses hormones peuvent exercer leur action.

ADH Abréviation pour *antidiuretic hormone*, désignant la vasopressine. ☞ ***VASOPRESSINE.***

ADHÉRENCE *s. f. (angl. adhesion).* Union entre deux surfaces ou organes voisins, normalement séparés. Elle peut être congénitale ou secondaire à un processus inflammatoire.

ADHÉSION PLAQUETTAIRE *(angl. platelet adhesion).* Accolement rapide des plaquettes à l'endothelium vasculaire, constituant le premier temps de l'hémostase primaire.

ADIADOCOCINÉSIE *s. f. (angl. adiadochokinesia).* Impossibilité d'exécuter rapidement des mouvements alternatifs ; elle traduit une lésion cérébelleuse.

ADIASTOLIE *s. f. (angl. adiastoly).* Gêne au remplissage des cavités cardiaques, principalement dans la péricardite constrictive, avec élévation des pressions télédiastoliques.

ADIPECTOMIE *s. f. (angl. adipectomy).* Ablation chirurgicale d'une masse de tissu adipeux, pratiquée surtout au niveau de la paroi abdominale et de la région fessière. SYN. ***LIPECTOMIE.***

ADIPOCYTE *s. m. (angl. adipocyte).* Cellule à contenu lipidique.

ADIPOMASTIE *s. f. (angl. adipomastia).* Développement excessif du tissu adipeux des seins.

ADIPOSE *s. f. (angl. adiposis).* Excès de graisse dans le tissu cellulaire sous-cutané, en particulier lorsqu'elle est circonscrite à certaines régions du corps. SYN. ***ADIPOSITÉ.*** ⇔ **DOULOUREUSE** *(angl. Dercum's disease).* Affection caractérisée par des tuméfactions adipeuses localisées, douloureuses, et des lésions nerveuses variées. Elle atteint surtout les femmes après la ménopause. SYN. ***MALADIE DE DERCUM.***

ADIPSIE *s. f. (angl. adipsia).* Diminution ou suppression anormale de la soif.

ADITUS *s. m. (angl. aditus).* Mot latin signifiant entrée, accès. ⇔ **AD ANTRUM** Canal faisant communiquer la cavité tympanique avec l'antre mastoïdien. SYN. ***CANAL TYMPANOMASTOÏDIEN.***

ADJUVANT *adj. (angl. adjuvant).* **1.** Se dit d'une substance qui, administrée avant ou en même temps qu'un antigène, modifie et généralement augmente la réponse immunologique de l'hôte. S'emploie aussi comme substantif. **2.** Se dit d'un traitement destiné à compléter le traitement principal.

ADN *(angl. DNA).* Abréviation d'acide désoxyribonucléique. ☞ ***DÉSOXYRIBONUCLÉIQUE (ACIDE).***

ADOLESCENCE *s. f. (angl. adolescence, teenage).* Période de la vie comprise entre l'enfance et l'âge adulte.

ADRÉNALECTOMIE *s. f. (angl. adrenalectomy).* Ablation chirurgicale d'une glande surrénale, pouvant être totale ou partielle. SYN. ***SURRÉNALECTOMIE.***

ADRÉNALINE *s. f. (angl. adrenaline).* Hormone sécrétée par la médullosurrénale. Elle agit en stimulant les récepteurs adrénergiques post-synaptiques du système orthosympathique. L'adrénaline renforce la fonction cardiaque, accélère le cœur, élève la pression artérielle et contracte les artères (sauf les coronaires et les artères musculaires). Elle inhibe la motricité bronchique et digestive, élève la glycémie et est mydriatique. SYN. ***ÉPINÉPHRINE.***

ADRÉNARCHE *s. f. (angl. adrenarche).* Déclenchement, avant la puberté, de la sécrétion androgène surrénalienne.

ADRÉNERGIQUE *adj. (angl. adrenergic).* Qui agit par libération d'adrénaline. EX. *récepteur, nerf adrénergique.*

ADRÉNOLEUCODYSTROPHIE *s. f. (angl. adrenoleucodystrophy).* Affection héréditaire à transmission récessive frappant les jeunes garçons. Elle associe une démyélinisation cérébrale à une insuffisance surrénalienne et testiculaire. Les cellules surrénaliennes présentent des inclusions lipidiques spécifiques. Il s'agit d'une affection peroxysomiale.

ADRÉNOLYTIQUE *adj. (angl. adrenolytic).* Qui inhibe l'action de l'adrénaline.

ADRÉNOPRIVE *adj. (angl. adrenoprival).* Qui se rapporte ou qui est dû à l'insuffisance ou à l'absence de la fonction surrénalienne.

ADULTE *adj. (angl. adult).* Qui est parvenu au terme de sa croissance ou à maturité.

ADVENTICE *s. f. (angl. tunica adventitia vasorum).* ☞ ***TUNIQUE ADVENTICIELLE.***

ADVENTICECTOMIE *s. f. (angl. adventicectomia).* Sympathectomie par résection de l'adventice périartériel

ADYNAMIE *s. f. (angl. adynamia).* Extrême faiblesse musculaire caractérisant certaines maladies. ☞ ***ASTHÉNIE.*** ⇔ **ÉPISODIQUE HÉRÉDITAIRE** *(angl. Gamstorp's disease).* Affection héréditaire à transmission autosomique dominante caractérisée par des accès de paralysie avec hyperkaliémie. Elle serait due à une atteinte des canaux sodiques de la membrane du myocyte.

AÉRATEUR TRANSTYMPANIQUE Petit dispositif en forme de diabolo introduit à travers le tympan pour faire communiquer l'oreille moyenne et l'oreille externe, le plus souvent pour drainer des otites récidivantes de l'enfant.

AÉRO-ANAÉROBIE *adj. (angl. aeroanaerobic).* Se dit d'un micro-organisme à la fois aérobie et anaérobie.

AEROBACTER Ancien genre de bactéries de la famille des *Enterobacteriaceae* maintenant classées dans le genre *Klebsiella* et dans le genre *Enterobacter*.

AÉROBIE **1.** *adj. (angl. aerobic).* Se dit d'un micro-organisme qui a besoin d'air ou d'oxygène libre pour vivre. **2.** *s. m. (angl. aerobe).* Le micro-organisme lui-même. ◇ **FACULTATIF** *(angl. facultative aerobe).* Se dit d'un micro-organisme qui, normalement, ne se développe pas en présence d'oxygène, mais qui, dans certaines conditions, est capable de vivre dans un milieu oxygéné. ◇ **OBLIGATOIRE** *(angl. obligate aerobe).* Se dit d'un micro-organisme qui ne peut vivre qu'en présence d'oxygène libre. SYN. ***AÉROBIE STRICT.***

AÉROBILIE *s. f. (angl. pneumobilia).* Présence d'air dans les voies biliaires.

AÉROCOLIE *s. f.* Distension du côlon par accumulation d'air ou de gaz.

AÉROGASTRIE *s. f. (angl. aerogastria).* Présence d'air dans l'estomac, pouvant provoquer sa distension.

AEROMONAS *(angl. Aeromonas).* Genre de bactéries de la famille des *Vibrionaceae* responsables d'infections opportunistes.

AÉROPHAGIE *s. f. (angl. aerophagia).* Déglutition spasmodique d'air suivie d'éructations.

AÉROSOL *s. m. (angl. aerosol).* Suspension dans l'air ou dans un gaz de particules solides ou liquides dont la dimension est comprise entre 0,1 et 50 micromètres. Ex. *aérosols insecticides, aérosols médicamenteux.*

AFFECT *s. m. (angl. affect).* État émotionnel, pénible ou agréable, qui se présente comme une décharge temporaire ou sous une forme stable et prolongée.

AFFECTION *s. f. (angl. disease).* État morbide, maladie.

AFFÉRENT *adj. (angl. afferent).* Qui va de la périphérie vers le centre ; qui amène à un organe.

AFFLUX *s. m. (angl. afflux).* Arrivée abondante ou soudaine de sang ou d'un autre liquide dans un organe ou une partie du corps.

AFFRONTEMENT *s. m. (angl. bringing into apposition).* Rapprochement bord à bord des lèvres d'une incision ou d'une plaie, avant sa suture.

AFIBRINOGÉNÉMIE *s. f. (angl. afibrinogenemia).* Absence congénitale ou acquise de fibrinogène sanguin par consommation excessive (coagulation intravasculaire disséminée) ou par excès de destruction (fibrinolyse). L'afibrinogénie est responsable d'un syndrome hémorragique diffus. SYN. ***AFIBRINÉMIE.***

AFIPIA FELIS *(angl. Afipia felis).* Bacille responsable de la maladie des griffes du chat.

AFLATOXINE *s. f. (angl. aflatoxin).* Toxine produite par le champignon *Aspergillus flavus* pouvant contaminer les arachides et provoquer des intoxications alimentaires du bétail et des oiseaux de basse-cour nourris avec des tourteaux d'arachides.

AGALACTIE *s. f. (angl. agalactia).* Absence de la sécrétion de lait après l'accouchement, un des éléments du syndrome de Sheehan. SYN. ***AGALAXIE.***

AGAMMAGLOBULINÉMIE *s. f. (angl. agammaglobulinemia).* Absence ou diminution très marquée des gammaglobulines plasmatiques. Elle peut être d'origine congénitale ou acquise.

AGAR-AGAR *s. m. (angl. agar).* Substance mucilagineuse, préparée à partir de diverses algues. Elle est utilisée comme laxatif doux et essentiellement comme milieu de culture en bactériologie sous la forme d'une gelée. SYN. ***AGAR, GÉLOSE.***

AGASTRIE *s. f. (angl. agastria).* Absence d'estomac.

ÂGE *s. m. (angl. age).* Temps qui s'est écoulé depuis la naissance d'un individu, et dans lequel on distingue quatre périodes : enfance, adolescence, maturité et vieillesse. ◇ **ANATOMIQUE** *(angl. anatomical —).* Degré de développement d'un individu évalué sur la base de l'état de développement du système osseux (degré d'ossification des os, fermeture des fontanelles du crâne). L'âge anatomique ne correspond pas toujours à l'âge chronologique. SYN. ***ÂGE OSSEUX.*** ◇ **CHRONOLOGIQUE (OU LÉGAL)** *(angl. chronological —).* Âge mesuré en années de vie. ◇ **GESTATIONEL** *(angl. gestational —).* Âge de la grossesse à partir du jour de la conception. ◇ **MENTAL** *(angl. mental —).* Âge qui correspond au développement intellectuel d'un sujet, selon les tests d'intelligence.

AGÉNÉSIE *s. f. (angl. agenesis).* **1.** Absence ou arrêt de développement d'un organe ou d'une partie du corps. **2.** Incapacité d'engendrer ; stérilité ou impuissance.

AGENT *s. m. (angl. agent).* Substance capable d'agir sur l'organisme. ◇ **DELTA** (angl. *delta —).* Virus incomplet responsable de l'hépatite D. Chez certains patients atteints d'hépatite B, l'association au virus delta est responsable d'une gravité particulière.

AGGLUTINATION *s. f. (angl. agglutination).* Groupement en petits amas de cellules ou de micro-organismes porteurs d'un antigène (agglutinogène), en suspension dans un liquide en présence de l'anticorps spécifique (agglutinine) correspondant. ◇ **DE GROUPE** *(angl. coagglutination).* Agglutination d'un groupe de micro-organismes voisins par un sérum immun correspondant à un seul d'entre eux. SYN. ***COAGGLUTINATION.*** ◇ **FLAGELLAIRE** ☞ ***AGGLUTINATION H.*** ◇ **H** *(angl. H —).* Type d'agglutination bactérienne due à l'action des anticorps anti-H sur les antigènes flagellaires H. ◇ **MACROSCOPIQUE, MICROSCOPIQUE** *(angl. macroscopic, microscopic —).* Respectivement, agglutination qui peut être observée à l'œil nu dans un tube à essais, et agglutination qui requiert l'utilisation d'un microscope. ◇ **O** (angl. *O —).* Type d'agglutination bactérienne due à l'action des anticorps anti-O sur les antigènes somatiques O. ◇ **PASSIVE** *(angl. passive —).* Agglutination dans laquelle les antigènes sont fixés sur un support inerte. ◇ **(RÉACTION D')** *(angl. — test).* Réaction permettant d'identifier un antigène en le mettant en présence de l'anticorps correspondant. Inversement mise en évidence d'un anticorps par l'antigène homologue (sérodiagnostic).

AGGLUTININE *s. f. (angl. agglutinin).* Anticorps capable d'entraîner l'immobilisation et l'agglutination des bactéries ou des cellules auxquelles il correspond de manière spécifique. ◇ **ANTI-RH** *(angl. anti Rhesus factor).* Agglutinine correspondant à un facteur dit rhésus présent sur les globules rouges de certains sujets dits rhésus positif. Elle n'existe pas normalement dans le sang, mais elle apparaît chez une femme enceinte Rh-négative porteuse d'un fœtus Rh-positif, ou à la suite de plusieurs transfusions avec du sang Rh-positif. ◇ **CHAUDE** *(angl. warm —).* Anticorps dont l'action est optimum à une température de 37 °C. ◇ **FROIDE** *(angl. cryoagglutinin).* Agglutinine dont l'action maximale se produit à basse température, entre 0 et 4 °C ; elle apparaît au cours de certaines infections, dans certaines hémopathies malignes ou de façon idiopathique (maladie des agglutinines froides). ◇ **IMMUNE** *(angl. immune —).* Agglutinine spécifique qui existe dans le sang d'un sujet préalablement immunisé par l'antigène correspondant. ◇ **IRRÉGULIÈRE** *(angl. irregular —).* Anticorps présent dans le sérum dirigé contre les hématies mais indépendant du système ABO. ◇ **NATURELLE** *(angl. natural —).* Agglutinine spécifique produite spontanément sans immunisation préalable par l'antigène correspondant.

AGGLUTINOGÈNE *s. m. (angl. agglutinogen).* Antigène présent dans les bactéries et sur certains globules rouges qui entraîne la production d'agglutinine. ◇ **A ET B** *(angl. hemagglutinogen).* Agglutinogènes des globules rouges humains avec lesquels réagissent les isoagglutinines anti-A et anti-B correspondantes pour définir les quatre groupes sanguins transmissibles par hérédité. ◇ **RH** ☞ ***FACTEURS RH.***

Ag HA Abréviation pour antigène de l'hépatite virale A.

Ag HBc Abréviation pour antigène de la nucléocapside du virus de l'hépatite virale B.

Ag HBe Abréviation pour antigène de surface du virus de l'hépatite virale B.

Ag HBs Abréviation pour antigène Australia.

Ag HC Abréviation pour antigène de l'hépatite C.

Ag HD Abréviation pour antigène delta.

AGITATION *s. f. (angl. agitation).* Désordre psychomoteur avec exaltation psychique réalisant un état d'excitation avec agressivité. ◇ **ÉPILEPTIFORME** *(angl. epileptic like —).* Nom donné à l'excitation motrice grave due à un état d'ivresse pathologique chez des personnalités psychopathiques.

AGLOSSIE *s. f. (angl. aglossia).* Absence congénitale de langue.

AGNATHE *s. m. (angl. agnathus).* Qui est dépourvu de mandibule. (S'emploie également comme adjectif).

AGNOSIE *s. f. (angl. agnosia).* Impossibilité de reconnaître les objets d'après leurs qualités (forme, couleur, température, etc.), bien que les fonctions sensorielles (vision, audition, etc.) soient intactes.

-AGOGUE *(angl. -agogue).* Suffixe d'origine grecque indiquant la conduction ou l'évacuation d'une substance. Ex. *emménagogue, cholagogue, etc.*

AGONIE *s. f. (angl. death struggle).* Ultime phase qui précède la mort, marquée par l'extinction progressive des fonctions vitales.

AGONISTE *adj. (angl. agonist).* Se dit d'un muscle qui est essentiel pour un mouvement. S'emploie aussi comme substantif.

AGORAPHOBIE *s. f. (angl. agoraphobia).* Crainte morbide des lieux caractérisée par la peur de se trouver seul dans un espace étendu et vide. Par extension, désigne également la peur de la foule, des endroits publics, de quitter son domicile.

AGRAFE *s. f. (angl. agraffe, clamp).* **1.** Crochet métallique étroit, en forme de « U », aux extrémités incurvées, employé pour fermer les plaies cutanées superficielles, pour anastomoser deux segments digestifs, pour fermer une extrémité d'un segment digestif, ou encore pour faire l'hémostase d'un organe plein. **2.** En orthopédie, pièce métallique d'ostéosynthèse dont les deux extrémités, coudées à angle droit et pointues, s'enfoncent chacune dans un des segments osseux à fixer.

AGRANULOCYTE *s. m. (angl. agranulocyte).* Leucocyte dépourvu de granulations.

AGRANULOCYTOSE *s. f. (angl. agranulocytosis).* Diminution en dessous de 500/mm^3 ou disparition des granulocytes circulants (leucocytes polynucléaires neutrophiles), à l'origine d'états infectieux graves avec angine ulcéronécrotique.

AGRAPHIE *s. f. (angl. agraphia).* Incapacité d'écrire due à des lésions cérébrales affectant les systèmes spécifiquement impliqués dans cette fonction.

AGRÉGANT *adj. (angl. aggregating).* Qui est responsable de l'agrégation globulaire ou plaquettaire.

AGRÉGATION *s. f. (angl. aggregation).* Action de réunir des éléments distincts en un tout. ◇ **DES HÉMATIES** *(angl. red cells —).* Amas de globules rouges dans la microcirculation ; l'exagération de ce phénomène augmentant la viscosité sanguine et pouvant conduire à l'obstruction vasculaire. ◇ **PLAQUETTAIRE** *(angl. platelet —).* Phénomène qui se produit à la suite de l'adhésion des plaquettes au collagène et dans lequel, sous l'action de l'ADP libéré, les plaquettes se fixent les unes aux autres en formant un thrombus blanc.

AGRESSION *s. f. (angl. aggression).* En biologie, désigne tout ce qui attente à l'équilibre ou à l'intégrité organique.

AGUEUSIE *s. f. (angl. ageusia).* Absence totale ou partielle du goût.

AGYRIE *s. f. (angl. agyria).* Anomalie cérébrale congénitale, caractérisée par l'absence de gyrus. SYN. ***LISSENCÉPHALIE.***

AIGREUR D'ESTOMAC *(angl. heartburn).* Brûlure épigastrique associée à une hyperchlorhydrie.

AIGU *adj. (angl. acute).* Se dit d'une affection qui présente une évolution rapide.

AIGUILLE *s. f. (angl. needle).* Instrument métallique long et pointu, utilisé pour les sutures, les ponctions et les injections. ◇ **À PARACENTÈSE** *(angl. paracentesis —).* Aiguille longue, fine et à section cylindrique, utilisée pour inciser le tympan. ◇ **HYPODERMIQUE** *(angl. hypodermic —).* Aiguille creuse, utilisée pour l'injection de substances dans le derme, l'hypoderme ou le tissu cellulaire sous-cutané. Elle possède un biseau long. ◇ **INTRAMUSCULAIRE**

(angl. *intramuscular —*). Aiguille creuse et cylindrique, plus longue que l'aiguille sous-cutanée, utilisée pour introduire des substances et médicaments dans les muscles, en particulier dans la région fessière. ◇ **INTRAVEINEUSE** *(angl. intravenous —)*. Aiguille creuse et cylindrique, à biseau court, utilisée pour introduire des substances ou des médicaments dans une veine, en général au pli du coude. Elle est généralement plus courte que les aiguilles hypodermiques et intramusculaires.

AILE *s. f. (angl. wing)*. Chacune des deux parties latérales d'un organe ou d'une pièce osseuse, disposées de façon symétrique par rapport à la ligne médiane. A **CÉRÉBELLEUSE** *(angl. ala cerebelli)*. Prolongement latéral du lobule central du cervelet. ◇ **DU NEZ** *(angl. — of nose)*. Chacune des parties latérales inférieures, mobiles, du nez, bordant les narines. ◇ **DU SPHÉNOÏDE** *(angl. — of sphenoid bone)*. Nom donné à deux masses latérales de l'os sphénoïde : les grandes ailes situées en arrière et les petites ailes qui recouvrent la partie postérieure de la fosse orbitaire. A **ILIAQUE** *(angl. ala ilii). (angl. ala of ilium)*. ☞ ***ILIUM.***

AILERON *s. m. (angl. wing)*. ◇ **ANATOMIQUE DE LA ROTULE** *(angl. anatomic — of patella)*. Chacune des deux bandelettes conjonctivo-tendineuses situées de chaque côté de la patella. ◇ **DU LIGAMENT LARGE** *(angl. lateral — of the broad ligament)*. Nom des plis du bord libre du ligament large de l'utérus. ◇ **DU SACRUM** *(angl. lateral — of sacrum)*. Partie latérale et supérieure du sacrum, s'articulant avec l'os iliaque.

AINE *s. f. (angl. groin)*. SYN. ***RÉGION DU CANAL INGUINAL.***

AINS Abréviation d'anti-inflammatoire non stéroïdien.

AIR *s. m. (angl. air)*. Mélange gazeux constituant l'atmosphère terrestre, composé d'environ une part d'oxygène pour quatre d'azote en volume, ainsi que de faibles quantités d'anhydride carbonique, d'ammoniaque, de gaz rares et de matières organiques en suspension. ◇ **COMPLÉMENTAIRE** *(angl. inspiratory reserve volume)*. Quantité d'air pouvant entrer dans les poumons en plus de l'air courant lors d'une inspiration forcée (environ 1 500 mL). SYN. ***VOLUME DE RÉSERVE INSPIRATOIRE.*** ◇ **COURANT** *(angl. tidal volume)*. Quantité d'air inspiré ou expiré pendant un mouvement respiratoire normal (environ 500 mL). SYN. ***VOLUME COURANT.*** ◇ **DE RÉSERVE EXPIRATOIRE** *(angl. expiratory reserve volume)*. Quantité d'air rejetée en plus de l'air courant, lors d'une expiration forcée (environ 1 500 mL). SYN. ***VOLUME DE RÉSERVE EXPIRATOIRE, AIR SUPPLÉMENTAIRE.*** ◇ **RÉSIDUEL** *(angl. residual volume)*. Air qui reste dans les poumons après une expiration forcée (environ 1 500 mL). ◇ **SUPPLÉMENTAIRE** ☞ ***AIR DE RÉSERVE EXPIRATOIRE.***

AIRE *s. f. (angl. area)*. En anatomie, surface délimitée. ◇ **ASSOCIATIVE** *(angl. association —)*. Aire du cortex cérébral dont la fonction consiste en l'établissement d'une corrélation harmonieuse entre les impressions reçues et les influx moteurs. A **AUDITIVE** *(angl. acoustic —, auditory —)*. Région temporale du cortex cérébral où aboutissent les voies cochléaires centrales. Sa destruction bilatérale entraîne une surdité. ◇ **CALCARINIENNE** *(angl. — striata)*. Centre visuel ; portion du cortex cérébral du lobe occipital occupant les deux lèvres et le fond du sillon calcarin. SYN. ***AIRE STRIÉE.*** ◇ **CÉNESTHÉSIQUE** *(angl. cenesthetic —)*. Région pariétale du cortex cérébral destinée à la perception du sens musculaire et des caractères des objets qui entrent en contact avec le corps. ◇ **COCHLÉAIRE** *(angl. cochlear —)*. Partie du méat acoustique interne. SYN. ***TUBERCULE ACOUSTIQUE.*** ◇ **MOTRICE** *(angl. motor —)*. Toute zone de l'écorce cérébrale située à l'origine des voies motrices pyramidales ou extrapyramidales et dont la stimulation provoque des réponses motrices. ◇ **OLFACTIVE** *(angl. olfactory —)*. Aire cérébrale, qui comprend le bulbe olfactif, le tractus et le fornix, le gyrus du cingulum et l'uncus. ◇ **PARIÉTALE** ☞ ***LOBE PARIÉTAL.*** ◇ **PARIÉTALE ASCENDANTE** *(angl. ascending parietal gyrus)*. Centre récepteur de la sensibilité générale, correspondant à la partie antérieure du gyrus postcentral, en arrière de la scissure de Rolando. ◇ **VESTIBULAIRE** *(angl. vestibular —)*. Zone située sur le plancher du quatrième ventricule, sur laquelle passent les stries médullaires du quatrième ventricule. ◇ **VISUELLE** *(angl. visual —)*. Gyrus angulaire du lobe occipital ; zone de réception spécifique des messages visuels.

AIT Abréviation d'accident ischémique transitoire. ☞ ***ACCIDENT ISCHÉMIQUE TRANSITOIRE.***

AISSELLE *s. f. (angl. armpit)*. ☞ ***FOSSE AXILLAIRE.***

AKATHISIE *s. f. (angl. akathisia)*. Difficulté à rester assis et nécessité compulsive de se déplacer. Elle s'observe essentiellement chez les parkinsoniens et dans le syndrome des jambes sans repos. SYN. ***ACATHISIE.***

AKINÉSIE *s. f. (angl. akinesia)*. Lenteur et réduction de la motilité automatique et volontaire.

ALAISE *s. f.* ☞ ***ALÈZE.***

ALALIE *s. f. (angl. alalia)*. Impossibilité de s'exprimer par la parole, en raison d'un trouble organique ou fonctionnel.

ALANINE *s. f. (angl. alanine)*. Acide aminé non essentiel, présent dans de nombreuses protéines. Sa désamination oxydative conduit à l'acide pyruvique, produit intermédiaire du métabolisme glucidique.

ALAT Abréviation d'alanine-aminotransférase. ☞ ***TRANSAMINASE.***

ALBINISME *s. m. (angl. albinism)*. Absence congénitale, partielle ou totale, de pigment mélanique dans la peau, le système pileux et les yeux, se transmettant suivant le mode autosomique dominant ou récessif. SYN. ***ACHROMIE CONGÉNITALE.***

ALBUGINÉE *s. f. (angl. albuginea)*. ☞ ***TUNIQUE ALBUGINÉE.***

ALBUGO *s. m. (angl. albugo)*. **1.** Opacité blanche de la cornée due au dépôt de petites granulations graisseuses. **2.** Trouble trophique des ongles caractérisés par la formation de petites tâches blanches transversales.

ALBUMINE *s. f. (angl. albumin)*. Protéine de poids moléculaire élevé, se trouvant dans de nombreux tissus animaux (sérum sanguin, œuf, lait, muscle), ainsi que dans certains végétaux. Elle est soluble dans l'eau et coagulable par la chaleur.

ALBUMINÉMIE *s. f. (angl. serum albumin level)*. Présence d'albumine dans le sang (normalement de 36 à 56 g/L).

ALBUMINURIE *s. f. (angl. albuminuria)*. Présence d'albumine dans les urines. (Ce terme doit être remplacé par celui de protéinurie). ◇ **ALIMENTAIRE** *(angl. digestive —)*. Albuminurie consécutive à un repas riche en protéines. ◇ **CYCLIQUE** (angl. *cyclic —)*. Apparition, à certains moments de la journée, d'une petite quantité d'albumine dans les urines ; ce type d'albuminurie est observé principalement chez les sujets jeunes. ◇ **ESSENTIELLE** (angl. *essential —)*. Albuminurie fonctionnelle indépendante de toute néphropathie ; elle comprend les formes cycliques et posturales. ◇ **FONCTIONNELLE** *(angl. functional —)*. Toute albuminurie passagère qui n'est pas vraiment pathologique, telle que celle de la grossesse ou de l'adolescence. ◇ **GRAVIDIQUE** *(angl. gravid —)*. Albuminurie bénigne observée parfois lors d'une grossesse normale, principalement au cours du troisième trimestre. ◇ **HYPOSTATIQUE** *(angl. postural —)*. Forme d'albuminurie posturale qui apparaît lorsque le sujet reste couché sur le dos. ◇ **ORTHOSTATIQUE** *(angl. orthostatic —)*. Variété d'albuminurie bénigne qui apparaît lorsque le sujet est debout, mais qui disparaît lorsqu'il se couche. ◇ **PHYSIOLOGIQUE** *(angl. physiologic —)*. Albuminurie transitoire observée après un effort, pendant la grossesse, etc. ◇ **RÉSIDUELLE** *(angl. residual —)*. Albuminurie qui persiste après une néphrite aiguë.

ALCALINOTHÉRAPIE *s. f. (angl. alkalitherapy)*. Emploi thérapeutique des substances alcalines, par exemple dans les cas d'hyperchlorhydrie ou d'ulcère gastrique.

ALCALOÏDE *s. m. (angl. alkaloid)*. Nom générique donné à des substances organiques d'origine végétale et de structure chimique variée et complexe, qui possèdent à faibles doses des effets physiologiques marqués chez l'homme et l'animal (les principaux sont la morphine, la caféine, la strychnine, l'atropine, la colchicine...).

ALCALOSE *s. f. (angl. alkalosis).* Alcalinité excessive des liquides de l'organisme, due à un apport exagéré de bases ou à leur excrétion insuffisante, ou à une perte exagérée d'acides avec pH du sang artériel supérieur à 7,40. ◇ **COMPENSÉE** *(angl. compensated —).* État dans lequel les taux d'acide carbonique et de bicarbonates varient dans le même sens. ◇ **DÉCOMPENSÉE** *(angl. uncompensated —).* État dans lequel le pH sanguin artériel s'élève. ◇ **MÉTABOLIQUE** *(angl. metabolic —).* Alcalose par excès de bases ou perte excessive d'acides. ◇ **RESPIRATOIRE OU GAZEUSE** *(angl. gaseous —).* Alcalose due à une perte non compensée d'anhydride carbonique par hyperventilation.

ALCAPTONURIE *s. f. (angl. alcaptonuria).* Présence d'alcaptone (produit de dégradation incomplète de certains acides aminés) dans l'urine, mise en évidence par l'apparition d'une coloration rouge sombre de l'urine exposée à l'air. L'alcaptonurie peut ne s'accompagner d'aucun signe clinique. Il s'agit d'une anomalie enzymatique héréditaire à transmission récessive.

ALCOOL *s. m. (angl. alcohol).* **1.** Nom d'ensemble des composés organiques qui résultent de la substitution d'un ou plusieurs atomes d'hydrogène des hydrocarbures aliphatiques, ou des chaînes latérales des hydrocarbures cycliques, par un ou plusieurs groupements hydroxyles (OH). On les divise en mono–, di–, tri–, tétra–, penta–, hexavalents, selon qu'un, deux, trois, quatre, cinq ou six atomes d'hydrogène ont été remplacés par l'hydroxyle dans l'hydrocarbure. **2.** Nom courant de l'alcool éthylique. ◇ **ABSOLU** *(angl. pure —).* Alcool éthylique qui ne contient pas plus de 1 % de son poids d'eau. ◇ **CAMPHRÉ** *(angl. camphorated —).* Solution alcoolique de camphre dans la proportion de 10 parties de camphre pour 70 d'alcool et 20 d'eau. Il est stimulant et rubéfiant. ◇ **ÉTHYLIQUE** *(angl. ethanol).* Liquide incolore, volatil, d'odeur agréable, obtenu par la fermentation alcoolique des sucres. Il est employé comme antiseptique et entre dans la composition de diverses préparations pharmaceutiques. À fortes doses, l'alcool est un poison narcotique, qui provoque une intoxication avec troubles de la coordination musculaire, délire et coma. SYN. ***ÉTHANOL.*** ◇ **MÉTHYLIQUE** *(angl. methanol).* Alcool préparé par distillation du bois et obtenu également par synthèse. Il est très toxique. SYN. ***MÉTHANOL.***

ALCOOLAT *s. m. (angl. alcoholate).* Préparation obtenue par distillation de l'alcool en présence d'une ou de plusieurs substances aromatiques ou médicamenteuses.

ALCOOLATURE *s. f. (angl. alcoholature).* Préparation médicamenteuse obtenue par macération à parties égales de plantes fraîches dans l'alcool.

ALCOOLISATION *s. f. (angl. alcoholization).* Traitement par injection d'alcool, en particulier dans les névralgies.

ALCOOLISME *s. m. (angl. alcoholism).* Intoxication par l'alcool. ◇ **AIGU** *(angl. acute —).* Ébriété, trouble momentané causé par l'abus de boissons alcoolisées. ◇ **CHRONIQUE** *(angl. chronic —).* Ensemble des troubles liés à l'ingestion répétée et prolongée de doses excessives d'alcool.

ALCOOLOGIE *s. f. (angl. alcohology).* Étude des effets cliniques de l'éthylisme.

ALCOOLOMANIE *s. f. (angl. alcoholomania).* Appétence morbide pour les boissons alcoolisées.

ALDOLASE *s. f. (angl. aldolase).* Complexe enzymatique intervenant dans le catabolisme du fructose. Présente chez le fœtus, elle réapparaît chez l'adulte dans l'hépatite aiguë, le cancer du foie et à la phase de début de l'infarctus du myocarde.

ALDOSTÉRONE *s. f. (angl. aldosterone).* Hormone minéralocorticoïde sécrétée par la corticosurrénale, l'aldostérone joue un rôle fondamental dans la régulation du bilan sodium/potassium. L'excès d'aldostérone entraîne une hypokaliémie par hyperkaliurie et une alcalose métabolique. La sécrétion normale d'aldostérone est inversement corrélée à la natrémie et à la volémie.

ALDOSTÉRONISME *s. m. (angl. aldosteronism).* Production excessive d'aldostérone.

ALDOSTÉRONURIE *s. f. (angl. aldosteronuria).* Présence et taux d'aldostérone dans les urines.

ALEXIE *s. f. (angl. alexia).* Trouble acquis de la compréhension du langage écrit. SYN. ***CÉCITÉ VERBALE.***

ALÈZE *s. f. (angl. draw sheet).* Pièce de toile imperméabilisée utilisée pour protéger des souillures le lit du malade ou la table d'opération. (On écrit aussi alèse ou alaise).

ALGIDE *adj. (angl. algid).* Qui est caractérisé ou accompagné par une sensation de froid intense. Ex. *collapsus algide, fièvre algide.*

ALGIE *s. f. (angl. pain).* Douleur, généralement en l'absence d'une lésion visible.

ALGODYSTROPHIE SYMPATHIQUE *s. f. (angl. sympathic algodystrophy).* Syndrome caractérisé par des douleurs, des troubles vasomoteurs, un enraidissement articulaire, des troubles trophiques, une ostéoporose et lié à une perturbation de l'innervation sympathique.

ALGOLAGNIE *s. f. (angl. algolagnia).* Perversion sexuelle dans laquelle la satisfaction sexuelle ne peut être obtenue qu'en provoquant ou en subissant une douleur. ☞ ***MASOCHISME, SADISME.***

ALGOPARESTHÉSIES *s. f. pl. (angl. painful paraesthesia).* Paresthésies douloureuses souvent à prédominance distale, survenant au cours des atteintes des racines sensitives de la moelle ou des fibres sensitives des troncs nerveux périphériques.

ALIBOUR (EAU D') Solution composée de sulfate de zinc (70 g), de sulfate de cuivre (20 g), de camphre (10 g), de safran (4 g) et d'eau (1000 g), utilisée comme antiseptique dans certaines dermatoses, notamment l'impétigo.

ALICAMENT *s. m. (angl. functional food).* Néologisme créé par contraction d'aliment et de médicament. Substance nutritive présentant également un intérêt thérapeutique essentiellement de prévention (ex. phytostérol du soja) ou aliment artificiellement enrichi en substances (vitamines, oligoéléments).

ALIÉNATION MENTALE *(angl. insanity).* 1. Autrefois, tout état de privation de la raison : folie, idiotie, etc. **2.** Actuellement, trouble mental qui rend le sujet gênant ou dangereux pour la société et qui motive son internement dans une institution pour malades mentaux.

ALIÉNÉ *adj. (angl. insane).* Sujet qu'une maladie mentale prive de l'usage normal de son intelligence et de sa volonté.

ALIÉNISTE *s. m. (angl. alienist).* Autrefois, médecin spécialisé dans l'étude et le traitement de l'aliénation mentale. Ce terme est remplacé par celui de psychiatre.

ALIMENT *s. m. (angl. food).* Substance dont la consommation sert à la nutrition des tissus ou à la production d'énergie.

ALIMENTATION *s. f.* **1.** *(angl. feeding).* Action de nourrir ou de se nourrir. **2.** *s. f.* (angl. *diet).* Le régime alimentaire. ◇ **ARTIFICIELLE** *(angl. artificial diet).* Introduction de substances nutritives dans l'organisme de sujets qui ne sont pas en état de s'alimenter par eux-mêmes. ◇ **FORCÉE** *(angl. forced alimentation).* **1.** Alimentation d'un sujet pratiquée contre sa volonté. **2.** Administration d'aliments en quantité excédant l'appétit du sujet. ◇ **RECTALE** *(angl. rectal alimentation).* Administration de substances nutritives par voie rectale.

ALITEMENT *s. m. (angl. confinement).* Séjour forcé d'un malade au lit.

ALLAITEMENT *s. m. (angl. lactation).* Alimentation du nourrisson avec du lait. ◇ **ARTIFICIEL** *(angl. bottle feeding).* Allaitement au biberon. ◇ **MATERNEL** *(angl. breast feeding).* Allaitement au sein par la mère. ◇ **MIXTE** *(angl. combined feeding).* Allaitement au sein et au biberon.

ALLANTOÏDE *s. f. (angl. allantois).* Membrane embryonnaire qui naît à l'extrémité postérieure de l'intestin de l'embryon. Elle forme le cordon ombilical et le placenta.

ALLÈLE *s. m. (angl. allele).* Chacun des deux gènes occupant un même locus sur les chromosomes homologues, de même fonction, mais exercée de façon différente. SYN. ***GÈNE ALLÉLOMORPHE.***

ALLÉLOMORPHE (GÈNE) *(angl. allele).* ☞ ***ALLÈLE.***

ALLERGÈNE *s. m. (angl. allergen).* Antigène capable de provoquer une réaction allergique.

ALLERGIE *s. f. (angl. allergy).* État de sensibilité spécifique, pathologiquement exagérée, à une substance antigénique, se manifestant après au moins deux contacts avec ledit antigène.

ALLERGIQUE *adj. (angl. allergic).* Qui est provoquée par une sensibilisation à un allergène. Ex. *rhinite allergique.*

ALLERGISATION *s. f. (angl. allergization).* Introduction dans l'organisme de substances allergènes.

ALLERGOLOGIE *s. f. (angl. allergology).* Étude de l'allergie et de ses manifestations morbides.

ALLERGOLOGUE *s. m. (angl. allergologist).* Médecin spécialiste en allergologie.

ALLESTHÉSIE *s. f.* ☞ ***ALLOESTHÉSIE.***

ALLIACÉ *adj. (angl. alliaceous).* Qui est caractéristique de l'ail. Ex. *odeur alliacée.*

ALLOANTICORPS *s. m.* ☞ ***ISOANTICORPS.***

ALLOCINÉSIE *s. f. (angl. allokinesia).* Trouble de la motilité dans lequel un mouvement demandé à un membre est effectué par le membre opposé.

ALLOESTHÉSIE *s. f. (angl. allochiria).* Troubles de la localisation des sensations tactiles. Le sujet ressent la sensation en un point plus ou moins symétrique, du côté opposé à celui de la stimulation. SYN. ***ALLOCHIRIE.***

ALLOGÉNIQUE *adj. (angl. allogenic).* Qualifie les variations génétiques entre individus d'une même espèce mais de lignée différente. SYN. ***HOMOLOGUE.***

ALLOGREFFE *s. f. (angl. allograft).* Greffe où donneur et receveur appartiennent à la même espèce et diffèrent par un ou plusieurs antigènes d'histocompatibilité. SYN. ***GREFFE HOMOLOGUE.***

ALLO-IMMUNISATION *s. f. (angl. alloimmunization).* Immunisation d'un individu par un antigène provenant d'un autre individu de la même espèce.

ALLOPATHIE *s. f. (angl. allopathy).* Méthode thérapeutique fondée sur le principe hippocratique *contraria contrariis curantur*, et qui vise à provoquer dans l'organisme des effets contraires à ceux que produit la maladie. ☞ ***HOMÉOPATHIE.***

ALOPÉCIE *s. f. (angl. alopecia).* Chute partielle ou générale, des poils ou des cheveux. ◇ **CONGÉNITALE** *(angl. congenital —).* Forme rare d'alopécie diffuse ou régionale, souvent familiale.

ALPHA-1-ANTITRYPSINE *s. f. (angl. alpha-1-antitrypsin).* Glycoprotéine produite par l'hépatocyte et présente dans le sérum sanguin. Elle est responsable du pouvoir inhibiteur du sérum à l'égard de nombreuses enzymes et notamment de la trypsine. Son taux sérique est diminué dans certaines affections pulmonaires chroniques et dans certaines affections hépatiques.

ALPHA-BLOQUANT **1.** *adj. (angl. alpha-blocker).* Qui bloque les récepteurs alpha-adrénergiques. **2.** *s. m. (angl. alpha-blocking agent).* Médicament capable de bloquer les récepteurs alpha-adrénergiques.

ALPHACHYMOTRYPSINE *s. f. (angl. alpha-chymotrypsin).* Enzyme produite dans le duodénum par l'activation du chymotrypsinogène par la trypsine. Son action est semblable à celle de la trypsine.

ALPHA-FŒTOPROTÉINE *s. f. (angl. alpha-fetoprotein).* Glycoprotéine normalement produite par les hépatocytes fœtaux et disparaissant à la naissance. Elle est sécrétée dans un certain nombre d'affections du foie (cancer primitif, hépatites aiguës, cirrhose) et par certaines tumeurs embryonnaires.

ALPHA-GLOBULINES (α-GLOBULINES) *s. f. pl. (angl. alphaglobulins).* Ensemble des globulines plasmatiques ayant, en électrophorèse à pH 8,6, la plus grande mobilité. Le taux des alpha-globulines augmente au cours des maladies inflammatoires et néoplasiques.

ALPHA-LIPOPROTÉINES (α-LIPOPROTÉINES) *s. f. (angl. alphalipoproteins).* Lipoprotéines de haute densité comportant une forte proportion d'apoprotéine A et peu de cholestérol. Le HDL (abusivement appelé « bon cholestérol ») a un rôle protecteur contre l'athérome. SYN. ***HDL.***

ALPHA-MIMÉTIQUE *adj. (angl. alphamimetic).* Qui imite l'action des récepteurs alpha-adrénergiques.

ALPHA-STIMULANT *adj. ou s. m. (angl. alpha-adrenergic stimulating agent).* **1.** Qui stimule les récepteurs alpha-adrénergiques. 2. Médicament capable de stimuler les récepteurs alpha-adrénergiques.

ALPHAVIRUS Genre de virus pathogènes pour les vertébrés, de la famille des *Togaviridae*, comprenant les virus qui étaient autrefois classés dans le groupe A des arbovirus, agents des encéphalites équines.

ALUMINIUM *s. m. (angl. aluminium).* Corps simple métallique, blanc, brillant, léger, ductile et malléable, de numéro atomique 13. Certains de ses sels sont employés comme astringents, désinfectants et protecteurs de la muqueuse digestive en particulier l'hydroxyde, le phosphate et le silicate. Symbole : Al.

ALVÉOLAIRE *adj. (angl. alveolar).* Qui se rapporte aux alvéoles, en particulier dentaires ou pulmonaires ; qui est formé d'alvéoles.

ALVÉOLE *s. m. (angl. alveolus).* En anatomie, petite cavité. ◇ **DENTAIRE** *(angl. dental —).* Cavité creusée dans le maxillaire et la mandibule, dans laquelle s'implante la racine de la dent. ◇ **PULMONAIRE** (angl. *pulmonary —).* Cul-de-sac terminal des bronchioles pulmonaires.

ALVÉOLECTOMIE *s. f. (angl. alveolectomy).* Résection totale de la paroi alvéolaire d'une dent.

ALVÉOLITE *s. f. (angl. alveolitis).* **1.** Inflammation d'un alvéole dentaire. **2.** Inflammation des alvéoles pulmonaires.

ALVÉOLOTOMIE *s. f. (angl. alveolotomy).* Incision d'un alvéole dentaire.

ALVÉOLYSE *s. f. (angl. alveolysis).* Destruction ou disparition de la paroi de l'alvéole dentaire, qui entraîne la désimplantation de la dent.

ALZHEIMER (MALADIE D') *(angl. Alzheimer's disease).* Forme de démence présénile, mais touchant également le sujet âgé, caractérisée par une déchéance mentale rapide, avec désorientation, troubles mnésiques puis démence complète, s'accompagnant de troubles du langage et d'apraxie. Elle est habituellement associée à une hypertonie musculaire et parfois à des crises épileptiques. Elle évolue en quelques années vers la cachexie et la mort. Anatomiquement, il existe une atrophie de l'écorce cérébrale et une dilatation des ventricules cérébraux. L'étiologie n'est pas clairement établie : probable déficit en neurotransmetteurs surtout de type cholinergique. Le traitement fait appel aux anticholinestérasiques.

AMANITA *(angl. amanita).* Genre de champignons basidiomycètes qui comprend des espèces vénéneuses, telles que *A. muscaria*, ou mortelles, comme *A. phalloides, A. virosa.* D'autres espèces sont comestibles. Nom vernaculaire : amanite.

AMANTADINE *s. f. (angl. amantadine).* Produit utilisé dans la chimioprophylaxie des infections grippales provoquées par le virus A, ainsi que dans le traitement de la maladie de Parkinson.

AMARIL *adj. (angl. amaril).* Qui se rapporte à la fièvre jaune.

AMASTIE *s. f. (angl. amastia).* Absence congénitale des mamelles. SYN. ***AMAZIE.***

AMAUROSE *s. f. (angl. amaurosis).* Cécité sans lésion visible de l'œil, pouvant être due à une affection du nerf optique, de la rétine, du système nerveux central ou d'origine vasculaire. ◇ **CENTRALE** *(angl. central —).* Amaurose secondaire à une maladie ou à une lésion du système nerveux central. ◇ **CONGÉNITALE** *(angl. congenital —).* Privation congénitale de la vue, le plus souvent due à une dégénérescence tapéto-rétinienne. ◇ **TOXIQUE** *(angl. toxic —).* Amaurose produite par un agent toxique, en particulier l'alcool et/ou le tabac.

AMBLYOPIE *s. f. (angl. amblyopia).* Baisse de l'acuité visuelle sans lésion organique de l'œil.

AMBULANCE *s. f. (angl. ambulance).* **1.** Voiture équipée pour le transport des blessés ou des malades. **2.** Hôpital temporaire destiné à assurer les premiers secours aux soldats blessés ou malades.

AMBULATOIRE *adj. (angl. ambulatory).* 1. Qui s'accompagne de déambulation. 2. Se dit d'un traitement qui laisse au malade la possibilité de se déplacer et de vaquer à ses occupations. **3.** Capable de se déplacer et de vaquer à ses occupations. EX. *malade ambulatoire.* **4.** Chirurgie ambulatoire : l'opéré retourne à son domicile le jour même de l'intervention.

AMÉLIE *s. f. (angl. amelia).* Monstruosité caractérisée par l'absence des quatre membres.

AMÉLOBLASTE *s. m. (angl. ameloblast).* Cellule génératrice de l'émail dentaire. SYN. ***ADAMANTOBLASTE.***

AMÉLOBLASTOME *s. m. (angl. ameloblastoma).* Tumeur épithéliale bénigne, mais récidivante, se développant dans les maxillaires à partir des cellules génératrices de l'émail. SYN. ***ADAMANTINOME, ADAMANTOME.***

AMÉNORRHÉE *s. f. (angl. amenorrhoea).* Absence de menstruation. Elle peut être primitive ou primaire, ou secondaire selon que les règles ne sont pas apparues à partir de l'âge de la puberté ou qu'elles ont cessé chez une femme réglée.

AMÉNORRHÉE-GALACTORRHÉE (SYNDROME) *(angl. lactation-amenorrhoea syndrome).* Association chez une jeune femme d'une aménorrhée et d'un écoulement lacté, en rapport avec une hypersécrétion de prolactine, généralement d'origine tumorale hypophysaire.

AMÉTROPIE *s. f. (angl. ametropia).* Anomalie de la réfraction oculaire, dans laquelle les images ne se forment pas au niveau de la rétine, provoquant une hypermétropie, une myopie ou un astigmatisme.

AMIANTE *s. m. (angl. asbestos).* Silicate de magnésium et de calcium, fibreux, incombustible, utilisé comme isolant. L'inhalation de fibres microscopiques d'amiante peut entraîner des tumeurs malignes, en particulier de la plèvre (mésothéliome malin). SYN. ***ASBESTE.***

AMIANTOSE *s. f. (angl. amianthosis).* Forme de pneumoconiose due à l'inhalation de poussières d'amiante. L'amiante peut être responsable de cancers de la plèvre et du poumon. SYN. ***ASBESTOSE.***

AMIBE *s. f. (angl. ameba).* Animal protozoaire unicellulaire appartenant à l'ordre des Amibiens, dont la forme change avec la formation et la rétraction continues de prolongements protoplasmiques appelés pseudopodes, au moyen desquels l'amibe se déplace. Certaines espèces sont parasites de l'homme. ☞ ***ENTAMOEBA.***

AMIBIASE *s. f. (angl. amebiasis).* Maladie parasitaire due à une amibe *(Entamoeba histolytica)*, qui peut être aiguë (dysenterie amibienne) ou chronique. ◇ **INTESTINALE** *(angl. intestinal —).* Infection de l'intestin par *Entamoeba histolytica.*

AMICROBIEN *adj. (angl. amicrobic).* **1.** Qui ne contient pas de germes. **2.** Qui n'est pas dû aux microbes.

AMIDON *s. m. (angl. starch).* Polyoside d'origine végétale formé par l'union de nombreuses molécules de glucose. La salive et le suc pancréatique transforment l'amidon en maltose. Hormis son rôle alimentaire, l'amidon s'emploie comme émollient en poudre ou en pommade. ◇ **ANIMAL** ☞ ***GLYCOGÈNE.***

AMIDOPYRINE *s. f. (angl. amidopyrine, aminopyrine).* Antipyrétique et antalgique administré par voie buccale. SYN. ***AMINOPHÉNAZONE.***

AMILORIDE *s. m. (angl. amilorid).* Médicament diurétique qui agit en inhibant la sécrétion du potassium au niveau du tube contourné distal et qui provoque secondairement une augmentation de l'excrétion du sodium, du chlore et de l'eau.

AMIMIE *s. f. (angl. amimia).* Perte de l'expression faciale se rencontrant fréquemment dans les syndromes parkinsoniens ou psychiatriques.

AMINE *s. f. (angl. amine).* Nom générique des composés organiques azotés dérivés de l'ammonium. Elles entrent dans la composition des acides aminés.

AMINOACIDÉMIE s. f. *(angl. aminoacidemia).* Teneur du sang en acides aminés libres.

AMINOACIDURIE s. f. *(angl. aminoaciduria).* Teneur de l'urine en acides aminés libres.

AMINOCAPROÏQUE (ACIDE) *(angl. aminocaproic acid).* Acide amino 6-hexanoïque. Il est utilisé dans les hémorragies dues à l'activité du système fibrinolytique.

AMINOPHÉNAZONE s. f. ☞ ***AMIDOPYRINE.***

AMINOPHYLLINE s. f. *(angl. aminophylline).* Sel double de théophylline et d'éthylènediamine ; diurétique, antiasthmatique et tonicardiaque.

AMINOSIDES s. m. pl. *(angl. aminoglycosides).* Groupe important d'antibiotiques possédant de nombreuses propriétés communes : ils sont mal résorbés après administration entérale et franchissent mal la barrière hémato-encéphalique. Ils sont particulièrement actifs contre les germes à Gram négatif (et pour certains contre *M. tuberculosis*). Ils présentent une toxicité pour la huitième paire crânienne et pour le rein. Ce groupe comporte la streptomycine, la kanamycine, la néomycine, la gentamycine, la tobramycine, l'amikacine, etc.

AMINOTRANSFÉRASE s. f. *(angl. aminotransferase).* ☞ ***TRANSAMINASE.***

AMIODARONE s. m. *(angl. amiodarone).* Antiarythmique majeur utilisé dans la prévention et le traitement des tachycardies ventriculaires, des fibrillations atriales et du flutter. Contient une proportion élevée d'iode, parfois à l'origine de dysthyroïdies.

AMITRIPTYLINE s. f. *(angl. amitriptyline).* Antidépresseur tricyclique. ☞ ***ANTIDÉPRESSEUR.***

AMMONIÉMIE s. f. *(angl. ammonemia).* Teneur du sang en ammoniaque. Elle est de l'ordre de 0,2 mg par litre dans le sang artériel et plus élevée dans le sang veineux. L'hyperammoniémie a pour conséquences des troubles nerveux et digestifs sévères. Elle s'observe en cas de défaillance hépatique grave.

AMMONIUM s. m. *(angl. ammonium ion).* Radical monovalent $-NH_4$; son comportement chimique est analogue à celui des métaux alcalins. Parmi ses sels, seul est utilisé le chlorure comme acidifiant urinaire.

AMNÉSIE s. f. *(angl. amnesia).* Perte partielle ou totale de la mémoire. ◇ **ANTÉROGRADE** *(angl. anterograde —).* Amnésie des faits récents depuis l'épisode pathologique avec oubli à mesure et préservation de la capacité de mémoire immédiate. ◇ **RÉTROGRADE** *(angl. retrograde —).* Incapacité à évoquer les faits du passé précédant et englobant parfois l'épisode pathologique.

AMNÉSIQUE adj. *(angl. amnesic).* Qui est atteint d'amnésie.

AMNIOCENTÈSE s. f. *(angl. amniocentesis).* Ponction de la cavité amniotique et prélèvement de liquide amniotique en vue d'une analyse. Son indication principale est la recherche d'anomalies chromosomiques ou enzymatiques graves.

AMNIOCYTE s. m. *(angl. amniocyte).* Cellule d'origine fœtale présente dans le liquide amniotique.

AMNIORRHÉE s. f. *(angl. amniorrhea).* Écoulement du liquide amniotique.

AMNIOS s. m. *(angl. amnion).* Membrane mince tapissant tout l'intérieur de la cavité où se trouve le fœtus (cavité amniotique). Elle engaine le cordon ombilical jusqu'à l'ombilic du fœtus.

AMNIOSCOPE s. m. *(angl. amnioscope).* Endoscope lumineux qui permet la visualisation instantanée du fœtus et du liquide amniotique.

AMNIOSCOPIE s. f. *(angl. amnioscopy).* Observation directe du fœtus, de la couleur et de la qualité du liquide amniotique grâce à un endoscope introduit dans le canal cervical, au contact du pôle inférieur de l'œuf.

AMNIOTIQUE adj. *(angl. amniotic).* Qui se rapporte à l'amnios.

AMODIAQUINE s. f. *(angl. amodiaquine).* Antipaludéen dérivé de la 4-aminoquinoléine. Elle s'emploie dans le traitement des accès de paludisme et en traitement de fond.

AMOEBICIDE adj. *(angl. amebicid).* Qui détruit les amibes.

AMOEBOME *s. m. (angl. ameboma).* Fausse tumeur inflammatoire due aux amibes.

AMOXICILLINE *s. f. (angl. amoxicillin).* Pénicilline de spectre étendu, active en particulier dans les pneumopathies aiguës, les infections urinaires, digestives, biliaires et gynécologiques. ☞ ***PÉNICILLINE.***

AMPc *(angl. cyclic AMP).* Abréviation d'acide adénosine monophosphate cyclique.

AMPHÉTAMINE *s. f. (angl. amphetamine).* Amine sympathicomimétique stimulant le système nerveux central. Elle diminue la sensation de fatigue, le besoin de sommeil et l'appétit, améliore le rendement psychomoteur. À long terme, elle détermine des effets psychotoxiques. Elle s'emploie dans le traitement de la narcolepsie.

AMPHIARTHROSE *s. f. (angl. amphiarthrosis).* ☞ ***SYMPHYSE.***

AMPHORIQUE *adj. (angl. amphoric).* Qui rappelle le bruit que l'on obtient en soufflant dans le goulot d'une bouteille. Se dit d'une résonance, d'une respiration ou d'un souffle.

AMPHORO-MÉTALLIQUE (SYNDROME) (angl. *amphoro-metallic syndrome).* Au cours du pneumothorax, association d'un souffle amphorique et d'un retentissement métallique de la voix et de la toux.

AMPHOTÉRICINE *s. f. (angl. amphotericin).* Antibiotique antifongique obtenu à partir de *Streptomyces nodosus*. Il en existe deux types : A et B. On utilise essentiellement l'amphotéricine B, qui est administrée par voie intraveineuse dans le traitement des mycoses généralisées (histoplasmose, cryptococcose, coccidioïdomycose).

AMPICILLINE *s. f. (angl. ampicillin).* Pénicilline semi-synthétique indiquée en particulier dans les infections respiratoires, ORL et stomatologiques. ☞ ***PÉNICILLINE.***

AMPLIATION *s. f. (angl. ampliation).* Augmentation du volume thoracique à l'inspiration ou du volume abdominal au cours des ascites et pendant la grossesse.

AMPLIFICATEUR DE LUMINANCE *(angl. intensifying screen).* Tube à vide permettant, par amplification électronique d'une image radioscopique, d'accroître de plus de 10 000 fois sa luminance. L'avantage de l'amplificateur de luminance est l'obtention d'images de grande qualité avec une irradiation moindre du malade. SYN. ***AMPLIFICATEUR DE BRILLANCE.***

AMPLIFICATION GÉNIQUE *(angl. polymerase chain reaction [PCR]).* Technique de biologie moléculaire permettant par multiplication sélective d'un fragment d'ADN par utilisation d'une ADN-polymérase de dépister de très petites quantités d'ADN de micro-organismes. En dehors de son intérêt diagnostique, l'amplification génique permet de quantifier la charge virale : intérêt en particulier dans le traitement des infections par VIH et au cours des hépatites virales. Cette technique permet également la mise en évidence de modifications géniques.

AMPLIMÈRE *s. m. (angl. amplimer).* Produit de l'amplification *in vitro* par méthode PCR.

AMPOULE *s. f.* **1.** *(angl. ampulla).* En anatomie, dilatation de forme arrondie située le long d'un conduit, d'un canal ou au niveau d'une cavité. **2.** *(angl. phial).* Petit récipient en verre de forme allongée, effilé à l'une de ses extrémités et hermétiquement fermé afin que son contenu reste stérile ; il s'utilise essentiellement pour conserver les solutions destinées aux injections hypodermiques. **3.** *(angl. blister).* Tuméfaction sous épidermique remplie de sérosité produit par un frottement prolongé. ◇ **DE LA TROMPE UTÉRINE** (angl. *ampulla of uterine tube).* Portion élargie de la trompe près de son extrémité ovarienne. ◇ **DE VATER** *(angl. ampulla of Vater, ampulla of bile duct).* K ***AMPOULE HÉPATOPANCRÉATIQUE.*** ◇ **DU CONDUIT DÉFÉRENT** *(angl. ampulla of ductus deferens).* Segment rétrovésical du canal déférent. ◇ **ÉPIPHRÉNIQUE** (angl. *phrenic ampulla).* Dilatation fusiforme supradiaphragmatique visible à l'exploration radiologique de l'œsophage au niveau de sa portion distale après ingestion d'un produit de contraste. Sa présence ne se traduit pas cliniquement. ◇ **GALACTOPHORE**

Portion dilatée d'un canal galactophore avant qu'il ne pénètre dans le mamelon. ◇ **HÉPATOPANCRÉATIQUE** (angl. *hepatopancreatic ampulla*). Dilatation inconstante constituée par l'abouchement commun du conduit cholédoque et du conduit pancréatique au niveau de la papille duodénale majeure. ◇ **RECTALE** *(angl. rectal ampulla)*. Partie élargie du rectum, située immédiatement au-dessus du sphincter anal.

AMPULLAIRE *adj. (angl. ampullar)*. Qui ressemble à une ampoule.

AMPUTATION *s. f. (angl. amputation)*. 1. Ablation chirurgicale d'un membre ou d'un segment de membre, par section de ses parties osseuses. Lorsque le plan de section du membre passe par une cavité articulaire, on parle de désarticulation. 2. Par extension, ablation chirurgicale d'un organe, d'un viscère ou d'un tissu.

AMSLER (CARTONS D') *(angl. Amsler charts)*. Carré quadrillé à fond blanc utilisé pour l'exploration rapide du champ visuel.

AMSLER ET HUBER (TEST D') *(angl. fluorescein test)*. Mesure du temps d'apparition de la fluorescéine dans l'humeur aqueuse de l'œil après injection intraveineuse de ce produit.

AMUSIE *s. f. (angl. amusia)*. Incapacité à reconnaître les sons musicaux, relevant d'une lésion du lobe temporal droit.

AMYÉLINIQUE *adj. (angl. amyelinic)*. Qui est dépourvu de myéline.

AMYGDALE *s. f.* ☞ ***TONSILLE.***

AMYGDALIEN *adj.* ☞ ***TONSILLAIRE.***

AMYGDALITE *s. f.* ☞ ***TONSILLITE.***

AMYLACÉ *adj. (angl. amylaceous)*. Qui contient de l'amidon, qui est de la nature de l'amidon, qui lui ressemble.

AMYLASE *s. f. (angl. amylase)*. Enzyme qui catalyse l'hydrolyse de l'amidon en maltose et en dextrine. On trouve une amylase dans la salive (ptyaline) et une dans le suc pancréatique. ◇ **PANCRÉATIQUE** *(angl. pancreatic —)*. Amylase produite par le pancréas. ◇ **SALIVAIRE** *(angl. ptyalin)*. Enzyme soluble de la salive qui hydrolyse rapidement l'amidon cuit, lentement l'amidon cru, et le glycogène en dextrine et maltose. SYN. ***PTYALINE.***

AMYLASÉMIE *s. f. (angl. amylasemia)*. Taux d'amylase dans le sang. Il est très augmenté au cours des pancréatites aiguës et, à un moindre degré, lors de l'inflammation des glandes parotides telle que celle existant dans les oreillons.

AMYLASURIE *s. f. (angl. amylasuria)*. Présence et taux d'amylase dans l'urine.

AMYLOÏDE *adj. (angl. amyloid)*. Qui ressemble à l'amidon. ◇ **(DÉGÉNÉRESCENCE)** *(angl. — degeneration)*. ☞ ***AMYLOSE.*** ◇ **(PROTÉINE)** *(angl. — protein)*. Protéine dont il existe plusieurs variétés, chacune correspondant à une variété d'amylose. ◇ **(SUBSTANCE)** *(angl. — matter)*. Assemblage de protéines, d'une glycoprotéine, de glycoaminoglycanes et d'apoprotéine E. Son aspect voisin de celui de l'amidon lui a valu son nom. Il en existe plusieurs variétés chimiques en fonction de la nature de la protéine (dite protéine amyloïde) qui entre dans sa constitution.

AMYLOÏDOSE *s. f. (angl. amyloidosis)*. ☞ ***AMYLOSE.***

AMYLOSE *s. f. (angl. amyloidosis)*. Maladie liée à l'infiltration des tissus par une substance amyloïde. Ces dépôts peuvent concerner la plupart des organes et se manifester notamment par : un syndrome néphrotique, une insuffisance rénale, une insuffisance cardiaque, des troubles du rythme ou de la conduction, des troubles digestifs divers, une hépatosplénomégalie ou une polyneuropathie. L'évolution et le pronostic sont fonction du type de substance amyloïde et de sa localisation. Les localisations cardiaques et neurologiques périphériques sont de mauvais pronostic. SYN. ***DÉGÉNÉRESCENCE AMYLOÏDE.***

AMYOTONIE *s. f. (angl. amyotonia)*. Déficience ou absence du tonus musculaire. SYN. ***MYATONIE.***

AMYOTROPHIE *s. f. (angl. amyotrophia).* Atrophie musculaire touchant les muscles striés. SYN. ***ATROPHIE MUSCULAIRE.***

ANABOLISANT **1.** *adj. (angl. anabolic).* Qui favorise l'anabolisme. S'utilise également comme substantif. **2.** *s. m. (angl. anabolic steroid).* Composé apparenté à la testostérone, favorisant la production des protéines. Ces produits sont utilisés dans des affections diverses : amaigrissement, ostéoporose, etc. et également comme substances dopantes.

ANABOLISME *s. m. (angl. anabolism).* Assimilation des matières nutritives et transformation de celles-ci en tissus vivants ; c'est la première phase du métabolisme.

ANACHLORHYDRIE *s. f.* ☞ ***ACHLORHYDRIE.***

ANAÉROBIE **1.** *adj. (angl. anaerobic).* Se dit d'un micro-organisme qui ne peut se développer que dans un milieu dépourvu d'air ou d'oxygène libre. **2.** *s. m. (angl. anaerobe).* Le micro-organisme lui-même. ◇ **FACULTATIF** *(angl. facultative anaerobe).* Micro-organisme qui vit habituellement dans l'air, mais qui peut vivre dans un milieu qui en est dépourvu. ◇ **STRICT** *(angl. obligate anaerobe).* Micro-organisme qui ne peut vivre et se développer que dans un milieu dépourvu d'air ou d'oxygène libre. SYN. ***ANAÉROBIE OBLIGATOIRE.***

ANAGÈNE *adj. (angl. anagen).* Se dit de la phase de croissance du cheveu dans le cycle pilaire.

ANAL *adj. (angl. anal).* Qui se rapporte à l'anus.

ANALEPTIQUE *adj. (angl. analeptic (drug)).* Qui stimule le système nerveux central au niveau des centres cardiovasculaires et respiratoires. S'emploie aussi comme substantif.

ANALGÉSIE *s. f. (angl. analgesia).* Perte de la sensibilité à la douleur.

ANALGÉSIQUE *adj. (angl. analgesic).* Qui supprime ou atténue la douleur. S'emploie aussi comme substantif.

ANAMNÈSE *s. f.* **1.** *(angl. anamnesis).* Réminiscence des idées ou des objets oubliés. 2. *(angl. case history).* Ensemble des renseignements recueillis sur l'histoire et les détails d'une maladie, auprès du malade lui-même ou de ses proches.

ANAPHASE *s. f. (angl. anaphase).* Phase de la mitose consécutive à la métaphase, au cours de laquelle les chromosomes subissent un dédoublement longitudinal : les deux séries de chromosomes filles se séparent l'une de l'autre et se dirigent vers les extrémités opposées de la cellule pour former le diaster. ☞ ***MITOSE.***

ANAPHRODISIAQUE *adj. (angl. anaphrodisiac).* Qui atténue ou supprime le désir sexuel.

ANAPHYLACTIQUE *adj. (angl. anaphylactic).* Qui est en rapport avec l'anaphylaxie.

ANAPHYLAXIE *s. f. (angl. anaphylaxis).* Hypersensibilité immédiate, dite de type 1, spécifique d'un antigène auquel l'organisme a été préalablement exposé au moins deux semaines plus tôt, pouvant aboutir à une vasodilatation et à une bronchoconstriction parfois léthales. SYN. ***HYPERSENSIBILITÉ DE TYPE IMMÉDIAT.*** ☞ ***ALLERGIE, CHOC ANAPHYLACTIQUE.***

ANAPLASIE *s. f. (angl. anaplasia).* Régression des cellules (habituellement tumorales) à une forme très primitive et indifférenciée.

ANARCHIE VENTRICULAIRE *(angl. complex ventricular arrhythmia).* À l'électrocardiogramme apparition de complexes ventriculaires irréguliers et atypiques préludant à la fibrillation ventriculaire.

ANARTHRIE *s. f. (angl. anarthria).* Difficulté majeure de l'expression parlée avec conservation de la compréhension verbale et écrite. Elle est en rapport avec une lésion du noyau lenticulaire. SYN. ***APHASIE MOTRICE SOUS-CORTICALE.***

ANASARQUE *s. f. (angl. anasarca).* Œdème qui affecte tout l'organisme. Œdème généralisé. ◇ **FŒTO-PLACENTAIRE** *(angl. hydrops fetalis).* Variété d'anémie hémolytique du nouveau-né, toujours mortelle avec anasarque volumineuse et érythroblastose.

ANATOMIE *s. f. (angl. anatomy).* **1.** Science qui étudie la structure et la morphologie de l'homme ou des animaux. **2.** À l'origine, dissection d'un corps organisé.

ANATOMOPATHOLOGIE *s. f. (angl. pathological anatomy).* Science qui traite des altérations organiques provoquées par la maladie.

ANATOMOPATHOLOGISTE *s. m. (angl. pathologist).* Médecin qui pratique l'examen, macroscopique ou microscopique, des tissus ou des organes excisés chirurgicalement ou prélevés après la mort.

ANATOXINE *s. f. (angl. anatoxin).* Toxine inactivée par l'action combinée du formol et de la chaleur, qui a perdu ses propriétés toxiques, mais qui conserve ses propriétés immunisantes.

ANCA Abréviation de *Antineutrophil Cytoplasmic Antibody.* Il s'agit d'auto-anticorps anticytoplasmiques des polynucléaires. Leur spécificité antigénique peut orienter vers certaines maladies ; ils s'observent dans certaines vascularites.

ANCYLOSTOMA Genre de vers nématodes, parasites de l'intestin grêle de l'homme et de certains animaux. L'espèce *A. duodenale*, la plus commune, est un ver de 10 à 12 mm de long, qui se fixe à l'intestin grêle (en particulier au duodénum) et provoque une maladie appelée ankylostomiase. Des espèces voisines, *A. americanus* ou *Necator americanus* et *A. brasiliense*, parasitent également l'homme.

ANDROGÈNE **1.** *adj. (angl. androgenic).* Qui provoque l'apparition des caractères sexuels masculins. **2.** *s. m. (angl. androgen).* Hormone stéroïde qui favorise le développement des organes génitaux externes, la formation du sperme et l'apparition des caractères sexuels secondaires masculins. Les androgènes stimulent également l'anabolisme protidique. Selon leur origine, on distingue deux variétés d'androgènes ; les uns proviennent des testicules, essentiellement la testostérone, les autres, produits dans les deux sexes, proviennent des surrénales.

ANDROGÉNOTHÉRAPIE *s. f. (angl. androgenous therapy).* Utilisation des androgènes en thérapeutique.

ANDROGYNE *adj. (angl. androgynous).* **2.** En anthropologie, individu qui possède certains caractères sexuels du sexe opposé.

ANDROGYNIE *s. f. (angl. androgyny, androgynism).* État d'un individu androgyne.

ANDROÏDE *adj. (angl. android).* Qui ressemble à l'homme ; qui présente des caractères masculins.

ANDROLOGIE *s. f. (angl. andrology).* Étude de l'homme (en tant que sexe masculin) et des maladies qui lui sont propres, en particulier des affections de l'appareil génital.

ANDROPAUSE *s. f. (angl. male climateric).* Arrêt ou ralentissement de l'activité sexuelle chez l'homme, dû au vieillissement, et accompagné de certains troubles d'ordre général (terme sans signification physiologique précise).

ANDROSTÉRONE *s. f. (angl. androsterone).* Forme d'élimination de la testostérone, de faible activité androgénique.

ANÉCHOGÈNE *adj. (angl. anechogenic).* Se dit d'une structure sans écho en échographie.

ANÉMIE *s. f. (angl. anemia).* Diminution au-dessous des valeurs normales de la concentration en hémoglobine (au dessous de 13 g/100 mL chez l'homme et 12 g chez la femme) dans le sang circulant, par déperdition ou destruction des érythrocytes ou perturbations de leur formation. ◇ **À SPHÉROCYTES** *(angl. hereditary spherocytosis).* Anémie caractérisée par la présence d'hématies de forme sphérique, peu résistantes et facilement hémolysables. Elle se transmet sur le mode autosomique dominant et évolue avec des malformations crâniennes, une splénomégalie et un ictère acholurique. SYN. ***MALADIE DE MINKOWSKI-CHAUFFARD.*** ◇ **ACHRESTIQUE** *(angl. achrestic —).* Anémie mégaloblastique qui ressemble à l'anémie pernicieuse, et qui serait due à l'absence d'utilisation de la vitamine B12. ◇ **AIGUË** *(angl. acute —).* Terme peu spécifique désignant une anémie d'apparition subite ou de courte durée, par exemple l'anémie hémorragique. ◇ **APLASIQUE** *(angl. aplastic —).* Anémie provoquée par l'absence des précurseurs médullaires de la lignée sanguine, d'origine primitive ou secondaire (agents toxiques, infections, néoplasies, leucémies, etc.). SYN. ***ANÉMIE ARÉGÉNÉRATIVE.*** ◇ **DE**

BIERMER ☞ ***BIERMER (ANÉMIE OU MALADIE DE).*** ◇ **DRÉPANOCYTAIRE** *(angl. sickle-cell —).* Anomalie sanguine héréditaire transmise sur le mode autosomique récessif caractérisée par la présence d'une hémoglobine anormale (hémoglobine S) et par des hématies en forme de faucille ou falciformes, touchant les sujets de race noire. Elle se transmet sur le mode dominant et évolue avec des crises hémolytiques, des ulcérations aux jambes, une hépatosplénomégalie et une hématurie. Elle est de pronostic grave chez les homozygotes. SYN. ***DRÉPANOCYTOSE.*** ◇ **ELLIPTOCYTAIRE** *(angl. ovalocytosis —).* Anémie caractérisée par la présence d'érythrocytes elliptiques et transmise sur le mode autosomique dominant. SYN. ***ELLIPTOCYTOSE, OVALOCYTOSE.*** ◇ **FERRIPRIVE** *(angl. iron deficiency —).* Anémie hypochrome hyposidérémique avec microcytose et augmentation de la transferrine. Le plus souvent due à une perte excessive de fer par hémorragie, cette anémie peut avoir des étiologies diverses (augmentation de la consommation en fer, troubles de son absorption, faibles apports en fer, etc.). SYN. ***ANÉMIE SIDÉROPÉNIQUE.*** ◇ **HÉMOLYTIQUE** *(angl. hemolytic —).* Anémie due à une destruction excessive d'érythrocytes dans le sang, soit par fragilité anormale (acquise ou congénitale, telle que l'anémie drépanocytaire), soit par une action nocive sur les érythrocytes (substances toxiques d'origine externe ou produites dans l'organisme [auto-anticorps], hyperactivité destructrice d'un organe ou d'un tissu, absence d'un enzyme nécessaire à l'hématopoïèse). ◇ **HYPOCHROME** *(angl. hypochromic —).* Anémie caractérisée par une diminution de la teneur des érythrocytes en hémoglobine. La concentration corpusculaire moyenne en hémoglobine est inférieure à la normale (29 %). ◇ **MACROCYTAIRE, MICROCYTAIRE** *(angl. macrocytic, microcytic —).* Anémie caractérisée respectivement par l'augmentation ou la diminution du volume des érythrocytes. L'anémie macrocytaire peut s'observer dans l'anémie pernicieuse, la sprue et au cours de la grossesse. ◇ **MÉDITERRANÉENNE** *(angl. thalassemia).* ☞ ***THALASSÉMIE.*** ◇ **MÉGALOBLASTIQUE** *(angl. megaloblastic —).* Anémie caractérisée par la présence dans la moelle osseuse de mégaloblastes et comprenant différents types d'anémies carentielles dans lesquelles la formation d'érythrocytes se trouve altérée par manque d'un ou plusieurs facteurs de l'érythropoïèse (vitamine B_{12}, acide folique). ◇ **NORMOCYTAIRE** *(angl. normocytic —).* Anémie caractérisée par une diminution du nombre des érythrocytes, le volume globulaire moyen étant normal. ◇ **PAR CARENCE (OU CARENTIELLE)** *(angl. nutritional —).* Toute anémie due à une carence alimentaire (anémie alimentaire) ou à un trouble de l'absorption du fer, des vitamines et des facteurs antianémiques. ◇ **PERNICIEUSE** *(angl. pernicious —).* Terme désuet de l'anémie mégaloblastique. ◇ **RÉFRACTAIRE** *(angl. refractory —).* Insuffisance qualitative de l'érythropoïèse ; se voit surtout chez le sujet âgé et évolue vers une leucémie. ◇ **RÉGÉNÉRATIVE** *(angl. regenerative —).* Anémie due à une hémorragie ou à la destruction (hémolyse) des érythrocytes, avec augmentation du nombre des réticulocytes (érythrocytes jeunes) dans le sang, témoignant d'une activité érythropoïétique accrue de la moelle osseuse. ◇ **SECONDAIRE** *(angl. secondary —).* Toute anémie liée à une affection qui n'intéresse pas d'emblée les organes hématopoïétiques. SYN. ***ANÉMIE SYMPTOMATIQUE.***

ANÉMIQUE *adj. (angl. anemic).* **1.** Qui se rapporte à l'anémie. **2.** Qui est atteint d'anémie.

ANENCÉPHALIE *s. f. (angl. anencephaly).* Absence congénitale de l'encéphale.

ANÉPHRIQUE *adj.* Dépourvu de rein.

ANESTHÉSIE *s. f. (angl. anesthesia).* **1.** Perte d'une ou de plusieurs formes de sensibilité. **2.** Suppression réversible de la sensibilité au moyen d'anesthésiques, le plus souvent en vue d'une intervention chirurgicale. ◇ **DE CONTACT** *(angl. surface —).* Anesthésie locale par application directe de l'agent anesthésiant sur une muqueuse ou sur la peau. ◇ **DOULOUREUSE** *(angl. — dolorosa).* Hyperalgésie combinée à une anesthésie tactile dans le même territoire. ◇ **EN CIRCUIT FERMÉ** (angl. *closed —*). Anesthésie générale par inhalation obtenue avec un appareil réalisant une enceinte respiratoire close. ◇ **EN SELLE** (*angl. saddle bloc —*). ☞ ***QUEUE DE CHEVAL (SYNDROME DE LA).*** ◇ **ÉPIDURALE** (*angl. epidural —*). ☞ ***ANESTHÉSIE PÉRIDURALE.*** ◇ **GÉNÉRALE** (*angl. general —*). Anesthésie visant à obtenir une narcose, l'agent anesthésique étant introduit par voie intraveineuse, par inhalation ou par voie rectale. ◇ **INTRAVEINEUSE** (angl. *intravenous —*). Anesthésie générale réalisée par injection intraveineuse d'un produit anesthésique. ◇ **LOCALE** (*angl. local —*). Anesthésie d'une région limitée du corps, obtenue par infiltration d'anesthésiques locaux, ou par réfrigération, soit avec de la glace, soit en vaporisant un liquide très volatil. ◇ **PAR INHALATION** (angl. *inhalation —*). Anesthésie générale réalisée par inhalation d'un gaz (protoxyde d'azote, etc.) ou de vapeurs de diverses substances anesthésiques (chloroforme, éther, etc.). ◇ **PÉRIDURALE** (*angl. epidural block*). Anesthésie régionale obtenue en injectant l'anesthésique à travers le ligament jaune compris entre deux lames vertébrales, sur la ligne des processus épineux et au niveau désiré, de la septième vertèbre cervicale à la cinquième vertèbre lombale. Cette méthode d'anesthésie est fréquemment utilisée lors de l'accouchement. ◇ **RÉGIONALE** (*angl. regional —*). Anesthésie d'une partie du corps obtenue par infiltration d'un tronc ou d'un plexus nerveux, par injection intrarachidienne ou par injection directe de l'anesthésique dans les tissus où l'on doit opérer. ◇ **TRONCULAIRE** Anesthésie obtenue par infiltration d'un tronc nerveux.

ANESTHÉSIOLOGIE *s. f. (angl. anesthesiology).* Branche de la médecine qui traite de l'anesthésie et de la réanimation.

ANESTHÉSIOLOGISTE *s. m. (angl. anesthesiologist).* **1.** Anesthésiste. **2.** Médecin spécialiste en anesthésiologie.

ANESTHÉSIQUE (*angl. anesthetic*). **1.** *adj.* Qui provoque une insensibilité locale ou générale. **2.** *s. m.* Agent ou substance produisant une anesthésie.

ANESTHÉSISTE *s. m. (angl. anesthesist).* Médecin qui pratique l'anesthésie.

ANEURINE *s. f. (angl. aneurin).* Vitamine B1 ou thiamine.

ANÉVRYSME *s. m. (angl. aneurysm).* Cavité formée par la dilatation des parois d'une artère et contenant du sang. On trouve également l'orthographe « anévrisme ». ◇ **AORTIQUE** (*angl. aortic —*). Anévrysme siégeant sur l'aorte, le plus souvent dans sa partie thoracique. Le risque majeur est la fissuration et la rupture qui seront prévenues par résection chirurgicale suivie d'une greffe ou par un traitement endoluminal. ◇ **ARTÉRIO-VEINEUX** (*angl. arteriovenous —*). Communication permanente et anormale entre une artère et une veine d'origine le plus souvent traumatique, parfois chirurgicale ou congénitale. ◇ **CIRSOÏDE** (*angl. cirsoid —*). Tumeur molle pulsatile formée d'artérioles terminales dilatées reliées aux veines correspondantes par des communications artérioveineuses. Elle siège surtout à la main, à la face et au cuir chevelu. SYN. ***TUMEUR CIRSOÏDE, ANÉVRYSME ANASTOMOTIQUE.*** ◇ **DISSÉQUANT** (*angl. dissecting —*). Anévrysme se développant dans l'épaisseur de la paroi artérielle, aux dépens de la média, entre les tuniques externe et interne décollées par une hémorragie consécutive à une déchirure de cette tunique interne. ◇ **MYCOTIQUE** (*angl. mycotic —*). Anévrysme artériel dû à une greffe infectieuse sur les parois du vaisseau au cours d'une endocardite bactérienne subaiguë.

ANÉVRYSMECTOMIE *s. f. (angl. aneurysmectomy).* Résection d'un anévrysme.

ANÉVRYSMORRAPHIE *s. f. (angl. aneurysmorrhaphy).* Cure chirurgicale d'un anévrysme artériel, qui consiste à ouvrir la poche anévrysmale, puis à suturer par l'intérieur les orifices artériels qui s'y trouvent. SYN. ***ENDOANÉVRYSMORRAPHIE.***

ANGÉIOLOGIE *s. f.* ☞ ***ANGIOLOGIE.***

ANGÉITE *s. f. (angl. angeitis).* Inflammation d'un vaisseau sanguin ou lymphatique. Les angéites sont classées suivant la nature et la taille du vaisseau atteint. SYN. ***VASCULARITE.*** ◇ **NÉCROSANTE** (*angl. necrotizing —*).

Inflammation nécrotique des parois des artères de moyen calibre par un processus immuno-allergique. Elle est observée en particulier dans la maladie de Horton, la périartérite noueuse, le syndrome de Wegener et l'angéite de Churg et Strauss.

ANGIECTASIE *s. f. (angl. angiectasia).* Dilatation régulière d'un vaisseau sanguin.

ANGINE *s. f. (angl. sorethroat, pharyngitis, angina).* Inflammation aiguë et diffuse de la muqueuse oropharyngée. Dans l'usage courant, on désigne souvent par ce terme l'amygdalite aiguë (tonsillite). ◇ **DE POITRINE** *(angl. angina pectoris).* Syndrome caractérisé par des crises douloureuses paroxystiques constrictives siégeant dans la région précordiale, irradiant parfois dans le bras gauche, et s'accompagnant d'une angoisse, d'une sensation de mort imminente. Elles sont presque toujours dues à l'athérosclérose coronarienne, qui induit une ischémie myocardique. SYN. ***ANGOR PECTORIS, STÉNOCARDIE.*** ◇ **DIPHTÉRIQUE** *(angl. diphterial tonsillitis).* Angine pseudo-membraneuse due à *Corynebacterium diphteriae*, qui s'observe dans la diphtérie. SYN. ***ANGINE DE BRETONNEAU.*** ◇ **PSEUDO-MEMBRANEUSE** *(angl. pseudomembranous angina).* Angine s'accompagnant de fausses membranes adhérentes, comme l'angine diphtérique. ◇ **PULTACÉE** *(angl. pultaceous angina).* Tonsillite dans laquelle les tonsilles sont recouvertes d'un exsudat blanchâtre. ◇ **ROUGE** *(angl. sorethroat).* Angine aiguë due à une infection des tonsilles et du pharynx.

ANGIOBLASTE *s. m. (angl. angioblast).* Cellule contribuant à donner naissance à un vaisseau sanguin.

ANGIOBLASTOME *s. m. (angl. angioblastoma).* Tumeur du système nerveux central formée aux dépens de vaisseaux sanguins. Il peut siéger dans le cervelet ou se former à partir des méninges du cerveau et de la moelle épinière (méningiome angioblastique). SYN. ***HÉMANGIOBLASTOME.***

ANGIOCHOLÉCYSTITE *s. f. (angl. angiocholecystitis).* Inflammation de la vésicule et des voies biliaires.

ANGIOCHOLÉCYSTOGRAPHIE *s. f. (angl. angiocholangiography).* Radiographie des voies biliaires et de la vésicule biliaire après injection ou ingestion d'un produit de contraste radio-opaque.

ANGIOCHOLÉGRAPHIE *s. f.* ☞ ***CHOLANGIOGRAPHIE.***

ANGIOCHOLITE *s. f. (angl. choledochitis).* Inflammation des voies biliaires intra- et extrahépatiques. SYN. ***CHOLANGITE.***

ANGIODERMITE *s. f. (angl. angiodermatitis).* Inflammation des vaisseaux de la peau. ◇ **NÉCROTIQUE** *(angl. hypertensive ulcer).* Ulcère cutané hyperalgique des membres inférieurs survenant chez l'hypertendu par oblitération artérielle. SYN. ***ULCÈRE DE MARTORELL.***

ANGIODIASCOPIE *s. f. (angl. angiodiascopy).* Examen visuel, par transillumination, des vaisseaux sanguins des extrémités.

ANGIODYSPLASIE *s. f. (angl. vascular dysplasia).* Anomalie du développement des vaisseaux.

ANGIOFLUOROGRAPHIE RÉTINIENNE (angl. *fluorescein angiography of eye).* Procédé de coloration du fond d'œil au moyen duquel on obtient, après injection intraveineuse de fluorescéine, des images permettant d'apprécier les vaisseaux rétiniens et leur dynamique circulatoire, ainsi que les structures de la chambre antérieure ou du fond d'œil.

ANGIOGÉNINE *s. f. (angl. angiogenin).* Peptide stimulant la dédifférenciation des cellules endothéliales retrouvé dans certaines tumeurs malignes.

ANGIOGRAPHIE *s. f. (angl. angiography).* Radiographie des vaisseaux sanguins après injection d'un produit de contraste radio-opaque. ◇ **NUMÉRISÉE OU NUMÉRIQUE** *(angl. computerized —).* Méthode d'amplification et de traitement d'une image radiographique vasculaire. L'image analogique obtenue sur l'écran d'un amplificateur de luminance est transformée en image numérique. Elle est traitée sous cette forme, puis est reconstituée sous sa forme conventionnelle avec de nombreuses améliorations : augmentation du contraste, soustraction, agrandissement, etc.

ANGIOKÉRATOME s. m. *(angl. angiokeratoma).* Petit angiome cutané à surface rugueuse, hyperkératosique, localisé principalement aux mains, à la face et au scrotum.

ANGIOLOGIE s. f. *(angl. angiology).* Partie de l'anatomie qui traite des vaisseaux sanguins et lymphatiques. SYN. ***ANGÉIOLOGIE.***

ANGIOMATOSE s. f. *(angl. angiomatosis).* Toute affection (souvent congénitale ou héréditaire) caractérisée par la présence d'angiomes multiples.

ANGIOME s. m. *(angl. angioma).* Tumeur caractérisée par la prolifération de tissu vasculaire sanguin (hémangiome) ou lymphatique (lymphangiome). Il s'agit d'une dysplasie vasculaire et non pas d'une tumeur au sens propre. ◇ **CAVERNEUX** *(angl. cavernous hemangioma).* Angiome formé par des espaces pleins de sang, séparés par des travées de tissu conjonctif et revêtus d'un endothélium. L'ensemble ressemble aux corps caverneux. Ces angiomes siègent le plus souvent au niveau du foie, des muscles, de la langue, de la peau et résultent d'une dysplasie veineuse. ◇ **DE CYRANO** *(angl. — at nose's end).* Angiome siégeant au bout du nez. SYN. ***ANGIOME DE PINOCCHIO.*** ◇ **PLAN** *(angl. naevus flammeus, birthmark).* Espèce de nævus formé par une maille de vaisseaux dilatés et se présentant sous la forme d'une tache rouge ou violacée pâlissant à la pression. SYN. ***NÆVUS VASCULAIRE PLAN, TACHE DE VIN.*** ◇ **SIMPLE** *(angl. simple —).* Angiome de la peau ou des muqueuses formé d'une maille de petits vaisseaux ou de capillaires dilatés semblables aux vaisseaux normaux, reliés par du tissu conjonctif. SYN. ***ANGIOME CAPILLAIRE.*** ◇ **STELLAIRE** *(angl. spider —).* Malformation vasculaire cutanée constituée d'un point rouge central et saillant d'où partent des arborisations télangiectasiques.

ANGIOMYOME s. m. *(angl. angiomyoma).* Myome contenant de nombreux vaisseaux sanguins.

ANGIOPATHIE s. f. *(angl. angiopathy).* Nom générique désignant les affections des vaisseaux sanguins.

ANGIOPLASTIE s. f. *(angl. angioplasty).* Procédé destiné à réparer ou à remodeler un vaisseau sanguin, notamment quand il est obstrué ou sténosé par des lésions athéromateuses. L'angioplastie transluminale percutanée consiste à dilater une artère rétrécie par une plaque d'athérome ou une malformation grâce à un cathéter inséré dans le vaisseau à distance de la lésion.

ANGIOPOÏÈSE s. f. *(angl. angiopoiesis).* Développement des vaisseaux sanguins.

ANGIOSARCOME s. m. *(angl. angiosarcoma).* Tumeur maligne résultant de la prolifération des cellules réticulaires et endothéliales des vaisseaux sanguins, localisée le plus souvent au foie, à la rate ou aux membres ; fréquente au cours du sida.

ANGIOSCANNER s. m. *(angl. angioscan).* Examen tomodensitométrique avec opacification vasculaire.

ANGIOSCLÉROSE s. f. *(angl. angiosclerosis).* Sclérose des parois des vaisseaux sanguins.

ANGIOSCOPIE s. f. *(angl. angioscopy).* Examen des vaisseaux au moyen d'un angioscope (angioscopie des capillaires cutanés), d'un ophtalmoscope (angioscopie rétinienne) ou après injection de fluorescéine (angiofluoroscopie).

ANGIOSPASME s. m. *(angl. angiospasm).* Contraction spasmodique des artères provoquant une ischémie en aval, comme dans le syndrome de Raynaud.

ANGIOSPASTIQUE adj. *(angl. angiospastic).* Qui s'accompagne de spasme vasculaire.

ANGIOSTATINE s. f. *(angl. angiostatin).* Substance inhibant l'angiogenèse et expérimentée *in vitro* dans le développement des tumeurs qu'elle serait susceptible de freiner en diminuant leur néovascularisation.

ANGIOSTÉNOSE s. f. *(angl. angiostenosis).* Diminution localisée du calibre d'un vaisseau.

ANGIOTENSINASE s. f. *(angl. angiotensinase).* Enzyme détruisant l'angiotensine.

ANGIOTENSINE s. f. *(angl. angiotensin).* Polypeptide libéré à partir de l'angiotensinogène par action de la rénine. Il existe deux angiotensines, I et II. L'angiotensine I, inactive est transformée par l'enzyme de conversion d'origine hépatique en angiotensine II, qui provoque une vasoconstriction des artérioles périphériques et une hypertension artérielle. L'angiotensine II stimule également la production d'aldostérone. SYN. ***ANGIOTONINE, HYPERTENSINE.***

ANGIOTENSINOGÈNE *s. m. (angl. angiotensinogen).* α_2-globuline d'origine hépatique que la rénine transforme en angiotensine I.

ANGLE *s. m. (angl. angle).* Figure formée par deux demi-droites ou deux demi-plans qui se coupent. ◇ **CARDIO-HÉPATIQUE** *(angl. cardiohepatic —).* Angle formé par le bord droit du cœur et la surface supérieure du lobe droit du foie. ◇ **COSTAL** *(angl. costal —).* Angle postérieur de l'axe de la côte, entre la tête et le corps de la côte. ◇ **DROIT DU CÔLON** *(angl. hepatic flexure of colon).* Courbe du côlon à l'union de ses portions ascendante et transverse. ◇ **DUODÉNOJÉJUNAL** *(angl. duodenal flexure).* Courbure au point d'union du duodénum avec le jéjunum. ◇ **EXTERNE DE L'ŒIL** *(angl. lateral — of eye).* Angle formé par les paupières au niveau du canthus externe de l'œil. ◇ **GAUCHE DU CÔLON** *(angl. splenic flexure of colon).* Courbe du côlon à l'union de ses portions transverse et descendante. ◇ **ILÉOCÆCAL** *(angl. ileocecal —).* Angle formé par l'iléon et le cæcum. ◇ **IRIDOCORNÉEN** *(angl. iridal —).* Angle formé à la périphérie de la chambre antérieure de l'œil par la cornée et l'iris. SYN. ***ANGLE SCLÉROCORNÉEN.*** ◇ **PONTOCÉRÉBELLEUX** *(angl. pontocerebellar —).* Angle formé par le pont et le bord inférieur du pédoncule cérébelleux moyen.

ANGOISSE *s. f. (angl. anxiety, anguish).* État affectif de caractère déplaisant à type de peur intense qui s'accompagne en règle générale de symptômes neurovégétatifs, spasmes, dyspnée, tachycardie... et qui se produit en réponse à un sentiment de menace imminente. ◇ **DE CASTRATION** *(angl. castration anxiety).* En psychanalyse, angoisse survenant au cours du complexe d'Œdipe chez l'enfant qui craint la punition paternelle pour ses désirs incestueux envers sa mère. ◇ **FLOTTANTE** *(angl. free-floating anxiety).* En psychanalyse, produit de la libido sexuelle non satisfaite. SYN. ***NÉVROSE D'ANGOISSE.***

ANGOR *s. m. (angl. angina).* Douleur angoissante d'origine cardiovasculaire, généralement précordiale. SYN. ***ANGINE DE POITRINE.*** ◇ **ABDOMINAL** *(angl. abdominal—).* Douleur abdominale paroxystique et angoissante observée dans l'insuffisance artérielle des vaisseaux du tube digestif. ◇ **D'EFFORT** *(angl. effort —).* Angor provoqué par un effort, en général la marche. ◇ **DE DÉCUBITUS** *(angl. decubitus —).* Angine de poitrine survenant au repos et particulièrement la nuit. ◇ **TYPE PRINZMETAL** *(angl. Prinzmetal's —).* Variante d'angine de poitrine avec crises intenses et prolongées et, à l'ECG, un aspect caractéristique du segment ST (sus-dénivellation).

ANGUILLULOSE *s. f. (angl. strongyliasis).* ☞ ***STRONGYLOÏDOSE.***

ANHÉDONIE *s. f. (angl. anhedonia).* Perte de la sensation de plaisir dans les actes qui normalement la produisent, en particulier la sexualité. S'observe en particulier dans les dépressions majeures et dans la schizophrénie.

ANHISTE *adj. (angl. having no cellular structure).* Qui ne possède pas de structure déterminée.

ANHYDRASE *s. f. (angl. anhydrase).* Enzyme qui catalyse l'élimination d'eau d'un composé. ◇ **CARBONIQUE** *(angl. carbonic —).* Enzyme qui catalyse la déshydratation réversible de l'acide carbonique en anhydride carbonique et eau.

ANICTÉRIQUE *adj. (angl. anicteric).* Qui n'est pas accompagné d'ictère.

ANILISME *s. m. (angl. anilism).* Intoxication aiguë ou chronique par l'aniline.

ANION *s. m. (angl. anion).* Ion chargé négativement. Dans l'électrolyse, l'anion se dirige vers l'anode. ☞ ***ION.***

ANISAKIASE *s. f. (angl. anisakiasis).* Infection intestinale par des larves d'*Anisakis*, s'accompagnant de la formation d'un granulome intestinal éosinophile. Elle affecte les poissons des mers froides et est transmise à l'homme par la consommation de poissons insuffisamment cuits. SYN. ***ANISAKIDOSE.***

ANISOCHROMIE *s. f. (angl. anisochromia).* Inégalité de coloration des érythrocytes, qui sont plus ou moins chargés d'hémoglobine.

ANISOCORIE *s. f. (angl. anisocoria).* Inégalité de diamètre entre les deux pupilles.

ANISOCYTOSE *s. f. (angl. anisocytosis).* Inégalité de taille des éléments d'une population cellulaire, en particulier des érythrocytes.

ANISOMÉTROPIE *s. f. (angl. anisometropia).* Inégalité du pouvoir de réfraction entre les deux yeux. ◇ **MIXTE** *(angl. antimetropia).* Anisométropie dans laquelle un œil est hypermétrope et l'autre myope.

ANISOPHORIE *s. f. (angl. anisophoria).* Déviation latente des axes visuels, sur un plan horizontal, d'un œil par rapport à l'autre.

ANITE *s. f. (angl. proctitis).* Inflammation de l'anus.

ANKYLOSE *s. f. (angl. ankylosis).* Abolition ou limitation des mouvements d'une articulation normalement mobile.

ANKYLOSTOME *s. m. (angl. ancylostome).* Ver nématode parasite de l'intestin grêle de l'homme.

ANKYLOSTOMIASE *s. f. (angl. ancylostomiasis).* Maladie parasitaire provoquée par des ankylostomes *(Ancylostoma duodenale* et *Necator americanus).* Cette affection s'accompagne d'une anémie importante due à de petites et continuelles hémorragies provoquées par la présence de ces vers parasites sur la muqueuse duodénale et jéjunale. L'anémie est associée à des troubles digestifs, de la fièvre et un état dépressif. L'infestation se fait par pénétration directe des larves dans la bouche ou par pénétration à travers la peau. Cette maladie est également appelée ankylostomose, uncinariose, anémie des briquetiers, anémie des mineurs, anémie des tunnels, cachexie aqueuse, chlorose d'Égypte...

ANNEAU *s. m. (angl. ring).* Organe, zone ou structure anatomique de forme annulaire. ◇ **CRURAL** *(angl. crural —).* ☞ ***ANNEAU FÉMORAL.*** ◇ **FÉMORAL** *(angl. femoral —).* Orifice supérieur du canal fémoral. Il livre passage aux vaisseaux fémoraux. ◇ **INGUINAL PROFOND** *(angl. deep inguinal —).* Orifice du fascia transversalis livrant passage au cordon spermatique chez l'homme ou au ligament rond chez la femme. ◇ **INGUINAL SUPERFICIEL** *(angl. superficial inguinal —).* Orifice situé dans l'aponévrose du muscle oblique externe et livrant passage au cordon spermatique ou au ligament rond.

ANNEXECTOMIE *s. f. (angl. adnexectomy).* Ablation des annexes de l'utérus (ovaire et trompe utérine). SYN. ***OOPHORO-SALPINGECTOMIE.***

ANNEXES *s. f. pl. (angl. adnexa).* Appendices ou formations adjointes à un organe. ◇ **DE L'UTÉRUS** *(angl. — uteri).* Ensemble constitué par les ovaires, les trompes utérines et les ligaments larges. ◇ **FŒTALES** *(angl. fetal —).* Ensemble des formations éliminées à la naissance : cordon ombilical, amnios, placenta et caduque.

ANNEXITE *s. f. (angl. adnexitis).* Inflammation des annexes de l'utérus. SYN. ***SALPINGO-OVARITE.***

ANNULOCYTE *s. m. (angl. annular erythrocyte).* Érythrocyte aminci, observé dans les anémies hypochromes sévères, caractérisé par une répartition de l'hémoglobine en forme d'anneau, vers la périphérie.

ANNULOPLASTIE *s. f. (angl. annuloplasty).* Intervention destinée à corriger l'insuffisance d'une valve cardiaque, le plus souvent liée à sa dilatation.

ANODIN *adj. (angl. harmless).* Se dit d'un médicament inoffensif, qui n'a que peu ou pas d'effet.

ANODONTIE *s. f. (angl. anodontia).* Absence congénitale des dents.

ANOPHÈLE *s. m. (angl. anophele).* Moustique appartenant au genre *Anopheles.*

ANOPHELES Genre de moustiques de la famille des Culicidés porteurs du parasite du paludisme, qu'ils transmettent par piqûre. Il existe de très nombreuses espèces responsables de la transmission du paludisme.

ANOPHTALMIE *s. f. (angl. anophthalmia).* Absence congénitale du globe oculaire.

ANOPSIE *s. f. (angl. anopsia).* **1.** Perte de la vue avec intégrité des organes de réception (rétine, nerf optique). **2.** Strabisme dirigé vers le haut.

ANORCHIDE *s. m. (angl. anorchia).* Qui n'a pas de testicules. (S'emploie également comme adjectif.)

ANORCHIDIE *s. f. (angl. anorchism).* Absence congénitale des testicules. SYN. ***ANORCHIE.***

ANOREXIE *s. f. (angl. anorexia).* Diminution marquée ou perte de l'appétit. ~ **MENTALE** *(angl. — nervosa).* Syndrome psychiatrique, observé en particulier chez les adolescentes, caractérisé par une aménorrhée et un refus de toute nourriture, menant à une cachexie rapide. Perturbation spécifique de l'image corporelle avec peur obsédante de grossir.

ANOREXIGÈNE *(angl. anorexiant).* **1.** *adj.* Qui produit l'anorexie. **2.** *s. m.* Médicament induisant une diminution de la sensation de faim.

ANORGANIQUE *adj. (angl. inorganic).* Se dit d'un phénomène dont l'origine n'est pas une lésion organique, comme certains souffles cardiaques.

ANOSMIE *s. f. (angl. anosmia).* Perte du sens de l'odorat.

ANOVULATION *s. f. (angl. anovulation).* Suspension ou arrêt définitif de l'ovulation.

ANOVULATOIRE *adj. (angl. anovulatory, anovular).* Qui n'est pas accompagné d'ovulation. EX. *cycle menstruel anovulatoire.*

ANOXÉMIE *s. f. (angl. anoxemia).* Diminution de la quantité d'oxygène transportée par le sang artériel, se traduisant par une diminution de l'apport d'oxygène aux tissus et aux viscères.

ANOXIE *s. f. (angl. anoxia).* Diminution de l'apport d'oxygène aux tissus, conséquence de l'anoxémie.

ANSE *s. f. (angl. ansa, loop).* Nom donné par comparaison à un organe ou à une structure anatomique incurvée en forme d'anse. ~ **DU NÉPHRON** *(angl. loop of Henle).* Partie du tubule rénal en forme de U située dans la médullaire, s'étendant de la fin du tube contourné proximal au début du tube contourné distal. ~ **INTESTINALE** *(angl. intestinal loop).* Chacune des portions de l'intestin grêle en forme d'anse.

ANSÉRINE (PEAU) *(angl. goose-flesh).* État de la peau produit par l'érection passagère des follicules pileux sous l'effet du froid. SYN. ***CHAIR DE POULE.***

ANTAGONISTE *adj. (angl. antagonist).* **1.** Se dit d'un muscle dont l'action s'oppose à celle d'un autre muscle. **2.** Se dit d'un médicament qui inhibe l'action d'un autre médicament. **3.** Se dit de la dent de la mâchoire opposée qui vient au contact de la dent homologue. S'emploie aussi comme substantif.

ANTALGIQUE *adj. (angl. analgesic).* Qui calme la douleur. S'emploie aussi comme substantif.

ANTE MORTEM Locution latine signifiant « avant la mort ».

ANTE PARTUM Locution latine signifiant « avant l'accouchement ».

ANTÉBRACHIAL *adj. (angl. antecubital).* Qui se rapporte à l'antébrachium.

ANTÉBRACHIUM *s. m. (angl. forearm).* Partie du membre supérieur située entre le poignet et le coude. SYN. ***AVANT-BRAS.***

ANTÉCÉDENTS *s. m. pl. (angl. case history).* Tous faits ou circonstances antérieurs à une maladie et qui concernent l'état de santé du sujet examiné, de sa famille ou de ses ascendants.

ANTÉDÉVIATION *s. f.* Tout déplacement d'un organe en avant.

ANTÉFLEXION *s. f. (angl. anteflexion).* Inclinaison en avant de la partie supérieure d'un organe, avec formation d'un angle de flexion.

ANTÉHYPOPHYSAIRE *adj. (angl. adenohypophyseal).* Qui se rapporte au lobe antérieur de l'hypophyse.

ANTÉHYPOPHYSE *s. f. (angl. adenohypophysis).* Lobe antérieur de l'hypophyse. SYN. ***ADÉNOHYPOPHYSE.***

ANTÉNATAL *adj. (angl. antenatal).* Qui existe ou qui se produit avant la naissance.

ANTÉPOSITION *s. f. (angl. anteposition).* Déplacement global d'un organe en avant.

ANTÉPRANDIAL *adj. (angl. anteprandium).* Qui se produit avant le repas. SYN. ***PRÉPRANDIAL.***

ANTÉVERSION *s. f. (angl. anteversion).* Inclinaison en avant de l'axe vertical d'un organe, sans flexion. EX. *antéversion de l'utérus.*

ANTHÉLIX *s. m. (angl. antihelix).* Saillie de la face externe du pavillon de l'oreille, concentrique à l'hélix, dont elle est séparée par la gouttière de l'hélix.

ANTHELMINTHIQUE *adj. (angl. anthelminthic).* ☞ ***ANTIHELMINTHIQUE.***

ANTHRACOÏDE *adj. (angl. anthracoid).* Qui ressemble à un anthrax ; qui a l'apparence ou la couleur du charbon.

ANTHRACOSE *s. f. (angl. anthracosis).* Variété de pneumoconiose due à l'inhalation de poussières de charbon.

ANTHRACOSILICOSE *s. f. (angl. anthracosilicosis).* Pneumoconiose mixte associant une anthracose et une silicose.

ANTHRACYCLINES *s. f. (angl. anthracyclines).* Groupe de médicaments anticancéreux isolés de souches de *Streptomyces* et comprenant la daunorubicine et la doxorubicine ou adriamycine.

ANTHRAX *s. m. (angl. carbuncle).* Inflammation de nature infectieuse, circonscrite, dure et douloureuse, du tissu sous-cutané par suite de l'agglomération de plusieurs furoncles. L'évolution se fait vers la suppuration et la nécrose. Elle est due au staphylocoque doré.

ANTHROPOLOGIE *s. f. (angl. anthropology).* Étude de l'homme sous tous ses aspects (morphologiques, physiologiques, culturels, etc.).

ANTHROPOMÉTRIE *s. f. (angl. anthropometry).* Ensemble des techniques de mensuration du corps humain.

ANTI-ACIDE *adj. (angl. antacid).* Qui neutralise ou réduit l'acidité, notamment celle du suc gastrique. Également employé comme substantif.

ANTIAGRÉGANT **1.** *adj. (angl. antisludge).* Qui s'oppose à la formation en amas des éléments figurés du sang. **2.** *s. m.* Désigne essentiellement les antiagrégants plaquettaires dont l'aspirine est le type.

ANTIALDOSTÉRONE *adj. (angl. aldosterone inhibitor).* Qui s'oppose aux effets de l'aldostérone. Employé également comme substantif.

ANTIALLERGIQUE *adj. (angl. antiallergic).* Qui possède des propriétés s'opposant à l'allergie. S'emploie aussi comme substantif.

ANTIAMARIL *adj. (angl. antiamarilic).* Qui agit contre la fièvre jaune.

ANTIANDROGÈNE *adj. (angl. antiandrogen).* Qui s'oppose aux effets des androgènes. S'emploie aussi comme substantif.

ANTIANÉMIQUE *adj. (angl. antianemic).* Qui combat ou prévient l'anémie.

ANTIANGINEUX *adj. (angl. antianginal).* Se dit d'un médicament efficace contre l'insuffisance coronaire. S'emploie également comme substantif.

ANTIARYTHMIQUE *adj. (angl. antiarrhythmic).* Qui combat l'arythmie. Comme substantif désigne tout médicament empêchant ou traitant les troubles du rythme cardiaque.

ANTIASTHMATIQUE *adj. (angl. antiasthmatic).* Qui prévient ou soulage les crises d'asthme. S'emploie également comme substantif.

ANTIBACTÉRIEN *adj. (angl. antibacterial).* Qui inhibe le développement des bactéries ou les détruit. S'emploie également comme substantif.

ANTIBIOGRAMME *s. m. (angl. antibiogram).* Résultat de l'étude *in vitro* de la sensibilité d'un germe à différents antibiotiques. Il permet de guider le traitement de l'infection déterminée par ce germe.

ANTIBIOTHÉRAPIE *s. f. (angl. antibiotherapy).* Emploi thérapeutique des antibiotiques.

ANTIBIOTIQUE *s. m. (angl. antibiotic).* Toute substance, naturelle ou synthétique, capable d'inhiber *in vivo* le développement des bactéries. Selon qu'ils sont actifs contre beaucoup ou peu de germes, on les divise en antibiotiques à large spectre ou à spectre étroit. On peut également les classer en antibiotiques bactériostatiques ou bactéricides selon qu'ils enrayent la multiplication des germes ou qu'ils en assurent la destruction. Les antibiotiques sont divisés en familles dont les principales sont : les bêtalactamines, les aminosides, les phénicolés, les cyclines, les macrolides, les rifamycines, les glycopeptides, les imidazoles... Voir ces termes. (S'emploie aussi comme adjectif.)

ANTICANCÉREUX *s. m. (angl. antineoplastic).* Toute substance utilisée dans le but de détruire les cellules cancéreuses ou d'empêcher leur prolifération. (S'emploie aussi comme adjectif.) SYN. ***ANTINÉOPLASIQUE.***

ANTICARIEUX *adj. (angl. anticarious).* Qui prévient ou combat la carie dentaire.

ANTICHOLÉRIQUE *adj. (angl. anticholeroid).* Qui s'oppose au choléra.

ANTICHOLINERGIQUE *adj. (angl. anticholinergic).* Qui s'oppose à l'action de l'acétylcholine au niveau des nerfs parasympathiques.

ANTICHOLINESTÉRASIQUE *s. f. (angl. anticholinesterase).* Substance qui inhibe la cholinestérase et les estérases qui scindent l'acétylcholine en ses constituants inactifs.

ANTICOAGULANT *s. m. (angl. anticoagulant).* Substance qui empêche ou retarde la coagulation du sang. Selon leur mode d'action, on distingue : l'héparine, anticoagulant complet, et les antivitamines K qui inhibent la synthèse du complexe prothrombique. S'emploie aussi comme adjectif. ◇ **CIRCULANT** *(angl. circulating —).* Substance empêchant la formation normale du caillot. Ce sont habituellement des anticorps dirigés contre un facteur de la coagulation et se manifestant par un déficit apparent en leur facteur-cible. ☞ ***ANTIPHOSPHOLIPIDE.***

ANTICODON *s. m. (angl. anticodon).* Groupe tri-nucléosidique (triplet) terminal de l'ARN de transfert s'hybridant avec le codon homologue de l'ARN messager.

ANTICONCEPTIONNEL *adj. (angl. contraceptive).* Qui empêche la fécondation de l'ovule par le spermatozoïde et, par conséquent, la grossesse. S'emploie aussi comme substantif. ☞ ***CONTRACEPTIF.***

ANTICONVULSIVANT *adj. (angl. anticonvulsant).* Qui supprime ou prévient les convulsions. S'emploie aussi comme substantif.

ANTICORPS *s. m. (angl. antibody).* Complexe glycopeptidique, se liant spécifiquement à une substance appelée antigène, produit par les cellules lymphoïdes B (surtout les plasmocytes), généralement après contact avec ledit antigène. Chaque anticorps est constitué de quatre chaînes : deux chaînes légères identiques et deux chaînes lourdes identiques. Les anticorps sont le support de l'immunité humorale. Abréviation : Ac. SYN. ***IMMUNOGLOBULINE.*** ◇ **ANTIHÉPATITE** *(angl. antihepatitis —).* Ce sont les anticorps anti-HA pour le virus de l'hépatite A ; anti-HBc, anti-HBe, anti-HBs pour le virus B ; anti-HC pour le virus C ; anti-D pour l'agent delta. ◇ **ANTIMITOCHONDRIES** *(angl. antimitochondria —).* Auto-anticorps responsables de la cirrhose biliaire primitive. ◇ **ANTINUCLÉAIRE** *(angl. antinuclear —).* Auto-anticorps dirigé contre un constituant du noyau cellulaire. Symbole : AAN. Il peut exister chez les sujets sains, mais est fréquemment associé à des maladies auto-immunes. SYN. ***ANTICORPS ANTINOYAU, FACTEUR ANTINUCLÉAIRE (SYMB : FAN).*** ◇ **ANTITISSUS** *(angl. antitissue —).* Anticorps attaquant les antigènes de certains tissus et responsables d'un grand nombre d'affections : thyroïdite de Hashimoto (ac. antithyroïdien), insuffisance surrénale (ac. antisurrénalien)... ◇ **BLOQUANT** *(angl. blocking —).* Anticorps inhibant d'autres anticorps. ◇ **CHAUD** *(angl. warm —).* Anticorps agissant à 37°C. ◇ **CIRCULANT** *(angl. circulating —).* Anticorps présent dans le plasma, agent de l'immunité humorale. ◇ **FROID** *(angl. cold agglutinin).* Anticorps actif à basse température. ◇ **IMMUN** *(angl. immune —).* Anticorps n'existant pas normalement et apparaissant dans le sérum à la suite d'une transfusion ou d'une grossesse. ◇ **INCOMPLET** *(angl. incomplete —).* Anticorps qui se fixe sur son antigène sans l'agglutiner. ◇ **MONOCLONAL** *(angl. monoclonal —).* Anticorps provenant d'une seule souche de plasmocytes et ne fixant qu'un seul antigène. Utilisé pour le diagnostic et en thérapeutique.

ANTI-COX 2 *s. m. (angl. anti Cox 2).* Classe d'anti-inflammatoires non stéroïdiens, inhibiteurs spécifiques de la cyclo-oxygénase 2. Son efficacité est comparable aux AINS classiques mais avec un risque moindre de complications gastroduodénales et d'hémorragies sous anticoagulants mais avec un risque cardiaque non négligeable.

ANTIDÉPRESSEUR *adj. (angl. antidepressant).* Qui combat les états dépressifs. S'emploie aussi comme substantif. Les antidépresseurs appartiennent à plusieurs familles : dérivés imipraminiques, inhibiteurs de la recapture de la sérotonine et/ou de l'adrénaline, IMAO (inhibiteurs de la mono-amino-oxydase). SYN. ***THYMOANALEPTIQUES.***

ANTIDIABÉTIQUE ORAL *(angl. oral antidiabetic).* Médicament hypoglycémiant, essentiellement de type sulfamide ou biguanide ou de la classe des glitazones et des glinides, administré par voie orale pour le traitement du diabète non insulinodépendant.

ANTIDIARRHÉIQUE *adj. (angl. antidiarrheal).* Qui est actif contre la diarrhée.

ANTIDIURÉTIQUE *adj. (angl. antidiuretic).* Qui diminue la sécrétion urinaire. S'emploie aussi comme substantif. ◇ **HORMONE** *(angl. — hormone).* ☞ ***VASOPRESSINE.***

ANTIDOTE *s. m. (angl. antidote).* Substance qui neutralise les effets produits par un toxique. SYN. ***CONTRE-POISON.***

ANTIÉMÉTIQUE *adj. (angl. antiemetic).* Qui arrête ou prévient les vomissements. SYN. ***ANTIVOMITIF OU ANTIÉMÉTISANT.***

ANTIÉPILEPTIQUE *adj. (angl. anticonvulsivant).* Qui exerce une action symptomatique sur l'épilepsie, soit en prévenant les crises, soit en en diminuant la fréquence ou la gravité. S'emploie aussi comme substantif.

ANTIFIBRILLANT *(angl. antifibrillatory).* Qui empêche la fibrillation myocardique. S'emploie aussi comme substantif.

ANTIFIBRINOLYTIQUE **1.** *adj. (angl. antifibrinolytic).* Qui empêche la fibrinolyse. **2.** *s. m.* Se dit d'une substance qui inhibe l'activité du plasminogène.

ANTIFOLIQUE *adj. (angl. antifolate).* Qui s'oppose à l'action de l'acide folique. S'emploie aussi comme substantif ; substance antimétabolique se comportant comme une antivitamine.

ANTIFONGIQUE *adj. (angl. antifungal).* Qui détruit les champignons ou inhibe leur développement. S'emploie aussi comme substantif. SYN. ***ANTIFUNGIQUE.***

ANTIGÈNE *s. m. (angl. antigen).* Substance qui, introduite dans un organisme, provoque la formation d'un anticorps spécifique. Les protéines et les polysaccharides de poids moléculaire élevé sont des antigènes forts. Un antigène peut être figuré (par exemple, une cellule bactérienne) ou soluble (par exemple, une toxine bactérienne). ◇ **ACE** ☞ ***ANTIGÈNE CARCINOEMBRYONNAIRE.*** ◇ **AUSTRALIE** *(angl. Australia —).* Antigène de surface du virus de l'hépatite B, ainsi appelé parce qu'il a été découvert chez un aborigène australien. Ce terme est tombé en désuétude et est remplacé par HBsAg. ◇ **CA** *(angl. carbohydrate —).* Terme correspondant à différents antigènes utilisés comme marqueurs tumoraux. Les principaux sont les antigènes : CA 15.3 dans le cancer du sein, CA 19-9 dans les cancers digestifs et en particulier pancréatiques, CA 125 dans les cancers ovariens. ◇ **CARCINOEMBRYONNAIRE** *(angl. carcinoembryogenic —).* Glycoprotéine sérique utilisée comme marqueur tumoral peu spécifique des cancers coliques. Abréviation : ACE. ◇ **ÉRYTHROCYTAIRE** *(angl. blood-group —).* Deux sont importants : les antigènes A et B qui définissent les groupes sanguins O, A, B et AB. ◇ **FLAGELLAIRE** (angl. *flagellar —).* ☞ ***ANTIGÈNE H.*** ◇ **H** (angl. *H —).* Antigène provenant des flagelles des bactéries mobiles. ◇ **HLA (HUMAN LEUCOCYTES ANTIGEN)** *(angl. HLA —).* Groupes d'antigènes d'histocompatibilité, présents à la surface de toutes les cellules nucléées de l'organisme. On les désigne par : HLA-A, HLA-B, HLA-C et HLA-D. Ils jouent un rôle important dans le phénomène de rejet des greffes et dans certaines maladies chroniques. ◇ **O** *(angl. O —).* Antigène somatique porté par le corps bactérien ; il s'agit d'un polysaccharide spécifique de la paroi des bactéries à Gram négatif. ◇ **PROSTATIQUE SPÉCIFIQUE** *(angl. prostate specific — (PSA)).* Marqueur spécifique du cancer de la prostate.

ANTIGÉNIQUE *adj. (angl. antigenic).* Qui se rapporte à un antigène, qui possède les propriétés d'un antigène.

ANTIGONADOTROPE *adj. (angl. antigonadotrophic).* Qui inhibe la sécrétion et/ou l'action des gonadotrophes. S'emploie aussi comme substantif.

ANTIGOUTTEUX *adj. (angl. antipodagric).* Qui s'oppose à la goutte et à ses manifestations. Employé également comme substantif.

ANTIHELMINTHIQUE *adj. (angl. anthelmintic).* Se dit d'une substance qui détruit ou élimine les vers intestinaux. On écrit aussi « anthelminthique ».

ANTIHÉMORRAGIQUE *adj. (angl. antihemorrhagic).* Qui arrête ou prévient les hémorragies.

ANTIHISTAMINIQUE *adj. (angl. antihistaminic).* Qui s'oppose aux effets de l'histamine. S'emploie aussi comme substantif. Les antihistaminiques sont utilisés dans le traitement des allergies.

ANTIHYPERTENSEUR *adj. (angl. antihypertensive).* Qui fait baisser ou prévient l'hypertension artérielle. S'emploie aussi comme substantif.

ANTI-INFECTIEUX *adj. (angl. anti-infectious).* Qui combat l'infection.

ANTI-INFLAMMATOIRE *adj. (angl. anti-inflammatory).* Qui combat l'inflammation. Les médicaments anti-inflammatoires comprennent les stéroïdiens (cortisone et ses dérivés) et les non stéroïdiens (AINS).

ANTILÉPREUX *adj. (angl. antileprotic).* Qui s'oppose à la lèpre.

ANTILYMPHOCYTAIRE *adj. (angl. antilymphocytic).* Qui s'oppose aux lymphocytes.

ANTIMÉNINGOCOCCIQUE *adj. (angl. antimeningococcic).* Qui s'oppose à l'infection par le méningococque.

ANTIMÉTABOLITE *s. m. (angl. antimetabolite).* Composé de constitution voisine de celle d'un métabolite, susceptible de se substituer à celui-ci et d'entraver ainsi le processus métabolique normal. Par exemple, les sulfamides sont des antimétabolites de l'acide para-aminobenzoïque. Certains antimétabolites sont utilisés comme anticancéreux.

ANTIMESSAGER *s. m. (angl. antimessenger).* ARN complémentaire d'un ARN messager avec lequel il peut s'hybrider pour former un double brin stable et non traductible.

ANTIMICROBIEN *adj. (angl. antimicrobial).* Qui empêche le développement des microbes. S'emploie aussi comme substantif. ☞ ***ANTIBACTÉRIEN.***

ANTIMIGRAINEUX *adj. (angl. antimigrainous).* Qui combat ou prévient la migraine. S'emploie aussi comme substantif.

ANTIMITOTIQUE *adj. (angl. antimitotic).* Qui s'oppose à la mitose cellulaire (s'utilise aussi comme substantif). Les antimitotiques sont utilisés dans la chimiothérapie du cancer.

ANTIMYCOSIQUE *adj. (angl. antifungal).* Qui détruit les champignons microscopiques ou empêche leur croissance. SYN. ***ANTIMYCOTIQUE, ANTIFUNGIQUE.***

ANTIMYDRIATIQUE *adj. (angl. antimidriatic).* Qui s'oppose à l'action des dilatateurs de la pupille. S'emploie aussi comme substantif.

ANTINÉOPLASIQUE *adj. (angl. antineoplastic).* ☞ ***ANTICANCÉREUX.***

ANTIONCOGÈNE *s. m. (angl. antioncogene).* Gène suppresseur du cancer s'exprimant normalement de manière dominante.

ANTIOXYDANT *adj. (angl. antioxidant).* Qui retarde ou qui prévient l'oxydation. Utilisé comme substantif, désigne les médicaments comme la vitamine E qui s'opposent à l'action des radicaux libres.

ANTIPALUDIQUE *adj. (angl. antimalarial).* Qui prévient ou combat le paludisme. S'emploie aussi comme substantif. SYN. ***ANTIPALUDÉEN.***

ANTIPARALLÈLE *adj. (angl. antiparallel).* Qualifie l'orientation inverse des brins complémentaires de l'ADN.

ANTIPARASITAIRE *adj. (angl. antiparasitic).* Qui s'attaque aux parasites. Utilisé également comme substantif.

ANTIPARKINSONIEN *adj. (angl. antiparkinsonian).* Qui agit sur les symptômes de la maladie de Parkinson. S'utilise aussi comme substantif.

ANTIPÉDICULAIRE *adj. (angl. antipedicular).* Qui détruit les poux. SYN. ***ANTIPÉDICULEUX, ANTIPHTIRIAQUE.***

ANTIPELLAGREUSE (VITAMINE) *(angl. antipellagra (vitamin)).* ☞ ***VITAMINE PP.***

ANTIPÉRISTALTISME *s. m. (angl. antiperistalsis).* Péristaltisme inversé.

ANTIPHAGOCYTAIRE *adj. (angl. antiphagocytic).* Qui s'oppose à la phagocytose.

ANTIPHOSPHOLIPIDE *s. m. (angl. antiphospholipid).* Anticorps dirigé contre les phospholipides. Ceux-ci peuvent s'observer isolément : on peut parler de «portage d'antiphospholipides». S'ils s'associent à au moins une thrombose artérielle, veineuse ou capillaire ou bien à des complications obstétricales (trois fausses couches spontanées ou une tardive), il s'agit d'un syndrome des antiphospholipides. Employé aussi comme adjectif. Abréviation : APL.

ANTIPLAQUETTAIRE *adj. (angl. antiplatelet).* Qui s'oppose à l'action, et notamment à l'agrégation, des plaquettes sanguines. Comme substantif désigne un agent s'opposant à l'agrégation plaquettaire comme l'aspirine.

ANTIPLASMINE *s. f. (angl. plasmin inhibitor).* Inhibiteur enzymatique naturel de la fibrinolysine (plasmine), s'opposant à la dissolution du caillot.

ANTIPROGESTATIF *adj. (angl. antiprogesterone).* Qualifie une substance s'opposant à la gestation.

ANTIPROTÉASE *s. f. (angl. antiprotease).* Médicament antirétroviral s'opposant aux protéases et utilisé dans le traitement des infections par le VIH.

ANTIPROTHROMBINE *s. f. (angl. antiprothrombin).* Substance qui, comme certains anticoagulants, inhibe la formation de prothrombine ou empêche sa transformation en thrombine.

ANTIPRURIGINEUX *adj. (angl. antipruritic).* Qui supprime ou calme le prurit.

ANTIPSYCHOTIQUE *s. m. (angl. antipsychotic).* ☞ ***NEUROLEPTIQUE.***

ANTIPURIQUE *s. f.* Médicament anticancéreux s'opposant à la synthèse des bases puriques.

ANTIPYRÉTIQUE *adj. (angl. antipyretic).* Qui prévient ou combat la fièvre. S'utilise également comme substantif. SYN. ***FÉBRIFUGE.***

ANTIPYRIMIDIQUE *s. m.* Médicament anticancéreux de synthèse qui agit en s'opposant à la synthèse des bases pyrimidiques dans l'organisme.

ANTIPYRINE *s. f. (angl. antipyrine).* ☞ ***PHÉNAZONE.***

ANTIRABIQUE *adj. (angl. antirabic).* Qui agit contre la rage. S'emploie également comme substantif.

ANTIRACHITIQUE *adj. (angl. antirachitic).* Qui prévient ou combat le rachitisme.

ANTIRÉTROVIRAL *s. m. (angl. antiretroviral).* Médicament inhibant la transcriptase inverse ou les protéases et utilisé dans le traitement des infections par le VIH.

ANTIRHUMATISMAL *adj. (angl. antirheumatic).* Qui exerce une action anti-inflammatoire dans certaines affections rhumatismales.

ANTISCABIEUX *adj. (angl. scabicide).* Qui est actif dans le traitement de la gale.

ANTISCORBUTIQUE *adj. (angl. antiscorbutic).* Qui prévient ou guérit le scorbut. ◆ **(VITAMINE)** ☞ ***VITAMINE C.***

ANTISÉCRÉTOIRE *adj. (angl. antisecretory).* Qui inhibe partiellement ou totalement l'activité sécrétoire d'une glande, en particulier la sécrétion d'ions H^+ par la muqueuse gastrique. S'utilise aussi comme substantif.

ANTISENS *s. m. (angl. antisense).* Nucléotide bloquant la synthèse protéique en empêchant l'action d'un ARN messager. SYN. ***NON-SENS.***

ANTISEPSIE *s. f. (angl. antisepsis).* Ensemble des procédés physiques ou chimiques destinés à empêcher le développement des germes pathogènes ou à accélérer leur destruction. ☞ ***DÉSINFECTION.***

ANTISÉRUM *s. m. (angl. antiserum).* Terme général pour désigner un sérum contenant des anticorps à la suite de l'injection d'antigènes étrangers.

ANTISPASMODIQUE *adj. (angl. antispasmodic).* Qui prévient ou qui combat les spasmes et les convulsions. SYN. ***SPASMOLYTIQUE.***

ANTISTREPTOLYSINE O *s. f. (angl. antistreptolysin O).* Anticorps qui neutralise la streptolysine (toxine produite par le streptocoque) apparaissant dans le sang au cours des affections dues aux streptocoques hémolytiques A. Sa détermination en laboratoire est utilisée comme témoin d'une infection streptococcique. Abréviation : ASLO.

ANTISUDORAL *adj. (angl. antiperspirant).* Qui diminue la sécrétion sudorale. SYN. ***ANHIDROTIQUE.***

ANTISYPHILITIQUE *adj. (angl. antisyphilitic).* Qui agit contre la syphilis. S'utilise également comme substantif.

ANTITÉTANIQUE *adj. (angl. antitetanic).* Qui prévient ou traite le tétanos.

ANTITHROMBINE *s. f. (angl. antithrombin).* Substance inhibitrice de la thrombine.

ANTITHYROÏDIEN *adj. (angl. antithyroid).* Qui inhibe la sécrétion des hormones thyroïdiennes ; qui est actif dans le traitement de l'hyperthyroïdie. S'emploie aussi comme substantif.

ANTI-TNFα *s. m. (angl. anti-TNFα).* Médicament immunosuppresseur inhibant l'action du TNFα (*Tumor Necrosis Factor*), utilisé essentiellement dans la polyarthrite rhumatoïde, les spondylarthropathies et la maladie de Crohn.

ANTITOXINE *s. f. (angl. antitoxin).* Anticorps spécifique que l'organisme produit sous l'action d'une toxine, comme la toxine tétanique ou diphtérique, ou d'un venin (araignées, serpents), pour en combattre les effets.

ANTITOXIQUE *adj. (angl. antitoxic).* Qui neutralise ou combat les actions d'un poison ou d'une toxine.

ANTITRAGUS *s. m. (angl. antitragus).* Éminence du pavillon de l'oreille située en face du tragus.

ANTITUBERCULEUX *adj. (angl. antituberculous).* Qui détruit les bacilles tuberculeux ; qui est actif dans le traitement de la tuberculose. (S'utilise également comme substantif pour désigner les différents médicaments actifs contre le bacille tuberculeux.)

ANTITUSSIF *(angl. antitussive).* **1.** *adj.* Qui calme ou prévient la toux. **2.** *s. m.* Médicament de la toux.

ANTIULCÉREUX *adj. (angl. antiulcerous).* Qui s'oppose aux ulcères gastro-duodénaux. S'emploie aussi comme substantif.

ANTIVÉNÉRIEN *adj. (angl. antivenereal).* Efficace dans la prophylaxie ou le traitement des maladies vénériennes.

ANTIVENIMEUX *adj. (angl. antivenom).* Qui combat l'action des venins (de serpents, d'insectes, etc.).

ANTIVIRAL **1.** *adj. (angl. antiviral).* Qui s'oppose au développement des virus ; qui détruit les virus. **2.** *s. m. (angl. antiviral agent).* Désigne les agents virustatiques et virulicides.

ANTIVITAMINE *s. f. (angl. antivitamin).* Substance qui inhibe l'action d'une vitamine. ◇ **K** *(angl. oral anticoagulant).* Substance anticoagulante, active par voie orale, et s'opposant à la synthèse, déterminée par la vitamine K, des enzymes hépatiques nécessaires à la coagulation sanguine.

ANTIVOMITIF *adj.* ☞ ***ANTIÉMÉTIQUE.***

ANTI-XA *s. m. (angl. anti Xa factor).* Substance antithrombique, s'opposant au facteur Xa (facteur Stuart) de la coagulation. En pratique désigne les héparines de bas poids moléculaire prescrites en unités internationales anti-Xa. S'emploie aussi comme adjectif. ◇ **(DOSAGE DE L'ACTIVITÉ)** *(angl. anti Xa activity (measure))*. Test biologique évaluant l'effet inhibiteur sur le facteur Stuart d'une héparine habituellement de bas poids moléculaire. Pour un traitement curatif, cette activité est habituellement comprise entre 0,5 et 1 UI/mL pour une héparine de bas poids moléculaire et entre 0,3 et 0,7 UI/mL pour une héparine non fractionnée.

ANTIXÉNIQUE *adj. (angl. antixenic)*. Qui se rapporte à la réaction du tissu vivant à l'égard d'une substance étrangère.

ANTIXÉROPHTALMIQUE *adj. (angl. antixerophtalmic)*. Efficace contre la xérophtalmie. Se dit de la vitamine A.

ANTRE *s. m. (angl. antrum)*. Cavité naturelle, osseuse ou viscérale. ◇ **MASTOÏDIEN** *(angl. mastoid —, tympanic —)*. Espace situé dans le processus mastoïde du temporal et qui communique avec la cavité tympanique. SYN. ***ANTRE TYMPANIQUE***. ◇ **PYLORIQUE** *(angl. pyloric —)*. Portion basse, presque horizontale, de l'estomac, qui communique avec le duodénum par le pylore.

ANTRECTOMIE *s. f. (angl. antrectomy)*. Résection de l'antre du pylore. SYN. ***ANTRO-PYLORECTOMIE***.

ANTRITE *s. f. (angl. antritis)*. **1.** Inflammation de l'antre mastoïdien chez le nourrisson. ☞ ***MASTOÏDITE***. **2.** Inflammation de l'antre pylorique.

ANTRO-PYLORECTOMIE ☞ ***ANTRECTOMIE***.

ANTROTOMIE *s. f. (angl. antrostomy)*. Ouverture chirurgicale de l'antre mastoïdien chez le nourrisson.

ANURIE *s. f. (angl. anuria)*. Suppression ou forte diminution de la sécrétion de l'urine.

ANUS *s. m. (angl. anus)*. Orifice terminal du tube digestif. ◇ **ARTIFICIEL** *(angl. artificial colostomy, stoma)*. Ouverture chirurgicale de l'intestin avec mise à la peau le plus souvent de l'abdomen.

ANUSCOPE *s. m. (angl. proctoscope)*. Spéculum destiné à l'examen de l'anus et de la partie inférieure du rectum.

ANXIÉTÉ *s. f. (angl. anxiety)*. Émotion pénible d'attente, de peur d'un danger imprécis. ☞ ***ANGOISSE***. ◇ **GÉNÉRALISÉE** *(angl. generalized —)*. État d'anxiété chronique, non en rapport avec une situation précise, accompagnée de troubles neurovégétatifs.

ANXIOGÈNE *adj. (angl. anxiogenic)*. Qui cause l'anxiété.

ANXIOLYTIQUE *adj. (angl. tranquilizer)*. Qui réduit l'anxiété pathologique. S'emploie aussi comme substantif. ☞ ***TRANQUILLISANT***.

AORTE *s. f. (angl. aorta)*. Artère principale du corps, partant du ventricule gauche, donnant naissance à toutes les artères et se terminant au niveau de la quatrième vertèbre lombale par bifurcation en deux artères iliaques primitives. ◇ **À CHEVAL** *(angl. overrriding —)*. Malformation congénitale dans laquelle l'aorte naît des deux ventricules et s'accompagne d'une communication interventriculaire.

AORTOGRAPHIE *s. f. (angl. aortography)*. Radiographie de l'aorte après injection d'un produit de contraste opaque aux rayons X.

AORTOPLASTIE *s. f. (angl. aortoplasty)*. Angioplastie de l'aorte.

AOUTÂT *s. m. (angl. harvest tick, chigger)*. Larve de *Trombicula autumnalis*, responsable d'une dermatose prurigineuse. SYN. ***ROUGET***.

APAREUNIE *s. f.* Incapacité ou impossibilité d'accomplir le coït.

APATHIE *s. f. (angl. apathy)*. Manque de sentiment ou d'émotion ; impassibilité ou indifférence affective.

APEPSIE *s. f. (angl. apepsia)*. Ralentissement de la digestion, dû le plus souvent à une insuffisance de sécrétion des enzymes digestives. ◇ **ACHLORHYDRIQUE** *(angl. anachlorhydric —)*. Trouble digestif dû à l'absence de sécrétion gastrique d'acide chlorhydrique.

APÉRISTALTISME *s. m. (angl. aperistalsis)*. Absence de mouvements péristaltiques.

APEX *s. m. (angl. apex)*. Sommet, extrémité, pointe d'un organe.

APGAR (INDICE D') *(angl. Apgar score).* Méthode d'évaluation globale de l'état d'un enfant à la naissance, fondée sur la recherche des signes cliniques les plus caractéristiques et faciles à déceler, afin d'établir un bilan général. Ces signes, cotés selon le degré de gravité par 0, 1 ou 2 (0 étant la gravité maximale), comprennent : A = aspect (coloration), P = pouls (fréquence cardiaque), G = grimace (réponse réflexe à la stimulation de la plante du pied), A = activité (mobilité), R = respiration. Un total de 10 points est considéré comme le meilleur possible. (Le nom APGAR a été proposé comme acronyme mnémotechnique des signes étudiés ; il correspond au nom du pédiatre qui a mis au point ce test, Virginia Apgar).

APHAGIE *s. f. (angl. aphagia).* Impossibilité de déglutir ; dysphagie extrême.

APHAKIE *s. f. (angl. aphakia).* Absence de cristallin.

APHAQUE **1.** *adj. (angl. aphakic).* Se dit d'un œil dépourvu de cristallin. **2.** *s. m.* Personne dont un œil ou les deux yeux sont dépourvus de cristallin.

APHASIE *s. f. (angl. aphasia).* Trouble du langage consécutif à une lésion cérébrale qui perturbe l'utilisation des règles nécessaires pour la production et/ou la compréhension d'un message verbal.

APHONIE *s. f. (angl. aphonia).* Perte ou affaiblissement de la voix dus à une cause locale.

APHRODISIAQUE *adj. (angl. aphrodisiac).* Qui éveille ou stimule le désir sexuel. S'emploie aussi comme substantif.

APHTE *s. m. (angl. aphtha).* Petite ulcération jaunâtre, ronde ou ovalaire, entourée d'un liseré rouge, succédant à une vésicule, et siégeant sur la muqueuse buccale ou pharyngée ou sur la muqueuse génitale. Elle s'accompagne d'une sensation de brûlure.

APHTOSE *s. f. (angl. aphthosis).* Affection caractérisée par l'apparition d'aphtes sur les muqueuses buccales et génitales. ☞ ***BEHÇET (MALADIE OU SYNDROME DE).***

APICAL *adj. (angl. apical).* Qui appartient ou qui se rapporte au sommet d'un organe. Ex. *segment apical d'un lobe pulmonaire.*

APLASIE *s. f. (angl. aplasia).* Insuffisance ou arrêt de développement d'un tissu ou d'un organe. ◇ **MÉDULLAIRE** *(angl. aplastic anemia, —).* Insuffisance de production par la moelle des lignées myéloïdes normales, d'origine toxique, virale ou par irradiation.

APNÉE *s. f. (angl. apnea).* Interruption temporaire de la respiration.

APNÉES DU SOMMEIL (SYNDROME D') *(angl. sleep apnea syndrome).* Apnée obstructive liée au collapsus inspiratoire du pharynx ; elle se traduit par un ronflement majeur avec brèves périodes d'apnée et entraîne hypoxie, hypercapnie, hypertension artérielle pulmonaire et polyglobulie. L'obésité joue un rôle majeur. La mort subite est possible.

APOCRINE *adj. (angl. apocrine).* Se dit du type de sécrétion dans lequel les produits sécrétés se concentrent à une extrémité de la cellule et sont expulsés en même temps qu'une partie du protoplasme cellulaire.

APODIE *s. f. (angl. apodia).* Absence congénitale des pieds.

APOENZYME *s. f. (angl. apoenzyme).* Partie protéinique spécifique d'une enzyme, qui avec la coenzyme constitue une enzyme complète.

APOFERRITINE *s. f. (angl. apoferritin).* Protéine formée dans la muqueuse intestinale ; elle capte le fer contenu dans les aliments, ionisé et transformé en sel ferreux dans l'estomac et assure son passage à travers la muqueuse sous forme de ferritine.

APOMORPHINE *s. f. (angl. apomorphine).* Alcaloïde dérivé de la morphine. Fortement émétique par voie parentérale, elle s'employait dans les cures de désintoxication alcoolique.

APONÉVROSE *s. f. (angl. aponeurosis).* Enveloppe conjonctive liée à la structure musculaire.

APONÉVROSITE *s. f. (angl. aponeurositis).* Inflammation d'une aponévrose.

APOPHYSE *s. f. (angl. apophysis).* ☞ ***PROCESSUS.***

APOPHYSITE *s. f. (angl. apophysitis).* Inflammation d'une apophyse (processus).

APOPLEXIE *s. f. (angl. apoplexy, stroke).* 1. Suspension brusque et plus ou moins complète de toutes les fonctions cérébrales (mouvement, sensibilité, conscience), causée le plus souvent par une hémorragie cérébrale ou une embolie. SYN. ***ICTUS, ATTAQUE.*** **2.** Par analogie, toute hémorragie au sein d'un organe. ◇ **UTÉROPLACENTAIRE** *(angl. abruptio placentae).* Syndrome paroxystique des derniers mois de la grossesse caractérisé par un état hémorragique. Il y a toujours un décollement prématuré du placenta normalement implanté, dû à un hématome situé entre le placenta et la paroi utérine.

APOPROTÉINE *s. f. (angl. apoprotein).* Peptide d'origine hépatique qui constitue la partie protéique des lipoprotéines. Il existe cinq groupes d'apoprotéines majeures, A, B, C, D, E. SYN. ***APOLIPOPROTÉINE.***

APOPTOSE *s. f. (angl. apoptosis).* Mort cellulaire génétiquement programmée (suicide cellulaire). Ce mécanisme de mort cellulaire intervient dans la formation de l'embryon par élimination de certains tissus (pour façonner le cerveau, ou encore les doigts). Le dérèglement des programmes de suicide cellulaire pourrait jouer un rôle essentiel dans de nombreuses maladies, telles que les cancers, les maladies neurodégénératives (maladie d'Alzheimer, de Creutzfeldt-Jakob), le sida.

APPAREIL *s. m.* **1.** *(angl. apparatus).* En anatomie, ensemble des organes qui concourent à la même fonction. **2.** *(angl. device).* Pansement, bandage ou dispositif appliqué sur le corps afin de soigner une lésion ou corriger une difformité.

APPENDICE *s. m. (angl. appendix).* **1.** Partie accessoire ou dépendante d'une structure principale. **2.** En langage courant, l'appendice vermiculaire. ◇ **ILÉOCÆCAL** ☞ ***APPENDICE VERMICULAIRE.*** ◇ **VERMICULAIRE** *(angl. vermiform —).* Prolongement du cæcum, de forme tubulaire et plus ou moins flexueux, de longueur variable, qui s'ouvre dans le cæcum par un orifice.

APPENDICECTOMIE *s. f. (angl. appendicectomy). appendectomy).* Ablation chirurgicale de l'appendice vermiculaire.

APPENDICITE *s. f. (angl. appendicitis).* Inflammation aiguë ou chronique de l'appendice vermiculaire, qui s'accompagne d'une réaction péritonéale plus ou moins importante. ◇ **FULMINANTE** *(angl. fulminating —).* Appendicite très grave compliquée rapidement de péritonite, souvent mortelle. ◇ **PELVIENNE** *(angl. pelvic —).* Appendicite à symptomatologie pelvienne, en raison d'un appendice anormalement bas ou plongeant dans le petit bassin.

APPENDICULAIRE *adj. (angl. appendicular).* Qui se rapporte à un appendice, le plus souvent à l'appendice vermiculaire.

APPÉTENCE *s. f. (angl. appetency).* En psychologie, attirance vers un objet déclenchée par une pulsion.

APPÉTIT *s. m. (angl. appetite).* Désir normal plus ou moins intense de satisfaire une nécessité organique, notamment de s'alimenter. Ce désir de manger est de caractère sélectif, et non pas impérieux comme la faim.

APRAGMATISME *s. m. (angl. apragmatism).* Inaptitude à entreprendre une action dirigée vers un but précis.

APRAXIE *s. f. (angl. apraxia).* Désorganisation gestuelle ne répondant ni à un trouble moteur, ni à un trouble sensitif, ni à un trouble de la compréhension, le plus souvent par lésion pariétale cérébrale. ◇ **CONSTRUCTIVE** *(angl. constructive —).* Incapacité à réaliser les gestes nécessaires à la réalisation sur ordre ou à la copie de dessins, ou à l'assemblage des pièces d'un puzzle ou d'une construction. ◇ **DE L'HABILLAGE** *(angl. dressing —).* Désorganisation des gestes mis en jeu dans l'habillage, par lésion pariétale de l'hémisphère mineur, qui, dans ses formes pures, survient en dehors de toute apraxie idéatoire ou idéomotrice. ◇ **DE LA MARCHE** *(angl. Lipmann's —).* Impossibilité d'effectuer les mouvements impliqués dans la marche, en dehors de toute paralysie. ◇ **IDÉATOIRE** *(angl. ideational —).* Altération, au cours des actes complexes, de la succession logique et harmonique des gestes, qui restent exécutés correctement lorsqu'ils sont réalisés de façon isolée. ◇ **OCULOMOTRICE** *(angl. Cogan's syndrome).* Absence congénitale des mouvements latéraux du regard, avec conservation des mouvements verticaux. Le trouble est compensé par une rotation violente de la tête dans le sens désiré, pour compenser le déplacement dans le sens opposé des globes oculaires.

APUD *(angl. APUD).* ☞ ***SYSTÈME APUD.***

APUDOME *s. m. (angl. apudoma).* Tumeur des cellules du système APUD (*Amine Precursor Uptake and Decarboxylation*). Ces tumeurs sécrètent en général des hormones. Les plus fréquentes siègent dans l'hypophyse (tumeurs à stimulines), les parathyroïdes, la médullo-surrénale (phéochromocytome), le pancréas (insulinome, glucagonome, somatostatinome) et le grêle (carcinoïdes). Les apudomes peuvent se présenter sous la forme de néoplasies endocriniennes multiples (NEM).

APYREXIE *s. f. (angl. apyrexia).* Absence de fièvre.

APYROGÈNE *adj. (angl. apyrogenic).* Qui ne produit pas de fièvre.

AQUARIUMS (MALADIE DES) *(angl. fishtank granuloma).* Affection des mains due à *Mycobacterium marinum* chez les sujets s'occupant de poissons exotiques.

AQUEDUC *s. m. (angl. aqueduct).* En anatomie, nom donné à certains canaux fins, creusés dans un os (par exemple l'aqueduc du limaçon) ou reliant des cavités organiques. ◇ **MÉSENCÉPHALIQUE** *(angl. — of mesencephalon).* Canal faisant communiquer les 3e et 4e ventricules cérébraux. SYN. ***AQUEDUC DE SYLVIUS.***

ARACHIDONIQUE (ACIDE) *(angl. arachidonic acid).* Acide gras essentiel non saturé. La cyclo-oxygénase le transforme en prostaglandine, prostacycline et thromboxane A_2 et la lipo-oxygénase en leucotriène. Les anti-inflammatoires inhibent la formation de ces dérivés.

ARACHNODACTYLIE *s. f. (angl. arachnodactyly).* Longueur exagérée des doigts de la main et du pied, avec amincissement des phalanges et atrophie musculaire. Cette malformation peut s'associer à d'autres atteintes, en particulier cardiaques. SYN. ***DOLICHOSTÉNOMÉLIE.*** ☞ ***MARFAN (MALADIE DE).***

ARACHNOÏDE *s. f. (angl. arachnoid).* Fine membrane méningée de l'encéphale et la moelle, comprise entre la pie-mère et la dure-mère. Elle est séparée de la pie-mère par l'espace sous-arachnoïdien, rempli du liquide céphalorachidien. SYN. ***MÉNINGE ARACHNOÏDIENNE.***

ARACHNOÏDITE *s. f. (angl. arachnoiditis).* Inflammation fibreuse de l'arachnoïde pouvant compliquer les méningites purulentes ou tuberculeuses, les hémorragies méningées, ou survenir de manière primitive.

ARBOVIRUS *s. m. (angl. arbovirus).* Grand groupe de virus très divers, dont la plupart sont pathogènes pour les vertébrés et qui ont en commun le fait d'être transmis par des arthropodes. Les Arbovirus sont responsables des arboviroses, affections essentiellement tropicales dont les plus fréquentes sont la dengue, la fièvre jaune, et certaines encéphalites.

ARC *(angl. arch).* **1.** *s. m.* Portion d'une courbe et en particulier d'un cercle. **2.** Organe ou partie d'organe ayant cette forme. ◇ **RÉFLEXE** *(angl. reflex —).* Voie nerveuse suivie par un acte réflexe, constituée par le nerf afférent qui conduit l'impulsion, le centre nerveux, et le nerf efférent qui amène l'impulsion vers un organe périphérique.

ARCADE *s. f. (angl. arcade, arch).* Structure anatomique de forme arquée. Terme général utilisé pour désigner des éléments de nature osseuse, fibreuse ou vasculaire. ◇ **CRURALE** *(angl. inguinal ligament).* Corde fibreuse tendue de l'épine iliaque antéro-supérieure à l'épine du pubis. SYN. ***ARCADE FÉMORALE.*** ◇ **ORBITAIRE** *(angl. orbital arch of frontal bone).* Rebord saillant de la paroi supérieure de l'orbite, qui forme une partie de l'os frontal et se termine de chaque côté par les processus orbitaires. ◇ **PALMAIRE PROFONDE** *(angl. deep palmar arch).* Arc artériel de la paume de la main, formé par l'artère radiale et la branche profonde de l'artère ulnaire. ◇ **PALMAIRE SUPERFICIELLE** (angl. *superficial palmar arch).* Arc artériel palmaire, constitué par la terminaison de l'artère ulnaire et par une branche de l'artère radiale. ◇ **PLANTAIRE** *(angl. plantar arterial arch).* Arc formé par l'artère plantaire latérale et l'artère dorsale du pied.

ARCHÉOCÉRÉBELLUM *s. m. (angl. archaeocerebellum).* Partie du cervelet la plus ancienne phylogénétiquement. Elle comprend, chez l'homme, le nodulus, le flocculus et les noyaux du toit. SYN. ***LOBE FLOCCULONODULAIRE, ARCHÉOCERVELET.***

ARCHÉOCORTEX *s. m. (angl. archicortex).* ☞ ***ARCHICORTEX.***

ARCHICORTEX *s. m. (angl. archicortex).* Partie olfactive du rhinencéphale, dont le développement est antérieur à celui du néocortex. SYN. ***ARCHÉOCORTEX.***

ARÉFLEXIE *s. f. (angl. areflexia).* Absence de réflexes.

ARENAVIRIDAE Famille de virus regroupant des virus responsables de fièvres hémorragiques : fièvre de Lassa, fièvre hémorragique d'Argentine (virus Junin), fièvre hémorragique de Bolivie (virus Machupo) et de la chorioméningite lymphocytaire.

ARÉNAVIRUS *s. m. (angl. arenavirus).* Virus de la famille des *Arenaviridae.*

ARÉOLE *s. f. (angl. areola).* **1.** Petit espace ou interstice dans un tissu. **2.** Zone rougeâtre annulaire autour d'un point inflammatoire. ◇ **MAMMAIRE** *(angl. — of mammary gland).* Surface annulaire pigmentée qui entoure le mamelon. ◇ **OMBILICALE** *(angl. umbilical —).* Zone pigmentée qui entoure parfois l'ombilic.

ARGENT *s. m. (angl. silver).* Élément métallique, blanc, malléable et bon conducteur, de numéro atomique 47. Certains de ses sels sont utilisés pour leurs propriétés astringentes et antiseptiques. Symbole : Ag. ◇ **COLLOÏDAL** *(angl. colloidal —).* Préparation à base d'argent dans laquelle le métal a été suffisamment divisé pour former une suspension permanente dans l'eau. Elle est utilisée en gouttes nasales et en collyre. ◇ **(NITRATE D')** *(angl. — nitrate).* Utilisé comme antiseptique oculaire sous forme de collyre et comme caustique sous forme de crayons.

ARGININE *s. f. (angl. arginine).* Acide aminé constituant des protéines, particulièrement abondant dans les protamines ; il joue un rôle important dans le cycle de l'urée.

ARIBOFLAVINOSE *s. f. (angl. ariboflavinosis).* Affection en rapport avec un état de carence alimentaire en riboflavine (vitamine B2), caractérisé par des lésions des téguments et des muqueuses et par des lésions oculaires (vascularisation anormale de la cornée).

ARN *(angl. RNA).* Abréviation d'acide ribonucléique. ☞ ***RIBONUCLÉIQUE (ACIDE), ARN.***

ARNETH (FORMULE D') *(angl. Arneth's formula).* Répartition des granulocytes des divers types suivant le nombre de lobes de leur noyau.

ARNICA *s. f. (angl. arnica).* Plante de la famille des Composées. La teinture d'arnica reste utilisée contre les contusions, les entorses.

ARNm *(angl. mRNA).* Abréviation pour ARN messager.

ARNt Abréviation pour ARN de transfert.

AROMATHÉRAPIE *s. f. (angl. aromatherapy).* Méthode thérapeutique utilisant des huiles végétales essentielles.

AROMATIQUE *adj. (angl. aromatic).* **1.** Qui possède une odeur, en général agréable et pénétrante. **2.** En chimie, se dit des corps possédant un ou plusieurs noyaux benzéniques, anthracéniques, etc.

ARRÊT CARDIAQUE *(angl. cardiac arrest).* Arrêt brutal des battements du cœur, entraînant la disparition du pouls et des bruits cardiaques, l'effondrement de la pression artérielle, l'arrêt de la circulation sanguine. Il nécessite la mise en œuvre immédiate d'un massage cardiaque et d'une assistance respiratoire, les cellules nerveuses ne pouvant survivre plus de trois à cinq minutes à l'arrêt circulatoire.

ARRIÈRE-CAVITÉ DES ÉPIPLOONS ☞ ***BOURSE OMENTALE.***

ARSENIC *s. m. (angl. arsenic).* Élément de numéro atomique 33. C'est une poudre grise d'aspect métallique, d'odeur alliacée, très toxique. Les sels d'arsenic s'utilisaient autrefois en médecine, en particulier dans le traitement de la syphilis. Symbole : As. ◇ **(TRIOXYDE D')** *(angl. — trioxide).* Sel d'arsenic utilisé avec succès dans la leucémie aiguë promyélocytaire.

ARTÉFACT *s. m. (angl. artefact).* **1.** Toute modification ou altération qui n'est pas naturelle, mais produite par une manipulation. En histologie et en microscopie, on utilise ce terme pour désigner une altération artificielle d'un tissu lors de sa préparation pour l'examen microscopique. 2. Phénomène parasite faussant le tracé d'un appareil enregistreur, dû à la technique utilisée, à l'appareil lui-même, etc.

ARTÈRE *s. f. (angl. artery).* Chacun des vaisseaux qui conduisent le sang lancé par les ventricules du cœur, vers toutes les parties de l'organisme. Une artère possède trois tuniques : une tunique externe (l'adventice), une tunique moyenne et une tunique interne, formée de cellules endothéliales. On distingue les artères de gros calibre ou de type élastique, les artères de moyen calibre ou de type musculaire, et les artérioles qui précèdent immédiatement les capillaires.

ARTÉRIOGRAPHIE *s. f. (angl. arteriography).* Radiographie des artères après injection d'un milieu de contraste radio-opaque. ◇ **SÉLECTIVE** *(angl. selective —).* Radiographie d'une artère déterminée par injection d'un milieu de contraste radio-opaque directement dans celle-ci ou dans la région à explorer.

ARTÉRIOLE *s. f. (angl. arteriole).* Fine branche terminale d'une artère, qui relie cette dernière aux capillaires.

ARTÉRIOPATHIE *s. f. (angl. arteriopathy).* Nom générique donné aux affections des artères.

ARTÉRIOSCLÉREUX *adj. (angl. arteriosclerotic).* **1.** Qui se rapporte à l'artériosclérose. 2. Qui est atteint d'artériosclérose.

ARTÉRIOSCLÉROSE *s. f. (angl. arteriosclerosis).* Induration et épaississement pathologiques des parois artérielles, en particulier de l'intima, par formation de plaques d'athérome, avec tendance à l'oblitération.

ARTÉRIOSPASME *s. m. (angl. arteriospasm).* Spasme des parois d'une artère.

ARTÉRIOTOMIE *s. f. (angl. arteriotomy).* Incision généralement longitudinale d'une artère, pratiquée pour soustraire du sang à l'organisme, pour introduire un cathéter ou pour atteindre et supprimer un obstacle à la circulation.

ARTÉRITE *s. f. (angl. arteritis).* Nom générique donné à toutes les atteintes artérielles d'origine inflammatoire ou dégénérative. La localisation aux membres inférieurs, particulièrement fréquente chez les sujets athéromateux, et plus particulièrement diabétiques et fumeurs, évolue en 4 stades : 1, de latence clinique ; 2, de claudication intermittente ; 3, avec des douleurs de décubitus ; 4, de gangrène. ◇ **TEMPORALE** *(angl. temporal —).* ☞ ***HORTON (MALADIE DE).***

ARTHRALGIE *s. f. (angl. arthralgia).* Douleur articulaire.

ARTHRECTOMIE *s. f. (angl. arthrectomy).* Résection d'une articulation, en particulier de la membrane synoviale et des fongosités, en respectant les surfaces articulaires. SYN. ***SYNOVECTOMIE.***

ARTHRITE *s. f. (angl. arthritis).* Inflammation d'une articulation, d'origine infectieuse (bactérienne, virale, mycosique), immunologique (par dépôt de complexes antigène-anticorps ou autoimmuns) ou métabolique. ◇ **AIGUË** *(angl. acute —).* Arthrite d'évolution aiguë, caractérisée par l'association de douleur, chaleur, rougeur et tuméfaction. ◇ **GOUTTEUSE** *(angl. gouty —).* Arthrite due à la goutte. ◇ **RÉACTIONNELLE** *(angl. reactive —).* Arthrite autoimmune qui apparaît au cours d'infections localisées, en particulier intestinales ou de l'appareil urinaire. ◇ **SÈCHE** *(angl. — deformans).* Arthrite chronique sans exsudat liquide. ◇ **SUPPURÉE** *(angl. suppurative —).* Arthrite caractérisée par la présence de pus intra-articulaire, due à des micro-organismes pyogènes. ◇ **TUBERCULEUSE** *(angl. tuberculous —).* Arthrite survenant en général comme complication d'un foyer tuberculeux primitif (le plus souvent pulmonaire). SYN. ***ARTHRITE FONGUEUSE.*** ◇ **URATIQUE** ☞ ***ARTHRITE GOUTTEUSE.***

ARTHROCENTÈSE *s. f. (angl. arthrocentesis).* Ponction d'une articulation.

ARTHRODÈSE *s. f. (angl. arthrodesis).* Fixation chirurgicale d'une articulation ; ankylose artificielle.

ARTHROGRAPHIE *s. f. (angl. arthrography).* Radiographie d'une articulation dans laquelle on a introduit un gaz (arthrographie gazeuse) ou une substance opaque aux rayons X (arthrographie opaque).

ARTHROLOGIE *s. f. (angl. arthrology).* Partie de l'anatomie qui traite des articulations.

ARTHROPATHIE *s. f. (angl. arthropathy).* Toute affection articulaire. ◇ **NEUROGÈNE** *(angl. neurogenic —).* Arthropathie secondaire à des lésions médullaires ou du système nerveux périphérique. SYN. ***ARTHROPATHIE NERVEUSE.***

ARTHROPLASTIE *s. f. (angl. arthroplasty).* Chirurgie plastique des articulations ; création de néoarticulations pour remédier à une ankylose.

ARTHROPNEUMOGRAPHIE *s. f. (angl. arthropneumography).* Radiographie d'une articulation après injection d'un gaz. SYN. ***PNEUMOARTHROGRAPHIE, ARTHROGRAPHIE GAZEUSE.***

ARTHROSCOPIE *s. f. (angl. arthroscopy).* Examen direct de l'intérieur d'une articulation grâce à un endoscope spécial, l'arthroscope ; permet les biopsies ou certains traitements locaux.

ARTHROSE *s. f. (angl. arthrosis).* Altération destructrice des cartilages ou des fibrocartilages articulaires, de nature dégénérative, non inflammatoire avec production d'ostéophytes. Ses principales localisations sont la hanche (coxarthrose), le genou (gonarthrose), la colonne vertébrale à ses différents niveaux (cervicarthrose, dorsarthrose, lombarthrose), les mains, les pieds.

ARTHROTOMIE *s. f. (angl. arthrotomy).* Incision chirurgicale d'une articulation.

ARTICULAIRE *adj. (angl. articular).* Qui se rapporte à une articulation ; qui affecte les articulations.

ARTICULATION *s. f. (angl. articulation, joint).* Ensemble des éléments par lesquels les os s'unissent les uns aux autres. ◇ **TALOCRURALE** *(angl. ankle joint).* Articulation entre la jambe et le pied, comprenant deux saillies, les malléoles interne et externe. SYN. ***CHEVILLE.*** ◇ **TRANSVERSE DU TARSE** *(angl. transverse tarsal joint).* Union du calcanéus et du talus avec les autres os du tarse. SYN. ***ARTICULATION DE CHOPART.***

ARTICULÉ *adj. (angl. articulated).* Qui possède une ou plusieurs articulations. ◇ **DENTAIRE** *(angl. dental articulation).* Rapport entre les arcades dentaires ou entre une dent et ses antagonistes pendant l'occlusion.

ARYTÉNOÏDE *s. m. (angl. arytenoid).* Cartilage aryténoïde. Chacun des deux cartilages donnant insertion aux cordes vocales inférieures.

ARYTHMIE *s. f. (angl. arrhythmia).* Irrégularité d'un rythme ; ce terme désigne essentiellement une anomalie du rythme cardiaque caractérisée par des battements ventriculaires irréguliers. ◇ **COMPLÈTE** (angl. *continuous —).* Trouble du rythme cardiaque caractérisé par des contractions ventriculaires survenant à intervalles irréguliers et due en général à une fibrillation atriale. ◇ **RESPIRATOIRE** *(angl. respiratory sinus —).* Irrégularité du rythme cardiaque qui coïncide avec les mouvements respiratoires d'inspiration et d'expiration. Il s'agit d'une variété d'arythmie sinusale. ◇ **SINUSALE** *(angl. sinus —).* Irrégularité non pathologique du rythme cardiaque due à une perturbation de la cadence des excitations au niveau du nœud sinusal et donnant lieu à des alternances d'accélération et de ralentissement de la cadence cardiaque. ◇ **VAGALE** *(angl. sinus —).* Arythmie sinusale due aux variations du tonus vagal sous l'influence notamment du cycle respiratoire.

ARYTHMOGÈNE *adj. (angl. arrythmogenic).* Qui est responsable de troubles du rythme cardiaque.

ASAT *(angl. ASAT).* Abréviation d'aspartate amino-transférase. ☞ ***TRANSAMINASE.***

ASBESTOSE *s. f. (angl. asbestosis).* ☞ ***AMIANTOSE.***

ASCARICIDE *adj. (angl. ascaricide).* Qui détruit les ascarides.

ASCARIDE *s. m. (angl. ascarid).* Ver appartenant au genre *Ascaris.*

ASCARIDIASE *s. f. (angl. ascaridiosis).* Infection par des ascarides et troubles qui en résultent : troubles gastro-intestinaux, broncho-pulmonaires, etc. SYN. ***ASCARIDIOSE.***

ASCARIDIOSE *s. f.* ☞ ***ASCARIDIASE.***

ASCARIS *(angl. ascaris).* Genre de vers nématodes de la famille des Ascarididés, parasites de l'intestin des animaux vertébrés. L'espèce qui parasite habituellement l'homme est *A. lumbricoides.* ◇ ***LUMBRICOIDES*** *(angl. eelworm, roundworm).* Espèce très répandue d'ascaride, de couleur blanc rosé, d'une longueur de 10 à 25 cm. Il parasite l'intestin grêle de l'homme, et il est souvent à l'origine de divers troubles locaux ou généraux (inflammation et obstruction intestinales, troubles nerveux, etc.). L'infestation se fait par ingestion directe des œufs qui contiennent les embryons.

ASCHOFF-TAWARA (NŒUD D') ☞ ***NŒUD ATRIOVENTRICULAIRE.***

ASCITE *s. f. (angl. ascites).* Accumulation de liquide dans la cavité péritonéale par exsudation ou transsudation. ◇ **CHYLEUSE** *(angl. chylous ascites).* Présence de chyle dans la cavité péritonéale, observée dans certaines atteintes du système lymphatique. SYN. ***CHYLOPÉRITOINE.***

ASCORBIQUE (ACIDE) *(angl. ascorbic acid).* Composé cristallin très répandu dans les végétaux, les aliments d'origine animale, les organes du corps. C'est la dénomination chimique de la vitamine C. ☞ ***VITAMINE C.***

ASEPSIE *s. f. (angl. asepsis).* **1.** Absence de micro-organismes dans un milieu déterminé. **2.** Ensemble des moyens visant à empêcher la contamination d'objets, de substances, d'organismes, ou de locaux préalablement désinfectés.

ASEPTIQUE *adj. (angl. aseptic).* **1.** Qui se rapporte à l'aseptie. **2.** Qui ne contient pas de germes.

ASEXUÉ *adj. (angl. asexual).* Qui n'a pas de sexe. Se dit aussi de la phase de développement d'un organisme pendant laquelle il se reproduit de manière asexuelle (sans union de gamètes mâle et femelle).

ASIALIE *s. f. (angl. asialia).* Absence ou diminution de la sécrétion salivaire. SYN. ***APTYALISME.***

ASILE *s. m. (angl. asylum).* Autrefois, établissement psychiatrique.

ASLO ☞ ***ANTISTREPTOLYSINE O.***

ASOMATOGNOSIE *(angl. asomatognosia).* Absence de conscience d'une partie plus ou moins importante du corps ; elle témoigne d'une lésion du lobe pariétal.

ASPARTIQUE (ACIDE) *(angl. aspartic acid).* Acide aminé impliqué dans la métabolisme de l'urée.

ASPERGILLOME *s. m. (angl. aspergilloma).* Masse pseudo-tumorale se développant dans une cavité résiduelle (en général caverne tuberculeuse) et due à une variété d'*Aspergillus.* SYN. ***MYCÉTOME.***

ASPERGILLOSE *s. f. (angl. aspergillosis).* Infection provoquée par la présence de champignons filamenteux du genre *Aspergillus* dans l'organisme. ◇ **PULMONAIRE** (angl. *pulmonary —).* Infection des poumons due à des champignons du genre *Aspergillus* ; les gaveurs de pigeons y sont prédisposés.

ASPERGILLUS Genre de champignons ascomycètes, qui se développent sur les matières organiques en décomposition.

ASPERMATISME *s. m. (angl. aspermatism).* Défaut d'émission du sperme dû soit à l'absence de sécrétion, soit à l'impossibilité de l'éjaculation.

ASPHYXIE *s. f. (angl. asphyxia).* Arrêt de la respiration provoqué par tout phénomène qui s'oppose à l'échange gazeux entre le sang et l'atmosphère au niveau des poumons. ◇ **BLANCHE** *(angl. white —, – pallida).* Asphyxie s'accompagnant de pâleur. ◇ **BLEUE** *(angl. blue —, — livida).* Asphyxie caractérisée par la couleur bleu-violacé des téguments. ◇ **DES NOUVEAU-NÉS** *(angl. — neonatorum).* Cause fréquente de mort apparente du nouveau né par défaut d'oxygène dans le sang fœtal.

ASPIRINE *s. f. (angl. aspirin).* ☞ ***ACÉTYLSALICYLIQUE (ACIDE).***

ASPLÉNIE *s. f. (angl. asplenia).* Absence de rate.

ASSIMILATION *s. f. (angl. assimilation).* Incorporation des substances nutritives par l'organisme.

ASSISTANCE CIRCULATOIRE *(angl. circulatory assistance).* Ensemble des moyens utilisés pour remédier temporairement à une défaillance cardiaque aiguë. SYN. ***ASSISTANCE CARDIO-CIRCULATOIRE.***

ASSUÉTUDE *s. f. (angl. addiction).* D'une façon générale, tolérance que manifeste l'organisme pour tout ce qui peut le perturber en agissant sur lui. Désigne plus particulièrement l'accoutumance, la dépendance lors des toxicomanies. SYN. ***ADDICTION.***

ASTASIE *s. f. (angl. astasia).* Trouble de la coordination motrice rendant impossible la station debout immobile, en l'absence de paralysie.

ASTASIE-ABASIE *s. f. (angl. astasia-abasia).* Impossibilité de marcher et de maintenir la station debout en l'absence de troubles moteurs ou sensitifs des membres inférieurs.

ASTÉRÉOGNOSIE *s. f. (angl. astereognosis).* Perte de la faculté de reconnaissance des objets par le tact, traduisant une lésion du lobe pariétal.

ASTÉRIXIS *s. m. (angl. asterixis).* Mouvements saccadés et brusques de flexion-extension de la main et de latéralité des doigts. Ils s'observent dans les encéphalopathies métaboliques, en particulier hépatiques et respiratoires. SYN. ***FLAPPING TREMOR.***

ASTHÉNIE *s. f. (angl. asthenia).* Diminution des forces, affaiblissement de l'état général, fatigabilité.

ASTHÉNOSPERMIE *s. f. (angl. asthenospermia).* Perte de motilité ou de vitalité des spermatozoïdes.

ASTHMATIQUE *adj. (angl. asthmatic).* Qui se rapporte à l'asthme ou qui est atteint d'asthme.

ASTHME *s. m. (angl. asthma).* Affection caractérisée par une dyspnée paroxystique à prédominance expiratoire. Elle est due à une sténose bronchiolaire par spasme de la musculature lisse des bronchioles ainsi que par œdème et hypersécrétion de la muqueuse bronchique. Elle est la conséquence d'une hyperréactivité bronchique à des stimuli divers. ◇ **CARDIAQUE** *(angl. cardiac —).* Crise dyspnéique nocturne survenant chez un malade atteint d'insuffisance cardiaque gauche. ◇ **SYMPTOMATIQUE** *(angl. pseudoasthma).* Asthme bronchique déclenché par une tumeur ou un corps étranger dans les voies respiratoires. SYN. ***PSEUDO-ASTHME.***

ASTIGMATE *adj. (angl. astigmatic).* Se dit d'un système optique, d'un œil ou d'un sujet qui présente un astigmatisme.

ASTIGMATISME *s. m. (angl. astigmatism).* Défaut de courbure des milieux de réfraction de l'œil empêchant les rayons lumineux de converger tous en un seul foyer ponctuel.

ASTRAGALE *s. m.* ☞ ***TALUS.***

ASTRAGALECTOMIE *s. f. (angl. astragalectomy).* Résection de l'astragale (talus).

ASTRINGENT *adj. (angl. astringent).* Qui réduit la perméabilité membranaire.

ASTROBLASTOME *s. m. (angl. astroblastoma).* Tumeur cérébrale maligne constituée de cellules présentant les mêmes caractères que les astroblastes. Il s'agit d'un gliome.

ASTROCYTE *s. m. (angl. astrocyte).* Cellule gliale hérissée de prolongements cytoplasmiques plus ou moins ramifiés, lui donnant une forme d'étoile. Les astrocytes sont un constituant essentiel de la macroglie.

ASTROCYTOME *s. m. (angl. astrocytoma).* Tumeur la plus fréquente du système nerveux central, formée d'astrocytes. Selon son degré de malignité, on distingue les grades I, II, III et IV. SYN. ***ASTROBLASTOME, GLIOBLASTOME MULTIFORME.***

ASYMBOLIE *s. f. (angl. asymbolia).* Perte de la capacité de reconnaître les symboles ou les signes qui correspondent aux idées. L'asymbolie à la douleur se caractérise par l'absence de réaction à la douleur alors que les sensibilités sont intactes. L'asymbolie tactile désigne l'incapacité à reconnaître, sans le secours des yeux, la nature d'un objet placé dans sa main, malgré l'intégrité des sensibilités superficielle et proprioceptive.

ASYMPTOMATIQUE *adj. (angl. asymptomatic).* Qui ne présente pas de symptômes cliniques.

ASYNCHRONISME *s. m. (angl. asynchronism).* Apparition à des moments différents de phénomènes normalement synchrones.

ASYNERGIE *s. f. (angl. asynergia).* Absence de coordination entre les mouvements musculaires s'observant dans certains syndromes cérébelleux. ☞ ***ATAXIE.***

ASYSTOLIE *s. f. (angl. asystole).* Arrêt des contractions ventriculaires cardiaques.

ATARAXIE *s. f. (angl. ataraxia).* Tranquillité morale.

ATAVISME *s. m. (angl. atavism).* «Réapparition, chez un descendant, d'un caractère quelconque des ascendants demeuré latent pendant une ou plusieurs générations intermédiaires» : Legendre. SYN. ***HÉRÉDITÉ ANCESTRALE, RÉVERSION.***

ATAXIE *s. f. (angl. ataxia).* Troubles de la coordination des mouvements, au niveau des membres et du tronc, avec conservation de la force musculaire. L'ataxie peut se manifester dans la station debout (ataxie statique), dans la marche (ataxie locomotrice) ou lors de l'exécution d'un mouvement (ataxie cinétique). ◇ **CÉRÉBELLEUSE** *(angl. cerebellar —).* Ataxie par lésion cérébelleuse, soit statique par atteinte vermienne, soit cinétique par atteinte des hémisphères cérébelleux. ◇ **VESTIBULAIRE** *(angl. labyrinthic —).* Ataxie caractérisée par une latéropulsion, associée à des vertiges, par atteinte vestibulaire.

ATÉLECTASIE *s. f. (angl. atelectasis).* Affaissement des alvéoles pulmonaires qui se vident d'air et se rétractent, en général par suite d'une sténose ou d'une obstruction bronchique.

ATHÉLIE *s. f. (angl. athelia).* Absence congénitale du mamelon.

ATHÉROGÈNE *adj. (angl. atherogenic).* Qualifie les processus de formation de l'athérome (athérogenèse).

ATHÉROMATEUX *adj. (angl. atheromatous).* Qui est de la nature de l'athérome.

ATHÉROMATOSE *s. f. (angl. atheromatosis).* État caractérisé par des athéromes étendus, multiples.

ATHÉROME *s. m. (angl. atheroma).* Dépôt lipidique, jaunâtre, grumeleux, qui se forme sur la paroi interne des artères et qui peut se calcifier ou s'ulcérer.

ATHÉROSCLÉROSE *s. f. (angl. atherosclerosis).* Sclérose artérielle par dépôt de lipides dans l'intima associé à une prolifération des fibres élastiques et à une calcification de la media conduisant à l'oblitération artérielle. Elle touche les grosses et moyennes artères.

ATHÉTOSE *s. f. (angl. athetosis).* Troubles moteurs caractérisés par des mouvements involontaires, incoordonnés, lents, de grande amplitude, prédominant aux extrémités, liés au dysfonctionnement des systèmes inhibant l'activité des motoneurones.

ATHREPSIE *s. f. (angl. athrepsia).* Disparition complète du tissu adipeux se produisant au cours des premiers mois de la vie chez des nourrissons atteints de dénutrition extrême. SYN. ***ALGIDITÉ PROGRESSIVE DES NOUVEAU-NÉS.***

ATHYMIE *s. f. (angl. athymia).* **1.** Absence ou perte de l'affectivité, observée notamment chez les déments. **2.** Absence de thymus.

ATHYROÏDIE *s. f. (angl. athyria).* Absence congénitale de la glande thyroïde.

ATLAS *s. m. (angl. atlas).* Première vertèbre cervicale articulée en haut avec l'occipital et en bas avec l'axis.

ATONIE *s. f. (angl. atony).* Relâchement, faiblesse ou diminution de la tonicité normale d'un tissu ou d'un organe, en particulier du tonus musculaire.

ATONIQUE *adj. (angl. atonic).* Qui a perdu son tonus normal.

ATOPIE *s. f. (angl. atopy).* Prédisposition familiale à certaines affections, telles que le rhume des foins, l'asthme, l'eczéma infantile. Ces affections sont déclenchées par des allergènes habituellement non pathogènes en rapport avec une production exagérée d'IgE.

ATORVASTATINE *s. f. (angl. atorvastatin).* Inhibiteur de la HMG-CoA-réductase utilisé dans le traitement des hypercholestérolémies.

ATOXIQUE *adj. (angl. atoxic).* Qui n'est pas toxique.

ATRÉSIE *s. f. (angl. atresia).* Absence congénitale ou occlusion complète ou non d'un orifice, d'un conduit naturels.

ATRIAL *adj. (angl. atrial).* En rapport avec l'atrium.

ATRICHIE *s. f. (angl. atrichia).* Absence congénitale de poils ou de cheveux. SYN. ***ATRICHIASIS, ATRICHOSE.***

ATRIOGRAMME *s. m.* Partie de l'électrocardiogramme correspondant à l'activité de l'atrium. SYN. ***AURICULOGRAMME.***

ATRIOPEPTIDE *s. f.* ☞ ***PEPTIDE ATRIAL NATRIURÉTIQUE.***

ATRIOVENTRICULAIRE *adj. (angl. atrioventricular).* Qui se rapporte à l'atrium et au ventricule.

ATRIUM *s. m. (angl. atrium).* Cavités cardiaques au nombre de deux, droite et gauche, à parois minces, séparées par la cloison interatriale et communiquant avec les ventricules. L'atrium droit reçoit le sang veineux des veines caves supérieure et inférieure. L'atrium gauche reçoit le sang oxygéné venant des poumons par les veines pulmonaires. SYN. ***OREILLETTE.***

ATROPHIE *s. f. (angl. atrophy).* Réduction du volume d'une cellule, d'un tissu ou d'un organe au cours de phénomènes physiologiques, ou de processus pathologiques. ◇ **BLANCHE DE MILLIAN** *(angl. Millian's white —).* Atrophie cutanée, dépigmentée avec fibrose et téléangiectasies siégeant au niveau des membres inférieurs, porteurs de varices anciennes. ◇ **JAUNE AIGUË DU FOIE** *(angl. acute yellow —).* Ictère grave secondaire à une hépatite virale aiguë et à certaines intoxications (phosphore, amanite phalloïde...), avec atrophie et coloration jaune du foie, généralement d'issue fatale.

ATROPINE *s. f. (angl. atropine).* Alcaloïde de la belladone, parasympatholytique. Elle provoque une relaxation des muscles lisses intestinaux, du sphincter de l'iris (mydriase) et une paralysie de l'accommodation (cycloplégie), une diminution des sécrétions externes (salive, sueur), une tachycardie, etc. À fortes doses, elle stimule la respiration et induit des manifestations centrales (excitation, délire, syndrome confusionnel).

ATROPINISME *s. m. (angl. atropinism).* Intoxication par l'atropine ou la belladone.

ATS Abréviation pour antithyroïdiens de synthèse.

ATTAQUE *s. f. (angl. attack, stroke).* Survenue plus ou moins brutale d'une maladie ou d'une affection sujette à récidives ; par exemple : attaque de goutte, attaque d'apoplexie.

ATTELLE *s. f. (angl. splint).* Planchette en bois, métal, carton, etc., plus ou moins rigide, appliquée sur le corps pour maintenir en place des parties mobiles ou déplacées, en particulier des os fracturés ou des luxations. SYN. ***ÉCLISSE.***

ATTICITE *s. f. (angl. atticitis).* Inflammation de l'attique du tympan (récessus épitympanique).

ATTICOTOMIE *s. f. (angl. atticotomy).* Ouverture chirurgicale de l'attique (récessus épitympanique).

ATTIQUE *s. m.* ☞ ***RÉCESSUS ÉPITYMPANIQUE.***

ATTITUDE *s. f. (angl. attitude, posture).* Position du corps, maintenue par l'activité posturale des muscles. ◇ **ANTALGIQUE** *(angl. analgesic posture).* Position que le malade adopte spontanément pour atténuer une douleur.

ATTRITION *s. f. (angl. attrition).* Excoriation superficielle, abrasion.

ATYPIE *s. f. (angl. atypia).* État ou condition de non-conformité à un type ou au type courant.

AUBÉPINE *s. f. (angl. hawthorn).* Petit arbre épineux de la famille des rosacées. Utilisé dans le traitement des palpitations et comme sédatif mineur.

AUDIBILITÉ *s. f. (angl. audibility).* **1.** Intensité physiologique d'un son, située entre les limites de l'à peine perceptible et de la sensation douloureuse. **2.** Qualité de ce qui est audible.

AUDIMUTITÉ *s. f. (angl. audimutitas).* Mutité congénitale totale ou partielle, sans surdité ni retard mental, qui a des causes diverses et guérit généralement soit spontanément, soit à la suite d'un traitement de rééducation.

AUDIOGRAMME *s. m. (angl. audiogram).* Enregistrement de l'acuité auditive d'un individu.

AUDIOLOGIE *s. f. (angl. audiology).* Science qui étudie les phénomènes et les troubles de l'audition.

AUDIOMÉTRIE *s. f. (angl. audiometry).* Ensemble des techniques permettant de mesurer l'audition. ◇ **OBJECTIVE** *(angl. objective —).* Ensemble des techniques qui n'exigent pas une réponse volontaire et consciente. Les plus utilisées sont : l'audiométrie par potentiels évoqués corticaux, l'électrocochléographie, les réponses évoquées du tronc cérébral. ◇ **TONALE** *(angl. pure tone —).* Méthode d'audiométrie utilisant des sons purs d'intensité variable. ◇ **VOCALE** *(angl. speech —).* Méthode d'audiométrie utilisant la voix étalonnée (série de mots ou de phrases d'intensité variable).

AUDIOPROTHÉSISTE *s. m. (angl. hearing prosthetist).* Personne procédant à l'appareillage des déficiences de l'ouïe.

AUDITIF *adj. (angl. auditory).* Qui se rapporte à l'ouïe.

AUDITION *s. f. (angl. audition).* Perception des sons, action d'entendre ou d'écouter.

AURA *s. f. (angl. aura).* Sensation ou phénomène particulier qui précède le paroxysme d'une maladie, notamment d'une crise d'épilepsie. L'aura peut être constituée de symptômes moteurs, sensitifs, sensoriels, vasomoteurs, sécrétoires ou psychiques. ◇ **ASTHMATIQUE** *(angl. — asthmatica).* Sensation d'oppression thoracique qui précède une crise d'asthme bronchique. ◇ **AUDITIVE** *(angl. auditory —).* Sensation auditive qui précède parfois une crise d'épilepsie.

AURICULE *s. f. (angl. pinna).* Lame fibrocartilagineuse recouverte de peau, située sur la partie latérale de la tête, et qui, avec le méat acoustique externe, forme l'oreille externe. SYN. ***PAVILLON DE L'OREILLE.*** ◇ **ATRIALE** *(angl. atrial auricula).* Diverticule des cavités atriales cardiaques.

AURICULAIRE **1.** *adj. (angl. auricular).* Qui se rapporte à un atrium ou à l'oreille. **2.** *s. m. (angl. little finger).* Cinquième doigt ou petit doigt de la main.

AURICULOTHÉRAPIE *s. f. (angl. auriculotherapy).* Stimulation de certains points de l'oreille par des aiguilles ou la pose d'un fil proposé dans les désintoxications tabagiques.

AURICULO-VENTRICULAIRE *adj.* ☞ ***ATRIO-VENTRICULAIRE.***

AURIDE *s. f. (angl. aurid).* Lésions cutanées provoquées par la chrysothérapie (traitement par les sels d'or).

AUSCULTATION *s. f. (angl. auscultation).* Méthode d'exploration clinique consistant à écouter les bruits qui se produisent à l'intérieur du corps. ◇ **IMMÉDIATE** *(angl. direct —).* Auscultation pratiquée directement sans interposition du stéthoscope. ◇ **MÉDIATE** *(angl. mediate —).* Auscultation pratiquée au moyen du stéthoscope.

AUTISME *s. m. (angl. autism).* Phénomène psychopathologique caractérisé par la tendance à se désintéresser du monde extérieur, avec repli sur soi-même. S'observe dans la schizophrénie et chez l'enfant (autisme infantile) apparaissant dans les premières années de la vie.

AUTISTE *adj. (angl. autistic).* **1.** Qui se rapporte à l'autisme. **2.** Qui est atteint d'autisme (s'emploie également comme substantif).

AUTOACCUSATION *s. f. (angl. self-accusation).* Variété de délire, observée presque toujours chez des mélancoliques ou des alcooliques, où le sujet s'accuse de méfaits imaginaires ou exagérés par rapport à la réalité.

AUTO-AGGLUTINATION *s. f. (angl. autoagglutination).* Agglutination spontanée des hématies d'un sujet par son propre sérum, due à la présence d'une agglutinine adsorbable dans le sérum et de l'antigène correspondant sur les globules.

AUTO-AGGLUTININE *s. f. (angl. autoagglutinin).* Agglutinine sérique capable d'agglutiner les érythrocytes du propre sang du sujet.

AUTO-ALLERGIE *s. f. (angl. autoallergy).* Sensibilisation d'un organisme à ses propres constituants, par la constitution d'autoantigènes. SYN. ***AUTOSENSIBILISATION.***

AUTO-ANTICORPS *s. m. (angl. autoantibody).* Anticorps produit par un antigène provenant de l'organisme même du sujet (autoantigène). SYN. ***ANTICORPS AUTOLOGUE.***

AUTO-ANTIGÈNE *s. m. (angl. autoantigen).* Substance antigénique élaborée par l'organisme lui-même et réagissant contre lui. Ce phénomène peut apparaître en cas d'affection touchant le tissu porteur de l'antigène par diminution ou disparition de la tolérance immunitaire ou par mise en circulation d'antigènes normalement isolés comme ceux de la thyroïde, de l'uvée, du cristallin, de la myéline etc. SYN. ***ANTIGÈNE AUTOLOGUE.***

AUTOCLAVE *s. m. (angl. autoclave).* Appareil servant à la stérilisation par vapeur sous pression à des températures supérieures à 100°C.

AUTOCRINE *adj (angl. autocrine).* Se dit d'une cellule qui synthétise des substances agissant sur ses propres récepteurs.

AUTOGREFFE *s. f. (angl. autograft).* Greffe dans laquelle le greffon est prélevé sur le sujet lui-même. SYN. ***GREFFE AUTOPLASTIQUE, GREFFE AUTOLOGUE.***

AUTOHÉMOLYSE *s. f. (angl. autohemolysis).* Hémolyse produite par des agents hémolytiques contenus dans le propre sérum du sujet.

AUTO-IMMUNISATION *s. f. (angl. autoimmunization).* Apparition, chez un individu, d'autoanticorps ou d'une réaction d'hypersensibilité retardée, sous l'influence d'autoantigènes.

AUTO-IMMUNITÉ *s. f. (angl. autoimmunity).* Condition caractérisée par une réponse immunitaire dirigée contre les propres constituants d'un organisme. Ce phénomène est à l'origine de maladies auto-immunes parmi lesquelles certaines anémies hémolytiques, la thyroïdite d'Hashimoto, le lupus érythémateux aigu etc.

AUTO-INFECTION *s. f. (angl. autoinfection).* Infection provoquée par des germes déjà présents dans l'organisme.

AUTO-INTOXICATION *s. f. (angl. self-intoxication).* Intoxication par des toxines produites dans l'organisme et non éliminées.

AUTOLOGUE *adj. (angl. autologous).* Qui appartient au sujet lui-même.

AUTOLYSE *s. f. (angl. autolysis).* **1.** Suicide. 2. Dégradation d'un tissu par des enzymes sécrétées par ses propres cellules. SYN. ***AUTODIGESTION, AUTOPROTÉOLYSE.***

AUTOMATISME *s. m. (angl. automatism).* Accomplissement de mouvements, d'actes involontaires, pouvant s'observer au cours d'une épilepsie, du somnanbulisme, d'une psychose hallucinatoire. ◇ **AMBULATOIRE** *(angl. ambulatory —).* État dans lequel un individu déambule et exécute des actes mécaniquement, sans avoir conscience de ce qu'il fait. ◇ **CARDIAQUE** *(angl. cardiac —).* Contraction autonome du cœur. ◇ **MÉDULLAIRE (RÉFLEXE D')** *(angl. mass reflex).* Activité réflexe sous-lésionnelle en cas d'interruption complète de la moelle épinière. ◇ **MENTAL** *(angl. command mental —).* Impression chez un malade atteint de psychose hallucinatoire chronique que ses pensées et ses actes sont commandés de l'extérieur.

AUTOMÉDICATION *s. f. (angl. self-medication).* Traitement institué par un malade de sa propre initiative.

AUTOMUTILATION *s. f. (angl. automutilation).* Mutilation volontaire produite sur soi-même, fréquente chez certains malades mentaux. Elle est parfois pratiquée par des sujets souhaitant échapper à une obligation, ou dans l'intention de toucher des indemnités.

AUTONOME *adj. (angl. autonomic, autonomous).* Qui possède une indépendance fonctionnelle. ☞ ***SYSTÈME NERVEUX AUTONOME.***

AUTOPIQUEUR *s. m.* Appareil utilisé par le diabétique pour obtenir une goutte de sang capillaire aux fins d'analyse.

AUTOPSIE *s. f. (angl. autopsy).* Examen d'un cadavre et dissection de ses différents organes afin d'établir les causes de la mort. SYN. ***NÉCROPSIE.***

AUTORADIOGRAPHIE *s. f. (angl. autoradiography).* Radiographie d'un objet radioactif obtenue grâce aux radiations qu'il émet lui-même. L'image obtenue dépend de la distribution et de la concentration des substances radioactives qu'il contient. S'il s'agit d'un tissu, on peut en étudier la structure.

AUTOSOME *s. m. (angl. autosome).* Chromosome non sexuel.

AUTOSUGGESTION *s. f. (angl. autosuggestion).* Modification de son propre état, croyance ou comportement en réponse à des stimuli provenant du sujet lui-même. Elle apparaît d'habitude chez des patients névrotiques ou dans des états d'angoisse.

AUTOTRANSFUSION *s. f. (angl. autotransfusion).* Transfusion à un sujet de son propre sang.

AUTOVACCIN *s. m. (angl. autovaccine).* Vaccin préparé à partir de cultures de germes provenant du malade lui-même. SYN. ***VACCIN AUTOGÈNE.***

AUXOLOGIE *s. f. (angl. auxology).* Science qui étudie la croissance.

AVALVULAIRE *adj. (angl. avalvular).* Qui est dépourvu de valvules.

AVANT-BRAS *s. m.* (angl. *forearm).* Partie du membre supérieur située entre le poignet et le coude.

AVANT-PIED *s. m.* ☞ ***MÉTATARSE.***

AVASCULAIRE *adj. (angl. avascular).* Qui est dépourvu de vaisseaux sanguins ou lymphatiques.

AVEUGLE *adj. (angl. blind).* Qui est privé de la vue. S'emploie aussi comme substantif.

aVF En électrocardiographie, symbole de la dérivation unipolaire augmentée dans laquelle l'électrode exploratrice est fixée sur la jambe gauche (F pour *foot*, pied en anglais).

AVITAMINOSE *s. f. (angl. avitaminosis).* Terme générique désignant tout ensemble de troubles dû à un manque d'une ou de plusieurs vitamines. L'avitaminose est généralement liée à une carence alimentaire, mais peut aussi être due à un défaut d'absorption digestive ou d'utilisation.

AVK Abréviation d'antivitamine K.

aVL En électrocardiographie, symbole de la dérivation unipolaire augmentée dans laquelle l'électrode exploratrice est fixée sur le bras gauche (L pour *left*, gauche en anglais).

AVORTEMENT *s. m. (angl. abortion).* Expulsion, spontanée ou provoquée, d'un fœtus avant qu'il soit viable, c'est-à-dire en principe avant 180 jours de vie intra-utérine. ◇ **CHROMOSOMIQUE** *(angl. — by chromosome aberration).* Aberration chromosomique grave entraînant la mort de l'œuf dans les premières semaines suivant la fécondation. ◇ **PROVOQUÉ** *(angl. induced —).* Avortement survenant à la suite d'interventions locales ou générales (manœuvres instrumentales ou actions médicamenteuses). En France, l'avortement pratiqué légalement, sous certaines conditions, est désigné sous le nom d'interruption volontaire de grossesse (IVG). ◇ **SPONTANÉ** *(angl. spontaneous —).* Avortement qui survient en dehors de toute intervention volontaire, locale ou générale. SYN. ***FAUSSE COUCHE.*** ◇ **THÉRAPEUTIQUE** *(angl. therapeutic —).* Avortement provoqué pour soustraire la mère aux dangers que la grossesse peut entraîner pour sa vie ou sa santé, ou pour empêcher la naissance d'un enfant porteur de tares héréditaires ou congénitales. ◇ **TUBO-ABDOMINAL** *(angl. tubal —).* Expulsion dans la cavité abdominale de l'embryon implanté dans la portion ampullaire ou infundibulaire de la trompe. ☞ ***GROSSESSE EXTRA-UTÉRINE.***

aVR En électrocardiographie, symbole de la dérivation unipolaire augmentée dans laquelle l'électrode exploratrice est fixée sur le bras droit (R pour *right*, droit en anglais).

AVULSION *s. f. (angl. avulsion).* Action d'arracher, notamment une dent.

AXÉNIQUE *adj. (angl. germ-free).* Se dit des animaux nés et élevés dans des conditions expérimentales telles qu'ils n'ont été parasités par aucun micro-organisme.

AXÉROPHTOL *s. m.* ☞ ***VITAMINE A.***

AXILLA *s. f.* ☞ ***FOSSE AXILLAIRE.***

AXILLAIRE *adj. (angl. axillary).* Qui se rapporte à l'aisselle.

AXIS *s. m. (angl. axis).* Deuxième vertèbre cervicale.

AXONE *s. m. (angl. axone).* Prolongement cytoplasmique unique de la cellule nerveuse, de longueur très variable, qui représente la partie essentielle de la fibre nerveuse. SYN. ***CYLINDRAXE.***

AZATHIOPRINE *s. f. (angl. azathioprine).* Antipurique employé comme immunodépresseur, par exemple dans la prévention du rejet des greffons et dans les formes sévères de maladies auto-immunes.

AZOOSPERMIE *s. f. (angl. azoospermia).* Absence de spermatozoïdes dans le sperme. SYN. ***AZOOSPERMATISME.***

AZOTE *s. m. (angl. nitrogen).* Élément gazeux, incolore et inodore, de numéro atomique 7. On le trouve à l'état libre dans l'air atmosphérique, dont il constitue environ les quatre-cinquièmes. Il forme des composés très importants : ammoniac, acide nitrique, cyanure, etc. C'est un constituant de base des acides aminés et des protéines. Symbole : N. ◇ **NON PROTÉIQUE** *(angl. non-protein —).* Azote de l'ensemble des constituants azotés du sang à l'exclusion des protéines, c'est-à-dire azote de l'urée, de l'acide urique, de la créatinine, de la créatine, etc. ◇ **(MONOXYDE D')** *(angl. — oxide).* Substance de formule NO, puissant vasodilatateur.

AZOTÉMIE *s. f. (angl. azotemia).* Taux d'azote non protéique dans le sang. Ce terme est souvent confondu avec celui d'urémie, les taux de l'azote non protéique et de l'urée variant généralement de façon parallèle.

AZOTÉMIQUE *adj. (angl. azotemic, uremic).* Qui concerne l'azotémie. ◇ **(SYNDROME)** *(angl. uremic syndrome).* Ensemble des perturbations en rapport avec l'augmentation de l'azotémie et d'une façon plus générale avec l'insuffisance rénale.

AZOTURIE *s. f. (angl. azoturia).* Excès d'urée et d'autres composés azotés dans l'urine.

AZYGOS *adj. (angl. azygos).* Impair : veine azygos. ◇ **(GRANDE VEINE)** *(angl. — vein).* Affluent de la veine cave supérieure. ◇ **(LOBE)** *(angl. — lobe).* Partie interne du lobe supérieur du poumon.

AZYMIE *s. f. (angl. azymia).* Absence d'enzymes.

B

B_1 *(angl. S_1).* Premier bruit du cœur marquant le début de la systole ventriculaire et provoqué par la fermeture des valves atrioventriculaires.

B_2 *(angl. S_2).* Deuxième bruit du cœur marquant la fin de la systole ventriculaire et provoqué par la fermeture des valves aortiques et pulmonaires.

B_3 *(angl. S_3).* Troisième bruit du cœur dû au remplissage rapide ventriculaire, n'est pas audible à l'état normal.

B_4 *(angl. S_4).* Quatrième bruit du cœur dû à la contraction atriale, n'est pas audible à l'état normal.

BABINSKI (SIGNE DE) *(angl. Babinski's sign).* Extension lente du gros orteil, parfois associée à l'extension des quatre autres orteils (signe de l'éventail), provoquée par la stimulation de la partie externe de la plante du pied. Normalement, cette stimulation provoque la flexion des orteils. Ce signe traduit une lésion de la voie pyramidale. SYN. *PHÉNOMÈNE DES ORTEILS.*

BACILLAIRE *adj. (angl. bacillary).* **1.** Qui se rapporte aux bacilles. **2.** Se dit d'un malade atteint de tuberculose qui élimine des bacilles tuberculeux dans son expectoration (s'emploie aussi comme substantif).

BACILLE *s. m. (angl. bacillus).* Toute bactérie en forme de bâtonnet.

BACILLÉMIE *s. f. (angl. bacillemia).* Présence de bacilles dans le sang, en particulier de bacilles tuberculeux.

BACILLOSCOPIE *s. f. (angl. bacilloscopy).* Recherche des bacilles dans les organes ou les excrétions.

BACILLURIE *s. f. (angl. bacilluria).* Présence de bacilles, notamment tuberculeux, dans l'urine. ☞ *BACTÉRIURIE.*

BACITRACINE *s. f. (angl. bacitracin).* Antibiotique obtenu à partir de *Bacillus subtilis.* Elle est constituée par un mélange de polypeptides (bacitracines A, B et C). Son activité est analogue à celle de la pénicilline mais, en raison de sa néphrotoxicité, elle est réservée à l'usage local.

BACTÉRICIDE *adj. (angl. bactericidal).* Qui détruit les bactéries.

BACTÉRIE *s. f. (angl. bacterium).* Micro-organisme unicellulaire appartenant au règne (ni végétal, ni animal) des Protistes procaryotes. Les bactéries se multiplient généralement par division binaire (scission) et peuvent former des regroupements caractéristiques. Certaines bactéries sont mobiles grâce à des flagelles ou d'autres moyens de déplacement (glissement). Certaines sont pathogènes pour l'homme et différentes espèces animales (staphylocoques, salmonelles, etc.) et d'autres interviennent dans divers cycles biologiques (par exemple, dans le cycle de l'azote).

BACTÉRIÉMIE *s. f. (angl. bacteremia).* Présence de bactéries dans le sang.

BACTÉRIOLOGIE *s. f. (angl. bacteriology).* Science consacrée à l'étude des bactéries.

BACTÉRIOLYSE *s. f. (angl. bacteriolysis).* Dissolution ou décomposition des bactéries à l'intérieur ou à l'extérieur de l'organisme vivant.

BACTÉRIOLYSINE *s. f. (angl. bacteriolysin).* Anticorps capable de détruire des bactéries.

BACTÉRIOLYTIQUE *adj. (angl. bacteriolytic).* **1.** Qui se rapporte à la bactériolyse. **2.** Qui peut détruire une bactérie par dissolution.

BACTÉRIOPHAGE *s. m. (angl. bacteriophage).* Virus infectant des bactéries. Souvent désignés par l'abréviation phages, les bactériophages présentent une grande spécificité de groupe, permettant le classement de l'espèce bactérienne. Ils jouent un rôle important dans la transmission des informations génétiques d'une bactérie à une autre, et peuvent être responsables de la diffusion des facteurs de résistance aux antibiotiques (transduction), comme c'est le cas pour les staphylocoques.

BACTÉRIOSTATIQUE *adj. (angl. bacteriostatic).* Qui empêche la multiplication des bactéries sans les détruire. S'emploie aussi comme substantif.

BACTÉRIOTOXINE *s. f. (angl. bacteriotoxin).* Toxine bactérienne.

BACTÉRIURIE *s. f. (angl. bacteriuria).* Présence de bactéries dans l'urine.

BADIGEONNAGE *s. m. (angl. painting).* Action d'enduire la peau ou certaines muqueuses d'une substance médicamenteuse, notamment antiseptique.

BAERMANN (TECHNIQUE DE) *(angl. Baermann's method).* Méthode d'examen des selles pour la mise en évidence d'anguillules.

BAGASSOSE *s. f. (angl. bagassosis).* Pneumoconiose provoquée par l'inhalation de poussière de bagasse de canne à sucre. Il s'agit d'un processus immunologique.

BAIN *s. m. (angl. bath).* **1.** Immersion du corps ou d'une partie de celui-ci dans un milieu solide, liquide ou gazeux, dans un but hygiénique ou thérapeutique. **2.** Milieu tel que l'eau, le sable, l'huile ou toute autre substance, interposé entre la flamme et le corps chauffé dans les manipulations chimiques.

BAL Abréviation de *British Anti Lewisite*, désignant le dimercaprol. Substance qui neutralise les effets toxiques de l'arsenic, du mercure et de l'or. Il est utilisé en injections intramusculaires. (La lewisite était un gaz de combat arsénical.)

BALANCEMENT RESPIRATOIRE DU MÉDIASTIN *(angl. mediastinal swing).* Déplacement inspiratoire du médiastin vers le côté sain au cours de l'atélectasie.

BALANITE *s. f. (angl. balanitis).* Inflammation de la muqueuse du gland de la verge.

BALANOPOSTHITE *s. f. (angl. balanoposthitis).* Inflammation de la muqueuse du gland et du prépuce.

BALANTIDIASE *s. f. (angl. balantidiasis).* Infection due à des parasites du genre *Balantidium.* SYN. *DYSENTERIE BALANTIDIENNE.*

BALBUTIEMENT *s. m. (angl. stammering).* Articulation imparfaite des mots comme au début du langage chez le petit enfant.

BALLISME *s. m. (angl. ballismus).* Mouvement involontaire, ample, stéréotypé, brusque, prédominant au membre supérieur, en particulier à sa racine, épargnant la face, lié le plus souvent à une lésion du noyau sous-thalamique.

BALLONISATION *s. f. (angl. Unna's cell).* Processus cutané dans lequel les cellules malpighiennes se gonflent, leurs noyaux se multiplient et se fragmentent, et les cellules éclatent. Ce processus s'observe essentiellement au cours de certaines infections à virus comme le zona et la varicelle. ◇ **DE LA VALVE MITRALE** *(angl. mitral valve prolapse syndrome).* ☞ *BARLOW (SYNDROME DE).*

BALLONNEMENT *s. m. (angl. ballooning).* Sensation de gonflement au niveau de l'estomac ou de l'abdomen, généralement liée à une accumulation de gaz dans l'estomac et l'intestin.

BALNÉATION *s. f. (angl. balneotherapy).* Administration de bains thérapeutiques.

BALNÉOTHÉRAPIE *s. f. (angl. balneotherapy).* Emploi thérapeutique des bains (d'eau, de boue, de soleil, etc.).

BALSAMIQUE *adj. (angl. balsamic).* Qui contient un baume, qui en a les propriétés.

BANCAL *adj. (angl. bow-legged).* Qui a les jambes torses (forme de *genu valgum*).

BANDAGE *s. m. (angl. bandage).* **1.** Pièce ou bande de textile destinée à être appliquée sur une partie du corps pour maintenir un pansement, exercer une compression ou immobiliser cette partie dans une position voulue. **2.** Par extension, tout dispositif ou appareil utilisé en chirurgie comme moyen de contention, de compression, etc. ◇ **COMPRESSIF** *(angl. compression —).* Bandage exerçant une pression continue sur la région où il est appliqué. ◇ **HERNIAIRE** *(angl. truss).* Bandage servant à maintenir une réduction herniaire. ◇ **PLÂTRÉ** *(angl. plaster —).* Bandage effectué à l'aide d'une bande de tissu imprégnée de plâtre. La bande est humidifiée au moment où elle est posée et le plâtre durcit après avoir séché.

BANQUE *(angl. bank).* En génétique, collection de clones cellulaires où chaque cellule renferme un exemplaire différent d'ADN recombiné à un vecteur. ◇ **(DU SANG, DES YEUX, DU SPERME, ETC.)** *(angl. blood, eye, sperm... —).* Établissements créés dans le but de recueillir et de conserver des organes ou des produits humains pouvant être utilisés ultérieurement par d'autres individus.

BARANESTHÉSIE *s. f. (angl. baranesthesia).* Abolition de la sensibilité profonde à la pression.

BARBITAL *s. m. (angl. barbital).* Acide diéthylbarbiturique. Hypnotique.

BARBITURIQUE (ACIDE) *s. m. (angl. barbituric acid).* Substance cristalline de laquelle dérivent les barbituriques. SYN. *MALONYLURÉE.*

BARBITURIQUES *s. m. pl. (angl. barbiturates).* Médicaments dérivés de l'acide barbiturique ou malonylurée. Tous ces produits possèdent des propriétés hypnotiques, anesthésiques et anticonvulsivantes. On les sépare en fonction de la durée de leur effet en : a) barbituriques à durée d'action prolongée, comme le phénobarbital, utilisés comme sédatifs et anticonvulsivants, b) barbituriques à durée d'action courte ou intermédiaire, ne sont plus utilisés, c) barbituriques à durée d'action ultracourte, comme le thiopental ou l'hexobarbital, utilisés en tant qu'anesthésiques généraux par voie intraveineuse.

BARBITURISME *s. m. (angl. barbiturism).* Intoxication aiguë ou chronique par les barbituriques.

BARESTHÉSIE *s. f. (angl. baresthesia).* Sensibilité à la pression des tissus profonds.

BARLOW ◇ **(MALADIE DE)** *(angl. Barlow's disease).* Affection causée chez l'enfant par un déficit en vitamine C et caractérisée par des symptômes osseux (douleur, hématomes sous-périostés), des hémorragies multiples, une anémie. SYN. *SCORBUT INFANTILE.* ◇ **(SYNDROME DE)** *(angl. Barlow's syndrome).* Prolapsus, au cours de la systole, d'une ou des deux valves mitrales refoulées dans l'atrium gauche. Anomalie fréquente chez la jeune femme, avec tachycardie, claquement caractéristique (clic) à l'auscultation et aspect caractéristique à l'écho cardiaque. SYN. *BALLONISATION DE LA VALVE MITRALE.*

BAROGNOSIE *s. f. (angl. barognosis).* Capacité d'appréciation du poids et de la consistance des objets.

BARORÉCEPTEUR *s. m. (angl. baroreceptor).* Récepteur nerveux sensible aux variations de la pression artérielle. Les plus importants sont situés sur la paroi de la crosse aortique et au niveau du sinus carotidien. SYN. *PRESSORÉCEPTEUR.*

BAROTRAUMATISME *s. m. (angl. barotrauma).* Lésion provoquée par des changements brusques et répétés de la pression atmosphérique ; désigne en particulier les lésions du tympan chez les aviateurs et les plongeurs sous-marins.

BAROTROPISME *s. m. (angl. barotropism).* Réaction d'orientation d'un organisme (végétal ou animal) fixé provoquée par une différence de pression.

BARR (CORPUSCULE DE) *(angl. Barr's body).* Petite masse de chromatine condensée, présente dans les noyaux des cellules somatiques des mammifères femelles et dans le syndrome de Klinefelter chez l'homme. Sa recherche permet la détermination du sexe nucléaire ; recherche faite sur frottis de cellules jugales. SYN. *CHROMATINE SEXUELLE.*

BARRAGE *s. m. (angl. thought blocking).* En psychiatrie, interruption involontaire brusque d'un mouvement, d'une activité ou d'un discours. Symptôme observé chez les schizophrènes.

BARRIÈRE *s. f. (angl. barrier).* Obstacle, empêchement. ◇ **ALVÉOLO-CAPILLAIRE**

(angl. *alveolo-capillary —*). Barrière constituée par l'ensemble paroi alvéolaire, paroi capillaire et tissu interstitiel séparant l'air alvéolaire des hématies. ◇ **HÉMATO-ENCÉPHALIQUE** *(angl. blood-brain —)*. Barrière membraneuse entre les vaisseaux sanguins et le liquide céphalorachidien, qui empêche le passage des bactéries et des toxines, constituée de l'endothélium des vaisseaux des plexus choroïdes et de la pie-mère, l'épendyme des ventricules et l'endothélium des capillaires.

BARTHOLIN (GLANDE DE) *(angl. Bartholin's gland)*. ☞ *GLANDE VESTIBULAIRE MAJEURE.*

BARTHOLINITE *s. f. (angl. bartholinitis)*. Inflammation des glandes de Bartholin (glandes vestibulaires majeures).

BARYTE *s. f.* **1.** *(angl. barium hydroxide)*. Hydroxyde de baryum. Produit très toxique utilisé comme réactif de laboratoire. **2.** *(angl. baryum sulphate)*. En langage clinique, sulfate de baryum, utilisé comme produit de contraste en radiologie digestive.

BAS DÉBIT (SYNDROME DE) *(angl. low-output syndrome)*. Baisse du débit cardiaque avec élévation de la pression veineuse centrale en rapport avec une défaillance myocardique aiguë.

BASE *s. f. (angl. base)*. **1.** Partie inférieure d'un organe ou point d'attache d'un organe. **2.** Tout corps pouvant libérer des ions OH^-. Les bases réagissent avec les acides pour former des sels. On distingue les bases minérales (soude, potasse, etc.) et les bases organiques (amines, par exemple). **3.** Principe actif d'un médicament. ◇ **DE SUSTENTATION** *(angl. base)*. Surface délimitée par les plantes des pieds en position debout. ◇ **DU CŒUR** *(angl. — of heart)*. Secteur de la surface extérieure du cœur, orienté vers le haut et l'arrière, et constitué par la face postérieure des atria. ◇ **DU CRÂNE** *(angl. — of cranium)*. Partie inférieure du crâne, divisée en fosses et pourvue du foramen magnum et d'autres orifices livrant passage aux nerfs crâniens et à des vaisseaux. ◇ **PURIQUE** *(angl. purine —)*. Toute substance à caractère basique dérivée de la purine. Les principales bases puriques qui constituent les acides nucléiques sont l'adénine et la guanine. ◇ **PYRIMIDIQUE** *(angl. pyrimidine —)*. Toute substance à caractère basique dérivée de la pyrimidine. Les bases pyrimidiques qui constituent les acides nucléiques sont la cytosine, la thymine et l'uracile.

BASEDOW (MALADIE DE) *(angl. Graves' disease)*. Hyperthyroïdie auto-immune, touchant plus volontiers la femme. Cliniquement : elle associe goître vasculaire, exopthalmie vraie, tachycardie, tremblements, amaigrissement, nervosité et hypersudation. Biologiquement : hypersécrétion de T_3 et de T_4, TSH effondrée, présence d'anticorps antirécepteurs TSH. Le traitement habituel utilise les antithyroïdiens de synthèse. SYN. *GOITRE EXOPHTALMIQUE.*

BASEDOWIEN **1.** *adj. (angl. basedowian)*. Qui se rapporte au goitre exophtalmique. **2.** *s. m.* Sujet atteint de goitre exophtalmique.

BASEDOWISME AIGU *(angl. thyroid crisis)*. Poussée aiguë d'hyperthyroïdie survenant au cours de la maladie de Basedow ou après thyroïdectomie.

BASOCELLULAIRE *adj. (angl. basicellular)*. Qui se rapporte à la couche de cellules la plus profonde (basale) de l'épiderme. Se dit notamment de cancers de la peau provenant de ces cellules. ☞ *ÉPITHÉLIOMA BASOCELLULAIRE.*

BASOCYTE *s. m. (angl. basocyte)*. Granulocyte basophile.

BASOPHILE *s. m.* **1.** *(angl. basophilic)*. Élément qui se colore facilement par les colorants basiques. **2.** *(angl. basophil)*. Leucocyte qui possède un noyau plurilobé et dont le cytoplasme contient des granulations qui se colorent avec les colorants basiques. SYN. *GRANULOCYTE BASOPHILE, POLYNUCLÉAIRE BASOPHILE.*

BASOPHILIE *s. f. (angl. basophilia)*. **1.** Affinité d'une cellule ou d'un tissu pour les colorants basiques. **2.** Augmentation anormale du nombre des granulocytes basophiles dans le sang.

BASSIN *s. m. (angl. pelvis)*. ☞ *PELVIS.*

BASSINET DU REIN *(angl. renal pelvis).* ☞ *PELVIS DU REIN.*

BATHMOTROPE *adj. (angl. bathmotropic).* Qui se rapporte à l'excitabilité musculaire.

BÂTONNETS *s. m. (angl. retinal rods).* Éléments réceptifs particuliers de la rétine, auxquels on attribue le rôle principal dans la transmission des impressions visuelles, une fois l'œil adapté à l'obscurité.

BATTEMENT *s. m. (angl. beat).* Pulsation du cœur ou des artères. ◇ **ECTOPIQUE** (angl. *ectopic —).* Contraction cardiaque prenant son origine dans un foyer autre que le nœud sino-atrial.

BAUHIN (VALVULE DE) ☞ *VALVE ILÉOCÆCALE.*

BAUHINITE *s. f. (angl. ileocaecal valve inflammation).* Inflammation de la valve iléocæcale (valvule de Bauhin).

BAUME *s. m. (angl. balsam).* **1.** Produit naturel aromatique, d'origine végétale, formé de résine riche en acide benzoïque et en acide cinnamique. **2.** Médicament aromatique, de consistance molle, employé pour des frictions et des onctions ou pour faire des préparations liquides à base d'alcool ou d'huile. ◇ **DU CANADA** *(angl. Canada —).* Oléorésine fournie par *Abies balsamea*, conifère d'Amérique du Nord, et utilisée pour le montage des coupes histologiques. ◇ **DU PÉROU** *(angl. Peruvian —).* Produit aromatique extrait du *Myroxylon* utilisé comme antiseptique de la peau et des voies aériennes supérieures. ◇ **TRANQUILLE** Huile préparée avec diverses plantes narcotiques et aromatiques (jusquiame, pavot, lavande, romarin, etc.), et utilisée comme calmant, en frictions.

BAV *(angl. AVB).* Abréviation de bloc atrio-ventriculaire.

BBD *(angl. RBBB).* Abréviation de bloc de branche droit.

BBG *(angl. LBBB).* Abréviation de bloc de branche gauche.

BBS Abréviation de Besnier-Boeck-Schaumann (maladie de).

BCG *(angl. BCG).* Abréviation de bacille bilié de Calmette-Guérin. ☞ *VACCIN BCG.*

BÉANCE DU COL UTÉRIN *(angl. incompetent cervix).* Insuffisance de fermeture de l'orifice interne du col de l'utérus. Congénitale ou consécutive à un traumatisme obstétrical, elle peut être à l'origine d'avortements spontanés répétés. SYN. *BÉANCE ISTHMIQUE.*

BEC ACROMÉGALIQUE *(angl. acromegalic lipping).* Saillie anormale du tubercule de la selle turcique visible à la radiographie du crâne de profil chez les acromégales.

BEC-DE-LIÈVRE *s. m. (angl. hare lip).* Malformation congénitale de la face par défaut de soudure des bourgeons faciaux, consistant en une fente de la lèvre supérieure, souvent associée à une fente de la mâchoire supérieure et de la voûte du palais.

BEC-DE-PERROQUET *s. m. (angl. rachidian osteophyte).* Excroissance osseuse en forme de crochet qui apparaît sur le corps des vertèbres dans certains types de rhumatisme chronique. Elle est visible sur la radiographie de la colonne vertébrale.

BÉCÉGITE *s. f.* Complication exceptionnelle du vaccin BCG : nécrose locale avec adénopathies, voire localisations viscérales.

BÉCHIQUE *adj. (angl. bechic).* Qui calme la toux.

BÉGAIEMENT *s. m. (angl. stuttering).* Défaut d'élocution caractérisé par une difficulté à prononcer ou à enchaîner certaines syllabes, sans qu'il y ait une atteinte des organes de la phonation.

BÉHAVIORISME *s. m. (angl. behaviorism).* École de psychologie basée sur l'étude scientifico-expérimentale du comportement (*behaviour*). Elle met au second plan l'hérédité, les instincts et la constitution du sujet, et est centrée en priorité sur l'importance de l'apprentissage. SYN. *COMPORTEMENTALISME.*

BEHÇET (MALADIE OU SYNDROME DE) *(angl. Behçet's syndrome).* Maladie auto-immune qui se manifeste par des aphtes buccaux et génitaux douloureux récurrents, des lésions oculaires, des arthrites et des lésions à type de vascularite de la peau et du système nerveux central, des thromboses vasculaires récidivantes. Cette affection évolue par poussées et son pronostic est sévère tant sur le plan fonctionnel que vital.

BEL *s. m. (angl. bel).* ☞ *DÉCIBEL.*

BELL (SIGNE DE) *(angl. Bell's phenomenon).* Rotation vers l'extérieur et le haut de l'œil en cas de paralysie faciale périphérique lorsque le patient essaie de fermer la paupière paralysée.

BELLADONE *s. f. (angl. deadly nightshade, belladonna).* Plante solanacée d'Europe et d'Asie *(Atropa belladonna).* Les feuilles, dont les principes actifs sont l'atropine et l'hyoscyamine, sont utilisées comme mydriatique, antispasmodique et antisudoral.

BELL-MAGENDIE (LOI DE) *(angl. Bell-Magendie law).* Les racines antérieures des nerfs rachidiens sont motrices et les racines postérieures sont sensitives.

BENCE-JONES ◇ (ALBUMOSE OU PROTÉINE DE) *(angl. Bence-Jones protein).* Protéine de masse moléculaire relativement faible formée par les chaînes kappa ou lambda des immunoglobulines monoclonales, qui apparaît dans les urines et dans le sang des myélomateux et au cours de la macroglobulinémie de Waldenström. ◇ **(ALBUMOSURIE OU PROTÉINURIE DE)** *(angl. Bence-Jones proteinuria).* Présence de la protéine de Bence-Jones dans les urines. C'est un symptôme du myélome multiple.

BÉNIGNITÉ *s. f. (angl. benignity).* Caractère d'une maladie dont la guérison s'obtient facilement.

BÉNIN *adj. (angl. benign).* Qui n'est pas malin ; qui est dépourvu de gravité. S'applique en particulier aux tumeurs et aux infections.

BÉNIQUÉ (BOUGIE DE) *(angl. Béniqué's sound).* Bougie métallique, utilisée pour la dilatation de l'urètre.

BENZÈNE *s. m. (angl. benzene).* Liquide incolore, volatil, très inflammable, obtenu à partir du goudron de houille. Il est employé comme solvant et pour la synthèse de nombreux composés organiques. C'est un carcinogène.

BENZODIAZÉPINE *s. f. (angl. benzodiazepine).* Nom générique d'un grand nombre de substances utilisées en thérapeutique pour leurs propriétés sédatives, anxiolytiques, myorelaxantes et anticonvulsivantes.

BENZOLISME *s. m. (angl. benzolism).* Intoxication professionnelle par le benzol (mélange de benzène avec ses homologues).

BÉQUILLARDS (SYNDROME DES) *(angl. crutch palsy).* Troubles neuro-circulatoires observés chez les infirmes utilisant des béquilles. Ils sont dus à la compression du paquet vasculo-nerveux dans le creux axillaire.

BÉQUILLE *s. f. (angl. crutch).* Longue canne, prenant point d'appui sous l'aisselle, utilisée en cas de lésion ou de paralysie d'un ou des deux membres inférieurs.

BERGER (MALADIE DE) *(angl. Berger's disease).* Glomérulonéphrite par dépôt d'IgA dans le mésangium. C'est la plus fréquente des glomérulonéphrites chroniques d'évolution prolongée, éventuellement vers l'insuffisance rénale avec hypertension artérielle.

BÉRIBÉRI *s. m. (angl. beriberi).* Affection due à une carence d'apport en vitamine B1 (riz décortiqué), caractérisée par une polynévrite avec manifestations d'insuffisance cardiaque. SYN. *AVITAMINOSE B1.*

BERTILLONNAGE *s. m. (angl. anthropometric identification).* Méthode anthropométrique d'identification et de classification des individus, particulièrement des criminels.

BÉRYLLIOSE *s. f. (angl. berylliosis).* Pneumoconiose causée par le béryllium, dont la lésion anatomique la plus caractéristique est un granulome.

BESNIER-BOECK-SCHAUMANN (MALADIE DE) *(angl. sarcoidosis).* Maladie systémique chronique d'étiologie inconnue, caractérisée histologiquement par une réaction inflammatoire granulomateuse formée de cellules épithélioïdes et géantes non nécrosantes. Les différentes localisations (peau, ganglions, poumon, os, etc.) déterminent les diverses formes cliniques connues. L'évolution est généralement favorable sous corticoïdes. SYN. *SARCOÏDOSE.*

BESREDKA (MÉTHODE DE) *(angl. tachyphylaxis).* Méthode visant à assurer une protection contre les accidents anaphylactiques de la sérothérapie en injectant une très petite quantité de sérum (0,1 à 0,01 mL), deux heures avant l'injection à visée curative. SYN. *VACCINATION ANTIANAPHYLACTIQUE.*

BEST (INDICE DE) Méthode évaluant l'activité d'une maladie de Crohn en fonction d'un score fondé sur des paramètres cliniques (digestifs et extradigestifs) et biologiques (hématocrite).

BÊTA (RAYONS) ☞ *RAYONNEMENT IONISANT.*

BÊTA-2-MICROGLOBULINE *s. f. (angl. β2-microglobulin).* Protéine de faible poids moléculaire, de structure analogue à celle des immunoglobulines G. Dans le sérum, son taux peut être élevé au cours des hémopathies lymphoïdes, de l'infection par le VIH et de l'insuffisance rénale chronique.

BÊTABLOQUANT *s. m. (angl. β-blocking agent).* Substance inhibant de façon compétitive la stimulation des récepteurs bêta-adrénergiques : bêta 1 pour le cœur, bêta 2 pour les bronches, les fibres musculaires striées et le muscle utérin. En thérapeutique pratique, le but recherché est le blocage des récepteurs bêta 1 du cœur. Les bêtabloquants sont utilisés dans l'insuffisance coronarienne chronique, l'hypertension artérielle, certains troubles du rythme.

BÊTAGLOBULINES *s. f. pl. (angl. betaglobulins).* Globulines plasmatiques ayant une mobilité électrophorétique intermédiaire entre celles des alphaglobulines et des gammaglobulines.

BÉTAÏNE *s. f. (angl. betaine).* **1.** N-Triméthylglycocolle ; substance qui agit comme donneur de méthyle pour la biosynthèse de la méthionine et d'autres composés méthylés.

BÊTALACTAMASE *s. f. (angl. β-lactamase).* Enzyme dont les différents types sont des produits ou des constituants de la majorité des bactéries à Gram positif et à Gram négatif. Ces enzymes ont la propriété d'hydrolyser le noyau bêtalactame des pénicillines et des céphalosporines et donc de les inactiver.

BÊTALACTAMINES *s. f. (angl. β-lactamines).* Groupe d'antibiotiques bactéricides possédant, dans leur formule, un noyau bêtalactame. Ce groupe comprend les pénicillines et les céphalosporines.

BÊTALIPOPROTÉINES *s. f. pl. (angl. betalipoproteins).* Lipoprotéines du sérum sanguin de basse densité (1,019-1,063) riches en cholestérol et en apolipoprotéines B et E. Leur absence congénitale (abêtalipoprotéinémie) se traduit par des troubles graves. Leur taux est élevé chez les sujets atteints d'hypercholestérolémie. Abréviation : LDL.

BÉTAMÉTHASONE *s. f. (angl. betamethasone).* Stéroïde de synthèse à activité glucocorticoïde et anti-inflammatoire puissante, et pratiquement dépourvu d'activité minéralocorticoïde.

BÊTAMIMÉTIQUE *adj. (angl. betamimetic).* Se dit des médicaments doués de propriétés stimulantes des récepteurs bêta-adrénergiques. Ces produits s'emploient comme bronchodilatateurs dans le traitement de la crise d'asthme, et en périnatalogie comme tocolytiques en cas de menace d'accouchement prématuré. SYN. *BÊTASTIMULANT.*

BÊTATHÉRAPIE *s. f. (angl. betatherapy).* Traitement par les rayons bêta émis par des substances radioactives ; par extension, traitement utilisant les électrons produits par des bêtatrons.

BÊTATRON *s. m. (angl. betatron).* Accélérateur de particules, producteur d'électrons de haute énergie (jusqu'à 300 MeV) pouvant être utilisés directement en thérapie ou, après bombardement d'un matériau, fournir des rayons X très pénétrants utilisés en radiothérapie.

BETH-VINCENT (ÉPREUVE DE) *(angl. Vincent's test, ABO blood typing).* Épreuve pour la détermination des groupes sanguins ABO. Elle consiste à rechercher l'antigène (agglutinogène) globulaire au moyen de sérums-tests anti-A, anti-B et anti-A + B. On mélange le sang à grouper avec les trois sérums tests sur une lame de verre. Cette épreuve doit être complétée par l'épreuve de Simonin qui consiste à provoquer l'agglutination des hématies de groupes connus par le sérum à étudier.

BÉZOARD *s. m. (angl. bezoar).* Concrétions se formant dans l'estomac ou l'intestin de certains animaux (ruminants) et occasionnellement chez l'homme (psychopathes). Ces concrétions sont généralement constituées de poils ou de cheveux (trichobézoard), de débris végétaux (phytobézoard) ou d'un mélange de ces corps (trichophytobézoard).

BIBLOC *s. m. (angl. biblock).* Perturbation de la conduction dans les branches du faisceau de His, touchant simultanément les branches droite et gauche de ce faisceau.

BICARBONATE *s. m. (angl. bicarbonate).* Sel de l'acide carbonique dans lequel un seul atome d'hydrogène a été remplacé par un métal. L'anion bicarbonate HCO_3 est l'un des principaux anions du milieu intérieur ; il constitue l'essentiel de la réserve alcaline. ◇ **STANDARD** *(angl. standard —).* Concentration sanguine de l'ion bicarbonate à l'état normal.

BICATÉNAIRE *adj. (angl. double-stranded).* Qui possède deux chaînes, comme l'acide désoxyribonucléique.

BICÉPHALE *adj. (angl. bicephalus).* Qui a deux têtes ; en tératologie, on emploie l'adjectif dicéphale.

BICEPS *s. m. (angl. biceps).* Muscle à deux chefs.

BICHAT (BOULE GRAISSEUSE DE) *(angl. buccal fat pad).* Masse lobulée adipeuse qui occupe l'espace compris entre le masseter et le muscle buccinateur ; elle est plus développée chez les enfants.

BICIPITAL *adj. (angl. bicipital).* **1.** Qui se rapporte au muscle biceps. Ex. *réflexe bicipital.* **2.** Qui possède deux chefs ou têtes. Se dit surtout d'un muscle.

BICORNE *adj. (angl. bicornuate).* Qui possède deux pointes ou cornes. Ex. *utérus bicorne.*

BICUSPIDE *adj. (angl. bicuspid).* Qui présente deux cuspides ou saillies pointues. Ex. *dent bicuspide (prémolaire), valvule bicuspide du cœur.*

BICUSPIDIE *s. f. (angl. bicuspidy).* Anomalie d'une valve aortique ou pulmonaire qui ne comporte que deux cupsides au lieu de trois.

BICYCLETTE ERGOMÉTRIQUE *(angl. ergometric bicycle).* Bicyclette dont l'effort de pédalage peut être préréglé et utilisé dans les épreuves d'effort et la rééducation des cardiaques.

BIÈRE *s. f. (angl. beer).* Boisson alcoolique fermentée obtenue à partir d'orge germé et de houblon. ◇ **(SYNDROME DES BUVEURS DE)** *(angl. — drinkers' syndrome).* Hyponatémie de dilution avec hyper-hydratation cellulaire due à l'absorption de grandes quantités de bière.

BIERMER (ANÉMIE OU MALADIE DE) *(angl. pernicious anemia).* Anémie due à une carence en vitamine B12, consécutive à un défaut de sécrétion du facteur intrinsèque indispensable à son absorption et liée à une gastrite atrophique. Cliniquement : anémie extrême avec glossite atrophique de Hunter et syndrome neuro-anémique. Biologiquement : anémie normochrome macrocytaire avec mégaloblastose médullaire. Autrefois mortelle (anémie pernicieuse) elle est curable pour la vitamine B12 injectable.

BIFIDE *adj. (angl. bifid).* Fendu en deux parties. Se dit des malformations avec fissure médiane.

BIFIDOBACTERIUM Genre de bactéries à Gram positif, saprophytes de l'appareil digestif de l'homme et des animaux. L'espèce *B. bifidum* (autrefois *Lactobacillus bifidus*) fait partie de la flore intestinale normale des nourrissons nourris au sein. Ces bactéries fermentent le glucose, avec production d'acide acétique et d'acide lactique.

BIFOCAL *adj. (angl. bifocal).* Qui possède deux foyers. Se dit d'un verre optique.

BIGÉMINÉ *adj. (angl. bigeminal).* Double, redoublé ; qui survient par paire. ☞ *POULS BIGÉMINÉ*

BIGÉMINISME *s. m. (angl. bigeminism).* Trouble du rythme cardiaque dû à une extrasystole régulièrement couplée à chaque systole normale.

BIGUANIDE *s. m. (angl. biguanide).* Antidiabétique oral, utilisé dans le diabète de type II ; agit en augmentant la sensibilité périphérique à l'insuline.

BILAN *s. m. (angl. balance).* Résultat de la comparaison entre les apports et les pertes d'une substance ou d'un élément déterminés. ◇ **DE SANTÉ** *(angl. check-up).* Examen médical périodique complet. ◇ **ÉNERGÉTIQUE** *(angl. energy —).* Balance des apports et des dépenses d'énergie dans l'organisme. ◇ **MUSCULAIRE** *(angl. muscular evaluation).* Évaluation de la force d'un muscle par une cotation comprenant cinq degrés. 0 : aucune contraction ; 1 : contraction visible mais sans déplacement; 2 : mouvement partiel contre la pesanteur ; 3 : mouvement complet contre la pesanteur ; 4 : mouvement pouvant vaincre une résistance moyenne ; 5 : mouvement normal pouvant vaincre une forte résistance.

BILATÉRAL *adj. (angl. bilateral).* Qui se rapporte à deux côtés opposés ou symétriques. Qui affecte les deux côtés du corps ou d'un organe.

BILE *s. f. (angl. bile).* Substance liquide, visqueuse, jaune-verdâtre, de saveur amère, à réaction alcaline et de densité variable (de 1,026 à 1,302). Elle contient de l'eau, du cholestérol, des pigments biliaires provenant de l'hémolyse et des sels biliaires contribuant à l'émulsification et à la digestion des graisses. Elle est sécrétée par le foie, mise en réserve dans la vésicule biliaire et excrétée dans le duodénum par le conduit cholédoque. ◇ **A, B, C** *(angl. A, B, C —).* Bile provenant respectivement du cholédoque, de la vésicule biliaire et du conduit hépatique. ◇ **BLANCHE** *(angl. white —).* Liquide incolore parfois présent dans les voies biliaires en cas d'obstacle total sur la voie biliaire principale.

BILHARZIOSE *s. f. (angl. bilharziasis).* ☞ *SCHISTOSOMIASE.*

BILIAIRE *adj. (angl. biliary).* Qui se rapporte à la bile.

BILIAIRES (ACIDES) *(angl. biliary acids).* Composés dérivés du cholestérol et conjugués avec la glycine ou la taurine. Les acides biliaires les plus importants sont les acides cholique, désoxycholique, chénodésoxycholique et lithocholique. Ils contribuent à la digestion des graisses.

BILIEUX *adj. (angl. bilious).* Qui est dû à une hypersécrétion de bile.

BILIGENÈSE *s. f. (angl. biligensis).* Formation ou sécrétion de la bile.

BILIGRAPHIE *s. f. (angl. cholangiography).* SYN. *CHOLANGIOGRAPHIE.*

BILIRUBINE *s. f. (angl. bilirubin).* Pigment biliaire. On peut le trouver dans l'urine et dans les tissus en cas d'ictère. Il se forme par dégradation de l'hémoglobine des globules rouges dans les cellules réticulo-endothéliales. La bilirubine est transportée dans le sang sous forme insoluble dans l'eau, liée à l'albumine : c'est la bilirubine libre, ou indirecte. Dans le foie, elle est conjuguée à l'acide glycuronique : c'est la bilirubine conjuguée, ou directe, pouvant être excrétée par la bile.

BILIRUBINÉMIE *s. f. (angl. bilirubinemia).* **1.** Présence physiologique de bilirubine dans le sang. La bilirubine s'y trouve sous forme libre et sous forme conjuguée. La bilirubinémie totale varie de 4 à 8 mg/L. **2.** Par extension, présence de bilirubine en excès, qu'elle se manifeste ou non par un ictère cliniquement décelable.

BILIRUBINURIE *s. f. (angl. bilirubinuria).* Présence pathologique de bilirubine dans l'urine, sous forme conjuguée. On l'observe au cours des hépatites et des ictères par obstruction.

BILIURIE *s. f. (angl. biliuria).* Présence de bile ou de sels biliaires dans l'urine.

BILIVERDINE *s. f. (angl. biliverdin).* Pigment biliaire vert, formé dans le tissu réticulo-endothélial à partir de l'hémoglobine. Sa réduction conduit à la bilirubine. Elle est présente dans les calculs biliaires et dans l'urine des malades ictériques.

BILOBÉ *adj. (angl. bilobate).* Qui est divisé en deux lobes.

BILOBULÉ *adj. (angl. bilobular).* Qui est divisé en deux lobules.

BILOCULAIRE *adj. (angl. bilocular).* Qui est divisé en deux cavités ou compartiments.

BIMALLÉOLAIRE *adj. (angl. bimalleolar).* Qui se rapporte aux deux malléoles, externe et interne, de la jambe. Ex. *fracture bimalléolaire.*

BIMANUEL *adj. (angl. bimanual).* Qui se fait avec les deux mains.

BIMASTOÏDIEN *adj. (angl. bimastoid).* Qui se rapporte aux deux processus mastoïdiens.

BINET-SIMON (TEST DE) *(angl. Binet-Simon test).* Épreuve servant à apprécier l'âge mental des enfants au moyen de questions adaptées au niveau normal des différents âges.

BINOCULAIRE *adj. (angl. binocular).* **1.** Qui se rapporte aux deux yeux ou qui s'effectue avec les deux yeux. **2.** Qui comporte deux oculaires. Ex. *microscope binoculaire.*

BINUCLÉAIRE *adj.* ☞ *BINUCLÉÉ.*

BINUCLÉÉ *adj. (angl. binuclear, binucleate).* Qui possède deux noyaux. SYN. *BINUCLÉAIRE.*

BINUCLÉOLÉ *adj. (angl. binucleolate).* Qui possède deux nucléoles.

BIOCATALYSEUR *s. m. (angl. biocatalyst).* Groupe de substances organiques d'importance capitale, indispensables à la vie de l'organisme. Leur rôle est comparable à celui des catalyseurs de la chimie inorganique.

BIOCHIMIE *s. f. (angl. biochemistry).* Science qui traite de la constitution chimique des êtres vivants et des réactions chimiques dont ils sont le siège. SYN. *CHIMIE BIOLOGIQUE.*

BIODÉGRADABLE *adj. (angl. biodegradable).* Se dit des substances susceptibles d'être décomposées par des organismes vivants, en particulier par des micro-organismes.

BIODISPONIBILITÉ *s. f. (angl. bioavailability).* Vitesse et taux d'absorption d'un principe actif à partir d'une préparation pharmaceutique donnée, déterminés au moyen de la courbe temps/concentration dans la circulation générale, ou par la mesure de l'excrétion urinaire.

BIOÉLÉMENT *s. m. (angl. bioelement).* Tout élément chimique entrant dans la constitution des êtres vivants.

BIOÉTHIQUE *s. f. (angl. bioethics).* Étude des problèmes moraux que posent certains aspects de la thérapeutique médicale (transplantations, procréation assistée, etc.).

BIOLOGIE *s. f. (angl. biology).* Science de la vie ou étude des êtres vivants, animaux et végétaux, et de tous les phénomènes qui régissent leur vie. La biologie moléculaire est l'étude des êtres vivants à l'échelle des molécules.

BIOLOGISTE *s. m. (angl. biologist).* Spécialiste en biologie.

BIOLUMINESCENCE *s. f. (angl. bioluminescence).* Émission de lumière par des êtres vivants.

BIOMASSE *s. f. (angl. biomass).* Masse de matière vivante, animale ou végétale, subsistant en équilibre sur une surface donnée du sol ou dans un volume donné d'eau.

BIOMATÉRIAU *s. m. (angl. biomaterial).* Substances anorganiques servant à fabriquer des organes artificiels, ou des matériels utilisés en médecine (hémodyalise, etc.).

BIOMICROSCOPE *s. m. (angl. biomicroscope).* Appareil servant à examiner l'œil, constitué d'un microscope binoculaire et d'un dispositif d'éclairage appelé lampe à fente. ☞ *LAMPE À FENTE.*

BIOPROTHÈSE *s. f. (angl. bioprothesis).* Valvule artificielle destinée au remplacement des valves mitrales et aortiques ; d'origine humaine, porcine ou bovine.

BIOPSIE *s. f. (angl. biopsy).* Prélèvement sur le corps vivant d'un fragment de tissu ou d'organe en vue d'un examen microscopique ou d'une analyse biochimique. ◇ **DE DANIELS** ☞ *DANIELS (BIOPSIE SELON).* ◇ **ENDOSCOPIQUE** *(angl. endoscopic —).* Biopsie réalisée au cours d'une endoscopie, avec prélèvement d'un échantillon pour examen histologique. ◇ **PAR ASPIRATION** *(angl. aspiration —).* Prélèvement par aspiration, à l'aide d'une aiguille, d'un liquide organique ou d'un fragment tissulaire dans l'organisme. ◇ **STERNALE** *(angl. sternal —).* Examen microscopique de la moelle osseuse du sternum obtenue par aspiration après ponction.

BIOPSIE-EXÉRÈSE *s. f. (angl. excisional biopsy).* Ablation d'une tumeur et examen microscopique immédiat de celle-ci.

BIORYTHME *s. m. (angl. biorhythm).* ☞ *CHRONOBIOLOGIE.*

BIOT ET SAVARD (RESPIRATION DE) *(angl. Biot's breathing).* Respiration entrecoupée de pauses prolongées et irrégulières, observée dans les cas avancés d'hypertension intracrânienne ainsi que dans certaines méningites.

BIOTAXIE *s. f. (angl. biotaxis).* Science de la classification des êtres vivants. SYN. *TAXINOMIE.*

BIOTINE *s. f. (angl. biotin).* Facteur de croissance également appelé vitamine H ou vitamine B8, membre le plus répandu du complexe vitaminique B.

BIOVULAIRE *adj. (angl. biovular).* Qui provient de deux ovules ; qui se rapporte à deux ovules.

BIPARE *adj. (angl. biparous).* Se dit d'une femme qui a accouché deux fois.

BIPHOSPHONATE *s. m. (angl. biphosphonate).* Famille de composés chimiques utilisés dans le traitement de l'ostéoporose, de la maladie de Paget et de certaines hypercalcémies.

BISACODYL *s. m. (angl. bisacodyl).* Dérivé du diphénylméthane, utilisé comme purgatif.

BISALBUMINÉMIE *s. f. (angl. bisalbuminemia).* Présence de deux sortes d'albumine dans le plasma, mise en évidence par électrophorèse. Généralement sans signification pathologique, cet état peut être d'origine génétique ou bien survenir lors d'une pancréatite aiguë ou après administration de fortes doses de bêtalactamines.

BISEXUALITÉ *s. f. (angl. bisexuality).* **1.** Présence de caractères des deux sexes chez un même individu. **2.** Goût sexuel pour les deux sexes.

BISEXUÉ *adj. (angl. bisexual).* Qui possède les deux sexes. SYN. *HERMAPHRODITE.*

BISMUTH *s. m. (angl. bismuth).* Métal de couleur blanc argenté, de numéro atomique 83. Ses sels étaient autrefois largement utilisés en médecine, en particulier dans le traitement de la syphilis et dans les affections inflammatoires de l'estomac et des intestins. Le bismuth en raison de sa toxicité neurologique n'est plus utilisé que sous forme de sous-gallate et de sous-succinate, essentiellement en traitement local dans la pathologie hémorroïdaire. Symbole : Bi.

BISMUTHISME *s. m. (angl. bismuthism).* Intoxication par le bismuth.

BISTOURI *s. m. (angl. scalpel).* Instrument chirurgical tranchant utilisé pour inciser les tissus mous (la peau, les muscles, etc.). ⊂⊃ **À ULTRASONS** *(angl. ultrasonic dissector).* Utilisation des ultrasons pour fragmenter, disséquer et aspirer les tissus biologiques ; peut également avoir un effet hémostatique. ⊂⊃ **ÉLECTRIQUE** *(angl. electric knife, electrocautery).* Aiguille ou pointe métallique constituant une des électrodes dans un circuit électrique à haute fréquence, utilisée pour sectionner des tissus ou pour arrêter par coagulation un saignement.

BITHÉRAPIE *s. f. (angl. bitherapy).* Utilisation conjointe de deux médicaments (ce terme s'utilise surtout dans le traitement de l'infection par le VIH).

BITONAL *adj. (angl. two-toned).* Qui a deux tons.

BIVITELLIN *adj. (angl. bivitelline).* ☞ *JUMEAU.*

BJ Initiales de Bravais-Jackson. ⊂⊃ **(ÉPILEPSIE)** *(angl. jacksonnian epilepsy).* Épilepsie localisée, dite bravais-jacksonnienne.

BK Abréviation de bacille de Koch (bacille tuberculeux).

BLALOCK-TAUSSIG (OPÉRATION DE) *(angl. Blalock-Taussig operation).* Anastomose chirurgicale d'une branche de l'aorte et d'une branche de l'artère pulmonaire, dans le traitement de la tétralogie de Fallot et d'autres cardiopathies congénitales.

BLANC *adj. (angl. white).* **1.** Dont la couleur résulte de la somme des radiations du spectre solaire. S'emploie aussi comme substantif. **2.** Qui n'a pas donné de résultat. EX. *ponction blanche..* ⊂⊃ **DE L'ŒIL** ☞ *SCLÉROTIQUE.*

BLASTE *(angl. blast).* Suffixe désignant une cellule jeune, qui n'est pas arrivée à maturité. EX. *érythroblaste, lymphoblaste, myéloblaste, etc.*

BLASTOCÈLE *s. m. (angl. blastocele).* Cavité de la blastula.

BLASTODERME *s. m. (angl. blastoderm).* Portion de l'œuf des mammifères qui donne naissance à l'embryon ; elle est constituée de deux feuillets, l'ectoderme et l'endoderme.

BLASTOME *s. m. (angl. blastoma).* Tumeur maligne développée à partir d'un type cellulaire embryonnaire. EX. *l'adénosarcome embryonnaire du rein, appelé néphroblastome.*

BLASTOMÈRE *s. m. (angl. blastomere).* Chacune des cellules formées par segmentation de l'œuf fécondé.

BLASTOMYCÈTES *(angl. Blastomycetes).* Classe de champignons microscopiques levuriformes. Elle comprend des genres présentant un grand intérêt en pathologie (*Candida* par exemple).

BLASTOMYCOSE *s. f. (angl. blastomycosis).* Maladie due à des champignons appartenant au genre *Blastomyces.* ◇ **EUROPÉENNE** *(angl. European —).* Affection provoquée par des levures du genre *Cryptococcus* pouvant toucher tous les tissus et compliquant généralement l'infection à VIH. SYN. *CRYPTOCOCCOSE.* ◇ **NORD-AMÉRICAINE** *(angl. North American —).* Maladie causée par *Blastomyces dermatiditis,* rencontrée presque exclusivement aux États-Unis et au Canada. Elle est caractérisée par des lésions cutanées granulomateuses et ulcérées et des lésions viscérales et osseuses multiples. SYN. *GILCHRIST (MALADIE DE).* ◇ **SUD-AMÉRICAINE** *(angl. South American —).* Affection due à *Blastomyces brasiliensis* atteignant peau, muqueuses et tube digestif. SYN. *PARACOCCIDIOÏDOMYCOSE.*

BLASTULA *s. f. (angl. blastula).* Stade du développement de l'œuf qui fait suite à la morula et qui se caractérise par la formation d'une cavité liquidienne, appelée blastocèle, entre les blastomères.

BLENNORRAGIE *s. f. (angl. gonorrhea).* Maladie contagieuse transmise principalement par contact sexuel et due à un micro-organisme spécifique, le gonocoque (*Neisseria gonorrhoeae*). Elle est caractérisée par une inflammation des voies génito-urinaires, avec écoulement muco-purulent et douleurs à la miction. SYN. *GONORRHÉE, CHAUDE-PISSE.*

BLENNORRHÉE *s. f. (angl. blennorrhea).* Tout écoulement chronique muco-purulent.

BLÉOMYCINE *s. f. (angl. bleomycin).* Antibiotique obtenu à partir de produits de fermentation de *Streptomyces verticillus* et utilisé comme cytostatique dans le traitement de certains cancers.

BLÉPHARISME *s. m. (angl. blepharism).* ☞ *BLÉPHAROSPASME.*

BLÉPHARITE *s. f. (angl. blepharitis).* Inflammation du bord libre de la paupière.

BLÉPHAROCHALASIS *s. f. (angl. blepharochalasis).* Relâchement du tissu sous-cutané de la paupière supérieure, dont la peau devient mince, flasque et ridée. Il se forme un repli cutané qui tombe en tablier jusqu'au rebord ciliaire.

BLÉPHAROCONJONCTIVITE *s. f. (angl. blepharoconjunctivitis).* Inflammation simultanée des paupières et de la conjonctive.

BLÉPHARODIASTASIS *s. m. (angl. blepharodiastasis).* Distance anormalement grande entre les paupières.

BLÉPHAROPHIMOSIS *s. m. (angl. blepharophimosis).* Rétrécissement de la fente palpébrale, cicatriciel ou en rapport avec le vieillissement.

BLÉPHAROPLASTIE *s. f. (angl. blepharoplasty).* Chirurgie plastique des paupières.

BLÉPHAROSPASME *s. m. (angl. blepharospasm).* Contraction spasmodique du muscle orbiculaire des paupières. Le blépharospasme peut être isolé ou faire partie d'un syndrome plus étendu.

BLÉPHAROTIC *s. m. (angl. blepharon tic).* Tic localisé aux paupières (tic de clignotement, tic de clignement, tic d'écarquillement).

BLEU *s. m. (angl. blue).* **1.** La cinquième des sept couleurs du spectre solaire. **2.** SYN. (langage courant) *ECCHYMOSE.* ~ **DE MÉTHYLÈNE** *(angl. methylene —).* Substance colorante bleue tirée du goudron de houille, utilisée en histologie et en bactériologie, et en thérapeutique comme antiseptique local (badigeonnage de la gorge) et antiseptique urinaire. Le bleu de méthylène est également employé dans le traitement des méthémoglobinémies.

BLEUE (MALADIE) *(angl. congenital cyanosis).* Affection congénitale cyanosante due au passage du sang veineux dans le sang artériel au cours de différentes malformations cardiaques.

BLOC *s. m. (angl. block).* **1.** Obstacle à la transmission d'une excitation. **2.** Trouble de la diffusion. **3.** Lien. **4.** Fusion. ~ **ALVÉOLOCAPILLAIRE** *(angl. alveolocapillary —).* Trouble de la diffusion de l'oxygène de l'air à travers la paroi des alvéoles pulmonaires et des capillaires. Il est dû à un épaississement des parois alvéolaires et s'observe en particulier au cours des fibroses pulmonaires. ~ **ATRIOVENTRICULAIRE** *(angl. atrioventricular —).* Trouble du rythme cardiaque caractérisé par le ralentissement ou l'interruption de la conduction entre les atria et les ventricules, au niveau du nœud atrioventriculaire ou du faisceau de His. Il existe trois degrés de bloc. Dans le bloc du premier degré, les contractions atriales sont transmises avec un allongement de l'espace PR au-delà de 0,20 s. Dans le bloc du deuxième degré certaines contractions atriales n'atteignent pas les ventricules. Dans le bloc de troisième degré ou complet, la conduction est complètement interrompue, et les rythmes atrial et ventriculaire sont indépendants, la fréquence des complexes ventriculaires étant comprise entre 25 et 50 par minute. ~ **CARDIAQUE** *(angl. heart —).* Trouble du rythme en rapport avec une perturbation dans le système de conduction intracardiaque. Selon le siège du bloc, on distingue : les blocs sino-atriaux, intra-atriaux, atrioventriculaires ou de branche. ~ **DE BRANCHE** *(angl. bundle branch —).* Trouble de la conduction intracardiaque qui siège dans une des deux branches, droite ou gauche, du faisceau de His. Il est caractérisé par l'élargissement et le crochetage de l'onde QRS, au-delà de 0,12 s dans sa forme complète, et entre 0,10 et 0,12 s dans sa forme incomplète. ~ **FASCICULAIRE** (angl. *fascicular —).* Trouble de conduction au niveau d'une branche de faisceau de His. ~ **FOCAL** *(angl. focal —).* Activation retardée d'une partie restreinte de la paroi ventriculaire gauche, liée à l'atteinte de rameaux distaux du faisceau atrioventriculaire. ~ **NEUROMUSCULAIRE** *(angl. neuromuscular —).* Absence ou insuffisance de la réponse musculaire à l'influx nerveux, au niveau de la plaque motrice. ~ **OPÉRATOIRE** *(angl. operating theater). operating room).* Ensemble des locaux et du matériel nécessaires aux interventions chirurgicales. ~ **PARAVERTÉBRAL** *(angl. paravertebral —).* Anesthésie due à l'injection d'anesthésiques près de l'émergence des nerfs rachidiens. ~ **SINO-ATRIAL** (angl. *sinoatrial —).* Absence de formation ou de transmission de l'impulsion sinusale, accompagnée d'une absence de l'onde P à l'ECG. ~ **VERTÉBRAL** *(angl. intervertebral synostosis).* Fusion, congénitale ou acquise, de deux ou plusieurs vertèbres ; elle peut être partielle ou totale.

BLOCAGE *s. m. (angl. block).* **1.** Arrêt brusque de la fonction de certains organes. **2.** Terme de Freud désignant l'interruption subite d'une association, qui se produit lorsqu'on aborde un complexe. ~ **ARTICULAIRE** *(angl. articular blocking).* Diminution de l'amplitude des mouvements d'une articulation. ~ **DE LA PENSÉE** *(angl. thought blocking).* Arrêt subit dans le cours des idées ou au milieu d'une phrase, sans défaut intellectuel ni trouble sensoriel. ~ **MÉNINGÉ** *(angl. spinal —, subarachnoidal —).* Arrêt de la circulation du liquide céphalorachidien dans les espaces sous-arachnoïdiens, épendymaires et ventriculaires. Il peut être dû à des adhérences inflammatoires (méningite) ou à une compression (tumeur). ~ **VENTRICULAIRE** *(angl. ventricular obstruction).* Obstruction inflammatoire des ouvertures médianes et latérales du quatrième ventricule, qui empêche la communication des ventricules cérébraux avec les espaces sous-arachnoïdiens. Elle a pour conséquence une hypertension intracrânienne.

BLOCPNÉE *s. f. (angl. blockpnea).* Équivalent non douloureux de l'angine de poitrine. Sensation de blocage respiratoire, de manque d'air, survenant à l'effort et disparaissant à l'arrêt de celui-ci.

BLOTTING *s. m. (angl. blotting).* Terme anglais désignant le transfert de macromolécules d'un gel vers une membrane où elles se fixent. SYN. *BUVARDAGE, EMPREINTE.*

BOITERIE *s. f. (angl. limping).* ☞ *CLAUDICATION.*

BOL *s. m. (angl. bolus).* En pharmacie, grosse pilule de consistance molle, surtout utilisée en médecine vétérinaire. ◇ **ALIMENTAIRE** *(angl. alimentary —).* Masse alimentaire mastiquée et imprégnée de salive, prête à être déglutie.

BOLUS *s. m. (angl. bolus).* Quantité de médicament ou de produit de contraste injectés rapidement et en une fois par voie intraveineuse dans un but thérapeutique ou diagnostique.

BOMBE AU CÉSIUM *(angl. cesium bomb).* ☞ *CÉSIUM (BOMBE AU).*

BOMBE AU COBALT *(angl. cobalt bomb).* ☞ *COBALT (BOMBE AU).*

BOMBÉSINE *s. f. (angl. bombesin).* Polypeptide présent dans l'hypothalamus et le tube digestif. Elle stimule les sécrétions digestives.

BONAIN (LIQUIDE DE) *(angl. Bonain's solution).* Liquide anesthésique contenant du phénol, du menthol et de la cocaïne.

BORATE *s. m. (angl. borate).* Sel de l'acide borique.

BORBORYGME *s. m. (angl. borborygmus).* Bruit intestinal produit par la présence de gaz ou de liquides dans le tractus intestinal.

BORD *(angl. margin, border).* ◇ **GINGIVAL** ☞ *MARGE GINGIVALE.* ◇ **PUPILLAIRE** ☞ *MARGE PUPILLAIRE DE L'IRIS.* ◇ **SUPRA-ORBITAIRE** *(angl. supraorbital arch).* Saillie de la face antérieure du frontal au-dessus de l'arcade orbitaire.

BORDET ET GENGOU (MILIEU DE) *(angl. Bordet-Gengou culture medium).* Milieu de culture pour *Bordetella Pertussis*, bacille de la coqueluche, à base de pommes de terre glycérinées.

BORDETELLA Genre de bactéries comportant deux espèces pathogènes : *B. pertussis* et *B. parapertussis* constitué de coccobacilles à Gram négatif, aérobies stricts ; ils sont pathogènes des voies respiratoires supérieures. ◇ ***PERTUSSIS*** Agent responsable de la coqueluche. SYN. *BACILLE DE BORDET-GENGOU.*

BORDET-GENGOU (BACILLE DE) *(angl. Bordet-Gengou bacillus).* ☞ *BORDETELLA PERTUSSIS.*

BORDET-WASSERMANN (RÉACTION DE) *(angl. Wassermann's reaction).* Application de la réaction de Bordet-Gengou (fixation du complément) au sérodiagnostic de la syphilis.

BORGNE *adj. (angl. one-eyed).* **1.** Qui n'a qu'un œil ou qui ne voit que d'un œil. S'emploie aussi comme substantif. ☞ *MONOPHTALME.* **2.** Se dit également d'un conduit ou d'une cavité se terminant en cul-de-sac.

BORIQUE (ACIDE) *(angl. boric acid).* Antiseptique qui est utilisé essentiellement en lotion (eau boriquée) et en pommade (vaseline boriquée).

BORISME *s. m. (angl. borism).* Intoxication par les composés du bore.

BORNHOLM (MALADIE DE) *(angl. Bornholm's disease).* Maladie épidémique due au virus Coxsackie B caractérisée par des douleurs musculaires violentes à la base du thorax, accompagnées de fièvre, de céphalées et parfois de manifestations pleuropulmonaires et de signes d'encéphalite. Elle évolue rapidement vers la guérison. SYN. *MYALGIE ÉPIDÉMIQUE.*

BORRÉLIOSE *s. f. (angl. borreliosis).* Toute affection provoquée par des spirochètes du genre *Borrelia* (fièvres récurrentes à tiques ou à poux).

BOSSELURES COLIQUES *(angl. colic relief).* Reliefs de la paroi externe du côlon situés dans l'intervalle des bandelettes longitudinales et séparés par des sillons transversaux.

BOSTON (EXANTHÈME DE) *(angl. Boston exanthema).* Maladie éruptive bénigne de l'enfance due à l'echovirus 16.

BOT *adj.* Déformé. ☞ *PIED BOT.*

BOTAL ◇ **(CANAL DE)** *(angl. arterial canal).* ☞ *CANAL ARTÉRIEL.* ◇ **(TROU DE)** *(angl. Botallo's foramen).* ☞ *FORAMEN OVALE DU CŒUR.*

BOTHRIDIE *s. f. (angl. bothridium).* Chacune des deux ventouses présentes sur la tête de certains ténias (les bothriocéphales) et qui les caractérise. Elle constitue l'organe de fixation du ver à la paroi intestinale de l'hôte.

BOTHRIOCÉPHALE *s. m. (angl. bothriocephalus).* Genre de vers cestodes parasites de l'intestin de l'homme et de nombreuses espèces animales. SYN. *DIPHYLLOBOTHRIUM.*

BOTRYOMYCOME *s. m. (angl. botryomycoma).* Petite tumeur inflammatoire bénigne, presque toujours pédiculée, d'aspect framboisé, due à une infection chronique à pyogènes ; elle siège surtout aux doigts ou à la plante des pieds. SYN. *GRANULOME PYOGÉNIQUE.*

BOTTE *s. f. (angl. boot).* Orthèse enveloppant le pied et une partie de la jambe.

BOTULISME *s. m. (angl. botulism).* Intoxication grave, due à la toxine de *Clostridium botulinum*, produite par l'ingestion de charcuteries et de conserves avariées. Elle se caractérise par des troubles gastro-intestinaux, des symptômes nerveux d'origine centrale, une ophtalmoplégie double, une sécheresse de la bouche et du larynx, et des paralysies progressives d'évolution souvent mortelles.

BOUCHE *s. f. (angl. mouth).* Cavité de la partie inférieure de la face, première partie du tube digestif, délimitée par la voûte palatine, la langue, les lèvres, les joues, le voile du palais et le pharynx. La partie périphérique de la cavité buccale (vestibule de la bouche) est séparée du reste de la bouche par les gencives et les arcades dentaires.

BOUCHE-À-BOUCHE *s. m. (angl. mouth to mouth resuscitation).* Technique de ventilation artificielle dans laquelle l'opérateur insuffle l'air de sa bouche dans la bouche du patient.

BOUCHE-À-NEZ *s. m. (angl. mouth-to-nose resuscitation).* Méthode de ventilation artificielle, utilisée en cas d'obstruction de la bouche, dans laquelle l'opérateur insuffle avec sa bouche de l'air dans les narines du patient.

BOUCHON *s. m. (angl. plug).* Amas de sécrétions ou d'autres matières accumulées dans un conduit ou dans un espace anatomique. ◇ **DE CÉRUMEN** *(angl. cerumen —).* ☞ *CÉRUMEN.* ◇ **MUQUEUX** *(angl. mucous —).* Masse semi-solide, transparente, homogène, sécrétée par les glandes hypertrophiées de la muqueuse cervicale, et qui obstrue le col de l'utérus durant la grossesse.

BOUCHUT (TUBERCULE DE) Localisation rétino-choroïdienne au cours de la méningite tuberculeuse, visible au fond d'œil sous forme de petites taches floues.

BOUE *s. f. (angl. mud).* Vase, limon, etc., qui s'utilise en bains ou en applications locales, principalement dans le traitement d'affections rhumatismales et arthritiques.

BOUFFÉE DE CHALEUR *(angl. flush).* Sensation soudaine et passagère de chaleur au visage, généralement accompagnée de rougeur. Elle apparaît surtout chez les femmes lors de la ménopause.

BOUFFÉE DÉLIRANTE *(angl. transient delusional disorder).* Accès délirant, souvent bref, apparaissant et disparaissant brutalement.

BOUFFISSURE *s. f. (angl. puffiness).* Empâtement des téguments ne s'accompagnant pas de signe d'inflammation et dû à l'infiltration diffuse de sérosités dans le tissu sous-cutané.

BOUGIE *s. f. (angl. bougie).* **1.** Sonde pleine, cylindrique, rigide ou flexible, utilisée pour l'exploration ou la dilatation d'un canal : œsophage, rectum, col de l'utérus, urètre, etc.

BOUILLAUD (MALADIE DE) *(angl. acute rheumatic fever).* Complication auto-immune d'une maladie infectieuse causée par des streptocoques du groupe A, caractérisée par la tuméfaction douloureuse, simultanée ou successive, de diverses articulations, par de la fièvre, une anémie et des complications viscérales, surtout cardiaques, parfois chez l'adulte et presque toujours chez l'enfant. Abréviation : RAA. SYN. *RHUMATISME ARTICULAIRE AIGU.*

BOUILLON DE CULTURE *s. m. (angl. broth).* Liquide obtenu par décoction dans l'eau de viande ou d'organes d'animaux (foie, rate, etc.), utilisé comme milieu de culture en microbiologie.

BOUIN (LIQUIDE DE) *(angl. Bouin's fluid).* Liquide fixateur composé d'acide picrique, d'acide acétique et de formol. SYN. *PICROFORMOL.*

BOULE HYSTÉRIQUE *(angl. globus hystericus).* Sensation d'oppression au niveau du cou remontant depuis l'épigastre, et ressentie par les hystériques. Elle est dénommée également globe hystérique.

BOULIMIE *s. f. (angl. bulimia).* Faim insatiable, poussant à la consommation d'une grande quantité d'aliments, observée surtout dans certains états de névrose ou de psychose.

BOURBILLON *s. m. (angl. core of boil).* Point central d'un furoncle, formé par un amas de pus et de tissu dermique nécrosé, qui s'élimine lors de l'ouverture du furoncle.

BOURDONNEMENT D'OREILLE *(angl. tinnitus).* Bruits d'intensité variable, perçus de façon continue ou intermittente, et qui ne sont pas dus à des sons venant de l'extérieur, mais à des causes internes (par exemple l'hypertension artérielle).

BOURDONNET *s. m. (angl. pledget).* **1.** Rouleau de compresses stériles, maintenu par les fils de suture sur les bords d'une plaie, assurant, par compression, l'hémostase et le modelage de la cicatrice. **2.** Rouleau ou plaque en matière résorbable ou non résorbable placé sous les fils de sutures pour éviter que ces dernières ne coupent les tissus dans lesquels elles passent.

BOURRELET *s. m. (angl. pad, roll).* Renflement en certains endroits du corps.

BOURSE *s. f. (angl. bursa).* Nom donné à différentes structures anatomiques. ◇ **OMENTALE** *(angl. omental —).* Diverticule de la cavité péritonéale située derrière l'estomac et le petit omentum et devant le pancréas et le rein gauche. Elle est limitée en haut par la coupole diaphragmatique, en bas par le mésocôlon transverse, à gauche par la rate, et à droite elle ne dépasse pas la première portion du duodénum. Elle communique avec la cavité péritonéale par le foramen omental. SYN. *ARRIÈRE-CAVITÉ DES ÉPIPLOONS.* ◇ **SYNOVIALE** *(angl. synovial —).* Membrane conjonctive limitant une cavité close et dont le rôle est de faciliter le glissement des organes auxquels elle est annexée, en particulier les tendons et les muscles.

BOURSES *s. f.* ☞ *SCROTUM.*

BOUT-DE-SEIN *s. m. (angl. tetrelle).* Appareil de forme et de nature variables, qui s'applique sur le mamelon pour provoquer sa désinvagination ou pour le protéger lors de l'allaitement de l'enfant.

BOUTON *s. m. (angl. pimple, button).* **1.** Terme général désignant une petite papule, pustule ou vésicule sur la peau. **2.** Structure en forme de protubérance. **3.** Appareil circulaire ou en forme de disque placé dans la lumière digestive pour la confection d'anastomoses. ◇ **À ANASTOMOSE** *(angl. Jaboulay-Murphy button).* Instrument métallique composé de deux pièces, mâle et femelle, qui s'emboîtent mutuellement, employé en chirurgie pour réaliser des anastomoses intestinales ou gastro-entérales. ◇ **AORTIQUE** *(angl. aortic knob).* Nom donné à l'arc supérieur gauche de la silhouette cardiovasculaire vue radiologiquement de face, et correspondant à la partie supérieure horizontale de la crosse de l'aorte.

BOUVERET (MALADIE DE) *(angl. Bouveret's syndrome).* Affection caractérisée par la survenue répétée d'accès de tachycardie (180 à 220 pulsations par minute) régulière à début et fin brusques, durant de quelques minutes à plusieurs heures. SYN. *TACHYCARDIE PAROXYSTIQUE ESSENTIELLE.*

BOWEN (MALADIE DE) *(angl. Bowen's disease).* Dyskératose cutanée évoluant lentement vers la transformation cancéreuse. SYN. *DERMATOSE PRÉCANCÉREUSE DE BOWEN.*

BOWMAN (CAPSULE DE) *(angl. Bowman's capsule).* ☞ *CAPSULE GLOMÉRULAIRE.*

BRACHIAL *adj. (angl. brachial).* Qui se rapporte au bras.

BRACHIALGIE *s. f. (angl. brachialgia).* Névralgie du plexus brachial, ou douleur dans le bras.

BRACHIOCÉPHALIQUE *adj. (angl. brachiocephalic).* Qui se rapporte au bras et à la tête. ◇ **(TRONC)** *(angl. — trunk).* Branche droite de la crosse aortique donnant la carotide commune et la subclavière droite.

BRACHYCÉPHALE *adj. (angl. brachicephalous).* Qui a la tête large et courte, aplatie à sa partie postérieure. S'emploie aussi comme substantif.

BRACHYDACTYLIE *s. f. (angl. brachydactyly).* Brièveté anormale des doigts ou des orteils due à une malformation congénitale ou à un arrêt de leur croissance.

BRACHYGNATHIE *s. f. (angl. brachygnathia).* Brièveté anormale de la mandibule.

BRACHYMÉLIE *s. f. (angl. micromelia).* Brièveté anormale des membres par rapport au tronc.

BRACHYMORPHE *adj.* Se dit d'un corps trapu, dont les dimensions transversales sont relativement très développées par rapport aux dimensions longitudinales.

BRACHYŒSOPHAGE *s. m. (angl. brachyesophagus).* Brièveté anormale de l'œsophage.

BRACHYPHALANGIE *s. f. (angl. brachyphalangia).* Présence d'une ou de plusieurs phalanges anormalement courtes à un doigt ou à un orteil.

BRACHYPNÉE *s. f. (angl. brachypnoea).* Respiration courte et lente.

BRADYARYTHMIE *s. f. (angl. bradyarrhythmia).* Bradycardie irrégulière traduisant une arythmie lente.

BRADYCARDIE *s. f. (angl. bradycardia).* Ralentissement de la fréquence cardiaque à un rythme inférieur à 60 par minute. La bradycardie peut être physiologique ou pathologique, sinusale, nodale ou due à un bloc atrioventriculaire. ◇ **CENTRALE** *(angl. central —).* Bradycardie dépendant d'une affection du système nerveux central. ◇ **ESSENTIELLE** *(angl. essential —).* Bradycardie physiologique, sans cause organique apparente. ◇ **NODALE** *(angl. nodal —).* Bradycardie caractérisée par l'absence de systole atriale. ◇ **SINUSALE** *(angl. sinus —).* Bradycardie de rythme sinusal, provoquée par la diminution de la fréquence de dépolarisation du nœud sinusal. ◇ **VAGALE** *(angl. vagal —).* Bradycardie due à l'augmentation du tonus parasympathique.

BRADYDIASTOLIE *s. f. (angl. bradydiastoly).* Allongement du temps diastolique de la contraction cardiaque.

BRADYKINÉSIE *s. f. (angl. bradykinesia).* Lenteur anormale des mouvements volontaires, observée notamment dans les syndromes parkinsoniens.

BRADYKININE *s. f. (angl. bradykinin).* Polypeptide endogène qui provoque la contraction des muscles lisses, une augmentation de la perméabilité capillaire et une baisse de la pression artérielle.

BRADYPEPSIE *s. f. (angl. bradypepsia).* Digestion lente.

BRADYPHASIE *s. f. (angl. bradyphasia).* Trouble de la parole consistant en une prononciation extrêmement lente.

BRADYPHÉMIE *s. f. (angl. bradyphemia).* Ralentissement du rythme d'émission des mots.

BRADYPNÉE *s. f. (angl. bradypnea).* Respiration anormalement lente.

BRADYPSYCHIE *s. f. (angl. bradypsychia).* Lenteur dans les réactions psychiques ou mentales. SYN. *BRADYPHRÉNIE.*

BRANCARD *s. m. (angl. stretcher).* Civière à bras utilisée pour le transport des malades ou des blessés. Il en existe différents modèles.

BRANCHIOGÈNE *adj. (angl. branchiogenous).* Qui prend naissance dans un arc branchial ou dans une fente branchiale.

BRAS *s. m. (angl. arm).* Partie du membre supérieur comprise entre l'épaule et le coude.

BRASSARD *s. m. (angl. cuff).* Pièce généralement ajustable au bras, telle que celle dont sont pourvus les instruments de mesure de la pression sanguine.

BRAVAIS-JACKSONIENNE (CRISE) *(angl. Jacksonian epilepsy).* Épilepsie partielle à sémiologie somatomotrice élémentaire.

BREDOUILLEMENT *s. m. (angl. mumbling).* Vice de prononciation qui consiste à précipiter les mots les uns à la suite des autres sans les espacer.

BREGMA *s. m. (angl. bregma).* Point situé sur la surface du crâne correspondant à la fontanelle antérieure du nouveau-né.

BRÉVILIGNE *adj. (angl. brachymorphic).* Se dit d'un individu de petite taille et d'aspect trapu.

BRIDE *s. f. (angl. band, fibrous adhesion).* **1.** Membrane ou cordon de tissu conjonctif qui relie deux surfaces séreuses après un processus inflammatoire (péritoine, plèvre). **2.** ☞ *FREIN.*

BRIDES AMNIOTIQUES *(angl. amniotic bands).* Brides reliant deux points de l'amnios ou l'amnios à l'embryon et qui parfois entraînent des sillons et des strictions chez le fœtus.

BRIDGE *s. m.* Terme anglais signifiant pont surtout employé en dentisterie et désignant une prothèse.

BRIGHT (MAL DE) *(angl. Bright's disease).* Autrefois, néphrite chronique, en particulier glomérulaire (terme désuet).

BROCA ◇ **(APHASIE DE)** *(angl. Broca's aphasia).* Aphasie motrice avec des lésions qui dépassent habituellement l'aire cérébrale du même nom. ◇ **(CENTRE MOTEUR DE)** *(angl. Broca's motor speech area).* Centre cérébral du langage parlé.

BROCHE *s. f. (angl. pin).* Tige en acier, généralement pointue à une extrémité, utilisée en chirurgie osseuse pour opérer une traction sur un membre ou comme moyen d'ostéosynthèse.

BRODIE (ABCÈS DE) *(angl. Brodie's abscess).* Foyer circonscrit d'ostéomyélite chronique, de localisation métaphysaire, généralement au niveau du tibia.

BROME *s. m. (angl. bromine).* Élément liquide, de numéro atomique : 35. Ses différents sels entrent dans la composition de nombreux médicaments. Symbole : Br.

BROMHIDROSE *s. f. (angl. bromhidrosis).* Excrétion de sueur abondante et fétide, souvent localisée aux aisselles et à la plante des pieds. On écrit aussi bromidrose. SYN. *OSMHIDROSE.*

BROMISME *s. m. (angl. bromism).* Intoxication provoquée par le brome et ses composés.

BROMOCRIPTINE *s. f. (angl. bromocriptine).* Agoniste dopaminergique dérivée de l'ergot de seigle. Elle freine la sécrétion hypothalamique de prolactine et est utilisée pour inhiber la sécrétion lactée du post-partum et dans le traitement des hyperprolactinémies et de la maladie de Parkinson.

BROMODERMIE *s. f. (angl. bromoderma).* Ensemble des manifestations cutanées dues à l'intoxication par le brome ou ses composés.

BROMOFORME *s. m. (angl. bromoform).* Tribromométhane, $CHBr_3$, liquide incolore, anesthésique et sédatif de la toux.

BROMURE *s. m. (angl. bromide).* Tout composé du brome avec un autre corps simple ou composé. Certains bromures sont utilisés comme sédatifs (pour la toux, l'insomnie, la nervosité, etc.).

BRONCHE *s. f. (angl. bronchus).* Conduit aérien qui fait suite à la trachée, par lequel l'air arrive aux alvéoles pulmonaires. La trachée se divise en deux bronches souches (droite et gauche), qui pénètrent dans les poumons où leurs ramifications forment l'arbre bronchique.

BRONCHECTASIE *s. f. (angl. bronchiectasis).* Dilatation segmentaire d'une ou de plusieurs bronches, congénitale ou acquise par inflammation chronique de la bronche. Elle se traduit par des accès de toux ramenant une abondante expectoration muco-purulente. SYN. *DILATATION DES BRONCHES.*

BRONCHIO-ALVÉOLITE *s. f. (angl. bronchioalveolitis).* Inflammation simultanée des bronchioles et des alvéoles.

BRONCHIOLE s. f. *(angl. bronchiole).* Chacune des ramifications terminales d'une bronche à l'intérieur d'un lobule pulmonaire.

BRONCHIOLECTASIE s. f. *(angl. bronchiolectasis).* Dilatation des bronchioles. SYN. *BRONCHECTASIE CAPILLAIRE.*

BRONCHIOLITE s. f. *(angl. bronchiolitis).* Inflammation des bronchioles pulmonaires. Elle peut être aiguë, due à une infection virale, souvent très grave chez le nourrisson.

BRONCHIQUE adj. *(angl. bronchial).* Qui se rapporte aux bronches.

BRONCHITE s. f. *(angl. bronchitis).* Inflammation, aiguë ou chronique, de la muqueuse des bronches. ◇ **AIGUË** *(angl. acute —).* Inflammation bronchique d'évolution brève, plus ou moins grave, favorisée par le froid et due à une infection, à l'inhalation de substances irritantes ou à des maladies générales. Elle se caractérise par de la fièvre, de la dyspnée, une hypersécrétion de mucus, de la toux et une douleur thoracique accentuée par cette toux. ◇ **ASTHMATIFORME, SPASMODIQUE** (angl. *asthmatiform —).* Bronchite avec dyspnée expiratoire, de symptomatologie similaire à celle de l'asthme, que l'on observe surtout au cours de la première enfance. ◇ **CAPILLAIRE** *(angl. capillary —).* Inflammation aiguë des bronchioles. SYN. *CATARRHE SUFFOCANT.* ◇ **CATARRHALE** (angl. *catarrhal —).* Bronchite aiguë avec expectoration muco-purulente très abondante. ◇ **CHRONIQUE OBSTRUCTIVE** (angl. *chronic —).* Forme de bronchite au long cours, due à une irritation bronchique chronique caractéristique du tabagisme chronique. Elle est caractérisée par une toux et par une expectoration, à prédominance matinale, durant plus de trois mois par an et au moins deux années consécutives. L'évolution peut se faire vers l'insuffisance respiratoire chronique. ◇ **OBLITÉRANTE** Forme de bronchite dans laquelle les petites bronches se remplissent d'exsudats fibrineux. ◇ **PRODUCTIVE** *(angl. productive —).* Bronchite accompagnée d'une expectoration abondante. ◇ **SECONDAIRE** *(angl. secondary —).* Bronchite aiguë symptomatique d'une maladie infectieuse.

BRONCHITIQUE adj. *(angl. bronchitic).* **1.** Qui se rapporte à la bronchite. **2.** Qui est atteint de bronchite chronique.

BRONCHOASPIRATION s. f. *(angl. bronchoscopic aspiration).* Aspiration, à l'aide du bronchoscope, de liquide ou de mucosités à l'intérieur des bronches.

BRONCHOCÈLE s. f. *(angl. bronchocele).* Dilatation localisée d'une bronche.

BRONCHOCONSTRICTION s. f. *(angl. bronchoconstriction).* Rétrécissement du calibre des bronches.

BRONCHODILATATEUR adj. *(angl. bronchodilator).* Qui provoque la dilatation bronchique, comme les traitements de l'asthme. S'emploie aussi comme substantif.

BRONCHODILATATION s. f. *(angl. bronchodilatation).* Dilatation des bronches, provoquée par un agent médicamenteux (bronchodilatateur) ou obtenue au moyen du bronchoscope.

BRONCHOFIBROSCOPIE s. f. *(angl. fiberoptic bronchoscopy).* Endoscopie bronchique pratiquée en utilisant un fibroscope souple. SYN. *FIBROSCOPIE BRONCHIQUE.*

BRONCHOGRAMME s. m. *(angl. bronchogram).* Radiogramme des bronches.

BRONCHOGRAPHIE s. f. *(angl. bronchography).* Radiographie des bronches après injection à l'intérieur de celles-ci d'un produit opacifiant.

BRONCHOPATHIE s. f. *(angl. bronchopathy).* Terme générique désignant toute affection des bronches.

BRONCHOPHONIE s. f. *(angl. bronchophony).* Résonance exagérée de la voix à l'auscultation, signe de condensation pulmonaire.

BRONCHOPLÉGIE s. f. *(angl. bronchoplegia).* Paralysie des bronches.

BRONCHOPNEUMONIE s. f. *(angl. bronchopneumonia).* Maladie infectieuse aiguë des poumons, dans lesquels elle forme des zones de condensation disséminées. Elle se caractérise par de la fièvre, de la toux, de la dyspnée et des signes, à la percussion et à l'auscultation, traduisant les phases d'hépatisation, d'atélectasie et d'emphysème qui se déroulent dans les poumons. Elle est due à des germes très divers.

BRONCHOPNEUMOPATHIE *s. f. (angl. bronchopneumopathy).* Terme générique désignant toute affection atteignant simultanément les bronches et le parenchyme pulmonaire.

BRONCHOPULMONAIRE *adj. (angl. bronchopulmonary).* Qui atteint à la fois les bronches et le parenchyme pulmonaire, ou qui s'y rapporte.

BRONCHORRHÉE *s. f. (angl. bronchorrhea).* Hypersécrétion de mucus par les bronches.

BRONCHOSCOPE *s. m. (angl. bronchoscope).* Instrument servant à examiner l'intérieur des bronches et que l'on introduit, sous anesthésie locale, par voie buccale, nasale ou par une ouverture trachéale après trachéotomie.

BRONCHOSCOPIE *s. f. (angl. bronchoscopy).* Endoscopie des conduits bronchiques, au moyen du bronchoscope, aux fins de diagnostic, pour déceler et extraire un corps étranger, pour effectuer un prélèvement ou un drainage, ou pour traiter certaines affections bronchiques et pulmonaires.

BRONCHOSPASME *s. m. (angl. bronchospasm).* Spasme des muscles bronchiques, qui provoque une bronchoconstriction.

BRONCHOSPIROMÉTRIE *s. f. (angl. bronchospirometry).* Détermination de la capacité fonctionnelle de chacun des deux poumons, à l'aide d'un bronchoscope double et de deux spiromètres.

BRONCHOSTÉNOSE *s. f. (angl. bronchial stenosis).* Diminution permanente du calibre des bronches.

BRONCHOTOMIE *s. f. (angl. bronchotomy).* Ouverture chirurgicale d'une bronche.

BROWN-SÉQUARD (SYNDROME DE) *(angl. Brown-Séquard syndrome).* Lésion unilatérale de la moelle épinière qui produit du côté de la lésion un syndrome pyramidal et des troubles sensitifs profonds, et du côté opposé à la lésion une anesthésie thermoalgésique et tactile. SYN. *SYNDROME D'HÉMISECTION DE LA MOELLE.*

BRUCELLOSE *s. f. (angl. brucellosis).* Maladie infectieuse, touchant les animaux (vaches, chèvres, moutons, porcs) et l'homme, due aux micro-organismes du genre *Brucella* et caractérisée par une fièvre irrégulière, avec sueurs nocturnes abondantes, des algies diverses, une asthénie importante, une hépatosplénomégalie. SYN. *FIÈVRE DE MALTE, FIÈVRE ONDULANTE, MÉLITOCOCCIE.*

BRUDZINSKI (SIGNES DE) *(angl. Brudzinski's signs).* **1.** Au cours des méningites, la flexion passive de la nuque provoque la flexion involontaire des cuisses et des jambes. **2.** Au cours des méningites, la flexion passive de la jambe et de la cuisse d'un côté provoque un mouvement similaire du membre controlatéral.

BRUIT *s. m. (angl. cardiac murmur, sound).* Son produit par la superposition de vibrations diverses et discordantes. ◇ **DE CARILLON** Bruit perçu à l'auscultation d'un pneumopéricarde, lorsque le gaz prédomine. ◇ **DE CUIR NEUF** *(angl. pericardial rub).* Bruit perçu à l'auscultation cardiaque dû au frottement l'une sur l'autre des séreuses péricardiques enflammées. SYN. *FROTTEMENT PÉRICARDIQUE.* ◇ **DE DRAPEAU** *(angl. flopping rustle sound).* Bruit perçu à l'auscultation pulmonaire, semblable à celui produit par un drapeau flottant dans l'air, et dû à la présence de membranes à l'intérieur de la trachée ou d'une grosse bronche. ◇ **DE GALOP** *(angl. gallop rhythm).* Bruit sourd, diastolique, de faible intensité, surajouté aux deux bruits cardiaques normaux, réalisant alors un rythme à trois temps, de signification toujours pathologique. ◇ **DE GRELOT** *(angl. rattling sound).* Bruit rappelant celui d'un grelot, dû à la présence d'un corps étranger mobile dans la trachée. ◇ **DE SUCCUSSION** *(angl. succussion sound).* Bruit produit par l'agitation subite du liquide contenu dans une cavité dilatée, comme dans la dilatation gastrique. ◇ **DE TEMPÊTE** Bruit perçu à l'auscultation du thorax dans la bronchite capillaire, produit par une association de râles humides et de râles sous-crépitants fins. ◇ **HYDRO-AÉRIQUE** Bruit métallique produit à la percussion d'une cavité contenant un mélange de gaz et de liquide. ◇ **RESPIRATOIRE** *(angl. vesicular breath).* ☞ *MURMURE RESPIRATOIRE.* ◇ **SKODIQUE** *(angl.*

skodiac resonnance). ☞ *SKODISME.* ◇ **VÉSICULAIRE** ☞ *MURMURE RESPIRATOIRE.*

BRUITS DU CŒUR *(angl. heart sounds).* Ensemble des bruits produits au cours de la révolution cardiaque. On distingue : le premier bruit (B1), correspondant à la fermeture des valvules atrioventriculaires ; le deuxième bruit (B2), correspondant à la fermeture des valves sigmoïdes aortiques et pulmonaires ; le troisième bruit (B3), correspondant au remplissage rapide du ventricule gauche qui survient au début de la diastole ; le quatrième bruit (B4), correspondant à la contraction des atria, non perçu à l'oreille, mais enregistrable au phonocardiogramme.

BRULÛRE *s. f. (angl. burn).* Lésions produites par la chaleur sous ses différentes formes. Selon l'intensité des lésions, on distingue trois degrés : 1) brûlure au premier degré, avec érythème douloureux ; 2) brûlure au deuxième degré, avec phlyctènes ; 3) brûlure au troisième degré, dans laquelle les bulles se compliquent de nécrose du derme, et parfois des tissus sous-jacents.

BRUXISME *s. m. (angl. bruxism).* Manie de grincer des dents. SYN. *BRUXOMANIE.*

BUBON *s. m. (angl. bubo).* Tuméfaction inflammatoire d'un nœud lymphatique, en particulier au niveau de l'aine, d'origine infectieuse.

BUCCAL *adj. (angl. buccal).* **1.** Qui se rapporte à la bouche.

BUCCINATEUR (MUSCLE) *(NA. m. buccinator). (angl. buccinator muscle).* Muscle de la joue.

BUCKYTHÉRAPIE *s. f. (angl. buckytherapy).* Utilisation thérapeutique de rayons X de faible énergie, d'une longueur d'onde de 1 à 2 angströms, notamment en dermatologie pour le traitement de lésions superficielles.

BUDD-CHIARI (SYNDROME DE) *(angl. Budd-Chiari syndrome).* Hypertension portale provoquée par une obstruction des veines sus-hépatiques, en rapport avec une tumeur maligne le plus souvent rénale ou hépatique ou au cours d'une maladie de Vaquez. Cette thrombose provoque une hépato-splénomégalie avec ascite et circulation veineuse collatérale abdomino-thoracique.

BULBAIRE *adj. (angl. bulbar).* Qui se rapporte à un bulbe, rachidien.

BULBE *s. m. (angl. bulb).* **1.** Structure ou organe arrondis. **2.** Le bulbe rachidien. ◇ **AORTIQUE** *(angl. — of aorta).* Segment initial de la portion ascendante de la crosse de l'aorte. ◇ **DUODÉNAL** *(angl. duodenal cap).* Partie initiale dilatée de la première portion du duodénum. ◇ **GUSTATIF** *(angl. taste —).* Plaque ou organe terminal du nerf gustatif sur les papilles de la langue. ◇ **OLFACTIF** (angl. *olfactory —).* Extrémité antérieure renflée du nerf olfactif sur la face inférieure de chaque lobe frontal du cerveau. ◇ **PILEUX** *(angl. — of hair).* Portion courbe, renflée et profonde du follicule pileux. ◇ **RACHIDIEN** *(angl. spinal —).* Partie inférieure du tronc cérébral ; il fait suite à la moelle épinière au niveau de l'arc de l'atlas, traverse le foramen magnum et se continue par le pont. SYN. *MOELLE ALLONGÉE.*

BULBITE *s. f. (angl. bulbitis).* Inflammation de la muqueuse urétrale du cul-de-sac bulbaire.

BULBOSPONGIEUX (MUSCLE) *(angl. bulbospongious muscle).* Muscle intervenant dans l'émission d'urine et l'érection. SYN. *MUSCLE BULBOCAVERNEUX.*

BULLE *s. f. (angl. bulla).* Soulèvement bien circonscrit de l'épiderme, renfermant un liquide généralement séreux, parfois sanguinolent. SYN. *PHLYCTÈNE, AMPOULE.* ◇ **ETHMOÏDALE** *(angl. ethmoid —).* Saillie arrondie sur le méat moyen du nez, due à une cellule ethmoïdale. ◇ **PULMONAIRE** *(angl. emphysematous —, pulmonary —).* Cavité à paroi très mince contenant de l'air, d'un diamètre supérieur à 1 cm, localisée au sein du parenchyme pulmonaire, qui peut être normal ou pathologique.

BUNYAVIRIDAE Famille de virus transmis par des moustiques. Certains sont des agents pathogènes pour l'homme et les animaux. Les syndromes qu'ils entraînent vont des états fébriles indifférenciés accompagnés de céphalalgies jusqu'à la méningo-encéphalite.

BUPHTALMIE *s. f. (angl. buphthalmia).* Distension du globe oculaire due à l'augmentation de la pression intraoculaire. SYN. *HYDROPHTALMIE.*

BUREAU-BARRIÈRE (MALADIE DE) *(angl. Bureau-Barrière disease).* Forme sporadique non familiale de l'acropathie ulcéro-mutilante observée chez les alcooliques.

BURKITT (LYMPHOME OU TUMEUR DE) *(angl. Burkitt's lymphoma).* Lymphome malin localisé au maxillaire et à la mandibule, aux orbites et dans certains viscères, décrit chez les enfants des régions tropicales de l'Afrique. Il est causé par le virus d'Epstein-Barr (EBV).

BURSITE *s. f. (angl. bursitis).* Inflammation aiguë ou chronique d'une bourse séreuse. SYN. *HYGROMA.*

BURSOGRAPHIE *s. f. (angl. bursography).* Radiographie avec préparation d'une bourse séreuse.

BUSPIRONE *s. f. (angl. buspirone).* Médicament anxiolytique qui ne provoque pas de dépendance physique et semble avoir moins d'effets indésirables que les benzodiazépines.

BUTÉE *s. f. (angl. joint stop).* Obstacle placé sur une articulation pour en limiter les mouvements excessifs et prévenir les luxations.

BUTYROPHÉNONE *s. f. (angl. butyrophenone).* Neuroleptique qui, bien que chimiquement différent des phénothiazines, possède les mêmes propriétés pharmacologiques. Le chef de file en est l'halopéridol ; les butyrophénones s'utilisent dans le traitement des psychoses.

BUVARDAGE *s. m. (angl. blotting).* Transfert de macromolécules d'un gel vers une membrane où elles se fixent. SYN. *EMPREINTE, BLOTTING.* ◇ **EN TACHES** *(angl. dot-blot).* Méthode d'hybridation moléculaire entre un acide nucléique directement adsorbé sous forme de tache sur un filtre et une sonde.

BW Abréviation de Bordet-Wassermann (réaction de).

BYPASS *s. m.* ☞ *PONTAGE.*

BYSSINOSE *s. f. (angl. byssinosis).* Pneumoconiose due à l'inhalation de fibres ou de poussières de coton.

C

CA 125, 15-3, ETC. ☞ *ANTIGÈNE CA.*

CACCHI ET RICCI (MALADIE DE) *(angl. medullary sponge kidney).* Dilatation kystique congénitale des tubes collecteurs rénaux au niveau des pyramides rénales pouvant se compliquer de lithiase rénale. SYN. *REIN EN ÉPONGE.*

CACHECTINE *s. f. (angl. cachectin).* Cytokine sécrétée par les macrophages qui diminue la concentration enzymatique au niveau des adipocytes et s'oppose donc à l'accumulation de lipides. SYN. *FACTEUR NÉCROSANT DES CELLULES MALIGNES (TNFα).*

CACHECTIQUE *adj. (angl. cachectic).* Qui se rapporte à la cachexie ou qui en est atteint.

CACHET *s. m. (angl. cachet).* Ancienne forme pharmaceutique constituée de deux cupules en pain azyme, contenant un médicament solide pulvérulent.

CACHEXIE *s. f. (angl. cachexia).* État pathologique caractérisé par une maigreur extrême et une atteinte grave de l'état général. Il peut être dû à la sous-alimentation ou à la maladie.

$CACO_2$ *(angl. $CaCo_2$).* Concentration en gaz carbonique du sang artériel.

CACOGUEUSIE *s. f. (angl. cacogeusia).* Mauvais goût dans la bouche.

CACOSMIE *s. f. (angl. cacosmia).* Perception d'une odeur fétide. Elle peut être perçue uniquement par le sujet et liée à une perturbation du sens olfactif ou à une hallucination olfactive.

CACOSTOMIE *s. f. (angl. cacostomia).* Mauvaise odeur de la bouche.

CADASIL Acronyme anglais pour *Cerebral Autosomal Dominant Arteriopathy with Subcortical Infarcts and Leukocephalopathy*, une affection héréditaire à transmission autosomique dominante de l'adulte jeune (dépourvu de facteurs de risque vasculaire) donnant des accidents cérébraux récidivants et aboutissant à un état démentiel.

CADAVRE *s. m. (angl. cadaver).* Corps après la mort, surtout en parlant de l'homme et des gros animaux.

CADUC *adj. (angl. caducous).* Se dit d'un organe destiné à tomber ou à disparaître.

CADUCÉE *s. m. (angl. caduceus).* Emblème des médecins. Il est formé d'un faisceau de baguettes surmonté du miroir de la Prudence et autour duquel s'enroule le serpent d'Epidaure.

CADUQUE *s. f. (angl. decidua).* ☞ *MEMBRANE DÉCIDUALE.* ◇ **BASALE** *(angl. placental —).* Partie de la caduque située en regard du placenta. ◇ **PARIÉTALE** *(angl. parietal —).* Partie de la caduque qui tapisse la cavité utérine en face de l'embryon. ◇ **RÉFLÉCHIE** *(angl. capsular —).* Partie de la caduque qui entoure l'œuf hors de la zone placentaire et le sépare de la caduque pariétale. SYN. *CADUQUE OVULAIRE.*

CÆCAL *adj. (angl. cecal).* Qui se rapporte au cæcum. EX. *muqueuse cæcale.*

CÆCOFIXATION *s. f. (angl. cecofixation).* ☞ *CÆCOPEXIE.*

CÆCOPEXIE *s. f. (angl. cecopexy).* Fixation chirurgicale du cæcum à la paroi de la fosse iliaque droite. SYN. *TYPHLOPEXIE, CÆCOFIXATION.*

CÆCOPTOSE *s. f. (angl. cecoptosis).* Ptose du cæcum.

CÆCORRAPHIE *s. f.* Suture du cæcum. SYN. *TYPHLORRAPHIE, CÆCOPLICATURE.*

CÆCOSTOMIE *s. f. (angl. cecostomy).* Abouchement chirurgical du cæcum à la peau de la paroi abdominale.

CÆCOTOMIE *s. f. (angl. cecotomy).* Incision du cæcum.

CÆCUM *s. m. (angl. caecum).* Première partie du gros intestin située dans la fosse iliaque droite. La limite supérieure du cæcum correspond à l'abouchement de l'iléon dans le côlon ascendant. Sur sa face interne s'ouvre l'appendice vermiforme.

CAERULOPLASMINE *s. f. (angl. caeruloplasmine).* ☞ *CÉRULOPLASMINE.*

CAFÉINE *s. f. (angl. caffeine).* Triméthylxanthine ; alcaloïde tiré du café, du thé et du maté. C'est un stimulant nerveux et cardiaque et un diurétique.

CAFÉISME *s. m. (angl. caffeinism).* Intoxication chronique par le café ou par d'autres produits contenant de la caféine. SYN. *CAFÉINISME.*

CAGE THORACIQUE *(angl. thoracic cavity).* Ensemble formé par la colonne vertébrale en arrière, le sternum en avant, les arcs costaux latéralement.

CAGNEUX *adj. (angl. knock kneed).* Se dit d'un individu affecté de *genu valgum.*

CAILLOT *s. m. (angl. clot).* Masse molle, semi-solide, formée par la coagulation d'un liquide, tel que le sang, la lymphe, le lait, etc. Ce terme s'applique plus particulièrement au sang. SYN. *COAGULUM.*

CAISSE DU TYMPAN *(angl. tympanic cavity).* ☞ *CAVITÉ TYMPANIQUE.*

CAISSON HYPERBARE *(angl. hyperbaric chamber).* Enceinte dans laquelle la pression d'oxygène est supérieure à la pression atmosphérique. On l'utilise dans la gangrène gazeuse et autres infections anaérobies et dans l'intoxication à l'oxyde de carbone.

CAISSONS (MALADIE DES) *(angl. decompression sickness).* Ensemble des troubles observés chez les scaphandriers, les plongeurs et les ouvriers travaillant dans des caissons à air comprimé, après passage brusque d'une pression élevée à la pression atmosphérique. Ils sont dus à la formation de bulles d'azote dans le sang et dans les tissus.

CAL *s. m.* **1.** Symbole de la calorie. **2.** *(angl. callus).* Tissu de régénération osseuse qui soude les deux fragments d'un os fracturé. ◇ **EXUBÉRANT** *(angl. hypertrophic —).* Cal anormalement volumineux, dépassant largement les limites de l'os normal. SYN. *CAL HYPERTROPHIQUE.* ◇ **PRIMAIRE** *(angl. central —).* Cal qui se forme entre les extrémités fracturées de l'os et qui subira progressivement une ossification. ◇ **VICIEUX** *(angl. malunion of fracture).* Cal fixant les fragments d'un os fracturé dans une position fonctionnellement défavorable.

CALCANÉITE *s. f. (angl. calcaneitis).* Inflammation du calcanéus.

CALCANÉUM *s. m. (angl. calcaneus).* ☞ *CALCANÉUS.*

CALCANÉUS *s. m. (angl. calcaneus).* Os du tarse constituant le talon situé au-dessous du talus et en arrière du cuboïde. SYN. *CALCANÉUM.*

CALCÉMIE *s. f. (angl. calcemia).* Taux de calcium dans le sang ; normalement il est de 100 mg/L (5 mEq/L).

CALCIFÉROL *s. m. (angl. calciferol).* ☞ *VITAMINE D.*

CALCIFICATION *s. f. (angl. calcification).* **1.** Processus physiologique qui intervient dans la formation des os. **2.** Dépôt de sels de calcium dans les tissus et les organes qui n'en contiennent pas normalement. ◇ **DYSTROPHIQUE** *(angl. dystrophic —).* Dépôt de calcium dans des tissus nécrosés ou en dégénérescence, sans modification du calcium sanguin. ◇ **MÉTASTATIQUE** (angl. *metastatic —).* Précipitation de sels de calcium dans des tissus qui en sont normalement dépourvus. Elle est la conséquence d'un excès de sels de calcium dans le sang.

CALCINOSE *s. f. (angl. calcinosis).* Dépôt de sels de calcium dans un tissu ou dans le parenchyme d'un organe, notamment dans le rein.

CALCIPÉNIE *s. f. (angl. calcipenia).* Carence en calcium, affectant les tissus et les liquides organiques.

CALCIPEXIE *s. f. (angl. calcipexy).* Fixation de sels de calcium par les tissus.

CALCIPHILIE *s. f. (angl. calciphilia).* Affinité pour le calcium. Ce terme s'applique notamment à certains tissus.

CALCIPHYLAXIE *s. f. (angl. calciphylaxis).* Calcification subite des tissus dans le cadre d'un syndrome d'hypersensibilité.

CALCIPRIVE *adj.* Qui se rapporte ou qui est dû à une déficience ou à une absence de calcium.

CALCIQUE *adj. (angl. calcic).* Qui se rapporte au calcium ou à la chaux ou qui en contient.

CALCITHÉRAPIE *s. f. (angl. calcium therapy).* Emploi thérapeutique des sels de calcium.

CALCITONINE *s. f. (angl. calcitonin).* Hormone sécrétée par les cellules C de la thyroïde, et qui possède une action hypocalcémiante. Le taux de calcitonine plasmatique est un marqueur spécifique du cancer médullaire de la thyroïde. SYN. *THYROCALCITONINE (TCT).*

CALCIUM *s. m. (angl. calcium).* Métal de numéro atomique 20. On le trouve dans presque tous les tissus organiques. Le calcium joue un rôle important dans la formation des os et des dents, dans la coagulation du sang, dans la régulation de l'équilibre acido-basique, dans la conduction nerveuse et la contraction musculaire. Ses composés organiques et minéraux sont largement utilisés en médecine. Symbole : Ca. ◇ **(CARBONATE DE)** *(angl. — carbonate).* Il se trouve dans les os, les coquilles d'œuf et comme minéral dans la nature ; astringent, absorbant et antiacide utilisé dans la dyspepsie, la diarrhée et dans la correction de carences calciques. ◇ **(CHLORURE DE)** *(angl. — chloride).* $CaCl_2$. Acidifiant et diurétique. Calcithérapie d'urgence. ◇ **(HÉPARINATE DE)** (angl. *heparin —).* Anticoagulant d'action immédiate. ◇ **(PHOSPHATES DE)** *(angl. — phosphates).* Les phosphates de calcium les plus importants sont : l'orthophosphate de calcium, phosphate des os et des dents, présent dans presque tous les liquides et excrétions de l'organisme, et le phosphate monobasique de calcium, utilisé comme recalcifiant.

CALCIURIE *s. f. (angl. calciuria).* Taux de calcium dans l'urine, normalement entre 50 et 300 mg/24 h.

CALCOSPHÉRITE *s. f. (angl. calcospherite).* Concrétion calcaire sphérique qui se forme dans le stroma de certaines tumeurs.

CALCUL *s. m. (angl. calculus).* Concrétion solide constituée par l'accumulation de sels minéraux ou de substances organiques à l'intérieur d'un viscère creux, d'un canal excréteur ou d'une glande. ◇ **BILIAIRE** *(angl. gallstone).* Concrétion formée dans la vésicule biliaire ou dans les voies biliaires ; elle est constituée de cholestérol, de pigments et de sels biliaires. ◇ **CORALLIFORME** *(angl. staghorn —).* Calcul volumineux et ramifié dont la forme rappelle celle du corail, et qui se forme dans le pelvis du rein. ◇ **LACRYMAL** ☞ *DACRYOLITHE.* ◇ **NÉPHRITIQUE** *(angl. renal —).* Calcul urinaire formé dans le rein. SYN. *CALCUL RÉNAL.* ◇ **PIGMENTAIRE** *(angl. biliary —).* Calcul biliaire constitué de pigments biliaires et d'une petite quantité de phosphate de calcium et de cholestérol. ◇ **SALIVAIRE** *(angl. salivary —).* Concrétion formée dans un canal salivaire et composée principalement de sels de calcium. ◇ **URINAIRE** *(angl. urinary —).* Tout calcul se formant dans le rein ou dans les voies urinaires.

CALCULOCANCER *s. m.* Cancer développé sur une vésicule lithiasique.

CALICE *s. m. (angl. calyx, calix).* Structure de la voie excrétrice du rein. Les petits calices en constituent les segments initiaux ; ils sont insérés au pourtour d'une papille rénale qui fait saillie dans leur lumière et ils s'ouvrent par l'autre extrémité dans un grand calice. Les grands calices, habituellement au nombre de trois (supérieur, moyen et inférieur) sont formés par la réunion de deux à quatre petits calices et se réunissent pour former le pelvis rénal.

CALICECTASIE *s. f. (angl. calicectasis).* Dilatation d'un calice rénal.

CALICIFORME *adj. (angl. calicine).* En forme de coupe.

CALLOSITÉ *s. f. (angl. callosity, callus).* Épaississement et durcissement de l'épiderme, dû à des frottements, à des pressions répétées, et se produisant le plus souvent aux mains et aux pieds.

CALMETTE ET GUÉRIN (BACILLE DE) *(angl. Calmette-Guérin bacillus).* ☞ *BCG.*

CALORIE *s. f. (angl. calorie).* Unité de quantité de chaleur, qui équivaut à 4,185 joules ; c'est la quantité de chaleur nécessaire pour élever de 1 °C la température de 1 g d'eau de 14 à 15 °C sous pression atmosphérique normale. La kilocalorie (égale à 1 000 calories) est parfois appelée grande calorie. Symbole : cal.

CALOTTE CRÂNIENNE *(angl. skull cap).* ☞ *CALVARIA.*

CALVARIA *s. f. (angl. calvaria).* Partie supérieure arrondie du crâne. SYN. *CALOTTE CRÂNIENNE.*

CALVITIE *s. f. (angl. baldness).* Perte définitive, totale ou partielle, des cheveux.

CALX *s. m. (angl. calx).* ☞ *TALON.*

CAMÉRULAIRE *adj.* Qui est en rapport avec la chambre antérieure de l'œil.

CAMISOLE DE FORCE *(angl. strait jacket).* Veste aux manches très longues, qui sert à immobiliser les malades agités en fixant les manches dans le dos du patient.

CAMPHRE *s. m. (angl. camphor).* Terpène extrait du bois de camphrier. Il stimule les centres respiratoires et vasomoteurs et possède des propriétés révulsives. Les principales préparations officinales sont l'eau camphrée, l'alcool camphré, l'huile camphrée et la pommade camphrée.

CAMPIMÉTRIE *s. f. (angl. campimetry).* Exploration et détermination du champ visuel au moyen du campimètre.

CAMPTOCORMIE *s. f. (angl. camptocormia).* Déformation consistant en une flexion statique du tronc en avant.

CAMPTODACTYLIE *s. f. (angl. camptodactyly).* Flexion permanente d'un ou de plusieurs doigts, en particulier de l'auriculaire, localisée au niveau de l'articulation interphalangienne proximale.

CAMPTOMÉLIE *s. f. (angl. camptomelia).* Incurvation des os des membres.

CAMPYLOBACTER Genre de bactéries à Gram négatif, de forme incurvée, dotées d'un flagelle polaire unique. On peut les rencontrer à l'état saprophyte au niveau des organes génitaux, dans l'intestin et la cavité buccale. Certaines espèces peuvent être pathogènes pour l'homme (agents de septicémies, d'endocardites, de gastro-entérites).

CANAL *s. m. (angl. duct).* Structure anatomique tubulaire, plus ou moins étroite et allongée, qui livre passage à des matières organiques (aliments, sang, sécrétions), à l'air, ou à des vaisseaux sanguins, des nerfs, etc. ◇ **ANAL** *(angl. anal canal).* Portion anale du rectum. ◇ **ARTÉRIEL** *(angl. ductus arteriosis).* Canal unissant chez le fœtus l'aorte à la branche gauche de l'artère pulmonaire. Il s'oblitère à la naissance. SYN. *CANAL DE BOTAL.* ◇ **CALCIQUE** *(angl. calcium channel).* Pore de la membrane cellulaire permettant le passage intracellulaire du calcium. ◇ **CARPIEN** *(angl. carpal tunnel).* Canal ostéofibreux constitué par la gouttière antérieure du carpe, fermé en avant par le ligament annulaire antérieur du carpe. Il livre passage aux tendons fléchisseurs des doigts, au muscle grand palmaire et au nerf médian. ◇ **CARPIEN (SYNDROME DU)** *(angl. carpal tunnel syndrome).* Compression du nerf médian au niveau du ligament annulaire du carpe, se traduisant par des dysesthésies et des troubles moteurs et vasomoteurs atteignant surtout les IIe et IIIe doigts. ◇ **CHOLÉDOQUE** *(angl. bile canal).* ☞ *CONDUIT CHOLÉDOQUE.* ◇ **CYSTIQUE** *(angl. cystic duct).* ☞ *CONDUIT CYSTIQUE.* ◇ **GALACTOPHORE** *(angl. lactiferous canal).* ☞ *CONDUIT LACTIFÈRE.* ◇ **HÉPATIQUE** *(angl. common hepatic canal).* ☞ *CONDUIT HÉPATIQUE COMMUN.* ◇ **INGUINAL** *(angl. inguinal canal).* Canal musculofascial livrant passage au cordon spermatique chez l'homme et au ligament rond chez la femme, situé entre les anneaux inguinaux superficiel et profond. ◇ **IONIQUE** *(angl. ionic channel).* Pore de la membrane cellulaire permettant le passage de différents ions. ◇ **LOMBAIRE ÉTROIT** *(angl. lumbar spinal cord compression syndrome).* Syndrome consécutif à un rétrécissement du canal lombaire avec signes de compression des nerfs moteurs et sentitifs qui s'y trouvent. ◇ **MÉDULLAIRE** *(angl. medullar cavity).* ☞ *CAVITÉ MÉDULLAIRE.* ◇ **PANCRÉATIQUE** *(angl. pancreatic —).* ☞ *CONDUIT PANCRÉATIQUE.* ◇ **PANCRÉATIQUE ACCESSOIRE** *(angl. accessory pancreatic canal).* ☞ *CONDUIT PANCRÉATIQUE ACCESSOIRE.* ◇ **POTASSIQUE** *(angl. potassium channel).* Canal ionique permettant le transfert membranaire du potassium. ◇ **RACHIDIEN** ☞ *CANAL VERTÉBRAL.* ◇ **SEMI-CIRCULAIRE** *(angl. semicircular canal).* Chacun des trois grands canaux osseux du labyrinthe, qui s'ouvrent dans le vestibule et qui contiennent les canaux semicirculaires membraneux. ◇ **SODIQUE** *(angl. sodium channel).* Canal ionique permettant le transfert transmembranaire du sodium. ◇ **TARSIEN** *(angl. tarsal sinus).* ☞ *SINUS DU TARSE.* ◇ **TARSIEN (SYNDROME DU)** *(angl. tarsal tunnel syndrome).* Compression des nerfs plantaires dans la région rétromalléolaire interne entraînant douleur, paresthésies et troubles vasomoteurs. ◇ **THORACIQUE** (angl. *thoracic canal).* ☞ *CONDUIT THORACIQUE.* ◇ **VERTÉBRAL** (angl. *vertebral canal).* Canal osseux formé par l'empilement des vertèbres, dans lequel la moelle épinière est contenue. SYN. *CANAL RACHIDIEN.*

CANALICULE *s. m. (angl. canaliculus).* Petit canal, petit conduit.

CANAUX BILIAIRES *(angl. bile ducts).* ☞ *CONDUITS BILIAIRES.*

CANCER *s. m. (angl. cancer).* Tumeur maligne. Le cancer résulte d'un déséquilibre dans les mécanismes de croissance et de multiplication cellulaire. La cellule cancéreuse se caractérise par des anomalies nucléaires avec mitoses fréquentes et anarchiques. De nombreux facteurs peuvent intervenir dans la cancérogénèse : substances chimiques, radiations, virus, hérédité. Le tissu cancéreux envahit les organes environnants et se dissémine par voie lymphatique et sanguine donnant des métastases. *(Pour tous les autres cancers non listés ci-après voir soit directement à l'organe, soit aux entrées suivantes : carcinome, sarcome ou tumeur.)* ◇ **ALVÉOLAIRE** *(angl. alveolar cell carcinoma).* Variété de cancer pulmonaire développé aux dépens des parois alvéolaires. ◇ **BRONCHOPULMONAIRE** *(angl. bronchogenic carcinoma).* On désigne sous ce nom les cancers primitifs : tumeurs développées à partir de l'épithélium de l'arbre bronchique et les métastases d'autres cancers ; les cancers primitifs comprennent l'adénocarcinome pulmonaire, les cancers anaplasiques à grandes et petites cellules et les cancers épidermoïdes. Pour ces deux derniers le rôle du tabac est capital. ◇ **COLORECTAL** *(angl. colorectal —).* Le plus fréquent des cancers, développé à partir de polypes : ce qui fait tout l'intérêt des coloscopies de dépistage et de prévention par polypectomie. ◇ **CUTANÉ** *(angl. skin —).* ☞ *ÉPITHÉLIOMA BASOCELLULAIRE, SPINOCELLULAIRE, MÉLANOME.* ◇ **GASTRIQUE** *(angl. gastric adenocarcinoma).* Tumeur développée essentiellement à partir de cellules glandulaires. Intérêt du diagnostic précoce par la fibroscopie permettant parfois un traitement chirurgical radical. ◇ **HÉPATOCELLULAIRE** *(angl. hepatocellular carcinoma).* Tumeur maligne développée aux dépens des hépatocytes ou des voies biliaires, de très mauvais pronostic. Les hépatites B et C chroniques ainsi que les cirrhoses d'autres origines, notamment alcooliques, constituent un terrain de prédilection pour le développement de ces tumeurs. ◇ **MAMMAIRE** *(angl. breast —).* Le plus fréquent des cancers de la femme. Intérêt des mammographies régulières et des ponctions biopsies des lésions suspectes. ◇ **ŒSOPHAGIEN** *(angl. esophageal —).* Cancer épidermoïde qui se voit essentiellement chez les alcooliques tabagiques ; de très mauvais pronostic. ◇ **OVARIEN** *(angl. ovarian —).* Cancer fréquent avec dissémination péritonéale précoce et d'évolution défavorable. ◇ **PANCRÉATIQUE** *(angl. pancreatic —).* Adénocarcinome de très mauvais pronostic développé le plus souvent aux dépens des cellules exocrines. Plus rarement tumeurs endocriniennes nées aux dépens des îlots de Langerhans. ◇ **PROSTATIQUE** *(angl. prostatic —).* Cancer le plus fréquent chez l'homme ; intérêt du dosage du PSA pour le diagnostic et la surveillance. ☞ *PSA.* ◇ **RÉNAL** *(angl. renal cell carcinoma).* ☞ *NÉPHROCARCINOME, HYPERNÉPHROME.* ◇ **TESTICULAIRE** *(angl. testicular —).* ☞ *SÉMINOME.* ◇ **THYROÏDIEN** *(angl. thyroid —).* Tumeur dont certaines formes (papillaires) sont d'évolution lente et de relativement bon pronostic. ◇ **UTÉRIN** *(angl. — of the uterus).* Le cancer épidermoïde du col est fréquent, souvent en rapport avec une infection à *Papovavirus.* Les frottis vaginaux systématiques en permettent le dépistage précoce. L'adénocancer du corps utérin est fréquent chez la femme âgée. Un vaccin contre le cancer du col est disponible depuis peu. ◇ **VÉSICAL** *(angl. — of the bladder).* Tumeur d'évolution lente révélée essentiellement par une hématurie. Rôle du tabac.

CANCÉRICIDE *adj. (angl. cancericidal).* Qui peut détruire les cellules cancéreuses.

CANCÉRIGÈNE *adj.* ☞ *CANCÉROGÈNE.*

CANCÉRISATION *s. f.* Transformation d'un tissu sain ou pathologique non cancéreux en tissu cancéreux.

CANCÉROGÈNE *adj. (angl. cancerogenic).* Qui peut provoquer un cancer (le terme cancérogène est préférable à cancérigène). SYN. *CARCINOGÈNE, CANCÉRIGÈNE.*

CANCÉROLOGIE *s. f. (angl. cancerology).* Branche de la médecine consacrée à l'étude et au traitement des cancers. SYN. *ONCOLOGIE.*

CANCÉROLOGUE *s. m. (angl. cancerologist).* Spécialiste en cancérologie. SYN. *ONCOLOGUE.*

CANCÉROPHOBIE *s. f. (angl. cancerophobia).* Crainte morbide d'être atteint d'un cancer.

CANDELA *s. f. (angl. candela).* Unité de mesure d'intensité lumineuse, dans le système international d'unités. Symbole : cd.

CANDIDA Genre de champignons microscopiques lévuriformes. L'espèce *C. albicans,* saprophyte du tube digestif, peut, dans certaines conditions particulières, proliférer et être responsable de candidoses cutanéo-muqueuses, ou encore d'atteintes digestives ou systémiques chez les sujets immunodéprimés (sida).

CANDIDINE *s. f. (angl. candidin).* Antigène de *Candida albicans* utilisé dans les tests cutanés d'hypersensibilité retardée.

CANDIDOSE *s. f. (angl. candidiasis).* Affection, subaiguë ou chronique, causée par des champignons appartenant au genre *Candida* (surtout *Candida albicans).* L'infection atteint principalement la peau et les muqueuses, et se présente sous la forme d'une éruption de petites pustules blanchâtres. SYN. *MONILIASE.*

CANINE (DENT) *s. f. (angl. canine tooth).* Dent située entre l'incisive latérale et la première prémolaire. Les canines sont au nombre de deux par mâchoire.

CANITIE *s. f. (angl. canities).* Décoloration des cheveux ou des poils par un processus physiologique de blanchiment ou consécutive à certaines maladies.

CANNABISME *s. m. (angl. cannabism).* Intoxication aiguë ou chronique par le cannabis.

CANTHARIDE *s. f. (angl. cantharides).* Insecte coléoptère dont le corps, desséché et réduit en poudre, était utilisé autrefois comme aphrodisiaque et dans la préparation d'emplâtres vésicatoires. SYN. *MOUCHE D'ESPAGNE.*

CANTHUS *s. m. (angl. canthus).* Angles formés par l'union des paupières, à chaque extrémité de la fente palpébrale : le canthus interne ou nasal et le canthus externe ou temporal.

CANULATION *s. f.* Introduction d'une canule dans un vaisseau sanguin.

CANULE *s. f. (angl. cannula).* Tube creux, de divers calibres, formes et matières, ouvert aux deux extrémités, utilisé pour introduire un liquide ou un gaz dans une cavité de l'organisme ou pour faciliter leur évacuation.

CAPACITÉ *s. f. (angl. capacity).* **1.** Aptitude mentale à comprendre. **2.** Faculté de retenir, emmagasiner ou contenir ; aptitude à absorber. **3.** Volume. ◇ **CRÂNIENNE** (angl. *cranial —).* Capacité de la cavité crânienne, correspondant au volume de l'encéphale. ◇ **INSPIRATOIRE** *(angl. inspiratory — of lung).* Somme du volume courant et du volume de réserve inspiratoire. ◇ **MAXIMALE D'EXCRÉTION TUBULAIRE** *(angl. maximal tubular excretion —).* Quantité maximale d'une substance pouvant être excrétée par les tubules rénaux en une minute. ◇ **MAXIMALE DE RÉABSORPTION TUBULAIRE** *(angl. maximal tubular resorption —).* Quantité maximale d'une substance pouvant être réabsorbée par les tubules rénaux en une minute. ◇ **PULMONAIRE TOTALE** *(angl. total lung —).* Capacité vitale (4 litres) augmentée de l'air résiduel (1,2 litre). ◇ **RÉSIDUELLE FONCTIONNELLE** *(angl. functional residual — of lung).* Quantité d'air contenue dans les voies aériennes à la fin d'une expiration normale. ◇ **RESPIRATOIRE MAXIMALE** *(angl. maximal breathing —).* Quantité maximale d'air qu'un sujet peut inspirer en une minute. ◇ **VITALE** *(angl. vital — of lung).* Volume maximal d'air expiré après une inspiration forcée ou volume maximal d'air inspiré après une expiration forcée.

CAPILLAIRE *adj. (angl. capillary).* **1.** Qui a la finesse d'un cheveu. **2.** Qui se rapporte aux cheveux. **3.** Qui se rapporte à la capillarité. **4.** *s. m. (angl. capillary vessel).* Chacun des fins vaisseaux faisant communiquer les artérioles avec les veinules, et formant un réseau dans presque toutes les parties du corps. Les parois des capillaires sont formées d'une couche simple de cellules endothéliales. À travers ces parois s'effectuent les échanges entre le sang et les tissus.

CAPILLARECTASIE *s. f. (angl. capillarectasia).* Dilatation des capillaires.

CAPILLARIOSE *s. f. (angl. capillariosis).* Infestation par des Nématodes du genre *Capillaria*, parasite de certains poissons provoquant, aux Philippines, des gastroentérites aigues.

CAPILLARITE *s. f. (angl. capillaritis).* Inflammation des capillaires aiguë ou chronique touchant les vaisseaux cutanés.

CAPILLAROSCOPIE *s. f. (angl. capillaroscopy).* Examen microscopique direct des capillaires du derme ou des conjonctives.

CAPITATUM *(angl. os capitatum).* Os du carpe. SYN. *GRAND OS.*

CAPITONNAGE *s. m. (angl. capitonnage).* Procédé chirurgical permettant de fermer une cavité par une suture rapprochant les parois opposées.

CAPNIE *s. f. (angl. carbonemia).* Taux du CO_2 dans le plasma.

CAPSIDE *s. f. (angl. capsid).* Enveloppe protéinique des virus, qui entoure et protège l'acide nucléique ; elle est antigénique.

CAPSOMÈRE *s. m. (angl. capsomer).* Chacune des unités protéiniques qui constituent la capside. Leur nombre et leur disposition sont spécifiques de chaque espèce de virus.

CAPSULE *s. f. (angl. capsule).* **1.** Formation anatomique disposée en enveloppe. **2.** Préparation médicamenteuse soluble dans les sucs digestifs et contenant un médicament. ◇ **ARTICULAIRE** *(angl. articular —).* Manchon fibreux, tapissé d'une membrane synoviale, qui maintient en contact les surfaces articulaires. ◇ **FIBREUSE PÉRIVASCULAIRE** *(angl. fibrous perivascular —).* Tunique de tissu conjonctif enveloppant le foie et entourant les éléments du pédicule hépatique. SYN. *CAPSULE DE GLISSON.* ◇ **GLOMÉRULAIRE** *(angl. glomerular —).* Portion amincie du tube urinaire qui coiffe le peloton vasculaire du glomérule rénal. SYN. *CAPSULE DE BOWMAN.* ◇ **MÉDICAMENTEUSE** *(angl. capsule).* Globule creux, de forme ovoïde, sphérique ou cylindrique, dont la paroi est susceptible de se dissoudre dans le tube digestif, et qui est rempli d'une substance médicamenteuse. ◇ **SURRÉNALE** *(angl. adrenal —).* ☞ *GLANDE SUPRARÉNALE.*

CAPSULECTOMIE *s. f. (angl. capsulectomy).* Ablation de la capsule entourant un organe ou une formation (capsule du cristallin, capsule articulaire).

CAPSULITE *s. f. (angl. capsulitis).* Inflammation de la capsule d'un organe, en particulier de la gaine du bulbe de l'œil. ◇ **RÉ-**

TRACTILE *(angl. frozen shoulder).* Rétraction et épaississement de la capsule articulaire de l'épaule, caractéristique de l'épaule bloquée.

CAPSULOTOMIE *s. f. (angl. capsulotomy).* Incision d'une capsule, en particulier celle du cristallin dans l'opération de la cataracte.

CAPTOPRIL *s. m. (angl. captopril).* Médicament inhibiteur de l'enzyme de conversion de l'angiotensine. Il est utilisé dans le traitement de l'hypertension artérielle et de l'insuffisance cardiaque.

CARACTÈRE *s. m. (angl. character).* **1.** Ensemble des propriétés morphologiques et physiologiques qui différencient un organisme par rapport à d'autres. **2.** En psychologie et en psychiatrie, traits psychologiques et modalités du comportement relativement constants et propres à un individu. ◇ **ACQUIS** *(angl. acquired —).* Modification non transmissible produite dans un organisme et résultant de sa propre activité ou du milieu ambiant. ◇ **DOMINANT** *(angl. dominant —).* Caractère déterminé par un gène dominant. Selon la loi de Mendel, il apparaît dans la première génération filiale et dans les trois quarts de la seconde. ◇ **LIÉ AU SEXE** *(angl. sex linked —).* Caractère héréditaire transmis par les chromosomes sexuels. ◇ **RÉCESSIF** *(angl. recessive —).* Caractère déterminé par un gène récessif et qui, par conséquent, ne se manifeste pas quand ce gène se trouve en présence de son allélomorphe dominant. ◇ **SEXUEL PRIMAIRE, SEXUEL SECONDAIRE** *(angl. primary, secondary sex —).* Caractère respectivement en relation directe (primaire) ou indirecte (secondaire) avec la reproduction sexuelle. L'existence des testicules ou des ovaires est un caractère sexuel primaire, l'existence des poils de la barbe est un caractère sexuel secondaire.

CARACTÉRIEL *adj.* **1.** Qui se rapporte au caractère. **2.** *s. m.* Se dit d'un individu pourvu d'une intelligence normale, mais qui présente des troubles du caractère (irritabilité, instabilité, agressivité) qui rendent difficile son adaptation au milieu familial, scolaire, social, et qui empêchent un développement psychologique harmonieux.

CARACTÉROLOGIE *s. f. (angl. characterology).* Étude du caractère considéré de façon isolée et de la formation de la personnalité. SYN. *CARACTÉRIOLOGIE.*

CARBAMAZÉPINE *s. f. (angl. carbamazepine).* Médicament employé dans le traitement de certaines épilepsies, de certaines névralgies et dans certaines formes de psychoses maniaco-dépressives.

CARBIDOPA *s. f. (angl. carbidopa).* Inhibiteur de la décarboxylase qui ne franchit pas la barrière hématoencéphalique et, par conséquent, n'agit qu'à la périphérie. Elle est utilisée conjointement à la lévodopa dans le traitement de la maladie de Parkinson.

CARBIMAZOLE *s. m. (angl. carbimazole).* Substance qui inhibe la synthèse des hormones thyroïdiennes. Il est utilisé dans le traitement de l'hyperthyroïdie.

CARBOHÉMIE *s. f. (angl. carbohemia).* Présence d'anhydride carbonique dans le sang. SYN. *CARBONÉMIE.*

CARBOHYDRATE *s. m. (angl. carbohydrate).* Hydrate de carbone.

CARBONATE *s. m. (angl. carbonate).* Sel de l'acide carbonique.

CARBONE *s. m. (angl. carbon).* Élément non métallique tétravalent. Numéro atomique 6. Il constitue l'élément fondamental des composés organiques. Il possède la caractéristique de former quatre liaisons covalentes, et se combine facilement avec lui-même et avec d'autres éléments non métalliques pour constituer des hydrocarbures, des hydrates de carbone, des alcools, des acides aminés, etc. Symbole : C. ◇ **(DIOXYDE DE)** *(angl. — dioxide).* Anhydride carbonique. ◇ **(HYDRATES DE)** *(angl. carbohydrates).* ☞ *GLUCIDE.* ◇ **(MONOXYDE OU OXYDE DE)** *(angl. — monoxide).* Gaz incolore, inodore et très toxique, de formule CO, qui se forme lorsque le charbon brûle en présence d'une faible quantité d'oxygène. Sa toxicité vient de son affinité pour l'hémoglobine, beaucoup plus grande que celle de l'oxygène, donnant lieu à la formation de carboxyhémoglobine, composé plus stable que l'oxyhémoglobine et qui diminue le transport d'oxygène dans le sang. ◇ **(TÉTRACHLORURE DE)** *(angl. — tetrachloride).* Liquide volatil qui s'utilisait autrefois comme anesthésique et anthelminthique. On l'emploie comme solvant. Son inhalation est responsable d'atteintes rénales et hépatiques sévères.

CARBONÉ *adj. (angl. carbonated).* Qui contient du carbone ; se dit en particulier de la chaîne d'une molécule organique, formée par des atomes de carbone.

CARBONIQUE (ACIDE) *(angl. carbonic acid).* **1.** Corps instable qui résulte de la dissolution du dioxyde de carbone ou anhydride carbonique dans l'eau ; il forme des carbonates. **2.** Désignation impropre de l'anhydride carbonique.

CARBOXYHÉMOGLOBINE *s. f. (angl. carboxyhemoglobin).* Combinaison d'oxyde de carbone et d'hémoglobine, rencontrée dans le sang après une intoxication par ce gaz. Cette combinaison empêche la fixation de l'oxygène sur l'hémoglobine et, par conséquent, s'oppose à la fonction d'oxygénation des hématies.

CARBOXYLASE *s. f. (angl. carboxylase).* Enzyme qui catalyse la fixation d'une molécule de dioxyde de carbone sur un composé organique.

CARBUTAMIDE *s. m. (angl. carbutamide).* Sulfamide hypoglycémiant.

CARCINOGÈNE *adj. (angl. carcinogen).* ☞ *CANCÉROGÈNE.*

CARCINOGENÈSE *s. f. (angl. carcinogenesis).* Formation d'un cancer.

CARCINOÏDE *s. m. (angl. carcinoid tumor).* Tumeur rare, se développant le plus souvent dans la muqueuse de l'intestin grêle, aux dépens de cellules argentaffines. C'est une tumeur d'évolution lente, avec un faible pouvoir invasif mais avec un pouvoir métastatique à distance précoce et important. C'est surtout en cas de métastases hépatiques que survient le syndrome carcinoïde qui comprend des altérations vasomotrices périodiques avec rubéfaction marquée et hypotension, hypermotilité intestinale accompagnée de douleurs abdominales et diarrhée, obstruction bronchique avec syndrome asthmatique et lésions endocardiques. SYN. *TUMEUR ARGENTAFFINE.*

CARCINOLOGIE *s. f. (angl. carcinology).* ☞ *CANCÉROLOGIE.*

CARCINOMATOSE *s. f. (angl. carcinomatosis).* État résultant de la dissémination d'un carcinome dans l'ensemble de l'organisme. SYN. *CARCINOSE.*

CARCINOME *s. m. (angl. carcinoma).* Tumeur épithéliale maligne ayant la capacité de provoquer des métastases à distance à un moment quelconque de son évolution. Quand elle dérive d'un épithélium de revêtement, elle peut avoir une différenciation squameuse (carcinome épidermoïde) ou dériver de cellules basales (carcinome basocellulaire). Quand elle dérive d'un épithélium glandulaire, il existe une tendance à la formation de glandes normales. On parle alors d'adénocarcinome. SYN. *ÉPITHÉLIOMA.* ◇ **ALVÉOLAIRE** *(angl. alveolar —).* Épithélioma dans lequel les cellules cancéreuses sont disposées en groupes arrondis ou ovalaires. ◇ **BASOCELLULAIRE** *(angl. basal cell —).* ☞ *ÉPITHÉLIOMA BASOCELLULAIRE.* ◇ **BRANCHIOGÈNE** *(angl. branchial —).* Tumeur maligne à structure épithéliale située dans la région du cou et caractérisée par la présence de reliquats de kystes branchiaux. SYN. *ÉPITHÉLIOMA BRANCHIAL.* ◇ **EMBRYONNAIRE** *(angl. embryonal —).* Carcinome de forte malignité constitué de tissus peu différenciés de type embryonnaire. ◇ **ÉPIDERMOÏDE** *(angl. squamous —).* Carcinome constitué par un tissu pavimenteux rappelant l'épiderme, mais non localisé dans la peau. SYN. *ÉPITHÉLIOMA ÉPIDERMOÏDE.* ◇ **VILLEUX** *(angl. villous —).* Carcinome dont les cellules sont ordonnées sous une forme villeuse (agglomération de nombreuses formations filiformes tassées donnant à sa surface un aspect « velu »).

CARCINOPHOBIE *s. f. (angl. carcinophobia).* ☞ *CANCÉROPHOBIE.*

CARCINOSE *s. f. (angl. carcinosis).* ☞ *CARCINOMATOSE.*

CARDIA *s. m. (angl. cardia).* Orifice œsophagien de l'estomac. (Le cardia est ainsi nommé en raison de sa situation proche du cœur.)

CARDIAL *adj. (angl. cardial).* Qui se rapporte au cardia.

CARDIALGIE *s. f. (angl. precordial pain).* **1.** Sensation douloureuse localisée à la région épigastrique, correspondant au cardia. **2.** Douleur cardiaque.

CARDIAQUE *(angl. cardiac).* **1.** *adj.* Qui se rapporte au cœur. **2.** *s. f. m.* Qui souffre d'une maladie du cœur. ◇ **NOIR** *(angl. Ayerza's disease).* Cardiaque très cyanosé.

-CARDIE *(angl. -cardia).* Suffixe d'origine grecque indiquant une relation avec le cœur.

CARDIECTASIE *s. f. (angl. cardiectasis).* Dilatation cardiaque.

CARDINAL *adj. (angl. cardinal).* De première importance, prééminent.

CARDIOACCÉLÉRATEUR *adj. (angl. cardioaccelerator).* Qui accélère le rythme cardiaque.

CARDIOGÉNIQUE *adj. (angl. cardiogenic).* D'origine cardiaque.

CARDIOGRAMME *s. m. (angl. cardiogram).* Tracé obtenu à l'aide du cardiographe.

CARDIOGRAPHE *s. m. (angl. cardiograph).* Instrument qui enregistre graphiquement l'intensité et les caractères des mouvements cardiaques.

CARDIOGRAPHIE *s. f. (angl. cardiography).* Ensemble des techniques graphiques servant à enregistrer les battements du cœur.

CARDIO-INHIBITEUR *adj. (angl. cardioinhibitory).* Qui inhibe l'activité cardiaque.

CARDIOLIPIDE *s. m. (angl. cardiolipid).* Phospholipide des mitochondries présent dans le myocarde et dans les parois bactériennes, il est utilisé dans les réactions sérologiques de la syphilis.

CARDIOLOGIE *s. f. (angl. cardiology).* Branche de la médecine qui étudie l'appareil cardiovasculaire du point de vue morphologique, fonctionnel et pathologique. ◇ **INTERVENTIONNELLE** *(angl. operative —).* On regroupe sous ce terme les méthodes d'intervention mécanique transcutanée sur le cœur sans ouverture thoracique.

CARDIOLOGUE *adj. (angl. cardiologist).* Médecin spécialiste des maladies du cœur.

CARDIOMÉGALIE *s. f. (angl. cardiomegaly).* Augmentation du volume du cœur.

CARDIOMYOPATHIE *s. f. (angl. cardiomyopathy).* ☞ *MYOCARDIOPATHIE.*

CARDIONECTEUR (SYSTÈME) *(angl. cardionector system).* Système nerveux autonome responsable de l'excitation et de la contraction myocardique.

CARDIOPATHIE *s. f. (angl. cardiopathy, heart disease).* Terme générique désignant toute affection du cœur. Il comprend les affections inflammatoires, toxiques et dégénératives, ainsi que celles dues à des malformations congénitales. ◇ **CARCINOÏDE** *(angl. carcinoid cardiopathy).* Atteinte de l'endocarde et des valvules du cœur droit par un épaississement fibroblastique au cours de l'évolution de tumeurs carcinoïdes du grêle. ◇ **CONGÉNITALE** *(angl. congenital heart disease).* Lésion cardiaque existant dès la naissance, conséquence d'anomalies du développement cardiaque embryonnaire. ◇ **CYANOGÈNE** *(angl. cyanotic heart disease).* Cardiopathie congénitale ou acquise avec insuffisance d'oxygénation du sang. ◇ **ISCHÉMIQUE** *(angl. ischemic cardiopathy).* Affection en rapport avec la diminution ou l'arrêt de la circulation dans un territoire coronaire.

CARDIOPLÉGIE *s. f. (angl. cardioplegia).* Arrêt des contractions cardiaques induit par le froid ou chimiquement au cours de la chirurgie cardiaque.

CARDIOSÉLECTIF *adj. (angl. cardioselective).* Qui agit principalement sur le cœur. Se dit surtout de certains ß-bloquants.

CARDIOSPASME *s. m. (angl. cardiospasm).* Spasme du cardia.

CARDIOTHYRÉOSE *s. f. (angl. cardiothyreotoxicosis).* Hyperthyroïdie dont le tableau clinique est dominé par les troubles cardiaques.

CARDIOTOCOGRAPHIE *s. f. (angl. cardiotocography).* Enregistrement continu et simultané du rythme cardiaque fœtal et du travail utérin lors de l'accouchement, afin de dépister précocement une souffrance fœtale.

CARDIOTONIQUE *adj. (angl. cardiotonic).* Qui augmente la tonicité du muscle cardiaque. S'emploie aussi comme substantif.

CARDIOTOXIQUE *adj. (angl. cardiotoxic).* Qui est toxique pour le cœur.

CARDIOVASCULAIRE *adj. (angl. cardiovascular).* Qui se rapporte au cœur et aux vaisseaux sanguins.

CARDIOVERSION *s. f. (angl. cardioversion).* Rétablissement du rythme cardiaque normal au moyen d'un choc électrique externe.

CARDITE *s. f. (angl. carditis).* Inflammation du cœur. Il s'agit essentiellement de cardite rhumatismale (localisation cardiaque du rhumatisme articulaire aigu).

CARENCE *s. f. (angl. deficiency).* Insuffisance ou absence dans l'organisme de certains éléments indispensables à son métabolisme. Elle peut être due à un apport insuffisant (carence alimentaire) ou à un défaut d'absorption (carence digestive). ◇ **AFFECTIVE** *s. f. (angl. affective —).* Trouble déterminé par une séparation ou une rupture du milieu familial, entraînant un manque de gratifications affectives dans la relation mère-enfant. ◇ **IMMUNITAIRE** ☞ *DÉFICIT IMMUNITAIRE.*

CARÈNE *s. f. (angl. carina of trachea).* ☞ *ÉPERON TRACHÉAL.*

CARENTIEL *adj. (angl. deficient).* Qui se rapporte à une carence.

CARIE *s. f. (angl. caries).* Dégradation du tissu osseux, aboutissant à son ramollissement et à sa destruction.

CARMINATIF *adj. (angl. carminative).* Qui favorise l'expulsion des gaz intestinaux.

CARNITINE *s. f. (angl. carnitine).* Substance qui joue un rôle dans le métabolisme des acides gras.

CARNOSINE *s. f. (angl. carnosine).* Dipeptide composé d'histidine et d'alanine, trouvé dans les muscles striés des vertébrés et dans le cerveau. Elle pourrait jouer un rôle de neuromédiateur.

CARONCULE *s. f. (angl. caruncle).* En anatomie, petite excroissance ou éminence charnue.

CAROTÈNE *s. m. (angl. carotene).* Pigment orangé présent dans les carottes, les pommes de terre, les tomates, les graisses et le jaune d'œuf, etc. Il peut être transformé en vitamine A par les organismes animaux.

CAROTÉNÉMIE *s. f. (angl. carotenemia).* Présence de carotène dans le sang ; en excès, elle entraîne parfois une pigmentation de la peau semblable à celle de l'ictère. SYN. *CAROTINÉMIE.*

CAROTÉNODERMIE *s. f. (angl. carotenodermia).* Coloration jaune des téguments due à l'excès de carotène dans le sang. SYN. *CAROTÉNOSE.*

CAROTÉNOÏDE *adj. (angl. carotenoid).* Pigment jaune synthétisé par les végétaux supérieurs et concentré dans la graisse animale après avoir été mangé par ceux-ci. SYN. *CAROTINOÏDE.*

CAROTIDE *s. f. (angl. carotid).* Artère irriguant la tête et le cou. À droite la carotide primitive naît du tronc brachiocéphalique ; à gauche directement de l'aorte ; elle se divise en carotides interne et externe.

CARPE *s. m. (angl. carpus).* Ensemble des huit os courts, disposés en deux rangées, qui forment le squelette du poignet : scaphoïde, lunatum, triquetrum, pisiforme, trapèze, trapézoïde, capitatum et hamatum.

CARPENTIER (ANNEAU DE) *(angl. Carpentier's ring).* Prothèse utilisée dans l'annuloplastie mitrale et tricuspidienne.

CARPHOLOGIE *s. f. (angl. floccilation).* Mouvements désordonnés involontaires des mains qui semblent chercher à saisir des objets dans l'air ou dans les draps du lit. Ils sont observés au cours de certaines maladies fébriles ou des états délirants.

CARPIEN *adj. (angl. carpal).* Qui se rapporte au carpe.

CARRÉ ◇ **DES LOMBES (MUSCLE)** *(angl. quadrate muscle).* Muscle du dos, de chaque côte du rachis lombaire. ◇ **PLANTAIRE (MUSCLE)** *(angl. quadratus muscle of sole).* Muscle de la région plantaire moyenne.

CARREFOUR ◇ **AORTIQUE** *(angl. aortic bifurcation).* Bifurcation terminale de l'aorte en deux artères iliaques primitives, siège de prédilection de l'athérome aortique. ◇ **PÉTRO-SPHÉNOÏDAL (SYNDROME DU)** *(angl. Jacod's syndrome).* Dû à une compression des IIe, IIIe, IVe, V^e^ et VIe nerfs crâniens par une tumeur de la trompe auditive, de l'hypophyse ou de l'orbite.

CARTILAGE *s. m. (angl. cartilage).* Variété de tissu conjonctif caractérisé par une substance fondamentale compacte, transparente, élastique et résistante. Les cellules cartilagineuses sont contenues dans de petites cavités (chondroplastes). Le cartilage ne contient normalement ni vaisseaux, ni nerfs. ◇ **DE CROISSANCE** *(angl. growth —).* Tissu cartilagineux unissant la diaphyse à l'épiphyse au niveau duquel s'effectue la croissance de l'os. SYN. *CARTILAGE DE CONJUGAISON.* ◇ **ÉLASTIQUE** *(angl. elastic (yellow) —).* Cartilage riche en fibres élastiques. On le trouve dans le méat acoustique externe, la trompe auditive, l'épiglotte, les cartilages aryténoïdes, cunéiformes et corniculés.

CARTOGRAPHIE *s. f. (angl. cartography, mappinq).* ☞ *SCINTIGRAPHIE.*

CARUS *s. m. (angl. deep coma).* Degré extrême du coma (coma carus).

CARVÉDILOL *s. m. (angl. carvedilol).* Substance possédant une action à la fois α et β-bloquante, utilisée efficacement dans le traitement de l'insuffisance cardiaque chronique.

CARYOCINÈSE *s. f. (angl. karyokinesis).* Division du noyau cellulaire au cours de la mitose.

CARYOCLASIQUE *adj. (angl. karioklastic).* Se dit d'une substance qui peut léser le noyau cellulaire et interrompre la mitose.

CARYOLYSE *s. f. (angl. karyolysis).* Forme de nécrobiose dans laquelle le noyau cellulaire perd progressivement sa chromatine. SYN. *CHROMATOLYSE.*

CARYOLYTIQUE *adj. (angl. karyolytic).* Qui provoque la mort du noyau.

CARYOTYPE *s. m. (angl. karyotype).* Représentation chromosomique complète d'un individu. Le caryotype masculin normal est 46 XY, le caryotype féminin normal est 46 XX. L'examen du caryotype permet de découvrir des anomalies chromosomiques.

CAS *s. m. (angl. case).* **1.** Situation pathologique individuelle. **2.** Lorsqu'il s'agit d'épidémie, chacune des atteintes prises individuellement.

CASCARA *s. f. (angl. cascara bark).* Nom de différentes écorces utilisées en médecine comme laxatif.

CASÉEUX *adj. (angl. caseous).* Qui a la consistance du fromage.

CASÉIFICATION *s. f. (angl. caseation).* Processus de nécrose aboutissant à la formation de caséum. SYN. *DÉGÉNÉRESCENCE CASÉEUSE.*

CASÉINE *s. f. (angl. casein).* Protéine principale du lait.

CASÉUM *s. m. (angl. caseum).* Substance pâteuse, blanchâtre ou jaunâtre, résultant d'un processus de nécrose particulier aux lésions tuberculeuses.

CASTRATION *s. f. (angl. castration).* Ablation des glandes génitales, c'est-à-dire des testicules chez l'homme ou des ovaires chez la femme. En psychanalyse, on utilise ce terme pour désigner le complexe provoqué par la peur de la perte du pénis. ☞ *COMPLEXE DE CASTRATION.*

CATABOLISME *s. m. (angl. catabolism).* Ensemble des réactions de dégradation des composés organiques qui ont lieu chez les êtres vivants au cours du métabolisme. S'oppose à l'anabolisme.

CATABOLITE *s. m. (angl. catabolite).* Produit résultant du catabolisme.

CATAIRE *adj. (angl. purring).* Qui rappelle le ronronnement du chat. ☞ *FRÉMISSEMENT CATAIRE.*

CATALASE *s. f. (angl. catalase).* Enzyme catalysant la décomposition de l'eau oxygénée en oxygène et en eau.

CATALEPSIE *s. f. (angl. catalepsy).* État caractérisé par la perte de la motricité volontaire et de la sensibilité, avec une hypertonie s'opposant à toute tentative de mobilisation ; il s'associe à un maintien des attitudes imposées. La catalepsie est observée dans les états hypnotiques, la catatonie, l'hystérie, la schizophrénie et dans les syndromes parkinsoniens postencéphalitiques.

CATALYSE *s. f. (angl. catalysis).* Augmentation de la vitesse d'une réaction chimique produite par la présence d'une substance qui n'entre pas dans la réaction. Les processus de catalyse de l'organisme sont régis par les enzymes.

CATALYSEUR *s. m. (angl. catalyzer).* Substance qui produit une catalyse.

CATAMÉNIAL *adj. (angl. catamenial).* Qui se rapporte aux règles.

CATAPLASME *s. m. (angl. cataplasm).* Topique de consistance pâteuse, préparé à partir d'une farine et d'une substance émolliente, et souvent additionné de produits médicamenteux. Il est appliqué sur la peau comme décongestif local ou comme révulsif.

CATAPLEXIE *s. f. (angl. cataplexy).* Diminution ou perte du tonus musculaire sans perte de connaissance, apparaissant spontanément ou provoquée par des émotions.

CATARACTE *s. f. (angl. cataract).* Opacité du cristallin.

CATARRHE *s. m. (angl. catarrh).* Terme ancien désignant toute inflammation aiguë ou chronique des muqueuses, s'accompagnant d'une hypersécrétion. Il est actuellement réservé uniquement aux inflammations des voies respiratoires accompagnées de sécrétions abondantes. ◇ **BRONCHIQUE** *(angl. bronchial —).* ☞ *BRONCHITE.*

CATATONIE *s. f. (angl. catatonia).* Ensemble de trouble psychomoteurs caractérisé par l'inertie et le négativisme avec absence totale de réaction aux stimulations. Elle peut être associée à des contractions de certains groupes musculaires entraînant des attitudes figées, paradoxales. Elle s'observe essentiellement au cours de la schizophrénie.

CATÉCHOLAMINE *s. f. (angl. catecholamine).* Nom générique des amines vasopressives sympathicomimétiques. Il s'agit de l'adrénaline et de la noradrénaline, de leur précurseur, la dopamine, et de leurs métabolites dérivés, les métanéphrines, l'acide vanylmandélique. Elles proviennent de la médullosurrénale ainsi que des autres éléments du système chromaffine.

CATÉNAIRE *adj. (angl. catenary).* **1.** Qui se rapporte à la chaîne des ganglions sympathiques ou à une chaîne moléculaire. **2.** *(angl. chain reaction).* Se dit des réactions en chaîne.

CATGUT *s. m. (angl. catgut).* Fil résorbable employé dans certains pays pour les ligatures et les sutures chirurgicales. Il est préparé à partir de collagène de mammifère, notamment de l'intestin grêle du mouton.

CATHEPSINE *s. f. (angl. cathepsin).* Protéinase présente dans les lysosomes de nombreux tissus. Elle intervient dans leur autolyse et leur autodigestion.

CATHÉTER *s. m. (angl. catheter).* Instrument chirurgical tubulaire rigide ou flexible servant à évacuer le liquide d'une cavité ou à y injecter un produit, et à dilater un orifice ou un conduit naturel (cathéter à ballonnet).

CATHÉTÉRISME *s. m. (angl. catheterization).* Introduction d'un cathéter dans un conduit ou une cavité naturels de l'organisme à des fins diagnostiques ou thérapeutiques. ◇ **CARDIAQUE** *(angl. heart —).* Introduction par voie veineuse (généralement à partir de la veine humérale) ou artérielle d'une sonde dans les cavités du cœur dans un but diagnostique ou thérapeutique.

CAUDAL *adj. (angl. caudal).* Qui se rapporte à la queue ou à un appendice terminal.

CAUSALGIE *s. f. (angl. causalgia).* Sensation de brûlure lancinante avec hyperesthésie cutanée et troubles vasomoteurs ; elle est habituellement due à une lésion du nerf périphérique du territoire cutané atteint.

CAUSTIQUE *adj. (angl. caustic).* Qui détruit les tissus organiques ; se dit d'une substance qui exerce une action corrosive sur les tissus (s'emploie aussi comme substantif).

CAUTÈRE *s. m. (angl. cautery).* Tige métallique dont l'extrémité est chauffée au rouge pour brûler superficiellement la peau ou les tissus.

CAUTÉRISATION *s. f. (angl. cauterization).* Application d'un cautère ou d'une substance caustique pour détruire des tissus.

CAVERNE *s. f. (angl. cavitation).* Excavation formée au sein d'un parenchyme, notamment pulmonaire, après évacuation du tissu nécrosé. Le plus souvent, elle est d'origine tuberculeuse.

CAVERNOME *s. m.* ☞ *ANGIOME CAVERNEUX.*

CAVITAIRE *adj. (angl. cavitary).* Qui est caractérisé par la présence d'une ou de plusieurs cavités, ou qui se rapporte à une cavité.

CAVITÉ *s. f. (angl. cavity).* **1.** Espace creux, partiellement ou entièrement fermé, délimité par une structure anatomique ou par un ensemble de structures. Il peut être vide ou, le plus souvent, occupé par d'autres structures ou organes. **2.** Excavation dans un organe due à un processus pathologique. ◇ **MÉDULLAIRE** *(angl. medullar —).* Cavité située dans un os long et qui contient la moelle osseuse. SYN. *CANAL MÉDULLAIRE.* ◇ **TYMPANIQUE** *(angl. tympanic —).* Cavité de l'oreille moyenne traversée par la chaîne des osselets. SYN. *CAISSE DU TYMPAN.*

CAVOGRAPHIE *s. f. (angl. cavography).* Radiographie d'une veine cave après injection d'un produit opaque aux rayons X.

CAVUM *s. m. (angl. cavity).* **1.** En anatomie, nom donné à certaines cavités. **2.** SYN. *RHINOPHARYNX.*

CCK *s. f. (angl. CCK).* Abréviation de cholécystokinine.

CCMH *(angl. MCCH).* Abréviation de concentration corpusculaire moyenne en hémoglobine.

CÉCITÉ *s. f. (angl. blindness).* État d'une personne privée de la vue. ◇ **CORTICALE** *(angl. cortical —).* Cécité résultant d'une lésion du cortex visuel. ◇ **MUSICALE** *(angl. music —).* Incapacité de comprendre la notation musicale. ◇ **VERBALE** *(angl. word —).* Impossibilité de reconnaître le caractère symbolique des mots écrits.

CEINTURE *(angl. girdle).* Partie fixe d'un membre attachée au tronc. Elle comprend des os, des articulations et des muscles. ◇ **PELVIENNE** *(angl. pelvic —).* Ensemble osseux formé par les deux os iliaques, qui relie les membres inférieurs au tronc par l'intermédiaire du sacrum. ◇ **SCAPULAIRE** *(angl. scapular —).* Ensemble osseux formé par les deux clavicules et les deux scapulas, qui relie les membres supérieurs au tronc par l'intermédiaire du sternum.

CELLULE *s. f. (angl. cell).* Unité morphologique et fonctionnelle des tissus vivants. Douée d'une vie propre, elle est composée d'une masse de protoplasme limitée par une membrane et contenant un noyau. Un être vivant peut être constitué d'une seule cellule (il est dit unicellulaire) ou d'un nombre considérable de cellules (il est dit pluricellulaire). ◇ **ACIDOPHILE** (angl. *acidophilic —).* Toute cellule ayant une affinité pour les colorants acides. ◇ **ADIPEUSE** *(angl. adipocyte).* Cellule conjonctive remplie de gouttelettes de graisses, à cytoplasme réduit à une mince couche périphérique et à noyau périphérique. SYN. *ADIPOCYTE.* ◇ **ALPHA** *(angl. alpha —).* Cellules que l'on rencontre à la périphérie des îlots de Langerhans du pancréas et qui sécrètent somatostatine et glucagon. ◇ **ALVÉOLAIRE** *(angl. alveolar —).* Cellule appartenant à l'épithélium qui tapisse la cavité des alvéoles pulmonaires. ◇ **AMACRINE** (angl. *amacrine —).* Cellule nerveuse dépourvue d'axone, telle que certaines cellules rétiniennes. SYN. *SPONGIOBLASTE.* ◇ **APUD** *(angl. APUD —).* ☞ *SYSTÈME APUD.* ◇ **BASALE** *(angl. basal —).* Cellule appartenant à la couche la plus profonde d'un épithélium. ◇ **BASOPHILE** *(angl. basophilic —).* Toute cellule ayant une affinité pour les colorants basiques. ◇ **BÊTA** *(angl. beta —).* Cellule constitutive des îlots de Langerhans du pancréas, et qui sécrète l'insuline. ◇ **BORDANTE** *(angl. parietal —).* Cellule gastrique sécrètant l'acide chlorydrique. ◇ **CALICIFORME** *(angl. goblet —).* Variété de cellule épithéliale en forme de calice, sécrétant du mucus. ◇ **CHROMAFFINE** *(angl. chromaffin —).* Cellules qui ont une affinité particulière pour les colorants constitués de sels de chrome. Elles se retrouvent dans les tumeurs de la médullosurrénale. SYN. *CELLULE PHÉOCHROME.* ◇ **DE STERNBERG** *(angl. Sternberg's giant —).* Cellule géante, multinucléée des nœuds lymphatiques dans la maladie de Hodgkin. ◇ **ENDOTHÉLIALE** *(angl. endothelial —).* Cellule très aplatie qui tapisse tous les vaisseaux sanguins et lymphatiques. ◇ **ETHMOÏDALE** *(angl. ethmoidal —).* Nom donné aux cavités pneumatiques annexées aux fosses nasales, creusées dans les masses latérales de l'ethmoïde. ◇ **FILLE** *(angl. daughter —).* Toute cellule formée par la division d'une cellule mère. ◇ **GANGLIONNAIRE** *(angl. ganglion —).* **1.** Cellule nerveuse appartenant au ganglion rachidien ou au ganglion sympathique. **2.** Cellule nerveuse de grande taille, rencontrée dans la couche interne de la rétine. ◇ **GÉANTE** *(angl. giant —).* Cellule de très grande taille, contenant un ou plusieurs noyaux, elle se rencontre dans la tuberculose, la lèpre, la sarcoïdose, etc. ◇ **GERMINALE** *(angl. germinal —).* Cellule destinée à la reproduction de l'organisme (les gamètes et les spores). SYN. *CELLULE REPRODUCTRICE.* ◇ **IMMUNOCOMPÉTENTE** *(angl. immunocompetent —).* Ce sont les lymphocytes B, les plasmocytes, les lymphocytes T qui jouent un rôle capital dans les phénomènes immunitaires. ◇ **LE** *(angl. LE —).* Granulocyte contenant une grosse inclusion basophile chez les individus atteints de lupus érythémateux disséminé. SYN. *HARGRAVES (CELLULE DE).* ◇ **NERVEUSE** *(angl. neuron).* Toute cellule du système nerveux. La cellule nerveuse est une masse de protoplasme polygonal, ovoïde ou en forme de poire, qui contient un noyau sphérique et de laquelle sont issus un axone et différents prolongements protoplasmiques (dendrites). SYN. *NEURONE.* ◇ **PAVIMENTEUSE** *(angl. pavement —).* Cellule aplatie appartenant à l'épithélium qui tapisse une cavité séreuse. ◇ **PYRAMIDALE** *(angl. pyramidal —).* Cellule nerveuse multipolaire, de forme pyramidale, du cortex cérébral. ◇ **SEXUELLE** *(angl. sexual —).* Gamète mâle ou femelle. ◇ **SOMATIQUE** *(angl. somatic —).* Cellule chargée des fonctions de relation et de nutrition de l'organisme, par opposition aux cellules germinales. SYN. *CELLULE VÉGÉTATIVE.* ◇ **SPUMEUSE** *(angl. foam —).* Cellule dont le cytoplasme contient de nombreuses vacuoles lipidiques. SYN. *CELLULE XANTHOMATEUSE.* ◇ **T** *(angl. T —).* ☞ *LYMPHOCYTE T.* ◇ **TOTIPOTENTE** *(angl. totipotential —).* Cellule susceptible de donner naissance à n'importe quel type de cellule. ◇ **UNIPOLAIRE** *(angl. unipolar —).* Cellule nerveuse pourvue d'un seul prolongement protoplasmatique. ◇ **VISUELLE** *(angl. visual —).* Cellule nerveuse photoréceptrice de la rétine. Il en existe deux types : les cellules à bâtonnets et les cellules à cônes.

CELLULICIDE *adj. (angl. cellulicidal).* Qui détruit les cellules.

CELLULIFUGE *adj. (angl. cellulifugal).* Qui s'éloigne du corps cellulaire.

CELLULIPÈTE *adj. (angl. celulipetal).* Qui se dirige vers la cellule.

CELLULITE *s. f. (angl. cellulitis).* Inflammation diffuse des tissus de soutien de l'organisme (tissu cellulaire), se rapportant généralement au tissu cellulaire sous-cutané.

CELLULOSE *s. f. (angl. cellulose).* Polysaccharide qui forme les membranes des cellules végétales. Non digestible chez l'homme, la cellulose joue un rôle important dans la constitution du bol alimentaire.

CÉMENT *s. m. (angl. cement).* Enveloppe de tissu osseux qui couvre la racine d'une dent.

CÉNESTHÉSIE *s. f. (angl. cenesthesis).* Impression générale d'aise ou de malaise, résultant d'un ensemble de sensations internes.

CÉNESTOPATHIE *s. f. (angl. cenesthopathy).* Hallucination sensitive produisant une sensation corporelle anormale plus gênante que douloureuse.

CENSURE *s. f. (angl. censor).* Dans le modèle psychanalytique de l'appareil psychique, fonction qui maintient le refoulement, empêchant l'accès des désirs inconscients au système conscient-préconscient.

CENTRE *s. m. (angl. center).* **1.** Point médian d'une structure ou d'un organe. **2.** Région du système nerveux central exerçant une fonction particulière. ◇ **CARDIOACCÉLÉ-**

RATEUR *(angl. cardioaccelerating —).* Ensemble de cellules nerveuses du système nerveux central agissant sur le rythme cardiaque en l'accélérant. ◇ **CARDIO-INHIBITEUR** *(angl. cardioinhibitory —).* Ensemble de cellules nerveuses du système nerveux central agissant sur le rythme cardiaque en le ralentissant. ◇ **CARDIONECTEUR** *(angl. cardionector system).* Chacun des deux centres qui commandent la contraction cardiaque : le nœud sinusal de Keith et Flack pour les atria, et le nœud atrioventriculaire de Tawara pour les ventricules. ◇ **DE L'ÉJACULATION** *(angl. ejaculation —).* Centre nerveux intervenant lors de l'éjaculation et localisé vraisemblablement dans le segment lombaire de la moelle. ◇ **DE L'ÉRECTION** *(angl. erection —).* Centre réflexe situé dans la moelle sacrale commandant l'érection. SYN. *CENTRE GÉNITAL OU GÉNITOSPINAL.* ◇ **DE LA DÉFÉCATION** *(angl. defecation —).* Centre nerveux médullaire intervenant dans l'acte de la défécation. Il est vraisemblablement situé dans les 2e, 3e et 4e segments sacrés. SYN. *CENTRE ANOSPINAL.* ◇ **DE LA DÉGLUTITION** *(angl. deglutition —).* Centre situé dans le bulbe et qui régit la fonction de déglutition. ◇ **DE LA MICTION** *(angl. micturition —).* Centre nerveux qui agit sur la contraction de la vessie et le relâchement du sphincter vésical ; il est situé dans la moelle lombo-sacrale. ◇ **DE LA TOUX** *(angl. coughing —).* Centre situé dans le bulbe, au-dessus du centre respiratoire, qui coordonne les actes moteurs caractéristiques de la toux. ◇ **DU VOMISSEMENT** *(angl. vomiting —).* Centre situé dans le bulbe et dont la stimulation provoque le vomissement. ◇ **MOTEUR** *(angl. motor area).* Tout centre nerveux qui produit, maintient ou inhibe une activité motrice. ◇ **PHRÉNIQUE** *(angl. central tendon of diaphragm).* Lame tendineuse très résistante, allongée transversalement occupant la partie centrale du diaphragme. ◇ **PNEUMOTAXIQUE** *(angl. pneumotaxic —).* Centre situé dans la partie supérieure du pont, qui stimulerait l'expiration et inhiberait l'inspiration. ◇ **RÉFLEXE** *(angl. reflex —).* Tout centre nerveux de l'encéphale ou de la moelle où une impression sensorielle est automatiquement suivie d'une activité motrice. ◇ **RESPIRATOIRE** *(angl. respiratory —).* Centre nerveux qui coordonne les mouvements respiratoires, situé dans le bulbe. ◇ **THERMORÉGULATEUR** Centre intervenant dans la régulation de la température corporelle, localisé dans l'hypothalamus. ◇ **VASOMOTEUR** *(angl. vasomotor —).* Centre situé dans le bulbe et la moelle, qui régule le calibre des vaisseaux sanguins. ◇ **VÉSICOSPINAL** *(angl. vesical —).* Centre médullaire, dont dépend en majeure partie l'activité motrice de la vessie. ◇ **VISUEL** *(angl. visual area).* Centre cortical de la fonction visuelle, situé sur la face interne du lobe occipital et notamment au niveau du sillon calcarin.

CENTRIFUGATION *s. f. (angl. centrifugation).* Application de la force centrifuge produite par une rotation rapide afin de séparer les particules solides en suspension dans un liquide. Elle s'utilise généralement pour précipiter les éléments cellulaires contenus dans un liquide normal ou pathologique.

CENTRIOLE *s. m. (angl. centriole).* Organite cellulaire punctiforme, généralement double, situé dans le centrosome.

CENTRIPÈTE *adj. (angl. centripetal).* **1.** Qui tend à rapprocher ou à se rapprocher du centre. **2.** Qui va de la périphérie vers le centre ; afférent. Se dit d'un influx nerveux sensitif transmis de la périphérie vers un centre nerveux.

CENTROMÈRE *s. m. (angl. centromere).* Constriction des chromosomes en métaphase séparant le bras court du bras long et correspondant au point d'attache sur le fuseau achromatique.

CENTROSOME *s. m. (angl. centrosome).* Corpuscule cytoplasmique, dans lequel on distingue un ou deux centrioles, situé près du noyau cellulaire, et qui joue un rôle très important au cours de la division cellulaire. SYN. *CENTROSPHÈRE.*

CÉPHALALGIE *s. f. (angl. headache).* Toute douleur de la tête, quelle qu'en soit l'étiologie.

CÉPHALÉE *s. f. (angl. cephalalgia, headache).* Mal de tête diffus ou localisé, pouvant s'exacerber sous l'effet d'influences extérieures ou de causes internes.

CÉPHALINE *s. f. (angl. cephalin).* Glycéride phosphaté que l'on trouve dans le cerveau et le foie. ◇ **(TEMPS DE)** *(angl. partial thromboplastin time).* Test global de la coagulation, dont il explore les facteurs plasmatiques. Il est utilisé dans la surveillance du traitement anticoagulant. Le temps de céphaline-kaolin explore les mêmes facteurs mais est plus fiable.

CÉPHALIQUE *adj. (angl. cephalic).* Qui se rapporte à la tête, ou à la tête d'un os. EX. *version céphalique du fœtus, prothèse céphalique du fémur.*

CÉPHALOSPORINES *s. f. (angl. cephalosporins).* Groupe d'antibiotiques de la famille des bêtalactamines. De nombreux dérivés semi-synthétiques ont été obtenus à partir d'un noyau chimique commun. Certains, comme la céfalexine, sont administrées par voie orale, mais la majorité requiert une voie parentérale. Les céphalosporines sont classées en 3 groupes ou générations et résistent mieux que les pénicillines aux pénicillinases.

CERCAIRE *s. f. (angl. cercaria).* Forme larvaire des vers trématodes.

CERCEAU *s. m. (angl. bed cradle).* Demi-cercle de métal que l'on place sous les couvertures du lit d'un malade pour le préserver du contact et du poids de celles-ci.

CERCLAGE *s. m. (angl. wiring, cerclage).* **1.** Procédé de réparation des fractures osseuses, en particulier de la patella, consistant à entourer l'os avec un fil métallique pour maintenir unis les fragments osseux. **2.** Procédé de traitement de certains prolapsus anorectaux, par confection de points de suture sur tout le pourtour de la muqueuse afin de la redresser. **3.** Procédé utilisé pour rétrécir l'orifice du col utérin, quand il est trop large et qu'il y a menace d'accouchement prématuré, au moyen d'un fil qui l'entoure et le resserre.

CÉRÉBELLEUX *adj. (angl. cerebellar).* Qui se rapporte au cervelet. ◇ **(SYNDROME)** *(angl. — syndrome).* Ensemble de troubles causés par des lésions du cervelet. Il associe une incoordination des mouvements, des troubles de l'équilibre et de la parole et un nystagmus.

CÉRÉBELLITE *s. f. (angl. cerebellitis).* Inflammation du cervelet.

CÉRÉBRAL *adj. (angl. cerebral).* Qui se rapporte au cerveau.

CÉRÉBROSPINAL *adj. (angl. cerebrospinal).* Qui se rapporte au cerveau et à la moelle épinière.

CÉRIVASTINE *s. f. (angl. cerivastin).* Inhibiteur de la HMG-CoA réductase utilisé dans le traitement des hypercholestérolémies.

CÉRULOPLASMINE *s. f. (angl. ceruloplasmin).* Glycoprotéine transporteuse du cuivre dans le plasma sanguin. Son taux est habituellement bas dans la maladie de Wilson.

CÉRUMEN *s. m. (angl. cerumen).* Matière visqueuse, jaunâtre, sécrétée par les glandes sébacées du méat acoustique externe, qui parfois s'épaissit et forme un bouchon.

CERVEAU *s. m. (angl. cerebrum).* Partie principale de l'encéphale, comprenant une partie médiane (cerveau intermédiaire ou diencéphale) et les deux hémisphères cérébraux (télencéphale).

CERVELET *s. m. (angl. cerebellum).* Partie de l'encéphale qui occupe la zone postérieure et inférieure du crâne, située entre le cerveau au-dessus et le pont et le bulbe en dessous. Le cervelet est constitué de trois portions : une médiane, le vermis, et deux latérales, les hémisphères cérébelleux. Il est relié au bulbe, au pont et aux pédoncules cérébraux par les pédoncules cérébelleux. Il contrôle l'équilibre, le tonus de posture et les mouvements automatiques. ◇ **(TENTE DU)** *(angl. tentorium cerebelli).* Pli horizontal de la dure-mère entre les lobes postérieurs du cerveau et la face supérieure du cervelet, et dans l'épaisseur duquel se logent les sinus veineux.

CERVICAL *adj. (angl. cervical).* Qui se rapporte au cou, au col d'un organe (en particulier au col de l'utérus) ou au collet d'une dent.

CERVICALGIE *s. f. (angl. cervicalgia).* Douleur du rachis cervical.

CERVICARTHROSE *s. f. (angl. cervical arthrosis).* Arthrose de la colonne cervicale.

CERVICECTOMIE *s. f. (angl. cervicectomy).* Excision du col utérin.

CERVICITE *s. f. (angl. cervicitis).* Inflammation du col utérin.

CERVICOPEXIE *s. f. (angl. cervicopexy).* Fixation chirurgicale du col utérin.

CERVICOVAGINITE *s. f. (angl. cervicovaginitis).* Inflammation du col utérin et de la muqueuse vaginale.

CÉSARIENNE *s. f. (angl. cesarean section).* Opération consistant à inciser l'utérus gravide, par voie abdominale, pour extraire artificiellement le fœtus et le placenta. SYN. *OPÉRATION CÉSARIENNE.* ◇ **BASSE** ☞ *CÉSARIENNE SEGMENTAIRE.* ◇ **CORPORÉALE** *(angl. corporeal section).* Césarienne dans laquelle l'incision porte sur le corps de l'utérus. SYN. *CÉSARIENNE HAUTE.* ◇ **HAUTE** ☞ *CÉSARIENNE CORPORÉALE.* ◇ **SEGMENTAIRE** *(angl. low vertical section).* Césarienne dans laquelle l'incision porte sur le segment inférieur de l'utérus. Cette modalité est de loin la plus fréquente. SYN. *CÉSARIENNE BASSE.*

CÉSIUM (BOMBE AU) *(angl. cesium bomb).* Appareil de gammathérapie qui utilise le césium radioactif.

CESTODES *(angl. Cestoda).* Helminthes de la classe des *Plathelminthes.* Ce sont des vers plats, de forme rubanée, segmentés, hermaphrodites, parasites, dépourvus de tube digestif et munis de divers organes de fixation. Ils ont besoin de deux hôtes différents pour accomplir leur cycle de développement. À l'état larvaire, ils se fixent dans les viscères ; à l'état adulte, ils sont parasites de l'intestin. Le Taenia et le Botriocéphale sont des Cestodes.

CÉTOACIDOSE *s. f. (angl. ketoacidosis).* Acidose produite par l'accumulation dans l'organisme de grandes quantités de corps cétoniques ; il s'agit d'une conséquence de la glyconéogenèse à partir de la réserve graisseuse de l'organisme ; elle survient en cas de diabète insulinodépendant non traité. SYN. *ACIDOCÉTOSE.*

CÉTOGÈNE *adj. (angl. ketogenic).* Se dit de toute substance qui entraîne la formation de corps cétoniques, en particulier chez l'homme diabétique en acidose. Certains acides aminés et les acides gras sont cétogènes.

CÉTOGENÈSE *s. f. (angl. ketogenesis).* Production de corps cétoniques par oxydation des graisses et de certains acides aminés.

CÉTOLYSE *s. f. (angl. ketolysis).* Dissolution ou destruction des corps cétoniques dans l'organisme.

CÉTONÉMIE *s. f. (angl. ketonemia).* Taux dans le sang des corps cétoniques (acide acétylacétique, acide bêta-hydroxybutyrique et acétone). SYN. *ACÉTONÉMIE.*

CÉTONIQUES (CORPS) *(angl. ketone bodies).* ☞ *CORPS CÉTONIQUE.*

CÉTONURIE *s. f. (angl. ketonuria).* Élimination des corps cétoniques dans l'urine. SYN. *ACÉTONURIE.*

CÉTOSE **1.** *s. f. (angl. ketosis).* Accumulation dans l'organisme des corps cétoniques. **2.** *s. m. (angl. ketose).* Tout sucre qui porte une fonction réductrice sur le carbone 2.

CÉTOSTÉROÏDE *s. m. (angl. ketosteroid).* Tout stéroïde possédant une fonction cétonique. Les 17-cétostéroïdes ont une action androgène. Ils sont sécrétés par la glande surrénale et le testicule. On les trouve dans l'urine chez la femme et l'homme normaux et en quantité excessive dans certaines tumeurs de l'ovaire ou des glandes surrénales. Abréviation : 17-CS.

CÉTOSURIE *s. f. (angl. ketosuria).* Présence de cétose dans l'urine.

CF *(angl. CF lead).* Dérivation unipolaire précordiale utilisée en électrocardiographie, pour laquelle l'électrode indifférente est placée sur la jambe gauche (correspond à l'anglais *chest foot*).

CHAGAS (MALADIE DE) *(angl. Chagas' disease).* Maladie parasitaire due à *Trypanosoma cruzi*, transmise par les déjections de certains insectes. Elle se manifeste dans sa forme aiguë par un état fébrile avec adénopathies, œdèmes de la face, conjonctivite, hépato-splénomégalie et myocardite ; dans sa forme chronique, plus rare, elle se manifeste par une encéphalopathie qui aboutit souvent à la mort. Elle est endémique en Amérique centrale et dans certaines régions de l'Amérique du sud. SYN. *TRYPANOSOMIASE AMÉRICAINE.*

CHAÎNE *s. f. (angl. chain).* Série d'éléments ou succession d'événements liés les uns aux autres. En chimie, série d'atomes de carbone liés entre eux dans la molécule des composés organiques ; en bactériologie, série de plusieurs bactéries unies par leurs extrémités (par exemple les streptocoques). ◇ **LÉGÈRE** *(angl. light —).* Chaîne polypeptidique entrant dans la constitution des immunoglobulines. Chaque molécule d'immunoglobuline est constituée de 2 chaînes légères identiques associées à 2 chaînes lourdes également identiques. ◇ **LOURDE** *(angl. heavy —).* Chaîne polypeptidique entrant dans la constitution des immunoglobulines. Chaque molécule d'immunoglobuline est constituée de 2 chaînes lourdes identiques, définissant la classe d'immunoglobulines, associées à 2 chaînes légères également identiques. ☞ *IMMUNOGLOBULINE.*

CHAÎNES LOURDES ◇ α **(MALADIE DES)** *(angl. α heavy chain disease).* Dysglobulinémie monoclonale avec prolifération plasmocytaire maligne dans l'intestin grêle et le mésentère. Affection en rapport étroit avec le lymphome méditerranéen. ◇ γ **(MALADIE DES)** *(angl. γ heavy chain disease).* Affection proche du myélome multiple avec présence dans le sang d'un fragment de chaîne lourde. ◇ μ **(MALADIE DES)** (angl. *μ heavy chain disease).* Variété exceptionnelle de dysglobulinémie, cliniquement proche de la leucémie lymphoïde chronique.

CHAIR *s. f. (angl. flesh).* Tissus mous (musculaire et conjonctif) du corps humain et animal.

CHALAZION *s. m. (angl. chalazion).* Petite tumeur du bord libre de la paupière, surtout de la paupière supérieure, formée par la distension et l'inflammation d'une glande de Meibomius.

CHAMBRE *s. f. (angl. chamber).* En anatomie, espace fermé ou cavité. ◇ **DE CHASSE DU VENTRICULE** *(angl. outflow tract (right or left)).* Partie du volume intraventriculaire situé sous la valvule aortique ou pulmonaire. ◇ **PERFUSION (DE)** *(angl. implantable drug delivery system).* Dispositif implanté sous la paroi thoracique et relié à une veine, destiné aux transfusions et aux perfusions en particulier au cours de la chimiothérapie.

CHAMP *s. m. (angl. area, field).* Zone, aire ou espace ouvert. En physique, région de l'espace sensible à une action déterminée. ◇ **OPÉRATOIRE** *(angl. operative field).* **1.** Zone du corps visible où l'on pratique une intervention chirurgicale. **2.** (au pluriel) Linges stériles qui délimitent cette zone.

CHAMPIGNON *s. m. (angl. fungus).* Organisme appartenant au règne végétal. Très répandus dans la nature, les champignons interviennent dans les processus de dégradation de la matière organique, dans divers processus fermentatifs présentant un grand intérêt pour l'alimentation (pain, vin, bière, fromage) et dans l'obtention des antibiotiques (pénicillines, céphalosporines). Certains sont responsables d'infections chez l'homme et les animaux, d'autres provoquent des intoxications, et d'autres sont comestibles.

CHAMPIGNONNISTES (MALADIE DES) *(angl. mushroom-workers lung).* Pneumopathie immunologique due à l'inhalation d'actinomycètes présents dans les champignons.

CHANCRE *s. m. (angl. chancre).* Ulcération cutanée ou muqueuse qui constitue la porte d'entrée de certains agents infectieux, en particulier les ulcérations d'origine vénérienne (ex. : chancre syphilitique) ou l'ulcération tuberculeuse de la primo-infection (chancre tuberculeux). ◇ **MIXTE** *(angl. mixed —).* Ulcération due à une double infection, syphilitique et chancrelleuse. ◇ **MOU** *(angl. chancroid).* Ulcération vénérienne, le plus souvent douloureuse, due au bacille de Ducrey. Elle débute au niveau des organes génitaux externes, puis croît rapidement et s'ulcère, avec production de pus. SYN. *CHANCRELLE, CHANCROÏDE.* ◇ **SYPHILITIQUE** *(angl. syphilitic —).* Lésion primaire de la syphilis, se présentant sous forme d'une érosion indolore, indurée à la base, et s'accompagnant au bout de 6 à 10 jours d'une adénopathie régionale. Elle siège habituellement sur les muqueuses génitales, plus rarement sur la muqueuse buccale.

CHANCRELLE *s. f. (angl. chancroid).* ☞ *CHANCRE MOU.*

CHANVRE *s. m. (angl. hemp).* Plante herbacée du genre *Cannabis*, dont les inflorescences femelles contiennent une résine, la cannabine, qui agit sur le système nerveux central, produisant une augmentation de la sensation de bien-être, une euphorie, une somnolence, une relaxation et, parfois, des rires spontanés. À très fortes doses, elle entraîne un état d'hallucinations et de paranoïa. On connaît aussi le chanvre sous les noms de haschich, cannabis ou marijuana.

CHARBON *s. m.* **1.** *(angl. anthrax).* Maladie infectieuse contagieuse commune à l'homme et au bétail, due à *Bacillus anthracis*. La porte d'entrée la plus fréquente chez l'homme est la peau, donnant naissance au charbon cutané, caractérisé par la formation d'une pustule maligne. Il existe une forme pulmonaire (charbon pulmonaire), par inhalation des spores de *B. anthracis*, qui évolue comme une pneumopathie grave. **2.** *(angl. charcoal).* Matière combustible solide, de couleur noire, d'origine végétale, renfermant une proportion élevée de carbone. ◇ **OFFICINAL** *(angl. officinal charcoal).* Préparation pharmaceutique de charbon. ◇ **VÉGÉTAL** *(angl. charcoal).* Charbon de bois ; il est utilisé comme désodorisant et adsorbant dans la dyspepsie et dans diverses affections intestinales.

CHARCOT-LEYDEN (CRISTAUX DE) *(angl. Charcot-Leyden crystals).* Petits cristaux octaédriques de phosphates, retrouvés dans l'expectoration des asthmatiques et des bronchitiques.

CHARGE VIRALE *(angl. viral load).* Représentation quantitative de la concentration virale plasmatique, obtenue par des techniques d'amplification génique. Est surtout utilisée dans les infections par le VIH et l'hépatite B.

CHARNIÈRE *s. f. (angl. hinge).* Partie de la chaîne lourde d'immunoglobuline.

CHARNU *adj. (angl. fleshy).* Qui est composé de chair.

CHASSIE *s. f. (angl. rheum).* Sécrétion séborrhéique jaunâtre des glandes de Meibomius (terme populaire).

CHEF (D'UN MUSCLE) *(angl. head of a muscle).* Chacun des corps musculaires qui peuvent constituer un muscle. Indépendants sur une grande partie de leur trajet, ils se réunissent et se fixent sur un tendon commun à leur insertion distale.

CHÉILITE *s. f. (angl. cheilitis).* Inflammation des lèvres.

CHÉIROMÉGALIE *s. f. (angl. cheiromegaly).* Hypertrophie des mains. On écrit aussi chiromégalie.

CHEIROPLASTIE *s. f. (angl. cheiroplasty).* Chirurgie plastique de la main.

CHÉLATION *s. f. (angl. chelation).* Fixation d'un ion métallique par un chélateur.

CHÉLOÏDE *s. f. (angl. keloid).* Néoformation tumorale fibreuse de la peau, qui a généralement l'aspect d'un bourrelet induré.

CHÉMODECTOME *s. m. (angl. chemodectoma).* Tumeur bénigne des chémorécepteurs vasculaires, localisée le plus fréquemment sur le glomus jugulaire, mais aussi sur le glomus carotidien ou d'autres glomus. SYN. *PARANGANGLIOME NON CHROMAFFINE.*

CHÉMORÉCEPTEUR *s. m. (angl. chemoreceptor).* Organe sensible aux excitants chimiques, comme les cellules olfactives et gustatives, le glomus carotidien et la crosse aortique. SYN. *CHIMIORÉCEPTEUR.*

CHÉMOSIS *s. m. (angl. chemosis).* Infiltration œdémateuse de la conjonctive oculaire, formant un bourrelet autour de la cornée.

CHÉNODÉSOXYCHOLIQUE (ACIDE) *(angl. chenodeoxycholic acid).* Acide biliaire utilisé dans la prophylaxie et le traitement de la lithiase biliaire.

CHEVAUCHEMENT *s. m. (angl. overriding).* Déplacement et superposition des fragments d'un os fracturé.

CHEVEU *s. m. (angl. hair).* Poil de la tête de l'homme.

CHEVILLE *s. f. (angl. ankle).* ☞ *ARTICULATION TALOCRURALE.*

CHEVROTEMENT *s. m. (angl. quavering).* Voix tremblée rappelant le cri de la chèvre.

CHEYNE-STOKES (DYSPNÉE OU RESPIRATION DE) *(angl. Cheyne-Stokes respiration).* Type de respiration caractérisée par une augmentation progressive de la fréquence et de l'amplitude des mouvements respiratoires, suivie d'une décroissance progressive jusqu'à des épisodes d'apnée de 20 à 30 secondes ; s'observe surtout dans l'insuffisance rénale terminale.

CHIASMA *s. m. (angl. chiasma).* **1.** Structure anatomique formée par l'entrecroisement d'éléments axoniques ou fibreux. **2.** Structure en X des chromatides homologues visible au microscope optique, correspondant au point d'échange de matériel génétique lors de recombinaisons méiotiques. ◇ **OPTIQUE** *(angl. optic —).* Zone de substance blanche du cerveau où les deux tractus optiques s'accolent et paraissent se souder pour se séparer à nouveau, en s'entrecroisant partiellement pour former les nerfs optiques.

CHIEN DE FUSIL (ATTITUDE EN) *(angl. coiled position, curling up pose).* Attitude typique de la méningite et de l'hémorragie méningée avec flexion des jambes sur les cuisses et des cuisses sur le bassin.

CHIKUNGUNYA *s. m. (angl. chikungunya).* Affection proche de la dengue, due à un arbovirus (alpha virus de la famille de *Togaviridae*), transmise par des moustiques du genre Aedes. Le tableau clinique associe un important syndrome infectieux, des arthralgies intenses et une éruption cutanée, d'évolution habituellement favorable.

CHILD (CLASSIFICATION DE) *(angl. Child's score).* Classification des cirrhoses en fonction de leur gravité croissante, de A à C.

CHIMIOEMBOLISATION *s. f. (angl. chemoembolization).* Traitement consistant à introduire par voie artérielle des microcapsules de produits anticancéreux en obstruant en même temps le pédicule artériel irriguant la tumeur.

CHIMIOPROPHYLAXIE *s. f. (angl. chemoprophylaxis).* Prophylaxie d'une maladie infectieuse ou parasitaire par l'emploi de substances chimiques.

CHIMIORÉCEPTEUR *s. m.* ☞ *CHÉMORÉCEPTEUR.*

CHIMIORÉSISTANCE *s. f. (angl. chemoresistance).* Résistance spécifique acquise par des micro-organismes à l'égard de certaines substances chimiques.

CHIMIOSENSIBILITÉ *s. f. (angl. chemosensitivity).* Aptitude d'un micro-organisme ou de cellules tumorales à subir des modifications sous l'effet d'agents chimiques.

CHIMIOTACTISME *s. m.* ☞ *CHIMIOTAXIE.*

CHIMIOTAXIE *s. f. (angl. chemotaxis).* Tendance des cellules ou des organismes mobiles à se déplacer dans une direction déterminée sous l'influence de stimuli chimiques ; elle est positive ou négative, selon que la substance qui exerce cette influence attire ou repousse les cellules. SYN. *CHIMIOTACTISME.*

CHIMIOTHÉRAPIE *s. f. (angl. chemotherapy).* À l'origine, thérapeutique basée sur l'affinité particulière que possèdent certains composés chimiques pour certains micro-organismes, sans léser les tissus organiques. Actuellement, administration d'un produit chimique afin de guérir une maladie ou d'enrayer sa progression. Ex. *chimiothérapie du cancer.* ◇ **ADJUVANTE** *(angl. adjuvant —).* Chimiothérapie complémentaire après chirurgie ou radiothéraphie préalable. ◇ **COMBINÉE** *(angl. combination —).* Utilisation simultanée de plusieurs anticancéreux. SYN. *POLYCHIMIOTHÉRAPHIE.* ◇ **NÉOADJUVANTE** *(angl. néoadjuvant —).* Traitement préalable préchirurgical par chimiothérapie d'une tumeur.

CHIMIOTROPISME *s. m. (angl. chemotropism).* Réaction d'orientation d'un végétal ou d'un animal fixé s'effectuant soit dans la direction d'une substance chimique (chimiotropisme positif), soit dans la direction opposée (chimiotropisme négatif).

CHIQUE *s. f.* ☞ *PIQUE.*

CHIROMÉGALIE *s. f.* ☞ *CHÉIROMÉGALIE.*

CHIROPRACTEUR *s. m. (angl. chiropractor).* Personne qui exerce la chiropraxie.

CHIRURGIE *s. f. (angl. surgery).* Partie de la thérapeutique qui comporte une intervention manuelle sous forme d'interventions sanglantes ou de manœuvres externes. ◇ **À CŒUR OUVERT** *(angl. open heart —).* Ensemble des techniques chirurgicales qui permettent des interventions chirurgicales directes sur le cœur, les cavités cardiaques et les gros vaisseaux de la base. Un cœur-poumon artificiel assure à la fois l'oxygénation et la circulation du sang à destination des organes et des tissus pendant l'opération. ◇ **AMBULATOIRE** *(angl. ambulatory —).* Acte chirurgical avec retour à domicile le jour même de l'intervention. ◇ **ANTISEPTIQUE** *(angl. antiseptic —).* Intervention chirurgicale pratiquée en accord avec les principes de l'antiseptie. ◇ **ASEPTIQUE** *(angl. aseptic —).* Intervention chirurgicale pratiquée dans des conditions de parfaite asepsie. ◇ **CŒLIOSCOPIQUE** Chirurgie effectuée sous cœlioscopie. SYN. *CŒLIOCHIRURGIE, CHIRURGIE VIDÉO-ASSISTÉE.* ◇ **CONSERVATRICE** *(angl. conservative —).* Intervention chirurgicale qui cherche à conserver au maximum les tissus ou organes lésés. ◇ **D'URGENCE** *(angl. emergency —).* Ensemble des procédés chirurgicaux auxquels on recourt en raison des risques que présente une affection pour la vie du malade, la vitalité d'un organe ou sa fonction. ◇ **DENTAIRE** *(angl. dental —).* Partie de la dentisterie qui concerne les interventions directes sur les dents et les tissus environnants. ◇ **ESTHÉTIQUE** *(angl. plastic —).* Partie de la chirurgie comprenant les opérations destinées à améliorer l'aspect extérieur d'une partie du corps (notamment le visage). ◇ **ORTHOPÉDIQUE** *(angl. orthopedic —).* Partie de la chirurgie qui a pour objet la correction des lésions, des difformités et des traumatismes, en particulier des os, des articulations, des tendons et des muscles. ◇ **RÉPARATRICE** *(angl. reconstructive —).* Acte chirurgical ayant pour but de corriger des lésions congénitales ou acquises, soit par des plasties, soit par des greffes. ◇ **VIDÉO-ASSISTÉE** ☞ *CHIRURGIE CŒLIOSCOPIQUE.*

CHIRURGIEN *s. m. (angl. surgeon).* Spécialiste qui pratique la chirurgie.

CHLAMYDIA Genre de bactéries de la famille des *Chlamydiaceae.* Ce sont des micro-organismes associant des caractères bactériens et viraux, parasites intracellulaires obligatoires et qui sont saprophytes de l'homme et des animaux supérieurs. Elles sont responsables d'infections génito-urinaires et oculaires chez l'homme.

CHLAMYDIASE (OU CHLAMYDIOSE) *(angl. chlamydiosis).* Toute infection par des micro-organismes du genre *Chlamydia.*

CHLOASMA *s. m. (angl. chloasma).* Taches pigmentaires à contours irréguliers, de couleur jaune-brun, qui apparaissent sur le visage principalement au cours de la grossesse (masque de grossesse), ainsi qu'au cours de certaines maladies.

CHLORAMBUCIL *s. m. (angl. chlorambucil).* Moutarde azotée ; antinéoplasique cytostatique alcoylant et immunodépresseur.

CHLORAMINE T *s. f. (angl. chloramine T).* Antiseptique puissant utilisé localement comme désinfectant de la peau.

CHLORAMPHÉNICOL *s. m. (angl. chloramphenicol).* Antibiotique actif contre les bacilles à Gram négatif et à Gram positif, les salmonelles, les rickettsies et les mycobactéries. Il peut être toxique pour la moelle osseuse.

CHLORDIAZÉPOXIDE *s. m. (angl. chlordiazepoxide).* Benzodiazépine, utilisée dans les états d'anxiété et de tension nerveuse.

CHLORE *s. m. (angl. chlorine).* Élément gazeux, de numéro atomique 17. Il est fortement oxydant et possède des propriétés décolorantes, désinfectantes et antiseptiques. Symbole : Cl.

CHLORÉMIE *s. f. (angl. chloremia).* Teneur du sang en chlore, sous forme d'ions. Le taux sérique normal est de 3,6 g/L, le taux globulaire normal de 1,8 g/L.

CHLORHYDRIE *s. f. (angl. chlorhydria).* Dans l'analyse chimique du suc gastrique, somme de l'acide chlorhydrique libre provenant de la muqueuse de l'estomac et du chlore incorporé aux aliments (repas d'épreuve).

CHLORHYDRIQUE (ACIDE) *(angl. hydrochloric acid).* Gaz incolore de formule HCl, très caustique. Il est utilisé comme réactif chimique et pour la préparation de divers médicaments. C'est un constituant du suc gastrique.

CHLOROFORME *s. m. (angl. chloroform).* Liquide volatil, incolore, d'odeur éthérée forte et de saveur douceâtre. C'est un anesthésique général puissant. Il est administré par inhalation. Tombé en désuétude.

CHLOROQUINE *s. f. (angl. chloroquine).* Substance utilisée dans le traitement du paludisme à *Plasmodium vivax.* Il est également employé dans l'amibiase intestinale.

CHLOROTHIAZIDE *s. f. (angl. chlorothiazide).* ☞ *THIAZIDIQUE (DIURÉTIQUE).*

CHLORPROMAZINE *s. f. (angl. chlorpromazine).* ☞ *PHÉNOTHIAZINE.*

CHLORPROPAMIDE *s. m. (angl. chlorpropamide).* Sulfamide hypoglycémiant administré par voie orale dans le traitement du diabète non insulinodépendant.

CHLORTÉTRACYCLINE *s. f. (angl. chlortetracycline).* ☞ *TÉTRACYCLINE.*

CHLORURATION *s. f. (angl. chlorination).* Administration par voie orale de chlorure de sodium pour combattre l'hypochlorurémie.

CHLORURE *s. m. (angl. chloride).* Nom générique des combinaisons du chlore avec les corps simples, des sels de l'acide chlorhydrique, des dérivés chlorés de certains acides organiques et de différents composés d'addition et de substitution organiques.

CHOANES *s. m. (angl. choanae).* Orifices postérieurs des fosses nasales, qui s'ouvrent dans le rhinopharynx.

CHOC *s. m. (angl. shock).* État circulatoire caractérisé par une diminution du volume du sang circulant par rapport au lit vasculaire entraînant une insuffisance d'irrigation des organes vitaux. Cliniquement, il se caractérise par : hypotension artérielle, hypothermie cutanée, hyperesthésie, tachycardie, hyperpnée, pâleur, sudation visqueuse et éosinopénie. ☞ *COLLAPSUS.* ◇ **ANAPHYLACTIQUE** *(angl. anaphylactic —).* Choc dramatique marqué par une contraction des muscles lisses, une augmentation de la perméabilité capillaire avec hémorragie et œdème. Il s'observe toujours dans les mêmes conditions : d'abord sensibilisation par un antigène avec fabrication d'anticorps, puis choc proprement dit à la suite d'un nouveau contact (dit déclenchant) avec l'antigène. ◇ **APEXIEN** *(angl. heart apical beat).* ☞ *CHOC DE POINTE.* ◇ **BACTÉRIÉMIQUE** ☞ *CHOC SEPTIQUE.* ◇ **CARDIOGÉNIQUE** (angl. *cardiogenic —).* Choc en rapport avec une brusque défaillance myocardique avec baisse brutale du débit sanguin. Se voit dans l'infarctus du myocarde, l'embolie pulmonaire, etc. ◇ **DE POINTE** *(angl. systolic —).* Secousse rythmée perçue à la palpation de la région précordiale lors de la contraction de la pointe du cœur. SYN. *CHOC SYSTOLIQUE.* ◇ **ÉLECTRIQUE** *(angl. electric —).* Méthode utilisée pour le traitement de certains troubles du rythme cardiaque (flutter atrial, tachycardie ventriculaire, fibrillation ventriculaire, etc.). Elle consiste en l'application sur le cœur d'une décharge électrique de courte durée mais de haute énergie (courant continu ou alternatif). ◇ **HISTAMINIQUE** *(angl. histamine —).* État de choc produit par l'injection répétée d'histamine. ◇ **HYPOVOLÉMIQUE** *(angl. hypovolemic —).* Choc en rapport avec une brutale diminition de masse sanguine comme dans une hémorragie massive. ◇ **INFECTIEUX** ☞ *CHOC SEPTIQUE.* ◇ **OPÉRATOIRE** *(angl. surgical —).* État de choc avec hypotension, hypothermie et diminution de l'activité cardiaque et respiratoire, consécutif à une intervention chirurgicale. ◇ **ROTULIEN** (angl. *patella impact).* Sensation tactile, et parfois auditive, que l'on ressent en refoulant brusquement la patella contre les condyles fémoraux, lorsqu'il existe un épanchement synovial. SYN. *CHOC PATELLAIRE.* ◇ **SEPTIQUE** *(angl. septic —).* État de choc dû à l'action de toxines bactériennes et lié à un état infectieux (le plus souvent à germes à Gram négatif producteurs d'endotoxines). SYN. *CHOC INFECTIEUX.* ◇ **TOXIQUE** *(angl.*

toxinic —). Choc provoqué par une toxine staphylococcique avec éruption scarlatiniforme, fièvre élevée, défaillance pluri viscérale, lors d'utilisation de certains tampons périodiques.

CHOLAGOGUE *adj. (angl. cholagogue).* Se dit des substances qui facilitent l'évacuation de la bile (s'emploie aussi comme substantif).

CHOLALÉMIE *s. f. (angl. cholemia).* Présence et taux de sels biliaires dans le sang.

CHOLALURIE *s. f. (angl. choluria).* Présence de sels biliaires dans l'urine.

CHOLANGIECTASIE *s. f. (angl. cholangiectasis).* Dilatation des conduits biliaires.

CHOLANGIOCARCINOME *s. m. (angl. cholongiocarcinoma).* Adénocarcinome des voies biliaires intrahépatiques.

CHOLANGIOGRAPHIE *s. f. (angl. cholangiography).* Radiographie des voies biliaires préalablement opacifiées par un produit de contraste iodé hydrosoluble administré par voie veineuse (cholangiographie veineuse), par voie buccale ou par injection à l'aide d'une sonde ou d'un drain directement dans les voies biliaires au cours d'une opération (cholangiographie transpariétale, transcutanée, transhépatique) ou au cours d'une duodenoscopie (cholangiographie retrograde). SYN. *ANGIOCHOLÉGRAPHIE, BILIGRAPHIE.*

CHOLANGIOLITE *s. f. (angl. cholangiolitis).* Inflammation des canalicules biliaires.

CHOLANGIOME *s. m. (angl. cholangioma).* Tumeur des voies biliaires intrahépatiques.

CHOLANGIOTOMIE *s. f. (angl. cholangiotomy).* Incision d'un conduit biliaire.

CHOLANGITE *s. f. (angl. cholangitis).* Inflammation des voies biliaires.

CHOLÉCALCIFÉROL *s. m. (angl. cholecalciferol).* ☞ *VITAMINE D.*

CHOLÉCYSTALGIE *s. f. (angl. biliary colic).* Douleur au niveau de la vésicule biliaire ; colique biliaire.

CHOLÉCYSTECTASIE *s. f. (angl. cholecystectasia).* Distension de la vésicule biliaire.

CHOLÉCYSTECTOMIE *s. f. (angl. cholecystectomy).* Ablation de la vésicule biliaire.

CHOLÉCYSTITE *s. f. (angl. cholecystitis).* Inflammation de la vésicule biliaire. ◇ **AIGUË** *(angl. acute —).* Inflammation aiguë, d'origine infectieuse, de la vésicule biliaire. ◇ **CHRONIQUE** *(angl. chronic —).* Réaction fibreuse de la paroi de la vésicule biliaire après plusieurs épisodes de cholécystite aiguë, symptomatiques ou non, généralement en présence de calculs biliaires. ◇ **GANGRENEUSE** *(angl. gangrenous —).* Cholécystite aiguë provoquée par des germes anaérobies avec formation d'ulcérations et destruction de la paroi de la vésicule biliaire.

CHOLÉCYSTOCINÉTIQUE *adj. (angl. cholecystokinetic).* Se dit des substances qui favorisent la contraction de la vésicule biliaire et, par conséquent, l'excrétion de la bile. S'utilise également comme substantif.

CHOLÉCYSTOGRAPHIE *s. f. (angl. cholecystography).* Radiographie de la vésicule biliaire après administration d'un produit de contraste, habituellement par la bouche (cholécystographie orale), parfois par injection intraveineuse (cholécystographie intraveineuse).

CHOLÉCYSTOKININE *s. f. (angl. cholecystokinin).* Hormone sécrétée par la muqueuse duodénale, sous l'influence du passage de graisses dans le duodénum. Elle provoque la contraction de la vésicule biliaire.

CHOLÉCYSTOLITHOTRIPSIE *s. f. (angl. cholecystolithotripsy).* Opération consistant à détruire mécaniquement les calculs à l'intérieur de la vésicule biliaire.

CHOLÉCYSTOPATHIE *s. f. (angl. cholecystopathy).* Toute affection de la vésicule biliaire.

CHOLÉCYSTOSTOMIE *s. f. (angl. cholecystostomy).* Ouverture de la vésicule biliaire, suivie de son abouchement à la paroi abdominale.

CHOLÉCYSTOTOMIE *s. f. (angl. cholecystotomy).* Incision de la vésicule biliaire.

CHOLÉDOCHOGRAPHIE *s. f. (angl. choledochography).* Radiographie du conduit cholédoque après opacification par un produit de contraste.

CHOLÉDOCHOLITHIASE *s. f. (angl. choledocholithiasis).* Présence de calculs dans le conduit cholédoque.

CHOLÉDOCHOLITHOTOMIE *s. f. (angl. choledocholithotomy).* Intervention consistant à inciser le conduit cholédoque pour en retirer un ou des calcul(s).

CHOLÉDOCHOLITHOTRIPSIE *s. f. (angl. choledocholithotripsy).* Opération consistant à détruire mécaniquement les calculs contenus dans le conduit cholédoque.

CHOLÉDOCHOTOMIE *s. f. (angl. choledochotomy).* Incision du conduit cholédoque.

CHOLÉDOCITE *s. f. (angl. choledochitis).* Inflammation du conduit cholédoque.

CHOLÉDOQUE *s. m. (angl. common bile duct).* ☞ *CONDUIT CHOLÉDOQUE.*

CHOLÉLITHIASE *s. f. (angl. cholelithiasis).* Présence de calculs biliaires.

CHOLÉLITHOTOMIE *s. f. (angl. cholelithotomy).* Extraction d'un calcul biliaire grâce à une incision des voies biliaires ou de la vésicule biliaire.

CHOLÉLITHOTRIPSIE *s. f. (angl. cholelithotripsy).* Destruction mécanique des calculs biliaires.

CHOLÉMIE *s. f. (angl. cholemia).* Présence de bile ou de ses constituants dans le sang. ◇ **FAMILIALE** *(angl. Gilbert's disease).* ☞ *GILBERT (MALADIE DE).*

CHOLÉPÉRITOINE *s. f. (angl. choleperitoneum).* Épanchement de bile dans la cavité péritonéale.

CHOLÉRA *s. m. (angl. cholera).* Maladie infectieuse et épidémique, caractérisée par des vomissements, des diarrhées aqueuses profuses, des crampes, une prostration et une déshydratation avec oligurie. La cause de la maladie est un vibrion, *Vibrio cholerae*, contenu dans les selles, et qui se transmet par l'eau de boisson et les aliments crus contaminés, ou par contact avec des personnes infectées. Cette maladie est responsable d'une grande mortalité, la mort survenant par épuisement, déshydratation et collapsus. La prophylaxie se fait par la vaccination.

CHOLÉRÈSE *s. f. (angl. choleresis).* Sécrétion et excrétion de la bile par le foie et les voies biliaires.

CHOLÉRÉTIQUE *adj. (angl. choleretic).* Qui stimule la sécrétion de la bile par les cellules hépatiques (s'emploie aussi comme substantif).

CHOLÉRIFORME *adj. (angl. choleriform).* Qui ressemble au choléra.

CHOLÉRIQUE *adj. (angl. choleraic).* **1.** Qui se rapporte au choléra ou qui en est atteint.

CHOLESTASE *s. f.* ☞ *CHOLOSTASE.*

CHOLESTÉATOME *s. m. (angl. cholesteatoma).* Tumeur épithéliale bénigne, encapsulée contenant des petits grains brillants à la coupe. ◇ **DE L'OREILLE MOYENNE** *s. m. (angl. — tympani).* Tumeur bénigne formée par la desquamation de cellules épithéliales infiltrées de cholestérol et qui se développe dans l'oreille moyenne, en général secondaire à une otite chronique.

CHOLESTÉROL *s. m. (angl. cholesterol).* Stérol animal le plus important. Son origine est double : apport alimentaire et synthèse hépatique. Il se trouve dans la plupart des tissus et humeurs de l'organisme humain, notamment dans le plasma sanguin au taux d'environ 2 g/L, desquels les 2/3 sont estérifiés par des acides gras. Il est inclu dans les lipoprotéines. Il intervient dans la synthèse des hormones stéroïdes et des acides biliaires. Les dépôts artériels de cholestérol forment les plaques d'athérome. ◇ **HDL** Cette fraction du cholestérol (HDL pour *high density lipoproteins)* est considérée comme protectrice à l'égard de l'athérome. Un taux sérique inférieur à 0,35 g/L chez l'homme, à 0,42 g/L chez la femme est un facteur de risque vasculaire. ◇ **LDL** Fraction du cholestérol (LDL pour *low density lipoproteins)* dont l'augmentation est liée à un risque d'athérome. Il s'agit d'un facteur de risque vasculaire quand le rapport cholestérol LDL / cholestérol HDL est supérieur à 5.

CHOLESTÉROLÉMIE *s. f. (angl. cholesterolemia).* Taux du cholestérol dans le sang. Sa valeur normale oscille autour de 2 g/L de sérum. Mais il y a de nombreuses variations, en particulier liées à l'âge et aux habitudes alimentaires.

CHOLESTÉROPEXIE *s. f. (angl. cholesterol deposition).* Précipitation et fixation de cholestérol dans les tissus (xanthome, athérome), ou dans le foie sous forme de calculs (lithiase biliaire).

CHOLÉTHORAX *s. m. (angl. cholothorax).* Épanchement pleural qui contient de la bile.

CHOLINE *s. f. (angl. choline).* Facteur lipotrope nécessaire à l'utilisation des lipides par le foie ; son absence entraîne une stéatose. Elle peut être apportée par l'alimentation ou synthétisée dans l'organisme à partir de donneurs de méthyle comme la méthionine.

CHOLINE-ACÉTYLASE *s. f. (angl. choline acetyltransferase).* Enzyme qui catalyse la biosynthèse de l'acétylcholine.

CHOLINERGIE *s. f. (angl. cholinergy).* Terme général désignant la libération d'acétylcholine, médiateur chimique du système parasympathique, du système préganglionnaire sympathique, des plaques motrices musculaires et de la médullosurrénale.

CHOLINERGIQUE *adj. (angl. cholinergic).* Se dit des fibres nerveuses qui, sous l'effet de l'excitation, libèrent au niveau de leurs boutons synaptiques de l'acétylcholine, médiateur chimique assurant la transmission de l'influx nerveux à l'organe effecteur.

CHOLINESTÉRASE *s. f. (angl. cholinesterase).* Membre d'un groupe d'enzymes qui, par hydrolyse, inactivent les esters de la choline. L'acétylcholinestérase, surtout abondante dans le tissu nerveux et les érythrocytes, revêt une importance particulière ; elle est responsable de l'inactivation physiologique de l'acétylcholine.

CHOLOSTASE *s. f. (angl. cholestasis).* Arrêt ou diminution de l'écoulement de la bile. SYN. *CHOLESTASE.*

CHOLURIE *s. f. (angl. bilirubinuria).* Présence de pigments biliaires dans l'urine ; elle accompagne généralement un ictère.

CHONDRAL *adj. (angl. chondral).* Qui se rapporte au cartilage.

CHONDRALGIE *s. f. (angl. chondralgia).* Douleur ressentie dans un cartilage.

CHONDRECTOMIE *s. f. (angl. chondrectomy).* Résection chirurgicale d'un cartilage.

CHONDRIOME *s. m. (angl. chondriome).* Terme désignant l'ensemble des organites intracytoplasmiques, comme les mitochondries, les chondriomites et les chondriocontes.

CHONDRIOSOME *s. m. (angl. mitochondrion).* Mitochondrie.

CHONDRITE *s. f. (angl. chondritis).* Inflammation d'un cartilage.

CHONDROBLASTE *s. m. (angl. chondroblast).* Cellule embryonnaire qui donne naissance au cartilage.

CHONDROCALCINOSE ARTICULAIRE DIFFUSE *(angl. diffuse articular chondrocalcinosis).* Affection caractérisée par des accès douloureux simulant la goutte, au niveau du genou, de la hanche, du carpe, de la symphyse pubienne, de l'épaule, des os du carpe. À l'examen radiologique, elle se traduit par des opacités linéaires plus ou moins régulières, correspondant à des incrustations de calcium au niveau des cartilages articulaires. Le liquide de ponction articulaire met en évidence des cristaux de pyrophosphate de calcium.

CHONDROCYTE *s. m. (angl. chondrocyte).* Cellule cartilagineuse.

CHONDRODYNIE *s. f. (angl. chondrodynia).* ☞ *CHONDRALGIE.*

CHONDRODYSPLASIE *s. f. (angl. chondrodysplasia).* Terme imprécis désignant les troubles de l'ossification enchondrale et les modifications qui en résultent. ☞ *CHONDRODYSTROPHIE.*

CHONDRODYSTROPHIE *s. f. (angl. chondrodystrophy).* Trouble de la formation, de la croissance et de l'ossification enchondrale. La plupart des chondrodystrophies sont héréditaires à transmission dominante ou récessive.

CHONDROFIBROME *s. m. (angl. chondrofibroma).* Fibrome contenant des éléments cartilagineux. SYN. *FIBROCHONDROME.*

CHONDROGENÈSE *s. f. (angl. chondrogenesis).* Formation du tissu cartilagineux.

CHONDROÏDE *adj. (angl. chondroid).* Qui ressemble au cartilage.

CHONDROÏTINE SULFATE *(angl. chondroitin sulfate).* Mucopolysaccharide présent dans le tissu conjonctif, en particulier dans le cartilage et l'os.

CHONDROLYSE *s. f. (angl. chondrolysis).* Dégénérescence des cellules cartilagineuses.

CHONDROMALACIE *s. f. (angl. chondromalacia).* Ramollissement anormal des cartilages.

CHONDROMATOSE *s. f. (angl. chondromatosis).* Formation d'enchondromes multiples dans les épiphyses, notamment celles des phalanges.

CHONDROME *s. m. (angl. chondroma).* Tumeur bénigne constituée de tissu cartilagineux, localisée surtout aux phalanges des doigts. Le traitement habituel est chirurgical. SYN. *ENCHONDROME.*

CHONDROPATHIE *s. f. (angl. chondropathy).* Toute maladie affectant les cartilages.

CHONDROSARCOME *s. m. (angl. chondrosarcoma).* Sarcome constitué par un tissu cartilagineux néoplasique. SYN. *SARCOME CHONDROBLASTIQUE, ENCHONDROSARCOME.*

CHONDROTOMIE *s. f. (angl. chondrotomy).* Section ou incision d'un cartilage.

CHORDOME *s. m. (angl. chordoma).* Tumeur maligne invasive située à la base du cerveau ou dans la région sacro-coccygienne, et se développant aux dépens des vestiges de la notochorde (ébauche embryonnaire du rachis).

CHORÉE *s. f. (angl. chorea).* Mouvements brusques, brefs, rapides, irréguliers et désordonnés, qui affectent un ou plusieurs segments du corps, sans rythme précis. Habituellement localisée au visage, à la langue et à la partie distale des membres, la chorée s'accompagne souvent d'une hypotonie. ◇ **DE HUNTINGTON** *(angl. Huntington's —).* ☞ *HUNTINGTON (CHORÉE DE).* ◇ **DE SYDENHAM** ☞ *SYDENHAM (CHORÉE DE).* ◇ **HYSTÉRIQUE** *(angl. hysterical —).* Manifestation hystérique avec reproduction de gestes professionnels. ◇ **MOLLE** *(angl. paralytic —).* Chorée associée à une paralysie. SYN. *CHORÉE PARALYTIQUE.* ◇ **PARALYTIQUE** ☞ *CHORÉE MOLLE.* ◇ **RHUMATISMALE** *(angl. Sydenham's —).* ☞ *SYDENHAM (CHORÉE DE).*

CHORÉO-ATHÉTOSE *s. f. (angl. choreoathetosis).* Trouble moteur caractérisé par l'association de mouvements choréiques et athétosiques.

CHORION *s. m. (angl. chorion).* **1.** Membrane extérieure de l'œuf des mammifères, qui lui sert d'enveloppe protectrice et nutritive. Il est constitué de deux couches : une couche externe ou trophoblaste, et une couche interne mésodermique. **2.** Couche conjonctive profonde d'une membrane muqueuse ou séreuse, sous-jacente à l'épithélium.

CHORIOPLACENTAIRE *adj. (angl. chorioplacental).* Qui se rapporte au chorion et au placenta.

CHORIORÉTINITE *s. f. (angl. chorioretinitis).* Inflammation simultanée de la choroïde et de la rétine.

CHOROÏDE *s. f. (angl. choroid).* Membrane du globe oculaire, richement vascularisée, située entre la sclérotique et la rétine, et dont la fonction est de nourrir la rétine.

CHOROÏDIEN *adj. (angl. choroidal).* Qui se rapporte à la choroïde.

CHOROÏDITE *s. f. (angl. choroiditis).* Inflammation de la choroïde, le plus souvent associée à une atteinte de la rétine (choriorétinite).

CHROMAFFINE *adj. (angl. chromaffin).* Intensément colorable en brun par les sels de chrome. SYN. *PHÉOCHROME.*

CHROMATIDE *s. f. (angl. chromatid).* Chacune des deux parties résultant de la division longitudinale d'un chromosome lors de la mitose ou de la méiose.

CHROMATINE *s. f. (angl. chromatin).* Substance basophile présente dans le noyau cellulaire, où elle apparaît sous forme de granules. La chromatine est essentiellement constituée d'ADN et de protéines basiques. ◇ **SEXUELLE** *(angl. sex —).* ☞ *BARR (CORPUSCULE DE).*

CHROMATINOLYSE *s. f. (angl. chromatinolysis).* ☞ *CHROMATOLYSE.*

CHROMATOGRAPHIE *s. f. (angl. chromatography).* Procédé physique permettant la séparation de substances contenues dans un liquide, chaque substance se déplaçant à une vitesse qui lui est propre.

CHROMATOLYSE *s. f. (angl. chromatolysis).* Dégénérescence, dissolution de la chromatine nucléaire. SYN. *CARYOLYSE, CHROMATINOLYSE.*

CHROMATOPSIE *s. f. (angl. chromatopsia).* Vision perturbée des couleurs sous l'influence de facteurs toxiques et dans certaines formes d'épilepsie ; érythropsie, xanthopsie, etc.

CHROME *s. m. (angl. chromium).* Métal de numéro atomique 24. Certains de ses dérivés sont employés en thérapeutique. Le chrome radioactif ^{51}Cr est utilisé pour le marquage des hématies. Symbole : Cr.

CHROMISME *s. m. (angl. chromium intoxication).* Intoxication chronique par les sels de chrome.

CHROMOGÈNE *adj. (angl. chromogenic).* Qui produit de la couleur ou qui donne naissance à des pigments ; se dit en particulier des bactéries qui sécrètent une matière colorante, mais qui restent eux-mêmes incolores.

CHROMOPHILE *adj. (angl. chromophilic).* Qui se colore facilement par les colorants. Se dit en particulier de certains leucocytes et d'autres éléments histologiques. SYN. *CHROMATOPHILE.*

CHROMOPHOBE *adj. (angl. chromophobe).* Qui ne se colore que peu ou pas du tout par les colorants, comme certaines cellules du lobe antérieur de l'hypophyse.

CHROMOPHORE *(angl. chromophore).* **1.** *s. m.* Groupement chimique dont la présence confère une couleur déterminée à un composé organique. **2.** *adj.* Se dit de certains micro-organismes qui produisent et véhiculent une matière colorée ou un pigment.

CHROMOPROTÉINE *s. f. (angl. chromoprotein).* Nom d'ensemble des hétéroprotéines qui possèdent un groupement prosthétique coloré. L'hémoglobine, la chlorophylle sont des chromoprotéines. SYN. *CHROMOPROTÉIDE.*

CHROMOSOME *s. m. (angl. chromosome).* Chacun des éléments essentiels du noyau cellulaire visibles lors de la mitose sous forme de bâtonnets. Chaque chromosome se divise de façon longitudinale, donnant naissance à deux filaments jumeaux parfaitement égaux. Le nombre des chromosomes est constant pour une espèce déterminée (chez l'homme, 46, dont 44 sont autosomes et 2 sexuels). Ils sont constitués essentiellement d'une double chaîne d'acide désoxyribonucléique (ADN) et sont les supports des gènes, facteurs déterminant de l'hérédité. ◇ **AUTOSOMIQUE** (angl. *autosomic —).* Chromosome qui n'intervient pas dans la détermination du sexe. SYN. *AUTOSOME.* ◇ **PHILADELPHIE** (angl. *Philadelphia —).* Chromosome 22 ayant échangé son bras long contre celui du chromosome 9, quasi-pathognomonique de la leucémie myéloïde chronique. ◇ **SEXUEL** *(angl. sex —).* Chromosome qui détermine le sexe. On connaît deux types de chromosomes sexuels : X et Y. La combinaison XX est celle du sexe féminin et la combinaison XY détermine le sexe masculin. SYN. *GONOSOME.* ◇ **X FRAGILE (SYNDROME DU)** *(angl. fragile — syndrome).* Association de débilité mentale et de malformations en rapport avec une altération du chromosome X.

CHROMOSOMIQUE *adj. (angl. chromosomal).* Qui se rapporte à un chromosome.

CHRONAXIE *s. f. (angl. chronaxy).* Durée minimale pendant laquelle un courant doit passer pour provoquer l'excitation d'un muscle ou d'un nerf, l'intensité du courant étant égale au double de celle de la rhéobase.

CHRONIQUE *adj. (angl. chronic).* **1.** Qui est d'évolution lente, de longue durée. **2.** Opposé à aigu.

CHRONOBIOLOGIE *s. f. (angl. chronobiology).* Science qui étudie la variation de différents phénomènes vitaux dans le temps : ce sont les rythmes biologiques de l'animal et de l'homme (en particulier le rythme circadien).

CHRONOPHARMACOLOGIE *s. f. (angl. chronopharmacology).* Étude de l'effet des médicaments en fonction des heures de la journée ; la chronotoxicologie est l'étude de la toxicité d'une substance en fonction des heures de la journée.

CHRONOTROPISME *s. m. (angl. chronotropism).* Modification de la fréquence d'un phénomène périodique, en particulier la fréquence des contractions cardiaques.

CHRYSOTHÉRAPIE *s. f. (angl. chrysotherapy).* Traitement par les sels d'or.

CHUINTEMENT *s. m. (angl. hissing).* Défaut de prononciation qui consiste à substituer le son *ch* au son *s.*

CHVOSTEK (SIGNE DE) *(angl. Chvostek's sign).* Contraction des muscles orbiculaires des lèvres et du buccinateur à la percussion légère des joues, signe d'hyperexcitabilité neuromusculaire (tétanie).

CHYLE *s. m. (angl. chyle).* Liquide laiteux alcalin que les vaisseaux chylifères prennent en charge à la sortie de l'intestin après la digestion ; il se compose de lymphe et de graisse émulsionnée. Ce liquide passe dans le conduit thoracique puis dans les veines sous-clavière et jugulaire et se mélange avec le sang. ◇ **(CITERNE DU)** *(angl. cisterna chyli).* Renflement de l'origine du conduit thoracique, dans lequel débouchent le tronc intestinal lymphatique, les deux troncs lombaires lymphatiques et les troncs lymphatiques de voisinage.

CHYLÉMIE *s. f. (angl. chylemia).* Présence de chyle dans le sang.

CHYLEUX *adj. (angl. chylous).* Qui concerne le chyle, qui en contient ou qui en a l'apparence.

CHYLIFÈRE **1.** *adj. (angl. chyliferous).* Qui transporte le chyle. **2.** *s. m. (angl. chylous channel).* Vaisseau transportant le chyle.

CHYLOMÉDIASTIN *s. m. (angl. chylomediastinum).* Présence de chyle dans le médiastin.

CHYLOMICRON *s. m. (angl. chylomicron).* Particule lipoprotéinique très riche en triglycérides, de 1 µm de diamètre environ, qui apparaît dans le sang au cours de la digestion des graisses.

CHYLOPÉRICARDE *s. m. (angl. chylopericardium).* Épanchement de chyle dans la cavité péricardique.

CHYLOPÉRITOINE *s. m. (angl. chylous ascites).* Épanchement de chyle dans la cavité péritonéale.

CHYLORRHÉE *s. f. (angl. chylorrhea).* Écoulement de chyle par rupture du conduit thoracique.

CHYLOTHORAX *s. m. (angl. chylothorax).* Épanchement de chyle dans la cavité pleurale.

CHYLURIE *s. f. (angl. chyluria).* Présence de chyle dans l'urine, ce qui lui donne un aspect laiteux. SYN. *GALACTURIE.*

CHYME *s. m. (angl. chyme).* Masse liquide, épaisse, provenant de la digestion gastrique des aliments.

CHYMOTRYPSINE *s. f. (angl. chymotrypsin).* Enzyme protéolytique de l'intestin, formée à partir du chymotrypsinogène du pancréas sous l'action de la trypsine et qui, avec celle-ci, dégrade les protéines en polypeptides et en acides aminés. Elle est employée pour ses propriétés anti-inflammatoires.

CHYMOTRYPSINOGÈNE *s. m. (angl. chymotrypsinogen).* Enzyme du suc pancréatique, précurseur de la chymotrypsine.

CICATRICE *s. f. (angl. scar).* Tissu de réparation organisé (fibreux) et stable, qui remplace une perte de substance ou réunit des parties divisées par une blessure ou une plaie opératoire. ◇ **VICIEUSE** *(angl. vicious —).* Cicatrice dans laquelle le tissu néoformé n'a pas pris l'aspect du tissu qu'il remplace.

CICATRICIEL *adj. (angl. cicatricial).* Qui se rapporte ou qui est dû à une cicatrice.

CICATRISANT *adj. (angl. cicatrizant).* Se dit d'un agent qui favorise la cicatrisation des plaies (s'emploie aussi comme substantif).

CICATRISATION *s. f. (angl. healing with scarring).* Phénomène complexe de régénération grâce auquel sont réparées les lésions des tissus et des organes.

CICLOSPORINE *s. f. (angl. cyclosporin).* Médicament immunosuppresseur produit par le champignon *Tolypocladium inflatum* et obtenu aussi par synthèse. Il est utilisé dans la prévention du rejet de greffe. On écrit aussi cyclosporine.

CIL *s. m. (angl. eyelash).* **1.** Poil du bord libre des paupières (cil palpébral). **2.** *(angl. cilium).* Chacun des filaments extrêmement fins, animés de mouvements rapides, qui permettent aux organismes unicellulaires de se déplacer dans un milieu liquide. **3.** *(angl. cilium).* Prolongement cytoplasmique de certaines cellules épithéliales (muqueuse bronchique, muqueuse intestinale). Ces cils assurent, par leur battement, le déplacement de substances liquides le long de la surface muqueuse (cils vibratiles).

CILIAIRE *adj. (angl. ciliary).* Qui se rapporte aux cils.

CILIARISCOPE *s. m. (angl. ciliaroscope).* Appareil servant à examiner la région ciliaire de l'œil.

CIMÉTIDINE *s. f. (angl. cimetidine).* Composé qui inhibe l'action de l'histamine sur la sécrétion gastrique. Elle est utilisée dans le traitement de l'ulcère gastroduodénal et du syndrome de Zollinger-Ellison.

CINÉANGIOGRAPHIE *s. f. (angl. cineangiography).* Enregistrement cinématographique de l'image d'un vaisseau après injection d'un produit de contraste.

CINÉCARDIOANGIOGRAPHIE *s. f. (angl. cinecardioangiography).* Enregistrement cinématographique de l'image des cavités cardiaques et des gros vaisseaux après injection d'un produit opacifiant.

CINÈSE *s. f. (angl. movement).* En physiologie, tout mouvement simple ou complexe, actif ou passif.

CINÉSIE *s. f. (angl. kinesia).* Synonyme de mouvement. ◇ **PARADOXALE** *(angl. paradoxical —).* Dans la maladie de Parkinson, rapidité paradoxale de certains mouvements chez des sujets figés.

CINÉSIOLOGIE *s. f. (angl. kinesiology).* Étude des mouvements du corps humain, en particulier d'un point de vue physiologique et thérapeutique.

CINÉSITHÉRAPIE *s. f. (angl. kinesiotherapy).* ☞ *KINÉSITHÉRAPIE.*

CINÉTIQUE *(angl. kinetics).* **1.** *s. f.* Partie de la mécanique qui étudie les mouvements. **2.** *s. f.* Étude de la vitesse des réactions chimiques. **3.** *adj. (angl. kinetic).* Qui se rapporte ou qui est dû au mouvement.

CINGULUM (GYRUS DU) *s. m. (angl. gyrus cinguli).* Faisceau de fibres associatives, à la face interne des hémisphères cérébraux, qui réunissent le lobe frontal au lobe temporal, en entourant le corps calleux.

CINQUIÈME MALADIE *(angl. fifth disease).* Affection contagieuse de l'enfant due au *Parvovirus* B9 transmis par voie aérienne avec éruption maculeuse de la face et des membres évoluant sans séquelles. SYN. *MÉGALÉRYTHÈME ÉPIDÉMIQUE, ÉRYTHÈME INFECTIEUX.*

CIRCADIEN *adj. (angl. circadian).* Qui est caractérisé par une alternance d'environ 24 heures. Un rythme circadien est un rythme dont la période est d'environ 24 heures.

CIRCINÉ *adj. (angl. circinate).* En forme de cercle ou d'anneau. Se dit de lésions cutanées.

CIRCONCISION *s. f. (angl. circumcision).* Excision totale ou partielle du prépuce.

CIRCONFLEXE *adj. (angl. circumflex).* Se dit de certaines artères et de certains nerfs qui contournent un os.

CIRCONVOLUTION *s. f. (angl. gyrus).* ☞ *GYRUS.*

CIRCULAIRES DU CORDON *(angl. coiling of umbilical cord).* Boucles formées par le cordon ombilical lorsqu'il s'enroule autour du cou du fœtus pendant la grossesse.

CIRCULATION *s. f. (angl. circulation).* **1.** Mouvement régulier et continu, ou qui s'effectue suivant un circuit déterminé. **2.** La circulation sanguine. ◇ **CAPILLAIRE** *(angl. capillary —).* Passage du sang par les capillaires entre les artères et les veines. ◇ **COLLATÉRALE** *(angl. collateral —).* Circulation compensatrice qui s'effectue par des vaisseaux secondaires à la suite de l'obstruction d'un vaisseau principal. ◇ **CROISÉE** *(angl. crossed —).* En physiologie expérimentale, circulation dans une partie du corps d'un animal de sang fourni par un autre animal. ◇ **EXTRACORPORELLE** *(angl. cardiopulmonary by-pass).* Technique employée notamment en chirurgie cardiaque et consistant à dériver en dehors du corps humain une partie ou la totalité de la circulation sanguine. ◇ **FŒTALE** *(angl. fetal —)*. Circulation qui s'effectue dans le corps du fœtus : le sang artériel du placenta passe par la veine ombilicale et arrive à la veine cave inférieure par le conduit veineux d'Arantius. Les deux atria du cœur fœtal communiquent entre elles et le sang qui a circulé à l'intérieur du fœtus retourne au placenta par l'artère ombilicale. ◇ **GÉNÉRALE** *(angl. systemic —)*. Passage du sang par tout l'organisme à l'exception des poumons. SYN. *GRANDE CIRCULATION*. ◇ **LYMPHATIQUE** *(angl. lymph —)*. Passage de la lymphe par les vaisseaux et les nœuds lymphatiques. ◇ **(PETITE)** *(angl. pulmonary —)*. Circulation pulmonaire. ◇ **PULMONAIRE** *(angl. pulmonary —)*. Passage du sang par les poumons, où il se charge d'oxygène. ◇ **SYSTÉMIQUE** ☞ *CIRCULATION GÉNÉRALE*.

CIREUX *adj. (angl. waxy)*. Qui a l'aspect ou la consistance de la cire.

CIRRHOSE *s. f. (angl. cirrhosis)*. Processus inflammatoire hépatique chronique, caractérisé par le remplacement de plages de parenchyme hépatique nécrosées par un tissu conjonctivo-vasculaire fibreux qui forme des zones de prolifération hépatocytaire non fonctionnelles appelées nodules de régénération. ◇ **ALCOOLIQUE** (angl. *alcoholic —)*. Variété la plus fréquente de cirrhose due à l'intoxication alcoolique chronique. ◇ **BILIAIRE** *(angl. biliary —)*. Variété de cirrhose dans laquelle la prolifération du tissu conjonctif est due à une atteinte des voies biliaires, mécanique (stase par obstruction) ou infectieuse (inflammation des canaux biliaires intrahépatiques). ◇ **BRONZÉE** *(angl. hemochromatosis)*. Localisation hépatique de l'hémochromatose primitive. ◇ **CARDIAQUE** *(angl. cardiac —)*. Cirrhose par congestion chronique du foie, secondaire à une insuffisance cardiaque. ◇ **CHOLESTATIQUE** *(angl. cholestatic —)*. ☞ *CIRRHOSE BILIAIRE*. ◇ **POST-HÉPATITIQUE** *(angl. post hepatitic —)*. Cirrhose survenant dans les suites d'une hépatite virale par évolution d'une hépatite chronique active. SYN. *CIRRHOSE POST-NÉCROTIQUE, CIRRHOSE MÉTA-ICTÉRIQUE*.

CIRSOÏDE *adj. (angl. cirsoid)*. Qui ressemble à une varice.

CISTERNOGRAPHIE *s. f. (angl. cisternography)*. Examen radiologique des citernes cérébrales après injection d'un produit de contraste.

CISTERNOTOMIE *s. f. (angl. cisternotomy)*. Ouverture des citernes de la base du crâne.

CISTRON *s. m. (angl. cistron)*. La plus petite unité génétique, capable de déterminer la séquence des acides aminés d'un polypeptide.

CITERNE *s. f. (NA. cisterna). (angl. cistern)*. Terme désignant les parties les plus étendues et les plus profondes de l'espace sous-arachnoïdien. ◇ **DU CHYLE** ☞ *CHYLE (CITERNE DU)*.

CITRATE *s. m. (angl. citrate)*. Sel de l'acide citrique.

CITRATÉMIE *s. f. (angl. serum or plasma level of citrates)*. Présence et taux d'acide citrique (sous forme de citrates) dans le sang.

CITRATURIE *s. f. (angl. citrates level in urine)*. Taux des citrates dans l'urine.

CITRIN *adj. (angl. citrin)*. Qui a la couleur jaune du citron.

CITRIQUE (ACIDE) *(angl. citric acid)*. Acide rencontré en abondance dans le citron. Il est antiscorbutique et antirhumatismal. Son rôle biologique essentiel est sa participation au cycle tricarboxylique de Krebs.

CITRONNELLE *s. f. (angl. citronella)*. Nom vernaculaire de *Melissa officinalis*.

CITRULLINE *s. f. (angl. citrulline)*. Acide aminé qui participe à la biogenèse de l'urée.

CITRULLINURIE *s. f. (angl. citrullinuria)*. Présence de citrulline dans l'urine, avec augmentation de cette substance dans le plasma et dans le liquide céphalorachidien par défaut enzymatique entraînant troubles digestifs et neurologiques.

CIVD *(angl. DIVC)*. Abréviation de coagulation intravasculaire disséminée. ☞ *COAGULOPATHIE DE CONSOMMATION*.

CIVIÈRE *s. f. (angl. stretcher).* Dispositif pour le transport des malades et des blessés en position couchée, comportant deux pans de bois reliés par une toile, dont les extrémités servent de bras pour être saisis par les transporteurs.

CLAIRANCE *s. f. (angl. clearance).* **1.** Quantité de sang (exprimée en millilitres) que le rein est capable de débarrasser complètement d'une substance en une minute. **2.** Par extension, volume virtuel de plasma sanguin qui peut être complètement débarrassé, par voie extrarénale (hépatique, intestinale, etc.) aussi bien que rénale, de la substance considérée en une minute. ◇ **DE L'ACIDE PARA-AMINO-HIPPURIQUE** *(angl. p-aminohippurate —).* Technique qui permet de mesurer le flux plasmatique rénal. ◇ **DE LA CRÉATININE** *(angl. creatinine —).* Technique qui permet de mesurer l'épuration glomérulaire avec suffisamment de précision dans la pratique clinique.

CLAMP *s. m. (angl. clamp).* Pinces employées soit pour comprimer les parois d'un conduit ou d'une cavité, afin d'empêcher le contenu de s'en échapper, soit pour empêcher une hémorragie ou pour maintenir temporairement un organe dans la position désirée.

CLAMPAGE *s. m. (angl. clamping).* Mise en place de clamps au cours d'une opération.

CLANGOR *s. m. (angl. clang tint).* Augmentation pathologique de l'intensité du deuxième bruit du cœur, qui est perçu, surtout au foyer aortique, avec une résonance métallique.

CLAPOTAGE GASTRIQUE Bruit que l'on obtient en imprimant du bout des doigts des secousses brusques à la paroi abdominale, et dû à la présence de liquide et de gaz dans l'estomac. SYN. *CLAPOTEMENT.*

CLAPOTEMENT *s. m.* ☞ *CLAPOTAGE GASTRIQUE.*

CLAQUAGE *s. m. (angl. straining).* Rupture de fibres musculaires lors d'un effort violent.

CLAQUEMENT *s. m. (angl. click).* Bruit sec et éclatant perçu à l'auscultation cardiaque ; en général d'origine valvulaire, dont il traduit l'induration.

CLAR (MIROIR DE) *(angl. Clar's frontal mirror).* ☞ *MIROIR FRONTAL.*

CLASSIFICATION *s. f. (angl. classification).* **1.** Rangement, disposition ou division par classes. **2.** Action de classer. ◇ **DES TUMEURS** *(angl. TNM —).* ☞ *TNM (CLASSIFICATION).*

CLAUDICATION *s. f. (angl. claudication).* Asymétrie de la démarche due au raccourcissement d'un membre inférieur, à une ankylose unilatérale ou à une lésion douloureuse unilatérale. SYN. *BOITERIE.* ◇ **INTERMITTENTE ISCHÉMIQUE** *(angl. intermittent —).* Engourdissement, faiblesse et raideur douloureuse d'un membre inférieur entraînant la claudication, survenant au bout d'un certain temps de marche et disparaissant avec le repos. Ces phénomènes sont dus à la diminution du calibre des artères des membres inférieurs provoquée par l'athérosclérose. ◇ **INTERMITTENTE MÉDULLAIRE** *(angl. transient spinal —).* Manifestation d'une paraplégie spasmodique fruste ou débutante avec impression de poids et de raideur du membre inférieur, survenant au début de la marche.

CLAUSTROPHOBIE *s. f. (angl. claustrophobia).* Crainte morbide de rester dans des espaces fermés.

CLAVICULE *s. f. (angl. clavicle).* Os long et incurvé s'articulant avec le sternum et la scapula.

CLAVULANIQUE (ACIDE) *(angl. clavulanic acid).* Médicament inhibiteur des bêtalactamases bactériennes. Associé à une bêtalactamine sensible aux bêtalactamases, il permet le maintien de l'activité antibactérienne.

CLEARANCE *s. f.* Clairance est le terme recommandé officiellement en France pour remplacer *clearance.* ☞ *CLAIRANCE.*

CLÉIDECTOMIE *s. f. (angl. cleidectomy).* Résection totale ou partielle de la clavicule.

CLEPTOMANIE *s. f. (angl. kleptomania).* Tendance pathologique caractérisée par un désir obsédant de voler. On écrit aussi kleptomanie.

CLIC *s. m. (angl. click).* Bruit bref, aigu, de timbre métallique, protosystolique au foyer aortique ou pulmonaire, perçu lorsqu'il existe une induration valvulaire ou en cas d'éréthisme cardiaque.

CLIGNEMENT *s. m. (angl. winking).* Mouvement de fermeture rapide des paupières, volontaire ou involontaire, dû à un spasme du muscle orbiculaire des paupières.

CLIMATÈRE *s. m. (angl. climacteric).* Période de la vie correspondant à la ménopause. ☞ *MÉNOPAUSE.*

CLIMATISATION *s. f. (angl. air conditioning).* Régulation des facteurs climatiques d'un milieu déterminé (salle d'hôpital, salle d'opération, etc.) afin de l'adapter à une utilisation précise.

CLIMATOPATHOLOGIE *s. f. (angl. climatopathology).* Partie de la climatologie qui traite de l'action pathogène des différents climats sur l'organisme.

CLIMATOTHÉRAPIE *s. f. (angl. climatotherapy).* Traitement des maladies par l'action de certains climats.

CLINDAMYCINE *s. f. (angl. clindamycin).* Antibiotique actif contre les germes à Gram positif.

CLINICIEN *s. m. (angl. clinician).* Médecin traitant qui établit ses diagnostics par l'examen direct des malades, que ce soit à l'hôpital ou dans un cabinet privé.

CLINIQUE **1.** *adj. (angl. clinical).* Qui concerne le malade au lit ; qui est effectué, constaté ou enseigné par le médecin au chevet des malades. **2.** *s. f. (angl. clinical medicine, clinics).* Partie de la médecine qui comprend l'ensemble des connaissances acquises par l'observation directe des malades. **3.** *s. f. (angl. clinic).* Service hospitalier où l'on enseigne la médecine au chevet des malades. Par extension, tout établissement, public ou privé, où l'on traite des malades, alités ou en soins ambulatoires.

CLINOÏDE *adj. (angl. clinoid).* En forme de lit.

CLINOMANIE *s. f. (angl. clinomania).* Tendance morbide à rester au lit ou à garder la position couchée.

CLINOPHILIE *s. f. (angl. clinophilia).* Tendance morbide à rester au lit.

CLINOSTATIQUE *adj. (angl. clinostatic).* Qui se rapporte à la position couchée, ou qui en résulte.

CLINOSTATISME *s. m. (angl. clinostatism).* Position couchée et phénomènes qui en résultent.

CLINOTHÉRAPIE *s. f. (angl. clinotherapy).* Traitement des maladies par le repos au lit ; cure de repos.

CLIP *s. m. (angl. clip).* Agraphe chirurgicale pour oblitérer un vaisseau.

CLITORIS *s. m. (angl. clitoris).* Petit organe érectile médian, situé à la partie antérieure de la vulve, constitué de deux corps caverneux qui s'unissent sur la ligne médiane pour former le corps du clitoris ; celui-ci se termine par un léger renflement, le gland du clitoris. ◇ **(PRÉPUCE DU)** *(angl. preputium clitoridis).* Repli muqueux formé par les petites lèvres, qui recouvre le clitoris. SYN. *CAPUCHON DU CLITORIS.*

CLIVAGE *s. m. (angl. cleavage).* Séparation de deux tissus ou de deux organes selon un plan naturel.

CLIVUS *s. m. (angl. clivus).* Surface inclinée, formée par la jonction de la gouttière basilaire de l'occipital et de la face postérieure de la lame quadrilatère du sphénoïde, et sur laquelle reposent le bulbe et le pont.

CLOAQUE *s. m. (angl. cloaca).* **2.** Dans la vie embryonnaire, orifice commun à l'intestin et à l'allantoïde.

CLOISON *s. f. (angl. septum).* ☞ *SEPTUM.*

CLOMIFÈNE *s. m. (angl. clomiphene).* Composé synthétique anti-estrogénique et inducteur de l'ovulation. Il est utilisé dans le traitement de la stérilité féminine.

CLONAGE *s. m. (angl. cloning).* Manipulation génétique consistant à produire un clone en greffant un noyau dans un œuf après sa fécondation et après avoir enlevé le noyau originel de cette cellule. ◇ **CELLULAIRE** *(angl. cellular —).* Isolement d'une cellule et de sa descendance pour former une lignée cellulaire provenant d'un seul ancêtre. ◇ **MOLÉCULAIRE** *(angl. molecu-*

lar —). Recombinaison *in vitro* d'un gène ou d'un fragment d'ADN avec un vecteur se répliquant de manière autonome à l'intérieur d'une cellule hôte. La culture de cette cellule permet l'isolement de l'ADN inséré à l'état pur et en quantités illimitées.

CLONE *s. m. (angl. clone).* Ensemble des individus nés par réplication asexuée d'un seul organisme ou d'une seule cellule. Les membres d'un clone sont génétiquement identiques.

CLONIQUE *adj. (angl. clonic).* Se dit de convulsions saccadées dues soit à une brève contraction musculaire se répétant à intervalles rapprochés, soit à une contraction musculaire durable s'interrompant de manière intermittente, comme lors de la phase clonique d'une crise convulsive.

CLONUS *s. m. (angl. clonus).* Série de contractions rythmiques involontaires, réflexes, touchant un muscle ou un groupe de muscles, déclenchée par l'extension brusque de leurs tendons. Il représente une hyperexcitabilité réflexe par suppression de l'action freinatrice normalement exercée par la voie pyramidale. ◇ **DE LA MAIN** *(angl. wrist —).* Contraction spasmodique des muscles de la main, produite par l'extension de la main sur l'avant-bras. ◇ **DE LA PATELLA** *(angl. patellar —).* Contractions rythmiques du quadriceps déclenchées par le déplacement forcé et répété de la patella vers le bas ; s'observe en cas de lésion de la voie pyramidale. ◇ **DU PIED** *(angl. ankle —).* Secousses rythmiques du pied produites par la flexion forcée du pied sur la jambe ; s'observe en cas d'atteinte de la voie pyramidale.

CLOSTRIDIUM Genre de bacilles sporulés, anaérobies stricts dans leur grande majorité. On les trouve dans le sol, les sédiments aquatiques et dans l'intestin de l'homme et de certains animaux. Certaines de ces bactéries produisent des exotoxines très puissantes, et de nombreuses espèces sont pathogènes pour l'homme et les animaux. ◇ ***BOTULINUM*** Agent causal du botulisme. ◇ ***DIFFICILE*** Espèce responsable des colites pseudo-membraneuses provoquées par les antibiotiques. ◇ ***PERFRINGENS*** Un des agents les plus fréquents de la gangrène gazeuse ; il est en outre très souvent responsable d'infections anaérobies endogènes (post-opératoires, post-avortement, etc.). ◇ ***TETANI*** Agent causal du tétanos.

CLOU *s. m. (angl. nail).* **1.** Tige d'acier, pointue à une extrémité, utilisée en chirurgie osseuse ou orthopédique pour maintenir réunis des fragments osseux dans certaines fractures. **2.** SYN. *POPULAIRE DE FURONCLE.* ◇ **HÉMOSTATIQUE** *(angl. white plug).* Thrombus constitué par l'agglutination des plaquettes et des leucocytes. SYN. *THROMBUS BLANC.* ◇ **PLAQUETTAIRE** *(angl. white plug).* ☞ *CLOU HÉMOSTATIQUE.*

CLOXACILLINE *s. f. (angl. cloxacillin).* Pénicilline indiquée dans le traitement des affections staphylococciques. ☞ *PÉNICILLINE.*

CLYSTÈRE *s. m. (angl. clyster).* Terme désuet désignant une injection intrarectale et l'objet utilisé pour faire ce type de lavement.

CMV *(angl. CMV).* Abréviation de cytomégalovirus.

CO *(angl. CO).* Monoxyde de carbone.

CoA *(angl. CoA).* Abréviation de coenzyme A.

COAGGLUTINATION *s. f. (angl. coagglutination).* Agglutination, par un sérum, non seulement du germe spécifique, mais d'autres germes avec lesquels il présente une affinité. SYN. *AGGLUTINATION DE GROUPE.*

COAGGLUTININE *s. f. (angl. group agglutinin).* Anticorps agglutinant non seulement le germe spécifique, mais aussi des germes voisins. SYN. *AGGLUTININE DE GROUPE.*

COAGULABILITÉ *s. f. (angl. coagulability).* Propriétés de certaines substances à coaguler.

COAGULABLE *adj. (angl. coagulable).* Susceptible de coaguler.

COAGULANT *s. m. (angl. coagulant).* **1.** Produit chimique utilisé pour provoquer l'agglomération (par floculation ou coagulation) des fines particules en suspension dans un liquide. **2.** Médicament utilisé pour augmenter la coagulabilité du sang.

COAGULASE *s. f. (angl. coagulase).* Enzyme bactérienne provoquant la coagulation.

COAGULATION *s. f. (angl. coagulation).* Transformation d'un liquide organique en une masse solide (coagulum). La coagulation du sang aboutit à la formation d'un caillot. C'est un phénomène complexe faisant intervenir, outre les plaquettes et la fibrine, au moins une douzaine d'enzymes ainsi que certains éléments minéraux comme le calcium. ◇ **ÉLECTRIQUE** *(angl. electric —).* Nécrose des tissus par application d'un courant électrique à l'aide d'aiguilles métalliques. ◇ **(FACTEURS DE LA)** *(angl. — factors).* ☞ *FACTEUR.* ◇ **INTRAVASCULAIRE DISSÉMINÉE** *(angl. disseminated intravascular —).* ☞ *COAGULOPATHIE DE CONSOMMATION.* ◇ **SANGUINE** (angl. *blood —).* Transformation du fibrinogène soluble du sang en une protéine insoluble, la fibrine, grâce à l'action de la thrombine et des facteurs plasmatiques. ◇ **(TEMPS DE)** ☞ *TEMPS DE COAGULATION.*

COAGULOPATHIE *s. f. (angl. coagulopathy).* Maladie due à un trouble de la coagulation sanguine. Elle peut être congénitale (hémophilies, maladie de Willebrand) ou acquise (hypoprothrombinémies d'origine hépatique, iatrogènes, etc.). ◇ **DE CONSOMMATION** *(angl. consumption —).* Trouble acquis d'étiologie multiple, accouchement, intervention chirurgicale, septicémies, cancer, etc., caractérisé par une coagulation intravasculaire disséminée s'accompagnant de dépôts de fibrine sur les parois des vaisseaux avec oblitération de ces derniers, un déficit de certains facteurs de la coagulation (V et VIII), une thrombopénie et des hémorragies, le sang devenant totalement incoagulable.

COAGULUM *s. m. (angl. coagulum).* SYN. *CAILLOT.*

COARCTATION *s. f. (angl. coarctation).* Rétrécissement d'un conduit naturel. EX. *coarctation de l'aorte.* ◇ **DE L'AORTE** *(angl. — of aorta).* Sténose congénitale de l'isthme de l'aorte, entraînant une hypertension artérielle aux membres supérieurs. Elle est curable chirurgicalement. L'évolution spontanée peut se faire vers la rupture de l'aorte ou la greffe oslérienne. SYN. *STÉNOSE ISTHMIQUE DE L'AORTE.*

COBALAMINE *s. f. (angl. cobalamin).* Composé complexe de cobalt, commun aux membres du groupe vitaminique B_{12}.

COBALT *s. m. (angl. cobalt).* Élément métallique de numéro atomique 27. C'est un constituant de la vitamine B12. Symbole : Co. ◇ **(BOMBE AU)** *(angl. — bomb).* Appareil de télégammathérapie qui utilise le cobalt radioactif (cobalt 60).

COBALTOTHÉRAPIE *s. f. (angl. cobaltotherapy).* Utilisation thérapeutique du cobalt 60 dans le traitement des tumeurs malignes, au moyen de la bombe au cobalt.

COCA *s. m. (angl. coca).* Feuilles de *Erythroxylon coca.* Outre du tanin, il contient une substance aromatique volatile et de nombreux alcaloïdes, le principal étant la cocaïne.

COCAÏNE *s. f. (angl. cocaine).* Alcaloïde tiré des feuilles de coca. C'est un anesthésique local, un narcotique et un mydriatique. On utilise principalement le chlorhydrate de cocaïne en médecine comme anesthésique local de surface. La cocaïne est un stupéfiant.

COCAÏNISATION *s. f. (angl. cocainization).* Application ou administration locale de cocaïne à des fins thérapeutiques ou anesthésiques ; n'est plus guère utilisée.

COCAÏNISME *s. m. (angl. cocaine habit).* Ensemble des troubles physiques et psychiques provoqués par la cocaïnomanie.

COCAÏNOMANE *s. m. (angl. cocaine addict).* Sujet atteint de cocaïnomanie.

COCAÏNOMANIE *s. f. (angl. cocaine addiction).* Toxicomanie à la cocaïne avec dépendance psycologique et risque d'endocardites du cœur droit.

COCARBOXYLASE *s. f. (angl. cocarboxylase).* Pyrophosphate de thiamine (vitamine B1), coenzyme de la décarboxylase.

COCCI *(angl. cocci).* Pluriel de *coccus.* ☞ *COCCUS.*

COCCOBACILLE *s. m. (angl. coccobacillus).* Bactérie de forme intermédiaire entre celle du bacille et celle du coccus. SYN. *COCCOBACTÉRIE.*

COCCUS *s. m. (angl. coccus).* Bactérie de forme arrondie (on dit aussi coque). Les cocci peuvent être sphériques (staphylocoques), ovoïdes (streptocoques) ou réniformes (méningocoques, gonocoques). Ils peuvent être isolés, groupés par deux (diplocoques), en grappes (staphylocoques) ou en chaînettes (streptocoques).

COCCYGIEN *adj. (angl. coccygeal).* Qui se rapporte ou qui appartient au coccyx.

COCCYGODYNIE *s. f. (angl. coccygodynia).* Douleur dans la région du coccyx. SYN. *COCCYDYNIE.*

COCCYGOTOMIE *s. f. (angl. coccigotomy).* Section du coccyx.

COCCYX *s. m. (angl. coccyx).* Os impair et médian résultant de la fusion de quatre à six vertèbres et constituant l'extrémité inférieure du rachis.

COCHLÉAIRE *adj. (angl. cochlear).* Qui se rapporte à la cochlée, à son nerf qui fait partie du nerf cochléovestibulaire, aux voies nerveuses et aux centres nerveux correspondants.

COCHLÉE *s. f. (angl. cochlea).* Partie de l'oreille interne constituée par un long canal enroulé sur lui-même, qui contient les organes essentiels de l'audition. Elle comporte le conduit osseux et la lame spirale membraneuse (conduit cochléaire).

COCHLÉITE *s. f. (angl. cochleitis).* Inflammation de la cochlée.

COCHLÉOVESTIBULAIRE *adj. (angl. cochleovestibular).* Qui se rapporte à la coclée et au vestibule de l'oreille interne et, par extension, à l'audition et à l'équilibration.

COCKTAIL LYTIQUE *(angl. lytic cocktail).* Combinaison médicamenteuse qui bloque les fonctions du système nerveux autonome.

CODE *s. m. (angl. code).* Système de signes et de règles qui permet de formuler et de comprendre un message ou de transmettre une information. ◇ **GÉNÉTIQUE** *(angl. genetic —).* Règle associant un codon à un acide aminé.

CODÉINE *s. f. (angl. codeine).* Alcaloïde extrait de l'opium et préparé par méthylation de la morphine. C'est un sédatif de la toux, administré par voie orale.

CODEX *s. m. (angl. codex).* Recueil officiel de médicaments autorisés *(Codex medicamentarium).* ☞ *PHARMACOPÉE.*

CODON *s. m. (angl. codon).* Triplet nucléotidique d'ADN ou d'ARN messager correspondant à un acide aminé donné (codon signifiant) ou à un signal de fin de traduction (codon non-sens ou stop).

CŒLIALGIE *s. f. (angl. celialgia).* Douleur abdominale de type névralgique siégeant au niveau du plexus solaire.

CŒLIAQUE *adj. (angl. celiac).* Qui se rapporte à la cavité abdominale. Ex. *région cœliaque.*

CŒLIOCHIRURGIE *s. f. (angl. laparosurgery).* Chirurgie effectuée sous cœlioscopie. SYN. *CHIRURGIE CŒLIOSCOPIQUE, CHIRURGIE VIDÉO-ASSISTÉE.*

CŒLIOSCOPE *s. m. (angl. celioscope, laparoscope).* Instrument utilisé pour l'examen endoscopique de la cavité péritonéale.

CŒLIOSCOPIE *s. f. (angl. celioscopy, laparoscopy).* Examen visuel de la cavité abdominale par introduction d'un cœlioscope dans la cavité distendue par injection d'air ou de gaz stériles, soit à travers la paroi abdominale (cœlioscopie transpariétale), soit par voie vaginale à travers l'espace rétro-utérin (cœlioscopie transvaginale ou culdoscopie). SYN. *LAPAROSCOPIE.*

COENURUS CEREBRALIS Larve de *Taenia multiceps*, qui se loge dans le système nerveux central des moutons et d'autres animaux, provoquant la cénurose.

COENZYME *s. f. (angl. coenzyme).* Petite molécule organique ou minérale associée à une protéine enzymatique (apoenzyme) et nécessaire à son activité. Elle participe à la réaction catalysée par cette enzyme et se retrouve identique à la fin de cette réaction. SYN. *COFERMENT.*

CŒUR *s. m. (angl. heart).* Viscère musculaire creux, situé dans le thorax, agent central de la circulation du sang. Il est divisé en quatre cavités, deux atria et deux ventricules. Des replis membraneux appelés valves sont destinés à s'opposer au retour du courant sanguin vers son point d'origine. Les valves sont au nombre de quatre : la valvule mitrale entre l'atrium et le ventricule gauches ; la valvule tricuspide entre l'atrium et le ventricule droits ; les valves aortiques et pulmonaires, à l'entrée de l'aorte et de l'artère pulmonaire respectivement, dans les ventricules gauche et droit. ◇ **ARTIFICIEL** *(angl. artificial —).* Appareil implantable qui remplace temporairement le cœur. ◇ **BASEDOWIEN** *(angl. cardiothyreosis).* Ensemble des complications cardiaques de l'hyperthyroïde. ◇ **BILOCULAIRE** *(angl. cor biloculare).* Cœur présentant deux cavités, c'est-à-dire une seule cavité atriale et une seule cavité ventriculaire, par défaut de formation des septa atrioventriculaires. ◇ **D'ATHLÈTE** *(angl. athletic —).* Hypertrophie cardiaque sans affection valvulaire, observée parfois chez les athlètes pratiquant des efforts physiques intenses et prolongés. ◇ **DROIT** *(angl. right —).* Les cavités droites (atrium et ventricule) du cœur, qui assurent la circulation pulmonaire. ◇ **« EN GOUTTE »** *(angl. drop —).* Image radiologique d'un cœur de petite taille, allongé, qui pend comme une goutte, observé chez les sujets minces, longilignes. ◇ **EN SABOT** (angl. *wooden shoe —).* Image radiologique du cœur caractéristique de l'hypertrophie ventriculaire droite : la pointe relevée et rejetée en dehors rappelle l'extrémité d'un sabot. ◇ **GAUCHE** *(angl. left —).* Les cavités gauches (atrium et ventricule) du cœur, qui assurent la circulation générale. ◇ **PULMONAIRE AIGU** *(angl. acute cor pulmonale).* Insuffisance ventriculaire droite aiguë qui se traduit par une dilatation brusque des cavités cardiaques droites ; celle-ci est due à une hypertension artérielle pulmonaire brutale, provoquée le plus souvent par une embolie pulmonaire ou par une insuffisance respiratoire aiguë. Abréviation : CPA. ◇ **PULMONAIRE CHRONIQUE** *(angl. chronic cor pulmonale).* Hypertrophie des cavités cardiaques droites, avec ou sans défaillance cardiaque, provoquée par des maladies broncho-pulmonaires chroniques. Abréviation : CPC.

COFERMENT *s. m. (angl. coferment).* ☞ *COENZYME.*

COHORTE *s. f. (angl. cohort).* Ensemble d'individus ayant en commun une particularité se prêtant à une étude statistique.

COIFFE *s. f.* **1.** *(angl. crown).* En prothèse dentaire, pièce métallique coulée recouvrant une dent taillée de manière appropriée. **2.** *(angl. caul).* En obstétrique, partie des membranes de l'œuf recouvrant la tête du fœtus. ◇ **DES ROTATEURS** *(angl. rotator cuff).* Renforcement de la capsule articulaire de l'épaule par ses quatre muscles rotateurs qui y adhèrent intimement.

COÏT *s. m. (angl. coitus).* Union charnelle entre l'homme et la femme ; copulation.

COL *s. m. (angl. neck, cervix).* **1.** Partie rétrécie d'un organe qui relie deux segments plus volumineux. Ex. *col du fémur.* **2.** Portion d'un organe creux qui circonscrit l'orifice d'entrée de la cavité. Ex. *col de l'utérus.* ◇ **ANATOMIQUE DE L'HUMÉRUS** *(angl. anatomical neck of humerus).* Rétrécissement de l'humérus juste au-dessous de la surface articulaire. ◇ **CHIRURGICAL DE L'HUMÉRUS** *(angl. surgical neck of humerus).* Partie rétrécie de l'humérus qui unit la diaphyse à l'extrémité supérieure. ◇ **DE LA SCAPULA** *(angl. neck of scapula).* Segment de l'angle externe de la scapula qui unit la cavité glénoïde au corps de l'os. ◇ **DE L'UTÉRUS (OU UTÉRIN)** *(angl. uterine neck).* Partie inférieure et étroite de l'utérus, comprise entre l'orifice et le corps de l'utérus. ◇ **DE LA CÔTE** *(angl. neck of rib).* Segment de l'extrémité postérieure de chaque côte, qui unit la tête et la tubérosité. ◇ **DE LA VESSIE** *(angl. neck of urinary bladder).* Prolongement de la région antéro-inférieure de la vessie en forme de cône tronqué, qui se poursuit par l'urètre.

COL VÉSICAL (MALADIE DU) *(angl. vesical prostatism).* Dysurie puis rétention d'urines et pollakiurie, en rapport : chez l'enfant, avec une hyperplasie du col et chez l'adulte avec une fibrose prostatosphinctérienne.

COLCHICINE *s. f. (angl. colchicine).* Un des principes actifs de la colchique, glucoside cristallisé toxique, utilisé dans le traitement de l'accès de goutte et de la maladie périodique.

COLECTASIE *s. f. (angl. toxic megacolon).* Dilatation du côlon.

COLECTOMIE *s. f. (angl. colectomy).* Ablation totale ou partielle du côlon.

COLESTYRAMINE *s. f. (angl. colestyramine).* Résine susceptible de lier dans l'intestin les acides biliaires, préconisée pour combattre le prurit dû à l'ictère rétentionel et dans l'hypercholestérolémie essentielle.

COLIBACILLAIRE *adj. (angl. colibacillary).* Qui se rapporte au colibacille.

COLIBACILLE *s. m. (angl. Escherichia coli).* Nom vernaculaire de *Escherichia coli.*

COLIBACILLÉMIE *s. f. (angl. colibacillemia).* Présence de colibacilles dans le sang.

COLIBACILLOSE *s. f. (angl. colibacillosis).* Toute infection provoquée par *Escherichia coli.*

COLIBACILLURIE *s. f. (angl. colibacilluria).* Présence de colibacilles dans l'urine.

COLICINE *s. f. (angl. colicin).* Substance antibiotique produite par certaines bactéries intestinales et qui contrôle la prolifération d'autres germes du tractus digestif.

COLIQUE *(angl. colic).* **1.** *adj.* Qui se rapporte au côlon. **2.** *s. f.* Primitivement, douleur due à de violentes contractions du côlon. **3.** *s. f.* Par extension, douleur survenant sous forme d'accès paroxystique, ayant son origine dans un organe abdominal. ◇ **APPENDICULAIRE** *(angl. appendiceal —).* Crise douloureuse de l'appendicite aiguë. ◇ **BILIAIRE** *(angl. biliary —).* Douleur localisée à l'hypochondre droit, irradiant vers l'épigastre et l'épaule droite, accompagnée de nausées et de vomissements. Elle est provoquée par la mise en tension des voies biliaires, généralement par des calculs biliaires. SYN. *COLIQUE HÉPATIQUE.* ◇ **DE MISERERE** Coliques survenant par vagues paroxystiques insupportables, dues à une occlusion intestinale aiguë. ◇ **DE PLOMB** *(angl. lead —).* Colique intestinale due à l'intoxication chronique par le plomb, caractérisée par une douleur aiguë, une constipation, un ventre rétracté et des vomissements tenaces. SYN. *COLIQUE SATURNINE.* ◇ **HÉPATIQUE** *(angl. biliary —).* ☞ *COLIQUE BILIAIRE.* ◇ **INTESTINALE** (angl. *intestinal —).* Douleur abdominale provoquée par des spasmes de l'intestin. ◇ **MENSTRUELLE** *(angl. menstrual —).* Douleur abdominale intense survenant avant ou pendant les règles. ◇ **NÉPHRÉTIQUE** *(angl. renal —).* Douleur paroxystique provoquée par un spasme pyélique ou urétéral, habituellement dû à la migration d'un calcul rénal ou d'un caillot de sang. SYN. *COLIQUE RÉNALE.* ◇ **PANCRÉATIQUE** (angl. *pancreatic —).* Douleur abdominale, localisée à l'épigastre, provoquée par l'obstruction du canal excréteur du pancréas. ◇ **RÉNALE** *(angl. renal —).* ☞ *COLIQUE NÉPHRÉTIQUE.* ◇ **SALIVAIRE** *(angl. salivary —).* Douleur située dans la région des glandes salivaires et due à la présence d'un calcul. ◇ **SALPINGIENNE** *(angl. tubal —).* Douleur localisée à la région ovarienne, compliquant parfois les salpingo-ovarites chroniques. ◇ **SATURNINE** ☞ *COLIQUE DE PLOMB.* ◇ **SPERMATIQUE** (angl. *spermatic —).* Crampe douloureuse survenant après le coït, chez certains malades atteints d'une inflammation des vésicules séminales. ◇ **TESTICULAIRE** *(angl. testicular —).* Crise douloureuse ressentie par un adolescent au niveau d'un testicule ectopique. ◇ **UTÉRINE** *(angl. uterine —).* Douleur abdominale intense provoquée par des contractions utérines anormales, se produisant en particulier au moment des règles.

COLISTINE *s. f. (angl. colistin).* Antibiotique polypeptidique extrait de cultures de *Bacillus colistinus*, actif sur les bacilles à Gram négatif.

COLITE *s. f. (angl. colitis).* Inflammation du côlon. ◇ **AMIBIENNE** *(angl. amœbic —).* Colite due à *Entamoeba histolytica.* ◇ **ISCHÉMIQUE** *(angl. ischemic —).* Colite en rapport avec une diminution du flux sanguin splanchnique d'origine athéromateuse caractérisée par : douleurs abdominales, diarrhée glaireuse puis sanglante et fièvre. Le diagnostic est confirmé par la coloscopie. ◇ **PSEUDOMEMBRANEUSE** (angl. *pseudomembranous —).* Colite aiguë post-antibiothérapique due au bacille *Clostridium difficile.* ◇ **ULCÉREUSE** *(angl. ulcerative —).* Affection inflammatoire et ulcérative du rectum et du côlon, d'étiologie inconnue, caractérisée par une inflammation chronique du côlon, évoluant par poussées successives de diarrhée hémorragique et purulente, qui s'accompagnent de signes généraux : fièvre, asthénie, anorexie, amaigrissement. SYN. *RECTOCOLITE HÉMORRAGIQUE.*

COLLABÉ *adj. (angl. collapsed).* Se dit d'une cavité ou d'un conduit dont les parois sont affaissées par un processus pathologique (ex. : vaisseau collabé) ou à la suite d'une intervention (en parlant du poumon lors d'un pneumothorax).

COLLAGÉNASE *s. f. (angl. collagenase).* Enzyme qui catalyse l'hydrolyse du collagène.

COLLAGÈNE **1.** *s. m. (angl. collagen).* Scléroprotéine complexe, constituant essentiel des fibrilles et fibres du tissu conjonctif ainsi que des os et du cartilage ; le collagène se transforme en gélatine sous l'action de la chaleur. **2.** *adj. (angl. collagenous).* Qui se rapporte au collagène. Ex. *fibres collagènes.* ◇ **(MALADIE DU)** *(angl. collagen disease).* Terme discutable mais consacré par l'usage regroupant un certain nombre d'affections apparemment dissemblables, mais qui présentent toutes une caractéristique commune : la dégénérescence fibrinoïde du tissu conjonctif. Entrent dans ce groupe le lupus érythémateux aigu disséminé, la sclérodermie systémique, la dermatomyosite, la périartérite noueuse, la polyarthrite rhumatoïde, etc. SYN. *COLLAGÉNOSE, CONNECTIVITE.*

COLLAGÉNOSE *s. f. (angl. collagen disease).* ☞ *COLLAGÈNE (MALADIE DU).*

COLLAPSOTHÉRAPIE *s. f. (angl. collapse therapy).* Méthode thérapeutique actuellement abandonnée, consistant à provoquer le collapsus d'un poumon siège de lésions tuberculeuses, par création d'un pneumothorax artificiel.

COLLAPSUS *s. m. (angl. collapse).* **1.** Affaissement d'un organe creux ou d'un conduit dû à un processus pathologique ou provoqué intentionnellement. **2.** En langage clinique, collapsus cardiovasculaire (effondrement de la pression artérielle) se traduisant par un état de choc. ☞ *CHOC.* ◇ **PULMONAIRE** *(angl. — of lung).* Affaissement du parenchyme pulmonaire à la suite de la compression exercée par un épanchement pleural, par une tumeur voisine, ou par un pneumothorax. ◇ **VENTRICULAIRE** *(angl. ventricular —).* Aplatissement des ventricules cérébraux en rapport avec une hypotension du liquide céphalorachidien.

COLLATÉRAL *adj. (angl. collateral).* **1.** Accessoire, secondaire. Se dit de certains vaisseaux ou nerfs qui se détachent d'un tronc principal. **2.** Qui est placé parallèlement de chaque côté d'une structure anatomique. Ex. *sillon collatéral du cerveau.*

COLLET DE LA DENT *(angl. neck of tooth).* Partie la plus étroite de la dent, entre la couronne et la racine.

COLLICULI *(angl. colliculi).* Éminences arrondies, au nombre de quatre, qui occupent la partie postérieure du mésencéphale. Les colliculi supérieurs sont des centres réflexes des voies optiques ; les colliculi inférieurs sont des centres réflexes des voies auditives. SYN. *TUBERCULES QUADRIJUMEAUX.*

COLLIER DE VÉNUS *(angl. necklace of Venus).* Manifestation de la syphilis secondaire dessinant un collier pigmenté autour du cou.

COLLODION *s. m. (angl. collodion).* Suspension colloïdale de nitrocellulose dans un mélange d'alcool et d'éther, qui laisse, après évaporation du solvant, une mince pellicule étanche et adhérente servant à recouvrir et à protéger les plaies.

COLLOÏDAL *adj. (angl. colloidal).* Qui est de la nature d'un colloïde ou en possède les caractères. Ex. *suspension colloïdale.*

COLLOÏDE *s. m. (angl. colloid).* **1.** Substance insoluble dans un certain milieu (eau, alcool, etc.) et qui s'y trouve dispersée en particules très fines (suspension colloïdale), qui peuvent traverser les filtres usuels. La plupart des milieux organiques sont des suspensions colloïdales. **2.** *adj.* Qui ressemble à la colle ; gélatineux. Ex.

substance colloïde incluse dans les vésicules thyroïdiennes.

COLLUTOIRE *s. m. (angl. collutory).* Médicament de consistance semi-liquide, destiné à être appliqué sur les gencives ou sur les parois internes de la cavité buccale.

COLLYRE *s. m. (angl. eye drops).* Médicament composé d'une ou de plusieurs substances dissoutes dans un milieu aqueux, utilisé comme topique dans les affections oculaires.

COLOBOME *s. m. (angl. coloboma).* Toute anomalie congénitale (en particulier fissure) que peuvent présenter l'œil et les paupières.

CÔLON *s. m. (angl. colon).* Partie du gros intestin qui s'étend du cæcum au rectum. ◇ **ASCENDANT** *(angl. ascending —).* Portion initiale du côlon, située du côté droit, et qui remonte depuis le cæcum. SYN. *CÔLON DROIT.* ◇ **DESCENDANT** *(angl. descending —).* Troisième portion du côlon, située du côté gauche, entre le côlon transverse et le côlon ilio-pelvien. SYN. *CÔLON GAUCHE.* ◇ **ILIAQUE** *(angl. iliac —).* Première partie, fixe, du côlon ilio-pelvien, située dans la fosse iliaque gauche. ◇ **ILIOPELVIEN** *(angl. pelvic —).* Quatrième segment du côlon, s'étendant de la crête iliaque gauche, où il fait suite au côlon descendant, à la troisième vertèbre sacrale, où il se continue par le rectum. ◇ **IRRITABLE** *(angl. irritable —).* Syndrome fonctionnel très fréquent du gros intestin, sans lésions anatomiques spécifiques. ◇ **PELVIEN** *(angl. pelvic —).* ☞ *CÔLON SIGMOÏDE.* ◇ **SIGMOÏDE** *(angl. sigmoid —).* Deuxième partie, mobile, du côlon iliopelvien, située dans le pelvis. ◇ **TRANSVERSE** *(angl. transverse —).* Deuxième portion, horizontale, du côlon, qui traverse la partie supérieure de l'abdomen de droite à gauche. SYN. *CÔLON MOYEN.*

COLONALGIE *s. f. (angl. colonalgia).* Douleur au niveau du côlon.

COLONIE *s. f. (angl. colony).* Population autonome de micro-organismes d'une même espèce, entretenue en laboratoire pendant plus d'une génération. ◇ **BACTÉRIENNE** *(angl. bacterial —).* Amas de bactéries résultant de leur multiplication, à partir d'une bactérie souche, sur un milieu de culture, et reconnaissable par son aspect, sa consistance et sa couleur. ◇ **R** *(angl. R —).* Colonie microbienne, à bords irréguliers, dont la surface est rugueuse et terne. R vient de l'anglais *rough*, qui signifie rugueux. ◇ **S** *(angl. S —).* Colonie microbienne à bords bien délimités, dont la surface est lisse et brillante. Chez certaines espèces, cette propriété est en relation avec l'existence d'une capsule. S vient de l'anglais *smooth*, qui signifie lisse.

COLONNE *s. f. (angl. column).* Structure anatomique cylindrique, en forme de pilier. ◇ **RACHIDIENNE** *(angl. spinal —).* ☞ *COLONNE VERTÉBRALE.* ◇ **VERTÉBRALE** *(angl. vertebral —).* Ensemble osseux formé par les vertèbres cervicales, thoraciques, lombales, sacrales et coccygiennes. SYN. *RACHIS, COLONNE RACHIDIENNE.*

COLONOSCOPIE *s. f.* ☞ *COLOSCOPIE.*

COLOPATHIE *s. f. (angl. colonopathy).* Terme générique désignant toute affection du côlon.

COLOPEXIE *s. f. (angl. colopexy).* Fixation du côlon, soit au plan postérieur rétropéritonéal, soit aux parois latérales ou antérieure de l'abdomen.

COLOPTOSE *s. f. (angl. coloptosis).* Descente du côlon transverse.

COLOSCOPIE *s. f. (angl. colonoscopy).* Examen de l'intérieur du côlon à l'aide d'un tube flexible muni d'un appareillage optique et appelé coloscope, introduit par l'anus. SYN. *COLONOSCOPIE, COLO-SIGMOIDOSCOPIE.*

COLOSIGMOÏDOSTOMIE *s. f. (angl. colosigmoidostomy).* Création d'une anastomose entre le côlon ascendant ou transverse et l'anse sigmoïde. SYN. *ANASTOMOSE COLO-SIGMOÏDIENNE.*

COLOSTOMIE *s. f. (angl. colostomy).* Abouchement du côlon à la peau.

COLOSTOMISÉ *adj. (angl. colostomised).* Qui a subi une colostomie.

COLOSTRUM *s. m. (angl. colostrum).* Produit de sécrétion de la glande mammaire qui apparaît après l'accouchement, du premier au douzième jour environ, riche en anticorps maternels. Sa teneur en graisse est plus faible que celle du lait, mais sa teneur en albumine est très forte. Il est progressivement remplacé par le lait.

COLOTOMIE *s. f. (angl. colotomy).* Incision du côlon. Selon la région où elle se pratique, on distingue les colotomies abdominale, inguinale et lombaire.

COLOTYPHLITE *s. f. (angl. cecocolitis).* Inflammation du cæcum et du côlon ascendant.

COLPECTASIE *s. f. (angl. colpectasia).* Distension du vagin.

COLPECTOMIE *s. f. (angl. colpectomy).* Résection des parois vaginales, partielle ou totale, pratiquée en cas de cancer ou de prolapsus génital chez la femme âgée.

COLPOCÈLE *s. f. (angl. colpocele).* Descente du vagin qui fait saillie dans la vulve. Elle peut être due à une cystocèle (colpocèle antérieure) ou à une rectocèle (colpocèle postérieure). SYN. *PROLAPSUS VAGINAL.*

COLPOHYSTÉRECTOMIE *s. f. (angl. colpohysterectomy).* Hystérectomie vaginale associée à une résection vaginale. SYN. *HYSTÉROCOLPECTOMIE.*

COLPOPÉRINÉOPLASTIE *s. f. (angl. colperineoplasty).* Chirurgie plastique du vagin et du périnée, généralement pratiquée pour rétrécir le vagin et augmenter la résistance du périnée en cas de prolapsus vaginal.

COLPOPÉRINÉORRAPHIE *s. f. (angl. colperineorrhaphy).* Suture des parois vaginales et du périnée après déchirure, ou pour remédier au prolapsus utéro-vaginal.

COLPOPEXIE *s. f. (angl. colpopexy).* Fixation du vagin relâché à la paroi abdominale.

COLPOPLASTIE *s. f. (angl. colpoplasty).* Création d'un vagin artificiel en cas d'aplasie vaginale ou d'absence congénitale du vagin. SYN. *VAGINOPLASTIE.*

COLPOPROCTECTOMIE *s. f. (angl. colporectectomy).* Ablation de la totalité ou d'une partie du rectum après incision de la paroi postérieure du vagin.

COLPOPTOSE *s. f. (angl. colpoptosis).* Prolapsus du vagin.

COLPORRAGIE *s. f. (angl. colporrhagia).* Hémorragie vaginale.

COMA *s. m. (angl. coma).* Perturbation de la vigilance, non réversible par des stimulations et entraînant un amoindrissement ou une abolition des réponses observables, verbales et motrices, d'un sujet aux sollicitations du monde extérieur. ◇ **ALCOOLIQUE** *(angl. alcoholic —).* Coma provoqué par une intoxication éthylique aiguë. ◇ **APOPLECTIQUE** *(angl. apoplectic —).* Coma accompagnant une apoplexie. ◇ **CARUS** *(angl. complete —).* Coma très profond avec aréflexie totale, troubles respiratoires et circulatoires graves. ◇ **DÉPASSÉ** *(angl. irreversible —).* État marqué par une disparition totale et irréversible de l'activité cérébrale ; mort cérébrale. ◇ **DIABÉTIQUE** *(angl. diabetic —).* Coma compliquant le diabète sucré décompensé, avec acidose. ◇ **ÉPILEPTIQUE** *(angl. epileptic —).* État de stupeur consécutif à une crise d'épilepsie. ◇ **HÉPATIQUE** (angl. *hepatic —).* Coma compliquant une insuffisance hépatique grave. ◇ **HYPEROSMOLAIRE** *(angl. hyperosmolar nonketotic —).* Coma provoqué par l'hyperosmolarité plasmatique. Il apparaît dans les états de déshydratation sévère et dans le diabète. ◇ **HYPOGLYCÉMIQUE** *(angl. hypoglycemic —).* Coma accompagnant une chute brutale de la glycémie. ◇ **HYSTÉRIQUE** *(angl. hysteric —).* État de faux coma chez les hystériques. ◇ **IRRÉVERSIBLE** (angl. *irreversible —).* Coma marqué par la persistance d'un « état végétatif » et l'absence de toute réactivité, avec persistance de fragments d'activité cérébrale électrique. ◇ **URÉMIQUE** *(angl. uremic —).* Coma de l'insuffisance rénale terminale. SYN. *COMA AZOTÉMIQUE.* ◇ **VIGIL** *(angl. light —).* Coma dont on peut tirer le malade par une stimulation vive, mais dans lequel il retombe sitôt après.

COMÉDOCARCINOME *s. m. (angl. comedocarcinoma).* Variété de cancer du sein développé dans les canaux galactophores donnant à la coupe un aspect rappelant celui des comédons.

COMÉDON *s. m. (angl. comedo).* Petite saillie blanchâtre centrée par un point noir, formée de substance graisseuse accumulée dans une glande sébacée. Nom populaire : point noir.

COMITIAL *adj. (angl. epileptic).* Qui se rapporte à l'épilepsie. Ex. *mal comitial.* Ce terme vient de ce qu'à Rome on interrompait les comices lorsqu'un participant présentait une crise d'épilepsie. ☞ *ÉPILEPSIE.*

COMITIALITÉ *s. f. (angl. epilepsy).* ☞ *ÉPILEPSIE.*

COMMENSAL *s. m. (angl. commensal).* Tout organisme qui vit sur un hôte en état de commensalisme.

COMMENSALISME *s. m. (angl. commensalism).* Association entre animaux ou végétaux d'espèces différentes, bénéfique exclusivement pour l'un des associés, mais sans préjudice pour l'autre. ☞ *SYMBIOSE.*

COMMINUTIF *adj. (angl. comminuted).* Se dit d'une fracture dans laquelle l'os ou les os sont brisés en plusieurs petits fragments (fracture comminutive).

COMMISSURE *s. f. (angl. commissure).* **1.** Point de réunion des bords d'une ouverture, ou de deux formations anatomiques (commissure des lèvres, commissure des paupières). **2.** Point d'entrecroisement ou de passage, sur la ligne médiane, de faisceaux nerveux unissant des formations droites et gauches du système nerveux central.

COMMISSUROPLASTIE *s. f. (angl. commissurorrhaphy).* Réparation chirurgicale de la commissure d'un orifice valvulaire cardiaque.

COMMISSUROTOMIE *s. f. (angl. commissurotomy).* Section d'une commissure. Ex. *commissure des deux valves mitrales.*

COMMOTION *s. f. (angl. concussion).* Ébranlement violent de l'organisme, ou d'une partie de l'organisme, provoqué par un choc direct ou indirect engendrant un trouble fonctionnel, sans lésion organique manifeste.

COMMUNICATION *(angl. defect).* ◇ **INTERATRIALE** *(angl. atrial septal —).* Communication anormale entre les deux atria par absence de fermeture de la cloison interatriale réalisant un shunt gauche-droit évoluant spontanément vers l'insuffisance cardiaque. Abréviation : CIA. ◇ **INTERVENTRICULAIRE** *(angl. ventricular septal —).* Communication anormale entre les deux ventricules par défaut de développement du septum interventriculaire réalisant un shunt gauche-droit, souvent associé à d'autres anomalies cardiovasculaires. Abréviation : CIV.

COMPARTIMENT *s. m. (angl. compartment).* Division d'un objet ou d'une surface. ◇ **LIQUIDIEN** *(angl. liquid —).* Répartition des liquides organiques ; on distingue les compartiments intra et extracellulaires.

COMPATIBILITÉ *s. f. (angl. compatibility).* Qualité de ce qui est compatible. ◇ **TISSULAIRE** ☞ *HISTOCOMPATIBILITÉ.*

COMPATIBLE *adj. (angl. compatible, suitable).* Se dit de médicaments qui peuvent être administrés en même temps, ou d'un sang appartenant à un groupe sanguin tel que sa transfusion à un individu donné ne provoque pas d'accident.

COMPENSATION *s. f. (angl. compensation).* **1.** Atténuation ou suppression des effets pathologiques d'une maladie par des réactions de l'organisme qui tendent à rétablir un état d'équilibre physiologique. **2.** En psychopathologie, processus psychique par lequel des sentiments de culpabilité ou d'infériorité entraînent une recherche de satisfactions gratifiantes.

COMPLÉMENT *s. m. (angl. complement).* Système complexe de protéines présent dans le sérum normal. Non spécifique, il existe en dehors de toute immunisation. Il complète en quelque sorte l'action des anticorps, d'où son nom. Le complément total (CH50) comprend neuf composants protéiques principaux, numérotés de C1 à C9, le plus important étant le C3. Les différents composants ou fractions sont activés, en présence de complexes antigène-anticorps (ainsi que d'autres substances), de façon séquentielle, entraînant la libération de substances biologiquement actives. ◇ **(FIXATION DU)** ☞ *FIXATION DU COMPLÉMENT.*

COMPLÉMENTAIRE *adj. (angl. complementary).* Qui supplée à une déficience ; qui complète ; accessoire ; qui se rapporte au complément.

COMPLEXE *s. m. (angl. complex).* **1.** Association ou combinaison de plusieurs phénomènes ou substances constituant une entité bien définie. **2.** En psychiatrie et en psychanalyse, ensemble de représentations et d'images à forte charge affective, partiellement ou totalement inconscientes. Les complexes se structurent à partir des liens relationnels de l'histoire infantile et ont une influence sur les attitudes ou les conduites du sujet. ◇ **ANTIGÈNE-ANTICORPS** *(angl. antigen-antibody —).* ☞ *COMPLEXE IMMUN.* ◇ **DE CASTRATION** *(angl. castration —).* Complexe en relation avec le fantasme de castration (perte du pénis), en une étroite relation avec le complexe d'Œdipe. ◇ **DE FUSION** *(angl. fusion —).* Aspect que revêtent les ondes P et QRS lorsque atria ou ventricules sont stimulés quasi simultanément. ◇ **IMMUN** *(angl. immune —).* Complexe macromoléculaire formé par un antigène et un anticorps unis entre eux de façon spécifique et qui représente un facteur important dans la pathogénie de certaines maladies, telles que la glomérulonéphrite, la maladie sérique, le lupus érythémateux systémique, etc. SYN. *COMPLEXE ANTIGÈNE-ANTICORPS.* ◇ **MAJEUR D'HISTOCOMPATIBILITÉ** *(angl. major histocompatibility —).* ☞ *HLA.* ◇ **QRST** *(angl. QRST electric —).* Partie de l'électrocardiogramme correspondant à la contraction des ventricules, formée d'une onde rapide QRS de forte amplitude suivie d'une onde T lente et moins élevée. SYN. *COMPLEXE VENTRICULAIRE.* ◇ **VENTRICULAIRE** ☞ *COMPLEXE QRST.*

COMPLIANCE *s. f. (angl. compliance).* Mesure de la capacité de distension d'une structure déterminée (par exemple, d'organes creux tels que les poumons, la vessie, la vésicule biliaire, etc.). ◇ **VENTRICULAIRE** *(angl. ventricular —).* Rapport volume/pression télédiastolique mesurant la capacité de distention ventriculaire.

COMPLICATIONS *s. f. (angl. complications).* Phénomènes pathologiques qui surviennent au cours d'une maladie, sans lui être spécifiques, et qui l'aggravent généralement.

COMPORTEMENT *s. m. (angl. behavior).* Manière d'être ou de réagir d'une personne pendant une période brève ou prolongée de sa vie, ou lorsqu'elle est confrontée à des circonstances particulières.

COMPORTEMENTALISME *s. m.* ☞ *BÉHAVIORISME.*

COMPRESSE *s. f. (angl. gauze, pad, swab, compress).* Morceau de gaze ou de tissu, de taille variable, utilisé comme pansement, ou au cours de divers actes chirurgicaux.

COMPRIMÉ *s. m. (angl. tablet).* Préparation pharmaceutique en forme de pastille, dans laquelle la substance médicamenteuse en poudre est comprimée.

COMPTE-GOUTTES *s. m. (angl. dropper).* Dispositif permettant de laisser s'écouler un liquide goutte à goutte.

CONCENTRATION *s. f. (angl. concentration).* **1.** Augmentation de la proportion d'une substance dans une solution, par évaporation du solvant (l'eau en général). **2.** Proportion d'une substance dissoute dans une solution. On peut l'exprimer de différentes manières (molarité, molalité). **3.** Fixation de l'attention sur un sujet déterminé. ◇ **CORPUSCULAIRE MOYENNE EN HÉMOGLOBINE** *(angl. mean corpuscular hemoglobin [MCH]).* Rapport entre le poids de l'hémoglobine et le volume globulaire contenu dans un même volume de sang. Abréviation : CCMH. ◇ **DE L'HÉMOGLOBINE** *(angl. haemoglobin —).* Taux pondéral de l'hémoglobine dans le sang, exprimé soit en grammes par litre ou par 100 mL, soit en pourcentage de la normale, soit par rapport au nombre de globules rouges (taux moyen d'hémoglobine par cellule), soit par rapport à l'hématocrite (concentration hémoglobinique moyenne). ◇ **MOLAIRE** *(angl. molar —).* ☞ *MOLARITÉ.*

CONCENTRÉ **1.** *adj. (angl. concentrated).* Se dit d'une substance en solution dont on a éliminé une partie du solvant (s'emploie aussi comme substantif). **2.** *s. m. (angl. concentrate).* Préparation contenant une forte proportion de produit actif.

CONCEPTION *s. f. (angl. conception).* **1.** Fécondation de l'ovule. **2.** En psychologie, opération de l'entendement et de la formation des concepts.

CONCOMITANT *adj. (angl. concomitant).* Qui accompagne un autre fait ; qui coïncide avec lui. Se dit d'un type de strabisme non modifié par le changement dans la direction du regard.

CONCRÉTION *s. f. (angl. concretion).* Production solide se développant dans un organe ou un tissu au cours d'une affection, le plus souvent de nature inflammatoire.

CONDITIONNEMENT *s. m.* **1.** *(angl. packaging).* Forme particulière sous laquelle est présenté un médicament dans le commerce. **2.** *(angl. conditioning).* En psychologie, toute technique répétitive qui permet l'organisation d'un nouveau comportement par l'acquisition de réflexes conditionnés.

CONDOM *s. m. (angl. condom).* ☞ *PRÉSERVATIF.*

CONDUCTEUR *(angl. conductor).* **1.** *adj.* Qui est capable de transmettre la chaleur, l'électricité ou le son. **2.** *s. m.* Porteur sain d'une maladie héréditaire ; par exemple, la fille d'un hémophile. **3.** Sonde cannelée utilisée en chirurgie.

CONDUCTION *s. f. (angl. conduction).* Transmission des ondes sonores, de la chaleur, de l'électricité, etc., à travers un milieu solide, liquide ou gazeux. ◇ **AÉRIENNE** *(angl. aerial —).* Transmission des sons à la cochlée par les vibrations qui se propagent dans l'air. ◇ **AÉROTYMPANIQUE** *(angl. aerotympanal —).* ☞ *CONDUCTION AÉRIENNE.* ◇ **ANTÉROGRADE** *(angl. anterograde —).* En cardiologie, conduction normale d'un influx, des atria vers la jonction atrioventriculaire puis vers les ventricules. ◇ **ANTIDROMIQUE** *(angl. antidromic —).* Conduction nerveuse dans un sens contraire au sens normal. ◇ **OSSEUSE** *(angl. bone —).* Mode de transmission des sons à la cochlée par l'intermédiaire des os du crâne. ◇ **RÉTROGRADE** *(angl. retrograde —).* En cardiologie, conduction de l'onde d'excitation cardiaque en direction inverse de la normale, c'est-à-dire des ventricules vers les atria. ◇ **SYNAPTIQUE** *(angl. synaptic —).* Conduction de l'excitation nerveuse dans les synapses ganglionnaires. ◇ **(TROUBLES DE LA)** *(angl. — disturbances).* Perturbation de l'onde d'excitation intracardiaque à type de ralentissement ou d'arrêt entraînant généralement des troubles de rythme.

CONDUIT *s. m. (angl. duct, meatus).* ◇ **ARTÉRIEL** *(angl. ductus arteriosus).* Canal qui, chez le fœtus, va de la branche gauche de l'artère pulmonaire à l'aorte. Il s'oblitère normalement à la naissance. SYN. *CANAL DE BOTAL.* ◇ **AUDITIF EXTERNE** ☞ *MÉAT ACOUSTIQUE EXTERNE.* ◇ **AUDITIF INTERNE** ☞ *MÉAT ACOUSTIQUE INTERNE.* ◇ **BILIAIRE** *(angl. interlobular bile duct).* Canalicule biliaire. SYN. *CANAL BILIAIRE.* ◇ **CHOLÉDOQUE** *(angl. choledocus duct).* Segment de la voie biliaire principale, formé par la réunion du conduit hépatique commun et du conduit cystique. SYN. *CHOLÉDOQUE, CANAL CHOLÉDOQUE.* ◇ **COCHLÉAIRE** *(angl. cochlear canal).* Tube membraneux spiralé contenu dans la cochlée osseuse. SYN. *CANAL COCHLÉAIRE.* ◇ **CYSTIQUE** *(angl. cystic duct).* Canal excréteur de la vésicule biliaire qui, après sa réunion avec le conduit biliaire commun, se continue par le conduit cholédoque. SYN. *CANAL CYSTIQUE.* ◇ **DÉFÉRENT** *(angl. deferent duct).* Canal excréteur du testicule, qui part de la queue de l'épididyme, forme une partie du cordon spermatique et, après avoir reçu le conduit excréteur de la vésicule séminale, devient le conduit éjaculateur. SYN. *CANAL DÉFÉRENT.* ◇ **ÉJACULATEUR** *(angl. ejaculatory duct).* Canal continuant le conduit déférent depuis son union avec la vésicule séminale. Il s'ouvre dans la portion prostatique de l'urètre. SYN. *CANAL ÉJACULATEUR.* ◇ **ÉPIDIDYMAIRE** *(angl. duct of epididymidis).* Long tube tortueux qui forme l'épididyme ; il se continue par le conduit déférent. SYN. *CANAL ÉPIDIDYMAIRE.* ◇ **HÉPATIQUE COMMUN** *(angl. common hepatic duct).* Conduit biliaire, qui s'unit avec le conduit cystique pour former le conduit cholédoque. SYN. *CANAL HÉPATIQUE.* ◇ **LACTIFÈRE** *(angl. lactiferous duct).* Chacun des canaux excréteurs de la glande mammaire. SYN. *CANAL GALACTOPHORE.* ◇ **PANCRÉATIQUE** *(angl. pancreatic duct).*

Canal excréteur principal du pancréas. SYN. *CANAL PANCRÉATIQUE.* ◇ **PANCRÉATIQUE ACCESSOIRE** *(angl. ductus pancreaticus accessorius).* Conduit excréteur secondaire du pancréas. SYN. *CANAL PANCRÉATIQUE ACCESSOIRE.* ◇ **PAROTIDIEN** *(angl. parotid duct).* Canal excréteur de la glande parotide, s'ouvrant dans la bouche. SYN. *CANAL PAROTIDIEN, CANAL DE STÉNON.* ◇ **SUBMANDIBULAIRE** *(angl. submandibular duct).* Le plus volumineux des canaux excréteurs de la glande sumandibulaire. SYN. *CANAL SUBMANDIBULAIRE, CANAL DE WHARTON.* ◇ **THORACIQUE** *(angl. thoracic duct).* Tronc lymphatique principal situé dans le thorax, drainant tous les lymphatiques sous-diaphragmatiques. SYN. *CANAL THORACIQUE.*

CONDUITE *s. f. (angl. conduct, behaviour).* Ensemble des actions par lesquelles un individu cherche à répondre à une situation. Au sens large, elle comprend les actes plus complexes dépendant de la fonction psychique. ☞ *COMPORTEMENT.*

CONDUITS BILIAIRES *(angl. bile ducts).* Ensemble des canaux intrahépatiques et extrahépatiques dans lesquels circule la bile. SYN. *CANAUX BILIAIRES.*

CONDYLE *s. m. (angl. condyle).* Éminence arrondie à l'extrémité articulaire d'un os, comme par exemple les condyles du fémur.

CONDYLOME *s. m. (angl. condyloma).* Tumeur rosée ressemblant à une verrue, siégant sur les muqueuses génitale ou anale.

CÔNE *s. m. (angl. cone).* Toute structure anatomique, pleine ou creuse, ayant à peu près une forme conique (base circulaire opposée à un sommet pointu). ◇ **D'ATTRACTION** *(angl. attraction —).* Éminence conoïde qui se forme à la surface de l'ovule au point de pénétration du spermatozoïde. ◇ **MÉDULLAIRE** *(angl. medullary —).* Extrémité inférieure de la moelle épinière. SYN. *CÔNE TERMINAL.* ◇ **MÉDULLAIRE (SYNDROME DU)** *(angl. terminal — syndrome).* Lésion sensitivomotrice des racines sacrales de S2 à S4, caractérisée par unc paralysic bilatérale des membres inférieurs, des douleurs pluriradiculaires, une anesthésie cutanéomuqueuse de la région périnéorectale et des troubles génitosphinctériens. SYN. *SYNDROME DU CÔNE TERMINAL.* ◇ **OCULAIRE (OU VISUEL)** *(angl. ocular —, visual —).* Faisceau de rayons lumineux possédant une forme conique, dont la base correspond à la pupille, et le sommet à l'image formée sur la rétine. ◇ **TERMINAL** *(angl. terminal —).* ☞ *CÔNE MÉDULLAIRE.*

CONFABULATION *s. f. (angl. confabulation).* Symptôme de certains états de déficit mnésique, consistant en un récit imaginaire, suppléant aux troubles de la mémoire et rapidement oublié par celui-là même qui l'a conçu.

CONFUSION *s. f. (angl. confusion).* **1.** Désordre, agitation. **2.** État de ce qui n'est pas bien défini mentalement. ◇ **MENTALE** *(angl. mental —).* Syndrome psychiatrique, de survenue aiguë en général, qui se caractérise par une obnubilation de la conscience, une désorientation temporo-spatiale, une perplexité anxieuse et des troubles de la mémoire. Elle peut être primitive ou secondaire à un processus infectieux ou toxique.

CONGÉNITAL *adj. (angl. congenital).* Qui existe à la naissance et dont l'origine remonte à la vie intra-utérine.

CONGESTIF *adj. (angl. congestive).* Qui se rapporte, qui est associé ou qui est dû à la congestion.

CONGESTION *s. f. (angl. congestion).* Accumulation excessive de sang dans les vaisseaux d'un organe ou d'un tissu. SYN. *HYPERÉMIE, HYPERHÉMIE.*

CONGLUTINATION *s. f. (angl. conglutination).* Formation d'agglomérats de globules rouges sensibilisés par un anticorps et ayant fixé le complément sous l'influence de la conglutinine (protéine se liant à un complexe immun).

CONGRUENCE *s. f. (angl. congruence).* Bonne concordance de deux structures, par exemple de deux extrémités articulaires après la réduction d'une luxation, ou bien de deux phénomènes.

CONIOSE *s. f. (angl. coniosis).* Toute affection provoquée par l'inhalation de poussières.

CONISATION *s. f. (angl. conization).* Prélèvement d'un fragment de tissu de forme conique, par exemple sur la muqueuse cervicale de l'utérus (conisation du col utérin).

CONJONCTIF *adj. (angl. connective).* Qui unit. Qualifie en particulier le tissu de soutien formé de fibres élastiques et de cellules. SYN. *TISSU CONJONCTIF.*

CONJONCTIVE *s. f. (angl. conjunctiva).* Fine membrane muqueuse transparente, qui tapisse la face interne des paupières (conjonctive palpébrale) et la face antérieure du globe oculaire (conjonctive bulbaire ou oculaire) ; elle unit le fond des paupières au globe oculaire, permettant leur glissement l'un sur l'autre. SYN. *TUNIQUE CONJONCTIVE.*

CONJONCTIVITE *s. f. (angl. conjunctivitis).* Toute inflammation de la conjonctive.

CONN (SYNDROME DE) *(angl. Conn's syndrome).* Hyperaldostéronisme primaire, caractérisé par une hypertension artérielle permanente, une polydyspsie avec polyurie, une faiblesse musculaire avec accès de tétanie, une hypokaliémie, une alcalose et une augmentation du taux d'aldostérone et de tétrahydroaldostérone urinaire. Ces troubles sont provoqués par un adénome ou, plus rarement, par une hyperplasie surrénalienne bilatérale.

CONNECTIVITE *s. f. (angl. connective tissue disease).* ☞ *COLLAGÈNE (MALADIE DU).*

CONQUE *s. f. (angl. concha).* Cavité de la face externe de l'auricule, où s'ouvre le méat acoustique externe.

CONSANGUINITÉ *s. f. (angl. consanguinity).* Parenté sanguine entre des individus ayant le même père ou un ascendant commun.

CONSCIENCE *s. f. (angl. consciousness).* Connaissance intuitive ou réflexive que l'individu a de lui-même ou de ses changements, du milieu qui l'entoure et de ses modifications.

CONSCIENT **1.** *adj. (angl. conscious).* Qui comprend et pense avec connaissance ou conscience. **2.** *s. m. (angl. consciousness.).* En psychanalyse, un des sytèmes constitutifs de l'appareil psychique qui reçoit les informations de l'intérieur et du monde externe.

CONSEIL GÉNÉTIQUE ☞ *GÉNÉTIQUE (CONSEIL).*

CONSOLIDATION *s. f. (angl. consolidation).* Soudure des fragments d'un os fracturé.

CONSONANT *adj. (angl. consonating rale).* Râle sec ou caverneux de condensation pulmonaire.

CONSTIPATION *s. f. (angl. constipation).* Difficulté ou impossibilité d'évacuer les matières fécales. Elle peut être fonctionnelle ou secondaire à une lésion organique.

CONSTIPÉ *adj. (angl. constipated).* Qui souffre de constipation.

CONSTITUTIF *adj. (angl. constitutive).* État d'un gène qui est en permanence soit actif soit inactif, selon le mode de régulation en cause.

CONSTITUTION *s. f. (angl. constitution, personality).* **1.** Ensemble des caractéristiques anatomiques, physiologiques et psychiques propres à un individu. **2.** Dans un sens restrictif, structure morphologique d'un individu.

CONSTRICTEUR *adj. (angl. constrictor).* Se dit d'un muscle dont la contraction comprime un organe, ou resserre un canal, un orifice. S'emploie aussi comme substantif.

CONSTRICTIF *adj. (angl. constrictive).* Qui se rapporte à la constriction, qui produit une constriction.

CONSTRICTION *s. f. (angl. constriction).* **1.** Compression circulaire ; resserrement ou sténose. **2.** Sensation subjective d'oppression ou de compression.

CONSULTATION *s. f. (angl. consultation).* **1.** Examen d'un malade effectué par le médecin dans son cabinet et suivi d'avis et de prescriptions relatives au traitement. **2.** Recours, par un médecin traitant, à un ou plusieurs confrères en vue d'étudier un cas difficile. **3.** Service, rattaché à un hôpital, dans lequel les malades extérieurs viennent se faire examiner, traiter ou conseiller.

CONTACT *s. m. (angl. contact).* **1.** Situation de deux corps qui se touchent. **2.** Individu qui a été en contact avec un sujet contagieux et qui est susceptible de contracter et de transmettre l'infection (sujet contact). **3.** En psychologie et en psychiatrie, type de relation qu'établit le patient avec son milieu. ◇**LOMBAIRE** Perception par la main appliquée sous la région lombaire d'un rein augmenté de volume ou ptosé.

CONTACTOLOGIE *s. f. (angl. contactology).* Branche de l'ophtalmologie qui traite des lentilles de contact cornéennes, de leur indication, de leur adaptation sur la surface de l'œil et de leur tolérance par l'organisme.

CONTACTOLOGISTE *s. m.* Médecin spécialiste en contactologie.

CONTAGE *s. m.* Agent matériel qui transmet une infection, qu'il s'agisse du micro-organisme lui-même ou de substances qui le contiennent (expectorations, salive, etc.).

CONTAGION *s. f. (angl. contagion).* Transmission d'une maladie d'une personne à une autre par contact direct ou indirect. ◇ **DIRECTE** *(angl. direct or immediate —).* Transmission d'une maladie d'une personne à une autre par contact direct. SYN. *CONTAGION IMMÉDIATE.* ◇ **INDIRECTE** *(angl. indirect or mediate —).* Transmission d'une maladie contagieuse par le biais de l'air, de l'eau, des aliments, d'animaux contaminés, etc. SYN. *CONTAGION MÉDIATE.* ◇ **MENTALE** *(angl. mental —).* Transmission d'un trouble psychique par influence mentale, par imitation ; par exemple : folie induite, épidémie psychique. SYN. *CONTAGION PSYCHIQUE.*

CONTAGIOSITÉ *s. f. (angl. contagiosity).* Caractère de ce qui est contagieux.

CONTAMINATEUR *adj. (angl. contaminant).* Qui transmet une maladie, vénérienne en particulier. S'emploie aussi comme substantif.

CONTAMINATION *s. f. (angl. contamination).* Envahissement d'un organisme vivant, d'une substance ou d'un objet par des micro-organismes. Si l'organisme vivant se prête à la multiplication et au développement des micro-organismes, la contamination est suivie d'une infection (ne pas confondre ces deux termes, qui ne sont pas synonymes).

CONTENTION *s. f. (angl. setting).* Maintien en bonne position d'un organe hernié, de fragments d'os fracturés ou d'une extrémité articulaire luxée, au moyen de bandages, attelles, plâtres, etc.

CONTONDANT *adj. (angl. contusive, blunt).* Se dit d'un objet ou d'un acte qui produit une contusion.

CONTRACEPTIF *(angl. contraceptive).* **1.** *adj.* Qui se rapporte à la contraception. EX. *méthode contraceptive.* **2.** *s. m.* Produit qui permet d'éviter une grossesse. Les contraceptifs peuvent être locaux : préservatifs (condoms et diaphragmes), stérilet, et oraux (pilule).

CONTRACEPTION *s. f. (angl. contraception).* Emploi de moyens en vue d'éviter une grossesse.

CONTRACTILE *adj. (angl. contractile).* Qui peut se contracter.

CONTRACTILITÉ *s. f. (angl. contractility).* Capacité de certains tissus, en particulier les fibres musculaires, de se contracter.

CONTRACTION *s. f. (angl. contraction).* **1.** Diminution de volume ou de longueur d'un corps. **2.** Manifestation de la contractilité ; raccourcissement normal d'un muscle en réponse à un stimulus nerveux.

CONTRACTURE *s. f. (angl. contracture).* Contraction involontaire, prolongée, d'un ou de plusieurs muscles.

CONTRASTE *s. m. (angl. contrast).* Rapport entre les brillances des parties claires et des parties sombres d'une image. ◇ **(PRODUIT DE, SUBSTANCE DE, MILIEU DE)** *(angl. — medium).* Substance de haut poids moléculaire qui sert à rendre visibles, en radiologie, diverses structures du corps en produisant un contraste artificiel. Ce contraste peut être opacifiant, radio-opaque (par exemple une solution de sulfate de baryum), éclaircissant (gaz) ou mixte (double contraste).

CONTRE-EXTENSION *s. f. (angl. counterextension).* Traction exercée en direction centripète (vers la racine d'un membre), lors de la réduction d'une fracture.

CONTRE-INCISION *s. f. (angl. counterincision).* Deuxième incision réalisée en un point plus ou moins éloigné de l'incision principale, soit pour mieux assurer l'écoulement des liquides (drainage), soit pour soulager la tension des tissus, soit encore pour permettre de réaliser une plastie par glissement.

CONTRE-INDICATION *s. f. (angl. contraindication).* Toute circonstance qui s'oppose à la mise en œuvre d'un traitement.

CONTREPOISON *s. m. (angl. counterpoison).* ☞ *ANTIDOTE.*

CONTRETRACTION *s. f. (angl. countertraction).* Méthode de réduction de certaines fractures par l'application de deux tractions en directions opposées.

CONTROLATÉRAL *adj. (angl. contralateral).* Situé du côté opposé ; qui intéresse le côté opposé. Se dit par exemple de certains réflexes.

CONTUSION *s. f. (angl. contusion).* Lésion traumatique produite par le choc violent d'un corps contondant, provoquant une compression des tissus sans solution de continuité de la peau. La contusion peut être légère (ecchymoses simples), ou grave, avec lésions musculaires, vasculaires, nerveuses ou viscérales.

CONVALESCENCE *s. f. (angl. convalescence).* Période intermédiaire entre la maladie et l'état de santé, durant laquelle l'organisme répare les dommages subis au cours de la maladie et les fonctions qui avaient été altérées se rétablissent progressivement.

CONVERGENCE *s. f. (angl. convergence).* **1.** Action de tendre vers un même point et résultat de cette action. **2.** En physiologie, mouvement coordonné des deux yeux par lequel les axes optiques se réunissent sur un objet fixé proche et qui permet d'obtenir la formation d'une image.

CONVERGENT *adj. (angl. convergent).* Qui se dirige vers un même point ; se dit notamment de lignes, d'axes, etc.

CONVERTINE *s. f. (angl. convertin).* Substance permettant la transformation de la prothrombine en thrombine lors de la coagulation. Provient de la proconvertine inactive (facteur VII).

CONVEXE *adj. (angl. convex).* Qui a une surface bombée, arrondie en dehors.

CONVULSIF *adj. (angl. convulsive).* Qui se rapporte aux convulsions ; qui est caractérisé ou marqué par des convulsions.

CONVULSION *s. f. (angl. convulsion).* Contraction violente et involontaire, tonique ou clonique, de la musculature striée. Les convulsions peuvent être localisées ou généralisées. Elles ont des causes diverses : atteinte cérébrale anoxique, toxique, etc.

CONVULSIVANT *adj. (angl. convulsivant).* Qui provoque des convulsions.

CONVULSIVOTHÉRAPIE *s. f. (angl. sismotherapy).* Traitement de certaines psychoses par des crises convulsives provoquées par l'électrochoc.

COORDINATION *s. f. (angl. coordination).* Activité harmonieuse entre plusieurs parties du corps qui coopèrent pour réaliser une fonction, comme la coopération de groupes musculaires, sous la direction des centres nerveux, pour exécuter un mouvement déterminé.

COPHOCHIRURGIE *s. f. (angl. surgery for deafness).* Chirurgie de la surdité en cas d'otospongiose.

COPROCULTURE *s. f. (angl. stool culture).* Culture de germes à partir de matières fécales.

COPROLALIE *s. f. (angl. coprolalia).* Onomatomanie réitérative de mots et de phrases relatifs aux excréments, à la saleté et à des obscénités.

COPROLITHE *s. m. (angl. fecalith).* Concrétion de matières fécales durcies.

COPROLOGIE *s. f. (angl. coprology).* Étude physique, chimique et bactériologique des matières fécales.

COPROPHILIE *s. f. (angl. coprophilia).* **1.** Affinité psychopathologique pour la saleté en général, et en particulier pour les excréments. **2.** Affinité de certains micro-organismes pour les excréments.

COPROPORPHYRIE *(angl. coproporphyria).* Porphyrine présente dans l'urine de toutes les formes de porphyries. ☞ *PORPHYRIE.*

COPROSTASE *s. f.* Accumulation de matières fécales dans le gros intestin.

COPULATION *s. f. (angl. copulation).* Accouplement d'un mâle et d'une femelle. Chez l'homme, on l'appelle plus communément coït.

COQUELUCHE *s. f. (angl. whooping cough).* Maladie infectieuse aiguë, contagieuse et épidémique, due au bacille de Bordet-

Gengou *(Bordetella pertussis)*. Elle se caractérise, à la période d'état, par des quintes de toux entrecoupées de reprises inspiratoires bruyantes comparées au chant du coq, s'accompagnant d'expectorations visqueuses, avec vomissements chez le nourrisson. La vaccination en a réduit la fréquence.

COR *s. m. (angl. corn)*. Épaississement important, dur et douloureux, de la couche cornée de l'épiderme, siégeant en général à la face dorsale des orteils. Le cor diffère du durillon par l'épaisseur plus grande de sa couche cornée.

CORACOBRACHIAL *adj. (angl. coracobrachial)*. Qui se rapporte au processus coracoïde et au bras. ◇ **(MUSCLE)** *s. m. (angl. — muscle)*. Muscle fléchisseur de la région antérieure du bras.

CORACOÏDE *adj. (angl. coracoid)*. ☞ *PROCESSUS CORACOÏDE*.

CORALLIFORME *adj. (angl. coralliform, staghorn)*. Qui rappelle le corail par une disposition arborescente. Se dit de certains calculs pyélocaliciels.

CORDE DU TYMPAN *(angl. chorda tympani)*. Branche du nerf facial sécrétoire pour les glandes submaxillaires et sublinguales et sensitive de la partie antérieure de la langue.

CORDECTOMIE *s. f. (angl. cordectomy)*. Excision d'une corde vocale.

CORDES VOCALES *(angl. vocal cords)*. Replis muqueux du larynx. Elles se divisent en cordes vocales inférieures ou cordes vocales vraies, de part et d'autre de la glotte, et qui constituent l'organe essentiel de la phonation, et en cordes vocales supérieures ou fausses cordes vocales, qui ne jouent aucun rôle dans la phonation.

CORDON *s. m. (angl. cord)*. Nom donné à certaines structures anatomiques en raison de leur forme pleine et cylindrique. ◇ **OMBILICAL** *(angl. umbilical —)*. Organe long et souple qui contient la veine et les artères ombilicales entourées par la gelée de Wharton et qui s'étend du placenta à l'ombilic du fœtus. ◇ **SANITAIRE** *(angl. sanitary cordon)*. Ensemble des mesures sanitaires prises pour empêcher le passage d'individus ou le transport d'objets susceptibles de transmettre une maladie quarantenaire. ◇ **SPERMATIQUE** *(angl. spermatic —)*. Ensemble d'organes réunis par du tissu cellulaire lâche, qui s'étendent depuis le canal inguinal jusqu'au testicule. Ces organes sont le conduit déférent, les artères spermatique, crémastérienne et déférentielle, les veines spermatiques, les vaisseaux lymphatiques et les nerfs du testicule.

CORDONAL *adj. (angl. funicular)*. Qui se rapporte aux cordons de la moelle épinière.

CORDONAL POSTÉRIEUR (SYNDROME) Syndrome médullaire caractérisé par des troubles de la sensibilité profonde, une ataxie, une abolition des réflexes tendineux, des douleurs fulgurantes, par atteinte des fibres lemniscales des cordons postérieurs de la moelle.

CORECTOMIE *s. f. (angl. corectomy)*. ☞ *IRIDECTOMIE*.

CORECTOPIE *s. f. (angl. corectopia)*. Situation anormale de la pupille, qui se trouve déplacée par rapport au centre de l'iris. SYN. *ECTOPIE PUPILLAIRE*.

CORNAGE *s. m. (angl. crowing)*. Bruit inspiratoire, audible à distance, que produit le passage de l'air en cas de rétrécissement de la glotte.

CORNE *s. f. (angl. horn, cornu)*. Partie plus ou moins saillante d'un corps ou de la surface de certains organes ou de certaines structures anatomiques. ◇ **ANTÉRIEURE (SYNDROME DE LA)** *(angl. anterior horn syndrome)*. Syndrome lié à une lésion de la corne antérieure de la moelle, qui se manifeste par une paralysie motrice flasque, pure, avec aréflexie, amyotrophie, fasciculations musculaires et anomalies de l'électromyographie. ◇ **UTÉRINE** *(angl. uterine horn)*. Chacun des deux angles latéraux de la cavité utérine, où s'implantent les trompes utérines.

CORNÉE *s. f. (angl. cornea)*. Disque transparent enchassé dans la sclère, qui forme la partie antérieure de la face externe du globe oculaire. Elle est composée de cinq couches.

CORNET *s. m. (angl. nasal concha).* Lamelles osseuses enroulées sur elles-mêmes et situées sur la paroi latérale des fosses nasales.

CORONAIRE *adj.* **1.** *(angl. coronary).* Disposé en couronne (se dit surtout de vaisseaux). **2.** *(angl. coronal).* Qui se rapporte à la couronne d'une dent. ◇ **(ARTÈRE)** *(angl. coronary artery).* Chacune des deux artères, coronaires droite et gauche, irriguant le myocarde.

CORONARIEN *adj. (angl. coronary).* Qui se rapporte aux vaisseaux coronaires.

CORONARITE *s. f. (angl. coronary arteritis).* Artérite coronarienne.

CORONAROGRAPHIE *s. f. (angl. coronarography).* Angiographie des artères coronaires par injection d'un produit de contraste.

CORONAROPATHIE *s. f.* Toute affection des artères coronaires.

CORONAVIRUS Genre de virus de la famille des *Coronaviridae*. Il comprend différentes espèces dont le *Coronavirus* humain (responsable d'infections des voies respiratoires supérieures et de gastro-entérite chez l'homme). Ce virus est à l'origine d'une épidémie en 2003 de syndrome respiratoire aigu sévère (SRAS) ayant touché essentiellement la Chine et le Sud-Est asiatique.

CORONOÏDE *adj. (angl. coronoid).* ☞ *PROCESSUS CORONOÏDE DE LA MANDIBULE, PROCESSUS CORONOÏDE DE L'ULNA.*

CORPS *s. m. (angl. corpus, body).* **1.** Partie la plus importante d'un organe ou d'une autre structure anatomique. **2.** Inclusions ou petites masses matérielles existant dans un milieu donné. ◇ **CALLEUX** *(angl. corpus callosum).* Grande commissure du cerveau, masse arquée de substance blanche, située au fond de la scissure longitudinale et formée par les fibres transversales qui relient les deux hémisphères. ◇ **CÉTONIQUE** *(angl. ketone body).* Terme générique désignant l'acétone, l'acide acétylacétique et l'acide β-hydroxybutyrique. ◇ **ÉTRANGER** *(angl. foreign body).* Corps se trouvant de façon anormale dans un tissu, un conduit ou une cavité de l'organisme et pouvant soit provenir de l'extérieur, soit s'être formé sur place. ◇ **FLOTTANTS** *(angl. vitrous floaters).* ☞ *MOUCHES VOLANTES.* ◇ **JAUNE** *(angl. corpus luteum).* Corps qui se forme dans l'ovaire à la place du follicule ovarien après sa rupture et la libération de l'ovule. Le corps jaune est une glande endocrine, produisant de la progestérone. Si l'ovule a été fécondé, le corps jaune se développe et persiste plusieurs mois (corps jaune gravidique) ; si la fécondation ne s'est pas produite, le corps jaune dégénère (corps jaune menstruel). ◇ **MAMMILLAIRE** *(angl. mamillary body).* Chacun des deux tubercules arrondis situés sur le plancher de l'hypothalamus, unis au thalamus et au mésencéphale. ◇ **PINÉAL** *(angl. pineal body).* Glande située à la jonction des faces postérieure et supérieure du troisième ventricule. Son rôle est encore mal connu. SYN. *ÉPIPHYSE CÉRÉBRALE, GLANDE PINÉALE.* ◇ **THYROÏDE** *(angl. thyroid gland).* ☞ *THYROÏDE.* ◇ **VERTÉBRAL** *(angl. vertebral body).* Partie antérieure, renflée et cylindrique, d'une vertèbre. ◇ **VITRÉ** *(angl. vitreous body).* Substance transparente visqueuse qui remplit la majeure partie du globe oculaire, entre le cristallin et la rétine ; elle est contenue dans une enveloppe transparente, la hyaloïde.

CORPUSCULE *s. m. (angl. corpuscle).* Élément anatomique arrondi, de très petite taille.

CORSET *s. m. (angl. corset).* Appareil orthopédique plus ou moins rigide, destiné à maintenir le thorax, l'abdomen ou le tronc en position adéquate et utilisé pour certaines fractures ou anomalies de courbure du rachis.

CORTEX *s. m. (angl. cortex).* Partie externe d'un organe, distincte de la capsule, située autour de la partie centrale de cet organe.

CORTI (ORGANE DE) *(angl. spiral organ).* ☞ *ORGANE SPIRAL.*

CORTICAL *adj. (angl. cortical).* Qui se rapporte à un cortex, en particulier au cortex cérébral ou de la glande suprarénale.

CORTICODÉPENDANT *adj. (angl. corticodependent).* Malade ou maladie ne pouvant plus se passer de corticoïdes après un traitement par ceux-ci.

CORTICOÏDE *s. m.* ☞ *CORTICOSTÉROÏDE.*

CORTICOLIBÉRINE *s. f.* ☞ *CORTICOSTIMULINE (SUBSTANCE LIBÉRATRICE DE LA).*

CORTICOPLEURITE *s. f. (angl. corticopleuritis).* Inflammation concomitante de la plèvre et de la couche corticale du parenchyme pulmonaire sous-jacent.

CORTICOPRIVE *adj. (angl. corticosteroid deficient).* Qui se rapporte ou qui est dû à une insuffisance du cortex de la glande suprarénale.

CORTICORÉSISTANCE *s. f. (angl. resistent to steroid therapy).* Inefficacité des hormones du cortex de la glande suprarénale observée chez certains malades.

CORTICOSPINAL *adj. (angl. corticospinal).* Qui se rapporte à la fois au cortex et à la moelle épinière.

CORTICOSTÉROÏDE *s. m. (angl. corticosteroid).* Chacune des hormones sécrétées par le cortex de la glande suprarénale, et chacun de leurs dérivés synthétiques. On distingue les hormones actives sur le métabolisme glucidique (cortisol, cortisone, corticostérone), les hormones actives sur le métabolisme minéral (aldostérone), et les hormones à activité androgénique.

CORTICOSTÉRONE *s. f. (angl. corticosterone).* Hormone minéralocorticoïde extraite du cortex de la glande suprarénale.

CORTICOSTIMULINE *s. f. (angl. corticotrophin (CRF)).* ☞ *CORTICOTROPHINE.* ◇ **(SUBSTANCE LIBÉRATRICE DE LA)** *(angl. — releasing factor).* Hormone polypeptidique sécrétée par l'hypothalamus et stimulant la secrétion de la corticotrophine par l'hypophyse. Abréviation : CRF ou CRH.

CORTICOSURRÉNALOME *s. m. (angl. adrenal cortical tumor).* Tumeur bénigne ou maligne développée aux dépens du cortex de la glande suprarénale. Elle provoque, chez la femme, obésité, développement du système pileux et masculinisation.

CORTICOTHÉRAPIE *s. f. (angl. corticotherapy).* Traitement par des hormones du cortex des glandes suprarénales, la cortisone notamment ou par la corticotrophine.

CORTICOTROPE *adj. (angl. corticotrophic).* Qui agit sur le cortex de la glande suprarénale, qui a des affinités pour celle-ci.

CORTICOTROPHINE *s. f. (angl. corticotropin).* Hormone sécrétée par le lobe antérieur de l'hypophyse, qui stimule la synthèse et la sécrétion des hormones du cortex de la glande suprarénale. Par ailleurs, elle stimule la mélanogenèse. Elle est également appelée corticostimuline, ACTH (pour *adrenocorticotrophic hormone*). Sa sécrétion est sous la dépendance du CRF.

CORTICOTROPINE *s. f. (angl. corticotrophine).* ☞ *CORTICOTROPHINE.*

CORTISOL *s. m. (angl. cortisol).* ☞ *HYDROCORTISONE.*

CORTISOLÉMIE *s. f. (angl. plasma cortisol rate).* Présence et taux du cortisol plasmatique.

CORTISOLURIE *s. f. (angl. urinary free cortisol rate).* Taux du cortisol urinaire.

CORTISONE *s. f. (angl. cortisone).* Glucocorticostéroïde sécrété par le cortex de la glande suprarénale. On utilise la cortisone pour ses propriétés anti-inflammatoires et antiallergiques.

CORYNEBACTERIUM Genre de bactéries constitué de bacilles à Gram positif dont il existe des espèces parasites de l'homme et des animaux et d'autres parasites des végétaux.

CORYZA *s. m. (angl. coryza).* Inflammation aiguë ou chronique de la muqueuse des fosses nasales, accompagnée d'un écoulement muqueux ou mucopurulent par le nez, due à un virus. SYN. *RHINITE.*

COSMÉTIQUE *adj. (angl. cosmetic).* Se dit d'un produit utilisé pour entretenir l'hygiène ou la beauté du corps. S'emploie également comme substantif.

COSMÉTOLOGIE *s. f. (angl. cosmetology).* Étude de tout ce qui se rapporte aux produits cosmétiques (composition, fabrication, effets sur l'organisme).

COSTAL *adj. (angl. costal).* Qui se rapporte aux côtes.

COSTALGIE *s. f. (angl. costalgia).* Douleur costale ou névralgie intercostale.

COSTECTOMIE *s. f. (angl. costectomy).* Résection d'une côte.

COSTOTOMIE *s. f. (angl. costotomy).* Section chirurgicale d'une ou de plusieurs côtes.

CÔTE *s. f. (angl. rib).* Chacun des vingt-quatre os formant la paroi osseuse latérale du thorax. ◇ **CERVICALE** *(angl. cervical —).* Anomalie de développement au cours de laquelle le processus transverse d'une vertèbre cervicale, en particulier la septième, s'allonge en forme de côte. ◇ **(FAUSSE)** *(angl. false —).* Chacune des côtes des huitième, neuvième et dixième paires, appelées ainsi parce qu'elles ne sont pas reliées directement au sternum (chacune s'articulant avec la côte sus-jacente). SYN. *CÔTE ASTERNALE.* ◇ **FLOTTANTE** *(angl. floating —).* Chacune des côtes des onzième et douzième paires, dont l'extrémité antérieure est libre. ◇ **STERNALE** *(angl. sternal —).* ☞ *CÔTE VRAIE.* ◇ **VRAIE** *(angl. true —).* Chacune des côtes des sept premières paires, qui sont unies directement au sternum. SYN. *CÔTE STERNALE.*

COTYLE *s. m. (angl. acetabulum).* ☞ *ACÉTABULUM.*

COTYLÉDON *s. m. (angl. cotyledon).* Une des divisions de la face utérine d'un placenta discoïde.

COTYLOÏDE *adj. (angl. cotyloid).* En forme de cupule. EX. *cavité cotyloïde (acétabulum).*

COTYLOÏDIEN *adj. (angl. cotyloid).* Qui se rapporte à la cavité cotyloïde (acétabulum).

COU *s. m. (angl. neck).* Partie du corps située entre la tête et le thorax.

COUCHE *s. f. (angl. layer).* Disposition d'éléments superposés. EX. *les différentes couches de la rétine.* ◇ **OPTIQUE** ☞ *THALAMUS.*

COUDE *s. m. (angl. elbow).* Partie du membre supérieur qui correspond à l'articulation entre le bras et l'avant-bras, formée par l'extrémité inférieure de l'humérus et les extrémités supérieures du radius et de l'ulna. Elle comprend deux régions : en avant, la région du pli du coude, en arrière, la région olécrânienne. ◇ **DU JOUEUR DE TENNIS** *(angl. tennis elbow).* Épicondylite ou épicondylalgie des joueurs de tennis ; bursite radio-humérale. SYN. *TENNIS ELBOW.*

COUMARINIQUES *s. m. pl. (angl. coumarine anticoagulants).* Groupe de composés qui se caractérisent par leur capacité à provoquer l'inhibition de la synthèse du complexe prothrombinique (facteurs II, VII, IX et X), ce qui entraîne un état d'hypocoagulabilité. Ils sont utilisés comme anticoagulants.

COUP ◇ **DE CHALEUR** *(angl. heat stroke).* État provoqué par une exposition du corps à une irradiation solaire intense ou à une température excessive, et caractérisé par divers troubles : céphalées, vertiges, déshydratation, nausées et crampes musculaires. ◇ **DE POIGNARD ABDOMINAL** *(angl. abdominal stab).* Douleur brutale en rapport avec la perforation d'un organe creux responsable d'une péritonite. ◇ **DE SOLEIL** *(angl. sunburn).* Érythème survenant après exposition prolongée au soleil. SYN. *ÉRYTHÈME SOLAIRE.* ◇ **DU LAPIN** *(angl. whiplash injury).* Flexion brutale du rachis cervical à la suite d'un choc indirect (accident de voiture) avec risque de lésions vertébro-médullaires.

COUPE *s. f. (angl. section).* Section d'un corps ou d'un organe.

COUPEROSE *s. f.* ☞ *ACNÉ ROSACÉE.*

COURBATURE *s. f. (angl. stiffeness).* Douleur musculaire, en particulier dans les membres, et état de fatigue dus à un effort prolongé ou à un état fébrile.

COURBE *s. f.* **1.** *(angl. curve).* Ligne décrivant un segment de cercle. **2.** *(angl. chart, graph).* Représentation graphique des phases successives d'un phénomène au moyen d'une ligne dont les points indiquent des valeurs variables. ◇ **THERMIQUE** *(angl. temperature curve).* **1.** Graphique illustrant les variations de la température d'un malade durant le cours de sa maladie. **2.** En gynécologie, courbe de la température matinale d'une femme, du premier au dernier jour du cycle menstruel.

COURONNE *s. f. (angl. crown, corona).* **1.** Couronne de la dent. **2.** Structure anatomique de disposition circulaire. ◇ **ARTIFICIELLE** *(angl. artificial crown).* Couronne en métal, en porcelaine ou en résine synthétique qui s'ajuste sur la racine d'une dent naturelle. ◇ **DE LA DENT** *(angl. dental crown).* Partie visible de la dent, qui fait saillie hors du bord alvéolaire, et qui est recouverte d'émail. ◇ **DU GLAND** *(angl. corona of glans penis).* Rebord presque circulaire à la base du gland, interrompu au niveau de l'insertion du frein. ◇ **ÉQUATORIALE** *(angl. equatorial plate).* Figure formée par les chromosomes qui se disposent en couronne à l'équateur de la cellule lors de la métaphase (deuxième phase de la mitose). SYN. *PLAQUE ÉQUATORIALE.*

COUTURIER *s. m. (angl. sartorius muscle).* ☞ *SARTORIUS (MUSCLE).*

COUVADE *s. f. (angl. couvade).* Coutume ancestrale de certains peuples primitifs qui consistait, à la suite des couches d'une femme, à ce que son mari s'alite et prenne soin de l'enfant. En psychiatrie : troubles anxieux et dépressifs touchant l'homme lors de la grossesse ou après l'accouchement de sa femme.

COUVEUSE *s. f. (angl. incubator).* Enceinte close à parois transparentes dans laquelle on maintient les enfants prématurés à une température et une humidité constante, dans un milieu aseptique. SYN. *INCUBATEUR.*

COWPER (GLANDES DE) *(angl. bulbourethral glands).* ☞ *GLANDE BULBO-URÉTRALE.*

COWPÉRITE *s. f. (angl. Cowper's gland abscess).* Inflammation des glandes bulbo-urétrales (glandes de Cowper).

COWPOX *s. m. (angl. cowpox).* Maladie pustuleuse des bovidés, due à un virus proche du virus de la vaccine et pouvant se transmettre aux trayeurs et à leur entourage.

COXA *s. f. (angl. coxa).* ☞ *HANCHE.* ◇ **ADDUCTA, FLECTA** ☞ *COXA VARA.* ◇ **PLANA** *(angl. — plana).* Nécrose de la tête du fémur, qui atteint l'enfant de 1 à 10 ans (surtout les garçons). Elle se traduit par des douleurs, une boiterie et une limitation des mouvements. Après guérison, la tête fémorale reste souvent aplatie et il persiste une légère subluxation externe qui favorise le développement de la coxarthrose. SYN. *PERTHES (MALADIE DE).* ◇ **VALGA** *(angl. — valga).* Déviation du membre inférieur en abduction et rotation externe, avec limitation de l'adduction et de la rotation interne, due à une déformation du col du fémur. ◇ **VARA** *(angl. — vara).* Déviation du membre inférieur en adduction et rotation interne, due à une dystrophie du col du fémur et caractérisée par une diminution de l'angle d'inclinaison du col fémoral avec la diaphyse.

COXAL *adj. (angl. coxal).* Qui se rapporte à la hanche. ◇ **(OS)** *(angl. hip bone).* Os pair et plat composé de trois parties : l'ilium, le pubis et l'ischium, formant le squelette de la hanche ; s'articule avec son homonyme et le sacrum pour former le bassin. SYN. *OS ILIAQUE.*

COXALGIE *s. f. (angl. coxalgia).* **1.** Douleur localisée à la hanche. **2.** Tuberculose coxofémorale.

COXARTHRIE *s. f. (angl. coxarthritis).* ☞ *COXARTHROSE.*

COXARTHROSE *s. f. (angl. osteoarthritis of the hip).* Arthrose de la hanche, primitive ou secondaire. SYN. *COXARTHRIE.*

COXIB *(angl. coxib).* ☞ *ANTI-COX 2.*

COXITE *s. f. (angl. coxitis).* Arthrite coxofémorale.

COXODYNIE *s. f. (angl. hip pain).* Douleur localisée à la hanche.

COXSACKIE *(angl. Coxsackie virus).* Nom d'un groupe de virus responsables de diverses affections chez l'homme : méningites, maladie de Bornholm, herpangine, myocardite, péricardite, myalgies.

CPA *(angl. ACP).* Abréviation de cœur pulmonaire aigu.

CPC *(angl. CCP).* Abréviation de cœur pulmonaire chronique.

C-PEPTIDE *(angl. C peptide).* ☞ *INSULINE.*

CPK *(angl. CPK).* Abréviation de créatine-phosphokinase.

CR *(angl. CR lead).* En électrocardiographie, symbole d'une dérivation précordiale dans laquelle l'électrode indifférente est placée sur le bras droit (CR vient de l'anglais *Chest-Right*).

CRACHAT *s. m. (angl. sputum).* Salive ou mucosités provenant des muqueuses des voies respiratoires et rejetées par la bouche. ◇ **FERRUGINEUX** *(angl. rusty —).* Crachat mélangé de sang, qui lui donne une teinte analogue à celle de la rouille. ◇ **JUS DE PRUNEAU** *(angl. prune juice —).* Crachat foncé de couleur brunâtre observé dans certaines formes graves de pneumonie. ◇ **NUMMULAIRE** *(angl. nummular —).* Crachat de disques ronds rappelant des pièces de monnaie, fréquent dans la tuberculose pulmonaire. ◇ **PERLÉ** *(angl. Laennec's pearl).* Crachat terminant la crise d'asthme et contenant de petites formations opalescentes. ◇ **ROUILLÉ** *(angl. rusty —).* Crachat de couleur rouille, caractéristique du début de la pneumonie lobaire aiguë. ◇ **SANGLANT** *(angl. hemoptoic —).* Crachat constitué par des produits d'expectoration et du sang.

CRACK *s. m. (angl. crack).* Forme de cocaïne cristallisée que l'on fume et avec laquelle on obtient très rapidement un fort degré d'imprégnation par la drogue, ce qui explique l'importance du phénomène d'accoutumance et la très grande toxicité de ce produit.

CRAMPE *s. f. (angl. cramp).* Contraction involontaire, douloureuse, spasmodique et transitoire d'un ou de plusieurs muscles. Par extension, toute douleur de type spasmodique (crampe d'estomac par exemple). ◇ **DES ÉCRIVAINS** *(angl. writers' —).* Trouble moteur perturbant l'écriture ; forme focale de dystonie.

CRÂNE *s. m. (angl. skull).* Ensemble des os qui forment le squelette de la tête. Ces os s'articulent entre eux par des sutures, excepté la mandibule, qui est le seul élément mobile de l'ensemble.

CRANIECTOMIE *s. f. (angl. craniectomy).* Excision d'un fragment du crâne.

CRÂNIEN *adj. (angl. cranial).* Qui se rapporte au crâne.

CRANIOPHARYNGIOME *s. m. (angl. craniopharyngioma).* Tumeur congénitale souvent calcifiée développée au dessus de la selle turcique aux dépens du tractus craniopharyngé. Elle provoque une hypertension intracrânienne avec hémianopsie bitemporale et insuffisance hypophysaire.

CRANIOPLASTIE *s. f. (angl. cranioplasty).* Chirurgie plastique du crâne ; correction chirurgicale des déformations du crâne.

CRANIOSTÉNOSE *s. f. (angl. craniostenosis).* Malformation due à l'ossification précoce des sutures crâniennes, se traduisant par une dysmorphie cranio-faciale avec hypertension intracrânienne pouvant entraîner des lésions cérébrales et oculaires et des troubles psychiques. SYN. *CRANIOSYNOSTOSE.*

CRANIOTABÈS *s. m. (angl. craniotabes).* Zones de ramollissement du crâne chez l'enfant, perceptibles à la palpation, qui apparaissent vers le troisième ou quatrième mois de la vie, et sont liées notamment au rachitisme. SYN. *CRANIOMALACIE.*

CRANIOTOMIE *s. f. (angl. craniotomy).* Toute intervention comportant l'ouverture du crâne.

CRASE *s. f. (angl. crasis).* Constitution. Autrefois, ce terme exprimait le juste équilibre entre les quatre humeurs (sang, bile, atrabile et pituite). ◇ **SANGUINE** *(angl. blood coagulation).* Expression utilisée pour désigner les propriétés du sang concernant la coagulation.

CRÉATINE *s. f. (angl. creatine).* Composé azoté dont le phosphate constitue un important dépôt d'énergie. Dans le sang, la créatine se trouve essentiellement dans les globules rouges au taux de 30 mg/L. ◇ **KINASE (OU PHOSPHOKINASE)** *s. f. (angl. — kinase, — phosphokinase).* Enzyme musculaire permettant la transformation de la créatine en créatine-phosphate (forme de stockage de l'énergie dans les muscles). Son taux sanguin s'élève notamment dans l'infarctus du myocarde et certaines myopathies. Une isoenzyme, la créatine-kinase MB, est spécifique du myocarde. Abréviation : CPK.

CRÉATINÉMIE *s. f. (angl. level of creatine in blood).* Teneur du sang en créatine (taux normal : 30 à 50 mg/L de sang total).

CRÉATININE *s. f. (angl. creatinine).* Substance formée essentiellement dans les muscles. Son taux normal dans le sang est de 12 à 15 mg/L. Son excrétion urinaire par 24 heures est constante chez un individu donné.

CRÉATININÉMIE *s. f. (angl. level of creatine in blood).* Teneur du sang en créatinine ; le taux normal est de 6 à 12 mg/L de sérum.

CRÉATININURIE *s. f. (angl. creatininuria).* Présence de créatinine dans l'urine, provenant de la créatine musculaire. Constante chez un individu donné, elle est d'environ 2 g par 24 heures. Elle ne varie qu'en cas de lésions rénales.

CRÉATINURIE *s. f. (angl. creatinuria).* Présence de créatine dans l'urine. Elle est très importante chez le nourrisson et l'enfant ; elle disparaît chez l'adulte et réapparaît chez le vieillard. Elle augmente de façon pathologique dans les dystrophies musculaires et lors des traitements par corticoïdes.

CRÉATORRHÉE *s. f. (angl. creatorrhea).* Élimination d'une quantité anormale de protides dans les selles.

CRÈCHE *s. f. (angl. day nursery).* Établissement dans lequel les jeunes enfants sont gardés durant la journée.

CRÉMASTER *s. m. (angl. cremaster muscle).* Tunique musculeuse du scrotum.

CRÈME *s. f. (angl. cream).* Préparation cosmétique ou thérapeutique, de consistance molle, moins épaisse et moins grasse que la pommade.

CRÉNOTHÉRAPIE *s. f. (angl. crenotherapy).* Emploi thérapeutique des eaux minérales.

CRÉPITANT *adj. (angl. crepitant).* Qui produit une crépitation.

CRÉPITATION *s. f. (angl. crepitus).* Bruit fin et sec, rappelant celui des cheveux frottés entre les doigts ou celui du sel jeté sur le feu, audible pendant l'inspiration et traduisant un processus d'alvéolite. SYN. *RÂLE CRÉPITANT.*

CREST (syndrome) *(angl. CREST syndrome).* Forme de sclérodermie associant : calcinose sous-cutanée (C), syndrome de Raynaud (R), atteinte œsophagienne (E), sclérodactylie (S) et télangiectasies (T).

CRÊTE *s. f. (angl. crest, crista).* En anatomie, relief allongé soulevant une surface ou la bordant. EX. *crête ilaque, crête ulnaire.*

CRÊTES DE COQ *(angl. condyloma acuminatum).* Formations d'origine virale au niveau des muqueuses génitales, en forme de chou-fleur. SYN. *CONDYLOME ACUMINÉ.*

CRÉTINISME *s. m. (angl. cretinism).* Affection congénitale due au dysfonctionnement ou à l'absence de la thyroïde, caractérisée par un arrêt du développement physique et mental, s'accompagnant de dystrophies multiples.

CREUTZFELDT-JAKOB (MALADIE DE) *(angl. Creutzfeldt-Jakob disease).* Spongiose cérébrale, associée à des lésions du thalamus et des corps striés. Elle est due à un prion (particule infectante protéinacée). Son expression clinique variable comporte toujours une démence, le plus souvent associée à une atteinte pyramidale et extrapyramidale ; elle évolue en quelques mois vers la mort. ☞ *ENCÉPHALOPATHIE SPONGIFORME SUBAIGUË.*

CREUX *s. m. (angl. cavity).* En anatomie, nom de diverses régions plus ou moins déprimées. ☞ *FOSSE.*

CREVASSE *s. f. (angl. chap).* ☞ *RHAGADE.*

CRF *s. m. (angl. CRF).* **1.** Abréviation de *corticotropin releasing factor.* **2.** Abréviation de capacité résiduelle fonctionnelle.

CRH *(angl. CRH).* Abréviation de *corticotropin releasing hormone.*

CRI DU CHAT (SYNDROME DU) *(angl. cri du chat syndrome).* Syndrome dû à la délétion du bras court d'un des chromosomes de la 5e paire. Il se caractérise par une microcéphalie, un hypertélorisme avec épicanthus, un nez épaté, un micrognathisme, des dermatoglyphes anormaux et une arriération mentale. Il prédomine dans le sexe féminin, et les nouveau-nés émettent un cri faible semblable à un miaulement, ce qui explique son nom.

CRICOÏDE *adj. (angl. cricoid).* En forme d'anneau.

CRIMINOLOGIE *s. f. (angl. criminology).* Étude scientifique du crime et des criminels.

CRISE *s. f. (angl. crisis).* **1.** Changement subit au cours de l'évolution d'une maladie, dans un sens favorable ou non. **2.** Accident atteignant une personne en bonne santé apparente ou aggravation brusque d'un état chronique (crise d'appendicite, crise d'asthme, etc.) ◇ **ANAPHYLACTOÏDE** (angl. *anaphylactoid —).* Ensemble de symptômes ressemblant à ceux de l'anaphylaxie. ◇ **ÉPILEPTIQUE** *(angl. epileptic seizure).* ☞ *ÉPILEPSIE.* ◇ **HÉMOLYTIQUE** *(angl. hemolytic —).* Crise aiguë d'hémolyse intravasculaire. ◇ **MYÉLOCYTAIRE** *(angl. myelocytic —).* Apparition soudaine de myélocytes dans le sang. ◇ **OCULOGYRE** *(angl. oculogyric —).* Contraction spasmodique des muscles oculogyres dans certains cas d'encéphalite épidémique. ◇ **RÉTICULOCYTAIRE** *(angl. reticulocytosis —).* Élévation brutale du taux des réticulocytes circulants, après une hémorragie ou le traitement d'une anémie pernicieuse. ◇ **TABÉTIQUE** *(angl. tabetic —).* Douleur paroxystique ressentie par le tabétique dans une région du corps ou un organe particulier. ◇ **THYRÉOTOXIQUE** *(angl. thyrotoxic —).* Accident grave qui survient parfois au cours de l'évolution d'une maladie de Basedow, se caractérisant par une grande agitation, une hyperpyrexie, une tachycardie avec palpitations et arythmie, une rubéfaction de la peau avec transpiration profuse, de la diarrhée, des douleurs abdominales et des céphalées. ◇ **TONICOCLONIQUE** *(angl. grand mal seizure).* Crise épileptique généralisée de type grand mal. ◇ **VAGALE** *(angl. vagal —).* Trouble paroxystique d'origine vagale.

CRISPATION *s. f.* Contraction involontaire, à peine perceptible, de certains muscles, notamment sous l'effet d'une émotion.

CRISTALLIN *s. m. (NA. lens). (angl. crystalline lens).* Organe lenticulaire biconvexe transparent, situé dans le globe oculaire entre l'humeur aqueuse et le vitré. C'est l'organe de l'accommodation.

CRITIQUE *adj. (angl. critical).* Qui se rapporte à une crise ou qui est de la nature d'une crise.

CROCHU *adj. (angl. uncinate).* En forme de crochet. ◇ **(OS)** *(angl. uncinate bone).* ☞ *HAMATUM (OS).*

CROHN (MALADIE DE) *(angl. Crohn's disease).* Inflammation subaiguë et nécrosante d'un segment de l'intestin grêle, le plus souvent l'iléon terminal, pouvant s'associer à une colite du même type. Il existe une hyperplasie importante des follicules et des nœuds lymphoïdes. L'étiologie en est inconnue et l'évolution se fait souvent vers des fistules et des rétrécissements du grêle. SYN. *ILÉITE RÉGIONALE.*

CROISEMENT *s. m. (angl. crossing).* Produit de la conception dont les géniteurs n'appartiennent pas à la même espèce. ☞ *HYBRIDE.* ◇ **(SIGNE DU)** *(angl. Gunn's — sign).* Signe d'artériosclérose rétinienne visible au fond d'œil : les artères rigides semblent écraser les veines qu'elles croisent.

CROISSANCE *s. f. (angl. growth).* **1.** Développement progressif du corps, notamment de la taille, dans les premières années de la vie. **2.** Augmentation de volume d'une cellule, d'un élément anatomique, etc. ◇ **(HORMONE DE)** *(angl. — hormone).* ☞ *SOMATOTROPHINE.*

CROSSE DE L'AORTE *(angl. arch of aorta).* Partie de l'aorte entre l'aorte ascendante et l'aorte thoracique descendante.

CROSSING-OVER *s. m.* Terme anglais désignant l'échange réciproque de matériel génétique entre chromosomes homologues lors de la méiose. ☞ *ENJAMBEMENT DES CHROMOSOMES.*

CROUP *s. m. (angl. croup).* Laryngite diphtérique compliquée de dyspnée et d'asphyxie du fait des fausses membranes et de l'œdème de la muqueuse du larynx empêchant la pénétration de l'air dans la trachée. Cette affection est devenue rare depuis l'emploi de la vaccination antidiphtérique.

CROUPAL *adj. (angl. croupous).* Qui se rapporte au croup ; qui rappelle le croup.

CROÛTE *s. f. (angl. crust).* Petite formation solide constituée à la surface de la peau ou d'une muqueuse par des sérosités, du sang ou du pus desséchés. ◇ **DE LAIT** *(angl. im-*

petigo neonatorum). Dermatite séborrhéique du nourisson.

CROÛTEUX *adj. (angl. crusted).* Qui est caractérisé par la présence de croûtes.

CRP *(angl. CRP).* Abréviation de protéine C-réactive (vient de l'anglais *C-reactive protein*).

CRUENTÉ *adj. (angl. bleeding).* Saignant. Terme employé pour désigner une surface dépourvue de revêtement cutané et qui laisse s'écouler du sang.

CRUORIQUE *adj. (angl. cruoric).* Qui est constitué de sang ; qui a la couleur ou l'aspect du sang.

CRURAL *adj. (angl. crural).* Qui se rapporte à la cuisse.

CRURALGIE *s. f. (angl. cruralgia).* Douleur située au niveau de la cuisse.

CRUSH SYNDROME Terme anglais désignant le syndrome d'écrasement. ☞ *ÉCRASEMENT (SYNDROME D').*

CRYANESTHÉSIE *s. f. (angl. cryanesthesia).* **1.** Absence de perception du froid. **2.** Anesthésie locale de la peau par une substance réfrigérante.

CRYOAGGLUTININE *s. f. (angl. cold agglutinin).* Agglutinine active seulement à basse température (entre 0 et 20 °C). SYN. *AGGLUTININE FROIDE.*

CRYOBIOLOGIE *s. f. (angl. cryobiology).* Étude des effets des basses températures sur la matière vivante.

CRYOCAUTÈRE *s. m.* Instrument utilisant la neige carbonique pour le traitement par le froid de certaines affections cutanées.

CRYOCHIRURGIE *s. f. (angl. cryosurgery).* Destruction d'un tissu par application de froid extrême, utilisé en neurochirurgie, dermatologie et pour l'ablation de tumeurs notamment hépatiques.

CRYOGLOBULINE *s. f. (angl. cryoglobulin).* Immunoglobuline anormale ayant pour propriété essentielle de former un précipité à froid, avec redissolution possible à 37 °C.

CRYOTHÉRAPIE *s. f. (angl. cryotherapy).* Emploi thérapeutique des basses températures (douches ou bains froids, applications de glace, de neige carbonique, de chlorure d'éthyle).

CRYPTITE *s. f. (angl. anal cryptitis).* Inflammation des sillons entre les colonnes anales.

CRYPTOCOCCUS Genre de champignons levuriformes.

CRYPTOGÉNIQUE *adj. (angl. cryptogenic).* D'origine ou de cause obscure, inconnue, indéterminée ; se dit en particulier des processus infectieux dont la porte d'entrée ou le siège sont inconnus. SYN. *CRYPTOGÉNÉTIQUE.*

CRYPTORCHIDE *adj. (angl. cryptorchid).* Qui est atteint de cryptorchidie. S'emploie également comme substantif.

CRYPTORCHIDIE *s. f. (angl. cryptorchidism).* Malformation caractérisée par l'absence d'un ou des deux testicules dans le scrotum, par suite de leur rétention dans la cavité abdominale ou dans le canal inguinal.

CRYPTORCHIDISME *s. m. (angl. cryptorchidism).* SYN. *CRYPTORCHIDIE.*

CRYPTORCHIDOPEXIE *s. f.* ☞ *ORCHIDOPEXIE.*

CUBITAL *adj. (angl. ulnar).* ☞ *ULNAIRE.*

CUBITUS *s. m. (angl. ulna).* ☞ *ULNA.* ◇ **VALGUS** *(angl. cubitus valgus).* Déviation de l'avant-bras en dehors. ◇ **VARUS** *(angl. cubitus varus).* Déformation d'origine congénitale ou secondaire à une fracture du coude, dans laquelle l'avant-bras forme avec le bras un angle ouvert en dedans lors de l'extension.

CUBOÏDE *s. m. (angl. cuboid).* Os le plus externe de la région antérieure du tarse.

CUCURBITAIN *s. m. (angl. proglottid).* Chacun des anneaux de *Taenia solium* expulsés séparément, que l'on appelle ainsi du fait de leur ressemblance avec les graines de courge.

CUILLERÉE *s. f. (angl. spoonfull).* Quantité de substance que peut contenir une cuillère et avec laquelle on mesure approximativement les doses de médicaments liquides. Elle équivaut à 15 mL pour une cuillère à soupe, 10 mL pour une cuillère à dessert et 5 mL pour une cuillère à café.

CUIR CHEVELU *(angl. scalp)*. Peau épaisse qui recouvre le crâne de l'homme.

CUISSE *s. f. (angl. thigh)*. Partie supérieure du membre inférieur comprise entre la hanche et le genou.

CUIVRE *s. m. (angl. copper)*. Métal malléable rougeâtre, de numéro atomique 29. Certains de ces sels, comme l'acétate et le sulfate, étaient utilisés autrefois pour leurs propriétés astringentes. Symbole : Cu.

CUL-DE-SAC *s. m. (angl. cul-de-sac)*. Fond d'une cavité ou repli d'une séreuse en forme de sac.

CULDOSCOPIE *s. f. (angl. culdoscopy)*. Endoscopie de la cavité pelvienne à l'aide d'un instrument optique, le culdoscope, introduit à travers le vagin dans l'excavation recto-utérine.

CULDOTOMIE *s. f. (angl. culdotomy)*. Incision de l'excavation recto-utérine.

CULICIDÉS *(angl. Culicidae)*. Famille d'insectes comprenant trois sous-familles : les anophelinés, les culicinés et les aedinés dont les femelles sont hématophages et piquent l'homme. Ils jouent un rôle important en pathologie, car ils sont les vecteurs d'un grand nombre de maladies : paludisme, fièvre jaune, filarioses, etc.

CULOT *(angl. sediment)*. ◇ **GLOBULAIRE** (angl. *globular —*). Amas de globules rouges déposés au fond du récipient de conservation, après centrifugation du plasma sanguin. ◇ **URINAIRE** *(angl. urinary —)*. Amas de cellules déposés au fond d'un tube après sédimentation ou centrifugation de l'urine.

CULPABILITÉ (SENTIMENT DE) *s. f. (angl. sense of guilt)*. Sentiment personnel de sa propre responsabilité dans une faute réelle ou imaginaire.

CULTURE *s. f. (angl. culture)*. En bactériologie, procédé consistant à placer dans un milieu artificiel approprié une petite quantité de micro-organismes en vue d'obtenir leur multiplication. Ce terme désigne l'ensemble des micro-organismes ainsi obtenu. ◇ **(MILIEU DE)** *(angl. — medium)*. Produit nutritif artificiel, solide ou liquide, stérilisé, disposé dans des tubes de verre, des flacons ou des boîtes, servant à ensemencer des micro-organismes afin d'obtenir une culture.

CUNÉIFORME *adj. (angl. cuneate, cuneiform)*. En forme de coin. ◇ **(OS)** *s. m. (NA. os cuneiform). (angl. cuneiform bone)*. Chacun des trois os de la rangée antérieure du tarse.

CUPRÉMIE *s. f. (angl. cupremia)*. Teneur du sang en cuivre (normalement voisine de 1 mg/L).

CUPRORACHIE *s. f. (angl. cuprorachia)*. Taux de cuivre du LCR (normalement 0,10 mg/L à 0,15 mg/L).

CUPRURIE *s. f. (angl. cupruria)*. Taux de cuivre urinaire (normalement 0 à 1 mg/jour).

CUPSIDES SEMI-LUNAIRES (DES VALVES AORTIQUES ET DU TRONC PULMONAIRE) *(angl. sigmoid valves)*. Trois replis annexés à chacun des deux orifices artériels du cœur. SYN. *VALVULES SIGMOÏDES*.

CUPULE *s. f. (angl. cupula)*. Structure en forme de coupe ou de dôme. ◇ **DIGITALIQUE** Déformation en cupule du segment ST de l'électrocardiogramme dans l'imprégnation digitalique.

CURABLE *adj. (angl. curable)*. Se dit d'une maladie susceptible d'être guérie.

CURAGE *s. m. (angl. excision, curettage)*. **1.** Évacuation, à l'aide des doigts, du contenu d'une cavité naturelle ou pathologique (par exemple, évacuation des débris placentaires de la cavité utérine après un avortement). **2.** Extirpation instrumentale, radicale et sanglante, des éléments d'une région (curage ganglionnaire, axillaire, inguinal).

CURARE *s. m. (angl. curare)*. Substance employée en médecine pour ses propriétés paralysantes des muscles squelettiques dans le traitement du tétanos et pour réduire les spasmes musculaires induits par l'électrochoc, ainsi que pour permettre une meilleure résolution du tonus musculaire lors de l'anesthésie. ◇ **DE SYNTHÈSE** *(angl. artificial —)*. Produit de synthèse aux propriétés identiques à celle du curare et de la tubocurarine.

CURARISANT *adj. (angl. curar form)*. Se dit de tout médicament qui produit, comme le curare, la paralysie des muscles, par interruption de l'influx nerveux au niveau de la jonction neuromusculaire. S'utilise aussi comme substantif.

CURARISATION *s. f. (angl. curarization).* **1.** Emploi thérapeutique des extraits de curare ou de médicaments ayant une action pharmacologique semblable à celle du curare. **2.** Intoxication par le curare ou les agents curarisants.

CURATELLE *s. f. (angl. partial tutelage).* Régime de protection d'un malade mental dont l'altération durable des facultés nécessite une assistance dans les actes de la vie civile, sans le mettre dans l'incapacité d'agir lui-même.

CURE *s. f. (angl. cure).* **1.** Période de traitement d'une maladie ou d'une lésion en vue de sa guérison. **2.** Méthode particulière de traitement. **3.** Séjour dans une station thermale ou climatique. ◇ **RADICALE** *(angl. radical —).* Traitement qui fait complètement disparaître une affection médicale ou chirurgicale, comme la cure radicale d'une hernie ou d'une hydrocèle. ◇ **THERMALE** ☞ *CRÉNOTHÉRAPIE.*

CURETAGE (OU CURETTAGE) *s. m. (angl. curettage).* Opération consistant à débarrasser de son contenu une cavité naturelle (utérus, etc.) ou pathologique, ou une plaie, à l'aide d'une curette.

CURETTE *s. f. (angl. curette).* Cuillère à bords tranchants utilisée pour nettoyer (cureter) l'intérieur d'une cavité de l'organisme ou pour creuser un tissu osseux ou cartilagineux.

CURIE *s. m. (angl. curie).* Unité de radioactivité. Symbole : Ci.

CURIEPUNCTURE *s. f. (angl. interstitial irradiation).* Traitement de certaines tumeurs au moyen de l'insertion d'aiguilles radioactives.

CURIETHÉRAPIE *s. f. (angl. curietherapy).* Traitement par des isotopes radioactifs (radium, cobalt 60, phosphore 32, etc.).

CUSHING ◇ **(MALADIE DE)** *(angl. Cushing's disease).* Hyperplasie bilatérale des glandes surrénales avec hypercorticisme chronique due à un adénome basophile de l'hypophyse. ◇ **(SYNDROME DE)** *(angl. Cushing's syndrome).* Syndrome dû à l'hyperproduction de glucocorticoïdes par le cortex de la glande suprarénale, d'étiologie variée : tumeur surrénalienne bénigne ou maligne, hyperplasie du cortex de la glande suprarénale à la suite d'une hypersécrétion d'hormone corticotrope par l'hypophyse ou d'origine extrahypophysaire. Ce syndrome, lorsqu'il est complet, comporte : une ostéoporose, une hyperglycémie, une faiblesse musculaire avec amyotrophie, une obésité de la face, du cou et du tronc, un hirsutisme, des vergetures cutanées pourpres, une aménorrhée ou une impuissance, une hypertension artérielle, un arrêt de la croissance chez l'enfant, une augmentation des corticoïdes plasmatiques et de l'excrétion urinaire des 17-hydroxycorticoïdes.

CUSHINGOÏDE *adj. (angl. cushingoid).* Qui rappelle le syndrome de Cushing.

CUSPIDE *s. f. (angl. cusp).* Petite saillie à la surface occlusale d'une dent.

CUTANÉ *adj. (angl. cutaneous).* Qui se rapporte à la peau.

CUTICOLE *adj. (angl. cuticular).* Qui vit sous la peau. Se dit de certaines larves parasitaires.

CUTIRÉACTION *s. f. (angl. Von Pirquet's test).* **1.** Réaction cutanée locale consécutive à l'introduction dans l'organisme, par scarification de la peau, de substances diverses, auxquelles le sujet peut être sensibilisé. **2.** Cutiréaction à la tuberculine. SYN. *DERMORÉACTION.*

CV *s. f. (angl. VC).* Abréviation de capacité vitale.

CYANOCOBALAMINE *s. f. (angl. vitamin B12).* Substance qui possède une activité hémopoïétique, identique à celle du facteur antianémique du foie. SYN. *VITAMINE B12.*

CYANODERMIE *s. f. (angl. cyanoderma).* ☞ *CYANOSE.*

CYANOGÈNE *s. m.* Qui est responsable de cyanose.

CYANOPHILE *adj. (angl. cyanophil).* Qui a une affinité pour les colorants bleus.

CYANOPSIE *s. f. (angl. cyanopsia).* Anomalie de la vision dans laquelle les objets apparaissent colorés en bleu.

CYANOSE *s. f. (angl. cyanosis).* Coloration bleue de la peau et des muqueuses en rapport avec une augmentation de l'hémoglobine réduite supérieure à 5 g/%, due à un trouble circulatoire ou à une oxygénation insuffisante du sang.

CYANOSÉ *adj. (angl. cyanosed).* **1.** Qui a la couleur bleu violacé caractéristique de la cyanose. **2.** Qui est atteint de cyanose.

CYANURE *s. m. (angl. cyanide).* Sel ou ester de l'acide cyanhydrique extrêmement toxique.

CYCLAMATE *s. m. (angl. cyclamate).* Substance utilisée comme édulcorant artificiel.

CYCLE *s. m. (angl. cycle).* **1.** Suite de changements affectant un organisme, ou suite de stades différents d'un phénomène, avec retour au point de départ et répétition. **2.** Période déterminée de la vie d'un protozoaire. **3.** En chimie organique, molécule ou groupement d'atomes se présentant sous forme d'une chaîne fermée. ◇ **ASEXUÉ, SEXUÉ** *(angl. asexual, sexual —).* Période de reproduction respectivement asexuée ou sexuée dans la vie d'un protozoaire ou d'un autre organisme. ◇ **CARDIAQUE** *(angl. cardiac —).* Révolution cardiaque. ◇ **ENTÉRO-HÉPATIQUE** *(angl. enterohepatic circulation).* Trajet accompli par certaines substances (cholestérol, sels biliaires, etc.) qui, de l'intestin, traversent la muqueuse intestinale pour gagner la veine porte et le foie, d'où elles passent dans la bile pour rejoindre l'intestin. ◇ **MENSTRUEL** *(angl. menstrual —).* Série de modifications qui se reproduisent périodiquement dans l'ovaire, l'utérus et les organes sexuels secondaires chez la femme, et qui sont associées à la menstruation et aux périodes intermenstruelles. ◇ **OVARIEN** *(angl. ovarian —).* Ensemble des modifications périodiques de l'ovaire chez la femme adulte, comprises entre le développement du follicule ovarien et la régression du corps jaune.

CYCLECTOMIE *s. f. (angl. cyclectomy).* Excision partielle du corps ciliaire.

CYCLIQUE *adj. (angl. cyclic).* Qui se rapporte ou qui appartient à un cycle ; qui se produit par cycles, périodique. En chimie organique, se dit des composés de la série aromatique.

CYCLITE *s. f. (angl. cyclitis).* Inflammation du corps ciliaire, habituellement accompagnée d'une inflammation de l'iris (irido-cyclite).

CYCLODIATHERMIE *s. f. (angl. cyclodiathermy).* Destruction d'une partie du corps ciliaire par diathermie (échauffement par passage de courants alternatifs à haute fréquence) dans le traitement du glaucome.

CYCLO-OXYGÉNASE *s. f. (angl. cyclooxygenase).* Enzyme catalysant la transformation de l'acide arachidonique en prostaglandines ; son action est inhibée par les anti-inflammatoires non stéroïdiens.

CYCLOPE *s. m. (angl. cyclops).* Monstre caractérisé par la cyclopie.

CYCLOPHOSPHAMIDE *s. m. (angl. cyclophosphamide).* Antinéoplasique du groupe des moutardes azotées.

CYCLOPIE *s. f. (angl. cyclopia).* Monstruosité consistant en la fusion des deux orbites en une orbite médiane contenant un seul œil plus ou moins dédoublé.

CYCLOPLÉGIE *s. f. (angl. cycloplegia).* Paralysie du muscle ciliaire et des muscles moteurs oculaires entraînant une ophtalmoplégie totale.

CYCLOSCOPE *s. m. (angl. cycloscope).* Appareil pour la mesure du champ visuel.

CYCLOSÉRINE *s. f. (angl. cycloserine).* Antibiotique indiqué dans certaines infections génito-urinaires résistantes et dans la tuberculose.

CYCLOSPORINE *s. f.* ☞ *CICLOSPORINE.*

CYCLOTHIAZIDE *s. m. (angl. cyclothiazide).* ☞ *THIAZIDIQUE (DIURÉTIQUE).*

CYCLOTHYMIE *s. f. (angl. cyclothymia).* Trouble bipolaire avec périodes d'humeur instable, de la dépression légère à l'hypomanie.

CYCLOTRON *s. m. (angl. cyclotron).* Accélérateur circulaire de particules lourdes utilisant un champ magnétique fixe et un champ électrique de fréquence constante. Il permet de produire des radioéléments utilisables en médecine nucléaire.

CYLINDRAXE *s. m. (angl. axon).* ☞ *AXONE.*

CYLINDRES URINAIRES *(angl. urinary casts)*. Moulages protéiques cylindriques des tubules rénaux résultant de la précipitation des protéines filtrées au niveau des glomérules par suite de la réabsorption de l'eau et des cristalloïdes, et contenant souvent divers éléments cellulaires.

CYLINDRURIE *s. f. (angl. cylindruria)*. Présence de cylindres urinaires dans l'urine.

CYPHOSCOLIOSE *s. f. (angl. kyphoscoliosis)*. Association d'une cyphose et d'une scoliose ; double déviation de la colonne vertébrale avec courbure à la fois dans le sens latéral et dans le sens antéropostérieur.

CYPHOSE *s. f. (angl. kyphosis)*. Courbure anormale de la colonne vertébrale avec convexité postérieure. ◇ **ANGULAIRE** *(angl. angular —)*. Cyphose dans laquelle un ou plusieurs processus épineux forment avec le reste de la colonne vertébrale un angle de faible rayon de courbure. Elle est caractéristique du mal de Pott.

CYPHOTIQUE *adj. (angl. kyphotic)*. Qui se rapporte à la cyphose ou qui présente une cyphose.

CYPROHEPTADINE *s. f. (angl. cyproheptadine)*. Médicament antihistaminique et antisérotonine. Il est utilisé dans certaines affections allergiques, dans le syndrome carcinoïde et comme stimulant de l'appétit.

CYPROTÉRONE (ACÉTATE DE) *(angl. cyproterone)*. Dérivé de la progestérone aux propriétés anti-androgéniques.

CYSTADÉNOME *s. m. (angl. cystadenoma)*. Adénome dans lequel la rétention de la sécrétion glandulaire détermine la formation de kystes.

CYSTALGIE *s. f. (angl. cystalgia)*. Douleur vésicale.

CYSTECTASIE *s. f. (angl. cystectasia)*. Dilatation de la vessie.

CYSTECTOMIE *s. f. (angl. cystectomy)*. Résection partielle ou totale de la vessie.

CYSTÉINE *s. f. (angl. cysteine)*. Acide aminé soufré, constituant des protéines.

CYSTICERCOSE *s. f. (angl. cysticercosis)*. Infection survenant après ingestion de cysticerques, notamment de *Cysticercus cellulosae*, larve de *Taenia solium*, présente dans la viande de porc. La cysticercose touche l'œil, le système nerveux central, les muscles et la peau.

CYSTICERQUE *s. f. (angl. cysticercus)*. Forme larvaire du ténia, se présentant sous l'aspect d'une vésicule remplie de liquide à l'intérieur de laquelle se trouve un scolex.

CYSTINE *s. f. (angl. cystine)*. Acide aminé soufré, constituant de nombreuses protéines, rencontré parfois dans l'urine et à l'origine de calculs particuliers.

CYSTINÉMIE *s. f. (angl. cystinemia)*. Présence de cystine dans le sang.

CYSTINURIE *s. f. (angl. cystinuria)*. Présence d'une quantité abondante de cystine dans l'urine pouvant se compliquer de lithiase vésicale.

CYSTIQUE *adj. (angl. cystic)*. **1.** Qui se rapporte à la vessie. SYN. *VÉSICAL*. **2.** Qui se rapporte à la vésicule biliaire. Ex. *conduit cystique*.

CYSTIRRAGIE *s. f.* ☞ *CYSTORRAGIE*.

CYSTITE *s. f. (angl. cystitis)*. Inflammation aiguë ou chronique de la vessie.

CYSTOCÈLE *s. f. (angl. cystocele)*. Hernie de la vessie dans le vagin.

CYSTODYNIE *s. f. (angl. cystalgia)*. ☞ *CYSTALGIE*.

CYSTOGRAMME *s. m. (angl. cystogram)*. Image obtenue par la radiographie de la vessie.

CYSTOGRAPHIE *s. f. (angl. cystography)*. Radiographie de la vessie après injection d'une substance de contraste par l'urètre ou par voie intraveineuse, ou d'un gaz par une sonde urétrale. ◇ **MICTIONNELLE** *(angl. voiding —)*. Étude radiologique de la vessie au cours de la miction.

CYSTO-HYSTÉROPEXIE *s. f. (angl. hysterocystopexy)*. Fixation chirurgicale de la vessie à la face antérieure de l'utérus, puis de l'utérus à la paroi abdominale. Cette opération est destinée à remédier à la cystocèle.

CYSTOLITHIASE *s. f. (angl. cystolithiasis)*. Présence de calculs dans la vessie. SYN. *LITHIASE VÉSICALE*.

CYSTOLITHOTOMIE *s. f. (angl. cystolithotomy).* Extraction d'un calcul vésical après incision de la vessie.

CYSTOMANOMÉTRIE *s. f. (angl. cystometrography).* Mesure de la pression intravésicale au moyen d'un cystomanomètre.

CYSTOMÈTRE *s. m. (angl. cystometer).* Appareil permettant de mesurer la capacité et la force neuromusculaire de la vessie.

CYSTOMÉTRIE *s. f. (angl. cystometry).* Détermination, à l'aide du cystomètre, de la capacité vésicale et de la pression intravésicale.

CYSTOPEXIE *s. f. (angl. cystopexy).* Fixation de la vessie, en général à la paroi abdominale.

CYSTOPLASTIE *s. f. (angl. cystoplasty).* Chirurgie plastique de la vessie.

CYSTOPLÉGIE *s. f. (angl. cystoplegia).* Paralysie de la vessie.

CYSTOPTOSE *s. f. (angl. cystoptosis).* Prolapsus d'une partie de la muqueuse de la vessie dans l'urètre.

CYSTORRAGIE *s. f. (angl. cystorrhagia).* Hémorragie d'origine vésicale.

CYSTORRAPHIE *s. f. (angl. cystorrhaphy).* Suture des tuniques de la vessie.

CYSTOSCOPE *s. m. (angl. cystoscope).* Instrument muni d'un système optique et d'un dispositif d'éclairage, utilisé pour l'examen de l'intérieur de la vessie, le cathétérisme des uretères et certaines interventions intravésicales.

CYSTOSCOPIE *s. f. (angl. cystoscopy).* Examen de l'intérieur de la vessie avec un cystoscope.

CYTAPHÉRÈSE *s. f. (angl. cytapheresis).* Procédé de séparation d'un ou plusieurs éléments figurés du sang.

CYTARABINE *s. f. (angl. cytarabine).* Substance utilisée comme antinéoplasique et antiviral. SYN. *CYTOSINE ARABINOSIDE.*

CYTOCHROME *s. m. (angl. cytochrome).* Ferro-porphyrino-protéine liée aux mécanismes biologiques de l'oxydation. Elle représente le dernier maillon dans la chaîne d'enzymes respiratoires chargées du transfert d'électrons, issus de la déshydrogénation des substrats, à l'oxygène.

CYTOCINÈSE *s. f. (angl. cytokinesis).* Ensemble des modifications que subit le cytoplasme au cours de la division cellulaire.

CYTODIAGNOSTIC *s. m. (angl. cytodiagnosis).* Diagnostic fondé sur l'examen et la numération des éléments cellulaires présents dans les liquides organiques ou sur des frottis de tissus médullaire, glandulaire, etc.

CYTOFLUOROMÉTRIE *s. f.* Technique de triage des cellules sanguines, en particulier des leucocytes par le cytofluoromètre, utilisée en génétique et en cancérologie.

CYTOÏDE *adj. (angl. cytoid).* Qui ressemble à une cellule.

CYTOKINE *s. f. (angl. cytokine).* Glycoprotéine médiateur des interactions à courte distance entre les cellules.

CYTOLOGIE *s. f. (angl. cytology).* Science qui traite des cellules normales et pathologiques, de leur structure et de leurs fonctions.

CYTOLYSE *s. f. (angl. cytolysis).* Dissolution ou destruction cellulaire.

CYTOLYSINE *s. f. (angl. cytolysin).* Anticorps qui provoque la destruction de cellules, par exemple des globules rouges (hémolysine) ou des bactéries.

CYTOMÉGALOVIRUS *s. m. (angl. cytomegalovirus).* Virus appartenant à la famille des *Herpesviridae*, responsable d'une infection grave du nouveau-né (la maladie des inclusions cytomégaliques) et de diverses affections chez l'adulte, notamment chez les immunodéprimés (transplantés, patients atteints du sida).

CYTOMÉTRIE *s. f. (angl. cytometry).* Mensuration ou numération des cellules sanguines. ~ **DE FLUX** *(angl. flow —).* Technique informatisée permettant à la fois le comptage et l'identification des cellules.

CYTOPATHOGÈNE *adj. (angl. cytopathogenic).* Qui détermine un état cellulaire pathologique.

CYTOPÉNIE *s. f. (angl. cytopenia).* Diminution du nombre des cellules présentes dans le sang ou dans un tissu.

CYTOPLASME *s. m. (angl. cytoplasm).* Protoplasme de la cellule à l'exclusion du noyau.

CYTOPONCTION *s. f. (angl. needle aspiration biopsy).* Prélèvement effectué avec une aiguille au niveau d'un tissu ou d'un organe ; ce prélèvement est ensuite coloré et examiné au microscope.

CYTOSINE *s. f. (angl. cytosine).* Base pyrimidique entrant dans la composition des acides nucléiques et représentant un produit de dégradation des nucléoprotéines.

CYTOSOME *s. m. (angl. cytosome).* Corps de la cellule à l'exclusion du noyau.

CYTOSQUELETTE *s. m. (angl. cytoskeleton).* Microfilaments d'actine intracellulaire, assurant l'armature de la cellule.

CYTOSTATIQUE *adj. (angl. cytostatic).* Se dit des médicaments qui peuvent bloquer la division cellulaire. Ils sont utilisés en thérapeutique anticancéreuse. S'emploie aussi comme substantif.

CYTOTOXICITÉ *s. f. (angl. cytotoxicity).* Faculté destructrice de certaines cellules en particulier de certains lymphocytes vis-à-vis d'autres cellules.

CYTOTOXINE *s. f. (angl. cytotoxin).* Toxine ou anticorps qui apparaît dans le sérum sanguin après l'injection de cellules, et qui a une action toxique spécifique sur ces mêmes cellules.

CYTOTOXIQUE *adj. (angl. cytotoxic).* **1.** Qui se rapporte à une cytotoxine. **2.** Se dit d'une substance qui, comme une cytotoxine, peut détruire une cellule.

D

DI, DII, DIII *(angl. lead I, II and III).* Trois dérivations standard en électrocardiographie. DI = bras gauche-bras droit ; DII = jambe gauche-bras droit ; DIII = jambe gauche-bras gauche.

DACRYAGOGUE *adj. (angl. dacryagogic).* **1.** Qui sert au passage des larmes. **2.** Se dit d'une substance qui facilite l'écoulement des larmes.

DACRYO-ADÉNITE *s. f. (angl. dacryoadenitis).* Inflammation d'une ou des glandes lacrymales. SYN. *DACRYADÉNITE.*

DACRYOCYSTECTASIE *s. f. (angl. dacryocystectasia).* Dilatation du sac lacrymal.

DACRYOCYSTECTOMIE *s. f. (angl. dacryocystectomy).* Ablation du sac lacrymal.

DACRYOCYSTITE *s. f. (angl. dacryocystitis).* Inflammation aiguë ou chronique du sac lacrymal, avec tuméfaction douloureuse et écoulement de pus.

DACRYOCYSTORHINOSTOMIE *s. f. (angl. dacryocystorhinostomy).* Opération plastique consistant à établir une communication entre le sac lacrymal et le méat moyen des fosses nasales dans les cas d'obstruction du canal lacrymonasal.

DACRYOCYSTORHINOTOMIE *s. f. (angl. dacryocystorhinotomy).* Incision du canal lacrymonasal.

DACRYOCYSTOSTÉNOSE *s. f. (angl. dacryostostenosis).* ☞ *DACRYOSTÉNOSE.*

DACRYOGÈNE *adj. (angl. dacryogenic).* Qui provoque l'écoulement des larmes ou qui favorise leur sécrétion. SYN. *LACRYMOGÈNE.*

DACRYOLITHE *s. m. (angl. dacryolith).* Calcul ou concrétion dans un conduit excréteur de la glande lacrymale, ou dans la lumière des canalicules lacrymaux.

DACRYOSTÉNOSE *s. f. (angl. dacryostenosis).* Toute sténose des voies lacrymales.

DACTINOMYCINE *s. f. (angl. dactinomycin).* Antibiotique à action antimitotique, il est indiqué dans le traitement de certaines néoplasies. SYN. *ACTINOMYCINE D.*

DACTYLÉ *adj. (angl. dactylate).* Qui présente des prolongements en forme de doigts.

DACTYLOGRAMME *s. m. (angl. dactylogram).* Empreinte digitale.

DACTYLOSCOPIE *s. f. (angl. dactiloscopy).* Examen des empreintes ou impressions digitales pour l'identification des personnes.

DAKIN (SOLUTION DE) Solution aqueuse d'hypochlorite de sodium. Elle est utilisée comme antiseptique local.

DALIBOUR (EAU DE) *(angl. Dalibour's water).* Solution antiseptique à base de sulfates de zinc et de cuivre utilisée en particulier dans l'impétigo.

DALTON *s. m. (angl. dalton).* Unité de masse atomique, équivalant à 1/16 de la masse de l'atome d'oxygène, soit $1{,}66 \times 10^{-24}$ gramme. Abréviation : d.

DALTONIEN *adj. (angl. color-blind).* Qui est atteint de daltonisme.

DALTONISME *s. m. (angl. colorblindness).* Classiquement, variété de dyschromatopsie héréditaire, récessive, liée au sexe, se caractérisant par l'abolition de la perception de certaines couleurs, le plus souvent le rouge et le vert. Actuellement, toute anomalie de la perception visuelle colorée.

DANIELS (BIOPSIE SELON) *(angl. scalene biopsy).* Biopsie rétroclaviculaire, pratiquée sous anesthésie locale, pour prélever un peu du tissu cellulo-ganglionnaire existant entre le sterno-cléïdo-mastoïdien et le scalène antérieur. Elle est utilisée pour le diagnostic des lésions pulmonaires et médiastino-pulmonaires, en particulier celui de la sarcoïdose.

DANSE *s. f. (angl. dance).* ◇ **DE SAINT-GUY** *(angl. Saint Vitus' —).* ☞ *SYDENHAM (CHORÉE DE).* ◇ **DES ARTÈRES** Battements visibles des artères superficielles dans l'insuffisance aortique. ◇ **HILAIRE** *(angl. hilus —).* Image radioscopique caractérisée par la présence de hiles larges animés de battements ; observée dans les cardiopathies congénitales par shunt gauche-droit, essentiellement la communication interatriale.

DAPSONE *s. f. (angl. dapsone).* Sulfone utilisée dans le traitement de la lèpre.

DARTOS (MUSCLE) *s. m. (NA. musculus dartos). (angl. dartos muscle).* Tissu contractile rougeâtre, composé de fibres musculaires lisses, qui forme la tunique du testicule en dessous de la peau du scrotum à laquelle il adhère fortement.

DARTRE *s. f. (angl. dartre).* Terme générique désignant de nombreuses maladies cutanées, notamment l'eczéma, l'herpès et le psoriasis.

DARWINISME *s. m. (angl. darwinism).* Théorie de l'évolution (transformisme) émise par Charles Darwin, selon laquelle les organismes les plus élevés sont issus d'organismes inférieurs, par la sélection naturelle, effet de la lutte pour la vie.

DAUNORUBICINE *s. f. (angl. daunorubicin).* Antimitotique indiqué dans le traitement de certaines néoplasies.

DAVIER *s. m. (angl. dental forceps).* Instrument en forme de pince, servant à l'extraction des dents.

DCI *(angl. INN).* Abréviation de dénomination commune internationale (pour un médicament).

DDB Abréviation de dilatation des bronches.

D-DIMÈRE *s. m. (angl. D-dimer).* Produit de dégradation de la fibrine ; l'augmentation de son taux sanguin est un élément diagnostique important dans les thromboses.

DDT *(angl. DDT).* Abréviation de dichlorodiphényl-trichloréthane, puissant insecticide. Il s'utilise sous forme de poudre ou en suspension liquide contre les poux, les mouches, les moustiques et également contre les insectes nuisibles à l'agriculture. Actuellement beaucoup moins utilisé en raison de sa rémanence.

DE GRAAF (FOLLICULE DE) *(angl. Graafian follicle).* ☞ *FOLLICULE OVARIEN.*

DÉBILITANT *adj. (angl. debilitating).* Qui entraîne une diminution de force.

DÉBILITÉ *s. f. (angl. feebleness).* Faiblesse ou manque de force. ◇ **INTELLECTUELLE** *(angl. intellectual deficiency).* Forme de déficience mentale dans laquelle le niveau intellectuel correspond à celui d'un enfant de 7 à 9 ans et à un quotient intellectuel compris entre 50 et 70. ◇ **MENTALE** *(angl. mental deficiency).* Déficience mentale avec inadaptation au milieu social.

DÉBIT *s. m. (angl. output).* Quantité de liquide ou de gaz qui s'écoule dans l'unité de temps. ◇ **CARDIAQUE** *(angl. cardiac —).* Quantité de sang expulsée par chaque ventricule en une minute. Sa valeur moyenne varie entre 5,5 et 6,5 L. ◇ **URINAIRE** *(angl. urinary —).* Quantité d'urine éliminée par les reins en un temps donné. ◇ **VENTILATOIRE** *(angl. ventilatory —).* Volume d'air ventilé par unité de temps.

DÉBITMÈTRE *s. m. (angl. flowmeter).* Appareil servant à mesurer le débit d'un fluide. ◇ **DE POINTE** *(angl. peak —).* Appareil pour la mesure du débit expiratoire de pointe, surtout utilisé dans l'asthme.

DÉBOÎTEMENT *s. m. (angl. dislocation).* ☞ *LUXATION.*

DÉBRIDEMENT *s. m. (angl. debridement).* **1.** Section des brides constrictives. Ex. *débridement du collet dans les hernies étranglées.* **2.** Dilatation sanglante d'une plaie ou d'un orifice naturel, pour permettre l'évacuation d'un corps étranger ou d'un épanchement, ou pour enlever les parties nécrosées.

DÉCALCIFIANT *adj. (angl. decalcifying).* Qui produit une décalcification.

DÉCALCIFICATION *s. f. (angl. decalcification).* **1.** Diminution de la teneur en calcium d'un os ou d'une dent. **2.** Processus par lequel on extrait, au moyen d'un acide, les sels minéraux contenus dans un os ou dans une autre matière calcifiée.

DÉCALVANT *adj. (angl. decalvant).* Qui provoque la calvitie.

DÉCAMÉTHONIUM *s. m. (angl. decamethonium).* Agent dépolarisant de la plaque motrice du muscle squelettique, utilisé comme décontractant musculaire en chirurgie.

DÉCANULATION *s. f. (angl. decannulation).* Ablation d'une canule.

DÉCARBOXYLATION *s. f. (angl. decarboxylation).* Décomposition d'un acide organique, libérant une molécule de dioxyde de carbone, sous l'effet d'enzymes appelées décarboxylases.

DÉCARBOXYPROTHROMBINE *s. f. (angl. decarboxyprothrombin).* Précurseur de la prothrombine ; l'élévation de son taux plasmatique est un marqueur du cancer primitif du foie.

DÉCÉRÉBRATION *s. f. (angl. decerebration).* **2.** Tableau neurologique traduisant une lésion du tronc cérébral supérieur et du pont, caractérisé par une rigidité en extension-pronation des membres supérieurs et en extension des membres inférieurs.

DÉCÈS *s. m. (angl. death).* Mort naturelle d'une personne.

DÉCHAUSSEMENT DENTAIRE *(angl. receding gums).* SYN. (populaire de) *PARODONTOLYSE.*

DÉCHLORURATION *s. f. (angl. dechloruration).* **1.** Diminution de la quantité de chlore de l'organisme. Elle accompagne de nombreux types de déshydratation. **2.** Restriction ou suppression complète du sel dans le régime alimentaire, visant à diminuer la quantité des chlorures dans l'organisme.

DÉCHLORURÉ *adj. (angl. sodium deprived).* Dépourvu de chlorure de sodium. Ex. *régime déchloruré.*

DÉCIBEL *s. m. (angl. decibel).* Unité sans dimension utilisée pour exprimer le rapport de deux puissances sonores. Cette unité sert à exprimer le niveau d'intensité d'un son (par rapport à une puissance de référence). Dixième partie du bel. Symbole : dB.

DÉCIDUAL *adj. (angl. decidual).* Qui se rapporte à la caduque.

DÉCIDUOME *s. m. (angl. deciduoma).* Tumeur intra-utérine formée de cellules déciduales, dérivée des fragments de membrane caduque laissés dans la cavité utérine à la suite d'un avortement.

DÉCLARATION D'UNE MALADIE *(angl. infectious disease notification).* Notification obligatoire de certaines maladies infectieuses.

DÉCLIVE **1.** *adj. (angl. declivous).* Qui marque le point le plus bas d'une cavité, d'une plaie, d'une lésion ou d'une partie du corps. **2.** *s. m. (angl. declive).* L'un des lobules du vermis.

DÉCOCTION *s. f. (angl. decoction).* **1.** Opération consistant à faire bouillir dans un liquide des substances végétales médicamenteuses afin d'extraire les principes actifs qu'elles contiennent. **2.** Le liquide obtenu par cette opération.

DÉCOLLEMENT *s. m. (angl. detachement).* Séparation d'un tissu ou d'un organe, des régions anatomiques auxquelles ils sont naturellement attachés. ◇ **DE LA RÉTINE** *(angl. retinal —).* Clivage de la rétine entre l'épithélium pigmentaire et la rétine neuro-sensorielle, le plus souvent à partir d'une déchirure rétinienne ; plus rarement dû à une tumeur choroïdienne. Il s'agit d'une urgence extrême car risque de cécité définitive si atteinte de la macula. ◇ **PRÉMATURÉ DU PLACENTA** *(angl. uteroplacental apoplexy).* ☞ *APOPLEXIE UTÉROPLACENTAIRE.*

DÉCOMPENSATION *s. f. (angl. decompensation).* Faillite ou incapacité d'un organe, en particulier le myocarde, à continuer d'assurer les mécanismes compensateurs d'un défaut fonctionnel ou anatomique préexistant.

DÉCOMPRESSION *s. f. (angl. decompression).* Diminution ou suppression de la pression exercée sur un corps par l'air, un gaz ou un liquide. En médecine, toute technique visant à réduire la pression exercée au niveau de divers organes. ◇ **CÉRÉBRALE** *(angl. cerebral —).* Excision d'un fragment du crâne et incision de la dure-mère pour diminuer la pression intra-crânienne.

DÉCONTAMINATION *s. f. (angl. decontamination).* Réduction ou enlèvement de toute substance contaminante existant sur une personne ou sur un objet, par exemple les substances radioactives.

DÉCONTRACTION *s. f. (angl. relaxation).* Relâchement d'un muscle après sa contraction. Plus généralement, détente du corps.

DÉCONTRACTURANT *adj. (angl. relaxant).* Peut être utilisé comme substantif. SYN. *MYORELAXANT.*

DÉCORTICATION *s. f. (angl. decortication).* **1.** Séparation chirurgicale de l'enveloppe normale ou pathologique d'un organe. **2.** Ablation de la substance corticale d'un organe (cortex cérébral, surrénal, rénal, pulmonaire par exemple). ⇨ **RÉNALE** (angl. *renal —).* Résection de la capsule rénale. SYN. *DÉCAPSULATION TOTALE DU REIN.*

DÉCOURS *s. m. (angl. decrement).* Phase pendant laquelle les symptômes d'une maladie diminuent d'intensité.

DÉCRÉPITUDE *s. f. (angl. decrepitude).* Stade ultime de la sénilité.

DÉCUBITUS *s. m. (angl. decubitus).* Attitude du corps en position couchée sur un plan horizontal. ⇨ **DORSAL, LATÉRAL OU VENTRAL** *(angl. dorsal, lateral, ventral —).* Les différents types de décubitus selon la région du corps qui est en contact avec le plan horizontal.

DÉCUSSATION *s. f. (angl. decussation).* Entrecroisement en croix ou en X ; chiasma, surtout de fibres ou faisceaux nerveux, et plus particulièrement des pyramides bulbaires.

DÉFAILLANCE *s. f. (angl. failure).* **1.** État de malaise avec ou sans perte de connaissance. **2.** Insuffisance fonctionnelle (surtout en parlant du cœur). ⇨ **MULTIVISCÉRALE** *(angl. multiple organ — syndrome).* ☞ *CHOC SEPTIQUE.*

DÉFÉCATION *s. f. (angl. defecation).* **1.** Élimination par l'anus des matières fécales contenues dans l'intestin.

DÉFÉCOGRAPHIE *s. f. (angl. defecography).* Étude radiologique et dynamique de la défécation.

DÉFENSE *s. f. (angl. defense).* Ensemble des moyens par lesquels l'organisme résiste à l'action des divers agents physiques, chimiques ou vivants qui tendent à le détruire. ⇨ **MUSCULAIRE** *(angl. muscular —).* Contraction réflexe des muscles de l'abdomen perçue au cours de la palpation abdominale, signant l'inflammation aiguë ou subaiguë du péritoine sous-jacent.

DÉFÉRENT *adj. (angl. vas deferens).* Qui conduit vers l'extérieur. ☞ *CONDUIT DÉFÉRENT.*

DÉFÉRENTECTOMIE *s. f. (angl. deferentectomy).* ☞ *VASECTOMIE.*

DÉFÉRENTITE *s. f. (angl. deferentitis).* Inflammation du conduit déférent.

DÉFÉRENTOGRAPHIE *s. f. (angl. deferentography).* Radiographie d'un conduit déférent après injection d'un produit de contraste dans sa lumière.

DÉFÉROXAMINE *s. f. (angl. deferoxamine).* Produit utilisé dans l'intoxication par le fer et dans les maladies par accumulation de fer.

DÉFERVESCENCE *s. f. (angl. defervescence).* Dans les maladies fébriles, période durant laquelle la température décroît.

DÉFIBRILLATEUR *s. m. (angl. defibrillator).* Appareil utilisé pour réduire une fibrillation atriale ou ventriculaire au moyen d'un choc électrique appliqué sur le thorax (choc externe) ou directement sur le myocarde au cours de la chirurgie cardiaque. ⇨ **IMPLANTABLE** *(angl. automatic implantable heart —).* Défibrillateur implanté détectant et réduisant automatiquement certaines arythmies particulièrement graves.

DÉFIBRILLATION *s. f. (angl. defibrillation).* Arrêt de la fibrillation atriale ou ventriculaire avec retour à un rythme cardiaque normal obtenu en général par un choc électrique.

DÉFIBRINATION *s. f. (angl. defibrination).* Séparation ou élimination du fibrinogène contenu dans le sang. ⇨ **(SYNDROME DE)** ☞ *COAGULOPATHIE DE CONSOMMATION.*

DÉFICIENCE *s. f. (angl. deficiency).* **1.** Insuffisance du développement ou du fonctionnement d'un organe ou de l'organisme. **2.** En génétique, absence d'un segment chromosomique. ⇨ **MENTALE** *(angl. mental deficiency).* Défaut du développement intellectuel.

DÉFICIT *s. m. (angl. deficit, deficiency).* Déficience, carence. ◇ **IMMUNITAIRE** *(angl. immunodeficiency).* Insuffisance des moyens de défense de l'organisme, que celle-ci concerne la phagocytose ou l'immunité humorale ou cellulaire. Elle entraîne une sensibilité anormale aux infections. Elle peut être primitive, congénitale comme dans l'agammaglobulinémie, ou secondaire à certaines affections du tissu lymphoïde, à l'infection par le virus de l'immunodéficience humaine (sida) ou à un traitement immunosuppresseur.

DÉFLEXION *s. f.* **1.** *(angl. deflection).* Déviation. **2.** *(angl. deflection).* En électrocardiographie, déviation du tracé au-dessus ou en dessous de la ligne isoélectrique. **3.** *(angl. extension).* En obstétrique, action de remettre en position normale la tête du fœtus qui se trouve en flexion sur la colonne vertébrale, dans certaines présentations de la face. ◇ **EXTRINSÈQUE** *(angl. extrinsic deflection).* Activation des parties du cœur éloignées de l'électrode précordiale. ◇ **INTRINSÉCOÏDE** *(angl. intrinsicoid deflection).* Partie descendante RS de l'onde ventriculaire de l'électrocardiogramme en dérivation précordiale. ◇ **INTRINSÈQUE** *(angl. intrinsic deflection).* Déflexion recueillie sur l'épicarde ventriculaire.

DÉFLORATION *s. f. (angl. defloration).* Rupture de l'hymen, normalement lors du premier rapport sexuel.

DÉFORMATION *s. f. (angl. deformity).* Irrégularité acquise (non congénitale) de la forme d'un organe ou d'une partie du corps, due à des lésions trophiques, des traumatismes ou des troubles fonctionnels.

DÉFOULEMENT *s. m. (angl. recollection).* Libération et extériorisation conscientes de tendances et sentiments jusqu'alors enfouis dans l'inconscient, lors de séances de psychanalyse.

DÉFRÉNATION *s. f.* Interruption des influx nerveux véhiculés par les nerfs dépresseurs de Cyon et de Hering ainsi que par les zones barosensibles aortiques qui ont pour action de ralentir le rythme cardiaque et de réduire la pression artérielle.

DÉGAGEMENT *s. m. (angl. disengagement).* Quatrième temps de l'expulsion du fœtus, au cours duquel celui-ci passe par le détroit inférieur du bassin et l'orifice de la vulve.

DÉGÉNÉRATION *s. f. (angl. degeneration).* Aboutissement d'un processus de dégénérescence.

DÉGÉNÉRÉ *s. m. (angl. degenerated).* Se dit d'un sujet atteint congénitalement d'anomalies marquées, physiques ou mentales. Ce terme n'est pratiquement plus utilisé.

DÉGÉNÉRESCENCE *s. f. (angl. degeneration).* **1.** Transformation d'une structure biologique organisée (cellule, tissu, organe) en une structure ayant perdu ses caractères distinctifs et sa fonction habituelle. **2.** Détérioration mentale ou morale. ◇ **AMYLOÏDE** *(angl. amyloid —).* ☞ *AMYLOÏDOSE.* ◇ **HÉPATOLENTICULAIRE** *(angl. hepatolenticular —).* ☞ *WILSON (MALADIE DE).* ◇ **HYALINE** *(angl. hyaline —).* Type de dégénérescence caractérisé par la transformation de la substance fondamentale en une substance d'aspect cireux, translucide et homogène. ◇ **KYSTIQUE** *(angl. cystic —).* Dégénérescence dans laquelle on observe la formation de kystes. ◇ **MACULAIRE** *(angl. macular —).* Cause fréquente de cécité du sujet âgé par lésion dégénérative de la rétine, en particulier de la macula, entraînant une perte de la vision centrale.

DÉGLOBULISATION *s. f.* Diminution du nombre de globules rouges dans le sang.

DÉGLUTITION *s. f. (angl. swallowing, deglutition).* Action et effet de déglutir ou d'avaler ; passage de substances solides, liquides ou gazeuses de la bouche à l'estomac.

DÉGRANULATION *s. f. (angl. degranulation).* Disparition des granulations intracytoplasmiques des leucocytes granuleux. ◇ **DES BASOPHILES** *(angl. basophil —).* Libération par les polynucléaires et les mastocytes de leurs granulations à histamine, en présence d'un antigène spécifique. Ce phénomène est responsable des accidents d'hypersensibilité immédiate.

DÉHYDROGÉNASE *s. f.* ☞ *DÉSHYDROGÉNASE.*

DÉLÉTÈRE *adj. (angl. deleterious).* Toxique. Se dit surtout des gaz.

DÉLÉTION *s. f. (angl. deletion).* En génétique, perte d'une ou plusieurs paires de bases consécutives sans rupture de la molécule d'ADN.

DÉLIRANT *adj. (angl. delirious).* **1.** Qui a les caractères du délire. **2.** Qui est en proie au délire.

DÉLIRE *s. m. (angl. delusion).* Distorsion importante de la relation de l'individu avec le monde extérieur liée à la présence d'idées ou de croyances délirantes auxquelles il adhère avec conviction, s'opposant aux faits montrés par la réalité et le sens commun. ◇ **AIGU** *(angl. acute delirium).* Forme grave de confusion mentale avec agitation extrême et troubles importants de l'état général de nature toxi-infectieuse ou compliquant des états psychotiques aigus. ◇ **ALCOOLIQUE** *(angl. alcoholic delirium).* ☞ *ALCOOLISME, DELIRIUM TREMENS.* ◇ **CHRONIQUE** *(angl. chronic delusional state).* Toute forme de délire à évolution chronique, avec altération permanente du moi et du monde extérieur. ◇ **D'INFLUENCE** *(angl. influence — ideas).* Système délirant fondé sur l'impression du malade que ses actes et pensées sont dirigés par une force étrangère. ◇ **D'INTERPRÉTATION** *(angl. interpretative —).* Psychose systématisée chronique reposant sur des interprétations délirantes qui se développent préférentiellement dans la paranoïa. ◇ **DE FILIATION** *(angl. — of filiation).* Variété de mégalomanie dans laquelle le patient s'attribue des ascendants imaginaires. ◇ **DE GRANDEUR** *(angl. grandiose —).* Mégalomanie, délire avec illusions portant sur l'opulence, la grandeur et le pouvoir ; il est souvent observé dans la paralysie générale. ◇ **DE PERSÉCUTION** *(angl. — of persecution).* Délire dans lequel le patient se croit l'objet de persécutions et de mauvais traitements de la part d'ennemis secrets. ◇ **DE REVENDICATION** *(angl. litigious paranoia).* Délire systématisé de type quérulent au cours des psychoses paranoïaques. SYN. *PSYCHOSE QUÉRULENTE.* ◇ **MÉGALOMANIAQUE** *(angl. megalomania).* ☞ *DÉLIRE DE GRANDEUR.* ◇ **MYSTIQUE** *(angl. mystic —).* Délire s'accompagnant d'expériences mystiques. ◇ **ONIRIQUE** *(angl. oneirism).* État délirant incohérent et fantastique bâti sur le mode idéatoire du rêve, s'observant principalement dans les états fébriles infectieux ; onirisme. ◇ **PARANOÏAQUE** *(angl. paranoic —).* ☞ *PARANOÏA.* ◇ **TOXIQUE** *(angl. toxic delirium).* Délire produit par une intoxication.

DELIRIUM TREMENS *(angl. delirium tremens).* Délire avec tremblement et excitation intense acompagnée d'anxiété, de troubles mentaux, d'hallucinations terrorisantes (constituées principalement d'animaux), de sueurs avec fièvre et déshydratation, qui s'observe à l'occasion d'une maladie aiguë, d'un traumatisme ou d'un arrêt brutal de l'intoxication alcoolique chez les alcooliques chroniques.

DÉLIVRANCE *s. f. (angl. delivery).* Expulsion du placenta et des membranes de l'œuf après la sortie du fœtus. ◇ **ARTIFICIELLE** (angl. *artificial —).* Extraction manuelle des annexes du fœtus (placenta et membranes de l'œuf) après expulsion ou extraction du fœtus.

DÉLIVRE *s. m. (angl. secundines).* Le placenta et les membranes expulsés.

DELTA *(angl. delta).* ◇ **CRYOSCOPIQUE** *(angl. freezing point depression).* Abaissement de la température de congélation du plasma ; il est en rapport avec les substances dissoutes. ◇ **(ONDE)** *(angl. — wave).* **1.** En cardiologie, ☞ *WOLFF-PARKINSON-WHITE (SYNDROME DE).* **2.** En électroencéphalographie, onde observée dans certains états pathologiques et au cours du sommeil profond. ◇ **(VIRUS)** *(angl. — agent).* Virus de l'hépatite D.

DELTACISME *s. m. (angl. deltacism).* Vice de prononciation consistant en l'articulation défectueuse des *d* et des *t.*

DELTACORTISONE *s. f. (angl. deltacortisone).* ☞ *PREDNISONE.*

DELTAHYDROCORTISONE *s. f.* ☞ *PREDNISOLONE.*

DELTOÏDE **1.** *adj. (angl. deltoid).* En forme de delta majuscule. **2.** *s. m. (angl. deltoid muscle).* Muscle donnant l'arrondi de l'épaule, abducteur du bras.

DELTOÏDIEN *adj. (angl. deltoid).* Qui se rapporte au muscle deltoïde.

DÉMARCHE *s. f. (angl. gait).* Allure, manière de marcher. ◇ **À PETITS PAS** *(angl. paretic —).* Dans les syndromes pseudobulbaires par lésions lacunaires, survenue d'une perte de l'automatisme de la marche avec en particulier un raccourcissement de la longueur du pas. S'observe également dans la maladie de Parkinson non traitée. ◇ **ATAXIQUE** *(angl. ataxic —).* Démarche observée dans l'ataxie locomotrice, où le patient relève très haut le pied puis le laisse retomber rapidement ; celui-ci heurte le sol avec la totalité de la plante. ◇ **CÉRÉBELLEUSE** *(angl. cerebellar —).* Marche vacillante symptomatique des affections du cervelet. ◇ **EN FAUCHANT** *(angl. helicopod —).* Dans l'hémiplégie d'origine pyramidale, le bras perd son balancement normal et a tendance à rester en semi-flexion devant le tronc ; l'extrémité inférieure contracturée en extension décrit une courbe à concavité interne pour se porter en avant, le pied étant en varus équin. ◇ **EN STEPPANT** *(angl. steppage —).* Démarche avec flexion prononcée de la cuisse sur le bassin pour ne pas heurter contre le sol la pointe du pied, qui est constamment abaissée du fait de la paralysie des extenseurs des orteils et des péroniers empêchant la flexion dorsale du pied. ◇ **PENDULAIRE** *(angl. swing —).* S'observe au cours des paraplégies spasmodiques. Le patient s'aide de deux béquilles entre lesquelles il semble se balancer.

DÉMENCE *s. f. (angl. dementia).* Détérioration intellectuelle par déficit global des fonctions supérieures. La démence est sous-tendue par une lésion cérébrale dégénérative vasculaire, infectieuse, inflammatoire. ◇ **D'ALZHEIMER** ☞ *ALZHEIMER (MALADIE D').* ◇ **SÉNILE** *(angl. senile —).* Altération des capacités intellectuelles, survenant après 65 à 70 ans, dont l'étiologie est dégénérative, vasculaire ou mixte. ◇ **VASCULAIRE** *(angl. vascular —).* Démence d'évolution progressive, consécutive à des lésions ischémiques cérébrales de taille et de siège variables.

DÉMENT *adj. (angl. demented).* Atteint de démence.

DEMI-ÉPINEUX (MUSCLE) ☞ *SEMI-ÉPINEUX (MUSCLE).*

DEMI-MEMBRANEUX (MUSCLE) ☞ *SEMI-MEMBRANEUX (MUSCLE).*

DÉMINÉRALISATION *s. f. (angl. demineralization).* Élimination excessive des sels minéraux soit dans un tissu déterminé comme les os, soit dans l'organisme en général.

DEMI-VIE *s. f. (angl. half-life).* Temps nécessaire à la disparition de la moitié d'une population de cellules données ou à la réduction de moitié de l'activité d'une substance radioactive (période radioactive).

DÉMOGRAPHIE *s. f. (angl. demography).* Science ayant pour objet l'étude des populations humaines, de leur évolution et de leurs caractères généraux, envisagés principalement d'un point de vue quantitatif.

DÉMYÉLINISATION *s. f. (angl. demyelination).* Disparition de la myéline du tissu nerveux.

DENDRITE *s. m. (angl. dendrite).* Prolongement cytoplasmique arborisé de la cellule nerveuse.

DENDRITIQUE *adj. (angl. dendritic).* **1.** Qui est ramifié à la manière d'un arbre. **2.** Qui se rapporte aux dendrites.

DENDROPHAGIE *s. f. (angl. dendrophagocytosis).* Phagocytose par les cellules de la microglie de fragments d'astrocytes dégénérés.

DÉNERVATION *s. f. (angl. denervation).* ☞ *ÉNERVATION.*

DENGUE *s. f. (angl. dengue).* Maladie aiguë fébrile, infectieuse, éruptive, qui apparaît subitement après une incubation de trois à six jours et dont les symptômes sont : des céphalées, des douleurs intenses au niveau des yeux, des muscles et des articulations, des phénomènes catarrhaux, avec température irrégulière aux environs de 38 °C et éruption morbilliforme. La maladie apparaît de façon sporadique et épidémique en Inde, Égypte, Sud-Est asiatique, etc., et est due à un virus transmis par les moustiques.

DÉNOMINATION COMMUNE INTERNATIONALE *(angl. international nonproprietary name (INN)).* Nom donné à une préparation pharmaceutique par l'Organisation

Mondiale de la Santé, afin d'éviter l'emploi, dans les textes médicaux et scientifiques, de noms commerciaux souvent multiples pour une même molécule. Abréviation : DCI. SYN. *NOM GÉNÉRIQUE.*

DENSITOMÉTRIE OSSEUSE *(angl. bone densitometry).* ☞ *OSTÉODENSITOMÉTRIE.*

DENT *s. f. (angl. tooth).* Chacun des organes durs, blancs et lisses, implantés dans les alvéoles du maxillaire et de la mandibule et qui servent à la mastication des aliments. Il y en a trente-deux chez l'homme adulte, seize sur chaque mâchoire. Selon leur forme on les divise en : incisives, quatre sur chaque mâchoire ; canines, au nombre de deux par maxillaire ; prémolaires, deux de chaque côté, huit en tout ; et enfin molaires, trois de chaque côté, douze en tout. La dernière de ces molaires est la dent de sagesse. ◇ **ARTIFICIELLE** *(angl. artificial —).* Dent en porcelaine, or ou autre matière, destinée à remplacer une dent naturelle. ◇ **INCLUSE** *(angl. unerupted —).* Dent non visible, totalement enfouie dans l'os maxillaire. ◇ **PERMANENTE** *(angl. permanent —).* Chacune des dents formant la deuxième dentition, au nombre de 32 (8 incisives, 4 canines, 8 prémolaires et 12 molaires).

DENTAIRE *adj. (angl. dental).* Qui se rapporte aux dents. ◇ **(FORMULE)** Numérotation des dents en 4 quadrants comportant chacun 2 incisives, 1 canine, 2 prémolaires et 3 molaires. À chaque dent est attribué un numéro.

DENTIER *s. m. (angl. set of false teeth).* En langage courant, prothèse partielle amovible utilisée en dentisterie pour remplacer des dents absentes.

DENTINE *s. f. (angl. dentin).* Substance principale des dents, qui entoure la pulpe dentaire et est recouverte par l'émail dans la couronne et par le cément à la racine. SYN. *IVOIRE.*

DENTISTE *s. m. (angl. dentist).* Praticien diplômé d'une école dentaire, possédant une qualification légale pour exercer la dentisterie. En France, ce terme est généralement précédé du mot « chirurgien ». SYN. *ODONTOLOGISTE.*

DENTISTERIE *s. f. (angl. dentistry).* Étude et pratique médicochirurgicale de tout ce qui se rapporte aux dents et, par extension, à la bouche et aux mâchoires. SYN. *MÉDECINE DENTAIRE, ODONTO-STOMATOLOGIE.*

DENTITION *s. f. (angl. teething).* Formation et éruption des dents sur les arcades dentaires ; on distingue la dentition temporaire (première dentition ou dentition de lait) et la dentition permanente (ou définitive).

DÉNUDATION *s. f. (angl. denudation).* Action de mettre à nu un organe ou un tissu. ◇ **VEINEUSE** *(angl. cut-down).* Exposition d'une veine pour un cathétérisme.

DÉNUTRITION *s. f. (angl. undernutrition).* Trouble de la nutrition par insuffisance d'assimilation ou excès de désassimilation.

DÉONTOLOGIE *s. f. (angl. code of ethics).* Code des devoirs et éthique de la profession médicale.

DÉPENDANCE *s. f. (angl. dependence, drug addiction).* État résultant de l'absorption prolongée de stupéfiants, obligeant le sujet à continuer à les consommer pour éviter le syndrome de manque. Par extension, la dépendance concerne aussi certains médicaments, les barbituriques par exemple, l'alcool et le tabac. ◇ **PHYSIQUE** *(angl. physical —).* État d'adaptation donnant lieu à des troubles physiques intenses quand l'administration d'une substance donnée (médicament, drogue, alcool, etc.) est suspendue. ◇ **PSYCHIQUE** *(angl. psychological —).* État caractérisé par un sentiment de satisfaction et une pulsion psychique nécessitant l'administration répétée d'une substance donnée (médicament, drogue, alcool, etc.) pour éviter un malaise. SYN. *PHARMACO-DÉPENDANCE, ADDICTION.*

DÉPÉRIOSTER *v.* Enlever ou écarter le périoste pour effectuer une ostéotomie.

DÉPERSONNALISATION *s. f. (angl. depersonalization).* Processus de perte d'identité du moi, donnant lieu à une sensation d'étrangeté. Fréquente dans la schizophrénie, elle peut aussi s'observer dans l'hystérie, les états d'angoisse, l'épilepsie focale, la prise de drogues psycholeptiques et certains états dépressifs.

DÉPIGMENTATION *s. f. (angl. depigmentation).* Disparition du pigment d'un tissu, notamment de la peau.

DÉPILATION *s. f. (angl. depilation).* Chute des poils.

DÉPILATOIRE *adj. (angl. depilatory).* ☞ *ÉPILATOIRE.*

DÉPISTAGE *s. m. (angl. screening).* Recherche des signes d'une affection inapparente grâce à des examens effectués systématiquement dans une population.

DÉPLÉTIF *adj. (angl. depletive).* **1.** Qui provoque une déplétion. **2.** Qui diminue la quantité de liquide de l'organisme.

DÉPLÉTION *s. f. (angl. depletion).* **1.** Diminution ou disparition d'un liquide accumulé dans une cavité ou un organe. **2.** État qui résulte de la perte excessive d'un liquide organique, en particulier le sang. ◇ **SODIQUE (SYNDROME DE)** *(angl. salt loosing syndrome).* Ensemble des troubles provoqués par une perte excessive de sodium, telle qu'elle peut se produire après emploi exagéré de diurétiques, lors de déshydratation d'origine digestive, d'hyperplasie congénitale des glandes surrénales, de néphrites dites avec perte de sel.

DÉPOLARISATION *s. f. (angl. depolarisation).* Diminution ou perte de la polarisation entre les deux faces d'une membrane cellulaire ou entre deux points d'un tissu vivant. ◇ **CARDIAQUE** *(angl. heart —).* Perte de la charge électrique des fibres myocardiques lors de l'excitation normale ; elle se traduit par l'onde QRS.

DÉPRESSION *s. f. (angl. depression).* **1.** Surface ou zone en creux par rapport à la surface environnante. **2.** Condition émotionnelle caractérisée par une altération de l'humeur, retentissement psychomoteur avec tristesse, diminution de l'estime de soi, inhibition, fatigabilité, insomnie du matin, inappétence, etc.

DÉPRIMÉ *adj. (angl. depressed).* **1.** Affaissé, effondré ; au-dessous du niveau normal. **2.** Qui est en état de dépression.

DÉPURATIF *adj. (angl. depurative).* Qui favorise l'élimination des toxines et des déchets de l'organisme. S'emploie aussi comme substantif.

DÉPURATION *s. f. (angl. depuration).* Action de débarrasser l'organisme des substances nocives ou inutiles.

DÉRIVATION *s. f.* **1.** *(angl. shunt).* Procédé permettant de dévier artificiellement le sang ou des liquides organiques hors de leur circuit normal. **2.** *(angl. lead).* En électrocardiographie, enregistrement qui représente la variation de potentiel électrique entre deux électrodes placées sur la peau. On utilise couramment trois dérivations bipolaires standards, trois dérivations unipolaires des membres et les dérivations précordiales. ◇ **ENDOCAVITAIRE** *(angl. intracardiac lead).* Enregistrement par une électrode des potentiels endocardiaques lors d'un cathétérisme. ◇ **VENTRICULOCISTERNALE ET VENTRICULOATRIALE** *(angl. ventriculocisternostomy and ventriculoatriostomy).* Au cours de l'hydrocéphalie, évacuation du liquide céphalorachidien ventriculaire vers les espaces sous-arachnoïdiens ou vers le cœur.

DERMABRASION *s. f. (angl. dermobrasion).* Abrasion de la peau par un moyen mécanique.

DERMALGIE *s. f. (angl. dermalgia).* Douleur cutanée sans lésion visible, symptomatique de certaines affections neurologiques. SYN. *DERMATALGIE.*

DERMATITE *s. f. (angl. dermatitis).* Inflammation de la peau ; dermatose inflammatoire. SYN. *DERMITE.*

DERMATOFIBROME *s. m. (angl. dermatofibroma).* Fibrome cutané.

DERMATOGLYPHE *s. m. (angl. dermatoglyphics).* Ensemble des dessins formés sur la paume des mains, la plante des pieds, la pulpe des doigts, par les plis cutanés, les crêtes et sillons dermiques, et dont l'étude est importante dans certaines maladies par aberration chromosomique.

DERMATOLOGIE *s. f. (angl. dermatology).* Partie de la médecine qui traite des maladies de la peau.

DERMATOLOGISTE *s. m. (angl. dermatologist).* Médecin spécialisé en dermatologie.

DERMATOLOGUE *s. m.* ☞ *DERMATOLOGISTE.*

DERMATOMYOME *s. m. (angl. leiomymoma cutis).* Myome cutané qui se développe à partir des fibres musculaires lisses.

DERMATOMYOSITE *s. f. (angl. dermatomyositis).* Maladie associant une polymyosite à des lésions cutanées à type d'érythème et d'œdème. L'évolution se fait par poussées qui peuvent soit s'atténuer en laissant une atrophie musculaire avec sclérose et des taches de pigmentation cutanée, soit s'aggraver et aboutir à la mort.

DERMATOPHYTE *s. m. (angl. dermatophyte).* Tout champignon parasite de la peau et des phanères. Les dermatophytes appartiennent aux genres *Trichophyton, Microsporum* et *Epidermophyton.*

DERMATOPHYTIE *s. f. (angl. dermatophytosis).* Toute affection cutanée due à un champignon.

DERMATOSE *s. f. (angl. dermatosis).* Terme générique désignant toute affection de la peau.

DERME *s. m. (angl. dermis).* Couche conjonctive, vascularisée, qui supporte et nourrit l'épiderme. Elle est située entre l'épiderme en surface et l'hypoderme en profondeur.

-DERMIE *(angl. -dermia).* Suffixe d'origine grecque indiquant une relation avec la peau.

DERMIQUE *adj. (angl. dermic).* Qui se rapporte au derme.

DERMITE *s. f. (angl. dermatitis).* Inflammation du derme. Ce terme est aussi utilisé comme synonyme de dermatite. ◇ **OCRE** *(angl. pigmented purpuric —).* Forme de capillarite précédant les ulcères de jambe et se présentant sous la forme d'une plaque brune évoluant vers une ulcération douloureuse.

DERMOCORTICOÏDE *s. m. (angl. topical corticosteroid).* Médicament contenant des corticoïdes à usage local.

DERMOGRAPHISME *s. m. (angl. dermographism).* Réaction particulière de la peau, qui se tuméfie et prend un aspect urticarien lorsqu'on la frotte légèrement avec une pointe émoussée.

DÉROULEMENT AORTIQUE *(angl. aortic uncoiling).* Aspect radiologique anormal de la crosse aortique, dont la courbure est redressée et élargie ; il correspond à une athéro-sclérose aortique.

DES (SYNDROME) *(angl. DES syndrome).* Adénose et adénocarcinome vaginal chez les filles dont les mères ont été traitées par le diéthylstilbestrol (DES).

DÉSAMINASE *s. f. (angl. desaminase).* Enzyme qui catalyse une réaction de désamination.

DÉSAMINATION *s. f. (angl. deamination).* Élimination du groupement amine NH_2 d'une molécule. Il s'agit d'une réaction biochimique importante dans le métabolisme des acides aminés.

DÉSARTICULATION *s. f. (angl. disarticulation).* Amputation d'un membre ou d'un segment de membre au niveau d'une articulation.

DÉSATURATION *s. f. (angl. desaturation).* Transformation chimique d'une substance saturée en une substance non saturée.

DÉSENSIBILISATION *s. f. (angl. desensitization).* Diminution, naturelle ou provoquée, de la sensibilité ou de l'intolérance de l'organisme à l'égard de certaines substances ou de certaines infections. La désensibilisation spécifique, qui consiste à injecter des quantités minimes progressivement croissantes d'un allergène, a pour but de supprimer la sensibilisation à l'égard de cet allergène.

DÉSÉQUILIBRÉ *s. m. (angl. mentally unbalanced person).* Qui est dépourvu d'équilibre psychique.

DÉSÉQUILIBRE DE LIAISON *(angl. linkage desequilibrium).* Situation dans laquelle, dans une population, deux gènes sont trouvés ensemble avec une fréquence supérieure à celle prévisible par le produit de leurs propres fréquences.

DESFERRIOXAMINE *s. f.* ☞ *DÉFÉROXAMINE.*

DÉSHYDRASE *s. f.* ☞ *DÉSHYDROGÉNASE.*

DÉSHYDRATATION *s. f. (angl. dehydration).* **1.** Élimination de l'eau contenue dans un corps. **2.** Diminution excessive de l'eau dans les tissus organiques, qui se manifeste sous forme de sécheresse de la peau et des muqueuses, de soif intense, d'oligurie et, dans les cas graves, de dysfonctionnement cérébral et de collapsus circulatoire. ◇ **EXTRACELLULAIRE** *(angl. extracellular —)*. Perte proportionnelle d'eau et de sodium dans le compartiment extracellulaire. ◇ **GLOBALE** *(angl. total —)*. Association d'une déshydratation extra- et intracellulaire. ◇ **INTRACELLULAIRE** (angl. *cellular —)*. Perte des électrolytes intracellulaires, accompagnée d'une altération de la membrane cellulaire. L'hyperosmolarité extracellulaire entraîne une compensation par de l'eau issue de l'espace cellulaire (déshydratation hypertonique).

DÉSHYDROGÉNASE *s. f. (angl. dehydrogenase)*. Enzyme catalysant une réaction d'oxydation. Certaines déshydrogénases requièrent comme coenzyme des nucléotides pyridiniques (NAD ou NADP) et d'autres la flavine ou des nucléotides flaviniques. SYN. *DÉSHYDRASE.*

DÉSINFECTANT *adj. (angl. disinfectant)*. Qui détruit ou neutralise les micro-organismes pathogènes. S'emploie aussi comme substantif.

DÉSINFECTION *s. f. (angl. disinfection)*. Destruction des micro-organismes pathogènes hors de l'organisme par différents moyens physiques ou chimiques.

DÉSINFESTATION *s. f. (angl. disinfestation)*. Destruction des parasites (en particulier les arthropodes) sur le corps, les vêtements, etc.

DÉSINHIBITION *s. f. (angl. disinhibition)*. Abolition d'une inhibition. Celle-ci peut être liée à un traitement en particulier antidépresseur, ou spontanée au cours de certaines psychoses.

DÉSINSECTISATION *s. f. (angl. disinsectization)*. Destruction des insectes parasites.

DÉSINSERTION *s. f. (angl. disinsertion)*. Détachement ou rupture du point d'attache d'une aponévrose, d'un muscle, d'un ligament ou d'un tendon.

DÉSINTOXICATION *s. f. (angl. detoxification)*. **1.** Élimination des substances toxiques ; processus naturel ou thérapeutique rendant les substances toxiques inoffensives ou empêchant leur production dans l'organisme. **2.** Traitement visant à libérer un sujet de sa dépendance à l'égard d'une substance donnée (alcool, drogue, etc.).

DÉSINVAGINATION *s. f. (angl. evagination)*. Réduction d'une invagination.

DÉSIPRAMINE *s. f. (angl. desipramine)*. Antidépresseur.

DESMINE *s. f. (angl. desmin)*. Protéine du cytosquelette des fibres musculaires.

DESMOÏDE *adj. (angl. desmoid)*. Dur et fibreux. ◇ **(TUMEUR)** *(angl. — tumor)*. Tumeur fibreuse cutanée ou musculaire à malignité atténuée.

DESMOPRESSINE *s. f. (angl. desmopressin)*. Dérivé synthétique de la vasopressine utilisé par voie endonasale dans le traitement du diabète insipide et de l'énurésie.

DÉSOBLITÉRATION *s. f.* SYN. *DÉSOBSTRUCTION.*

DÉSOBSTRUANT *adj. (angl. clearing of an obstruction)*. Qui tend à supprimer une obstruction. SYN. *DÉSOBSTRUCTIF.*

DÉSOBSTRUCTION *s. f. (angl. vascular thrombectomy)*. Intervention consistant à débarrasser un conduit de corps étrangers qui bouchent sa lumière (notamment l'enlèvement des caillots sanguins dans un vaisseau).

DÉSODÉ *adj. (angl. sodium deprived)*. Se dit d'un régime très pauvre en sodium.

DÉSODORISANT *s. m. (angl. deodorant)*. Qui supprime une odeur. Se dit principalement de certains cosmétiques qui masquent les odeurs de transpiration ou diminuent la sécrétion sudorale. S'emploie aussi comme substantif.

DÉSORIENTATION *s. f. (angl. disorientation)*. En psychiatrie, altération de la conscience de soi-même dans sa relation au monde extérieur. Elle affecte en général les notions du temps et de l'espace (désorientation temporo-spatiale). Elle s'observe dans les états confusionnels et dans les démences.

DÉSOXYCHOLIQUE (ACIDE) *(angl. deoxycholic acid)*. Acide présent dans la bile de l'homme et de différents animaux.

DÉSOXYCORTICOSTÉRONE s. f. *(angl. desoxycorticosterone).* Minéralocorticoïde synthétique utilisé dans le traitement de la maladie d'Addison. SYN. *DOCA.*

DÉSOXYGÉNATION s. f. *(angl. deoxygenation).* Élimination totale ou partielle de l'oxygène contenu dans une substance.

DÉSOXYRIBONUCLÉASE s. f. *(angl. deoxyribonuclease).* Enzyme catalysant l'hydrolyse de l'acide désoxyribonucléique (ADN).

DÉSOXYRIBONUCLÉIQUE (ACIDE) *(angl. deoxyribonucleic acid).* Polymère de poids moléculaire élevé, constitué d'une double chaîne spiralée antiparallèle et réunie par des bases puriques et pyrimidiques. Le nucléotide, unité primaire de l'ADN, est formé par ces trois constituants : désoxyribose, phosphate, base purique. L'ADN sert à stocker les informations déterminées par la séquence des nucléotides dans la chaîne polynucléotidique. Abréviation : ADN ou DNA.

DESQUAMATION s. f. *(angl. desquamation, peeling).* Trouble de la kératinisation caractérisé par l'élimination des couches superficielles de l'épiderme sous la forme de squames.

DESSICCATION s. f. *(angl. dessiccation).* Évaporation ou élimination de l'eau d'un corps minéral ou organique. ☞ *DÉSHYDRATATION.*

DÉTARTRAGE s. m. *(angl. scaling).* Ablation du tartre (plaque dentaire) déposé sur les dents.

DÉTERGENT adj. *(angl. detergent).* Qui nettoie, qui purifie ; se dit en particulier d'un agent qui sert à nettoyer une plaie et qui favorise sa cicatrisation (s'emploie aussi comme substantif). SYN. *DÉTERSIF.*

DÉTERSIF s. m. ☞ *DÉTERGENT.*

DÉTERSION s. f. *(angl. cleaning).* Action de nettoyer la surface d'une plaie au moyen d'agents détersifs.

DÉTOXICATION s. f. *(angl. detoxication).* Transformation dans l'organisme d'un produit toxique en une substance inoffensive.

DÉTOXIFICATION s. f. ☞ *DÉTOXICATION.*

DÉTRESSE s. f. *(angl. distress).* Situation pathologique caractérisée par la défaillance grave d'une ou de plusieurs fonctions (respiratoire, cardiovasculaire) et menaçant la vie du patient rapidement en l'absence de traitement.

DÉTROIT s. m. *(angl. strait).* Chacune des deux ouvertures, supérieure et inférieure, du pelvis, la première marquant la limite entre le faux et le vrai pelvis.

DÉTRUSOR s. m. *(angl. detrusor muscle).* Ensemble des fibres musculaires longitudinales de la vessie, qui agissent comme un muscle unique lorsqu'elles se contractent, expulsant l'urine vers l'urètre.

DEUTÉRANOPIE s. f. *(angl. deuteranopia).* Dichromasie avec cécité pour le vert.

DÉVIRILISATION s. f. *(angl. demasculinization).* Atténuation ou disparition des caractères sexuels secondaires masculins chez l'homme. SYN. *DÉMASCULINISATION.*

DÉVITALISATION s. f. *(angl. devitalization).* Perte, naturelle ou provoquée, de la vitalité d'un organe ou d'un tissu. Se dit notamment de l'enlèvement de la pulpe dentaire, élément vital de la dent.

DEXAMÉTHASONE s. f. *(angl. dexamethasone).* Stéroïde de synthèse ayant une puissante activité glucorticoïde et anti-inflammatoire, et une très faible activité minéralocorticoïde.

DEXTRAN s. m. *(angl. dextran).* Polysaccharide de poids moléculaire élevé qui, par hydrolyse, se transforme en dextrose. Il a été utilisé comme substitut du plasma sanguin.

DEXTROCARDIE s. f. *(angl. dextrocardia).* Anomalie congénitale de position du cœur, dont la pointe se trouve tournée vers la droite ; la dextrocardie peut s'accompagner d'inversions isolées des cavités cardiaques ou de l'ensemble des viscères réalisant le situs inversus.

DEXTROGYRE adj. *(angl. dextrogyral).* Qui fait tourner le plan de polarisation de la lumière vers la droite. SYN. *DEXTROROTATOIRE.*

DEXTROMÉTHORPHANE *s. m. (angl. dextromethorphan).* Antitussif. Il ne possède pas d'action analgésique.

DEXTROMORAMIDE *s. m. (angl. dextromoramide).* Antalgique morphinique actif par voie orale ou parentérale, proche de la méthadone.

DEXTROPOSITION DE L'AORTE *(angl. overriding aorta).* Malformation congénitale consistant en un déplacement vers la droite de l'orifice aortique, qui se trouve à cheval sur le septum, au niveau d'une communication interventriculaire. L'aorte reçoit ainsi le sang des deux ventricules.

DEXTROSE *s. m. (angl. dextrose).* Glucose dextrogyre. ☞ *GLUCOSE.*

DEXTROVERSION *s. f. (angl. dextroversion).* Déplacement vers le côté droit.

DHE *(angl. DHE).* ☞ *DIHYDROERGOTAMINE.*

DHEA *(angl. DHEA).* Abréviation de déhydroépiandrostérone.

DIABÈTE *s. m. (angl. diabetes).* Terme générique désignant un groupe d'affections caractérisées par une polyurie avec polydipsie. On l'utilise généralement dans le sens de diabète sucré. ◇ **BRONZÉ** *(angl. hemochromatosis —).* Diabète de l'hémochromatose primitive idiopathique. ◇ **GRAS** Diabète de l'adulte de type 2. ◇ **INSIPIDE** (angl. *— insipidus).* Affection caractérisée par une polyurie sans albuminurie ni glycosurie, accompagnée de polydipsie et de signes de déshydratation due à l'incapacité rénale de concentrer l'urine en l'absence de sécrétion d'hormone antidiurétique ou par résistance à son action. Le plus souvent idiopathique, elle peut être due à une tumeur de l'hypothalamus ou à un traumatisme crânien. ◇ **INSULINODÉPENDANT** *(angl. insulin dependent —).* Diabète sucré dans lequel seule l'insulinothérapie est efficace. ◇ **JUVÉNILE** *(angl. juvenile onset —).* Diabète sucré grave, insulinodépendant, qui débute avant l'âge de 30 ans, caractérisé par sa grande labilité et entraînant, en plus des complications habituelles, un retard du développement somatique et pubertaire. SYN. *DIABÈTE DE TYPE 1, DIABÈTE MAIGRE.* ◇ **MAIGRE** ☞ *DIABÈTE JUVÉNILE.* ◇ **NÉPHROGÉNIQUE** *(angl. nephrogenic — insipidus).* Forme de diabète insipide due à l'insensibilité des tubules rénaux à l'action de l'hormone antidiurétique. ◇ **NON INSULINODÉPENDANT** *(angl. non insulin-dependent —).* Diabète de type II. ◇ **RÉNAL** *(angl. renal glycosuria).* Glycosurie sans hyperglycémie due à un défaut de réabsorption tubulaire du glucose. ◇ **STÉROÏDE** *(angl. steroid —).* Diabète sucré induit par la sécrétion ou l'administration excessive et persistante de glucocorticoïdes. ◇ **SUCRÉ** *(angl. — mellitus).* Maladie chronique liée à un trouble de la glycorégulation, conséquence d'une sécrétion insuffisante (diabète insulinoprive, de type I) ou d'une mauvaise utilisation (diabète non insulinoprive, de type II) de l'insuline. Elle est caractérisée par une hyperglycémie, une glycosurie, une polydipsie, une polyurie et parfois une polyphagie, et peut se compliquer de dystrophies cutanées, d'infections, d'affections dégénératives (artérite, coronarite, accidents vasculaires cérébraux, rétinopathie, cataracte, lésions rénales) et surtout de coma acidosique. Le diabète de type I est une affection auto-immune apparaissant sur un terrain particulier (groupes HLA prédisposants), les îlots de Langerhans étant détruits par des auto-anticorps.

DIABÉTIDE *s. f. (angl. diabetid).* Toute manifestation cutanée secondaire au diabète.

DIABÉTIQUE *adj. (angl. diabetic).* Qui se rapporte au diabète ; qui est atteint de diabète (s'emploie aussi comme substantif).

DIABÉTOGÈNE *adj. (angl. diabetogenic).* Qui provoque le diabète.

DIABÉTOLOGIE *s. f. (angl. diabetology).* Partie de la médecine qui étudie le diabète.

DIACÉTYLMORPHINE *s. f. (angl. diacetylmorphine).* ☞ *HÉROÏNE.*

DIADOCOCINÉSIE *s. f. (angl. diadochokinesia).* Faculté d'exécuter volontairement et rapidement des mouvements opposés. ☞ *ADIADOCOCINÉSIE.*

DIAGNOSTIC *s. m. (angl. diagnosis).* Identification d'une maladie d'après les renseignements donnés par le malade, l'étude de ses signes et symptômes, le résultat des examens de laboratoire, etc. ◇ **DIFFÉRENTIEL** *(angl. differential —)*. Identification d'une maladie par comparaison de ses symptômes avec ceux de plusieurs affections voisines et par une déduction fondée sur un processus d'élimination. ◇ **ÉTIOLOGIQUE** *(angl. etiologic —)*. Détermination de la cause d'une maladie. ◇ **SÉROLOGIQUE** *(angl. serum —)*. Diagnostic fondé sur la présence d'anticorps spécifiques dans le sérum sanguin. SYN. *SÉRODIAGNOSTIC.*

DIALYSAT *s. m. (angl. dialysate)*. Substance qui a traversé une membrane par dialyse.

DIALYSE *s. f. (angl. dialysis)*. Séparation de différentes substances en solution fondée sur la vitesse avec laquelle elles traversent une membrane semi-perméable. ◇ **PÉRITONÉALE** *(angl. peritoneal —)*. Technique permettant l'épuration extrarénale du sang à travers le péritoine, et qui consiste à introduire dans la cavité péritonéale un liquide de dialyse qui sera ensuite évacué. Ce procédé est répété plusieurs fois. ☞ *ÉPURATION EXTRARÉNALE.*

DIALYSÉ *adj. (angl. dialysed)*. Soumis à une dialyse.

DIALYSEUR *s. m. (angl. dialyzer)*. Appareil permettant d'effectuer la dialyse.

DIAPASON *s. m. (angl. tuning fork)*. Instrument métallique en forme de U utilisé pour le diagnostic des troubles de l'audition et pour l'examen de la sensibilité profonde.

DIAPÉDÈSE *s. f. (angl. diapedesis)*. Passage des éléments figurés du sang, notamment des leucocytes, dans les tissus, à travers les parois intactes des capillaires.

DIAPHRAGME *s. m.* **1.** *(angl. diaphragm)*. Cloison musculomembraneuse séparant le thorax de l'abdomen, constituée d'un muscle impair et aplati presque circulaire, charnu dans sa périphérie et aponévrotique au centre. **2.** *(angl. contraceptive device)*. Type de préservatif féminin en caoutchouc ou matière plastique, qui se place dans le vagin, devant le col utérin. **3.** *(angl. grid)*. Dispositif à ouverture fixe ou réglable destiné à limiter la section d'un faisceau de rayonnement. ◇ **DE LA SELLE** *(angl. diaphragm of sella turcica)*. Pli de la dure-mère qui recouvre l'hypophyse. ◇ **PELVIEN** *(angl. pelvic diaphragm)*. Plan musculaire profond du périnée, qui ferme en bas l'excavation pelvienne. Il est constitué par les deux muscles releveurs de l'anus et les deux muscles ischiococcygiens. ◇ **UROGÉNITAL** *(angl. urogenital diaphragm)*. Cloison de caractère musculo-aponévrotique située au fond du pelvis, entre les branches inférieures des deux pubis. ◇ **(PILIERS DU)** *(angl. diaphragm crura)*. Insertions musculotendineuses du diaphragme au niveau du corps des trois ou quatre premières vertèbres lombales.

DIAPHYSE *s. f. (angl. diaphysis)*. Partie moyenne, allongée, d'un os long, comprise entre les deux extrémités ou épiphyses.

DIARRHÉE *s. f. (angl. diarrhea)*. Évacuation fréquente de selles liquides. ◇ **CHOLÉRIFORME** *(angl. choleraic —)*. Diarrhée aiguë avec déjections séreuses, accompagnée de vomissements et de collapsus. ◇ **DES VOYAGEURS** *(angl. turista)*. Diarrhée infectieuse, due généralement à des souches entérotoxinogènes d'*Escherichia coli*, pouvant être contractée dans divers pays. SYN. *TURISTA.* ◇ **DYSENTÉRIQUE** *(angl. dysenteric —)*. Diarrhée avec selles mucopurulentes et sanglantes. ◇ **MEMBRANEUSE** *(angl. membranous —)*. Diarrhée de l'entérocolite mucomembraneuse. ◇ **MUQUEUSE** *(angl. mucous —)*. Diarrhée caractérisée par la présence de mucus.

DIARRHÉIQUE *adj. (angl. diarrheic, diarrheal)*. Qui se rapporte à la diarrhée, qui est atteint de diarrhée.

DIARTHROSE *s. f. (angl. diarthrosis)*. ☞ *JOINTURE SYNOVIALE.*

DIASCHISIS *s. m. (angl. diaschisis)*. Interruption de la continuité fonctionnelle entre neurones et centres nerveux.

DIASTASE *s. f. (angl. diastase)*. **1.** Terme tombé en désuétude qui désignait les enzymes. **2.** Ferment solide, soluble, présent dans l'orge germée, qui transforme l'amidon en dextrine et glucose. La diastase de l'orge fut la première enzyme connue.

DIASTASIQUE *adj. (angl. diastasic)*. Qui concerne les diastases.

DIASTASIS *s. m. (angl. diastasis).* **1.** Écartement anormal de deux surfaces articulaires, généralement post-traumatique. **2.** Période de remplissage ventriculaire précédant la systole atriale.

DIASTÈME *s. m. (angl. diastema).* En odontologie, espace entre deux dents voisines.

DIASTER *s. m. (angl. amphiaster).* Figure de double étoile formée lors de la caryocinèse par le dédoublement de la couronne équatoriale. SYN. *AMPHIASTER.*

DIASTOLE *s. f. (angl. diastole).* Période de la révolution cardiaque pendant laquelle une cavité du cœur se remplit de sang et se dilate.

DIASTOLIQUE *adj. (angl. diastolic).* **1.** Qui se rapporte à la diastole. **2.** Qui survient pendant la diastole.

DIATHERMIE *s. f. (angl. diathermy).* Méthode d'échauffement local des tissus par passage à travers ceux-ci d'un courant alternatif de haute fréquence. ◇ **CHIRURGICALE** *(angl. surgical —).* Destruction de tissus par électrocoagulation ; diathermocoagulation. ◇ **MÉDICALE** *(angl. medical —).* Production de chaleur dans les tissus sans entraîner de destruction.

DIATHÈSE *s. f. (angl. diathesis).* Prédisposition constitutionnelle ou héréditaire à contracter certaines maladies. Terme tombé en désuétude.

DIAZÉPAM *s. m. (angl. diazepam).* Dérivé de la benzodiazépine, utilisé comme anxiolytique, myorelaxant, sédatif et antiépileptique. ☞ *BENZODIAZÉPINE.*

DICHOTOMIE *s. f. (angl. dichotomy).* **1.** Processus de division en deux parties. **2.** Pratique proscrite par la déontologie médicale, qui consiste à partager des honoraires entre médecins ou entre médecins et personnel paramédical.

DICHROÏQUE *adj. (angl. dichroic).* Qui présente un dichroïsme.

DICHROÏSME *s. m. (angl. dichroism).* Propriété de certaines substances ou solutions de présenter une couleur différente selon qu'on les observe par réflexion ou par réfraction.

DICHROMATISME *s. m. (angl. dichromatism).* Anomalie de la vision dans laquelle l'œil ne perçoit que deux des trois couleurs fondamentales (rouge, vert, bleu). SYN. *DICHROMASIE, DICHROMATOPSIE.*

DICLOFÉNAC *s. m. (angl. diclofenac).* Médicament appartenant au groupe des anti-inflammatoires non stéroïdiens, utilisé dans les affections rhumatismales.

DICOUMARINE *s. f.* ☞ *DICOUMAROL.*

DICOUMARINIQUE *s. m. (angl. dicumarol agent).* Membre d'un groupe de médicaments anticoagulants qui inhibent la formation de la prothrombine et d'autres facteurs de la coagulation (facteurs V, VII et X).

DICOUMAROL *s. m. (angl. dicumarol).* Anticoagulant du groupe des antivitamines K, qui inhibe la synthèse de la prothrombine par le foie. Il est administré par voie orale dans la prophylaxie et le traitement des thromboembolies. SYN. *DICOUMARINE.*

DICROTE *adj. (angl. dicrotic).* Qui est caractérisé par le dichrotisme. Ex. *pouls dicrote.*

DICROTISME *s. m. (angl. dicrotism).* Battement double du pouls au niveau de l'artère radiale, pour une seule révolution cardiaque. Ce pouls dicrote est aisément perceptible dans certains états morbides accompagnés de pression artérielle basse.

DID *(angl. IDDM : Insulin-Dependent Diabetes Mellitus).* Abréviation de diabète insulinodépendant.

DIDANOSINE *s. f. (angl. didaoxyinosin).* Médicament de synthèse utilisé dans le traitement du sida.

DIDUCTION *s. f. (angl. diduction).* Mouvement de latéralité de la mandibule.

DIENCÉPHALE *s. m. (angl. diencephalon).* Partie de l'encéphale située en profondeur entre les hémisphères cérébraux, et comprenant le thalamus, l'épithalamus et l'hypothalamus. SYN. *CERVEAU INTERMÉDIAIRE.*

DIENCÉPHALO-HYPOPHYSAIRE *adj. (angl. diencephalohypophyseal).* Qui se rapporte au diencéphale et à l'hypophyse.

DIÈTE *s. f. (angl. diet).* **1.** Abstention momentanée et plus ou moins complète d'aliments, observée pour des raisons médicales ou hygiéniques. **2.** Régime alimentaire particulier, excluant, incluant ou limitant certains aliments. ◇ **HYDRIQUE** *(angl. liq-*

uid —). Méthode thérapeutique pratiquée dans le traitement des troubles gastro-intestinaux des nourrissons, et qui consiste en l'administration exclusive et temporaire d'eau bouillie. ◇ **LACTÉE** *(angl. milk —).* Régime alimentaire à base de lait. ◇ **PROTÉIQUE** *(angl. protein-sparing —).* Régime consistant uniquement en apports protidiques associés aux minéraux et vitamines indispensables.

DIÉTÉTICIEN *s. m. (angl. dietitian).* **1.** Médecin nutritionniste spécialisé en diététique. **2.** Personne qui, dans un établissement hospitalier, établit les régimes alimentaires pour les malades.

DIÉTÉTIQUE **1.** *s. f. (angl. dietetics).* Règles de l'alimentation normale contribuant au maintien de la santé. Dans un sens plus strict, principes et réalisation des régimes destinés aux malades. **2.** *adj. (angl. dietary).* Qui se rapporte au régime alimentaire.

DIÉTHYLCARBAMAZINE *s. f. (angl. diethylcarbamazine).* Anthelminthique utilisé dans le traitement des infestations par certaines filaires. SYN. *CARBAMAZINE.*

DIÉTHYLÈNEDIAMINE *s. f.* ☞ *PIPÉRAZINE.*

DIÉTHYLSTILBESTROL *s. m. (angl. diethylstilbestrol).* Estrogène de synthèse possédant les mêmes propriétés que les estrogènes naturels. Son utilisation chez les femmes enceintes s'est accompagnée d'adénome ou d'adénocarcinome vaginal chez les filles de ces dernières.

DIFFÉRENCIATION *s. f. (angl. differentiation).* Processus d'acquisition de caractéristiques individuelles spécifiques. Ex. *différenciation cellulaire, différenciation sexuelle.*

DIFFLUENT *adj. (angl. diffluent).* Qui a tendance à se liquéfier. Se dit des tissus qui se ramollissent jusqu'à devenir liquides, dans certaines maladies.

DIGASTRIQUE *adj. (angl. digastric).* Qui possède deux ventres. ◇ **(MUSCLE)** *(angl. — muscle).* Muscle avec un tendon intermédiaire. Muscle de la région sus-hyoïdienne.

DIGESTION *s. f. (angl. digestion).* Ensemble de processus par lesquels les aliments ingérés se transforment en substances assimilables.

DIGITAL *adj. (angl. digital).* Qui se rapporte aux doigts.

DIGITALE *s. f. (angl. digitalis, foxglove).* Plante de la famille des Scrofulariacées (*Digitalis purpurea*). La feuille contient des saponines et plusieurs glucosides (digitonine, digitaline, digitoxine). Elle est utilisée essentiellement comme cardiotonique.

DIGITALINE *s. f. (angl. digitalin).* Alcaloïde de la digitale. Elle est utilisée comme cardiotonique et diurétique.

DIGITALIQUE *adj. (angl. digitalic).* Qui se rapporte à la digitale. Ex. *glucoside digitalique.*

DIGITALISATION *s. f. (angl. digitalization).* Administration de glucosides digitaliques, généralement répétée jusqu'à l'obtention de l'effet cardiotonique recherché.

DIGITATION *s. f. (angl. digitation).* **1.** Prolongement ressemblant à un doigt ; se dit de faisceaux d'insertion situés sur le bord de certains muscles, le muscle dentelé antérieur par exemple. **2.** Amputation dans laquelle on crée un moignon en deux parties pour former une extrémité en forme de pince, apte à saisir un objet.

DIGITIFORME *adj. (angl. digitiform).* En forme de doigt.

DIGITIFORMES (IMPRESSIONS) *(angl. central markings).* Variations de l'épaisseur de la voûte crânienne où l'on observe, radiologiquement, les empreintes des gyri cérébraux.

DIGOXINE *s. f. (angl. digoxin).* Substance cristalline extraite de *Digitalis lanata*, cardiotonique par voie orale.

DIHOLOSIDE *s. m. (angl. disaccharide).* Oside formé de deux molécules d'oses. Ce groupe comprend le maltose, le lactose, etc. SYN. *DISACCHARIDE.*

DIHYDROERGOTAMINE *s. f. (angl. dihydroergotamine).* Substance dérivée de l'ergot de seigle et possédant une action sur les récepteurs alpha-adrénergiques et sérotoninergiques ; utilisé dans la migraine. Abréviation : DHE.

DILACÉRATION *s. f. (angl. dilaceration).* Déchirement violent des tissus.

DILATATEUR *(angl. dilator).* **1.** *adj.* Se dit d'un muscle qui produit une dilatation. **2.** *s. m.* Instrument destiné à maintenir ouvert ou à agrandir l'orifice d'un conduit naturel ou artificiel.

DILATATION *s. f. (angl. dilatation).* **1.** Augmentation normale ou pathologique, continue ou intermittente, d'un orifice, d'une cavité ou d'un organe creux. **2.** Augmentation de volume d'un corps, en particulier sous l'influence de la chaleur. **3.** Intervention manuelle ou instrumentale qui a pour but d'augmenter ou de rétablir le calibre d'un orifice ou d'un canal normal ou pathologique. ◇ **AIGUË DE L'ESTOMAC** *(angl. acute gastric —).* Complication postopératoire des laparotomies, associant une dilatation de l'estomac à des phénomènes d'occlusion intestinale. ◇ **CARDIAQUE** *(angl. — of the heart).* Augmentation partielle ou totale des dimensions cardiaques, avec ou sans hypertrophie des parois, et avec diminution de la force de contraction. ◇ **DES BRONCHES** ☞ *BRONCHECTASIE.* ◇ **NASALE** *(angl. nasal —).* Dilatation du vestibule nasal par action des muscles élévateurs de l'aile du nez au cours de la dyspnée.

DIMERCAPROL *s. m. (angl. dimercaprol).* Produit utilisé en injections intramusculaires comme antidote dans les intoxications par l'arsenic, le mercure et l'or. Abréviation : BAL (de l'anglais *British antilewisite).*

DIMÈRE *adj. (angl. dimerous, dimer).* Qui est composé de deux parties. Employé aussi comme substantif. ◇ **(D-)** ☞ *D-DIMÈRE.*

DIMÉTHYLXANTHINE *s. f.* ☞ *THÉOBROMINE.*

DIMIDIÉ *adj. (angl. homolateral).* Qui se rapporte à une moitié du corps ; hémilatéral.

DIMORPHISME *s. m. (angl. dimorphism).* Propriété de certaines substances chimiques de se présenter sous deux formes cristallines distinctes.

DINUCLÉOTIDE *s. m. (angl. dinucleotide).* Produit de la désintégration d'un tétranucléotide (acide nucléique). Les dinucléotides peuvent à leur tour se dédoubler en deux mononucléotides.

DIOPTRIE *s. f. (angl. diopter).* Unité de puissance des systèmes optiques ; c'est la vergence d'un système optique dont la distance focale est de 1 mètre dans un milieu dont l'indice de réfraction est 1.

DIOSMINE *s. f. (angl. diosmin).* Glucoside amer extrait des feuilles de *Diosma crenata* ou buchu ; veinotonique.

DIOXYDE *s. m. (angl. dioxide).* Oxyde contenant deux atomes d'oxygène par molécule. ◇ **DE CARBONE** *(angl. carbon dioxide).* Oxyde de carbone (gaz carbonique) de formule CO_2, formé lors de l'oxydation des matières organiques. La concentration dans le sang est de 60 à 70 vol % pour le sang veineux, et de 50 à 55 vol % dans le sang artériel. Il est presque en totalité sous forme de bicarbonates formant la réserve alcaline.

DIP-PLATEAU *s. m. (angl. dip-plateau).* Dépression protodiastolique brève et profonde inscrite sur la courbe de pression atriale et ventriculaire droite obtenue par cathétérisme cardiaque ; elle est suivie d'une remontée brusque de la courbe, puis d'un plateau télédiastolique. Cet aspect est observé en particulier dans la péricardite constrictive.

DIPEPTIDASE *s. f. (angl. dipeptidase).* Enzyme sécrétée par la muqueuse intestinale qui catalyse l'hydrolyse des dipeptides.

DIPEPTIDE *s. m. (angl. dipeptide).* Protéine qui résulte de l'union de deux acides aminés, unis par une liaison peptidique.

DIPHASIQUE *adj. (angl. diphasic).* Qui survient en deux phases ou étapes.

DIPHENHYDRAMINE *s. f. (angl. diphenhydramine).* Antagoniste des récepteurs H1 de l'histamine (antihistaminique) aux propriétés sédatives, antinaupathiques et antiémétiques.

DIPHÉNYLHYDANTOÏNE *s. f. (angl. diphenylhydantoin).* ☞ *PHÉNYTOÏNE.*

DIPHONIE *s. f. (angl. diphonia).* Voix caractérisée par l'émission simultanée de deux tons différents. SYN. *VOIX BITONALE.*

DIPHOSPHONATE *s. m.* ☞ *BIPHOSPHONATE.*

DIPHTÉRIE *s. f. (angl. diphtheria).* Maladie infectieuse aiguë, contagieuse, épidémique, due à *Corynebacterium diphteriae* (bacille de Klebs-Löffler), caractérisée par l'apparition de fausses membranes, fortement adhérentes, et d'exsudats fibrineux qui se forment principalement sur les muqueuses des voies respiratoires et digestives supérieures où elles produisent des symptômes locaux : tuméfaction, dysphagie, dyspnée, etc. Il existe également une tuméfaction des ganglions correspondant à la région atteinte. L'intoxication de l'organisme par la toxine diphtérique entraîne des symptômes généraux : fièvre, myocardite, néphrite, forte prostration et paralysies. Une immunité peut être obtenue par la vaccination qui est obligatoire.

DIPLACOUSIE *s. f. (angl. diplacusis).* Audition simultanée par les deux oreilles de deux sons différents, provenant d'un stimulus unique. ◇ **ÉCHOTIQUE** *(angl. echo —).* Perception d'un son par une oreille puis par l'autre, mais avec une intensité moindre.

DIPLÉGIE *s. f. (angl. diplegia).* Paralysie bilatérale et symétrique touchant des parties plus ou moins étendues du corps.

DIPLÉGIQUE *adj. (angl. diplegic).* Qui est atteint de diplégie (s'emploie aussi comme substantif).

DIPLOCOQUE *s. m. (angl. diplococcus).* Bactérie constituée par l'association de deux éléments.

DIPLOÉ *s. m. (angl. diploe).* Couche d'os spongieux située entre les tables externe et interne des os de la voûte du crâne.

DIPLOÏDE *adj. (angl. diploid).* Se dit d'une cellule qui possède un assortiment double de chromosomes homologues (c'est-à-dire le double du nombre haploïde).

DIPLOÏDIE *s. f. (angl. diploidy).* État d'une cellule dont le noyau contient deux jeux de chromosomes homologues.

DIPLOPIE *s. f. (angl. diplopia).* Trouble de la vision dans lequel le sujet perçoit deux images d'un seul et même objet. C'est le principal symptôme initial d'une paralysie des nerfs oculomoteurs. Elle est en général binoculaire.

DIPSOMANIE *s. f. (angl. dipsomania).* Besoin irrésistible et paroxystique d'absorber des boissons alcoolisées, survenant par accès périodiques et intermittents.

DIPYRIDAMOLE *s. m. (angl. dipyridamole).* Dérivé utilisé dans le traitement de l'angine de poitrine et comme antiagrégant plaquettaire.

DISACCHARIDE *s. m.* ☞ *DIHOLOSIDE.*

DISCAL *adj. (angl. discal).* Qui se rapporte à un disque, en particulier intervertébral.

DISCARTHROSE *s. f. (angl. degenerative disk disease).* Affection dégénérative d'un ou de plusieurs disques intervertébraux.

DISCECTOMIE *s. f. (angl. diskectomy).* Ablation d'un disque intervertébral.

DISCITE *s. f. (angl. diskitis).* Inflammation d'un disque intervertébral.

DISCOGRAPHIE *s. f. (angl. discography).* Radiographie du noyau d'un disque intervertébral après opacification par un produit de contraste.

DISCOPATHIE *s. f. (angl. discopathy).* Toute affection d'un disque intervertébral.

DISCORADICULOGRAPHIE *s. f. (angl. diskoradiculography).* ☞ *RADICULOGRAPHIE.*

DISCRET *adj. (angl. discrete).* Dont les éléments sont séparés les uns des autres et ne tendent pas à se réunir ; se dit surtout de certaines lésions cutanées.

DISJONCTION *s. f. (angl. disjunction).* **1.** Division, séparation, décollement de deux parties d'un organe ou de deux organes accolés. **2.** En génétique, séparation des chromosomes durant la mitose ou des chromatides durant la méiose. ◇ **CRANIOFACIALE** *(angl. transverse facial fracture).* Fracture transverse de la face, le trait passe par la partie supérieure des os du nez, le maxillaire ou l'orbite. SYN. *FRACTURE DE LEFORT III.* ◇ **ÉPIPHYSAIRE** *(angl. epiphyseal separation).* Décollement épiphysaire.

DISLOCATION *s. f. (angl. dislocation).* **1.** Déplacement anormal d'un organe ou d'une partie du corps. **2.** Luxation.

DISPENSAIRE *s. m. (angl. health center).* Institution publique ou privée, sans lits d'hospitalisation, délivrant des soins curatifs et des soins préventifs médico-sociaux.

DISPOSITIF INTRA-UTERIN *(angl. intrauterine device).* ☞ *STÉRILET.*

DISQUE *s. m. (angl. disk, band).* Organe ou structure anatomique arrondi et plat. ◇ **OPTIQUE** *(angl. optic disk).* Point sur la rétine par où pénètre le nerf optique. SYN. *PAPILLE OPTIQUE.*

DISSE (ESPACE DE) *(angl. Disse's space).* Espace entre les hépatocytes et les sinusoïdes du foie.

DISSECTION *s. f. (angl. dissection).* Division et séparation méthodique des parties et des organes du corps dans le but d'étudier leur disposition et leurs particularités anatomiques. ◇ **AORTIQUE** *(angl. aortic —).* ☞ *ANÉVRYSME DISSÉQUANT.*

DISSOCIATION *s. f. (angl. dissociation).* **1.** Action de séparer des éléments associés ; son résultat. **2.** Décomposition d'un composé chimique en éléments plus simples. ◇ **ALBUMINOCYTOLOGIQUE** *(angl. albuminocytologic —).* Hyperalbuminose du liquide céphalorachidien sans augmentation des éléments cellulaires. ◇ **ATRIOVENTRICULAIRE** *(angl. atrioventricular —).* Indépendance des contractions des atria et des ventricules cardiaques. ☞ *BLOC ATRIOVENTRICULAIRE.* ◇ **MENTALE** *(angl. mental —).* Destructuration de la personnalité propre à la schizophrénie, dont les effets se manifestent dans l'affectivité, l'activité et les processus intellectuels, et qui reflète un trouble fondamental des associations qui régissent le cours de la pensée.

DISTAL *adj. (angl. distal).* Distant, périphérique, le plus éloigné du centre, de l'origine ; s'oppose à proximal.

DISTOMATOSE *s. f. (angl. distomatosis).* Toute maladie provoquée par les distomes (douves). ◇ **HÉPATIQUE** *(angl. liver —).* Clonorchiase ou fasciolase, infestation due à *Clonorchis sinensis* ou *Fasciola hepatica.* ◇ **INTESTINALE** *(angl. intestinal —).* Infestation causée par le trématode *Fasciolopsis buski.*

DISULFIRAME *s. m. (angl. disulfiram).* Composé utilisé dans les cures de désintoxication alcoolique pour empêcher la transformation d'un métabolite de l'alcool, l'aldéhyde acétique, en acide acétique. L'accumulation de l'aldéhyde acétique produit des manifestations désagréables aboutissant au dégoût de l'alcool (effet antabuse).

DIU *(angl. IUD (intrauterine device)).* Abréviation de dispositif intra-utérin.

DIURÈSE *s. f. (angl. urine output).* Sécrétion d'urine par le rein. ◇ **AQUEUSE** *(angl. water diuresis).* Polyurie provoquée par l'administration d'eau. ◇ **OSMOTIQUE** *(angl. osmotic diuresis).* Diurèse provoquée par une augmentation de l'osmolarité plasmatique et par conséquent du filtrat glomérulaire ; elle peut être obtenue par l'administration intraveineuse de mannitol, d'urée ou d'une solution saline hypertonique.

DIURÉTIQUE *adj. (angl. diuretic).* Qui favorise ou stimule l'excrétion urinaire. S'emploie aussi comme substantif.

DIVERTICULE *s. m. (angl. diverticulum).* Cavité en forme de sac, communicant avec un conduit naturel. ◇ **DE L'ŒSOPHAGE** *(angl. esophageal —).* Hernie ou dilatation localisée, anormale, de l'œsophage. ◇ **DE MECKEL** ☞ *MECKEL (DIVERTICULE DE).* ◇ **DE PULSION** *(angl. pulsion —).* Diverticule œsophagien provoqué par la protrusion de la muqueuse à travers la couche musculaire. ◇ **DE TRACTION** *(angl. traction —).* Diverticule œsophagien consécutif à la traction extrinsèque exercée par des adhérences. ◇ **DE ZENKER** *(angl. Zenker's —).* ☞ *ZENKER (DIVERTICULE DE).* ◇ **DU CÔLON** *(angl. colonic —).* Hernie de la muqueuse colique sous forme de sailles arrondies donnant au lavement baryté un aspect en grappes de raisin. ◇ **ÉPIPHRÉNIQUE** *(angl. epiphrenic —).* Diverticule de la partie inférieure de l'œsophage. ◇ **VÉSICAL** *(angl. vesical —).* Prolapsus de la muqueuse à travers la paroi de la vessie.

DIVERTICULECTOMIE *s. f. (angl. diverticulectomy).* Ablation chirurgicale d'un diverticule, notamment au niveau du tube digestif.

DIVERTICULITE *s. f. (angl. diverticulitis).* Inflammation d'un ou de plusieurs diverticules, en particulier au niveau du côlon.

DIVERTICULOSE *s. f. (angl. diverticulosis).* Présence de diverticules multiples sur la muqueuse d'un ou de plusieurs organes creux.

DIZYGOTE *adj. (angl. dizygotic).* Se dit de chacun des jumeaux à placentas séparés, provenant de deux œufs différents.

DLCO Abréviation de capacité de diffusion pulmonaire par le monoxyde de carbone.

DNA *(angl. DNA).* Abréviation de *deoxyribonucleic acid* ou acide désoxyribonucléique. ☞ *DÉSOXYRIBONUCLÉIQUE (ACIDE).*

DNID *(angl. NIDDM).* Abréviation pour diabète non insulinodépendant.

DOBUTAMINE *(angl. dobutamine).* β-stimulant utilisé dans le traitement du choc et de l'insuffisance cardiaque.

DOCA *(angl. DOCA).* Abréviation de *deoxycorticosterone acetate* (acétate de désoxycorticostérone).

DOCIMASIE *s. f.* Ensemble d'épreuves auxquelles on soumet les organes d'un cadavre pour déterminer les circonstances de la mort.

DOIGT *s. m. (angl. finger).* Chacun des cinq prolongements qui terminent la main. Ils sont formés de trois phalanges, sauf le premier doigt ou pouce qui n'en a que deux. ◇ **À RESSORT** *(angl. trigger —).* Anomalie caractérisée par un acrochage du tendon fléchisseur profond d'un doigt dans une des poulies, habituellement la poulie métacarpienne. ◇ **EN BAGUETTE DE TAMBOUR** ☞ *HIPPOCRATISME DIGITAL.* ◇ **EN MARTEAU** *(angl. mallet —).* Doigt dont la phalange distale se trouve en flexion. ◇ **HIPPOCRATIQUE** *(angl. hippocratic —).* ☞ *HIPPOCRATISME DIGITAL.* ◇ **MORT** Doigt pâle, exsangue, insensible, avec sensation de fourmillements. Ce trouble vasomoteur s'observe notamment dans la maladie de Raynaud.

DOIGT-NEZ (ÉPREUVE) *(angl. finger-to-nose test).* Manœuvre destinée à mettre en évidence un trouble de la coordination et consistant à demander au sujet d'effectuer des déplacements amples et rapides du bras visant à amener l'index sur l'extrémité du nez.

DOLICHOCÉPHALE *adj. (angl. dolichocephalic).* Se dit d'un individu qui présente une dolichocéphalie.

DOLICHOCÉPHALIE *s. f. (angl. dolichocephaly).* Déformation du crâne due à une fusion primaire de la suture sagittale, avec une augmentation du diamètre antéropostérieur et un indice céphalique compris entre 65 et 75 (tête longue et étroite).

DOLICHOCÔLON *s. m. (angl. dolichocolon).* Côlon anormalement long.

DOLICHOSIGMOÏDE *s. m. (angl. dolichosigmoid).* Allongement anormal du côlon sigmoïde.

DOMINANCE *s. f. (angl. dominance).* Prédominance d'un gène ou d'un caractère (appelé dominant) sur son allélomorphe (appelé récessif), lorsqu'ils sont tous deux présents chez un individu hétérozygote.

DOMINANT *adj. (angl. dominant).* Se dit d'un allèle ou d'une mutation qui, à l'état hétérozygote, conditionne le phénotype. Contraire : récessif.

DOMISME *s. m. (angl. domism).* Science qui traite de la construction et de l'aménagement de la maison.

DONATH ET LANDSTEINER (ÉPREUVE DE) *(angl. Donath-Landsteiner test).* Épreuve démontrant *in vitro* la présence, dans le sérum, d'hémolyse biphasique. On utilise cette épreuve dans l'hémoglobinurie paroxystique, en refroidissant à 0 °C un mélange de globules rouges et de sérum d'un malade et en le réchauffant ensuite à 37 °C, ce qui entraîne une hémolyse manifeste.

DONNEUR *s. m. (angl. donor).* Personne qui fait don de son sang pour une transfusion ou d'un de ses organes pour une transplantation. ◇ **UNIVERSEL** *(angl. universal —).* Donneur dont les hématies ne s'agglutinent pas en présence d'un sérum d'un autre groupe sanguin.

dopa *(angl. dopa).* Sigle de la dihydroxyphénylalanine, précurseur de la dopamine.

DOPAGE *s. m. (angl. doping).* Utilisation de substances et de tout procédé afin d'augmenter artificiellement les performances générales, physiques ou mentales, d'un sujet.

DOPAMINE *s. f. (angl. dopamine).* Catécholamine physiologique qui se forme à partir de la tyrosine et de la dopa, et qui est un précurseur de la noradrénaline et de l'adrénaline. Elle possède par elle-même d'importantes propriétés de transmetteur dans différentes régions du cerveau, en particulier dans les noyaux du système extrapyramidal, dans l'hypothalamus et dans le système limbique. Sa disparition des corps striés et du locus niger est la cause de la maladie de Parkinson.

DOPAMINERGIQUE *adj. (angl. dopaminergic).* Se dit de nerfs dont les terminaisons libèrent la dopamine. Un médicament dopaminergique reproduit l'action de la dopamine.

DOPANT *adj. (angl. dope).* Se dit d'un produit utilisé dans le dopage (s'emploie aussi comme substantif).

DOPPLER ◇ **(EFFET)** *(angl. Doppler effect).* Modification de la fréquence d'une vibration lorsqu'une source se déplace par rapport à un observateur. ◇ **(EXAMEN ULTRASONOGRAPHIE)** *(angl. Doppler velocimetry).* Technique utilisant l'effet Doppler sur des ultrasons et permettant d'étudier la vitesse de la circulation du sang dans les vaisseaux, artères et veines. ◇ **PULSÉ** *(angl. pulse Doppler method).* Technique permettant d'observer les orifices cardiaques. ◇ **TRANSCRÂNIEN** *(angl. transcranial Doppler ultrasonography).* Technique d'étude des courants circulatoires de certaines artères de l'encéphale.

DORMIA (SONDE DE) *(angl. Dormia's basket).* Instrument utilisé lors de la cystoscopie pour l'ablation de calculs de la portion distale de l'uretère.

DORSAL *adj. (angl. dorsal).* Qui se rapporte au dos ; opposé à ventral, palmaire ou plantaire.

DORSALGIE *s. f. (angl. dorsalgia).* Douleur du rachis dorsal.

DORSALISATION *s. f. (angl. dorsalization).* Anomalie de développement par transformation du processus transverse de la septième vertèbre cervicale en une côte plus ou moins développée, la côte cervicale, pouvant déterminer des compressions vasculonerveuses.

DORSARTHROSE *s. f. (angl. dorsal arthrosis).* Arthrose de la colonne dorsale.

DORSIFLEXION *s. f. (angl. dorsiflexion).* Flexion en direction du dos.

DOS *s. m. (angl. back).* **1.** Partie postérieure du tronc, allant des épaules jusqu'aux lombes. **2.** Partie postérieure ou supérieure et convexe d'un organe ou d'une partie du corps : dos du pied, de la main, du pénis, etc. ◇ **DE FOURCHETTE** *(angl. silverfork deformity).* Déformation du poignet caractéristique des fractures de l'extrémité inférieure du radius. ◇ **DE LA SELLE TURCIQUE** *(angl. dorsum sellae).* Lame quadrilatère du sphénoïde formant la partie postérieure de la selle.

DOT-BLOT *s. m.* Mot anglais désignant une méthode d'hybridation moléculaire entre un acide nucléique directement adsorbé sous forme de tache sur un filtre (sans électrophorèse préalable) et une sonde. ☞ *BUVARDAGE EN TACHES.*

DOTHIÉNENTÉRIE *s. f.* Dénomination de Bretonneau pour la fièvre typhoïde ; terme désuet.

DOUBLE *adj. (angl. double).* Qui est constitué de deux éléments identiques (phénomènes, objets). ◇ **AVEUGLE** *(angl. double-blind test).* Technique utilisée dans les essais cliniques consistant à donner soit le médicament, soit un placebo afin d'éliminer tout élément subjectif. SYN. *DOUBLE INSU.* ◇ **CONTOUR** *(angl. — contour sign).* Ligne anormale limitant ou dédoublant la silhouette d'un organe radiographié.

DOUGLAS ◇ **(CRI OU SIGNE DU)** *(angl. Douglas' cry).* Douleur violente à la compression digitale de l'excavation recto-utérine (cul-de-sac de Douglas) lors du toucher vaginal. On l'observe lorsqu'il existe du sang dans le cul-de-sac à la suite d'une hémorragie dans la grossesse extra-utérine. ◇ **(CUL-DE-SAC DE)** *(angl. rectouterine excavation).* ☞ *EXCAVATION RECTO-UTÉRINE, EXCAVATION VÉSICORECTALE.*

DOUGLASSITE *s. f.* Inflammation du cul-de-sac de Douglas (excavation recto-utérine).

DOULEUR *s. f. (angl. pain).* Sensation anormale et pénible résultant de la stimulation des terminaisons nerveuses dans les organes ou régions sensibles. ◇ **EN CEINTURE** *(angl. girdle —).* Sensation douloureuse dont la topographie rappelle une ceinture. ◇ **ERRATIQUE** *(angl. wandering —)*. Douleur qui change fréquemment de place. ◇ **EXQUISE** *(angl. sharp —)*. Douleur vive, localisée en un point précis. ◇ **FANTÔME** *(angl. phantom —, phantom limb —)*. Douleur ressentie dans une partie du corps qui a été amputée. ◇ **FULGURANTE** *(angl. lightning —)*. Douleur très vive touchant particulièrement les membres inférieurs, d'origine radiculaire postérieure et dont la durée très courte a été comparée à celle de l'éclair. ◇ **IRRADIÉE** *(angl. radiate —)*. Douleur ressentie à distance de l'endroit où elle prend son origine. ◇ **OSTÉOCOPE** *(angl. osteocopic —)*. Douleur, spécialement nocturne, siégeant au niveau des surfaces osseuses recouvertes seulement par la peau (crâne, tibia), caractéristique de la période secondaire de la syphilis. ◇ **PONGITIVE** *(angl. durting —)*. Douleur comparable à celle qui serait provoquée par un coup de poignard. ◇ **PROJETÉE** *(angl. referred —)*. Douleur ayant son origine dans un organe profond et perçue dans une zone cutanée ayant la même innervation sensitive. SYN. *DOULEUR RÉFÉRÉE*. ◇ **PULSATILE** *(angl. throbbing —)*. Douleur produite par une inflammation, et rythmée par les battements artériels. ◇ **TÉRÉBRANTE** *(angl. boring —)*. Douleur intense, profonde, que le patient perçoit comme si elle était produite par un corps pointu introduit dans la partie malade.

DOULEURS *s. f. (angl. labor pains)*. En obstétrique, douleurs qui accompagnent les contractions utérines lors de l'accouchement. ◇ **EXPULSIVES** *(angl. bearing down pains)*. Douleurs qui accompagnent les contractions utérines au début de l'expulsion. ◇ **PRÉPARANTES** *(angl. dilating pains)*. Douleurs survenant au début de l'accouchement, accompagnant la dilatation du col utérin.

DOUVE *s. f. (angl. fluke)*. Nom vernaculaire des vers parasites distomiens. SYN. *DISTOME*.

DOXÉPINE *s. f. (angl. doxepin)*. Antidépresseur tricyclique. ☞ *ANTIDÉPRESSEUR*.

DOXYCYCLINE *s. f. (angl. doxycycline)*. ☞ *TÉTRACYCLINE*.

D-PÉNICILLAMINE *s. f. (angl. penicillamine)*. Produit de dégradation de la pénicilline ; agent chélateur du cuivre, du mercure, du zinc et du plomb, qui favorise leur élimination par l'urine. Elle est utilisée dans l'intoxication par le mercure et dans la maladie de Wilson.

DRAGÉE *s. f. (angl. sugar-coated pill, dragee)*. Préparation médicamenteuse ovoïde, enrobée d'une couche de sucre.

DRAIN *s. m. (angl. drain)*. Tube ou lame souple ou rigide permettant l'évacuation des liquides pathologiques d'une plaie.

DRAINAGE *s. m. (angl. drainage)*. Procédé permettant l'écoulement des liquides contenus dans une plaie, un organe creux ou une cavité pathologique. ◇ **POSTURAL** (angl. *postural —*). Traitement des bronchiectasies et des abcès pulmonaires consistant à placer le malade dans le lit avec la tête plus basse que le reste du corps, dans le but de favoriser l'écoulement des sécrétions.

DRASTIQUE *adj. (angl. drastic)*. Dont l'action est particulièrement énergique. Se dit en particulier de certains purgatifs. S'emploie aussi comme substantif.

DRÉPANOCYTE *s. m. (angl. sickle cell)*. Globule rouge falciforme, caractéristique de la drépanocytose.

DRÉPANOCYTÉMIE *s. f. (angl. sick cell anemia)*. ☞ *DRÉPANOCYTOSE*.

DRÉPANOCYTOSE *s. f. (angl. sickle cell anemia)*. Anomalie sanguine caractérisée par une falciformation des hématies sous l'influence de la baisse de la pression partielle de l'oxygène. On distingue une forme grave (état homozygote) provoquant une anémie souvent mortelle, avec remplacement total de l'hémoglobine A par de l'hémoglobine S dans les hématies, et une forme cliniquement inapparente (état hétérozygote), dans laquelle le remplacement de l'hémoglobine A par de l'hémoglobine S est seulement partiel. SYN. *ANÉMIE DRÉPANOCYTAIRE, ANÉMIE À HÉMATIES FALCIFORMES, HÉMOGLOBINOSE S*.

DROGUE *s. f. (angl. drug)*. **1.** Matière première des médicaments officinaux ou magistraux. **2.** Toute substance médicamenteuse. **3.** Terme désignant les substances (médicamenteuses ou non) qui déterminent une accoutumance et une dépendance physique et/ou psychique.

DROGUÉ *adj. (angl. drug addict).* ☞ *TOXICOMANE.*

DROITIER **1.** *adj. (angl. right-handed).* Qui utilise de préférence la main droite ; s'oppose à gaucher. **2.** *s. m. (angl. right-handed person).* Personne qui utilise de préférence sa main droite.

DROMOTROPE *adj. (angl. dromotropic).* Qui se rapporte à la conductibilité d'une fibre musculaire ou nerveuse. Se dit notamment de la transmission de l'excitation à travers les fibres du myocarde.

DROP-ATTACK *(angl. drop attack).* Chute brutale par dérobement des jambes en rapport avec un accident ischémique cérébral.

DROPÉRIDOL *s. m. (angl. droperidol).* Neuroleptique du groupe des butyrophénones. Il est employé en anesthésiologie-réanimation pour la réalisation de la neuroleptanalgésie.

DRUSE *s. f.* ☞ *DRUSEN.*

DRUSEN *s. f. (angl. drusen).* Petite saillie blanchâtre au niveau de la rétine traduisant la dégénérescence maculaire sénile.

DT *(angl. DT).* ☞ *DELIRIUM TREMENS.*

DUFFY (SYSTÈME) *(angl. Duffy blood group).* ☞ *GROUPE SANGUIN.*

DUJARIER (BANDAGE DE) *(angl. Dujarier's bandage).* Bandage servant à immobiliser le bras et le coude dans les lésions de l'épaule.

DUKE (ÉPREUVE DE) *(angl. Duke's bleeding time).* Mesure du temps de saignement après incision légère du lobe de l'oreille et absorption du sang avec un papier filtre jusqu'à l'arrêt du saignement. On note le temps qui s'est écoulé et le nombre de gouttes de sang recueillies. Normalement, le temps de saignement est de 3 à 4 minutes. Il est allongé en cas d'atteinte plaquettaire. SYN. *ÉPREUVE DU TEMPS DE SAIGNEMENT.*

DUKES FILATOV (MALADIE DE) *(angl. Dukes' disease).* Rubéole scarlatiniforme ou quatrième maladie.

DUMPING SYNDROME Remplissement soudain du grêle lié à une évacuation prématurée du contenu du moignon gastrique après gastrectomie. Il apparaît après le repas et se manifeste par une sensation de pesanteur et de tension épigastrique, des nausées et un ballonnement, associés à des signes neuro-végétatifs à type de faiblesse musculaire, vertiges, sueurs profuses, tendance à l'hypotension, pâleur et baillements. SYN. *SYNDROME DE CHASSE.*

DUODÉNECTOMIE *s. f. (angl. duodenectomy).* Résection totale ou partielle du duodénum.

DUODÉNITE *s. f. (angl. duodenitis).* Inflammation du duodénum.

DUODÉNOPANCRÉATECTOMIE *s. f. (angl. pancreatoduodenectomy, pancreaticoduodenectomy).* Ablation de la tête du pancréas et de l'anse duodénale qui l'entoure.

DUODÉNOSCOPIE *s. f. (angl. duodenoscopy).* Examen endoscopique du duodénum avec un fibroscope.

DUODÉNOSTOMIE *s. f. (angl. duodenostomy).* Création d'une ouverture du duodénum à la paroi abdominale.

DUODÉNOTOMIE *s. f. (angl. duodenotomy).* Incision du duodénum.

DUODÉNUM *s. m. (angl. duodenum).* Partie initiale de l'intestin grêle, en forme de U, de G, ou semi-lunaire, qui entoure la tête du pancréas et reçoit le conduit cholédoque et les conduits pancréatiques.

DUPLICATION *s. f. (angl. duplication).* Malformation d'un organe qui est présent en double ou qui est divisé en deux parties. ◇ **CHROMOSOMIQUE** *(angl. chromosomic —).* Aberration chromosomique consistant en la présence, en plus des deux chromosomes complets d'une paire, d'un segment de chromosome supplémentaire.

DUPLICITÉ *s. f. (angl. duplication).* État de ce qui est double. ◇ **URÉTÉRALE** *(angl. ureteric —).* Présence d'un double uretère pour un même rein, avec abouchement dans la vessie par deux orifices distincts.

DUPUYTREN (FRACTURES DE) *(angl. Dupuytren's fractures).* **1.** Fracture sus-malléolaire de la fibula avec arrachement malléolaire interne. **2.** Variété de fracture de l'extrémité inférieure du radius.

DURAL *adj. (angl. dural).* Qui se rapporte à la dure-mère.

DURE-MÈRE CRÂNIENNE, SPINALE *s. f. (angl. dura mater).* Membrane épaisse et fibreuse, la plus externe des trois méninges qui entourent l'encéphale et la moelle épinière.

DURILLON *s. m. (angl. callus, corn).* Épaississement de forme arrondie, légèrement bombé, indolore, de la couche cornée de l'épiderme, se développant sur la peau des mains ou des pieds aux endroits soumis à des pressions fortes et répétées.

DYE TEST *(angl. dye-test).* Procédé de diagnostic sérologique de la toxoplasmose.

DYNORPHINE *s. f. (angl. dynorphin).* Classe de morphine endogène du système nerveux central.

DYSACOUSIE *s. f. (angl. dysacousia).* Audition difficile.

DYSACROMÉLIE *s. f.* Terme regroupant l'hippocratisme digital, l'ostéoarthropathie pneumique et la pachydermopériostose.

DYSARTHRIE *s. f. (angl. dysarthria).* Difficulté de la parole due à des troubles moteurs des organes de la phonation, par atteinte bulbaire, cérébelleuse ou extrapyramidale.

DYSARTHROSE *s. f. (angl. dysarthrosis).* Difformité ou malformation d'une articulation.

DYSAUTONOMIE *s. f. (angl. dysautonomia).* Perturbation du système nerveux végétatif.

DYSBASIE *s. f. (angl. dysbasia).* Difficulté de la marche, qui peut être précipitée (tachybasie) ou à petits pas (brachybasie).

DYSCHÉSIE *s. f. (angl. dyschesia).* Défécation difficile ou douloureuse.

DYSCHROMATOPSIE *s. f. (angl. dyschromatopsia).* Anomalie de la perception des couleurs, acquise ou congénitale.

DYSCHROMIE *s. f. (angl. dyschromia).* Toute anomalie de la pigmentation de la peau.

DYSCINÉSIE *s. f. (angl. dyscinesia).* ☞ *DYSKINÉSIE.*

DYSCRASIE *s. f. (angl. dyscrasia).* Anciennement, terme indiquant une altération de la composition des « humeurs ». Actuellement, toute perturbation de la crase sanguine.

DYSECTASIE *s. f.* Difficulté d'ouverture d'un conduit ou d'un orifice, notamment du col de la vessie.

DYSEMBRYOME *s. m. (angl. teratoma).* Tumeur constituée de vestiges embryonnaires.

DYSEMBRYOPLASIE *s. f. (angl. dysembryoplasia).* Malformation dont l'origine remonte au stade embryonnaire.

DYSENDOCRINIE *s. f. (angl. dysendocrinia).* Perturbation fonctionnelle des glandes endocrines. SYN. *DYSENDOCRINOSE.*

DYSENTERIE *s. f. (angl. dysentery).* Maladie infectieuse aiguë épidémique, très fréquente dans les régions tropicales, caractérisée anatomiquement par des lésions inflammatoires, ulcéreuses et gangreneuses, du gros intestin et de la portion inférieure de l'iléon, et symptomatiquement par de fréquentes évacuations de matières muqueuses et sanguinolentes, des douleurs, du ténesme et une grave altération de l'état général. ◇ **À FLAGELLÉS** *(angl. flagellate —).* Troubles intestinaux dus à des micro-organismes flagellés (*Giardia intestinalis*, *Trichomonas intestinalis*, etc.). ◇ **AMIBIENNE** *(angl. amoebic —).* Dysenterie due à une amibe parasite intestinal, *Entamoeba histolytica*. Elle expose à deux risques : les récidives avec passage à la chronicité, et les abcès hépatiques. ◇ **BACILLAIRE** *(angl. bacillary —).* Infection intestinale aiguë, contagieuse et épidémique, provoquée par *Shigella dysenteriae*.

DYSENTÉRIFORME *adj. (angl. dysenteriform).* Qui ressemble à la dysenterie.

DYSÉRYTHROPOÏÈSE *s. f. (angl. dyserythropoiesis).* Anomalie de production, congénitale ou acquise, des globules rouges.

DYSESTHÉSIE *s. f. (angl. dysesthesia).* Tout trouble de la sensibilité, notamment de la sensibilité tactile.

DYSFONCTION *s. f. (angl. dysfunction).* Toute anomalie ou perturbation dans le fonctionnement d'un organe. SYN. *DYSFONCTIONNEMENT.*

DYSGÉNÉSIE *s. f. (angl. dysgenesis).* Développement défectueux d'un organe ou d'une partie du corps pendant la gestation, entraînant une malformation. ◇ **ÉPIPHYSAIRE** *(angl. epiphyseal —).* Fragmentation des noyaux d'ossification épiphysaire observée dans le myxœdème congénital. ◇ **GONADIQUE** *(angl. gonadal —).* Anomalie du développement des ovaires ou des testicules.

DYSGLOBULINÉMIE *s. f. (angl. dysglobulinemia).* Anomalie quantitative ou qualitative des globulines du plasma sanguin. Terme abusivement employé à la place de dysgammaglobulinémie.

DYSHÉMATOPOÏÈSE *s. f. (angl. dyshematopoiesis).* Trouble dans la formation des cellules sanguines.

DYSHIDROSE *s. f. (angl. dyshidrosis).* Affection cutanée caractérisée par l'éruption de vésicules sur les faces latérales des doigts et des orteils, associée à un prurit localisé. Il s'agit d'une variété d'eczéma. (On écrit aussi dysidrose).

DYSKALIÉMIE *s. f. (angl. dyskaliemia).* Anomalie du taux de potassium plasmatique.

DYSKÉRATOSE *s. f. (angl. dyskeratosis).* Altération de la kératinisation des cellules épidermiques.

DYSKINÉSIE *s. f. (angl. dyskinesia).* Toute perturbation des mouvements ou de la motilité d'un organe, quelle qu'en soit la cause : incoordination, spasme, parésie.

DYSLALIE *s. f. (angl. dyslalia).* Difficulté de la prononciation des mots, due à une atteinte organique ou à un trouble fonctionnel des organes de la phonation.

DYSLEXIE *s. f. (angl. dyslexia).* Difficulté d'apprentissage du langage écrit, survenant en l'absence de tout handicap sensoriel ou mental.

DYSLEXIQUE *adj. (angl. dyslexic).* Qui se rapporte à la dyslexie. Qui est atteint de dyslexie (s'emploie aussi comme substantif).

DYSLIPÉMIE *s. f. (angl. dyslipemia).* Nom générique des maladies du métabolisme des lipides. Elles se caractérisent par des taux de lipides circulants anormaux. On en distingue plusieurs types en fonction de la fraction lipidique altérée et de l'existence ou de l'absence de caractère héréditaire.

DYSLIPIDÉMIE *s. f.* ☞ *DYSLIPÉMIE.*

DYSLIPOÏDOSE *s. f. (angl. dyslipidosis).* Groupe nosologique de maladies congénitales qui ont la caractéristique commune de comporter une accumulation excessive (polycorie) de lipides ou de lipoïdes (substances apparentées aux lipides) dans le système réticulo-endothélial de certains organes. SYN. *DYSLIPIDOSE, LIPOÏDOSE.*

DYSMATURE *adj.* Non parvenu à maturité.

DYSMÉLIE *s. f. (angl. dysmelia).* Anomalie congénitale du développement des membres.

DYSMÉNORRHÉE *s. f. (angl. dysmenorrhea).* Trouble de la menstruation, en particulier menstruation pénible et douloureuse.

DYSMÉTRIE *s. f. (angl. dysmetria).* Trouble de l'amplitude des mouvements, visible surtout lors des actes commandés exécutés rapidement (épreuve doigt-nez par exemple). Ce trouble se rencontre dans les lésions cérébelleuses.

DYSMNÉSIE *s. f. (angl. dysmnesia).* Altération de la mémoire.

DYSMORPHIE *s. f. (angl. dysmorphia).* **1.** Anomalie morphologique.

DYSMYÉLOPOÏÈSE *s. f. (angl. dysmyelopoiesis).* Anomalie de formation des éléments sanguins dans la moelle osseuse.

DYSORIQUE (NODULE) *adj. (angl. dysoric nodule).* Tache blanchâtre observée au fond d'œil en rapport avec l'occlusion d'une artère rétinienne.

DYSOSMIE *s. f. (angl. dysosmia).* Tout trouble de l'olfaction.

DYSOSTOSE *s. f. (angl. dysostosis).* Tout trouble du développement osseux.

DYSPAREUNIE *s. f. (angl. dyspareunia).* Coït difficile ou douloureux chez la femme.

DYSPEPSIE *s. f. (angl. dyspepsia).* Digestion difficile et douloureuse ; troubles digestifs sans support organique.

DYSPERMATISME *s. m. (angl. dysspermia).* Difficulté de l'éjaculation.

DYSPHAGIE *s. f. (angl. dysphagia).* Difficulté à la déglutition.

DYSPHASIE *s. f. (angl. dysphasia).* Difficulté d'acquisition de l'expression verbale, associée à des difficultés de la compréhension du langage.

DYSPHONIE *s. f. (angl. dysphonia).* Terme générique désignant tout trouble de la phonation, d'origine centrale ou périphérique.

DYSPHORIE *s. f. (angl. dysphoria).* Inquiétude, mal-être ; agitation maladive.

DYSPLASIE *s. f. (angl. dysplasia).* Toute anomalie de développement d'un tissu ou d'un organe d'origine congénitale ou perturbation du développement d'un tissu pouvant aboutir à un état précancéreux.

DYSPNÉE *s. f. (angl. dyspnea).* Difficulté de respirer se traduisant par une augmentation de la fréquence ou de l'amplitude des mouvements respiratoires, accompagnée d'une sensation d'oppression ou de gêne. ◇ **CARDIAQUE** *(angl. cardiac —).* Dyspnée due à une maladie de cœur. ◇ **D'EFFORT** *(angl. exertional —).* Dyspnée qui apparaît lors de l'activité physique. ◇ **DE CHEYNE-STOKES** ☞ *CHEYNE-STOKES (DYSPNÉE OU RESPIRATION DE).* ◇ **DE DÉCUBITUS** *(angl. orthopnea).* Dyspnée qui apparaît au coucher et disparaît quelques minutes après ; elle est caractéristique des états d'insuffisance cardiaque gauche. SYN. *ORTHOPNÉE.* ◇ **DE KUSSMAUL** ☞ *KUSSMAUL (RESPIRATION DE).* ◇ **DE REPOS** *(angl. rest —).* Dyspnée qui apparaît sans activité physique. ◇ **EXPIRATOIRE, INSPIRATOIRE** *(angl. expiratory, inspiratory —).* Difficulté dans l'expiration ou l'inspiration de l'air.

DYSPNÉIQUE *adj. (angl. dyspneic).* **1.** Qui se rapporte à la dyspnée. **2.** Qui souffre de dyspnée (s'emploie aussi comme substantif).

DYSPRAXIE *s. f. (angl. dyspraxia).* Difficulté d'exécuter des mouvements volontaires coordonnés, sans atteinte parétique ou ataxique.

DYSPROTÉINÉMIE *s. f. (angl. dysproteinemia).* Anomalie quantitative ou qualitative des protéines plasmatiques. SYN. *DYSPROTIDÉMIE.*

DYSRAPHIE *s. f. (angl. dysrhaphia).* Anomalie de la fermeture du canal neural et rachidien, telle que : spina bifida, syringomyélie, ou d'un raphé, telle que : bec-de-lièvre, hernie ombilicale.

DYSRYTHMIE *s. f. (angl. dysrhythmia).* Altération d'un rythme, notamment à l'électrocardiogramme ou l'électroencéphalogramme.

DYSSOMNIE *s. f. (angl. dyssomnia).* Tout trouble du sommeil.

DYSSYNERGIE *s. f. (angl. dyssynergia).* Anomalie de l'association des mouvements élémentaires. ☞ *ASYNERGIE.*

DYSTHÉSIE *s. f.* ☞ *DYSPHORIE.*

DYSTHYROÏDISME *s. m. (angl. dysthyroidism).* Trouble de la fonction thyroïdienne. SYN. *DYSTHYROÏDIE.*

DYSTOCIE *s. f. (angl. dystocia).* Accouchement difficile, quelle qu'en soit la cause.

DYSTOCIQUE *adj. (angl. dystocial).* Qui se rapporte à la dystocie.

DYSTONIE *s. f. (angl. dystonia).* **1.** Trouble du tonus ou de la tonicité d'un tissu ou d'un organe. **2.** Contractions musculaires déclenchant des postures stéréotypées, mises en jeu par le mouvement ou le maintien d'une attitude. On distingue les dystonies focales (torticolis spasmodiques, crampe des écrivains) des dystonies généralisées (dystonie de torsion).

DYSTROPHIE *s. f. (angl. dystrophia).* **1.** Trouble de la nutrition d'un organe et état qui en résulte. **2.** Dégénérescence ou développement défectueux d'un organe ou d'une partie du corps.

DYSURIE *s. f. (angl. dysuria).* Miction douloureuse ou difficile.

E

EAU *s. f. (angl. water).* Liquide incolore, inodore, composé d'hydrogène et d'oxygène (H_2O). C'est un élément essentiel de tous les tissus et liquides organiques. L'eau se solidifie à 0 °C et bout à 100 °C. ◇ **DE JAVEL** *(angl. chlorinated —).* Solution aqueuse d'hypochlorite et de chlorure de sodium. Elle est utilisée comme détersif, décolorant et antiseptique. ◇ **OXYGÉNÉE** *(angl. hydrogen peroxide).* H_2O_2. Liquide incolore et inodore. Oxydant, décolorant et antiseptique énergique. L'eau oxygénée est utilisée, diluée en solution aqueuse, comme désinfectant. SYN. *PEROXYDE D'HYDROGÈNE.*

EAUX *s. f. (angl. amniotic fluid).* Nom communément donné au liquide amniotique.

EBERTH (BACILLE D') *(angl. Salmonella typhi).* Bacille responsable de la fièvre typhoïde. SYN. *SALMONELLA TYPHI.*

ÉBLOUISSEMENT *s. m. (angl. glare).* Aveuglement provoqué par une source lumineuse trop intense, en particulier lorsque les yeux se sont habitués à l'obscurité.

EBOLA (MALADIE À VIRUS) *(angl. Ebola virus disease).* Fièvre hémorragique, mortelle dans au moins 50 % des cas, due au virus Ebola et survenant essentiellement en Afrique. Sa contagiosité est extrême.

ÉBRIÉTÉ *s. f. (angl. drunkenness).* État d'ivresse, en particulier dû à l'alcool.

ÉBURNATION *s. f. (angl. eburnation).* Augmentation de la densité et de la dureté du tissu osseux (ou cartilagineux), qui devient aussi compact que l'ivoire.

EBV *(angl. EBV).* Abréviation de Epstein-Barr virus.

ÉCAILLE *s. f. (angl. squama).* Partie d'un os en forme d'écaille.

ÉCARTEUR *s. m. (angl. retractor).* Instrument servant à maintenir écartées les lèvres d'une plaie, les parois d'une cavité naturelle, les muscles au cours d'une amputation, les viscères lors d'une laparotomie ou d'une cœlioscopie, etc.

ECBU *(angl. urine culture).* Abréviation pour examen cytobactériologique urinaire.

ECCHONDROME *s. m. (angl. ecchondroma).* Tumeur cartilagineuse bénigne à la surface d'un os. ☞ *OSTÉOCHONDROME.*

ECCHYMOSE *s. f. (angl. ecchymosis).* Coloration noirâtre ou bleutée de la peau produite par une infiltration de sang dans le tissu cellulaire sous-cutané ou par la rupture des vaisseaux capillaires sous-cutanés.

ECG *(angl. ECG).* Abréviation d'électrocardiogramme.

ÉCHAPPEMENT THÉRAPEUTIQUE *(angl. therapeutical escape).* Diminution avec le temps de l'effet d'un traitement chez un malade considéré.

ÉCHARPE *s. f. (angl. sling).* Bandage large prenant appui sur le cou et servant à soutenir la main ou le bras blessés.

ÉCHINOCOCCOSE *s. f. (angl. echinococcosis).* Affection due au développement d'échinocoques dans l'organisme.

ÉCHINOCOQUE *s. m. (angl. Echinococcus).* Forme larvaire des ténias du genre *Echinococcus.* L'œuf, lorsqu'il est ingéré par l'homme ou d'autres animaux, donne naissance dans l'estomac à l'embryon hexacanthe ou larve qui, émigrant vers d'autres organes (foie, rein, cerveau, etc.), donne à son tour naissance au kyste hydatique.

ÉCHINOCYTE *s. m. (angl. crenated erythrocyte).* Hématie déformée, d'aspect régulièrement épineux observée en particulier au cours de l'insuffisance rénale. SYN. *ACANTHOCYTE.*

ÉCHOACOUSIE *s. f. (angl. echoacousia).* Perception subjective qu'un son unique est perçu deux fois, comme deux sons successifs, par l'une ou les deux oreilles.

ÉCHOCARDIOGRAPHIE *s. m. (angl. echocardiography).* Exploration du cœur par des ultrasons. Elle permet l'étude des différentes structures de l'organe, de leurs dimensions, de leurs mouvements, ainsi que celle de l'hémodynamique cardiaque. L'échocardiographie transœsophagique au moyen d'une sonde positionnée dans l'œsophage explore atria et valves. L'échocardiographie Doppler permet l'étude du flux sanguin en un point précis repéré par écho.

ÉCHOENCÉPHALOGRAPHIE *s. f. (angl. echoencephalography).* Technique d'exploration cérébrale permettant l'étude des structures intracrâniennes par un faisceau d'ultrasons afin de détecter un déplacement de l'écho des structures médianes par un processus expansif.

ÉCHOGRAPHIE *s. f.* **1.** *(angl. echographia).* Forme d'aphasie dans laquelle le sujet peut copier un texte sans en comprendre le sens, mais est incapable d'écrire spontanément. **2.** *(angl. ultrasonoechography).* Technique d'imagerie médicale fondée sur l'enregistrement des échos produits par les ultrasons lors de leur passage à travers divers milieux et structures de l'organisme. ◇ **BIDIMENSIONNELLE** *(angl. two dimensional echography).* Technique donnant une image en coupe de l'organe exploré. SYN. *ÉCHOTOMOGRAPHIE, ÉCHO 2D.* ◇ **DE MODE A** *(angl. A-mode echography).* Les échos sont disposés en fonction des distances séparant les structures. ◇ **DE MODE B** *(angl. B-mode echography).* Les échos sont plus ou moins brillants en fonction de la densité des tissus. ◇ **DE MODE M OU TM (TEMPS-MOUVEMENT)** *(angl. M-mode echography).* Technique permettant d'étudier les mouvements des structures mobiles. ◇ **ENDOCAVITAIRE** *(angl. cavity echography).* La sonde est placée dans une cavité naturelle.

ÉCHOLALIE *s. f. (angl. echolalia).* Répétition involontaire et automatique de certains mots. SYN. *ÉCHOPHRASIE.*

ÉCHOMIMIE *s. f. (angl. echomimia).* ☞ *ÉCHOLALIE.*

ECHOVIRUS *(angl. Echovirus).* Abréviation de *Enteric Cytopathogenic Human Orphan Virus.* Parmi les 31 sérotypes que l'on connaît aujourd'hui, certains peuvent être responsables de diverses affections : méningite lymphocytaire, processus fébriles, infections respiratoires hautes, etc.

ÉCLAMPSIE *s. f. (angl. eclampsia).* Accident aigu paroxystique de la toxémie gravidique, consistant en accès répétés de convulsions suivis d'un état comateux.

ÉCLAMPTIQUE *adj. (angl. eclamptic).* En rapport avec ou touchée par une éclampsie.

ÉCLIPSE *s. f. (angl. brief episode).* Défaillance soudaine et transitoire d'une fonction cérébrale. ◇ **CÉRÉBRALE** *(angl. brain eclipse).* Au cours de l'hypertension artérielle sévère, paralysie brutale et régressive. ◇ **VISUELLE** *(angl. amaurosis fugax).* Cécité temporaire due généralement à un accident ischémique temporaire cérébral.

ÉCOUVILLON *s. m. (angl. swab).* Brosse cylindrique montée à l'extrémité d'une tige souple permettant des prélèvements ou le nettoyage d'une canule ou d'une sonde.

ÉCRASEMENT (SYNDROME D') *(angl. crush syndrome).* Ensemble de manifestations graves causées par un choc traumatique violent (écrasement d'un membre ou d'une partie du corps). Elles se traduisent par une nécrose musculaire ischémique avec œdème traumatique, se compliquant vers le septième jour d'une insuffisance rénale, souvent mortelle par hémoglobinurie massive. SYN. *SYNDROME DE BYWATERS.*

ÉCROUELLES *s. f. (angl. scrofula).* Adénopathies cervicales tuberculeuses que les rois de France et d'Angleterre pouvaient guérir par le toucher le jour de leur sacre.

ECSTASY *s. f. (angl. ecstasy).* Amphétamine proche de la mescaline, ayant été utilisée comme antiasthmatique et comme antidépresseur mais détournée comme drogue excitante et hallucinogène.

ECTASIE *s. f. (angl. ectasia).* Dilatation d'un vaisseau ou d'un organe creux.

ECTHYMA *s. m. (angl. ecthyma).* Pyodermite streptococcique et/ou staphylococcique caractérisée par l'éruption de larges pustules, arrondies, dont la base est dure et entourée d'une zone inflammatoire, auxquelles succèdent des croûtes plus ou moins épaisses qui laissent des taches cicatricielles pigmentées.

ECTODERME *s. m. (angl. ectoderm).* Feuillet externe de l'embryon, destiné à former l'épiderme et les phanères, les organes des sens et le système nerveux. SYN. *ECTOBLASTE.*

ECTODERMOSE ÉROSIVE PLURI-ORIFICIELLE *(angl. Stevens-Johnson syndrome).* Variété d'érythème polymorphe, avec des lésions érosives des muqueuses externes (buccale, anale, etc.), douloureuses et s'accompagnant de signes généraux. SYN. *STEVENS-JOHNSON (SYNDROME DE).*

ECTOPARASITE *s. m. (angl. ectoparasite).* Parasite qui vit sur la surface extérieure du corps de son hôte.

ECTROMÉLIE *s. f. (angl. ectromelia).* Monstruosité caractérisée par l'absence ou le développement imparfait d'un ou de plusieurs membres.

ECTROPIE *s. f.* ☞ *EXSTROPHIE.*

ECTROPION *s. m. (angl. ectropion).* **1.** Éversion du bord libre de la paupière, le plus souvent inférieure, exposant la conjonctive bulbaire. **2.** En gynécologie, terme employé pour désigner une éversion de la muqueuse du col utérin.

ECZÉMA *s. m. (angl. eczema).* Affection cutanée inflammatoire aiguë ou chronique, qui présente une grande diversité de causes et de types lésionnels, parmi lesquels les plus constants sont : l'érythème, la formation de vésicules, l'exsudation, la formation de croûtes ou la lichénification et les squames. Les lésions sont prurigineuses. ◇ **AIGU ÉRYTHÉMATEUX** *(angl. allergic —).* Forme d'eczéma caractérisée par des lésions vésiculeuses et érythémateuses, accompagnées de prurit, et provoquée par une substance allergénique. ◇ **ATOPIQUE** *(angl. atopic dermatitis).* ☞ *ECZÉMA INFANTILE.* ◇ **CONSTITUTIONNEL** *(angl. atopic dermatitis).* ☞ *ECZÉMA INFANTILE.* ◇ **INFANTILE** *(angl. infantile —).* Eczéma du nourrisson, prurigineux, suintant, avec formation de croûtes et desquamation. L'eczéma est localisé essentiellement au visage et aux plis cutanés. Il débute pendant l'enfance chez des individus présentant une prédisposition héréditaire avec anomalies de l'immunité humorale et cellulaire. SYN. *DERMATITE ATOPIQUE INFANTILE.* ◇ **SÉBORRHÉIQUE** *(angl. pityriasis steatoides).* ☞ *ECZÉMATIDE.*

ECZÉMATEUX *adj. (angl. eczematous).* Qui se rapporte à l'eczéma.

ECZÉMATIDE *s. f. (angl. eczematid).* Éruption cutanée proche de l'eczéma mais ne comportant pas de vésicules siégeant sur le tronc et les membres. SYN. *ECZÉMA SÉBORRHÉIQUE.*

ECZÉMATISATION *s. f. (angl. eczematization).* Transformation eczémateuse de lésions cutanées correspondant à d'autres dermatoses, se produisant à la suite de traumatismes, de grattage continu ou d'un traitement inadéquat.

EDTA *(angl. EDTA).* Abréviation désignant l'acide éthylène-diamino-tétraacétique. Agent chélateur de métaux divalents et trivalents, il est utilisé sous forme de sel calcique dans le traitement de l'intoxication par le plomb. Le sel sodique est utilisé pour son action hypocalcémiante, dans le diagnostic et le traitement de certaines anomalies du métabolisme du calcium.

ÉDULCORANT *adj. (angl. sweetener).* Qui donne une saveur douce (s'emploie aussi comme substantif). Le sucre, le sirop sont des édulcorants naturels ; la saccharine est un édulcorant de synthèse.

EEG *(angl. EEG).* Abréviation d'électroencéphalogramme ou d'électroencéphalographie.

EFFÉRENT *adj. (angl. efferent).* Qui conduit ou transporte du sang, une substance quelconque ou des impulsions, hors d'un organe, ou du centre vers la périphérie. Se dit d'un vaisseau, d'un nerf, d'un canal. S'oppose à afférent.

EFFET *s. m. (angl. effect).* Résultat d'une action. ◇ **DOPPLER** *(angl. Doppler —).* ☞ *DOPPLER (EFFET).* ◇ **PLACEBO** *(angl. placebo —).* Effet psycho-physiologique obtenu par l'administration d'un placebo.

☞ *PLACEBO.* ◇ **SECONDAIRE** *(angl. side —).* Propriété annexe d'un médicament, qui peut être à l'origine de réactions indésirables ou bénéfiques selon les cas.

EFFLORESCENCE *s. f. (angl. efflorescence).* Éruption cutanée profuse et apparente.

EFFLUVIUM *s. m. (angl. effluvium).* Perte excessive de cheveux.

EFFORT (ÉPREUVE D') *(angl. exercise test).* ☞ *ÉPREUVE D'EFFORT.*

EFFRACTIF *adj. (angl. invasive).* Se dit d'un acte médical comportant l'effraction du revêtement cutané ou muqueux.

EFR *(angl. RFT).* Abréviation d'épreuve fonctionnelle respiratoire.

ÉJACULATEUR *adj. (angl. ejaculatory).* Qui sert à l'éjaculation. Ex. *canal éjaculateur.*

ÉJACULATION *s. f. (angl. ejaculation).* Acte physiologique réflexe par lequel le sperme, parvenu dans l'urètre, est expulsé hors du pénis.

ÉLANCEMENT *s. m. (angl. shooting pain).* Douleur vive aiguë.

ÉLASTANCE *s. f. (angl. elastance).* Variation de la pression intrapulmonaire, induite par la variation correspondante du volume pulmonaire. C'est l'inverse de la compliance.

ÉLASTASE *s. f. (angl. elastase).* Enzyme catalysant l'hydrolyse de l'élastine.

ÉLASTINE *s. f. (angl. elastin).* Scléroprotéine présente dans le tissu élastique, insoluble dans l'eau, et pouvant être digérée par la pepsine et la trypsine.

ÉLASTOME *s. m. (angl. elastoma).* Tumeur cutanée formée par une hyperplasie du tissu élastique.

ÉLASTORRHEXIE *s. f. (angl. elastorrhexis).* Dégénérescence du réseau élastique des couches profondes du chorion, dont les fibres se gonflent et se fragmentent. ◇ **SYSTÉMATISÉE** *(angl. pseudoxanthoma elasticum).* Affection héréditaire du tissu élastique touchant particulièrement la peau, la paroi artérielle et le vitré.

ÉLASTOSE *s. f. (angl. elastosis).* Transformation élastique du tissu collagène ou métaplasie élastique des fibres conjonctives.

ÉLECTIVITÉ *s. f. (angl. affinity).* Qualité que possèdent certaines substances de se fixer sur un type déterminé de cellules ou de tissus.

ÉLECTROCARDIOGRAMME *s. m. (angl. electrocardiogram).* Tracé représentant l'enregistrement des courants électriques produits par l'activité du muscle cardiaque, en fonction du temps. Il est constitué par une courbe, présentant des mouvements ascendants et descendants, correspondant aux activités atriale et ventriculaire. L'onde P (complexe atrial) est due à l'activation de l'atrium, les autres variations sont dues à l'activité des ventricules : complexe QRS (ou complexe ventriculaire) lié à leur activation, onde T liée à leur repolarisation. Abréviation : ECG. ◇ **HISSIEN** (angl. *His bundle —).* Électrocardiogramme endocavitaire enregistré au niveau de la partie basse de l'atrium droit. Utilisé dans la caractérisation de certains troubles de conduction. ◇ **ŒSOPHAGIEN** *(angl. esophageal —).* Enregistrement par une électrode œsophagienne pour étudier plus particulièrement l'onde P et certaines arythmies.

ÉLECTROCARDIOGRAPHE *s. m. (angl. electrocardiograph).* Appareil permettant l'enregistrement des courants d'action engendrés par l'activité cardiaque.

ÉLECTROCARDIOGRAPHIE *s. f. (angl. electrocardiography).* Enregistrement graphique des courants électriques produits par l'activité cardiaque, utilisé comme méthode d'exploration de la fonction cardiaque.

ÉLECTROCARDIOSCOPIE *s. f. (angl. electrocardioscopy).* Projection de l'électrocardiogramme sur un écran fluorescent, au moyen d'un oscillographe cathodique.

ÉLECTROCAUTÈRE *s. m. (angl. electrocautery).* Instrument pour la cautérisation des tissus à l'aide d'un conducteur porté à température élevée par un courant électrique.

ÉLECTROCHIRURGIE *s. f. (angl. electrosurgery).* Emploi des courants électriques dans les traitements chirurgicaux (diathermie, électrocoagulation, etc.).

ÉLECTROCHOC *s. m. (angl. electroshock).* Application au niveau du crâne d'un courant électrique producteur de convulsions dans le traitement de certaines psychoses, en particulier la mélancolie. SYN. *ÉLECTROCONVULSIVOTHÉRAPIE, SISMOTHÉRAPIE.*

ÉLECTROCOAGULATION *s. f. (angl. electrocoagulation).* Coagulation d'un tissu par le passage d'un courant de haute fréquence.

ÉLECTROCOCHLÉOGRAPHIE *s. f. (angl. electrocochleography).* Technique audiométrique destinée à enregistrer les potentiels d'origine cochléaire qui apparaissent après une stimulation acoustique au moyen de sons répétitifs de très courte durée.

ÉLECTROCORTICOGRAPHIE *s. f. (angl. electrocorticography).* Enregistrement graphique de l'activité électrique cérébrale à l'aide d'électrodes placées au contact direct du cortex cérébral.

ÉLECTROCUTION *s. f. (angl. electrocution).* Effet du passage dans l'organisme d'un courant électrique. L'électrocution peut entraîner la mort instantanée, une perte de connaissance plus ou moins prolongée, ou des brûlures au point de contact.

ÉLECTRODE *s. f. (angl. electrode).* **1.** Pièce conductrice en contact avec un électrolyte. **2.** En physique médicale, pièce métallique de forme très variable appliquée sur une partie du corps pour recueillir le courant qui y est produit ou pour un traitement électrique.

ÉLECTRODIAGNOSTIC *s. m. (angl. electrodiagnosis).* Méthode de diagnostic comportant l'utilisation de divers courants électriques ou l'étude des phénomènes électriques tissulaires, en particulier la réponse musculaire à l'excitation électrique.

ÉLECTROENCÉPHALOGRAMME *s. m. (angl. electroencephalogram).* Tracé graphique des rythmes électriques cérébraux, consistant en des oscillations de potentiel, de rythme uniforme et constant, se modifiant au cours de nombreuses affections cérébrales. On distingue selon leur fréquence les ondes $\delta < 3,5$ Hz, θ de 4 à 7 Hz, α de 8 à 13 Hz, $\beta > 13$ Hz. Abréviation : EEG.

ÉLECTROENCÉPHALOGRAPHIE *s. f. (angl. electroencephalography).* Technique d'enregistrement graphique de l'activité électrique du cerveau.

ÉLECTROLYSE *s. f. (angl. electrolysis).* Décomposition chimique de certaines substances en solution, produite par le passage d'un courant électrique.

ÉLECTROLYTE *s. m. (angl. electrolyte).* Substance qui, en solution, se dissocie plus ou moins en ions (anions et cations).

ÉLECTROMYOGRAMME *s. m. (angl. electromyogram).* Tracé enregistrant les variations des courants qui se produisent au niveau des muscles au repos ou lors de la contraction musculaire. Abréviation : EMG.

ÉLECTRONARCOSE *s. f. (angl. electronarcosis).* Insensibilité transitoire produite par l'application de courants électriques sur les tempes.

ÉLECTRONVOLT *s. m. (angl. electronvolt).* Unité d'énergie utilisée en physique atomique et nucléaire. C'est l'énergie acquise par un électron accéléré sous l'effet d'une différence de potentiel de 1 volt. Elle est égale à $1,602 \times 10^{-19}$ joules. Symbole : eV.

ÉLECTRONYSTAGMOGRAPHIE *s. f. (angl. electronystagmography).* Enregistrement graphique des mouvements oculaires lors du nystagmus.

ÉLECTRO-OCULOGRAPHIE *s. f. (angl. electro-oculography).* Enregistrement graphique de la réponse électrique produite au cours des mouvements oculaires volontaires ou réflexes.

ÉLECTROPHORÈSE *s. f. (angl. electrophoresis).* Méthode permettant de séparer les différents constituants d'une solution en les soumettant à l'action d'un champ électrique. Les particules se déplacent sous l'effet du courant à des vitesses différentes, en fonction de leur taille et de leur charge électrique. Elle est surtout employée pour séparer les différentes fractions protéiques du sérum sanguin.

ÉLECTROPUNCTURE *s. f. (angl. electropuncture).* Acupuncture réalisée avec une aiguille qui fonctionne comme une électrode. SYN. *GALVANOPUNCTURE.*

ÉLECTRORADIOLOGIE *s. f. (angl. electroradiology).* Partie de la radiologie traitant des applications de l'électricité et des rayons X au diagnostic et à la thérapeutique. SYN. *RADIOLOGIE.*

ÉLECTRORÉTINOGRAMME *s. m. (angl. electroretinogram).* Tracé obtenu par électrorétinographie.

ÉLECTRORÉTINOGRAPHIE *s. f. (angl. electroretinography).* Enregistrement graphique des variations du potentiel électrique cornéo-rétinien à la suite d'une stimulation lumineuse. Examen surtout utilisé en pathologie rétinienne (dégénerescence, etc.).

ÉLECTROTHÉRAPIE *s. f. (angl. electrotherapy).* Emploi de courants continus ou de courants alternatifs à des fins thérapeutiques.

ÉLECTUAIRE *s. m. (angl. electuary).* Préparation pharmaceutique de consistance molle composée de poudres médicamenteuses mêlées à du sirop, du miel, etc.

ÉLÉPHANTIASIS *s. m. (angl. elephantiasis).* Hypertrophie cutanée régionale due à une obstruction lymphatique. Elle peut être secondaire à une infection parasitaire (filariose), à un cancer, ou être idiopathique. Les régions touchées peuvent parfois atteindre des proportions énormes.

ÉLÉVATEUR *s. m. (angl. elevator).* **1.** Instrument utilisé en chirurgie dentaire pour provoquer la luxation d'une dent en vue de son extraction. **2.** Nom de divers muscles dont l'action est d'élever les structures sur lesquelles ils s'insèrent.

ÉLEVEURS D'OISEAUX (MALADIE DES) *(angl. bird-breeders' disease).* Pneumopathie observée chez les éleveurs d'oiseaux, d'origine immunologique, en rapport avec l'inhalation d'un antigène contenu dans les déjections.

ELISA (méthode) *(angl. ELISA assay).* Méthode immuno-enzymatique (*Enzyme Linked Immunosorbent Assay*). On fait réagir le sérum, qui est supposé contenir des anticorps d'une spécificité déterminée, avec des antigènes spécifiques adsorbés dans un support. S'il existait dans le sérum des anticorps spécifiques pour l'antigène, il se forme des complexes antigène-anticorps. Dans une deuxième étape, ces complexes sont mis en contact avec une combinaison d'anti-immunoglobuline unie à une enzyme. L'anti-immunoglobuline réagira avec l'immunoglobuline des complexes antigène-anticorps formés lors de la première étape. Enfin, on fait agir l'enzyme de la combinaison sur un substrat adéquat, qu'on évalue qualitativement et quantitativement. Si dans la première étape, aucune formation de complexes antigène-anticorps ne s'est produite, la réaction est négative. SYN. *MÉTHODE IMMUNO-ENZYMATIQUE OU IMMUNO-ENZYMOLOGIQUE.*

ÉLIXIR *s. m. (angl. elixir).* Liqueur composée de différentes substances médicinales dissoutes dans de l'alcool, de l'éther, du vin, etc. ; teinture composée, édulcorée et légèrement aromatisée.

ELLIPTOCYTE *s. m. (angl. elliptocyte).* Érythrocyte de forme elliptique ou ovalaire. SYN. *OVALOCYTE.*

ELLIPTOCYTOSE *s. f. (angl. elliptocytosis).* Anémie hémolytique héréditaire caractérisée par la présence d'elliptocytes dans le sang. SYN. *OVALOCYTOSE.*

ÉLONGATION *s. f. (angl. elongation).* Traction excessive à laquelle est soumis un organe : muscle, tendon, nerf, etc.

ÉLUAT *s. m. (angl. eluate).* Produit obtenu par élution.

ÉLUTION *s. f.* Extraction ou libération d'une substance, d'une enzyme généralement, du milieu solide qui l'a adsorbée.

ÉMAIL *s. m. (angl. enamel).* Substance blanche, dure, compacte, qui recouvre la couronne des dents.

ÉMANATION *s. f. (angl. emanation).* Produit gazeux de désintégration qui se dégage des substances radioactives : actinium, radium, thorium, etc.

ÉMASCULATION *s. f. (angl. emasculation).* Castration chez l'homme.

EMBARRAS *s. m. (angl. difficulty, trouble).* Difficulté, obstacle, gêne.

EMBARRURE *s. f. (angl. dish-pan fracture).* Fracture par enfoncement de la voûte crânienne.

EMBOLE *s. m. (angl. embolus).* Corps étranger (caillot sanguin, particules de graisse, bulles d'air, amas de bactéries, etc.) dont le déplacement et l'arrêt dans un vaisseau provoquent l'embolie.

EMBOLECTOMIE *s. f. (angl. embolectomy).* Extraction chirurgicale d'un embole qui provoque une obstruction vasculaire.

EMBOLIE *s. f. (angl. embolism).* Oblitération brusque d'un vaisseau, généralement une artère, par suite de la migration d'un corps étranger ou embole. ◇ **AMNIOTIQUE** *(angl. amniotic fluid —).* Passage dans la circulation maternelle de liquide amniotique survenant au cours d'accouchements dystociques et pouvant entraîner un collapsus mortel. ◇ **BACTÉRIENNE (OU MICROBIENNE)** *(angl. infective —).* Embolie dans laquelle l'embole est constitué par des amas de bactéries. ◇ **CAPILLAIRE** *(angl. capillary —).* Obstruction des vaisseaux capillaires par des particules graisseuses ou des micro-organismes, spécialement des bactéries, qui ont pu arriver à ce niveau en raison de leur petit volume. ◇ **CÉRÉBRALE** *(angl. cerebral —).* Embolie survenant dans une artère cérébrale, responsable du ramollissement du territoire desservi par l'artère. ◇ **GAZEUSE** *(angl. air —).* Embolie provoquée par la migration de bulles d'air ou de gaz. ◇ **GRAISSEUSE** *(angl. fat —).* Obstruction brutale d'un vaisseau par des particules graisseuses. ◇ **LYMPHATIQUE** *(angl. lymph —).* Embolie dans un vaisseau lymphatique. ◇ **PARADOXALE** *(angl. paradoxical —).* Embolie artérielle à point de départ veineux périphérique par passage de l'embole à travers une communication interatriale. SYN. *EMBOLIE CROISÉE.* ◇ **PULMONAIRE** *(angl. pulmonary —).* Obstruction brutale et soudaine de l'artère pulmonaire ou d'une de ses branches par un corps étranger circulant, le plus souvent un caillot sanguin. Elle provoque souvent un cœur pulmonaire aigu et se complique fréquemment d'infarctus pulmonaire. ◇ **SEPTIQUE** *(angl. infective —).* Embolie déterminée par un caillot de sang chargé de bactéries pyogènes.

EMBOLISATION *s. f. (angl. embolization).* Thrombose thérapeutique d'un vaisseau. ◇ **ARTÉRIELLE** *(angl. arterial —).* Création, à la suite d'une injection de particules solides, d'une thrombose dans l'artère ou les artères vascularisant un organe siège d'une tumeur cancéreuse, d'une malformation vasculaire ou d'une hémorragie, ce qui permet d'en réduire l'apport sanguin.

EMBROCATION *s. f. (angl. embrocation).* Préparation huileuse appliquée directement sur la peau.

EMBROCHAGE *s. m. (angl. pinning).* Technique d'ostéosynthèse d'une fracture à l'aide de broches de Kirschner.

EMBRYOGENÈSE *s. f. (angl. embryogenesis).* Développement des tissus et organes embryonnaires. SYN. *EMBRYOGÉNIE.*

EMBRYOLOGIE *s. f. (angl. embryology).* Partie de la biologie qui étudie le développement de l'organisme à partir de la cellule primitive ou ovule, de la fécondation jusqu'à la naissance.

EMBRYON *s. m. (angl. embryo).* Produit de la conception depuis les premières modifications de l'œuf fécondé jusqu'à la fin du troisième mois de la grossesse où il est appelé fœtus.

EMBRYOPATHIE *s. f. (angl. embryopathy).* Malformations survenant pendant les trois premiers mois de la vie intra-utérine en rapport avec une agression physique, chimique ou infectieuse.

ÉMÉTINE *s. f. (angl. emetine).* Alcaloïde de la racine d'ipéca, émétique puissant. Elle était utilisée comme expectorant et pour son action spécifique antiamibienne dans la dysenterie et les abcès amibiens du foie.

ÉMÉTIQUE *(angl. emetic).* **1.** *adj.* Se dit d'une substance, d'un médicament, qui provoque le vomissement. **2.** *s. m.* ☞ *VOMITIF.*

ÉMÉTISANT *adj. (angl. emetic).* Qui provoque le vomissement. Se dit d'un état pathologique, mais non d'un médicament. Ex. *toux émétisante.* ☞ *ÉMÉTIQUE.*

ÉMÉTISME *s. m. (angl. emetine intoxication).* Intoxication due à l'ingestion excessive d'ipéca ou d'émétine.

EMG *(angl. EMG).* Abréviation d'électromyogramme.

ÉMINENCE *s. f. (angl. eminence).* Élévation ou protubérance sur une surface. ◇ **HY-**

POTHÉNAR *(angl. hypothenar —).* Éminence de la partie interne de la paume de la main. ◇ **THÉNAR** *(angl. thenar —).* Éminence de la partie externe de la paume de la main (à la base du pouce).

EMMÉNAGOGUE *adj. (angl. emmenagogue).* Qui stimule ou favorise la menstruation. S'emploie aussi comme substantif.

EMMÉTROPE *adj. (angl. emmetrope).* Se dit de l'œil normal (ni myope, ni hypermétrope, ni presbyte, etc.).

EMMÉTROPIE *s. f. (angl. emmetropia).* État normal du pouvoir de réfraction de l'œil, dans lequel les rayons provenant d'un objet situé à l'infini convergent exactement sur la rétine. L'état pathologique s'appelle l'amétropie.

ÉMOLLIENT *adj. (angl. emollient).* Qui adoucit ou amollit les tissus, notamment la peau. S'emploie aussi comme substantif.

ÉMONCTOIRE *s. m. (angl. emunctory).* Organe qui élimine les déchets de l'organisme (principalement les reins et les poumons).

ÉMOTION *s. f. (angl. emotion).* Réaction psychique intense, agréable ou douloureuse, de durée variable, qui influe puissamment sur de nombreux organes.

ÉMOTIVITÉ *s. f. (angl. emotivity).* **1.** Capacité de réagir affectivement aux impressions perçues. **2.** Faculté d'exprimer l'émotion ou les sentiments.

EMPÂTEMENT *s. m. (angl. pastiness).* Infiltration diffuse, non inflammatoire, du tissu sous-cutané.

EMPATHIE *s. f. (angl. empathy).* Degré de syntonie affective avec l'entourage.

EMPHYSÈME *s. m. (angl. emphysema).* **1.** Infiltration diffuse d'air ou de gaz dans un tissu. **2.** Spécifiquement, emphysème pulmonaire. ◇ **ALVÉOLAIRE** *(angl. alveolar —).* ☞ *EMPHYSÈME PULMONAIRE.* ◇ **CENTROLOBULAIRE** *(angl. centrolobular —).* Emphysème dont les lésions siègent au centre de l'acinus. SYN. *EMPHYSÈME CENTRO-ACINAIRE.* ◇ **MÉDIASTINAL** *(angl. mediastinal —).* Présence d'air dans le médiastin, soit accidentelle, soit provoquée artificiellement à des fins diagnostiques. SYN. *PNEUMOMÉDIASTIN.* ◇ **PULMONAIRE** *(angl. pulmonary —).* Dilatation excessive et permanente des alvéoles pulmonaires, avec atrophie et rupture de leurs parois et destruction des bronchioles. ◇ **SOUS-CUTANÉ** *(angl. subcutaneous —).* Emphysème traumatique lié à une infiltration d'air dans le tissu cellulaire sous-cutané.

EMPLÂTRE *s. m. (angl. plaster).* Préparation médicinale à usage externe, solide mais qui se ramollit sous l'effet de la chaleur, et qui adhère à la région du corps sur laquelle elle est appliquée.

EMPOISONNEMENT *s. m. (angl. poisoning).* État morbide, aigu ou chronique, accidentel ou criminel, produit par un poison.

EMPYÈME *s. m. (angl. empyesis).* Formation ou épanchement de pus dans une cavité naturelle, en particulier la plèvre.

ÉMULSION *s. f. (angl. emulsion).* Dispersion d'un liquide dans un autre liquide avec lequel il n'est pas miscible. Le liquide qui est en proportion moindre (phase dispersée) se présente sous forme de particules en suspension dans l'autre liquide (phase continue).

ÉNALAPRIL *s. m. (angl. enalapril).* Médicament inhibiteur de l'enzyme de conversion de l'angiotensine, employé comme hypotenseur. Il diminue la pression artérielle en provoquant une réduction des résistances périphériques.

ÉNANTHÈME *s. m. (angl. enanthema).* Éruption plus ou moins étendue apparaissant sur une muqueuse (notamment la muqueuse buccale et la muqueuse pharyngée) au cours de diverses maladies, et s'accompagnant en général d'un exanthème cutané.

ENCEINTE *adj. (angl. pregnant).* Se dit de la femme dont l'utérus est gravide.

ENCÉPHALE *s. m. (angl. encephalon, brain).* Partie du système nerveux central logée dans la boîte crânienne, qui comprend le cerveau (hémisphères cérébraux et diencéphale), le cervelet et le tronc cérébral (pédoncules cérébraux, pont et bulbe).

ENCÉPHALINE *s. f.* ☞ *ENKÉPHALINES.*

ENCÉPHALISATION *s. f. (angl. encephalization).* Formation du cerveau de l'embryon.

ENCÉPHALITE *s. f. (angl. encephalitis).* Inflammation sans suppuration de l'encéphale. Elle peut être d'origine virale, bactérienne ou parasitaire.

ENCÉPHALOGRAPHIE *s. f. (angl. encephalography).* Examen radiologique des espaces subarachnoïdiens et des ventricules cérébraux, après injection d'un produit de contraste gazeux (encéphalographie gazeuse ou pneumoencéphalographie) ou opaque, par voie lombaire ou sous-occipitale. Le développement de la tomodensitométrie et de l'exploration par résonance magnétique a quasiment fait disparaître les indications de cet examen traumatisant.

ENCÉPHALOÏDE *adj. (angl. encephaloid).* Se dit d'une tumeur qui a l'aspect et la consistance de l'encéphale.

ENCÉPHALOMALACIE *s. f. (angl. encephalomalacia).* Ramollissement cérébral.

ENCÉPHALOMYÉLITE *s. f. (angl. encephalomyelitis).* Association d'une encéphalite et d'une myélite survenant de façon simultanée.

ENCÉPHALOPATHIE *s. f. (angl. encephalopathy).* Toute affection encéphalique, en général d'origine toxique, infectieuse, métabolique ou dégénérative. ◇ **ALCOOLIQUE** *(angl. alcoholic —).* Atteinte cérébrale au cours de l'intoxication alcoolique chronique par carence en vitamines B. ◇ **DÉMYÉLINISANTE** *(angl. demyelinating —).* Toute affection congénitale ou acquise liée à la dégénérescence de la substance blanche. ◇ **HÉPATIQUE** *(angl. hepatic —).* Encéphalopathie métabolique caractéristique de l'insuffisance hépatique grave, quelle qu'en soit l'origine. ◇ **HYPERTENSIVE** *(angl. hypertensive —).* Complication rare de l'hypertension maligne, liée à la présence d'un œdème cérébral. ◇ **RESPIRATOIRE** *(angl. respiratory —).* Troubles neuropsychiques en rapport avec l'hypoxie de l'insuffisance respiratoire. ◇ **SPONGIFORME BOVINE** ☞ *ENCÉPHALOPATHIE SPONGIFORME SUBAIGUË.* ◇ **SPONGIFORME SUBAIGUË** *(angl. subacute spongiform —).* Dénomination correspondant à des affections du système nerveux central caractérisées par une atteinte prédominante et dégénérative de la substance grise. Dans ces affections, on trouve la tremblante du mouton ou scrapie, l'encéphalopathie spongiforme bovine (la maladie de la vache folle) et, chez l'homme, la maladie de Creutzfeldt-Jakob. La cause exacte de ces maladies n'est pas connue ; il s'agit probablement d'une protéine autoréplicable dénommée prion.

ENCHIFRÈNEMENT *s. m. (angl. blocked nose).* Inflammation de la muqueuse nasale provoquant une sensation d'obstruction des narines et une gêne respiratoire. C'est le stade initial de la rhinite.

ENCHONDROMATOSE *s. f. (angl. enchondromatosis).* Maladie osseuse génétique caractérisée par la présence de chondromes multiples.

ENCHONDROME *s. m. (angl. enchondroma).* Tumeur formée de tissu cartilagineux, qui se développe à l'intérieur d'un os. SYN. *CHONDROME INTERNE.*

ENCLOUAGE INTRAMÉDULLAIRE *s. m. (angl. radding, pinning).* Traitement chirurgical des fractures au moyen de clous insérés dans le canal médullaire.

ENCLUME *s. f.* ☞ *INCUS.*

ENCOPRÉSIE *s. f. (angl. encopresis).* Incontinence des matières fécales, en général au cours du sommeil.

ENDARTÈRE *s. f. (angl. endarterium).* Tunique interne d'une artère constituée d'un endothélium et d'une couche conjonctive sous-endothéliale. SYN. *INTIMA.*

ENDARTÉRIECTOMIE *s. f. (angl. endarterectomy).* Intervention consistant à enlever l'intima d'une artère, habituellement lorsque celle-ci est épaissie ou athéromateuse.

ENDARTÉRITE *s. f. (angl. endarteritis).* Inflammation de la tunique interne des artères, coexistant généralement avec l'inflammation des autres tuniques. La prolifération (endartérite proliférante) de tissu fibreux de l'intima conduit à l'occlusion des petits vaisseaux (endartérite oblitérante).

ENDÉMICITÉ *s. f. (angl. endemicity).* Caractère endémique d'une maladie.

ENDÉMIE *s. f. (angl. endemia).* Présence habituelle d'une maladie dans une région géographique donnée, et qui s'y manifeste d'une façon constante ou à des époques déterminées.

ENDÉMIQUE *adj. (angl. endemic).* Qui se rapporte à une endémie ou qui en a le caractère.

ENDÉMO-ÉPIDÉMIQUE *adj. (angl. endemo-epidemic).* Se dit d'une maladie endémique et, à l'occasion, épidémique.

ENDOANÉVRYSMORRAPHIE *s. f. (angl. endoanevrysmorrhaphy).* Intervention pour le traitement des anévrysmes artériels, consistant à inciser le sac, puis à suturer, par l'intérieur du sac, tous les orifices artériels.

ENDOBRACHYŒSOPHAGE *s. m. (angl. Barrett's oesophagus).* Métaplasie de la muqueuse du bas œsophage, l'épithélium malpighien étant remplacé par un épithélium glandulaire, susceptible de dégénérer.

ENDOCARDE *s. m. (angl. endocardium).* Tunique endothéliale qui tapisse l'intérieur des cavités cardiaques (endocarde veineux et artériel) et les valvules (endocarde valvulaire).

ENDOCARDITE *s. f. (angl. endocarditis).* Inflammation aiguë ou chronique de l'endocarde. Elle peut être localisée au niveau des différentes valvules du cœur (endocardite valvulaire) ou étendue aux parois (endocardite pariétale). ◇ **BACTÉRIENNE, MYCOSIQUE OU INFECTIEUSE** *(angl. bacterial, mycotic or infectious —).* Lésions ulcéreuses et/ou végétantes de l'endocarde, secondaires à la localisation, à ce niveau, de germes d'origine sanguine. ◇ **MALIGNE LENTE** *(angl. subacute infectious —).* ☞ *OSLER (MALADIE D').*

ENDOCAVITAIRE *adj. (angl. intracavitary).* Situé ou placé dans une cavité. Ex. *sonde endocavitaire.*

ENDOCELLULAIRE *adj. (angl. endocellular).* Qui est situé ou qui se produit à l'intérieur d'une cellule ; intracellulaire.

ENDOCERVICAL *adj. (angl. endocervical).* Qui est situé ou qui se produit à l'intérieur du col de l'utérus.

ENDOCERVICITE *s. f. (angl. endocervicitis).* Inflammation de la muqueuse interne du col utérin.

ENDOCHONDRAL *adj. (angl. endochondral).* Qui se trouve, se forme ou se produit à l'intérieur d'un cartilage. SYN. *ENCHONDRAL.*

ENDOCRINE *adj. (angl. endocrine).* Se dit d'une glande dont le produit de sécrétion se déverse directement dans le sang.

ENDOCRINIE *s. f. (angl. endocrinium).* Sécrétion d'hormones qui se déverse dans le sang (hémocrinie), d'où elles peuvent diffuser dans le système nerveux.

ENDOCRINOLOGIE *s. f. (angl. endocrinology).* Étude des glandes à sécrétion interne, en particulier des points de vue physiologique et pathologique.

ENDOCRINOLOGISTE *s. m. (angl. endocrinologist).* Spécialiste en endocrinologie.

ENDOCRINOPATHIE *s. f. (angl. endocrinopathy).* Toute affection des glandes endocrines.

ENDOCRINOTHÉRAPIE *s. f. (angl. endocrinotherapy).* Traitement des maladies par l'administration d'extraits de glandes endocrines.

ENDOGAMIE *s. f. (angl. endogamy).* **1.** Fécondation par union de cellules qui proviennent soit du même individu, soit d'individus plus ou moins apparentés. **2.** Mariage entre deux personnes appartenant à une même communauté.

ENDOGÈNE *adj. (angl. endogenic, endogenous).* Qui a son origine ou qui se développe à l'intérieur de l'organisme, indépendamment des facteurs externes ; s'oppose à exogène.

ENDOLORISSEMENT *s. m. (angl. pain).* État de ce qui est endolori.

ENDOLUMINAL *adj. (angl. intraluminal).* Qui se trouve à l'intérieur d'un vaisseau ou d'un conduit.

ENDOLYMPHE *s. f. (angl. endolymph).* Liquide clair contenu dans les cavités du labyrinthe membraneux de l'oreille interne.

ENDOMÈTRE *s. m. (angl. endometrium).* Muqueuse de la cavité utérine.

ENDOMÉTRIOME *s. m. (angl. endometrioma).* Tumeur bénigne constituée d'éléments qui reproduisent la structure de la muqueuse utérine et qui se trouve en divers sites de la cavité abdominale.

ENDOMÉTRIOSE *s. f. (angl. endometriosis).* Développement en dehors de la muqueuse utérine du tissu endométrial. L'endométriose peut être interne lorsque ce tissu se trouve au niveau du corps utérin, ou externe s'il siège en dehors de l'utérus : ovaire, vessie, péritoine, etc. Il se produit fréquemment à son niveau des hémorragies qui peuvent aboutir à la formation de kystes.

ENDOMÉTRITE *s. f. (angl. endometritis).* Inflammation de la muqueuse utérine.

ENDOMORPHINE *s. f. (angl. endogenous opioid).* Substance morphinomimétique peptidique produite dans le cerveau et comportant les encéphalines et les endorphines.

ENDOMYOCARDITE *s. f. (angl. endomyocarditis).* Inflammation de l'endocarde et du myocarde.

ENDONASAL *adj. (angl. endonasal).* Qui est situé ou qui se produit à l'intérieur du nez.

ENDOPARASITE *s. m. (angl. endoparasite).* Parasite qui vit à l'intérieur de son hôte.

ENDOPHTALMIE *s. f. (angl. endophthalmitis).* Inflammation suppurative de tous les tissus de l'œil. Elle nécessite le plus souvent l'énucléation. SYN. *PANOPHTALMIE.*

ENDOPROTHÈSE *s. f. (angl. vascular endoprosthesis, stent).* Dispositif placé à l'intérieur d'un organe pour remplacer une structure défaillante ou pour maintenir un calibre suffisant dans un conduit.

ENDORMISSEMENT *s. m. (angl. falling asleep).* Brève période entre l'état de veille et le sommeil.

ENDORPHINE *s. f. (angl. endorphin).* Polypeptide endogène, dont l'activité est comparable à celle de la morphine. Il en existe trois types (α, β, γ) qu'on appelle aussi opiacés endogènes. Ils se fixent sur des récepteurs thalamiques spécifiques entraînant une analgésie de longue durée. SYN. *ENKÉPHALINE.*

ENDOSCOPE *s. m. (angl. endoscope).* Appareil muni d'une source lumineuse, utilisé pour l'examen d'une cavité naturelle, d'un viscère creux ou d'un conduit, approprié aux différents organes : bronchoscope, cystoscope, gastroscope, etc.

ENDOSCOPIE *s. f. (angl. endoscopy).* Exploration visuelle d'une cavité, d'un conduit naturel ou de l'intérieur d'un organe du corps au moyen d'un endoscope. ◇ **PLEURALE** *(angl. pleural —).* ☞ *THORACOSCOPIE.*

ENDOTHÉLIAL *adj. (angl. endothelial).* Qui se rapporte à un endothélium.

ENDOTHÉLINE *s. f. (angl. endothelin).* Puissant vasoconstricteur peptidique produit par les cellules endothéliales, pouvant jouer un rôle dans la régulation de la pression artérielle.

ENDOTHÉLIOME *s. m. (angl. endothelioma).* Tumeur très rare formée par la prolifération et l'agrégation de cellules endothéliales, en particulier des capillaires sanguins. Elles se trouvent communément dans les séreuses, en particulier dans l'arachnoïde.

ENDOTHÉLIUM *s. m. (angl. endothelium).* Mince membrane se composant d'une seule strate de cellules planes, polygonales, qui constitue la surface libre des membranes séreuses et synoviales et la tunique interne des vaisseaux et du cœur.

ENDOTOXINE *s. f. (angl. endotoxin).* Toxine étroitement liée au corps bactérien, libérée par autolyse à la mort des bactéries à Gram négatif.

ENDOVEINEUX *adj. (angl. intravenous).* SYN. *INTRAVEINEUX.*

ÉNERVATION *s. f. (angl. enervation).* Ablation ou section d'un ou de plusieurs nerfs.

ENFANCE *s. f. (angl. childhood).* Période de la vie s'étendant de la naissance jusqu'au début de l'adolescence, c'est-à-dire jusqu'à la quatorzième année environ. On a l'habitude de la diviser en première et seconde enfance, la limite divisant les deux étant la seconde dentition (vers 6 ans).

ENFANTS ◇ **BATTUS (SYNDROME DES)** *(angl. battered child syndrome).* ☞ *SILVERMAN (SYNDROME DE).* ◇ **ÉBOUILLANTÉS (SYNDROME DES)** *(angl. scalded skin syndrome).* Dermatite érythémateuse et exfolliante due au staphylocoque doré. ◇ **SECOUÉS (SYNDROME DES)** *(angl. shaken baby syndrome).* Lésions cérébrales et oculaires dues à des mauvais traitements avant l'âge de

2 ans, pouvant entraîner la mort ou de graves séquelles.

ENFONCEMENT CRÂNIEN *(angl. cranial hollow).* Fracture incomplète d'un os du crâne.

ENGAGEMENT *s. m. (angl. engagement).* En obstétrique, franchissement du plan du détroit supérieur par les grands diamètres de la présentation fœtale. ◇ **CÉRÉBRAL** *(angl. cerebral herniation).* Complication redoutable de l'hypertension intracrânienne, consistant en une hernie de l'encéphale à travers un orifice dure-mérien.

ENGELURES *s. f. pl. (angl. chilblains).* Rougeurs violacées et douloureuses, parfois phlycténulaires et ulcérées, qui apparaissent en hiver sur le nez, les oreilles et les extrémités, surtout chez les enfants et les adolescents.

ENGORGEMENT *s. m. (angl. engorgement).* Augmentation du volume d'un organe en rapport avec une accumulation liquidienne.

ENGOUEMENT *s. m. (angl. obstruction).* Arrêt des matières et des gaz dans une hernie avant l'étranglement.

ENGOURDISSEMENT *s. m. (angl. numbness).* Gêne des mouvements, avec sensation de pesanteur ou de gonflement d'une partie du corps, produite par une compression nerveuse périphérique ou un trouble vasculaire.

ENGRÈNEMENT *s. m. (angl. impaction).* Impaction des fragments d'un os fracturé.

ENJAMBEMENT DES CHROMOSOMES *(angl. crossing-over).* Phénomène par lequel les chromosomes homologues échangent des segments lors de la méiose. SYN. *CROSSING-OVER.*

ENKÉPHALINES *s. f. pl. (angl. enkephalins).* Pentapeptides endogènes dotés d'une activité analogue à celle de la morphine. On les appelle aussi opiacés endogènes. SYN. *ENDORPHINES.*

ENKYSTEMENT *s. m. (angl. encystment).* Isolement d'un corps étranger ou d'une production pathologique dans un tissu par la constitution d'une couche de tissu conjonctif plus ou moins dure autour de ce corps.

ÉNOLASE *s. f. (angl. enolase).* Enzyme du groupe des hydratases, qui intervient dans la formation de l'acide pyruvique. L'énolase neuro-spécifique (*Neuron-Specific Enolase*, NSE) est un marqueur tumoral spécifique du cancer bronchique à petites cellules.

ÉNOPHTALMIE *s. f. (angl. enophtalmos).* Situation anormale du globe oculaire, qui est enfoncé dans l'orbite ; s'oppose à exophtalmie.

ÉNOSTOSE *s. f. (angl. enostosis).* Excroissance osseuse ou ostéome qui se développe dans la profondeur de l'os. SYN. *ENDOSTOSE.*

ENROUEMENT *s. m. (angl. hoarseness).* Altération du timbre de la voix qui devient voilée, sourde ou rauque. Elle est due à une inflammation du larynx.

ENSELLURE LOMBAIRE *(angl. saddle back).* Exagération de la concavité lombaire de la colonne vertébrale, que l'on observe spécialement dans les cas de coxalgie, lorsque le malade est couché sur un plan horizontal membre atteint en extension, dans les tumeurs abdominales, durant la grossesse, etc.

ENSEMENCEMENT *s. m. (angl. seeding).* Introduction (inoculation) d'un micro-organisme dans un milieu de culture.

ENSOMPHALE *(angl. ensomphalus).* Monstre double issu de deux corps unis ayant deux ombilics distincts et deux cordons ombilicaux.

ENTAMOEBA Genre d'amibes dont la plupart des espèces sont parasites. Elles sont, dans leur majorité, capables de produire des formes kystiques qui constituent des éléments de résistance. Certaines sont pathogènes pour l'homme. ◇ ***COLI*** Espèce non pathogène, qui peut se développer dans l'intestin de l'homme. ◇ ***HISTOLYTICA*** Agent responsable de la dysenterie amibienne et d'abcès hépatiques. SYN. *ENTAMOEBA DYSENTERIAE.*

ENTÉRALGIE *s. f. (angl. enteralgia).* Douleur intestinale. SYN. *ENTÉRODYNIE.*

ENTÉRECTOMIE *s. f. (angl. enterectomy).* Résection d'une partie de l'intestin.

ENTÉRIQUE *adj. (angl. enteric).* Qui se rapporte à l'intestin grêle.

ENTÉRITE *s. f. (angl. enteritis).* Inflammation de la muqueuse de l'intestin grêle. ◇ **RÉGIONALE** *(angl. terminal —).* ☞ *ILÉITE TERMINALE, RÉGIONALE.*

ENTÉRO-ANASTOMOSE *s. f. (angl. enteroanastomosis).* Création d'une anastomose entre deux anses intestinales ; intervention de Maisonneuve.

ENTEROBACTER Genre de bactéries de la famille des *Enterobacteriaceae.* Ce sont des bacilles à Gram négatif. Elles sont classées dans le groupe des *Klebsiella* et des *Serratia.* Pathogènes occasionnels, ce sont les agents étiologiques de septicémies et d'infections urinaires.

ENTÉROCÈLE *s. f. (angl. enterocele).* Hernie contenant une ou des anses intestinales.

ENTEROCOCCUS Groupe de streptocoques qui se développent dans l'intestin de l'homme et de certains animaux, et dont l'espèce type est *Streptococcus faecalis.* Nom vernaculaire : entérocoque.

ENTÉROCOLITE *s. f. (angl. enterocolitis).* Inflammation de la muqueuse de l'intestin grêle et du côlon.

ENTÉROCOQUE *(angl. enterococcus).* Bactérie saprophyte intestinale pouvant être à l'origine d'infections urinaires et d'endocardites.

ENTÉROCYSTOCÈLE *s. f. (angl. enterocystocele).* Hernie à contenu vésical et intestinal.

ENTÉROCYTE *s. m. (angl. enterocyte).* Cellule de l'épithélium de la muqueuse intestinale.

ENTÉROKINASE *s. f. (angl. enterokinase).* Enzyme du suc intestinal dont la présence est nécessaire pour activer la trypsine du suc pancréatique.

ENTÉROLOGIE *s. f. (angl. enterology).* Ensemble des connaissances sur l'intestin et ses maladies.

ENTÉROPATHIE *s. f. (angl. enteropathy).* Terme général pour désigner toute affection de l'intestin.

ENTÉROPEXIE *s. f. (angl. enteropexy).* Fixation chirurgicale de l'intestin à la paroi abdominale.

ENTÉROPLASTIE *s. f. (angl. enteroplasty).* Chirurgie plastique de l'intestin visant à agrandir une sténose intestinale ou à réparer une perforation de l'intestin.

ENTÉRORRAGIE *s. f. (angl. enterorrhagia).* Évacuation par l'anus de sang rouge provenant de l'intestin.

ENTÉRORRAPHIE *s. f. (angl. enterorrhaphy).* Suture d'une plaie de l'intestin.

ENTÉROSCOPIE *s. f. (angl. enteroscopy).* Endoscopie de l'intestin.

ENTÉROSTÉNOSE *s. f. (angl. enterostenosis).* Sténose intestinale.

ENTÉROSTOMIE *s. f. (angl. enterostomy).* Abouchement temporaire ou permanent de l'intestin à la paroi abdominale.

ENTÉROTOMIE *s. f. (angl. enterotomy).* Incision d'une anse intestinale.

ENTEROVIRUS Genre de virus isolés de l'appareil digestif des vertébrés. Ils entraînent très fréquemment des infections asymptomatiques, mais ils peuvent être responsables d'infections de l'appareil digestif, respiratoire et du système nerveux central.

ENTHÉSITE *s. f. (angl. enthesitis).* Inflammation d'une enthèse (lien d'insertion sur l'os d'un tendon).

ENTHÉSOPATHIE *s. f. (angl. enthesopathy).* ☞ *ENTHÉSITE.*

ENTITÉ MORBIDE *(angl. morbid entity).* Ensemble de manifestations pathologiques caractérisées par leur constance et leur groupement, qui en font un tout individualisé.

ENTORSE *s. f. (angl. sprain).* Torsion ou élongation violente d'une articulation, sans luxation, qui peut entraîner la rupture d'un ligament ou de fibres musculaires voisines. Elle se caractérise par une douleur, une tuméfaction rapide et une incapacité aux mouvements.

ENTRECROISEMENT *s. m. (angl. intersection).* ☞ *DÉCUSSATION.* ◇ **MOTEUR** *(angl. motor decussation).* Entrecroisement des fibres nerveuses motrices dans les pyramides bulbaires.

ENTROPION *s. m. (angl. entropion).* Rétroversion du bord libre de la paupière vers le globe oculaire, par contraction musculaire (entropion spastique) ou par rétraction cicatricielle (à la suite de traumatismes ou de brûlures).

ÉNUCLÉATION *s. f. (angl. enucleation).* **1.** Extirpation totale du globe oculaire. **2.** Libération d'un corps, d'un organe ou d'une tumeur de ses adhérences avec son enveloppe (organe) sans section propre pour réaliser secondairement son ablation.

ÉNURÉSIE *s. f. (angl. enuresis).* Miction involontaire, sans cause organique, le plus souvent pendant le sommeil, se produisant à un âge où le contrôle sphinctérien devrait fonctionner normalement. ◇ **NOCTURNE** *(angl. nocturnal —).* Incontinence d'urine qui survient la nuit au cours du sommeil, chez l'enfant et l'adolescent.

ENVELOPPEMENT *s. m. (angl. pack).* Application sur une région malade d'un tissu ou d'un onguent médicamenteux afin d'éviter l'évaporation et de réaliser un véritable bain local.

ENVENIMATION *s. f. (angl. envenomization).* Pénétration d'un venin dans l'organisme.

ENZYME *s. f. ou m. (angl. enzyme).* Substance capable d'accélérer ou de provoquer certains processus chimiques en ne faisant l'objet d'aucune modification. Ce sont des complexes organiques qui catalysent les réactions biochimiques et qui se composent d'un groupement prosthétique ou coenzyme, possédant une spécificité fonctionnelle, et d'un groupe protéique ou apoenzyme, ayant une spécificité de substrat. SYN. *FERMENT, DIASTASE.* ◇ **DE CONVERSION** *(angl. converting —).* Enzyme d'origine hépatique qui transforme dans les poumons l'angiotensine I en angiotensine II et qui inactive la bradykinine. Les inhibiteurs de cette enzyme sont utilisés dans le traitement de l'hypertension artérielle et dans celui de l'insuffisance cardiaque. ◇ **DE RESTRICTION** *(angl. restriction —).* Endonucléase clivant spécifiquement les deux brins de l'ADN au niveau d'une séquence, habituellement palindromique, parfaitement définie.

ENZYMOLOGIE *s. f. (angl. enzymology).* Traité ou étude des enzymes.

ENZYMOPATHIE *s. f. (angl. enzymopathy).* Terme générique désignant une maladie héréditaire, secondaire à l'altération qualitative ou quantitative d'une ou de plusieurs enzymes.

ÉONISME *s. m. (angl. eonism).* Port épisodique ou régulier de vêtements féminins par un homme. Du nom du chevalier d'Éon (diplomate français, 1728-1810), qui se travestissait souvent en femme. SYN. *TRANSVESTISME, TRAVESTISME.*

ÉOSINE *s. f. (angl. eosin).* Colorant acide utilisé comme désinfectant en dermatologie.

ÉOSINOCYTE *s. m. (angl. eosinocyte).* ☞ *ÉOSINOPHILE.*

ÉOSINOPÉNIE *s. f. (angl. eosinopenia).* Diminution du nombre normal des granulocytes éosinophiles dans le sang.

ÉOSINOPHILE *(angl. eosinophil).* **1.** *s. m.* Variété de leucocyte, cellule de Ehrlich, contenant dans son protoplasme des granulations éosinophiles. Elle est présente normalement dans le sang, dans les proportions de 1 à 4 % des leucocytes. **2.** *adj.* Qui se colore facilement par l'éosine.

ÉOSINOPHILIE *s. f. (angl. eosinophilia).* **1.** Présence de granulocytes éosinophiles dans le sang, pathologique à partir de 500 cellules par millimètre cube de sang (hyperéosinophilie), qui se rencontre dans des conditions très diverses : manifestations parasitaires, états allergiques, affections cutanées, certaines affections malignes, certaines maladies du collagène, après radiothérapie ou usage de certains médicaments. **2.** Affinité d'une cellule pour les colorants à base d'éosine. ◇ **TROPICALE** *(angl. tropical —).* Syndrome associant fièvre, altération de l'état général, toux et dyspnée, hyperéosinophilie considérable et à la radiographie une infiltration réticulonodulaire pulmonaire. Il est dû le plus souvent à une filariose à *Wucheria bancrofti.*

ÉPANCHEMENT *s. m. (angl. effusion).* Accumulation de liquide ou de gaz organique ou pathologique, soit dans une cavité réelle ou virtuelle, soit à l'intérieur des tissus.

ÉPAULE *s. f. (angl. shoulder).* Région du corps comprise entre le cou et l'articulation scapulo-humérale incluse.

ÉPAULE-MAIN (SYNDROME) *(angl. hand-shoulder syndrome).* Douleur, tuméfaction et œdème de l'épaule et de la main homolatérales, suivis d'un enraidissement musculaire et de troubles vasomoteurs et trophiques avec importante décalcification osseuse. Il est notamment observé chez les sujets souffrant d'affections coronariennes, après traumatisme du membre supérieur ou thoracique ou avec certains médicaments.

ÉPENDYME *s. m. (angl. ependyma).* Membrane qui tapisse les ventricules cérébraux (épendyme ventriculaire) et le canal central de la moelle épinière (épendyme spinal).

ÉPENDYMITE *s. f. (angl. ependymitis).* Inflammation de l'épendyme.

ÉPENDYMOME *s. m. (angl. ependymoma).* Tumeur le plus souvent bénigne développée aux dépens des cellules épendymaires adultes.

ÉPERON *s. m. (angl. spur).* Structure anatomique en saillie dans une cavité qu'elle tend à diviser. ◇ **TRACHÉAL** *(angl. carina).* Crête séparant au niveau de la bifurcation trachéale les orifices des bronches souches. SYN. *CARÈNE.*

ÉPHÉDRINE *s. f. (angl. ephedrine).* Alcaloïde de diverses espèces du genre *Ephedra*, possèdant des propriétés similaires à celles de l'adrénaline. Elle est utilisée comme vasoconstricteur nasal.

ÉPHÉLIDE *s. f. (angl. ephelis, freckle).* Tache cutanée lenticulaire, plane, lisse, non squameuse, de teinte jaune pâle ou brunâtre, apparaissant dans l'enfance ou l'adolescence. SYN. *TACHES DE ROUSSEUR.*

ÉPICANTHUS *s. m. (angl. epicanthus).* Anomalie congénitale constituant un repli cutané recouvrant l'angle interne de l'œil et la caroncule lacrymale. Il est caractéristique de la race jaune.

ÉPICARDE *s. m. (angl. epicardium).* Feuillet ou lame viscérale du péricarde en contact avec le cœur.

ÉPICONDYLAIRE *adj. (angl. epicondylar).* Qui se rapporte à l'épicondyle.

ÉPICONDYLALGIE *s. f. (angl. epicondylalgia).* Douleur localisée au niveau des insertions musculaires sur l'épicondyle.

ÉPICONDYLE *s. m. (angl. epicondyle).* Saillie osseuse au dessus d'un condyle, en particulier celles existant aux extrémités inférieures de l'humérus et du fémur. ◇ **MÉDIAL DE L'HUMÉRUS** *(angl. medial— of humerus).* Éminence située sur la partie inférieure et interne de l'humérus au-dessus de la trochlée, sur laquelle se fixe le tendon commun des muscles fléchisseurs radiaux du carpe. SYN. *ÉPITROCHLÉE.*

ÉPICONDYLITE *s. f. (angl. epicondylitis, tennis elbow).* Périostite épicondylienne.

ÉPICRITIQUE *adj. (angl. epicritic).* Qui est apte à percevoir les stimulations sensitives tactiles ou thermiques les plus subtiles.

ÉPICUTANÉ *adj. (angl. epicutaneous).* Qui se trouve ou qui se fait sur la peau.

ÉPIDÉMICITÉ *s. f. (angl. epidemicity).* Caractère épidémique d'une affection.

ÉPIDÉMIE *s. f. (angl. epidemic).* Maladie accidentelle transitoire, généralement infectieuse, qui frappe en même temps un grand nombre de personnes dans le même pays ou la même région.

ÉPIDÉMIOLOGIE *s. f. (angl. epidemiology).* **1.** Étude des maladies épidémiques. **2.** Études des facteurs intrinsèques et extrinsèques déterminant les maladies et leur évolution.

ÉPIDÉMIOLOGISTE *s. m. (angl. epidemiologist).* Spécialiste en épidémiologie.

ÉPIDERME *s. m. (angl. epiderm).* Couche extérieure de la peau, non vasculaire, située sur le derme et formée par cinq couches.

ÉPIDERMIQUE *adj. (angl. epidermal).* Qui se rapporte à l'épiderme, qui provient de l'épiderme.

ÉPIDERMISATION *s. f. (angl. epidermization).* Processus de réparation de l'épiderme.

ÉPIDIDYMAIRE *adj. (angl. epididymal).* Qui se rapporte à l'épididyme.

ÉPIDIDYME *s. m. (angl. epididymis).* Petit corps oblong, grisâtre, par où passent les spermatozoïdes, situé et fixé sur la partie supérieure du testicule, formé par la réunion et le pelotonnement des vaisseaux séminifères. Il est composé d'une tête, d'un corps et d'une queue. La queue se poursuit par le conduit déférent.

ÉPIDIDYMECTOMIE *s. f. (angl. epididymectomy).* Ablation chirurgicale de l'épididyme.

ÉPIDIDYMITE *s. f. (angl. epididymitis).* Inflammation de l'épididyme.

ÉPIDURAL *adj. (angl. epidural).* Qui se situe ou s'effectue à l'extérieur de la dure-mère ; extradural.

ÉPIDURITE *s. f. (angl. external pachymeningitis).* Inflammation des tissus en contact direct avec la face externe de la dure-mère, en avant du canal rachidien.

ÉPIDUROGRAPHIE *s. f. (angl. epidurography).* Radiographie après injection d'un milieu de contraste liquide ou gazeux dans l'espace épidural.

ÉPIGASTRALGIE *s. f. (angl. epigastralgia).* Douleur localisée à l'épigastre.

ÉPIGASTRE *s. m. (angl. epigastrium).* Région supérieure et moyenne de l'abdomen, située entre les deux hypocondres et qui va du processus xiphoïde jusqu'à deux doigts au dessus de l'ombilic. SYN. *RÉGION ÉPIGASTRIQUE.*

ÉPIGLOTTE *s. f. (angl. epiglottis).* Lame fibrocartilagineuse, mince, souple, située au-dessus de l'orifice supérieur du larynx, et qui le ferme au moment de la déglutition.

ÉPIGLOTTITE *s. f. (angl. epiglotititis).* Inflammation de l'épiglotte et des tissus voisins.

ÉPILATION *s. f. (angl. depilation).* Arrachement des poils à la pince, ou enlèvement des poils à l'aide d'une substance chimique, par électrocoagulation, par radiothérapie ou par électrolyse négative.

ÉPILATOIRE *adj. (angl. depilatory).* Qui peut enlever ou détruire les poils.

ÉPILEPSIE *s. f. (angl. epilepsy).* Affection chronique, aux causes multiples, caractérisée par des crises récurrentes dues à des décharges excessives des neurones cérébraux associée éventuellement à diverses manifestations cliniques ou paracliniques. Une crise épileptique isolée ou celles qui surviennent durant une maladie aiguë ne constituent pas une épilepsie. À l'électroencéphalogramme, «pointes-ondes» à début et fin brusques de répartition variables. ◇ **AKINÉTIQUE** *(angl. akinetic —).* ☞ *ÉPILEPSIE ATONIQUE.* ◇ **ATONIQUE** *(angl. atonic —).* Crise d'épilepsie généralisée avec atonie brutale provoquant la chute. ◇ **BRAVAIS-JACKSONIENNE** *(angl. Bravais-Jacksonian —).* ☞ *ÉPILEPSIE JACKSONIENNE.* ◇ **ESSENTIELLE** *(angl. essential —).* Épilepsie de cause inconnue, faisant partie des épilepsies généralisées primaires. ◇ **FOCALE** *(angl. localized —).* Crises épileptiques partielles avec symptomatologie élémentaire ou complexe, éventuellement suivies d'une crise généralisée. Les signes neurologiques intercritiques sont relativement fréquents faisant rechercher une étiologie lésionnelle, bien qu'un certain nombre n'ait pas d'étiologie précise. ◇ **GÉNÉRALISÉE** *(angl. generalized —).* Forme d'épilepsie caractérisée par une crise généralisée d'emblée, quelle que soit sa symptomatologie ou son étiologie. ◇ **JACKSONIENNE** *(angl. jacksonian —).* Épilepsie caractérisée par des crises somatomotrices, c'est-à-dire des crises convulsives toniques ou cloniques débutant au niveau d'une région du corps et qui se propagent à une zone contiguë en suivant l'ordre de leur représentation sur le cortex cérébral. La généralisation avec perte de connaissance secondaire peut survenir. ◇ **PARTIELLE** ☞ *ÉPILEPSIE FOCALE.* ◇ **TEMPORALE** *(angl. temporal lobe —).* Type d'épilepsie dans laquelle le foyer épileptogène se localise en partie ou en totalité au niveau du lobe temporal.

ÉPILEPTIFORME *adj. (angl. epileptiform).* Qui ressemble à l'épilepsie.

ÉPILEPTIQUE *(angl. epileptic).* **1.** *adj.* Qui se rapporte à l'épilepsie. **2.** *s. m. ou f.* Personne atteinte d'épilepsie.

ÉPILEPTOGÈNE *adj. (angl. epileptogenous).* Qui provoque une épilepsie. Se dit des foyers d'irritation à l'origine des crises.

ÉPILEPTOÏDE *adj. (angl. epileptoid).* Qui rappelle l'épilepsie.

ÉPINE *s. f. (angl. spine).* Partie ou organe en forme d'épine, en particulier processus osseux plus ou moins long et fin.

ÉPINÉPHRINE *s. f. (angl. epinephrine).* ☞ *ADRÉNALINE.*

ÉPINÈVRE *s. m. (angl. epineurium).* Gaine ou revêtement d'un tronc nerveux. SYN. *PÉRINÈVRE.*

ÉPIPHÉNOMÈNE *s. m. (angl. epiphenomenon).* Symptôme accessoire ou accidentel dans l'évolution d'une maladie.

ÉPIPHORA *s. m. (angl. epiphora).* Écoulement anormalement abondant de larmes par excès de sécrétion ou par obstruction partielle des voies d'excrétion.

ÉPIPHYSAIRE *adj.* **1.** *(angl. epiphysial).* Qui se rapporte à une épiphyse osseuse. **2.** *(angl. pineal).* Qui se rapporte à la glande pinéale.

ÉPIPHYSE *s. f. (angl. epiphysis).* Extrémité d'un os long. ◇ **CÉRÉBRALE** ☞ *CORPS PINÉAL.*

ÉPIPHYSITE *s. f. (angl. epiphysitis).* Inflammation d'une épiphyse ou du cartilage qui la sépare de l'os principal. ◇ **VERTÉBRALE DOULOUREUSE DE L'ADOLESCENCE** *(angl. Scheuermann's disease).* Affection du rachis touchant les adolescents due à un applatissement des corps vertébraux avec déformation en coin des vertèbres. SYN. *MALADIE DE SCHEUERMANN.*

ÉPIPLOCÈLE *s. f. (angl. epiplocele).* Hernie de l'omentum.

ÉPIPLOÏTE *s. f. (angl. epiploitis).* Inflammation de l'omentum.

ÉPIPLOON *s. m. (angl. omentum).* ☞ *OMENTUM.* ◇ **GASTROCOLIQUE** *(angl. greater —).* ☞ *OMENTUM (GRAND).* ◇ **GASTROHÉPATIQUE** *(angl. gastrohepatic omentum).* ☞ *OMENTUM (PETIT).* ◇ **(GRAND)** *(angl. greater —).* ☞ *OMENTUM (GRAND).* ◇ **(PETIT)** *(angl. lesser —).* ☞ *OMENTUM (PETIT).*

ÉPIPLOOPEXIE *s. f.* ☞ *OMENTOPEXIE.*

ÉPIPLOOPLASTIE *s. f.* ☞ *OMENTOPLASTIE.*

ÉPIPLORRAPHIE *s. f. (angl. epiplorraphy).* ☞ *OMENTORRAPHIE.*

ÉPISCLÉRITE *s. f. (angl. episclerotitis).* Inflammation du tissu conjonctif situé entre la sclérotique et la conjonctive.

ÉPISIOTOMIE *s. f. (angl. episiotomy).* Incision chirurgicale du périnée, le plus souvent oblique, en partant de la commissure postérieure de la vulve afin d'éviter une déchirure grave du périnée au cours de l'accouchement et de faciliter la sortie du fœtus.

ÉPISPADIAS *s. m. (angl. epispadias).* Anomalie congénitale de l'urètre qui s'ouvre sur la face dorsale du pénis. Le méat urétral peut s'ouvrir sur la face dorsale du gland (épispadias balanique) ou du corps de la verge (épispadias pénien).

ÉPISTAXIS *s. f. (angl. epistaxis).* Hémorragie en provenance des fosses nasales.

ÉPISTÉMOLOGIE *s. f. (angl. epistemology).* Étude critique du fondement, des méthodes et des résultats des sciences.

ÉPISTOME *s. m.* Tumeur développée aux dépens des glandes bronchiques à malignité variable.

ÉPITHALAMUS *s. m. (angl. epithalamus).* Partie du thalamencéphale qui comprend la commissure postérieure et le corps pinéal ou glande pinéale et son pédicule.

ÉPITHÉLIITE *s. f. (angl. epitheliitis).* Atteinte inflammatoire de l'épithélium.

ÉPITHÉLIOÏDE *adj. (angl. epithelioid).* Qui ressemble à un épithélium ou qui en a les structures anatomiques.

ÉPITHÉLIOMA *s. m. (angl. epithelial tumor).* Tumeur ou néoplasie maligne constituée de cellules épithéliales néoformées, ayant une capacité d'anaplasie de grade plus ou moins élevé, un pouvoir d'envahissement des tissus voisins et pouvant donner des métastases à n'importe quel moment de son évolution. SYN. *CARCINOME, CANCER ÉPITHÉLIAL.* ◇ **À CELLULES EN BAGUE À CHÂTON** *(angl. signet-ring carcinoma).* Épithélioma constitué par une prolifération de cellules glandulaires dont le noyau est refoulé à la périphérie du cytoplasme par une volumineuse vacuole de mucus. Ce sont presque toujours des épithéliomas gastriques, du côlon ou de l'ovaire. ◇ **BASOCELLULAIRE** *(angl. basal cell carcinoma).* Variété d'épithélioma cutané dérivée des cellules basales de l'épithélium ou des muqueuses d'évolution lente avec invasion locale. Les métastases sont exceptionnelles ; de ce fait, la malignité est atténuée. ◇ **SPINOCELLULAIRE** *(angl. squamous cell carcinoma).* Variété d'épithélioma dérivée des cellules de la couche intermédiaire avec tendance à la formation de squames et de globes cornés et de comportement hautement malin.

ÉPITHÉLISATION *s. f. (angl. epithelialization).* Transformation en épithélium ou recouvrement d'une zone dénudée par un épithélium.

ÉPITHÉLIUM *s. m. (angl. epithelium).* Tissu de revêtement de toutes les surfaces externes et internes du corps, constitué de cellules de forme et de disposition variables, sans substance intercellulaire ni vaisseaux. ◇ **CILIÉ** *(angl. ciliated —).* Épithélium dont les cellules possèdent des cils vibratiles à leurs extrémités libres. ◇ **CUBIQUE** *(angl. cuboidal —).* Épithélium dont les cellules ont une forme cubique. ◇ **CYLINDRIQUE** (angl. *cylindrical —).* Épithélium d'une muqueuse formé par des cellules cylindriques, disposées en une assise unique. ◇ **GLANDULAIRE** *(angl. glandular —).* Épithélium qui recouvre les acini des glandes, formé par des cellules sécrétrices. ◇ **PAVIMENTEUX SIMPLE** *(angl. pavement —).* Épithélium formé d'une couche simple de cellules aplaties ; endothélium. ◇ **PAVIMENTEUX STRATIFIÉ** *(angl. squamous —).* Épithélium composé de différentes couches de cellules, dont les plus superficielles sont aplaties et les plus profondes globuleuses, comme l'épiderme. ◇ **SQUAMEUX** *(angl. squamous —).* ☞ *ÉPITHÉLIUM PAVIMENTEUX STRATIFIÉ.*

ÉPITOPE *s. m. (angl. epitope).* ☞ *SITE ANTIGÉNIQUE.*

ÉPITROCHLÉE *s. f.* ☞ *ÉPICONDYLE MÉDIAL DE L'HUMÉRUS.*

ÉPIZOOTIE *s. f.* Maladie contagieuse qui affecte un grand nombre d'animaux à la fois.

ÉPONYME *s. m. (angl. eponym).* Terme comportant le nom d'une personne. Ex. *maladie de Basedow, anémie de Biermer.*

ÉPREINTES *s. f. (angl. tenesmus).* Douleurs abdominales accompagnées d'une envie d'aller à la selle.

ÉPREUVE *s. f. (angl. test, assay).* Tout moyen (manipulation, manœuvre, réaction, analyse de laboratoire, etc.) destiné à rechercher, mettre en évidence ou évaluer une propriété, un caractère, une fonction normale ou anormale d'un organisme ou d'une de ses parties. De nombreuses épreuves sont souvent désignées sous les noms de : méthode, procédé, réaction, test. ◇ **BRAS-POUMON OU BRAS-LANGUE** *(angl. arm-lung or arm-tongue —).* Mesure du délai entre l'injection dans une veine d'une solution éthérée ou glucosée, et sa perception dans l'haleine ou par la langue. ◇ **D'EFFORT** *(angl. exercise —).* Test utilisé en cas de suspicion d'insuffisance coronaire. Un effort mesurable (sur tapis roulant ou bicyclette ergométrique) peut faire apparaître à l'électrocardiogramme une ischémie passagère. ◇ **DE JEÛNE** *(angl. fast —).* Épreuve de sensibilisation par le jeûne d'une hypersécrétion insulinique. ◇ **DOIGT-NEZ** *(angl. finger to nose —).* Épreuve clinique étudiant la coordination motrice. On demande au patient, tout en maintenant les yeux fermés, de placer rapidement son index à la pointe du nez. ◇ **FONCTIONNELLE HÉPATIQUE** (angl. *liver function —).* Ensemble de dosages explorant le fonctionnement hépatique. ◇ **FONCTIONNELLE RESPIRATOIRE** (angl. *lung function —).* ☞ *SPIROMÉTRIE.* ◇ **TALON-GENOU** *(angl. heel-knee —).* Épreuve clinique utilisée pour mettre en évidence une ataxie des membres inférieurs. Elle se réalise en demandant au patient en décubitus dorsal, avec les yeux fermés, de toucher avec le talon le genou controlatéral. ◇ **THÉRAPEUTIQUE** *(angl. diagnosis ex juvantibus).* Administration d'un traitement spécifique en cas de suspicion de maladie curable par ce moyen.

ÉPROUVETTE *s. f. (angl. test tube).* Tube de verre fermé à une extrémité, avec ou sans graduation, d'utilisation courante dans les laboratoires.

ÉPULIS *s. m. (angl. epulis).* Tumeur de la gencive, notamment tumeur fibromateuse du périoste maxillaire. SYN. *GINGIVOME.*

ÉPURATION *s. f. (angl. purification).* Purification par entraînement des impuretés. ◇ **EXTRARÉNALE** *(angl. hemodyalisis).* ☞ *HÉMODIALYSE.*

ÉQUILIBRE *s. m. (angl. equilibrium).* État d'un corps qui, soumis à l'action de diverses forces, reste au repos. ◇ **ACIDOBASIQUE** *(angl. acid-base —).* Proportion normale entre les éléments acides et basiques des liquides organiques ; concentration ionique constante dans le plasma, dans des conditions normales (pH 7,4).

ÉQUIN *adj. (angl. equine).* Qui appartient ou qui ressemble au cheval. ☞ *PIED ÉQUIN.*

ÉQUINISME *s. m. (angl. equinus).* Pied équin, c'est-à-dire en hyperextension maximale rappelant la position du sabot d'un cheval.

ÉQUIVALENT *adj. (angl. equivalent).* Qui a la même valeur. ◇ **CHIMIQUE** *(angl. gram-equivalent, chemical —).* ☞ *ÉQUIVALENT-GRAMME.* ◇ **ÉPILEPTIQUE** *(angl. psychic —).* Trouble psychique ou physique paroxystique différent d'une crise épileptique, mais ayant la même signification. ◇ **TOXIQUE** *(angl. toxic —).* Quantité minimale de venin capable de tuer, par injection intraveineuse, un animal de 1 kg.

ÉQUIVALENT-GRAMME *s. m. (angl. gram-equivalent).* Unité chimique de masse égale au nombre de grammes que représente le poids moléculaire d'une substance divisé par sa valence. Abréviation : Eq.

ÉRADICATION *s. f. (angl. eradication).* Suppression d'une maladie endémique ou d'une espèce animale vecteur d'une maladie.

ÉRECTEUR *adj. (angl. erector).* Nom de muscles, centres ou nerfs qui provoquent l'érection ou la maintiennent.

ÉRECTILE *adj. (angl. erectile).* Qui a la propriété de se mettre en érection.

ÉRECTION *s. f. (angl. erection).* Augmentation de volume, turgescence et rigidité du pénis ou du clitoris résultant de l'afflux de sang vers les corps caverneux de ces organes.

ÉREPSINE *s. f. (angl. erepsin).* Peptidase de la muqueuse intestinale responsable de l'hydrolyse des polypeptides et des oligopeptides en acides aminés.

ÉRÉTHISME *s. m. (angl. erethism).* État d'excitabilité anormale d'un organe ; se dit surtout de l'appareil cardiovasculaire.

ÉREUTOPHOBIE *s. f. (angl. ereutophobia).* Peur morbide de rougir, accompagnée d'une rougeur réelle.

ERGOCALCIFÉROL *s. m. (angl. calciferol).* ☞ *VITAMINE D.*

ERGOCRISTINE *s. f. (angl. ergocristine).* Principe actif de l'ergot de seigle.

ERGOMÈTRE *s. m. (angl. ergometer).* Appareil pour la mesure du travail musculaire.

ERGONOMIE *s. f. (angl. ergonometry).* Science qui étudie l'économie du rendement humain.

ERGOSTÉROL *s. m. (angl. ergosterol).* Stérol isolé de l'ergot de seigle, d'où son nom, mais qui existe aussi dans divers tissus animaux et végétaux. Cette substance, exposée aux rayons ultraviolets, appelée ergostérol irradié, se transforme successivement en une série d'isomères, dont l'un est la vitamine D_2 ou facteur antirachitique.

ERGOT DE SEIGLE *(angl. ergot, spured rye).* Champignon parasite *(Claviceps purpurea)* qui se développe sur les épis de seigle. Contient de nombreux alcaloïdes aux propriétés stimulantes du muscle lisse et de l'utérus. L'extrait brut d'ergot de seigle s'appelle ergotine.

ERGOTAMINE *s. f. (angl. ergotamine).* Alcaloïde de l'ergot de seigle, doté de propriétés antimigraineuses.

ERGOTHÉRAPIE *s. f. (angl. ergotherapy, occupational therapy).* Méthode thérapeutique employée dans diverses affections somatiques et psychiques et utilisant le travail physique ou manuel à des fins de rééducation et de réadaptation.

ERGOTISME *s. m. (angl. ergotism).* Intoxication, aiguë ou chronique, par l'ergot de seigle ou les médicaments qui en dérivent.

ÉROGÈNE *adj. (angl. erogenous).* Qui produit des sensations érotiques. S'applique à certaines zones cutanées ou muqueuses dont la stimulation produit ces sensations.

ÉROSION *s. f. (angl. erosion).* Destruction ou ulcération lente et progressive d'un tissu secondaire à une friction, une compression ou à l'action d'une substance corrosive.

ÉROTISME *s. m. (angl. erotism).* **1.** Exaltation de l'instinct et des désirs sexuels. **2.** Amour sensuel. ◇ **ANAL** *(angl. anal —).* Satisfactions érotiques liées à la défécation ou au coït anal. ◇ **ORAL** *(angl. oral —).* Satisfactions libidinales associées à l'absorption de nourriture ou à d'autres activités buccales.

ÉROTOMANIE *s. f. (angl. erotomania).* Délire interprétatif dans lequel le sujet croit être aimé et qui évolue par les différents stades d'illusion, d'espoir, de désillusion et de rancœur.

ERRATIQUE *adj. (angl. erratic).* Qui se déplace. Qui est irrégulier. Se dit d'une maladie ou d'un symptôme de siège inconstant ou d'évolution irrégulière.

ÉRUBESCENCE *s. f. (angl. erubescence).* Rougeur de la peau.

ÉRUCTATION *s. f. (angl. belching).* Émission bruyante, par la bouche, de gaz provenant de l'estomac.

ÉRUPTION *s. f. (angl. eruption).* Apparition d'une lésion cutanée : macule, papule, pustule, etc. ◇ **DENTAIRE** *(angl. teething).* Phénomène au cours duquel les dents affleurent la gencive.

ÉRYSIPÈLE *s. m. (angl. erysipelas).* Maladie infectieuse aiguë streptococcique de la peau, fébrile et éruptive, caractérisée par des symptômes généraux et l'existence d'une ou de plusieurs plaques rouges, douloureuses, avec œdème ou infiltration des tissus sous-jacents, limitées par un rebord bien visible à la vue et au toucher.

ÉRYSIPÉLOÏDE *s. f. (angl. erysipeloid).* Dermatite infectieuse (causée par *Erysipelothrix rhusiopathiae*) qui ressemble à l'érysipèle, mais sans fièvre. Elle débute toujours par une lésion cutanée des doigts ou de la face dorsale de la main et on l'observe presque toujours chez les personnes qui ont manipulé de la viande infectée. SYN. *ROUGET DU PORC.*

ÉRYTHÉMATEUX *adj. (angl. erythematous).* Qui présente les caractères d'un érythème.

ÉRYTHÈME *s. m. (angl. erythema).* Rougeur congestive en taches ou diffuse de la peau qui disparaît à la pression du doigt. ◇ **MORBILLIFORME** *(angl. morbilliform —).* Macules de couleur rouge, par endroits confluentes, peu squameuses, à localisation régionale ou généralisée, ressemblant à celles de la rougeole dont les causes sont diverses en particulier médicamenteuses. ◇ **NOUEUX** *(angl. — nodosum).* Nodules dermo-épidermiques, érythémateux et douloureux localisés aux jambes, qui représentent une réponse d'hypersensibilité à différents facteurs. Les causes les plus fréquentes sont les infections streptococciques ou tuberculeuses, les réactions médicamenteuses, les maladies inflammatoires intestinales, etc. ◇ **PIGMENTÉ FIXE** *(angl. drug eruption).* Lésion cutanée ou muqueuse, circonscrite, unique ou multiple, violacée, maculeuse puis papuleuse puis bulleuse, laissant place à une pigmentation prolongée. Cette lésion est spécifiquement toxidermique et récidive au même endroit à chaque prise du médicament responsable. ◇ **POLYMORPHE** *(angl. — multiforme).* Syndrome caractérisé par une éruption polymorphe érythémato-papuleuse ou vésiculeuse dont le centre peut devenir bulleux (lésions en cocarde), associée à des phénomènes généraux. Les causes peuvent être très diverses ; il s'agirait le plus souvent d'un syndrome infectieux ou allergique. ◇ **SCARLATINIFORME** *(angl. — punctatum).* Éruption rappelant celle de la scarlatine qui s'accompagne de prurit et de desquamation. Elle se différencie de la scarlatine par l'absence de lésions buccales et de symptômes généraux. ◇ **SOLAIRE** (angl. *solar —).* Rougeur occasionnée par la chaleur du soleil (coup de soleil).

ÉRYTHRASMA *s. m. (angl. erythrasma).* Dermatose localisée au niveau des plis cutanés (aisselle, plis inguino-scrotaux, sous-mammaires) provoquée par une bactérie (*Corynebacterium minutissimum*).

ÉRYTHRÉMIE *s. f. (angl. erythremia).* ☞ *POLYGLOBULIE.*

ÉRYTHROBLASTE *s. m. (angl. erythroblast).* Cellule nucléée médullaire précurseur de la lignée érythrocytaire. Normalement rencontré dans la moelle osseuse, sa présence dans le sang est rare et indique une hyperproduction médullaire ou l'existence de foyers hématopoïétiques extramédullaires actifs (érythroblastose fœtale, hémolyse brutale, leucose). SYN. *ÉRYTHROCYTE NUCLÉÉ, HÉMATIE NUCLÉÉE, PROÉRYTHROCYTE, PRONORMOBLASTE.*

ÉRYTHROBLASTOSE *s. f. (angl. erythroblastosis).* Production excessive d'érythroblastes ou présence d'érythroblastes dans le sang. Ce phénomène est observé dans différentes pathologies comme l'anasarque fœto-placentaire, l'ictère grave des nouveau-nés ou l'anémie de Cooley.

ÉRYTHROCYANOSE *s. f. (angl. erythrocyanosis).* Cyanose cutanée avec des taches rouges et bleues. ◇ **SUSMALLÉOLAIRE** *(angl. —).* Cyanose symétrique du bas des jambes apparaissant chez certaines jeunes femmes, après la puberté, avec infiltration pseudo-œdémateuse des tissus accompagnée d'une kératose rouge-violacée des follicules pileux et aggravée par le froid.

ÉRYTHROCYTAIRE *adj. (angl. erythrocytic).* Qui concerne les érythrocytes.

ÉRYTHROCYTE *s. m. (angl. erythrocyte, red blood cell).* Cellule anucléée du sang, de couleur rose-rouge, en forme de disque biconcave, qui contient de l'hémoglobine et transporte l'oxygène nécessaire à l'organisme. 1 mm^3 de sang en contient environ 5 millions. SYN. *HÉMATIE, GLOBULE ROUGE.*

ÉRYTHROCYTÉMIE *s. f. (angl. erythrocythemia).* ☞ *POLYGLOBULIE.*

ÉRYTHROCYTOPÉNIE *s. f. (angl. erythrocytopenia).* ☞ *ÉRYTHROPÉNIE.*

ÉRYTHROCYTOPOÏÈSE *s. f. (angl. erythrocytopoiesis).* SYN. *ÉRYTHROPOÏÈSE.*

ÉRYTHRODERMIE *s. f. (angl. erythroderma).* Dermatose généralisée caractérisée par un érythème marqué, aigu ou chronique, en général suivi de desquamation. L'érythrodermie peut compliquer une dermatose préexistante (en particulier un eczéma ou un psoriasis) ou être la conséquence d'une intoxication médicamenteuse, d'une infection ou d'une hémopathie.

ÉRYTHROGÈNE *adj. (angl. erythrogenous).* **1.** Qui favorise la production des érythrocytes. **2.** Qui fait rougir la peau.

ÉRYTHROMYCINE *s. f. (angl. erythromycin).* Antibiotique bactériostatique de la famille des macrolides qui s'emploie contre les infections à cocci à Gram positif (staphylocoques, entérocoques et streptocoques). S'utilise préférentiellement par voie orale.

ÉRYTHROPÉNIE *s. f. (angl. erythropenia).* Diminution pathologique du nombre d'érythrocytes.

ÉRYTHROPOÏÈSE *s. f. (angl. erythropoiesis).* Production de globules rouges dans les organes hémopoïétiques.

ÉRYTHROPOÏÉTINE *s. f. (angl. erythropoietin).* Glycoprotéine secrétée essentiellement par le rein et qui stimule puissamment l'érythropoïèse. Son déficit explique l'anémie de l'insuffisance rénale chronique. Obtenue par synthèse, l'érythropoïétine est utilisée dans le traitement de l'anémie des dyalisés. Les polyglobulies secondaires de certaines tumeurs (rein) et de l'hypoxie chronique sont dues à une hypersécrétion d'érythropoïétine. Abréviation : EPO. SYN. *HÉMOPOÏÉTINE.*

ÉRYTHROPSINE *s. f. (angl. erythropsin).* Chromoprotéine constituant le pigment rouge des cellules à bâtonnets de la rétine. Elle joue un rôle dans la vision crépusculaire. SYN. *RHODOPSINE.*

ÉRYTHROSE **1.** *s. m. (angl. erythrose).* Aldotétrose dont dérivent *in vitro*, par synthèse, le ribose et l'arabinose. **2.** *s. f. (angl. erythromania).* Propension anormale à rougir. **3.** *s. f.* Hyperplasie du tissu érythropoïétique. **4.** *s. f. (angl. erythrosis).* Coloration rouge de la peau et des muqueuses observée dans la polyglobulie.

ESCARRE *s. f. (angl. cutaneous gangrene).* Toute nécrose cutanée, notamment celle qui se forme aux points de pression et d'irritation du corps chez les malades débilités, alités depuis longtemps, ou chez les individus atteints d'une affection du système nerveux.

ESCARRIFICATION *s. f. (angl. escharrification).* Formation d'escarres.

ESCHERICHIA Genre de bactéries de la famille des *Enterobacteriaceae* Gram négatif, qui ne comprend qu'une seule espèce : *E. coli.* C'est l'entérobactérie saprophyte la plus fréquente dans l'intestin de l'homme ; sa présence dans les eaux est considérée comme un indice de contamination fécale. C'est l'agent étiologique le plus fréquemment responsable d'infections urinaires, mais aussi de septicémies, de complications respiratoires chez les patients ayant subi une trachéotomie ou une intubation, d'infections postopératoires, de méningites chez le nouveau-né, etc.

ÉSÉRINE *s. f. (angl. calabarine).* Alcaloïde de la fève de Calabar (calabarine), inhibitrice de l'acétylcholinestérase. Vagomimétique stimulant de la motricité digestive et urinaire ; également utilisé en collyre pour son action myotique.

ESMARCH (BANDE D') *(angl. Esmarch's tourniquet).* Bande en caoutchouc que l'on enroule autour d'un membre à partir de son extrémité pour en chasser le sang avant une amputation.

ÉSOPHORIE *s. f. (angl. esophoria).* Strabisme latent convergent ; tendance des axes visuels à converger.

ESPACE RÉTROPUBIEN *(angl. retropubic space).* Espace entre le pubis et la face antérieure de la vessie. SYN. *CAVITÉ DE RETZIUS.*

ESQUILLE *s. f. (angl. splinter).* Petit fragment ou éclat détaché, partiellement ou totalement, d'un os fracturé ou nécrosé.

ESSAI *s. m. (angl. assay, test).* Examen, épreuve, évaluation. ◇ **EN DOUBLE INSU** *(angl. double blind trial).* Essai clinique au cours duquel ni le patient ni le médecin ne connaissent la nature du produit administré (placebo ou principe actif). ◇ **EN SIMPLE INSU** *(angl. single blind trial).* Essai clinique dans lequel seul le patient ignore si le produit qu'il reçoit est un médicament actif ou un placebo.

ESSENCE *s. f. (angl. essence).* Nom de divers liquides volatils et odorants, abondants dans le règne végétal et appelés aussi huiles essentielles ou volatiles ; les plantes leur doivent leur parfum.

ESTER *s. m. (angl. ester).* Tout corps résultant de la combinaison d'un acide et d'un alcool, avec élimination d'eau.

ESTÉRASE *s. f. (angl. esterase).* Enzyme qui catalyse l'hydrolyse d'un ester en alcool et acide. ☞ *HYDROLASE.*

ESTÉRIFICATION *s. f. (angl. esterification).* Réaction par laquelle un acide réagit avec un alcool pour former un ester.

ESTOMAC *s. m. (angl. stomach).* Organe creux de structure musculomembraneuse, qui continue d'un côté l'œsophage et se poursuit de l'autre par le duodénum ; il est situé en dessous du diaphragme, dans l'épigastre et une partie de l'hypochondre gauche. Il possède deux faces, une antéro-supérieure et une postéro-inférieure ; deux orifices : le cardia qui communique avec l'œsophage, et le pylore qui communique avec le duodénum ; deux bords : le supérieur concave ou petite courbure et l'inférieur convexe ou grande courbure ; et deux extrémités : le fundus et l'antre pylorique. C'est un organe digestif dans lequel est sécrété le suc gastrique.

ESTRADIOL *s. m. (angl. estradiol).* Stéroïde estrogène considéré comme la véritable hormone femelle.

ESTRAL (CYCLE) *(angl. estrous cycle).* Modification périodique du système reproducteur déclenché par les gonadostimulines et préparant à la fécondation, la nidation et la gestation.

ESTRANE *s. m. (angl. estrane).* Noyau des estrogènes naturels.

ESTRIOL *s. m. (angl. estriol).* Hydro-estrone, que l'on trouve dans l'urine des femmes enceintes.

ESTROGÈNE *(angl. estrogen).* **1.** *adj.* Qui produit l'œstrus. **2.** *s. m.* Hormone extraite des follicules ovariens et de l'urine pour les œstrogènes naturels. De nombreuses substances ayant les mêmes propriétés ont été synthétisées : œstrogènes de synthèse. SYN. *ŒSTROGÈNE.*

ESTROGÉNOTHÉRAPIE *s. f. (angl. estrogen therapy).* Emploi des œstrogènes naturels ou artificiels. SYN. *ŒSTROGÉNOTHÉRAPIE.*

ESTRONE *s. f. (angl. estrone).* Stéroïde estrogène isolé de l'urine des femelles gravides. SYN. *FOLLICULINE, ŒSTRONE.*

ESTROPROGESTATIF *adj. (angl. estroprogestative).* Se dit d'un médicament contenant à la fois un estrogène et un progestatif, généralement utilisé comme contraceptif oral.

ÉTACRYNIQUE (ACIDE) *(angl. etacrynic acid).* Diurétique d'action rapide et puissante. Il agit en inhibant la réabsorption de chlore et de sodium au niveau de la portion ascendante de l'anse de Henlé.

ÉTAT *s. m. (angl. state, condition).* **1.** Chacun des degrés ou modes d'agrégation des molécules d'un corps. La matière se présente sous trois états : solide, liquide et gazeux.

2. *(angl. state).* Condition, disposition, situation. ◇ **DE MAL ANGINEUX** *(angl. status anginosus).* Urgence cardiologique faisant craindre un infarctus imminent devant l'aggravation de crises d'angine, de plus en plus longues, fréquentes et résistant aux vasodilatateurs coronariens. ◇ **DE MAL ASTHMATIQUE** *(angl. status asthmaticus).* Insuffisance respiratoire aiguë au cours d'une crise d'asthme prolongée, ne cédant pas aux traitements habituels. ◇ **DE MAL ÉPILEPTIQUE** *(angl. status epilepticus).* État caractérisé par une crise épileptique qui persiste suffisamment longtemps (crise prolongée) ou qui se répète avec des intervalles suffisamment brefs (crise subintrante) pour créer une condition épileptique fixe et durable. ◇ **DE MANQUE** *(angl. withdrawal status).* Ensemble de troubles sévères chez le toxicomane privé de sa drogue. SYN. *SYNDROME DE SEVRAGE.* ◇ **(PÉRIODE D')** *(angl. acme).* Période d'une maladie au cours de laquelle les symptômes ont le maximum d'intensité.

ÉTERNUEMENT *s. m. (angl. sneeze).* Expiration réflexe violente, spasmodique et sonore, à travers les fosses nasales et la bouche, s'accompagnant ou non d'un rejet de mucosités.

ÉTHANOL *s. m.* ☞ *ALCOOL ÉTHYLIQUE.*

ÉTHER *s. m. (angl. ether).* **1.** Tout corps constitué par la condensation de deux molécules d'alcool avec perte d'une molécule d'eau. **2.** En langage courant, éther éthylique.

ÉTHÉROMANE *adj. (angl. ether addict).* Qui souffre d'éthéromanie.

ÉTHÉROMANIE *s. f. (angl. etheromania).* Habitude morbide de consommer de l'éther comme stimulant.

ÉTHINYLESTRADIOL *s. m. (angl. ethynylestradiol).* Dérivé de l'estradiol utilisé par voie orale.

ÉTHIQUE *s. f. (angl. ethics).* Science de la morale et des obligations de l'être humain ; système de principes et de règles qui régissent la conduite.

ETHMOÏDAL *adj. (angl. ethmoidal).* Qui se rapporte ou qui appartient à l'ethmoïde.

ETHMOÏDE (OS) *s. m. (angl. ethmoid bone).* Os impair et symétrique entrant dans la constitution de l'étage antérieur de la base du crâne où il s'articule avec le frontal.

ETHMOÏDECTOMIE *s. f. (angl. ethmoidectomy).* Ouverture et curetage de l'ethmoïde.

ETHMOÏDITE *s. f. (angl. ethmoiditis).* Inflammation de la muqueuse ethmoïdale.

ÉTHOSUXIMIDE *s. m. (angl. ethosuximide).* Dérivé du succinimide, utilisé dans les absences du petit mal épileptique.

ÉTHYLE *s. m. (angl. ethyl).* Radical monovalent organique, C_2H_5-.

ÉTHYLIQUE **1.** *adj. (angl. ethylic).* Se dit de tout corps contenant le groupement éthyle. **2.** *s. m. ou f. (angl. alcoholic).* Se dit d'un individu alcoolique.

ÉTHYLISME *s. m. (angl. alcoholism).* SYN. *ALCOOLISME.*

ÉTHYLMORPHINE *s. f.* ☞ *MORPHINE.*

ÉTHYLOMÈTRE *s. m. (angl. alcohol test).* Appareil servant à mesurer la teneur d'alcool éthylique dans l'air expiré. SYN. *ÉTHYLOTEST.*

ÉTIOLOGIE *s. f. (angl. etiology).* Étude des causes des maladies. Par abus de langage, ce terme est parfois utilisé pour désigner les causes mêmes des maladies.

ÉTIOLOGIQUE *adj. (angl. etiologic).* **1.** En rapport avec l'étiologie. Ex. *diagnostic étiologique.* **2.** Dirigé contre la cause de la maladie ; se dit des médicaments utilisés pour combattre le facteur causal.

ÉTOILE VASCULAIRE *(angl. spider angioma).* ☞ *ANGIOME STELLAIRE.*

ÉTOUFFEMENT *s. m. (angl. suffocation).* Oppression et fatigue au niveau de la poitrine qui empêchent de respirer librement.

ÉTOURDISSEMENT *s. m. (angl. dizziness).* Perte des sens ; vertige.

ÉTRANGETÉ (SENTIMENT D') *(angl. faraway feeling).* Sensation de modification de soi-même et de l'entourage que l'on peut observer dans l'épilepsie temporale et au cours de certaines psychoses.

ÉTRANGLEMENT *s. m. (angl. strangulation).* Constriction plus ou moins subite du pédicule vasculaire d'un organe (testicule, grêle, etc.) entraînant ischémie aiguë puis nécrose.

ÉTRIER *s. m.* ☞ *STAPES.*

ÉTUVE *s. f. (angl. stove).* Appareil à l'intérieur duquel on peut élever artificiellement la température ; utilisé pour la stérilisation et les cultures microbiennes à température constante.

EUCALYPTOL *s. m. (angl. eucalyptol).* Liquide incolore, d'odeur similaire à celle du camphre, qui constitue la majeure partie de l'essence d'eucalyptus.

EUCALYPTUS *s. m. (angl. eucalyptus).* Arbre originaire d'Australie, également appelé arbre de la fièvre. Ses feuilles contiennent une essence et s'utilisent en poudre, infusion, teinture et extrait comme diaphorétique favorisant la transpiration, stimulant, antiputride, anticatharral, fébrifuge et antiseptique.

EUCAPNIE *s. f. (angl. eucapnia).* Taux normal d'anhydride carbonique dans le sang.

EUGÉNISME *s. m. (angl. eugenics).* Discipline ayant pour objet l'étude des conditions et milieux les plus favorables à l'amélioration physique et morale des futures générations humaines en évitant la venue au monde d'enfants malformés.

EUGÉNISTE *s. m. (angl. eugenicist).* Spécialiste en eugénisme.

EUNUCHISME *s. m. (angl. eunuchism).* État dû à une forte diminution ou à l'absence complète, dès avant la puberté, de la sécrétion interne des glandes génitales.

EUNUCHOÏDE *s. m. (angl. eunuchoid).* Qui rappelle un eunuque, qui lui ressemble ou qui en a les caractères.

EUNUCHOÏDISME *s. m. (angl. eunuchism).* Anomalie de développement due à l'insuffisance de la sécrétion interne des glandes génitales survenant avant la puberté.

EUNUQUE *s. m. (angl. eunuch).* Homme castré ; privé de testicules.

EUSTACHE (TROMPE D') *(angl. auditory tube).* ☞ *TROMPE AUDITIVE.*

EUTHANASIE *s. f. (angl. euthanasia).* Usage des procédés qui permettent de donner à un être humain qui la souhaite, ou qu'on suppose la souhaiter, du fait de ses souffrances, une mort naturelle douce, indolore, sans agonie.

EUTHYMIE *s. f. (angl. euthymia).* État de tranquilité mentale.

EUTHYROÏDIE *s. f. (angl. euthyroidism).* État de fonctionnement normal de la glande thyroïde. SYN. *EUTHYRÉOSE.*

EUTOCIE *s. f. (angl. eutocia).* Accouchement normal.

EUTOCIQUE *adj. (angl. eutocic).* **1.** Qui favorise ou facilite l'accouchement. **2.** Qui se rapporte à un accouchement normal.

ÉVACUATION *s. f. (angl. evacuation).* Expulsion naturelle ou artificielle des excréments ou de substances pathologiques par un orifice quelconque.

ÉVAGINATION *s. f. (angl. evagination).* Protrusion d'un organe ou d'une partie d'un organe en dehors de leurs limites normales.

ÉVANOUISSEMENT *s. m. (angl. fainting).* ☞ *DÉFAILLANCE, LIPOTHYMIE, SYNCOPE.*

ÉVEINAGE *s. m. (angl. venous stripping).* ☞ *STRIPPING.*

ÉVENTAIL (SIGNE DE L') *(angl. fan sign).* Écartement des orteils en éventail, se produisant dans l'hémiplégie infantile lors des mouvements de flexion et d'extension du tronc sur le bassin. Ce signe indique une lésion pyramidale. Il est en général associé au signe de Babinski.

ÉVENTRATION *s. f. (angl. incisional hernia).* Protrusion ou hernie de viscères abdominaux hors de l'abdomen, à travers la paroi abdominale. Elle peut être spontanée, postopératoire ou traumatique. ◇ **DIAPHRAGMATIQUE** *(angl. diaphragmatic —).* Hypotonicité du diaphragme qui est refoulé vers le thorax par la pression abdominale, simulant une hernie diaphragmatique.

ÉVERSION *s. f. (angl. eversion).* Saillie d'une muqueuse au niveau d'un orifice naturel, avec formation d'un bourrelet extérieur.

ÉVICTION SCOLAIRE *(angl. school exclusion).* Interdiction de la présence à l'école d'un élève atteint d'une maladie contagieuse.

ÉVISCÉRATION *s. f. (angl. evisceration).* Sortie d'un viscère ou des viscères hors de la cavité abdominale, spontanée (en période postopératoire immédiate, après traumatisme avec plaie), ou volontaire, lors d'une laparotomie.

ÉVOLUTIF *adj. (angl. progressive).* Qui est susceptible d'évoluer. Qui se modifie d'une manière continue, en général dans le sens d'une aggravation. Se dit d'une affection ou d'une lésion.

ÉVOLUTION *s. f. (angl. evolution).* **1.** Développement d'un phénomène, d'un organe, d'un individu ou d'une espèce. **2.** Succession de phases par lesquelles passe une maladie depuis son origine jusqu'à son terme.

EWING (SARCOME D') *(angl. Ewing's sarcoma).* Tumeur maligne de la moelle osseuse, localisée plus fréquemment à la diaphyse des os longs. Elle provoque douleur, fièvre et hyperleucocytose et se développe presque toujours chez les sujets jeunes. SYN. *TUMEUR D'EWING.*

EXACERBATION *s. f. (angl. exacerbation).* Aggravation passagère d'un symptôme, d'une douleur, d'une fièvre ou d'une maladie.

EXANTHÈME *s. m. (angl. exanthem).* Lésion cutanée qui caractérise une fièvre éruptive. ◇ **SUBIT OU CRITIQUE** *(angl. exanthema subitum).* Variété de fièvre éruptive, qui s'observe chez de tout jeunes enfants, caractérisée par une fièvre élevée pendant deux à trois jours suivie d'une éruption morbiliforme sur le tronc et les membres. Elle est due à un herpès virus, le HVH-6. SYN. *SIXIÈME MALADIE, ROSÉOLE INFANTILE.*

EXCAVATION *s. f. (angl. excavation).* Creux, cavité. ◇ **GLAUCOMATEUSE** *(angl. glaucomatous —).* Excavation de la papille optique secondaire à une hyperpression intra-oculaire. ◇ **PELVIENNE** *(angl. pelvis).* ☞ *PELVIS.* ◇ **RECTO-UTÉRINE** *(angl. rectouterine —).* Diverticule de la cavité péritonéale, dont il est le point le plus bas. Il est situé entre le vagin et le rectum. SYN. *CUL-DE-SAC DE DOUGLAS.* ◇ **VÉSICORECTALE** *(angl. vesicorectal —).* Diverticule de la cavité péritonéale, dont il est le point le plus bas. Il est situé entre la vessie et le rectum chez l'homme. SYN. *CUL-DE-SAC DE DOUGLAS.*

EXCIPIENT *s. m. (angl. excipient).* Substance plus ou moins inerte, qui conditionne la consistance, la forme et le volume des préparations pharmaceutiques.

EXCISION *s. f. (angl. excision).* Ablation, à l'aide d'un instrument tranchant, d'un fragment d'organe ou de tissu, normal ou pathologique. SYN. *EXTIRPATION, EXÉRÈSE, ABLATION.*

EXCITABILITÉ *s. f. (angl. excitability).* Faculté de répondre de façon spécifique à une stimulation. Elle est particulièrement développée dans les tissus musculaire et nerveux.

EXCITATION *s. f. (angl. excitation).* **1.** État d'agitation mentale et/ou physique. **2.** Augmentation du fonctionnement normal d'une fonction quelconque.

EXCITOSÉCRÉTOIRE *adj. (angl. excitosecretory).* Qui augmente la sécrétion. Se dit des nerfs qui activent la sécrétion des éléments glandulaires.

EXCORIATION *s. f. (angl. excoriation).* Perte superficielle de substance qui touche uniquement l'épiderme, comme celle qui est produite par le grattage.

EXCRÉMENTS *s. m. pl. (angl. feces).* Matières fécales, résidus des substances soumises à la digestion.

EXCRETA *s. m. pl. (angl. excreta).* Terme général pour désigner les matières éliminées par l'organisme (fèces, urine, sueur, etc.).

EXCRÉTION *s. f. (angl. excretion).* **1.** Déversement d'un produit de sécrétion. **2.** Élimination des déchets de l'organisme.

EXCROISSANCE *s. f. (angl. excrescence).* Tumeur en relief formée par la prolifération d'un tissu.

EXENTÉRATION *s. f. (angl. exenteration).* Éviscération, en particulier de l'intestin.

EXÉRÈSE *s. f. (angl. excision).* Ablation chirurgicale d'un tissu ou organe, ou d'un corps étranger. SYN. *EXTIRPATION, EXCISION, ABLATION.*

EXFOLIATION *s. f. (angl. exfoliation).* Élimination, sous forme de squames ou de lamelles de certaines parties cutanées nécrosées. SYN. *DESQUAMATION.*

EXHALATION *s. f. (angl. exhalation).* Élimination par la surface de la peau ou par les poumons de liquides, vapeurs ou gaz.

EXITUS *s. m. (angl. death).* Mort.

EXOCERVICAL *adj. (angl. exocervical).* Qui se rapporte à la surface du col utérin.

EXOCERVICITE *s. f. (angl. exocervitis).* Inflammation de la partie externe du col utérin.

EXOCOL *s. m. (angl. exocervix).* Partie intravaginale du col utérin. SYN. *MUSEAU DE TANCHE.*

EXOCRINE *adj. (angl. exocrine).* Qui se rapporte à la sécrétion externe d'une glande ; opposé à endocrine.

EXOCYTOSE *s. f. (angl. exocytosis).* **1.** Expulsion d'une cellule de particules de taille trop importante pour diffuser. **2.** Dans les lésions épidermiques de l'eczéma, présence de leucocytes faisant partie de la réaction inflammatoire.

EXOGAMIE *s. f. (angl. exogamy).* Union entre sujets non consanguins.

EXOGÈNE *adj. (angl. exogenous).* Qui prend naissance à l'extérieur du corps ; qui est dû à une cause externe.

EXON *s. m. (angl. exon).* Séquence de gène dont le transcrit persiste dans l'ARN messager mûr après maturation du transcrit primaire, représentant une séquence codante et traduite continue.

EXONÉRATION *s. f. (angl. defecation).* Défécation ; décharge du contenu intestinal.

EXOPHORIE *s. f. (angl. exophoria).* Strabisme latent divergent ; tendance des axes visuels à dévier en dehors.

EXOPHTALMIE *s. f. (angl. exophthalmos).* Saillie ou protrusion du globe oculaire hors de l'orbite. ◇ **MALIGNE** *(angl. malignant —).* Protrusion hyperalgique et œdémateuse du globe oculaire, complication redoutable de la maladie de Basedow.

EXOPHTALMOMÈTRE *s. m. (angl. exophtalmometer).* Instrument servant à mesurer le degré d'exophtalmie.

EXOSTOSE *s. f. (angl. exostosis).* Hypertrophie partielle, circonscrite de tissu osseux à la surface d'un os.

EXOTOXINE *s. f. (angl. exotoxin).* Toxine bactérienne qui exerce son action en dehors ou indépendamment de la bactérie productrice et qu'il est possible d'isoler sans détruire cette dernière.

EXPANSION *s. f. (angl. process, expansion).* En anatomie, prolongement de certaines structures ou de certains organes.

EXPECTANTE *adj. (angl. expectant).* Se dit de la méthode fondée sur l'expectation.

EXPECTORANT *adj. (angl. expectorant).* Qui provoque ou favorise l'expectoration.

EXPECTORATION *s. f.* **1.** *(angl. expectoration).* Expulsion par la bouche, de sécrétions contenues dans la trachée, les bronches ou les poumons. **2.** *(angl. sputum).* Matière expulsée, crachat.

EXPÉRIENCE *s. f. (angl. experiment, test).* Opération ayant pour but de découvrir une vérité générale ou de démontrer un fait. ☞ *EXPÉRIMENTATION.*

EXPÉRIMENTAL *adj. (angl. experimental).* Qui se fonde sur l'expérience scientifique. Qui possède le caractère d'une expérience.

EXPÉRIMENTATION *s. f. (angl. experiment).* Production ou provocation d'un fait ou d'un phénomène pour rechercher ses propriétés et ses causes.

EXPERTISE MÉDICALE *s. f. (angl. medical appraisal).* Avis donné par un médecin expert dans un cadre privé, médical ou judiciaire.

EXPIRATION *s. f. (angl. expiration).* Acte d'expulsion de l'air des poumons ; second temps de la respiration.

EXPIRATOIRE *adj. (angl. expiratory).* Se dit principalement des muscles qui contribuent à rétrécir le thorax et par conséquent permettent l'expiration.

EXPLORATEUR *s. m. (angl. explorer).* Instrument pour explorer un conduit ou une cavité naturelle, ou leur contenu.

EXPLORATION *s. f. (angl. exploration).* Examen ou investigation, instrumentale ou non, d'un organe interne ou d'une partie non directement visible du corps.

EXPRESSION *s. f.* **1.** *(angl. expressivity).* Extériorisation d'une pensée, d'une sensation, d'une émotion, par la voix, l'attitude ou la mimique. **2.** *(angl. expressing).* Évacuation, élimination, par compression. **3.** *(angl. penetrance).* Manifestation des effets d'un gène. ◇ **UTÉRINE** *(angl. Credé's method).* Manœuvre obstétricale servant à accélérer l'accouchement ou favoriser l'expulsion du placenta au moyen d'une pression exercée avec une ou deux mains sur le fond de l'utérus au travers de la paroi abdominale.

EXPULSION *s. f. (angl. expulsion).* Évacuation du contenu, normal ou pathologique, d'un organe ou d'un conduit par les propres forces contractiles et naturelles de ces derniers.

EXSANGUE *adj. (angl. anemic).* Qui a perdu beaucoup de sang.

EXSANGUINO-TRANSFUSION *s. f. (angl. exchange transfusion).* Substitution partielle ou totale du sang d'un patient par le sang d'un ou de plusieurs sujets sains. Elle consiste en une perfusion du sang d'un donneur avec extraction simultanée de quantités équivalentes de sang du patient. Les indications de l'exsanguino-transfusion sont certaines intoxications, l'insuffisance rénale aiguë, l'érythroblastose fœtale et les leucémies.

EXSTROPHIE *s. f. (angl. exstrophy).* Malformation congénitale ou acquise d'un organe membraneux, le plus souvent creux, caractérisée par l'extériorisation de sa muqueuse.

EXSUDAT *s. m. (angl. exudate).* Liquide organique de nature inflammatoire, formé par le passage du sérum à travers les parois vasculaires dans les tissus voisins.

EXSUDATION *s. f. (angl. exudation).* Suintement d'un liquide organique à travers les parois de son vaisseau ou réservoir naturel.

EXSUFFLATION *s. f. (angl. exsufflation).* Soustraction de gaz d'une cavité, pleurale le plus souvent.

EXTEMPORANÉ *adj. (angl. extemporaneous).* Qui se fait sur-le-champ, qui n'est pas préparé d'avance. ◇ **(BIOPSIE)** *(angl. frozen sction).* Se dit d'une biopsie effectuée pendant une intervention chirurgicale et dont on attend le résultat de l'examen histologique pour décider de la suite de l'intervention

EXTENSEUR *adj. (angl. extensor).* Se dit d'un muscle dont la contraction produit une extension. S'emploie aussi comme substantif.

EXTENSION *s. f. (angl. extension).* Mouvement par lequel deux segments d'un membre s'écartent et tendent vers une ligne droite. S'oppose à flexion. ◇ **CONTINUE** *(angl. continuous —).* Moyen de traitement des fractures des membres, particulièrement du fémur, qui a pour but de prévenir le raccourcissement du membre fracturé. On la pratique grâce à différents appareils, fixés à une ou plusieurs parties du membre, sur lesquels des poids exercent une traction continue. SYN. *TRACTION CONTINUE.*

EXTÉRIORISATION *s. f. (angl. exteriorization).* **1.** En psychologie, projection vers l'extérieur du monde interne du sujet. Action de reporter hors de soi ce qu'on ressent. **2.** Fixation chirurgicale d'un organe interne en dehors des limites naturelles du corps, en vue de pratiquer un drainage ou une ablation.

EXTÉROCEPTEUR *s. m. (angl. exteroceptor).* Organes terminaux sensitifs (récepteurs) de la peau ou des muqueuses qui reçoivent les stimuli d'origine extérieure ; s'oppose à intérocepteur.

EXTINCTION SENSITIVE *s. f. (angl. extinction).* Non-perception d'un stimulus (normalement perçu de manière isolée) lorsque celui-ci s'accompagne d'un autre stimulus porté sur une autre partie du corps.

EXTIRPATION *s. f. (angl. extirpation).* Ablation totale d'un organe, d'un os ou d'une formation pathologique. SYN. *EXCISION, EXÉRÈSE, ABLATION.*

EXTRACARDIAQUE *adj. (angl. extracardial).* Qui est situé ou se produit à l'extérieur du cœur ; exocardiaque.

EXTRACELLULAIRE *adj. (angl. extracellular).* Qui se situe ou se produit à l'extérieur d'une ou de plusieurs cellules.

EXTRACORPOREL *adj. (angl. extracorporeal).* Extérieur au corps. S'applique à la circulation du sang lorsqu'il est dérivé vers l'extérieur du corps dans les opérations à cœur ouvert.

EXTRACTEUR *s. m. (angl. extractor).* Instrument permettant d'extraire un corps étranger, un calcul ou une pièce métallique de prothèse.

EXTRADURAL *adj. (angl. extradural).* Qui est situé ou se produit en dehors de la dure-mère ; épidural.

EXTRAIT *s. m. (angl. extract).* Préparation pharmaceutique que l'on tire d'une substance animale ou végétale en la soumettant à l'action d'un dissolvant et en laissant évaporer le liquide résultant jusqu'à obtention d'une consistance ou d'un volume déterminés.

EXTRAPYRAMIDAL *adj. (angl. extrapyramidal).* Qui se trouve en dehors des voies pyramidales. ☞ *SYSTÈME EXTRAPYRAMIDAL.*

EXTRASYSTOLE *s. f. (angl. extrasystole).* Contraction prématurée de l'atrium ou du ventricule, ou des deux, indépendante du rythme normal et qui se produit sous l'effet d'une excitation hétérotope intercalée dans le rythme normal ou de base. ◇ **VENTRICULAIRE** *(angl. ventricular —).* Extrasystole dont le stimulus prend son origine dans une des branches du faisceau de His ou en un point quelconque du myocarde ventriculaire.

EXTRASYSTOLIE *s. f. (angl. extrasystole).* Trouble du rythme cardiaque caractérisé par la présence d'extrasystoles.

EXTRATUBAIRE *adj. (angl. extratubal).* En dehors d'un tube ou d'une trompe, comme celles de Fallope (trompe utérine) ou d'Eustache (trompe auditive).

EXTRATYMPANIQUE *adj. (angl. extratympanic).* En dehors de la membrane du tympan.

EXTRA-UTÉRIN *adj. (angl. extrauterine).* Qui est situé ou se produit en dehors de l'utérus. Ex. *grossesse extra-utérine.*

EXTRAVASATION *s. f. (angl. extravasation).* Passage d'un liquide organique dans les tissus, après lésion ou rupture des vaisseaux ou de l'organe qui le contiennent.

EXTRAVASCULAIRE *adj. (angl. extravascular).* Qui est situé ou se produit à l'extérieur d'un vaisseau.

EXTRAVERTI *adj. (angl. extroverted).* Tourné vers le monde extérieur, vers le dehors. On dit aussi extroverti.

EXTRINSÈQUE *adj. (angl. extrinsic).* Qui provient de l'extérieur ou d'une autre région de l'organisme.

EXTUBATION *s. f. (angl. extubation).* Ablation d'une canule d'intubation.

EXULCÉRATION *s. f. (angl. exulceration).* Ulcération superficielle de la peau ou d'une muqueuse.

F

FABULATION *s. f. (angl. confabulation).* Récits imaginaires, fréquents et non pathologiques chez l'enfant ; se rencontre dans les accès maniaques, certains délires, dans le syndrome frontal.

FACE *s. f. (angl. face).* Partie antérieure de la tête, qui va de la ligne des sourcils jusqu'à la pointe du menton.

FACETTE *s. f. (angl. facet).* Petite surface osseuse plane, souvent articulaire. ◇ **AURICULAIRE** *(angl. auricular —).* Surface plane en forme d'oreille située sur l'os coxal, qui s'articule avec une autre facette homonyme du sacrum. SYN. ***SURFACE AURICULAIRE.***

FACIAL *adj. (angl. facial).* Qui se rapporte à la face. ◇ **(NERF)** *(angl. — nerve).* Septième paire crânienne. Nerf mixte, sécrétoire et moteur des muscles peauciers de la face et du cou.

FACIÈS *s. m. (angl. facies).* Aspect ou expression du visage déterminés par les modifications que la maladie imprime sur celui-ci. ◇ **ABDOMINAL** *(angl. — abdominalis).* Expression du visage qui caractérise une affection abdominale aiguë : visage contracté et angoissé, avec des traits pincés et les yeux enfoncés dans les orbites. SYN. ***FACIÈS GRIPPÉ, FACIÈS PÉRITONÉAL.*** ◇ **ACROMÉGALIQUE** *(angl. acromegalic appearance).* Visage allongé avec des arcades sourcilières et des pommettes saillantes, un nez proéminent, des lèvres épaisses et un prognathisme accentué, caractéristique de l'acromégalie. ◇ **CARDIAQUE** *(angl. cardiac —).* Expression d'anxiété chez les patients cardiaques, caractérisée par des yeux larmoyants et écarquillés, et une légère contraction des traits du visage. ◇ **HÉPATIQUE** *(angl. — hepatica).* Faciès tiré, ictérique, avec des yeux enfoncés et jaunâtres, caractéristique de certaines maladies chroniques du foie. SYN. ***MASQUE BILIAIRE.*** ◇ **HIPPOCRATIQUE** *(angl. — hippocratica).* Aspect livide du visage, avec la peau tirée, le nez pincé, les yeux enfoncés et les joues creusées, qui indique une fin prochaine. ◇ **MITRAL** *(angl. mitral —).* Faciès observé dans le rétrécissement mitral, caractérisé par un érythème cyanique des joues, associé à une cyanose sombre des lèvres. ◇ **MONGOLIEN** *(angl. mongolian —).* Visage caractéristique des sujets atteints de mongolisme : tête arrondie, front bas, sourcils et fentes palpébrales obliques et pommettes saillantes. ◇ **MYXŒDÉMATEUX** *(angl. myxedematous —).* Faciès bouffi, avec teint cireux, tuméfaction des paupières, lèvres épaissies, pâles ou violacées, observé chez les individus atteints de myxœdème. ◇ **VULTUEUX** *(angl. congested —).* Visage congestionné avec yeux gonflés et joues colorées, observé lors de la période d'invasion de certaines maladies aiguës.

FACILITATION *s. f. (angl. facilitation).* **1.** Stimulation ou accélération d'un phénomène ou d'un processus. **2.** Diminution de la résistance d'un nerf au passage d'influx successifs, de telle façon qu'un deuxième stimulus produit une réaction plus facilement que le premier. ◇ **IMMUNITAIRE** *(angl. immunological enhancement).* Phénomène paradoxal par lequel un antigène (cellule d'un greffon par exemple) est protégé par un anticorps qui devrait normalement assurer sa destruction.

FACTEUR *s. m. (angl. factor).* Substance à effets physiologiques et/ou biochimiques bien identifiés, mais dont la composition chimique exacte n'est pas toujours connue. ◇ **ANTIHÉMOPHILIQUE A** *(angl. antihemophilic — A).* ☞ ***FACTEUR DE COAGULATION.*** ◇ **ANTIHÉMOPHILIQUE B** *(angl. antihe-*

mophilic — B). ☞ ***FACTEUR DE COAGULATION.*** ◇ **ANTINUCLÉAIRE** *(angl. antinuclear —).* ☞ ***ANTICORPS ANTINUCLÉAIRE.*** ◇ **ANTISCORBUTIQUE** *(angl. antiscurvy —).* Vitamine C. ◇ **ATRIAL NATRIURÉTIQUE** *(angl. atrial natriuretic —).* Substance polypeptidique sécrétée par les cellules des atria. Elle a une action natriurétique, diurétique et vasodilatatrice. ◇ **D'ACTIVATION DES LYMPHOCYTES** *(angl. lymphocyte activating —).* Ancienne dénomination de l'interleukine 1, qui agit sur les lymphocytes T en stimulant leur prolifération. ◇ **D'ACTIVATION DES PLAQUETTES** *(angl. platelet activating —).* Phospholipide libéré par les basophiles et les mastocytes capable d'agglomérer les plaquettes et de libérer leur contenu ; c'est un des médiateurs de l'hypersensibilité immédiate. Abréviation : PAF (de l'anglais *Platelet Activating Factor*). ◇ **DE COAGULATION** *(angl. coagulation —).* Chacune des substances présentes dans le sang et qui sont essentielles dans le processus de la coagulation. On les désigne par des chiffres romains. Chimiquement, ce sont des protéines, à l'exception du facteur IV (Ca). On reconnaît les facteurs suivants : *Facteur I* : fibrinogène ; *Facteur II* : prothrombine ; *Facteur III* : thromboplastine tissulaire ; *Facteur IV* : calcium ; *Facteur V* : proaccélérine, son déficit congénital entraîne la parahémophilie d'Owren ; *Facteur VI* : accélérine ; *Facteur VII* : proconvertine, son déficit congénital entraîne un syndrome hémorragique de type hémophilique et son déficit acquis s'observe dans des hépatopathies graves et dans l'avitaminose K ; *Facteur VIII* : facteur antihémophilique A ou thromboplastinogène, son déficit entraîne l'hémophilie A et la maladie de Willebrand ; *Facteur IX* : facteur antihémophilique B, facteur Christmas ou *Plasma Thromboplastin Component* (PTC), son déficit provoque l'hémophilie B ; *Facteur X* : facteur Stuart ; son déficit congénital provoque des hémorragies modérées, et son déficit acquis s'observe dans des hépatopathies et des avitaminoses K ; *Facteur XI* : facteur de Rosenthal ou *Plasma Thromboplastin Antecedent* (PTA) ; son déficit provoque un syndrome hémorragique (syndrome de Rosenthal) ; *Facteur XII* : facteur Hageman ; son déficit provoque un allongement du temps de coagulation ; *Facteur XIII* : facteur stabilisant de la fibrine (FSF) ; son déficit provoque un syndrome hémorragique hérédofamilial de type hémophilique. ◇ **DE NÉCROSE DES TUMEURS** *(angl. tumour necrosis —).* Cytokine entraînant la nécrose cellulaire. Il en existe deux types : α (syn. cachectine) sécrété par les monocytes et β (syn. lymphotoxine) sécrété par les lymphocytes T. Abréviation : TNF (de l'anglais *Tumour Necrosis Factor*). ◇ **DÉCLENCHANT DES SÉCRÉTIONS HYPOPHYSAIRES** *(angl. releasing hormone).* ☞ ***FACTEUR HYPOTHALAMIQUE.*** ◇ **EXTRINSÈQUE** *(angl. extrinsic —).* Nom donné à la vitamine B12, du fait de sa relation initiale avec le facteur intrinsèque. ◇ **HYPOTHALAMIQUE** *(angl. hypothalamic —).* Facteur hormonal contrôlant l'activité hypophysaire. Les uns sont des facteurs de libération (*Releasing Factors*) d'une hormone. C'est le cas pour l'hormone somatotrope (GH-RF), pour l'hormone mélanotrope (MSH-RF), pour l'hormone corticotrope (CRF), pour les gonadostimulines (gonadolibérine ou Gn-RF), pour la thyréostimuline (thyréolibérine ou TRF), pour la prolactine (PRF). D'autres facteurs hypothalamiques sont des facteurs inhibiteurs d'une sécrétion hormonale ; c'est le cas pour la prolactine (PIF), pour l'hormone somatotrope (somatostatine), pour l'hormone mélanotrope (MSH-IF). ◇ **INTRINSÈQUE** *(angl. intrinsic —).* Protéine sécrétée par la muqueuse gastrique, qui permet l'absorption intestinale de la vitamine B12. Elle est absente chez les sujets ayant une anémie de Biermer. SYN. ***FACTEUR DE CASTLE.*** ◇ **PLAQUETTAIRE** *(angl. platelet —).* Facteur coagulant d'origine plaquettaire. ◇ **PLASMATIQUE** ☞ ***FACTEUR DE COAGULATION.*** ◇ **PP** *(angl. PP —).* SYN. ***ACIDE NICOTINIQUE, NICOTINAMIDE.*** ☞ ***VITAMINE B3.*** ◇ **RHUMATOÏDE** *(angl. rheumatoid —).* Autoanticorps dirigé contre les immunoglobulines G (IgG). Un FR est souvent retrouvé au cours de la polyarthrite rhumatoïde, mais aussi au cours d'autres connectivites ou d'infections prolongées, ainsi que chez certains sujets sains. Abréviation : FR. ◇ **SÉCRÉTEUR** *(angl. secretor —)*. Substance intervenant dans le synthèse des antigènes érythrocytaires A et B. ◇ **XA** *(angl. Xa —)*. Facteur X activé.

FACTEURS RH *(angl. Rh factors)*. Structures existant à la surface du globule rouge, responsables des réactions dues aux antisérums Rh.

FAIM *s. f. (angl. hunger)*. Ensemble des sensations provoquées par la privation de nourriture, qui incite l'homme ou l'animal à rechercher des aliments, et que l'ingestion de nourriture fait disparaître (définition OMS). ◇ **DOULOUREUSE** *(angl. — pain)*. Douleur de l'estomac vide, caractéristique de l'ulcère gastrique ou duodénal.

FAISCEAU *s. m. (angl. fascicle, bundle, tract)*. Ensemble de structures de forme allongée (fibres), disposées parallèlement. EX. *faisceau nerveux, faisceau musculaire.* ◇ **ATRIOVENTRICULAIRE** *(angl. atrioventricular bundle)*. Tissu de conduction reliant les atria aux ventricules, divisé en deux branches (une pour chaque ventricule). SYN. ***FAISCEAU DE HIS.***

FALCIFORME *adj. (angl. falciform)*. En forme de faucille.

FALLOPE (TROMPE DE) ☞ ***TROMPE UTÉRINE.***

FALLOT ◇ **(PENTALOGIE DE)** *(angl. pentalogy of Fallot)*. Malformation congénitale cardiaque comportant les malformations anatomiques d'une tétralogie de Fallot, auxquelles s'ajoute la communication interatriale. ◇ **(TÉTRALOGIE DE)** *(angl. tetralogy of Fallot)*. Complexe constitué de quatre anomalies cardiaques congénitales : sténose pulmonaire, communication interventriculaire, dextroposition de l'aorte et hypertrophie ventriculaire droite. Elle constitue la cause la plus fréquente de cyanose ou maladie bleue dans l'enfance. Elle est opérable. ◇ **(TRILOGIE DE)** *(angl. trilogy of Fallot)*. Malformation cardiaque congénitale associant sténose de l'artère pulmonaire, hypertrophie ventriculaire droite et communication interatriale. Elle est curable chirurgicalement.

FAMILLE *s. f. (angl. family)*. **1.** Groupe taxinomique de rang inférieur à l'ordre et supérieur au genre. **2.** Ensemble des ascendants, descendants et autres membres apparentés appartenant à une même lignée.

FANGOTHÉRAPIE *s. f.* Application de boues à des fins thérapeutiques.

FANTASME *s. m. (angl. fantasy)*. **1.** Perception illusoire, hallucination. **2.** En psychiatrie, rêverie à l'état éveillé. **3.** En psychanalyse, construction mentale imaginative se présentant de différentes manières, comme une rêverie diurne, un rêve éveillé ou comme une structure inconsciente sous-jacente à des contenus manifestes. Il représente la satisfaction d'un désir inconscient. SYN. ***PHANTASME.***

FAO *(angl. FAO)*. Sigle de *Food and Agriculture Organization* (Organisation pour l'alimentation et l'agriculture), agence des Nations Unies créée spécialement pour favoriser et stimuler le développement de l'agriculture, de la pêche et des industries forestières au niveau mondial. Son siège est à Rome.

FARADISATION *s. f. (angl. faradization)*. Application d'un courant faradique au moyen d'aiguilles pour stimuler des muscles ou des nerfs. SYN. ***FARADISME.***

FASCIA *s. m. (angl. fascia)*. Enveloppe fibreuse superficielle ou profonde. ◇ **LATA** *(angl. — lata)*. Aponévrose de la cuisse ; membrane épaisse et résistante qui enveloppe tous les muscles de la région crurale.

FASCICULATION *s. f. (angl. fasciculation)*. **1.** Disposition en faisceaux. **2.** Contraction musculaire involontaire.

FASCICULÉ *adj. (angl. fasciculated)*. Qui est disposé en faisceaux.

FASCIITE *s. f. (angl. fasciitis)*. Atteinte inflammatoire d'une ou de plusieurs aponévroses. SYN. ***FASCÉITE.*** ◇ **NÉCROSANTE** *(angl. necrotizing —)*. Infection des fascias hypodermiques évoluant très vite vers la nécrose, due à une association bactéries anaérobies et streptocoques de pronostic sévère.

FASCIOLA *(angl. fasciola)*. Genre de vers de l'ordre des Trématodes caractérisés par la présence d'un tube digestif ramifié. L'espèce *F. hepatica* est trouvée fréquemment dans les voies biliaires du mouton. Elle a parfois été isolée du foie de l'homme, chez qui elle provoque obstruction biliaire, hépatomégalie et dégénérescence kystique. Elle est également désignée sous le nom de *Distoma hepaticum* (nom vernaculaire : grande douve du foie).

FASCIOLASE *s. f. (angl. fascioliasis).* Distomatose hépatique causée par *Fasciola hepatica.*

FATIGUE *s. f. (angl. fatigue).* État ou sensation ressentis après une activité intense ou prolongée.

FAUCHER (TUBE DE) *(angl. Faucher's tube).* Sonde gastrique souple, de 10 à 14 mm de diamètre, utilisée pour le lavage de l'estomac.

FAUSSE ◇ COUCHE *(angl. miscarriage).* ☞ ***AVORTEMENT SPONTANÉ.*** ◇ **RECONNAISSANCE** *(angl. false recognition).* Erreur sur l'identité de personnes ou de lieux. Elle s'observe dans le syndrome de Korsakoff ou dans certains syndromes confusionnels. ◇ **ROUTE** *(angl. false passage).* **1.** Au cours d'un cathétérisme ou d'un sondage, passage du cathéter ou de la sonde dans les tissus mous à proximité du conduit exploré. **2.** Inhalation d'aliments ou de vomissements.

FAUX *s. f. (angl. falx).* En anatomie, repli membraneux dont la forme rappelle celle d'une faux. ◇ **DU CERVEAU** *(angl. — of cerebrum).* Repli longitudinal de la dure-mère qui s'étend du processus crista-galli jusqu'à la partie moyenne de la tente du cervelet, et qui sépare les hémisphères cérébraux. ◇ **DU CERVELET** *(angl. — of cerebellum).* Repli de la dure-mère, qui sépare les hémisphères cérébelleux.

FAVISME *s. m. (angl. favism).* Maladie endémique en Sardaigne, qui coïncide avec la floraison d'une variété de fève, *Vicia faba.* Elle est caractérisée cliniquement par des phénomènes d'hémolyse qui revêtent parfois une extrême gravité, chez les patients atteints d'un déficit en glucose-6-phosphate déshydrogénase. SYN. ***FABISME.***

FAVUS *s. m. (angl. favus).* Teigne très contagieuse due à un champignon parasite. Elle atteint surtout le cuir chevelu, s'attaquant aux cheveux jusqu'à leur racine. La lésion caractéristique est une petite dépression arrondie, suppurée, jaunâtre, centrée par un poil, appelée godet favique. Le favus entraîne une alopécie définitive, en laissant des cicatrices. SYN. ***TEIGNE FAVIQUE.***

FÉBRICITANT *adj. (angl. febrile).* Qui a de la fièvre.

FÉBRICULE *s. f. (angl. minor fever).* Fièvre modérée, transitoire ou prolongée.

FÉBRIFUGE *adj. (angl. antipyretic).* Qui fait disparaître ou qui réduit la fièvre. S'emploie aussi comme substantif. SYN. ***ANTIPYRÉTIQUE.***

FÉBRILE *adj. (angl. febrile).* **1.** Qui est caractérisé par la fièvre. **2.** Qui a de la fièvre.

FÉCAL *adj. (angl. fecal).* Qui se rapporte aux matières fécales.

FÉCALOÏDE *adj. (angl. fecaloid).* Qui ressemble aux matières fécales. Se dit notamment des vomissements consécutifs à une occlusion intestinale.

FÉCALOME *s. m. (angl. fecalith).* Masse dure de matières fécales accumulées dans le gros intestin, simulant une tumeur.

FÉCALURIE *s. f. (angl. fecaluria).* Présence de matières fécales dans l'urine en rapport avec une fistule entérovésicale, en particulier par perforation d'un diverticule sigmoïdien.

FÈCES *s. f. (angl. stools, feces).* Matières fécales.

FÉCOND *adj. (angl. fertile).* Fertile, prolifique, productif.

FÉCONDATION *s. f. (angl. fertilization).* Pénétration du spermatozoïde (gamète mâle) dans l'ovule (gamète femelle) et fusion de ceux-ci pour constituer l'œuf (ou zygote). ◇ **ARTIFICIELLE** *(angl. artificial —).* Injection de sperme dans l'utérus au moyen d'une seringue. ◇ ***IN VITRO*** *(angl. in vitro —).* Fécondation expérimentale, extracorporelle, réalisée au laboratoire. Abréviation : FIV. ◇ ***IN VITRO* ET TRANSFERT D'EMBRYONS** *(angl. in vitro — and embryo transfer, [IVFET]).* Méthode de traitement de certaines stérilités, consistant à prélever les gamètes, à en assurer la fécondation au laboratoire et à transférer l'embryon dans l'utérus. Abréviation : FIVETE.

FÉCONDITÉ *s. f. (angl. fecundity).* Aptitude à la reproduction.

FÉMINISANT *adj. (angl. feminizing).* Qui provoque l'apparition et le développement de caractères sexuels secondaires féminins.

FÉMINISATION *s. f. (angl. feminization).* Apparition chez l'homme de caractères sexuels secondaires féminins.

FÉMORAL *adj. (angl. femoral).* **1.** Qui se rapporte au fémur. **2.** Qui se rapporte à la cuisse.

FÉMORO-PATELLAIRE *adj. (angl. patellofemoral).* Qui se rapporte au fémur et à la patella.

FÉMUR *s. m. (angl. femur).* Os de la cuisse, le plus long du corps, qui s'articule avec l'os coxal et le tibia.

FENESTRATION *s. f. (angl. fenestration).* **1.** Création d'une ouverture dans la paroi d'une cavité naturelle ou pathologique (souvent un kyste). **2.** Intervention qui consiste à pratiquer une ouverture permanente au niveau du labyrinthe, destinée à remplacer la fenêtre ovale fermée en cas d'otosclérose.

FENÊTRE *s. f. (angl. window).* Orifice dans une paroi, un organe, etc. ◇ **OVALE** *(angl. oval —).* Orifice ovale de la paroi interne du tympan, qui communique avec le vestibule. SYN. ***FENÊTRE VESTIBULAIRE.*** ◇ **RONDE** *(angl. round —).* Orifice arrondi de la paroi interne du tympan, qui communique avec la cochlée. SYN. ***FENÊTRE COCHLÉAIRE.*** ◇ **THÉRAPEUTIQUE** Arrêt provisoire d'un traitement.

FENTANYL *s. m. (angl. fentanyl).* Analgésique opiacé de synthèse, utilisé dans la neuroleptanalgésie et dans d'autres techniques anesthésiques où l'analgésie joue un rôle important.

FENTE *s. f. (angl. fissure, cleft).* En anatomie, espace allongé entre deux ou plusieurs éléments anatomiques. SYN. ***SCISSURE, FISSURE, SILLON.*** ◇ **LABIOPALATINE** *(angl. facial cleft).* ☞ ***BEC-DE-LIÈVRE.*** ◇ **PALPÉBRALE** *(angl. palpebral fissure).* Ouverture entre les paupières.

FER *s. m. (angl. iron).* Élément métallique de numéro atomique 26. Le fer est un constituant de l'hémoglobine, et il est utilisé en thérapeutique pour la reconstitution du sang dans les anémies de type hypochrome. Les principaux sels de fer utilisés en thérapeutique sont les sels ferreux, administrés par voie orale : fumarate, gluconate, etc. Symbole : Fe.

FERMENT *s. m. (angl. ferment).* SYN. (désuet d') ***ENZYME.***

FERREUX *adj. (angl. ferrous).* Se dit des composés de fer dans lesquels cet élément est bivalent (Fe^{++}).

FERRIPRIVE *adj. (angl. sideropenic).* Qui est provoqué par le manque de fer. EX. *anémie ferriprive.*

FERRIQUE *adj. (angl. ferric).* Se dit des composés de fer dans lesquels cet élément est trivalent (Fe^{+++}).

FERRITINE *s. f. (angl. ferritin).* Forme de stockage du fer dans l'organisme, présente dans la muqueuse gastro-intestinale, le foie, la rate et la moelle osseuse.

FERTILE *adj. (angl. fertile).* Fécond ; non stérile, capable d'engendrer un nouvel individu.

FESSE *s. f. (angl. buttock).* Chacune des deux masses charnues situées au bas du dos et formées principalement par les muscles fessiers. SYN. ***RÉGION GLUTÉALE.***

FESTINATION *s. f. (angl. festination).* Tendance involontaire à augmenter la vitesse de la marche pour éviter une chute en avant. Elle s'observe dans la maladie de Parkinson.

FEU DE SAINT-ANTOINE ☞ ***ERGOTISME.***

FEUILLET *s. m. (angl. layer).* Dénomination de certaines structures anatomiques, minces et étendues.

FÈVE *s. f. (angl. broad bean).* ◇ **DE CALABAR** *(angl. Calabar bean).* Graine toxique de *Physostigma venenosum*, dont les principes actifs sont la physostigmine (ou ésérine) et la calabarine. Elle a des propriétés myotiques, antispasmodiques et dépressives. ◇ **DES JÉSUITES (OU DE SAINT-IGNACE)** *(angl. St Ignatus bean).* Graine de *Strychnos ignatii*, dont le principe actif est la strychnine.

FIBRATE *s. m. (angl. fibrate).* Classe de médicaments utilisés dans le traitement des hyperlipémies.

FIBRE *s. f. (angl. fiber).* Structure anatomique d'aspect filamenteux. ◇ **ADRÉNERGIQUE** *(angl. adrenergic —).* Fibre nerveuse qui libère à sa terminaison, au passage de l'influx nerveux, une substance analogue à l'adrénaline. Les fibres adrénergiques sont en majorité des fibres post-ganglionnaires du système sympathique. ◇ **ALIMENTAIRE** *(angl. dietary —).* Substance présente dans les aliments et qui ne peut être digérée par les sucs digestifs (celluloses, hémi-celluloses, pectines, gommes, etc.). ◇ **CHOLINERGIQUE** *(angl. cholinergic —).* Fibre nerveuse motrice qui libère à sa terminaison une substance analogue à l'acétylcholine. ◇ **COLLAGÈNE** (angl. *collagen —).* Fibre souple, constituant caractéristique de tous les types de tissu conjonctif. SYN. ***FIBRE BLANCHE.*** ◇ **ÉLASTIQUE** *(angl. elastic —).* Fibre constituée essentiellement par de l'élastine, et qui traverse la substance intercellulaire du tissu conjonctif. SYN. ***FIBRE JAUNE.*** ◇ **LISSE** *(angl. smooth muscle —).* Fibre musculaire non striée. Elles constituent les muscles des organes de la vie végétative. ◇ **MUSCULAIRE** *(angl. muscle —).* Élément anatomique constitutif du muscle. On en distingue deux sortes : la fibre musculaire striée et la fibre musculaire lisse. ◇ **NERVEUSE** *(angl. nerve —).* Toute fibre qui a la propriété de conduire ou de transmettre des stimuli ou des sensations. ◇ **POST-GANGLIONNAIRE, PRÉ-GANGLIONNAIRE** *(angl. postganglionic, preganglionic —).* Respectivement, dans le sympathique, les fibres qui relient les ganglions aux viscères qui dépendent de ceux-ci, et les fibres qui relient les ganglions à la moelle. ◇ **PYRAMIDALE** *(angl. cerebrospinal tract).* Fibres des mouvements volontaires. ☞ ***SYSTÈME PYRAMIDAL.***

FIBRES LONGUES (SYNDROME DES) *(angl. pseudotabes).* Troubles pseudo-tabétiques observés dans le syndrome neuro-anémique, caractérisés par l'atteinte des cordons postérieurs de la moelle entraînant ataxie, abolition des réflexes et troubles de la sensibilité profonde.

FIBRILLATION *s. f. (angl. fibrillation).* Contraction musculaire faible, à peine perceptible, due à une activation spontanée d'un groupe de fibres musculaires. ◇ **ATRIALE** *(angl. atrial —).* Mouvements irréguliers et anarchiques du myocarde atrial, dus à l'activité de stimuli extrêmement nombreux, de 400 à 700 par minute, agissant au niveau des atria. Il en résulte, sur l'électrocardiogramme, le remplacement des ondes P normales par de très petites ondulations inégales et irrégulières. Le rythme ventriculaire est irrégulier, un certain nombre seulement de stimuli atriaux parvenant à activer les ventricules. (Arythmie complète). ◇ **VENTRICULAIRE** *(angl. ventricular —).* Trémulation désordonnée des fibres musculaires des ventricules cardiaques ; les stimuli se propagent si rapidement que toute contraction coordonnée devient presque impossible. La mort survient rapidement par arrêt cardiaque.

FIBRILLE *s. f. (angl. fibril, fibrilla).* Petite fibre.

FIBRINE *s. f. (angl. fibrin).* Globuline filamenteuse insoluble, qui se forme à partir du fibrinogène sous l'action de la thrombine. Elle n'existe pas dans le sang circulant, mais se dépose après coagulation spontanée du sang, de la lymphe et de certains exsudats. ◇ **(PRODUITS DE DÉGRADATION DE LA)** *(angl. — degradation products).* Substances libérées au cours de la redissolution du caillot sanguin, d'action anticoagulante.

FIBRINÉMIE *s. f. (angl. blood fibrin level).* Taux de fibrine dans le sang : 4 à 5 g/L de plasma à l'état normal.

FIBRINOFORMATION *s. f. (angl. fibrin formation).* Transformation du fibrinogène en fibrine sous l'effet de la thrombine ; 3e stade de la coagulation.

FIBRINOGÈNE *s. m. (angl. fibrinogen).* Globuline plasmatique synthétisée dans le foie ; elle intervient dans la deuxième phase de la coagulation en se transformant en fibrine sous l'action de la thrombine. Son absence, sa diminution, sa consommation excessive ou sa destruction entraînent des syndromes hémorragiques. SYN. ***FACTEUR I DE COAGULATION.***

FIBRINOLYSE *s. f. (angl. fibrinolysis).* Dissolution de la fibrine du caillot sanguin par action enzymatique. Ce phénomène survient normalement au bout de plusieurs jours. Son accélération (ou fibrinolyse aiguë) est un accident hémorragique dramatique survenant après accouchement ou après certaines interventions, dans le cadre d'un syndrome de coagulation intravasculaire disséminée.

FIBRINOLYTIQUE *adj. (angl. fibrinolytic).* Se dit d'un médicament ayant la propriété de dissoudre les caillots sanguins, utilisé surtout à la phase aiguë de l'infarctus du myocarde.

FIBROADÉNOME *s. m. (angl. fibroadenoma).* Adénome contenant un abondant tissu conjonctif fibreux. SYN. ***ADÉNOFIBROME.***

FIBROBLASTE *s. m. (angl. fibroblaste).* Cellule allongée, plane, du tissu conjonctif, qui constitue l'élément fondamental des tissus fibreux. SYN. ***FIBROCYTE.***

FIBROCARTILAGE *s. m. (angl. fibrocartilage).* Cartilage dont la substance fondamentale contient une quantité importante de tissu fibreux. SYN. ***CARTILAGE FIBREUX.***

FIBROCHONDROME *s. m. (angl. fibrochondroma).* Association d'un fibrome et d'un chondrome. SYN. ***CHONDROFIBROME.***

FIBROCYTE *s. m. (angl. fibrocyte).* ☞ ***FIBROBLASTE.***

FIBROMATEUX *adj. (angl. fibromatous).* **1.** Qui se rapporte à un fibrome. **2.** Qui a les caractères d'un fibrome.

FIBROMATOSE *s. f. (angl. fibromatosis).* Présence de fibromes multiples.

FIBROME *s. m. (angl. fibroma).* Tumeur bénigne composée entièrement de fibres de tissu conjonctif. ◇ **NASOPHARYNGIEN** *(angl. nasopharyngeal —).* Tumeur bénigne du nasopharynx pouvant être responsable d'hémorragies très graves. ◇ **UTÉRIN** *(angl. fibromyoma).* ☞ ***FIBROMYOME.***

FIBROMUSCULAIRE *adj. (angl. fibromuscular).* Qui se compose de tissu fibreux et de tissu musculaire, ou qui se rapporte à ces deux tissus.

FIBROMYOME *s. m. (angl. fibromyoma).* Tumeur bénigne de l'utérus formée de l'association d'un myome et d'un fibrome. SYN. ***MYOFIBROME, FIBROME UTÉRIN.***

FIBROSARCOME *s. m. (angl. fibrosarcoma).* Tumeur maligne constituée de cellules fusiformes sans autre différenciation cellulaire. Le fibrosarcome produit des métastases le plus souvent par voie hématogène et rarement par voie lymphatique.

FIBROSCOPE *s. m. (angl. fiberoptic endoscope).* Appareil utilisé pour réaliser une endoscopie, avec transmission de l'image par une fibre de verre. ☞ ***ENDOSCOPE.***

FIBROSCOPIE *s. f. (angl. optic fiber endoscopy).* Examen endoscopique réalisé au moyen d'un fibroscope.

FIBROSE *s. f. (angl. fibrosis).* Formation pathologique de tissu fibreux. ◇ **KYSTIQUE DU PANCRÉAS** *(angl. mucoviscidosis).* ☞ ***MUCOVISCIDOSE.*** ◇ **PULMONAIRE** (angl. *pulmonary —).* Il s'agit soit de fibrose localisée séquellaire dans la tuberculose et la silicose soit généralisée primitive ou secondaire.

FIBROTEST ET ACTITEST *(angl. fibrotest and actitest).* Combinaison de marqueurs biochimiques de dosage facile utilisée pour évaluer chez les porteurs chroniques de virus C les phénomènes de fibrose, de nécrose et d'inflammation. Ces tests représentent une alternative à la biopsie hépatique.

FIBROTHORAX *s. m. (angl. fibrothorax).* État du poumon se traduisant radiologiquement par une fibrose diffuse, c'est-à-dire une image de poumon opaque. Il est souvent consécutif à une tuberculose fibreuse stabilisée.

FIBULA *s. f. (angl. fibula).* Os long et pair qui avec le tibia forme le squelette de la jambe. SYN. ***PÉRONÉ.***

FIBULAIRE *adj. (angl. fibular).* Qui se rapporte à la fibula.

FIÈVRE *s. f. (angl. fever).* Élévation de la température du corps au-dessus des valeurs physiologiques. Elle s'accompagne souvent d'une accélération du pouls et de la respiration, d'une sécheresse de la langue. ◇ **AMARILE** ☞ ***FIÈVRE JAUNE.*** ◇ **APHTEUSE** *(angl. foot and mouth disease —).* Maladie fébrile aiguë des ruminants et des porcs, exceptionnellement transmissible à l'homme, caractérisée par l'éruption de vésicules sur les muqueuses et sur certaines régions de la peau. ◇ **BILIEUSE HÉMOGLOBINURIQUE** *(angl. blackwater —).* Manifestation grave du paludisme à *Plasmodium falciparum*, due à une brutale hémolyse intravasculaire et se manifestant par une fièvre élevée, un ictère, une hémoglobinurie, une anémie. La mort peut survenir par anurie. ◇ **BILIOSEPTIQUE** *(angl. bilious septic —).* Fièvre intermittente, secondaire à une infection des voies biliaires. ◇ **DE LASSA** *(angl. Lassa —).* ☞ ***LASSA (FIÈVRE DE).*** ◇ **JAUNE** *(angl. yellow —).* Maladie infectieuse épidémique, endémique en Amérique tropicale et dans certaines régions d'Afrique, caractérisée par la dégénérescence adipeuse du foie avec congestion des muqueuses de l'estomac et des intestins. Elle est due à un flavivirus et elle est transmise par la piqûre du moustique *Aedes aegypti*. Après une incubation de 2 à 15 jours, la maladie commence par une phase septicémique débutant par des frissons, avec fièvre, céphalée et vomissements. La deuxième phase est marquée par un ictère. Puis l'atteinte hépatorénale s'aggrave, avec vomissements noirs, témoignant de la présence d'un syndrome hémorragique, protéinurie, voire anurie. La mort survient dans un grand nombre de cas. SYN. ***TYPHUS AMARIL, FIÈVRE AMARILE, VOMITO NEGRO.*** ◇ **ONDULANTE** *(angl. brucellosis).* Fièvre qui évolue sous forme d'ondes fébriles suivies d'intervalles de fébricule ou d'apyrexie ; on l'observe dans la brucellose. ◇ **PARATYPHOÏDE** *(angl. paratyphoid —).* Infection due aux bacilles dits paratyphiques, le plus souvent *Salmonella paratyphi A* et *B*, et de symptomatologie proche de celle de la fièvre typhoïde. SYN. ***PARATYPHOÏDIE.*** ◇ **Q** *(angl. Q —).* Maladie fébrile aiguë endémique observée au Queensland (Australie), due à *Coxiella burnetii* et caractérisée par une pneumonie associée à des nausées et à un malaise général. (La dénommination Q vient de l'adjectif anglais *query*.) SYN. ***FIÈVRE DU QUEENSLAND.*** ◇ **TYPHOÏDE** *(angl. typhoid —).* Toxi-infection due à *Salmonella typhi*. La transmission se fait par des aliments ou de l'eau contaminée. La période d'incubation dure 10 jours environ. La fièvre est associée à des troubles digestifs graves et à un état d'adynamie, et atteint son acmé au milieu de la deuxième semaine d'évolution, période au cours de laquelle apparaît sur le thorax et l'abdomen la roséole typhique constituée par des taches ou des papules roses et discrètes. À la troisième semaine ou avant si traitée, la fièvre diminue progressivement et les autres symptômes disparaissent. Les complications les plus importantes sont les hémorragies et les perforations intestinales. Les antibiotiques et la vaccination ont considérablement amélioré le pronostic. SYN. ***TYPHOÏDE.***

FIG Abréviation de fosse iliaque gauche.

FILAIRE *s. f. (angl. Filaria).* Tout ver nématode, parasite des tissus, appartenant à la famille des Filariidés. Les principales filaires sont : la filaire de Médine, la filaire de Bancroft, l'onchocerque et la filaire loa-loa.

FILAMENT *s. m. (angl. filament).* Structure anatomique ayant la forme d'un fil.

FILARICIDE *adj. (angl. filaricidal).* Qui détruit les filaires. S'emploie aussi comme substantif.

FILARIIDÉS *(angl. Filarioidea).* Famille de vers Nématodes qui comprend des vers à corps long et filiforme, et dont l'un des genres est *Filaria*.

FILARIOSE *s. f. (angl. filariasis).* Affection due à la présence de filaires, et en particulier de *Wuchereria bancrofti*, dans l'organisme. Elle comprend différentes manifestations, telles que l'éléphantiasis, l'hydrocèle chyleux et l'hématochylurie.

FILIÈRE *s. f. (angl. scale).* Plaque métallique perforée de trous de diamètres croissants et destinée à calibrer exactement les sondes urétrales.

FILTRAT *s. m. (angl. filtrate).* Liquide qui est passé au travers d'un filtre. ◇ **GLOMÉRULAIRE** *(angl. glomerular —).* Liquide de même composition que le plasma sanguin mais sans les protéines provenant de l'ultrafiltration du plasma au niveau de la capsule de Bowman du glomérule rénal.

FILTRATION *s. f. (angl. filtration).* **1.** Passage d'un liquide à travers un filtre, qui arrête les particules solides en suspension. **2.** En radiothérapie, passage des rayons X à travers une feuille d'aluminium, de cuivre, de plomb, ou d'étain, pour éliminer les rayons mous et laisser passer uniquement les rayons durs ou pénétrants.

FILTRE *s. m. (angl. filter).* **1.** Ustensile de nature diverse (papier, carton, porcelaine, amiante, verre, sable, etc.) à travers lequel on fait passer un liquide en vue de le débarrasser des particules qui s'y trouvent en suspension. **2.** En radiologie, écran qui permet le passage de certains rayonnements et empêche celui des autres. ◇ **INTRAVEINEUX CAVE (FILTRE PARAPLUIE)** (angl. *endovenous —, umbrella —).* Filtre placé dans la veine cave inférieure pour empêcher la migration de caillots au cours des phlébites des membres inférieurs.

FISSURAIRE *adj. (angl. fissural).* Qui se rapporte à une fissure.

FISSURATION *s. f. (angl. cracking).* Formation d'une fissure cutanée, normale ou pathologique.

FISSURE *s. f. (angl. fissure, cleft).* Fente, normale ou pathologique. ◇ **ANALE** *(angl. anal cleft).* Ulcération linéaire superficielle entre les plis radiés de la marge anale, qui provoque une douleur plus ou moins intense lors du passage des selles.

FISTULE *s. f. (angl. fistula).* Communication anormale, accidentelle ou congénitale, d'un organe avec l'extérieur à travers un orifice cutané ou muqueux, ou avec un autre organe. ◇ **ANALE** *(angl. anal —).* Ouverture cutanée péri-anale, communiquant ou non avec le rectum ou les téguments de la région. ◇ **AORTOPULMONAIRE** *(angl. aortopulmonary fenestration).* Malformation congénitale avec communication entre l'aorte ascendante et le tronc de l'artère pulmonaire entraînant un shunt gauche-droit. ◇ **ARTÉRIOVEINEUSE** *(angl. arteriovenous —).* Communication anormale entre une artère et une veine, d'origine traumatique ou congénitale. ◇ **BILIAIRE** *(angl. biliary —).* Communication de tout segment des voies biliaires avec l'extérieur à travers la paroi abdominale (fistule biliaire externe) ou avec un organe creux ou un conduit interne (fistule biliaire interne). ◇ **COLIQUE** *(angl. colonic —).* Fistule faisant communiquer le côlon avec un viscère ou avec la paroi abdominale. ◇ **COLOVÉSICALE** *(angl. vesicocolonic —).* Fistule faisant communiquer le côlon avec la vessie. ◇ **STERCORALE** *(angl. stercoral —).* Fistule intestinale externe, laissant s'écouler des matières fécales et des gaz. SYN. ***FISTULE FÉCALE.*** ◇ **TRACHÉO-ŒSOPHAGIENNE** *(angl. tracheoesophageal —).* Fistule faisant communiquer l'œsophage avec la trachée. ◇ **URINAIRE** *(angl. urinary —).* Toute fistule ayant son origine dans les voies urinaires, débouchant à la peau ou dans un organe voisin et laissant s'écouler de l'urine. ◇ **VÉSICALE** *(angl. vesical —).* Fistule s'ouvrant dans la vessie.

FISTULECTOMIE *s. f. (angl. fistulectomy).* Excision d'un trajet fistuleux.

FISTULISATION *s. f. (angl. fistulization).* Formation pathologique ou chirurgicale d'une fistule.

FISTULOGRAPHIE *s. f. (angl. fistulography).* Radiographie d'un trajet fistuleux à l'aide d'un produit de contraste radio-opaque.

FISTULOTOMIE *s. f. (angl. fistulotomy).* Section et dilatation des parois d'une fistule.

FIV *(angl. IVF).* Abréviation de fécondation *in vitro.*

FIVETE *(angl. IVFET).* Abréviation de fécondation *in vitro* et transfert d'embryons.

FIXATEUR *s. m. (angl. fixator).* Agent chimique utilisé pour assurer la fixation de spécimens histologiques. Les principaux fixateurs sont : l'alcool, l'acide osmique, le formol, etc. ◇ **EXTERNE** *(angl. external —).* Tiges métalliques passées à travers la peau, figées dans l'os et reliées entre elles par un système externe destiné à immobiliser les fragments d'une fracture sans aborder le foyer.

FIXATION *s. f. (angl. fixation).* **1.** Action de maintenir un corps ou un organe dans une position fixe ; son résultat. **2.** En psychanalyse, ce terme se réfère à la liaison libidinale en relation avec des expériences infantiles vis-à-vis de personnes, d'images ou de phantasmes d'un stade déterminé du développement psychosexuel. **3.** Opération de laboratoire qui a pour objectif de conserver la structure primitive de cellules, de tissus, au moyen d'un liquide conservateur (fixateur). ◇ **DU COMPLÉMENT** *(angl. complement —).* Réaction immunologique *in vitro* reposant sur le principe suivant : quand un complexe antigène-anticorps se forme, il fixe le complément présent dans le milieu. Ainsi fixé, ce complément n'est plus disponible pour entraîner la lyse de globules rouges sensibilisés ajoutés dans un deuxième temps. À l'inverse, si aucun complexe immun n'est constitué, le complément inutilisé est dévié vers les hématies qui sont alors lysées. Cette réaction, dite encore de déviation du complément ou d'hémolyse, ou phénomène de Bordet-Gengou, a été adaptée au diagnostic de nombreuses infections, la syphilis notamment.

FLACCIDITÉ *s. f. (angl. flaccidity).* Absence totale de tonicité d'un tissu ou d'un organe (par exemple, flaccidité musculaire).

FLAGELLATION *s. f. (angl. flagellation).* **1.** Forme de massage qui consiste à frapper avec les doigts la partie du corps intéressée. **2.** Aberration sexuelle qui provoque le plaisir sexuel par le fouet.

FLAGELLE *s. m. (angl. flagellum).* Prolongement cellulaire filiforme et mobile, qui sert d'organe de locomotion à certains protozoaires.

FLAGELLÉ *(angl. flagellate).* **1.** *adj.* Pourvu d'un ou de plusieurs flagelles. **2.** *s. m.* Protozoaire flagellé.

FLANC *s. m. (angl. flank).* Région latérale du tronc comprise entre les côtes et l'os coxal.

FLAPPING TREMOR *s. m.* Terme anglais, d'usage courant en français, désignant un tremblement très ample des membres supérieurs (en battements d'ailes), observé dans certains états comateux. SYN. ***ASTÉRIXIS.***

FLASQUE *adj. (angl. flaccid).* Hypotonique ; caractérise certaines paralysies. ☞ ***PARALYSIE FLASQUE.***

FLATULENCE *s. f. (angl. flatulence).* Distension de l'estomac ou des intestins provoquée par de l'air ou des gaz.

FLAVINE *s. f. (angl. flavin).* Pigment jaune dérivé de l'isoalloxazine, d'origine animale ou végétale.

FLAVIVIRUS Genre de virus de la famille des *Flaviviridae.* Ils sont transmis par des moustiques ou des tiques et sont responsables de la fièvre jaune, de la dengue, de plusieurs types d'encéphalites et de certaines fièvres hémorragiques.

FLAVONOÏDES *s. f. pl. (angl. flavonoids).* Composés phénoliques que l'on trouve en particulier dans le raisin, le vin, l'écorce de citron et le paprika. SYN. ***VITAMINE P.***

FLEXION *s. f. (angl. flexion).* Mouvement par lequel un segment de membre forme un angle plus ou moins accusé avec le segment voisin ; s'oppose à extension.

FLEXUEUX *adj. (angl. flexile).* Qui présente des courbures de différentes directions.

FLINT-GLASS *(angl. flint glass).* Verre constitué de sable, d'oxyde de plomb et de potasse, que l'on utilise pour la fabrication de lentilles.

FLOCCULUS *s. m. (angl. flocculus).* Petit lobule situé sur la face inférieure de chaque hémisphère cérébelleux.

FLOCULATION *s. f. (angl. flocculation).* Précipitation des particules en suspension d'une solution en flocons visibles, discrets, au lieu d'une coagulation en masse.

FLOCULATION (RÉACTION DE) *(angl. flocculation reaction).* Toute épreuve dont le résultat est évalué par le précipité qui se produit dans la substance examinée ; elle est utilisée dans le diagnostic de certaines affections : salmonelloses, syphilis, etc.

FLORE *s. f. (angl. flora).* **1.** Étude des espèces végétales d'une région déterminée. **2.** Ensemble de bactéries qui vivent dans un organe ou une partie du corps. Ex. *flore intestinale, flore cutanée.*

FLORIDE *adj. (angl. florid).* De couleur rouge vif ; se dit de certaines éruptions cutanées.

FLOT ◇ **ASCITIQUE (SIGNE DU)** *(angl. fluid thrill).* Signe indiquant l'existence d'une ascite. Le malade étant couché sur le dos, l'examinateur exerce une percussion sur un flanc en posant l'autre main bien à plat sur le flanc opposé. En cas d'ascite, cette main perçoit la transmission de l'onde de choc par le liquide. ◇ **(SIGNE DU)** *(angl. Schwartz' test).* Épreuve clinique utilisée dans l'étude d'un réseau variqueux. Une chiquenaude au niveau d'une varice est transmise le long de la veine et éventuellement à contre-courant en cas d'insuffisance valvulaire. SYN. ***SIGNE DE SCHWARTZ.***

FLUCTUATION *s. f. (angl. fluctuation).* Mouvement ondulatoire communiqué à un liquide accumulé dans une cavité naturelle ou accidentelle du corps, en exerçant une pression sur la paroi de la cavité ou en la percutant de la main ; le mouvement est perçu par l'autre main appliquée sur le côté opposé.

FLUCYTOSINE *s. f. (angl. flucytosine).* Pyrimidine fluorée administrée par voie orale dans le traitement des candidoses et des cryptococcoses.

FLUDROCORTISONE *s. f. (angl. fludrocortisone).* Glucocorticoïde de synthèse, plus puissant que l'hydrocortisone.

FLÜGGE (GOUTTELETTES DE) ☞ ***GOUTTELETTES DE FLÜGGE.***

FLUOCINOLONE *s. m. (angl. fluocinolone).* Stéroïde anti-inflammatoire qui s'utilise localement sous forme de pommade.

FLUOR *s. m. (angl. fluorine).* Élément gazeux, du groupe des halogènes, de numéro atomique 9. On le trouve dans les os et dans l'émail dentaire. Symbole : F. Il est utilisé dans la prévention de la carie dentaire.

FLUORATION *s. f. (angl. fluorination).* Adjonction de fluor, sous forme de fluorures, à l'eau de boisson pour prévenir les caries dentaires.

FLUORÉ *adj. (angl. fluoride).* Qui contient du fluor.

FLUORESCÉINE *s. f. (angl. fluorescein).* Matière colorante qui, en solution alcaline, présente une fluorescence verte intense, visible même dans des solutions extrêmement diluées. La fluorescéine sodique, soluble dans l'eau, est utilisée pour mettre en évidence les érosions cornéennes et dans l'angiographie rétinienne.

FLUORESCENCE *s. f. (angl. fluorescence).* Propriété de certains composés d'absorber la lumière d'une longueur d'onde déterminée et de l'émettre à une longueur d'onde supérieure.

FLUOROSE *s. f. (angl. fluorosis).* Intoxication chronique par le fluor. ◇ **DENTAIRE** *(angl. dental —).* Affection dentaire chronique due à la consommation prolongée d'une eau trop riche en fluor et qui se manifeste par des taches blanches et brunes de l'émail. Elle s'accompagne d'une densification diffuse du squelette.

FLUORO-URACILE *s. m. (angl. fluorouracil).* Antimétabolite administré par voie générale dans le traitement de certaines néoplasies, en particulier les cancers du sein et du tube digestif, ainsi qu'en application locale dans le traitement des kératoses prémalignes de la peau et dans les carcinomes basocellulaires superficiels.

FLUORURE *s. m. (angl. fluoride).* Composé binaire du fluor avec un autre élément.

FLUPHÉNAZINE *s. f. (angl. fluphenazine).* ☞ ***PHÉNOTHIAZINE.***

FLUSH *s. m.* Accès brusque de rougeur du visage dû à une vasodilation. Il est observé dans les carcinoïdes du grêle et après absorption de certains produits vasodilatateurs.

FLUTTER *s. m. (angl. flutter).* ◇ **ATRIAL** (angl. *atrial —).* Contractions des atria à environ 300 par minute avec réponse ventriculaire variable : 150 par minute (flutter 2/l) ; 100 par minute (flutter 3/l), etc. ◇ **VENTRICULAIRE** *(angl. ventricular —).* Contractions ventriculaires à plus de 200 par minute de très mauvais pronostic, évoluant généralement vers la fibrillation ventriculaire mortelle.

FLUX *s. m. (angl. flux, flow).* Écoulement ou évacuation à l'extérieur d'une quantité importante d'un liquide normal ou pathologique. ◇ **CATAMÉNIAL** *(angl. menstrual flow).* ☞ ***MENSTRUATION.*** ◇ **PLASMATIQUE RÉNAL** *(angl. renal plasma flow).* Quantité de plasma égale à 600 mL, chez l'adulte normal, traversant les deux reins par minute. ◇ **SANGUIN RÉNAL** *(angl. renal blood flow).* Quantité de sang égale à 1 200 mL, chez l'adulte normal, traversant les deux reins par minute.

FLUXION *s. f. (angl. fluxion).* Congestion ou hyperémie active. ◇ **DENTAIRE** *(angl.*

gumboil). En langage courant, désigne un gonflement de la joue provoqué par une infection dentaire.

FO Abréviation de fond d'œil.

FOCAL *adj. (angl. focal).* Qui se rapporte à un foyer, en particulier au foyer d'une lentille.

FOCALE (CRISE) *(angl. focal epilepsy).* Crise d'épilepsie bravais-jacksonnienne.

FŒTAL *adj. (angl. fetal).* Qui se rapporte au fœtus.

FŒTICIDE *adj. (angl. feticide).* Qui provoque la mort du fœtus dans l'utérus.

FŒTOGRAPHIE *s. f. (angl. fetography).* Radiographie du fœtus dans l'utérus.

FŒTOPATHIE *s. f.* ☞ ***EMBRYOPATHIE.***

FŒTOPLACENTAIRE *adj. (angl. fetoplacental).* Qui se rapporte au fœtus et au placenta.

FŒTOR HEPATICUS *s. m. (angl. fetor hepaticus).* Odeur désagréable de l'haleine au cours du coma hépatique.

FŒTUS *s. m. (angl. fetus).* Produit de la conception depuis la fin du troisième mois de la grossesse jusqu'à l'accouchement. ◇ **VIABLE** *(angl. viable —).* Fœtus apte à vivre hors du sein maternel. La date de viabilité classique est de 180 jours, mais il n'existe pas de critères rigoureux fixant la limite de viabilité du fœtus.

FOGARTY (SONDE DE) *(angl. Fogarty's catheter).* Sonde à ballonnet servant à désobstruer une artère.

FOIE *s. m. (angl. liver).* Glande impaire asymétrique, la plus grosse du corps, d'un poids moyen de 1 500 g, située dans la partie supérieure de l'abdomen, dans la loge sous-diaphragmatique droite. On distingue trois faces : supérieure, postérieure et inférieure. Cette dernière est parcourue par trois sillons profonds qui délimitent quatre lobes : le droit, le gauche, le carré et le caudé ou lobe de Spiegel, avec ses deux processus, le papillaire et le caudé. Il possède cinq sortes de vaisseaux : artériels, veineux hépatiques et portes, conduits biliaires et lymphatiques. C'est un organe essentiel pour la vie, responsable de la sécrétion de la bile, intervenant dans le métabolisme des glucides (fonction glycogénique), des lipides et des protides, jouant un rôle primordial d'épuration et de détoxication, impliqué dans la synthèse du fibrinogène, de la prothrombine et de l'héparine, dans le stockage des vitamines A, B, D et K. ◇ **ACCORDÉON** Foie cardiaque subissant des variations considérables de volume du fait de la congestion passive par stase. ◇ **ALCOOLIQUE** *(angl. alcoholic —).* Ensemble des lésions provoquées au niveau du foie par l'intoxication alcoolique chronique, associant à des degrés variables : stéatose, hépatite alcoolique et cirrhose. ◇ **AMYLOÏDE** *(angl. amyloid —).* Foie présentant une dégénérescence amyloïde caractérisée par une augmentation de volume, une surface lisse, une consistance ferme et une coloration cireuse. ◇ **CIRRHOTIQUE** *(angl. cirrhotic —).* Foie généralement diminué de volume, parfois hypertrophié, dont la surface, irrégulière, comporte des nodules saillants, de diamètre variable, suivant qu'il s'agit de cirrhose micro ou macronodulaire. Le foie cirrhotique est le plus souvent une conséquence de l'alcoolisme chronique, mais d'autres affections peuvent aussi être en cause, notamment l'hépatite virale, l'hémochromatose, les rétentions biliaires et, plus rarement, les insuffisances cardiaques droites prolongées. ◇ **GLACÉ** *(angl. frosted —).* Aspect du foie dans la périhépatite adhésive, dû à un épaississement de couleur nacrée de sa capsule. ◇ **MUSCADE** *(angl. nutmeg —).* Aspect du foie dans la congestion chronique passive, caractérisé par la présence de taches blanches de tissu conjonctif hypertrophique qui s'intercalent avec des zones sombres de stase veineuse et d'infiltration pigmentaire.

FOLATE *s. m. (angl. folate).* Sel de l'acide folique.

FOLIACÉ *adj. (angl. foliaceous).* Qui a l'aspect d'une feuille.

FOLIE *s. f. (angl. madness).* Trouble mental, quelle qu'en soit la nature (terme désuet).

FOLINIQUE (ACIDE) *(angl. folinic acid).* Forme active de l'acide folique.

FOLLICULE *s. m. (angl. follicle).* Petite formation anatomique en forme de sac, située sur une muqueuse ou sur la peau, ayant en général une fonction sécrétoire. ◇ **LYMPHATIQUE** *(angl. lymphatic —).* Masse qui occupe la substance corticale des nœuds lymphatiques. ◇ **OVARIEN** *(angl. ovarian —).* Petite vésicule faisant saillie à la surface de l'ovaire, renfermant un ovule mûr entouré de deux enveloppes ou thèques. C'est l'aboutissement évolutif d'un seul ovocyte parvenu à maturité au cours de chaque cycle menstruel. Au stade de l'ovulation, le follicule ovarien se rompt et libère l'ovule qui gagne la trompe utérine. ◇ **PILEUX** *(angl. hair —).* Invagination de l'épiderme qui entoure le poil et est à son origine. ◇ **TUBERCULEUX** *(angl. tubercle).* Lésion élémentaire de la tuberculose, constituée par une cellule géante entourée de cellules épithélioïdes et de cellules embryonnaires.

FOLLICULINE *s. f. (angl. estrone).* Estrone, hormone sexuelle ovarienne.

FOLLICULINURIE *s. f. (angl. folliculinaria).* Présence de folliculine dans l'urine.

FOLLICULITE *s. f. (angl. folliculitis).* Inflammation du follicule pilosébacé.

FONCTION *s. f. (angl. function).* Action spéciale, caractéristique, normale, d'une partie du corps, d'un organe ou d'un appareil. ◇ **VENTRICULAIRE** *(angl. ventricular —).* Performance ventriculaire résultant de la force et de la vitesse de contraction musculaire ainsi que de la pression intracavitaire.

FONCTIONNEL *adj. (angl. functional).* **1.** Qui se rapporte à une fonction. **2.** Se dit des symptômes, troubles, etc., qui dépendent d'une altération de la fonction d'un organe, sans lésion anatomique apparente de ce dernier.

FONCTIONS HÉPATIQUES (TESTS DES) *(angl. hepatic function tests).* Ensemble de tests et de réactions de laboratoire qui permettent d'étudier le fonctionnement hépatique, tels que le dosage de la bilirubinémie, de la protidémie, de la cholestérolémie, de l'activité enzymatique, le temps de prothrombine, etc.

FOND *s. m. (angl. fundus).* Base ou partie d'un organe creux qui est opposée ou la plus éloignée de sa bouche ou de son orifice. ◇ **D'ŒIL** *(angl. — of the eye).* Partie de l'œil que l'on observe directement à l'aide d'un ophtalmoscope au travers de ses milieux transparents. L'examen du fond d'œil donne des renseignements non seulement sur l'état de la rétine, mais aussi sur l'état des vaisseaux en général et sur la pression intracrânienne. Symbole : FO. ◇ **DE L'ESTOMAC** *(angl. gastric —).* Partie la plus haute de l'estomac, située au-dessus de l'orifice œsophagien. Elle forme un dôme qui surmonte le corps de l'estomac. C'est le siège de la poche à air gastrique. ◇ **DE LA VESSIE** *(angl. — of urinary bladder).* Base de la vessie. ◇ **UTÉRIN** *(angl. uterine —).* Partie de l'utérus située au-dessus de l'implantation des trompes utérines.

FONGICIDE *adj. (angl. fungicide).* Qui détruit les champignons. S'emploie aussi comme substantif.

FONGIFORME *adj. (angl. fungiform).* En forme de champignon.

FONGIQUE *adj. (angl. fungal).* Qui se rapporte ou qui est dû aux champignons.

FONGISTATIQUE *adj. (angl. fungistatic).* Qui inhibe la croissance ou le développement des champignons. S'emploie aussi comme substantif.

FONGOÏDE *adj. (angl. fungoid).* Qui ressemble à un champignon.

FONGOSITÉ *s. f. (angl. fungosity).* Végétation charnue et molle, en général très vascularisée et friable, qui se développe à la surface d'une plaie ou d'un ulcère.

FONGUEUX *adj. (angl. fungous).* **1.** Qui a l'aspect d'un champignon ou d'une éponge. **2.** Qui présente des fongosités.

FONTANELLE *s. f. (angl. fontanel, fontanelle).* Espace membraneux non encore ossifié du crâne chez les enfants.

FORAMEN *s. m. (angl. foramen).* Mot latin signifiant trou. Il est employé en anatomie pour désigner certains orifices. ◇ **MAGNUM** *(angl. — magnum).* Orifice de la partie inférieure de l'os occipital faisant communiquer la cavité crânienne avec le canal vertébral. SYN. ***TROU OCCIPITAL.*** ◇ **OVALE DU CŒUR** *(angl. ovale —).* Orifice situé à la partie postérosupérieure de la cloison interatriale, par lequel les deux atria du cœur du fœtus communiquent, la circulation sanguine évitant les poumons qui ne fonctionnent pas encore. Le foramen ovale du cœur s'oblitère normalement après la naissance. SYN. ***OSTIUM, TROU DE BOTAL.***

FORCEPS *s. m. (angl. forceps).* Instrument obstétrical comportant deux branches articulées, avec mors en forme de cuillères fenêtrées, pour extraire le fœtus de l'utérus.

FORCIPRESSURE *s. f. (angl. forcipressure).* Méthode d'hémostase provisoire consistant à appliquer sur un vaisseau lésé une pince pour le comprimer.

FORMALDÉHYDE *s. m. (angl. formaldehyde).* Gaz incolore, soluble dans l'eau et l'alcool, employé pour la désinfection des chambres de malades, etc. La solution aqueuse à 40 % est utilisée sous le nom de formol et comme antiseptique général. SYN. ***ALDÉHYDE FORMIQUE.***

FORMATION *s. f. (angl. development, structure).* Tissu ou structure de forme définie ; organisation, disposition. ◇ **RÉTICULÉE** *(angl. reticular system).* Réseau formé par les prolongements de la substance grise qui s'étendent depuis la région inférieure du bulbe jusqu'à la partie supérieure du tronc cérébral. Il joue un rôle fondamental dans l'apparition de la fatigue, dans le rythme de l'état de veille et probablement dans les automatismes.

FORME *s. f. (angl. form).* **1.** Apparence extérieure d'un corps. **2.** Ensemble de caractères qui distinguent les différents types d'une maladie ou d'un symptôme. EX. *fièvre à forme adynamique, ataxique.* ◇ **L** *(angl. L —).* Bactéries présentant une absence partielle ou totale de paroi cellulaire, qui prennent une forme sphérique ou irrégulière et qui apparaissent spontanément (*Bacillus, Proteus, Streptococcus, Vibrio*) ou à la suite de divers stimuli : choc thermique, variations osmotiques, antibiotiques agissant sur la paroi, etc. Certaines peuvent retrouver une forme bactérienne normale.

FORMOL *s. m. (angl. formaldehyde solution).* ☞ ***FORMALDÉHYDE.***

FORMULE *s. f. (angl. formula).* **1.** Expression concise générale définissant avec précision soit des relations fondamentales entre différents termes, soit les règles à suivre pour un type déterminé d'opération. **2.** En chimie, combinaison de symboles permettant d'exprimer la composition qualitative et quantitative d'un corps. ◇ **LEUCOCYTAIRE** *(angl. white blood count).* Proportion des divers types de leucocytes dans un millimètre cube de sang. Formule normale pour 100 globules blancs : 50-75 polynucléaires neutrophiles, 1 à 3 polynucléaires éosinophiles, 0 à 0,5 polynucléaire basophile, 3 à 7 monocytes et 20-40 lymphocytes.

FORNIX *s. m. (angl. fornix).* Trigone cérébral ; fibres unissant l'hippocampe aux corps mamillaires.

FOSSE *s. f. (angl. fossa, cavity).* Cavité large et plus ou moins profonde, le plus souvent osseuse. ◇ **AXILLAIRE** *(angl. axillary fossa).* Creux situé entre la partie supérieure et interne du bras et la paroi latérale du thorax. SYN. ***AISSELLE.*** ◇ **ILIAQUE** *(angl. iliac fossa).* Large dépression sur la partie supérieure de la face interne de l'os coxal. ◇ **ISCHIORECTALE** *(angl. ischioanal fossa).* Espace triangulaire entre le rectum et la tubérosité ischiatique. ◇ **PARIÉTALE** *(angl. parietal fossa).* Face interne de l'os pariétal. ◇ **POPLITÉE** *(angl. popliteal fossa).* Espace compris entre les deux branches de la bifurcation de la ligne âpre du fémur sur la face postérieure de l'épiphyse inférieure de cet os.

FOSSES NASALES *(angl. nasal fossa).* Les deux cavités anfractueuses, contiguës à la ligne médiane de la face, qui livrent passage à l'air et servent à l'olfaction.

FOSSETTE *s. f. (angl. fossa).* Cavité de petite dimension ou légère dépression à la surface d'un os ou d'une autre structure anatomique.

FOUGÈRE MÂLE (EXTRAIT DE) *(angl. male fern extract).* Oléorésine collectée en automne à partir de diverses fougères. Anthelminthique toxique utilisé en solution dans l'huile de ricin.

FOULURE *s. f. (angl. sprain).* Entorse bénigne.

FOURCHETTE STERNALE *(angl. sternal indentation).* Échancrure semi-lunaire à l'extrémité supérieure du sternum.

FOVEA *s. f. (angl. fovea).* **1.** Fossette. **2.** En langage clinique courant, fovea centralis : dépression située au centre de la tache jaune rétinienne.

FOYER *s. m. (angl. focus).* **1.** Siège principal d'une affection ou d'une lésion. **2.** Point où viennent converger des rayons lumineux initialement parallèles, après réflexion ou réfraction. ◇ **VIRTUEL** *(angl. virtual —).* Point en lequel viendraient converger les rayons divergents s'ils se prolongeaient en sens opposé.

FRACAS *s. m. (angl. comminuted fracture).* Terme utilisé quand le nombre de fragments ne permet pas une classification. ☞ ***FRACTURE COMMINUTIVE.***

FRACTIONNEMENT DE LA DOSE *(angl. split dose).* Mode d'administration discontinue d'une dose.

FRACTURE *s. f. (angl. fracture).* Toute solution de continuité d'un os, par suite d'un traumatisme ou d'apparition spontanée. ◇ **COMMINUTIVE** *(angl. comminuted —).* Fracture dans laquelle l'os est réduit en totalité ou en partie en fragments ou esquilles. SYN. ***FRACTURE MULTIFRAGMENTAIRE.*** ◇ **COMPLÈTE** *(angl. complete —).* Fracture qui intéresse la totalité de l'os et qui sépare plus ou moins les fragments. ◇ **CONGÉNITALE** *(angl. congenital —).* Fracture qui se produit chez le fœtus à l'intérieur de l'utérus. SYN. ***FRACTURE AMNIOTIQUE.*** ◇ **DE FATIGUE** *(angl. fatique —, stress —).* Fracture siégeant le plus souvent sur un métatarsien à la suite d'un effort soutenu (marche forcée). ◇ **DIRECTE** *(angl. direct —).* Fracture qui s'est faite au point où a porté le traumatisme. ◇ **EN BOIS VERT** *(angl. green-stick —).* Fracture sous-périostée de l'enfant sans déplacement des fragments, dans laquelle un côté de l'os est rompu et l'autre côté seulement coudé. ◇ **EN ÉTOILE** *(angl. stellate —).* Fracture qui comporte un foyer principal dont partent de nombreuses fissures. SYN. ***FRACTURE STELLAIRE.*** ◇ **ENGRÉNÉE** *(angl. impacted —).* Fracture dans laquelle le foyer est immobilisé par interpénétration des fragments. ◇ **FERMÉE** *(angl. closed —).* Fracture habituelle dans laquelle les parties molles, plus ou moins intactes, ne mettent pas le foyer de fracture en communication avec l'extérieur. ◇ **INDIRECTE** *(angl. indirect —).* Fracture se produisant à distance du point où a porté le traumatisme. ◇ **OUVERTE** *(angl. compound —, open —).* Fracture compliquée d'une plaie des parties molles et des téguments qui communique avec le foyer de fracture. ◇ **PATHOLOGIQUE** *(angl. pathological —).* Fracture se produisant au niveau d'une lésion osseuse préexistante, spontanément ou à la suite d'un traumatisme minime. SYN. ***FRACTURE SPONTANÉE.*** ◇ **SPONTANÉE** *(angl. spontaneous —).* ☞ ***FRACTURE PATHOLOGIQUE.***

FRAGILITÉ *s. f. (angl. fragility).* Facilité à se casser. Se dit principalement des cheveux et des os. ◇ **CAPILLAIRE** *(angl. capillary —).* Diminution de résistance de la paroi des capillaires qui se rompent. ◇ **GLOBULAIRE** *(angl. blood —).* Capacité de destruction des érythrocytes liée à diverses conditions définies : solutions hypotoniques, incubation à l'étuve, agression mécanique.

FRAGMENT *(angl. fragment).* ◇ **FAB** *(angl. Fab —).* De l'anglais *fragment, antigen binding.* Fragment de l'anticorps comprenant le site de combinaison à l'antigène. Ce fragment comprend une chaîne légère et une partie d'une chaîne lourde. ◇ **FC** *(angl. Fc —).* De l'anglais *fragment, cristallisable.* Fragment de l'anticorps comprenant la moitié des deux chaînes lourdes et ne comprenant pas de site de combinaison à l'antigène.

FRAMYCÉTINE *s. f. (angl. framycetin).* Antibiotique de la famille des aminoglucosides à usage externe exclusif.

FRATRIE *s. f. (angl. sibship).* Ensemble des frères et sœurs d'une famille.

FREIN *s. m. (angl. frenulum, frenum).* Repli membraneux qui limite les mouvements d'un élément anatomique, comme celui de la face interne de chaque lèvre sur la ligne médiane, celui de la langue sur la face inférieure, ceux du prépuce et du clitoris. ◇ **DE LA LANGUE** *(angl. frenulum of* *tongue).* Repli vertical à la partie inférieure de la langue. ◇ **DE LA LÈVRE** *(angl. frenulum of lip).* Repli muqueux de la face interne des lèvres supérieures et inférieures. ◇ **DE LA VALVULE ILÉOCÆCALE** *(angl. frenulum of ileocaecal valve).* Repli formé par les extrémités réunies de la valvule iléocæcale, qui s'étend en partie vers l'intérieur du côlon. ◇ **DU CLITORIS** *(angl. frenulum of clitoris).* Repli à la face inférieure du clitoris formé par les parties médiales des petites lèvres. ◇ **DU PRÉPUCE DU PÉNIS** *(angl. frenulum of prepuce of penis).* Repli s'étendant de la face inférieure du gland au prépuce.

FRÉMISSEMENT *s. m. (angl. fremitus, thrill).* **1.** Fine vibration localisée ou généralisée, perçue à la palpation. **2.** Tremblement plus ou moins généralisé, avec ou sans horripilation, qui précède ou accompagne les frissons. ◇ **CATAIRE** *(angl. purring thrill).* Signe palpatoire fréquent du rétrécissement mitral, caractérisé par une sensation tactile comparable à celle donnée à la main par le ronronnement du chat. ◇ **HYDATIQUE** *(angl. hydatid thrill).* Sensation de vibration perçue à la palpation d'un kyste hydatique, liée à la vibration du liquide contenu dans ce kyste.

FRÈRES SIAMOIS ☞ ***SIAMOIS (FRÈRES).***

FRICTION *s. f. (angl. friction).* **1.** Action de frotter le corps ou une partie de celui-ci pour effectuer un massage (friction sèche), ou comme moyen d'application de substances médicamenteuses (friction humide). **2.** Résistance entre les surfaces de deux corps en contact qui se déplacent l'un par rapport à l'autre.

FRIEDLÄNDER (BACILLE DE) *(angl. Friedländer's bacillus).* Bacille responsable d'infections diverses souvent graves. SYN. ***KLEBSIELLA PNEUMONIAE.***

FRIGIDITÉ *s. f. (angl. frigidity).* Absence de désir sexuel et surtout impossibilité d'obtenir l'orgasme par coït vaginal.

FRISSON *s. m. (angl. shiver).* Tremblement inégal et irrégulier accompagné d'une sensation de froid.

FRONT *s. m. (angl. forehead, brow).* Partie supérieure de la face, comprise entre les tempes, depuis les sourcils jusqu'à la racine des cheveux.

FRONTAL *(angl. frontal).* **1.** *adj.* Qui se rapporte au front. **2.** *s. m.* Os plat, impair et médian de la partie antérieure du crâne. ◇ **(SYNDROME)** *(angl. — syndrome).* Syndrome neurologique observé en cas de lésion du lobe frontal : troubles moteurs controlatéraux et troubles psychiques.

FROTTEMENT *s. m. (angl. rubbing).* Bruit perçu à l'auscultation et provoqué par le frottement de deux surfaces séreuses altérées : plèvre, péricarde ou péritoine.

FROTTIS *s. m. (angl. smear).* Préparation obtenue par étalement sur une lame de verre, en couche mince, d'un produit devant être examiné au microscope (sang, culture de bactéries, etc.).

FRUCTOSE *s. m. (angl. fructose).* Cétohexose présent dans le saccharose et dans tous les fruits sucrés. SYN. ***LÉVULOSE.***

FRUCTOSÉMIE CONGÉNITALE *(angl. congenital fructosemia).* Maladie congénitale transmise sur le mode autosomique récessif due à l'absence d'une enzyme indispensable à la dégradation du fructose. Cliniquement : intolérance au fructose avec retard de croissance et accumulation dans les tissus de fructose. Le traitement consiste en la suppression totale du fructose de l'alimentation. SYN. ***INTOLÉRANCE HÉRÉDITAIRE AU FRUCTOSE.***

FRUCTOSURIE *s. f. (angl. fructosuria).* Présence de fructose dans l'urine. SYN. ***LÉVULOSURIE.*** ◇ **ESSENTIELLE** *(angl. essential —).* Affection héréditaire à transmission autosomique récessive due à un déficit en fructokinase hépatique et se traduisant essentiellement par une fructosémie avec fructosurie sans symptômes cliniques.

FSH Abréviation pour *Follicle Stimulating Hormone*, qui correspond à la gonadostimuline A ou hormone folliculo-stimulante.

FUCHSINE *s. f. (angl. fuchsin).* Colorant dérivé de l'aniline, utilisé en bactériologie et en histologie. SYN. ***ROUGE D'ANILINE.***

FUGUE *s. f. (angl. fugue).* Fuite pathologique, subite et non préméditée.

FULGURANT *adj. (angl. fulgurant).* Qui apparaît et disparaît avec la rapidité d'un éclair. Se dit de certaines douleurs, dans le tabès dorsal, notamment.

FULGURATION *s. f. (angl. fulguration).* **1.** Ensemble des effets produits par la foudre sur l'homme ou les animaux. **2.** Destruction superficielle d'un tissu par des étincelles électriques, dont l'action est réglée par une électrode mobile. SYN. ***ÉTINCELAGE.***

FUMIGATION *s. f. (angl. fumigation).* Production de fumée ou vapeur de substances désinfectantes ou médicinales qui agissent par contact ou par inhalation, etc.

FUNDIQUE *adj. (angl. fundic).* Qui se rapporte au fond d'un organe creux.

FUNGUS *s. m.* ☞ ***CHAMPIGNON.***

FUNICULAGIE *s. f. (angl. funiculagia).* **1.** Douleur due à l'atteinte des cordons médullaires. À la différence des radiculalgies, cette douleur est bilatérale, s'accompagne d'une contracture des muscles paravertébraux voisins et augmente avec la mobilisation du rachis. **2.** Douleur localisée au cordon spermatique.

FUNICULAIRE *adj. (angl. funicular).* **1.** Qualifie le cordon spermatique. **2.** Qualifie les fibres des racines sensitives intrarachidiennes.

FUNICULITE *s. f. (angl. funiculitis).* **1.** Inflammation du cordon spermatique. **2.** Inflammation d'une racine nerveuse dans son trajet intrarachidien.

FURFURACÉ *adj. (angl. furfuraceous).* Qui a l'aspect du son.

FURONCLE *s. m. (angl. furuncle).* Inflammation d'un follicule pilosébacé due au staphylocoque doré. La réunion de différents furoncles constitue un anthrax.

FURONCULEUX *adj. (angl. furuncular).* **1.** Qui se rapporte aux furoncles. **2.** Qui est atteint de furoncles.

FURONCULOÏDE *adj. (angl. furunculoid).* Ressemblant à un furoncle.

FURONCULOSE *s. f. (angl. furunculosis).* État caractérisé par l'apparition simultanée ou successsive de plusieurs furoncles disséminés dans diverses régions cutanées.

FUROSÉMIDE *s. m. (angl. furosemide).* Diurétique d'action rapide et puissante. Il agit en inhibant la réabsorption de sodium et de chlore au niveau de la portion ascendante de l'anse de Henlé.

FUSCINE *s. f. (angl. fuscin).* Pigment noir de l'épithélium rétinien.

FUSEAU *s. m. (angl. spindle).* Objet arrondi, plus long que large et qui va en s'amincissant du centre vers les extrémités.

FUSIDIQUE (ACIDE) *(angl. fusidic acid).* Antibiotique stéroïdien. Il est bactéricide pour les cocci à Gram positif et négatif, mais induit facilement des résistances bactériennes. S'utilise en association avec d'autres antibiotiques (pénicilline ou érythromycine).

FUSION *s. f. (angl. fusion).* **1.** Liquéfaction d'un corps solide sous l'effet de la chaleur. **2.** Coalescence anormale de parties adjacentes, de deux moitiés d'organes ou de deux organes homologues. **3.** Aptitude du cerveau à réunir deux sensations visuelles en une perception visuelle unique.

G

GABA *(angl. GABA).* Abréviation d'acide gamma-aminobutyrique.

GADOLINIUM *s. m. (angl. gadolinium).* Élément chimique de numéro atomique 64. Symbole : Gd. Le gadolinium est employé comme produit de contraste en IRM.

GAINE *s. f. (angl. sheath).* Enveloppe entourant un organe.

GALACTOCÈLE *s. f. (angl. galactocele).* Tumeur kystique du sein d'origine inflammatoire, siégeant dans un canal galactophore, se développant pendant la lactation et contenant du lait plus ou moins altéré.

GALACTOGÈNE *adj. (angl. galactogenous).* Qui favorise la production de lait.

GALACTOGRAPHIE *s. f. (angl. galactography).* Radiographie des canaux galactophores après injection d'un produit de contraste.

GALACTOMÈTRE *s. m. (angl. galactometer).* Instrument permettant de mesurer la densité du lait.

GALACTOPHORE **1.** *adj. (angl. galactophorous).* Qui conduit ou transporte le lait. **2.** *s. m. (angl. milk duct).* Conduit excréteur de la glande mammaire.

GALACTOPHORITE *s. f. (angl. galactophoritis).* Inflammation des canaux galactophores qui se manifeste par l'émission de lait mêlé de pus quand on comprime le mamelon.

GALACTORRHÉE *s. f. (angl. galactorrhea).* Sécrétion abondante ou excessive de lait, survenant éventuellement en dehors de la lactation.

GALACTOSCOPE *s. m. (angl. galactoscope).* Instrument qui permet d'apprécier la proportion de crème présente dans le lait.

GALACTOSE *s. m. (angl. galactose).* Monosaccharide présent, en combinaison avec d'autres sucres, dans les légumes secs, l'agar, la pectine et la gomme arabique. Le pouvoir édulcorant du galactose correspond à 32 % de celui du saccharose.

GALACTOSÉMIE *s. f. (angl. galactosemia).* Trouble héréditaire du métabolisme du galactose, transmis selon le mode autosomique récessif. Il en résulte une accumulation de galactose dans le sang et de galactose-1-phosphate dans les tissus. Le tableau clinique associe un ictère, une hépato-splénomégalie, une hypoglycémie, une cataracte, un retard mental et staturo-pondéral, une galactosurie et une amino-acidurie. Dans la majorité des cas, les symptômes commencent au début de l'alimentation lactée.

GALACTOSIDASE *s. f. (angl. galactosidase).* Enzyme qui catalyse la scission des galactosides.

GALACTOSIDE *s. m. (angl. galactoside).* Glucoside qui, par hydrolyse, donne le galactose.

GALACTOSURIE *s. f. (angl. galactosuria).* Présence de galactose dans l'urine.

GALE *s. f. (angl. scabies).* Ensemble de lésions cutanées provoquées par un acarien, *Sarcoptes homini.*

GALÉA APONÉVROTIQUE *(angl. galea).* Lame fibreuse qui recouvre le crâne, entre les muscles frontaux en avant et les muscles occipitaux en arrière.

GALÉNIQUE *adj. (angl. galenic).* **1.** Qui se rapporte à la doctrine de Galien. **2.** Qualifie les préparations standard composées d'un ou de plusieurs ingrédients végétaux, à la différence des préparations chimiques.

GALOP (RYTHME OU BRUIT DE) *(angl. gallop rhythm).* Triple bruit cardiaque constitué par l'addition d'un troisième bruit intercalé entre les deux bruits normaux, signe d'insuffisance ventriculaire.

GALTON (SIFFLET DE) *(angl. Galton's whistle).* Instrument métallique qui s'emploie dans l'examen de l'audition.

GALVANISATION *s. f. (angl. galvanization).* Utilisation de courants galvaniques à des fins thérapeutiques. SYN. ***GALVANISME.***

GALVANOCAUTÈRE *s. m. (angl. galvanocautery).* Cautère formé par un filament qui devient incandescent par le passage d'un courant électrique de basse tension et de forte intensité.

GALVANOCAUTÉRISATION *s. f. (angl. galvanocauterization).* Procédé thérapeutique de destruction des tissus au moyen du galvanocautère.

GAMÈTE *s. m. (angl. gamete).* **1.** Cellule sexuelle, mâle ou femelle. **2.** Dans le cycle sexuel de certains protozoaires, élément cellulaire qui s'unit à un autre pour former le zygote ; macrogamète et microgamète.

GAMÉTICIDE *adj. (angl. gametocide).* Qui détruit les gamètes.

GAMÉTOGENÈSE *s. f. (angl. gametogenesis).* Formation des éléments sexuels ou gamètes.

-GAMIE Suffixe d'origine grecque signifiant mariage.

gamma GT Abréviation de gamma-glutamyl-transférase.

GAMMA-AMINOBUTYRIQUE (ACIDE) *(angl. gamma-aminobutyric acid).* Acide aminé jouant un rôle important de neuromodulateur inhibiteur dans le système nerveux central. Souvent désigné par son Abréviation : GABA.

GAMMA-ANGIOCARDIOGRAPHIE *s. f. (angl. gamma-angiocardiography).* Étude fonctionnelle et morphologique du système cardiovasculaire après injection d'un émetteur de rayons γ ; enregistrée par une caméra à scintillations.

GAMMACARDIOGRAPHIE *s. f. (angl. gammacardiography).* Évaluation de la fonction cardiaque, du débit cardiaque et de la circulation pulmonaire au moyen de la scintigraphie, fondée sur l'étude de la dilution que subit une substance radioactive introduite dans la circulation. SYN. ***GAMMAGRAPHIE CARDIAQUE, RADIOCARDIOGRAPHIE.***

GAMMACISME *s. m. (angl. gammacism).* Défaut de prononciation consistant en la difficulté ou l'impossibilité de prononcer la lettre « g ».

GAMMAENCÉPHALOGRAPHIE *s. f. (angl. brain scintigraphy).* Diagnostic des lésions cérébrales au moyen de la scintigraphie. La substance radioactive est injectée dans un vaisseau et la mesure de la radioactivité se fait à la surface du crâne. Son intérêt est moindre depuis la pratique de la tomodensitographie et de l'IRM. SYN. ***GAMMAGRAPHIE CÉRÉBRALE.***

GAMMAGLOBULINE *s. f. (angl. gammaglobulin).* Partie des protéines sériques migrant le plus lentement à l'électrophorèse et contenant entre autres les immunoglobulines.

GAMMAGLUTAMYL TRANSFÉRASE (GAMMA GT) *(angl. gammaglutamyl transpeptidase).* Enzyme dont le taux est augmenté dans de nombreuses affections dont l'hépatite alcoolique et les infarctus viscéraux.

GAMMAGRAPHIE *s. f. (angl. gammagraphy).* ☞ ***SCINTIGRAPHIE.***

GAMMAPATHIE *s. f. (angl. gammapathy).* Toute affection caractérisée par une anomalie des gammaglobulines. ◇ **MONOCLONALE BÉNIGNE** *(angl. benign monoclonal —).* Présence dans le sang d'une immunoglobuline sécrétée par un clone de cellules lymphocytaires B sans argument en faveur de l'existence d'une hémopathie lymphoïde sous-jacente.

GANCICLOVIR *s. m. (angl. ganciclovir).* Médicament antiviral, analogue de la guanine, efficace contre les infections par cytomégalovirus.

GANGLIECTOMIE *s. f. (angl. gangliectomy).* Ablation d'un ou de plusieurs ganglions.

GANGLIOCYTE *s. m. (angl. gangliocyte).* Cellule ganglionnaire.

GANGLION *s. m. (angl. ganglion).* Amas cellulaire constitué de cellules nerveuses formant un renflement. (Les ganglions lymphatiques sont maintenant désignés par le terme nœud lymphatique.) ◡ **TRIGÉMINAL** *(angl. trigeminal —).* Ganglion de la racine du trijumeau, situé dans une dépression du bord supérieur du rocher, d'où partent les nerfs ophtalmique, maxillaire et mandibulaire. SYN. ***GANGLION DE GASSER.***

GANGLIONEUROME *s. m. (angl. ganglioneuroma).* Tumeur bénigne du tissu nerveux sympathique dont la structure rappelle celle d'un ganglion sympathique. SYN. ***NEUROGLIOME, SYMPATHOME ADULTE.***

GANGLIOPLÉGIQUE *adj. (angl. ganglioplegic).* Qui bloque la transmission nerveuse au niveau des ganglions nerveux sympathiques et parasympathiques.

GANGRÈNE *s. f. (angl. gangrene).* Nécrose tissulaire secondaire à une interruption de la circulation sanguine locale d'origine diverse : embolie, athérosclérose, thrombose traumatique, thrombo-artérite oblitérante, etc. ◇ **GAZEUSE** *(angl. gas —).* Gangrène diffuse et rapide du tissu cellulaire souscutané, avec production locale de gaz putrides et état général grave, secondaire à une infection des plaies par les microbes anaérobies. ◇ **HUMIDE** *(angl. moist —).* Gangrène caractérisée par l'infiltration œdémateuse des tissus et par l'intensité des réactions inflammatoires concomitantes.

GARGARISME *s. m. (angl. gargle).* Médicament liquide, qui s'utilise en bains de bouche lors d'affections de la bouche, de la gorge et du pharynx.

GARGOUILLEMENT *s. m. (angl. gurgling).* Bruit produit par le passage d'un gaz à travers une cavité ou un conduit contenant un liquide. Terme employé pour désigner les bruits intestinaux et les râles caverneux humides.

GARGOYLISME *s. m. (angl. gargoylism).* ☞ ***HURLER-PFAUNDLER (MALADIE DE).***

GARROT *s. m. (angl. tourniquet).* Lien élastique pour exercer une compression sur un membre et qui permet d'enrayer ou de prévenir une hémorragie, plus particulièrement au cours d'une intervention.

GASSER (GANGLION DE) *(angl. Gasser's ganglion).* ☞ ***GANGLION TRIGÉMINAL.***

GASTRALGIE *s. f. (angl. stomach-ache).* Douleur gastrique. SYN. ***GASTRODYNIE.***

GASTRECTASIE *s. f. (angl. gastrectasia).* Dilatation de l'estomac (terme peu usité).

GASTRECTOMIE *s. f. (angl. gastrectomy).* Résection totale ou partielle de l'estomac.

GASTRINE *s. f. (angl. gastrin).* Hormone polypeptique sécrétée par les cellules G de la muqueuse pylorique sous l'influence de certains aliments et par la distention de l'antre. La gastrine provoque la sécrétion de pepsine et d'acide chlorhydrique.

GASTRINÉMIE *s. f. (angl. gastrinemia).* Taux et présence de gastrine dans le sang.

GASTRINOME *s. m. (angl. gastrinoma).* Tumeur généralement maligne sécrétant de la gastrine et siégeant au niveau du pancréas ou de l'antre pylorique. SYN. ***ZOLLINGER-ELLISON (SYNDROME DE).***

GASTRIQUE *adj. (angl. gastric).* Qui se rapporte à l'estomac.

GASTRITE *s. f. (angl. gastritis).* Inflammation aiguë ou chronique de la muqueuse gastrique.

GASTROCNÉMIEN (MUSCLE) *(angl. musculus gastrocnemius).* Muscle de la région postérieure de la jambe dont le tendon forme avec celui du soléaire le tendon calcanéen.

GASTROCOLITE *s. f. (angl. gastrocolitis).* Inflammation de l'estomac et du côlon.

GASTRODUODÉNAL *adj. (angl. gastroduodenal).* Qui se rapporte à l'estomac et au duodénum.

GASTRODUODÉNITE *s. f. (angl. gastroduodenitis).* Inflammation de l'estomac et du duodénum.

GASTRODUODÉNOSCOPIE *s. f. (angl. gastroduodenoscopy).* Examen endoscopique de l'estomac et du duodénum.

GASTRO-ENTÉRITE *s. f. (angl. gastroenteritis).* Inflammation aiguë ou chronique des muqueuses gastrique et intestinale.

GASTRO-ENTÉROLOGIE *s. f. (angl. gastroenterology).* Ensemble des connaissances médicales concernant l'estomac et l'intestin et, par extension, l'ensemble de l'appareil digestif.

GASTRO-ENTÉROSTOMIE *s. f. (angl. gastroenterostomy).* Création chirurgicale d'une communication entre l'estomac et l'intestin. SYN. ***ANASTOMOSE GASTRO-ENTÉRIQUE.***

GASTROPARÉSIE *s. f. (angl. gastroplegia).* Atonie gastrique.

GASTROPATHIE *s. f. (angl. gastropathy).* Toute affection de l'estomac.

GASTROPEXIE *s. f. (angl. gastropexy).* Fixation de l'estomac à la paroi abdominale, par exemple lors de la correction d'une gastroptose.

GASTRORRAGIE *s. f. (angl. gastrorrhagia).* Hémorragie gastrique.

GASTROSCOPE *s. m. (angl. gastroscope).* Appareil utilisé pour l'examen visuel direct de l'intérieur de l'estomac.

GASTROSCOPIE *s. f. (angl. gastroscopy).* Endoscopie gastrique.

GASTROSTOMIE *s. f. (angl. gastrostomy).* Création d'une ouverture dans la paroi de l'estomac, communiquant avec l'extérieur à travers les téguments.

GASTRULA *s. f. (angl. gastrula).* Phase de formation de l'embryon primitif qui succède à la période de blastula et dans laquelle l'embryon comporte deux feuillets, l'ectoderme et l'endoderme, et deux cavités.

GASTRULATION *s. f. (angl. gastrulation).* Passage de l'embryon de la forme de blastula à celle de gastrula.

GÂTISME *s. m. (angl. gatism).* État de décrépitude physique et mentale profonde de certains malades paralysés, aliénés ou très âgés, qui présentent une incontinence sphinctérienne, souvent compliquée de lésions de décubitus.

GAUCHER **1.** *adj. (angl. left-handed).* Qui se sert plus facilement de la main gauche que de la main droite. **2.** *s. m. (angl. left-handed person).* Personne qui utilise de préférence sa main gauche.

GAVAGE *s. m. (angl. gavage).* Suralimentation forcée au moyen d'une sonde œsophagienne.

GAZE *s. f. (angl. gauze).* Étoffe légère et transparente, en lin ou en coton, servant après stérilisation au pansement des plaies. La gaze peut être imprégnée de substances antiseptiques.

GAZOMÉTRIE *s. f. (angl. gasometry).* Mesure des volumes et des densités des gaz.

GELÉE *s. f. (angl. jelly).* Substance molle, transparente, généralement masse colloïdale semi-solide. ◇ **CONTRACEPTIVE** *(angl. contraceptive —).* Gelée non grasse qui s'introduit dans le vagin pour éviter la conception.

GÉLOSE *s. f. (angl. gelose).* Substance gélatineuse, tirée de l'agar et de la mousse du Japon, algue du genre *Gelidium.* Elle est amorphe, insoluble, et s'utilise pour préparer des milieux de culture solides, du fait de sa propriété de solidifier les liquides nutritifs ou les bouillons. SYN. ***AGAR-AGAR.***

GÉLULE *s. f. (angl. capsule).* Capsule formée de deux enveloppes gélatineuses qui s'emboîtent l'une dans l'autre, servant à contenir et à administrer des médicaments.

GELURES *s. f. pl. (angl. frost-bite).* Lésions cutanées causées par le froid intense, entraînant souvent la congélation des tissus. Elles débutent par une pâleur cadavérique, suivie de congestion intense avec prurit et cuisson intenables et aboutissent à la phlycténisation et à l'escarrification.

GÉMELLAIRE *adj. (angl. gemellary).* Qui se rapporte aux jumeaux. EX. *grossesse gémellaire.*

GÉMELLIPARE *adj. (angl. gemellipara).* Femme qui a accouché de jumeaux.

GÉMINÉ *adj. (angl. paired).* Qui est double ou disposé par paires.

GENCIVE *s. f. (angl. gum).* Portion rouge, épaissie et différenciée de la muqueuse buccale, qui recouvre les arcades dentaires et adhère au collet des dents.

GÈNE *s. m. (angl. gene).* Ensemble des séquences d'acide désoxyribonucléique contenant l'information nécessaire à la production régulée d'un ARN particulier (transcription) ou d'un polypeptide particulier (transcription-traduction). Particule chromosomique dont dépendent la transmission et le développement d'un caractère héréditaire d'un individu. ◇ **ALLÉLOMORPHIQUE** *(angl. allelic —).* ☞ ***ALLÈLE.*** ◇ **CANDIDAT** *(angl. candidate —).* Gène soupçonné d'être impliqué dans une maladie héréditaire. ◇ **D'HISTOCOMPATIBILITÉ** *(angl. histocompatibility —).* ☞ ***HISTOCOMPATIBILITÉ.*** ◇ **DE STRUCTURE** *(angl. structural —).*

Gène qui régule la formation d'une enzyme ou protéine spécifique. ◇ **DOMINANT** *(angl. dominant —)*. Gène dont l'action se manifeste même en présence de son allélomorphe. ◇ **ENV** *(angl. env —)*. Gène codant pour les protéines d'enveloppe des rétrovirus. ◇ **HOLANDRIQUE** *(angl. holandric —)*. Gène situé dans la région non homologue du chromosome Y. ◇ **LÉTAL** *(angl. lethal —)*. Gène porté par les parents et responsable de la mort *in utero* du fœtus. ◇ **LIÉ AU SEXE** *(angl. sex-linked —)*. Gène situé dans le segment non homologue du chromosome X. ◇ **RÉCESSIF** *(angl. recessive —)*. Gène dont l'action se manifeste uniquement lorsqu'il est présent sur les deux chromosomes de la paire. ◇ **RÉGULATEUR** *(angl. regulator —)*. Gène qui intervient dans la régulation de la fonction des gènes de structure.

GÉNÉTICIEN *s. m. (angl. geneticist)*. Spécialiste en génétique.

GÉNÉTIQUE **1.** *s. f. (angl. genetics)*. Science qui traite de l'hérédité et de l'ensemble des phénomènes et des problèmes relatifs à la descendance. **2.** *adj. (angl. genetic)*. Qui concerne la reproduction ou qui est déterminé par les gènes. ◇ **(CONSEIL)** *(angl. genetic counseling)*. Information donnée sur les risques d'une affection génétique au sein d'une même famille. ◇ **(GÉNIE)** *(angl. genetic engineering)*. Technique de manipulation des gènes permettant entre autres d'obtenir la synthèse de certaines substances. ◇ **MOLÉCULAIRE** *(angl. molecular genetics)*. Partie de la génétique qui étudie la structure et le fonctionnement des gènes au niveau moléculaire.

GÉNÉTIQUES (EMPREINTES) *(angl. DNA fingerprints)*. En médecine légale, utilisation de l'ADN pour identification d'un individu.

GÉNICULÉ *adj. (angl. geniculate)*. Replié comme un genou.

GÉNIE GÉNÉTIQUE ☞ ***GÉNÉTIQUE (GÉNIE)***.

GÉNIEN *adj. (angl. genian)*. Qui appartient au menton. SYN. ***MENTONNIER***.

GÉNIOGLOSSE *adj. (angl. genioglossus)*. Qui se rapporte au menton et à la langue. ◇ **(MUSCLE)** Muscle de la langue.

GÉNITAL *adj. (angl. genital)*. Qui se rapporte à la reproduction sexuée. Ex. *organes génitaux*.

GÉNITAUX (ORGANES) *(angl. genitalia)*. Organes de la reproduction.

GÉNITOSURRÉNAL (SYNDROME) *(angl. adrenogenital syndrome)*. Syndrome du à une hypersécrétion tumorale d'hormones cortico-surrénaliennes dans l'enfance. Chez la fille : précocité sexuelle avec virilisme ; chez le garçon : pseudo puberté précoce.

GÉNOME *s. m. (angl. genome)*. Ensemble des gènes contenus dans les chromosomes.

GÉNOPATHIE *s. f. (angl. hereditary disease)*. Maladie héréditaire.

GÉNOTHÉRAPIE *s. f. (angl. genotherapy)*. Application au traitement des maladies, des méthodes de génie génétique. SYN. ***THÉRAPIE GÉNIQUE***.

GÉNOTYPE *s. m. (angl. genotype)*. Constitution génétique d'un organisme, c'est-à-dire le contenu de son information génétique.

GENOU *s. m. (angl. knee)*. Région du membre inférieur, limitée artificiellement, qui comprend l'articulation du fémur avec le tibia ; en particulier la face antérieure de cette région.

GENOUILLÈRE *s. f. (angl. knee bandage)*. Bande de toile, de caoutchouc, etc., que l'on ajuste sur le genou pour le protéger ou le comprimer.

GENTAMYCINE *s. f. (angl. gentamicin)*. Antibiotique appartenant à la famille des aminosides. Issu de *Micromonospora purpurea*, il est actif sur les bacilles à Gram négatif, surtout entérobactéries, *Pseudomonas* et staphylocoques. Administrée par voie intramusculaire, on la retrouve très concentrée dans l'urine d'où son utilisation dans les affections urinaires. En raison de son action toxique pour la VIIIe paire crânienne (nerf vestibulo-cochléaire) et pour le rein, elle doit être administrée avec précaution.

GENTISIQUE (ACIDE) *(angl. gentisic acid)*. Anti-rhumatismal dont le sel sodique a une action semblable à celle des salicylés, bien que mieux supporté et moins toxique.

GENU *(angl. genu)*. ◇ **RECURVATUM** *(angl. — recurvatum)*. Déformation congénitale ou acquise du genou caractérisée par la présence d'un angle ouvert en avant, formé par la jambe et la cuisse lors de leur extension maximale. ◇ **VALGUM** *(angl. — valgum, knock knee).* Jambes en X. Déformation du membre inférieur caractérisée par une déviation en dehors de la jambe, avec saillie du genou en dedans. ◇ **VARUM** *(angl. — varum, bowleg).* Jambes en forme de O. Déformation du membre inférieur consistant en une incurvation de la cuisse et de la jambe, à concavité interne, avec saillie du genou en dehors.

GÉODE *s. f. (angl. punch-out lesion).* Cavité pathologique située à l'intérieur d'un tissu.

GÉOPHAGIE *s. f. (angl. geophagia).* Habitude morbide de manger de la terre.

GERÇURE *s. f. (angl. fissure).* ☞ ***RHAGADE.***

GÉRIATRIE *s. f. (angl. geriatrics).* Branche de la médecine qui traite des maladies de la vieillesse.

GERME *s. m. (angl. germ).* **1.** Œuf fécondé. **2.** Micro-organisme ou bactérie. ◇ **DENTAIRE** *(angl. tooth —).* Ébauche embryonnaire de la dent, constituée d'un sac qui comprend la papille dentaire et l'organe de l'émail.

GERMEN *s. m. (angl. german).* Ensemble des cellules du tissu génital par opposition au soma.

GERMICIDE *adj. (angl. germicidal).* Qui détruit les germes.

GERMINAL *adj. (angl. germinal).* Qui concerne les cellules du germen.

GERMINONE *s. m. (angl. germinoma).* ☞ ***SÉMINOME.***

GÉRONTOLOGIE *s. f. (angl. gerontology).* Étude scientifique de la vieillesse et des phénomènes qui lui sont propres.

GÉRONTOXON *s. m. (angl. gerontoxon).* Arc sénile ; opacité périphérique annulaire de la cornée en rapport avec des dépôts de substances lipidiques.

GESTATION *s. f. (angl. gestation).* Temps pendant lequel une femelle porte ses petits à l'intérieur de l'utérus. Chez la femme, on parle de grossesse.

GHRELINE *s. f. (angl. ghreline).* Hormone stimulant la sécrétion de l'hormone de croissance et du cortisol. Elle aurait par ailleurs un rôle dans le contrôle du poids en agissant sur les centres de l'appétit et en augmentant la masse grasse.

GIARDIA Genre de protozoaires flagellés. L'espèce *G. intestinalis*, organisme piriforme muni de quatre paires de flagelles et d'un disque de succion, a été isolée de l'intestin de l'homme. SYN. ***LAMBLIA INTESTINALIS.***

GIARDIASE *s. f. (angl. giardiasis).* Infestation par des protozoaires du genre *Giardia*, responsable de diarrhée, nausées, asthénie et anorexie. SYN. ***LAMBLIASE.***

GIBBOSITÉ *s. f. (angl. humpback).* Cyphose angulaire de la colonne vertébrale, d'origine post-traumatique, infectieuse ou congénitale.

GIGANTISME *s. m. (angl. gigantism).* Développement exagéré du squelette, aussi bien en longueur qu'en largeur, par rapport au développement normal pour les individus de la même race et du même âge.

GILBERT (MALADIE DE) *(angl. Gilbert's syndrome).* Ictère chronique intermittent constitutionnel associé à une hyperbilirubinémie non conjuguée due à un déficit de la glycuronoconjugaison ; affection familiale à transmission autosomique dominante. SYN. ***CHOLÉMIE FAMILIALE.***

GILLES DE LA TOURETTE (MALADIE DE) *(angl. Gilles de la Tourette's disease).* Affection de cause inconnue, débutant dans l'enfance et comportant des tics moteurs multiples associés à de l'écholalie et de la coprolalie.

GINGIVECTOMIE *s. f. (angl. gingivectomy).* Excision des parties gingivales infectées et décollées lors d'infections péridentaires.

GINGIVITE *s. f. (angl. gingivitis).* Inflammation de la gencive.

GINGIVORRAGIE *s. f. (angl. gingivorrhagia).* Hémorragie au niveau de la gencive.

GINGIVOSTOMATITE *s. f. (angl. gingivostomatitis).* Inflammation des gencives et de la muqueuse buccale.

GINKGO BILOBA Arbre originaire d'Extrême-Orient dont les feuilles contiennent des substances vasoprotectrices et antiischémiques.

GLABELLE *s. f. (angl. glabella).* Saillie médiane, large, située sur la face externe de l'os frontal, entre les deux arcades sourcilières.

GLABRE *adj. (angl. glabrous).* Qui est dépourvu de poils.

GLAÇON (SIGNE DU) La palpation brusque de l'abdomen donne un choc en retour du foie dur et mobile au cours des ascites cirrhotiques.

GLAIRE *s. f. (angl. mucus).* Substance incolore, rappelant le blanc d'œuf, sécrétée par certaines muqueuses.

GLAND *s. m. (angl. glans).* Renflement conique constituant la partie antérieure du pénis et du clitoris. Il est entouré par un repli cutané, le prépuce.

GLANDE *s. f. (angl. gland).* Organe constitué de cellules épithéliales dont la fonction est de sécréter des substances déterminées. ◇ **APOCRINE** *(angl. apocrine —).* Glande dont le produit sécrété est expulsé en même temps qu'une partie des cellules qui se trouvent vers la partie terminale de son canal excréteur. ◇ **BULBO-URÉTRALE** *(angl. bulbourethral —).* Chacune des petites glandes situées au-dessus du bulbe de l'urètre masculin. SYN. ***GLANDES DE COWPER.*** ◇ **ECCRINE** *(angl. eccrine —).* Glande dont le canal excréteur s'ouvre par un pore directement à la surface de la peau. C'est le type des glandes sudoripares. ◇ **ENDOCRINE** *(angl. endocrine —).* Glande dont les produits de sécrétion se déversent directement dans le sang. ◇ **EXOCRINE** *(angl. exocrine —).* Glande dont les produits de sécrétion se déversent à la surface de la peau ou d'une muqueuse. ◇ **HOLOCRINE** *(angl. holocrine —).* Glande dont le produit d'excrétion entraîne la fonte des cellules sécrétrices. EX. *les glandes sébacées.* ◇ **MÉROCRINE** *(angl. merocrine —).* Glande dont le produit de sécrétion est excrété au dehors sans entraîner la mort des cellules. ◇ **PARATHYROÏDE** *(angl. parathyroid —).* Chacune des quatre glandes situées sur la face postérieure des lobes thyroïdiens, qui sécrètent la parathormone, hormone hypercalcémiante essentielle du métabolisme phosphocalcique. SYN. ***PARATHYROÏDE.*** ◇ **PINÉALE** *(angl. pineal body).* ☞ ***CORPS PINÉAL.*** ◇ **PITUITAIRE** *(angl. pituitary —).* ☞ ***HYPOPHYSE.*** ◇ **SUDORIPARE** *(angl. sudoriferous —).* Chacune des glandes en tube, situées dans les couches superficielles de l'hypoderme ou dans la profondeur du chorion dermique, qui sécrètent la sueur. ◇ **SUPRARÉNALE** *(angl. adrenal —).* Glande endocrine paire, située au-dessus de chaque rein sécrétant le cortisol, l'aldostérone et des androgènes. SYN. ***GLANDE SURRRÉNALE.*** ◇ **SURRÉNALE** ☞ ***GLANDE SUPRARÉNALE.*** ◇ **THYROÏDE** *(angl. thyroid —).* ☞ ***THYROÏDE.*** ◇ **VESTIBULAIRE MAJEURE** *(angl. major vestibular —).* Chacune des deux glandes situées de chaque côté de la moitié postérieure de l'orifice vaginal. Elle a un rôle de lubrifiant. SYN. ***GLANDE DE BARTHOLIN.***

GLANDULAIRE *adj. (angl. glandular).* Qui se rapporte à une glande ou aux glandes.

GLAUCOME *s. m. (angl. glaucoma).* Affection oculaire, appelée ainsi en raison de la couleur glauque que prend la pupille, caractérisée par une forte augmentation de la pression intraoculaire par gêne à l'écoulement de l'humeur aqueuse, un durcissement du globe oculaire, une atrophie de la papille optique et une diminution marquée de l'acuité visuelle.

GLÉNOÏDE (CAVITÉ) *(angl. glenoid cavity).* Nom des cavités articulaires peu profondes, comme celles de la scapula et du radius. SYN. ***GLÈNE.***

GLIOBLASTOME *s. m. (angl. glioblastoma).* Tumeur maligne constituée par une prolifération de cellules gliales indifférenciées.

GLIOME *s. m. (angl. glioma).* Tumeur développée à partir de la névroglie adulte (astrocytes ou oligodendrocytes) ou de type embryonnaire. Par extension, cette terminologie inclut toutes les tumeurs primitives du cerveau et de la moelle épinière (astrocytomes, épendymomes, neurocytomes, etc.).

GLISSEMENT (SYNDROME DE) *(angl. slipping syndrome).* Détérioration globale avec refus de nourriture et de toute activité survenant chez le sujet âgé.

GLISSON (CAPSULE DE) *(angl. Glisson's capsule).* ☞ ***CAPSULE FIBREUSE PÉRIVASCULAIRE.***

GLITAZONE *s. f. (angl. glitazone).* Famille d'antidiabétiques oraux utilisés dans le diabète de type 2, réduisant l'insulinorésistance tissulaire par action sur des récepteurs nucléaires des adipocytes.

GLOBE *s. m. (angl. globe).* Corps sphérique. ◇ **DE SÛRETÉ** Masse sus-pubienne, dure et globuleuse constituée par l'utérus rétracté après expulsion du placenta ; elle est considérée comme un signe favorable, excluant le danger d'une hémorragie utérine. ◇ **VÉSICAL** *(angl. bladder distension).* Masse hypogastrique correspondant à la vessie au cours des rétentions d'urine.

GLOBINE *s. f. (angl. globin).* Protéine dont la liaison avec un groupement prosthétique, l'hème, constitue l'hémoglobine. Elle est formée de quatre chaînes polypeptidiques de deux types différents α et β.

GLOBULAIRE *adj. (angl. globular).* Qui se rapporte à certains globules, en particulier aux globules rouges.

GLOBULE *s. m. (angl. globule).* Corpuscule ou cellule de forme sphérique. ◇ **BLANC** *(angl. leucocyte).* ☞ ***LEUCOCYTE.*** ◇ **ROUGE** *(angl. erythrocyte).* ☞ ***ÉRYTHROCYTE.***

GLOBULINES *s. f. pl. (angl. globulins).* Groupe de protéines qui se distinguent des albumines par leur moindre solubilité, leur poids moléculaire plus élevé, leur sédimentation plus rapide et leur plus lente mobilité électrophorétique. L'électrophorèse permet de séparer les globulines en plusieurs fractions : $\alpha 1$ (orosomucoïde, $\alpha 1$-antitrypsine), $\alpha 2$ (haptoglobine, $\alpha 2$-macroglobuline, céruloplasmine), β (transferrine, CRP) et γ (immunoglobulines).

GLOBULINÉMIE *s. f. (angl. globulinaemia).* Présence ou taux de globuline sérique.

GLOBULINURIE *s. f. (angl. globulinuria).* Présence de globulines dans l'urine.

GLOMÉRULE *s. m. (angl. glomerulus).* Petite structure ayant l'aspect d'un peloton plus ou moins compact et arrondi ; s'observe en particulier dans le néphron.

GLOMÉRULONÉPHRITE *s. f. (angl. glomerulonephritis).* Nom d'ensemble des néphrites caractérisées par une inflammation aiguë, subaiguë ou chronique des glomérules rénaux. On en distingue de nombreuses variétés. Cliniquement, le patient peut présenter : des œdèmes, une hypertension artérielle, une hématurie, une protéinurie et une insuffisance rénale. SYN. ***NÉPHRITE GLOMÉRULAIRE, GLOMÉRULOPATHIE.***

GLOMÉRULOPATHIE *s. f. (angl. glomerulopathy).* SYN. ***GLOMÉRULONÉPHRITE.***

GLOMÉRULOSCLÉROSE *s. f. (angl. glomerulosclerosis).* Toute lésion scléreuse des glomérules rénaux.

GLOMIQUE *adj. (angl. glomic).* Qui se rapporte au glomus. ◇ **(TUMEUR)** *(angl. glomus tumor).* Angiome intradermique siégeant surtout au niveau de la pulpe digitale, pouvant être le siège de causalgies.

GLOMUS *s. m. (angl. glomus).* Structure anatomique ayant l'aspect d'un peloton ou d'une petite boule, composé de vaisseaux et particulièrement riche en filets nerveux. ◇ **CAROTIDIEN** *(angl. carotid —).* Ganglion nerveux gris rougeâtre de petite taille situé dans la bifurcation carotidienne et contenant des chémorécepteurs.

GLOSSALGIE *s. f. (angl. glossodynia).* Douleur de langue.

GLOSSECTOMIE *s. f. (angl. glossectomy).* Ablation de la langue.

GLOSSETTE *s. f. (angl. glossette).* ☞ ***TABLETTE.***

GLOSSINA Genre de mouches responsables de la transmission de la trypanosomiase. Noms vernaculaires : glossine, mouche tsé-tsé.

GLOSSITE *s. f. (angl. glossitis).* Inflammation de la langue.

GLOSSODYNIE *s. f. (angl. glossodynia).* Douleur linguale à type de brûlures, sans cause organique retrouvée, et pouvant être symptomatique d'un état anxiodépressif.

GLOSSOPHARYNGIEN *adj. (angl. glossopharyngeal).* Qui se rapporte à la langue et au pharynx. ◇ **(NERF)** *(angl. — nerve).* Neuvième paire de nerfs crâniens innervant la langue et le pharynx.

GLOTTE *s. f. (angl. glottis).* Espace triangulaire entre les cordes vocales inférieures ou vraies.

GLOTTITE *s. f. (angl. glottitis).* Inflammation des cordes vocales inférieures.

GLUCAGON *s. m. (angl. glucagon).* Hormone hyperglycémiante sécrétée par les cellules alpha-2 des îlots de Langerhans du pancréas. Antagoniste de l'insuline, elle contribue à la régulation permanente de la glycémie, en particulier en activant la glycogénolyse hépatique.

GLUCAGONOME *s. m. (angl. glucogonoma).* Tumeur maligne développée au niveau des cellules α_2 des îlots de Langerhans. Cliniquement : dermatose érythémato-bulleuse migratrice des extrémités, diabète sucré et évolution fatale par métastases hépatiques.

GLUCIDE *s. m. (angl. carbohydrate).* Terme générique désignant des substances composées de carbone, d'hydrogène et d'oxygène (hydrates de carbone). Les glucides se divisent en deux classes : les oses et les osides.

GLUCOCORTICOÏDE *s. m. (angl. glucocorticoid).* Composé de la famille des stéroïdes sécrétés par la corticosurrénale. Les glucocorticoïdes interviennent dans le métabolisme des glucides en augmentant la formation de glucose et de glycogène à partir des protides et des lipides. Ils agissent également sur le catabolisme protidique avec atrophie lymphoïde et musculaire. Enfin les glucocorticoïdes ont une puissante activité anti-allergique et anti-inflammatoire. SYN. ***GLUCOCORTICOSTÉROÏDE.***

GLUCOKINASE *s. f. (angl. glucokinase).* Enzyme catalysant la phosphorylation du D-glucose.

GLUCOSE *s. m. (angl. glucose).* Aldohexose, de formule $C_6H_{12}O_6$; composé cristallin, incolore, soluble dans l'eau, qui a la propriété d'être dextrogyre. On le trouve dans un grand nombre de fruits, dans le miel, et en excès dans le sang et dans l'urine des diabétiques. Aliment énergétique essentiel, il constitue la forme principale sous laquelle les sucres peuvent être utilisés par l'organisme.

GLUCOSÉ *adj. (angl. glucosed).* Qui contient du glucose.

GLUCOSIDE *s. m. (angl. glucoside).* Dérivé d'un sucre dans lequel le OH du carbone terminal est remplacé par un radical ; selon le type de sucre, il reçoit le nom de glucoside, galactoside, rhamnoside, etc.

GLUCUROCONJUGAISON *s. f. (angl. glucuroconjugation).* Processus de détoxication grâce auquel l'organisme inactive et élimine les substances qui se sont formées au cours des processus métaboliques, en les conjuguant avec l'acide glucuronique. SYN. ***GLYCUROCONJUGAISON.***

GLUTAMATE *s. m. (angl. glutamate).* Sel de l'acide glutamique.

GLUTAMINASE *s. f. (angl. glutaminase).* Enzyme présente dans de nombreux tissus organiques, qui catalyse la transformation de la glutamine en acide glutamique.

GLUTAMINE *s. f. (angl. glutamine).* Amide de l'acide glutamique, dont la formation est catalysée par la glutaminase. Il s'agit d'un acide aminé non essentiel.

GLUTAMIQUE (ACIDE) *(angl. glutamic acid).* Acide aminé non essentiel, produit de l'hydrolyse des protéides.

GLUTATHION *s. m. (angl. glutathione).* Tripeptide composé de cystéine, d'acide glutamique et de glycocolle. Il passe facilement de façon réversible de la forme oxydée à la forme réduite, sous laquelle il joue un rôle important dans le transport de l'hydrogène.

GLUTÉAL *adj. (angl. gluteal).* Qui se rapporte à la fesse.

GLUTEN *s. m. (angl. gluten).* Mélange de protéines, de farine de blé et d'autres céréales, qui se présente sous la forme d'une masse de consistance élastique et résistante.

GLYCÉMIE *s. f. (angl. glycemia).* Présence physiologique de glucose dans le sang. Son taux, qui est une constante biologique, varie entre 0,70 et 0,90 g/L ; au-delà de ces limites, il y a hypo- ou hyperglycémie.

GLYCÉRIDE *s. m. (angl. glyceride).* Terme générique pour désigner les lipides simples constitués par des esters du glycérol et un ou plusieurs acides gras. On distingue, selon le nombre d'acides gras, des mono-, des di- et des triglycérides.

GLYCÉRIDÉMIE *s. f.* Présence et taux de glycérides dans le sang.

GLYCÉRINE *s. f. (angl. glycerin).* Liquide incolore, limpide, sirupeux, obtenu par hydrolyse des huiles et des graisses. Il s'utilise pour la conservation des tissus et comme milieu de montage des pièces histologiques. Il s'emploie en médecine en applications externes émollientes, en collutoires et gargarismes. En administration interne, il est préconisé comme laxatif. SYN. ***GLYCÉROL.***

GLYCÉRO-EXTRAIT *s. m. (angl. glyceroextract).* Extrait aqueux qui contient la moitié de son poids de glycérine.

GLYCÉROL *s. m. (angl. glycerol).* ☞ ***GLYCÉRINE.***

GLYCINE *s. f. (angl. glycine).* Acide aminé non essentiel. SYN. ***GLYCOCOLLE.***

GLYCINOSE *s. f. (angl. hyperglycinemia).* Trouble métabolique héréditaire, de transmission autosomique récessive et d'évolution généralement mortelle, que l'on observe au cours de la période néonatale. Il se caractérise par un excès de glycine dans le sang, une acidose métabolique, une cétonurie, une ostéoporose, une thrombopénie et une neutropénie. SYN. ***HYPERGLYCINÉMIE.***

GLYCOCOLLE *s. m. (angl. glycine).* ☞ ***GLYCINE.***

GLYCOGÈNE *s. m. (angl. glycogen).* Polysaccharide constituant une forme de réserve importante du glucose de l'organisme (notamment dans les muscles et le foie).

GLYCOGENÈSE *s. f. (angl. glycogenesis).* Synthèse du glucose par la cellule vivante, en particulier dans le foie. SYN. ***GLUCOGENÈSE.***

GLYCOGÉNIQUE *adj. (angl. glycogenic).* Qui produit du glucose.

GLYCOGÉNIQUES (MALADIES) ☞ ***GLYCOGÉNOSE.***

GLYCOGÉNOGENÈSE *s. f. (angl. glycogenesis).* Biosynthèse du glycogène à partir du glucose.

GLYCOGÉNOLYSE *s. f. (angl. glycogenolysis).* Décomposition du glycogène en glucose.

GLYCOGÉNOPEXIE *s. f. (angl. glycogenopexy).* Mise en réserve du glycogène hépatique.

GLYCOGÉNOSE *s. f. (angl. glycogenosis).* Terme générique qui désigne un groupe de maladies héréditaires transmises selon le mode récessif dans lesquelles un déficit enzymatique va altérer la synthèse ou la dégradation du glycogène ; le glycogène se dépose alors en différents endroits de l'organisme. On a décrit divers types de glycogénoses.

GLYCOLYSE *s. f. (angl. glycolysis).* Transformation du glucose dans un organisme vivant sous l'effet d'enzymes. Cette dégradation peut se faire en anaérobiose, par exemple dans le muscle avec formation d'acide lactique, ou en aérobiose, aboutissant alors à la production de CO_2 et d'H_2O.

GLYCONÉOGENÈSE *s. f. (angl. glyconeogenesis).* Formation de glucose à partir de substances non glucidiques.

GLYCOPROTÉINE *s. f. (angl. glycoprotein).* Hétéroprotéine formée d'une protéine et d'un glucide. Parmi elles figurent les mucines, présentes dans la majorité des sécrétions des épithéliums. SYN. ***GLUCOPROTÉINE.***

GLYCORACHIE *s. f. (angl. glycorrhachia).* Taux de glucose dans le liquide céphalorachidien.

GLYCOSIDE *s. m. (angl. glycoside).* ☞ ***GLUCOSIDE.***

GLYCOSURIE *s. f. (angl. glycosuria).* Présence de glucose dans l'urine. ◇ **RÉNALE** *(angl. renal —).* Glycosurie par défaut de réabsorption du glucose, avec un taux normal de sucre dans le sang. SYN. ***DIABÈTE RÉNAL.***

GLYCOSYLATION *s. f. (angl. glycosylation).* Fixation du glucose sur un azote protéique. SYN. ***GLYCATION.***

GLYCYRRHIZINE *s. f. (angl. glycyrrhizin).* Principe sucré, tiré de la racine de réglisse.

GLYQUÉ *adj. (angl. glycosylated).* Se dit d'une substance protéique fixant de façon irréversible du glucose. EX. *hémoglobine glyquée.* SYN. ***GLYCOSYLÉE.***

GNOSIE **1.** *s. f. (angl. gnosia).* Faculté permettant de reconnaître un objet ou un fait par l'un des sens (toucher, vue, etc.). **2.** Suffixe -gnosie signifiant connaissance. EX. *agnosie, somatognosie.*

GODET *s. m. (angl. pitting).* Empreinte provoquée par pression du doigt sur la peau infiltrée par de l'œdème. ◇ **FAVIQUE** *(angl. favus scutulum).* Croûte secondaire à la teigne favique, de consistance dure, constituée par les divers éléments du parasite *Trichophyton schonleïnii.*

GOITRE *s. m. (angl. goiter).* **1.** Augmentation de volume de la glande thyroïde, qui provoque une proéminence de la partie antérieure du cou. C'est une maladie endémique dans certaines régions montagneuses. Elle pouvait autrefois s'accompagner d'un état d'hypothyroïdie appelé crétinisme. **2.** Par extension, on donne le nom de goitre à toutes les tuméfactions thyroïdiennes. ◇ **BASEDOWIFIÉ** ☞ ***GOITRE TOXIQUE.*** ◇ **ENDÉMIQUE** *(angl. endemic —).* Goitre à l'état endémique dans certaines régions dont l'eau est pauvre en iode, coexistant souvent avec des signes d'hypothyroïdie. ◇ **EXOPHTALMIQUE** *(angl. Graves' disease).* ☞ ***BASEDOW (MALADIE DE).*** ◇ **PLONGEANT** *(angl. intrathoracic —).* Goitre dont l'extrémité inférieure est en situation thoracique. ◇ **SIMPLE** *(angl. simple —).* Hyperplasie simple de la thyroïde, sans manifestation d'hyper ou d'hypothyroïdisme. ◇ **TOXIQUE** *(angl. toxic —).* Goitre qui provoque un état de thyréotoxicose par sécrétion excessive d'hormones thyroïdiennes.

GOITRIGÈNE *adj. (angl. goitrogenic).* Qui provoque le goitre.

GOLDMANN (PÉRIMÈTRE DE) *(angl. Goldmann's perimeter).* Appareil destiné à l'exploitation du champ visuel.

GOLGI (APPAREIL DE) *(angl. Golgi's apparatus).* Organite cytoplasmique constitué de vésicules, de tubules et de saccules, qui joue un rôle important dans les processus de sécrétion et d'absorption de la cellule.

GOMÉNOL *s. m.* Liquide huileux complexe, distillé des feuilles de l'espèce *Melaleuca viridiflora*, antispasmodique, analgésique et anticatarrhal.

GOMME *s. f.* **1.** *(angl. gumma).* Production pathologique noueuse de nature infectieuse (syphilis, tuberculose, sporotrichose), formée d'un tissu ressemblant à un tissu de granulation, que l'on rencontre principalement au niveau de la peau et du tissu cellulaire sous-cutané, moins souvent dans le foie, les os, les testicules, les reins, etc. **2.** *(angl. gum).* Substance végétale, produit d'excrétion de différentes plantes, solide, non cristallisable, inodore, insipide et inaltérable, qui épaissit l'eau en la rendant mucilagineuse.

GONADE *s. f. (angl. gonad).* Glande qui produit les gamètes et les hormones mâles ou femelles ; testicule ou ovaire.

GONADOLIBÉRINE *s. f. (angl. gonadotrophin releasing factor [Gn-RH, Gn-RF], luteinizing hormone-releasing factor [LH-RF or LH-RH]).* Polypeptide d'origine hypothalamique contrôlant la sécrétion antéhypophysaire de FSH et LH. SYN. ***GONADORÉLINE.***

GONADOSTIMULINE *s. f. (angl. gonadotropin).* SYN. ***GONADOTROPHINE.***

GONADOTROPHINE *s. f. (angl. gonadotropin).* Toute hormone qui stimule les gonades ; gonadostimuline.

GONALGIE *s. f. (angl. gonalgia).* Douleur du genou.

GONARTHRITE *s. f. (angl. gonarthritis).* Inflammation de l'articulation du genou.

GONARTHROSE *s. f. (angl. gonarthrosis).* Arthrose du genou.

GONOCOCCÉMIE *s. f. (angl. gonococcemia).* Présence de gonocoques dans le sang.

GONOCOCCIE *s. f. (angl. gonococcia).* Infection due au gonocoque.

GONOCOQUE *s. m. (angl. gonococcus).* Agent responsable de la blennorragie (*Neisseria gonorrhoeae*). C'est un diplocoque Gram négatif, immobile, présent dans le pus de la blennorragie à l'intérieur des polynucléaires. SYN. ***DIPLOCOQUE DE NEISSER.***

GONORRHÉE *s. f. (angl. gonorrhea).* Blennorragie due à *Neisseria gonorrhoeae.* ☞ ***BLENNORRAGIE.***

GONOSOME *s. m. (angl. gamete).* Chromosome sexuel (X et Y).

GORGE *s. f. (angl. throat).* Ensemble des régions antérolatérales du cou.

GOSIER *s. m. (NA. fauces). (angl. fauces, gullet).* Passage entre la bouche et le pharynx.

GOUGE *s. f. (angl. gouge).* Instrument en forme de lame allongée, creusée en gouttière, à bout tranchant, que l'on utilise pour l'ablation de fragments osseux.

GOURME *s. f. (angl. strangles).* Maladie contagieuse des équidés, caractérisée par le catarrhe des fosses nasales et la suppuration des ganglions proches ; streptococcie équine.

GOUTTE *s. f. (angl. gout).* Affection métabolique en rapport avec une perturbation du métabolisme des bases puriques, provoquant un excès d'acide urique dans le sang. Cliniquement la goutte se caractérise par des accès articulaires aigus en particulier de l'hallux, inflammatoires et douloureux, très sensibles à la colchicine, qui constitue un véritable test diagnostique. L'évolution au long cours se fait vers le rhumatisme goutteux et est surtout marquée par l'atteinte rénale. ◇ **ÉPAISSE** *(angl. thick blood smear).* Méthode destinée à la mise en évidence du protozoaire au cours du paludisme. ◇ **SATURNINE** *(angl. saturnine —).* Manifestations articulaires de l'intoxication chronique par le plomb.

GOUTTE-À-GOUTTE *s. m. (angl. drip feeding).* Instillation continue très lente d'un liquide dans une veine, dans l'estomac ou dans le rectum.

GOUTTELETTES DE FLÜGGE *(angl. Flügge's droplets).* Particules de très petite taille expulsées en parlant, toussant ou éternuant, et qui peuvent transporter des germes infectieux d'un individu à un autre.

GOUTTIÈRE *s. f.* **1.** *(angl. splint).* Appareil pour maintenir un membre fracturé. **2.** *(angl. sulcus, groove).* Formation anatomique. ☞ ***SILLON.***

GRAISSE *s. f. (angl. fat).* Corps liquide ou solide, d'origine animale ou végétale, constitué principalement par un mélange de glycérides (stéarine, palmitine, oléine, etc.). Les graisses se trouvent, chez les végétaux, principalement dans les fruits et les graines, et chez les animaux supérieurs et chez l'homme, dans presque tous les organes. ◇ **BRUNE** *(angl. brown —).* Graisse présente chez le nouveau-né et chez certains animaux hibernants.

GRAM (COLORATION DE) *(angl. Gram's stain).* Méthode de coloration double des bactéries. Elle consiste à faire agir une solution de violet de gentiane, puis une solution iodo-iodurée, et décolorer la préparation par l'alcool, puis à effectuer une seconde coloration par la fuchsine phéniquée de Ziehl diluée. Les bactéries qui gardent la première coloration violette sont dites à Gram positif, les bactéries décolorées, puis recolorées en rose par la fuchsine, sont dites à Gram négatif.

GRAMICIDINE *s. f. (angl. gramicidin).* Antibiotique isolé de cultures de *Bacillus brevis*, bactéricide pour les bacilles à Gram positif, les pneumocoques, les streptocoques, etc. En usage externe exclusivement.

GRAND MAL *(angl. major epilepsy).* Autrefois, toute crise épileptique convulsive à sémiologie majeure (par opposition à petit mal). Actuellement crise d'épilepsie tonicoclonique.

GRAND OS Ancienne dénomination (os du carpe). ☞ ***CAPITATUM.***

GRANULATION *s. f. (angl. granulation).* **1.** Toute formation, normale ou pathologique, au sein d'une cellule ou d'un tissu, ayant l'aspect d'une petite masse arrondie. **2.** Fragmentation d'une substance en petites particules, et résultat de cette opération.

GRANULE *s. m. (angl. granule).* Petite pilule qui contient une quantité minime de médicament.

GRANULÉ **1.** *s. m. (angl. granule).* Préparation pharmaceutique sous forme de granules, qui contient presque toujours une grande quantité de sucre comme excipient. **2.** *adj.* Qui a l'apparence de granulations ou qui en renferme.

GRANULIE *s. f. (angl. granulitis).* Forme aiguë de tuberculose caractérisée par la diffusion dans le poumon et d'autres organes de petites granulations.

GRANULOCYTAIRE (LIGNÉE) *(angl. myeloid series).* Cellules myéloïdes jeunes dont la maturation aboutit au granulocyte.

GRANULOCYTE *s. m. (angl. granulocyte).* Cellule qui contient des granulations et, plus particulièrement, leucocyte qui contient des granulations neutrophiles, basophiles ou éosinophiles dans son protoplasme, et qui possède un noyau à plusieurs lobes. SYN. ***LEUCOCYTE POLYNUCLÉAIRE.***

GRANULOCYTOPÉNIE *s. f. (angl. granulocytopenia).* Manque de granulocytes dans le sang. SYN. ***GRANULOPÉNIE.***

GRANULOCYTOPOÏÈSE *s. f. (angl. granulocytopoiesis).* Production normale de granulocytes dans la moelle osseuse. SYN. ***GRANULOPOÏÈSE.***

GRANULOMATOSE *s. f. (angl. granulomatosis).* Toute affection inflammatoire chronique caractérisée par la formation de granulomes ou de masses d'aspect tumoral. Formation de granulomes multiples.

GRANULOME *s. m. (angl. granuloma).* Tissu néoformé de nature inflammatoire comportant de nombreux vaisseaux capillaires dans un tissu conjonctif jeune, œdémateux, infiltré par des cellules polymorphes.

GRANULOPOÏÈSE *s. f. (angl. granulopoiesis).* ☞ ***GRANULOCYTOPOÏÈSE.***

GRANULOSA *s. f. (angl. granulosa).* Formation épithéliale constituant la partie principale du follicule ovarien évolué. On lui distingue deux parties : l'épithélium périovulaire qui entoure l'ovule et l'épithélium folliculaire qui forme le follicule dans son ensemble.

GRAS (ACIDE) ☞ ***ACIDE GRAS.***

GRASPING-REFLEX Flexion des doigts provoquée par l'excitation de la paume de la main. S'observe chez le nouveau-né et en cas d'atteinte des lobes frontaux.

GRAVATIVE *adj. (angl. heavy).* Se dit d'une douleur qui s'accompagne d'un sentiment de pesanteur.

GRAVELLE *s. f. (angl. gravel).* Terme désuet désignant la lithiase rénale, particulièrement lorsqu'il s'agit de très petits calculs (ressemblant à du gravier).

GRAVIDE *adj. (angl. gravid).* Se dit d'un utérus contenant un embryon ou un fœtus, de la femelle qui le porte et, plus rarement, de la femme enceinte.

GRAVIDIQUE *adj. (angl. gravidic).* Relatif à la grossesse.

GRAVIDITÉ *s. f. (angl. gravidity).* **1.** État de l'utérus ou de la femelle gravide. **2.** Chez la femme, synonyme de grossesse.

GRAVIDOCARDIAQUE *adj. (angl. gravidocardiac).* Qui concerne les affections cardiaques survenant au cours de la grossesse.

GREFFE *s. f. (angl. graft).* Opération par laquelle on transfère un tissu ou un organe de sorte qu'il continue à vivre par les connexions qu'il contracte avec une autre partie du même individu (autogreffe) ou d'un individu différent (hétérogreffe).

GREFFON *s. m. (angl. graft).* Tissu ou organe transplanté lors d'une greffe. SYN. ***TRANSPLANT.***

GRIFFE CUBITALE *(angl. cubital claw).* Déformation de la main due à la paralysie du nerf ulnaire.

GRIFFES DU CHAT (MALADIE DES) *(angl. cat scratch fever).* ☞ ***LYMPHORÉTICULOSE BÉNIGNE D'INOCULATION.***

GRIPPE *s. f. (angl. influenza).* Maladie infectieuse très contagieuse, épidémique, due à *Myxovirus influenzae*, virus dont il existe trois types (A, B, C) et de nombreux variants. Après une incubation courte de 1 à 3 jours, elle débute brutalement et se caractérise par une fièvre très élevée avec courbatures, une asthénie et une rhino-pharyngite. Elle est parfois accompagnée de complications pulmonaires ou nerveuses. L'évolution est le plus souvent favorable avec défervescence puis recascension thermique (V grippal). Les formes mortelles sont soit le fait d'une virulence particulière soit dues à une surinfection en particulier chez les personnes âgées. SYN. ***INFLUENZA.*** ◇ **AVIAIRE** *(angl. fowl plague).* Maladie contagieuse due à un *Influenza virus* touchant les volailles d'élevage et les oiseaux sauvages. Elle peut être transmise à l'homme.

GRISÉOFULVINE *s. f. (angl. griseofulvin).* Antibiotique obtenu à partir du *Penicillium griseofulvum* et de *P. patulum*, actif contre les infections mycotiques cutanées. S'administre par voie orale.

GROSSESSE *s. f. (angl. pregnancy).* État de la femme enceinte ; période comprise entre la fécondation de l'ovule et l'accouchement, pendant laquelle l'embryon, nommé ensuite fœtus, se développe. ◇ **AMPULLAIRE** *(angl. ampullar —).* Grossesse tubaire dans laquelle l'œuf est implanté dans l'ampoule de la trompe utérine. ◇ **ECTOPIQUE** *(angl. ectopic —).* ☞ ***GROSSESSE EXTRA-UTÉRINE.*** ◇ **EXTRA-UTÉRINE** *(angl. extra-uterine —).* Grossesse dans laquelle l'œuf se développe hors de la cavité utérine. SYN. ***GROSSESSE ECTOPIQUE.*** ◇ **GÉMELLAIRE** *(angl. gemellary —).* Développement simultané de deux fœtus dans l'utérus. ◇ **MOLAIRE** *(angl. molar —).* Grossesse pathologique caractérisée par la dégénérescence kystique des villosités choriales. Elle aboutit spontanément à l'avortement. ◇ **PROLONGÉE** *(angl. post-term —).* Grossesse dont la durée dépasse 42 semaines à partir de la date des dernières règles. ◇ **TUBAIRE** *(angl. tubal —).* Grossesse extra-utérine, caractérisée par l'implantation de l'œuf dans une des trompes utérines.

GROUPAGE *s. m. (angl. typing).* Détermination du groupe leucocytaire, sanguin ou tissulaire auquel appartient un sujet.

GROUPE *s. m. (angl. group).* Ensemble d'objets, d'atomes, de cellules, de micro-organismes ou d'individus qui présentent certaines analogies. ◇ **LEUCOCYTAIRE OU TISSULAIRE** *(angl. leukocyte or histocompatibility antigens).* Le système HLA (*human leucocyte antigen*) est le système d'histocompatibilité ; ses antigènes se rencontrent dans les leucocytes, les plaquettes et dans de nombreuses cellules de l'organisme ; ce système est primordial pour déterminer l'histocompatibilité et est constitué par quatre loci différents, appelés : A, B, C, et D. ◇ **RHÉSUS** *(angl. Rhesus system).* ☞ ***RH.*** ◇ **SANGUIN** *(angl. blood —).* Catégorie dans laquelle on range chaque individu d'après la variété d'hémagglutinogènes et d'hémagglutinines qu'il possède ou qu'il ne possède pas. Les groupes sanguins érythrocytaires sont au nombre de quatre et sont appelés O, A, B et AB (système ABO), caractérisés par les différentes combinaisons entre deux agglutinogènes existant dans les globules rouges et deux agglutinines α (anti-A) et β (anti-B) contenues dans le sérum. Le groupe O est donneur universel, et le groupe AB, receveur universel. Il existe de nombreux groupes sanguins au faible pouvoir antigénique qui ne présentent pas d'intérêt clinique mais sont utilisés en génétique, en anthropologie et en médecine légale.

GUANIDINE *s. f. (angl. guanidine).* Base toxique formée par la décomposition des protéines.

GUANINE *s. f. (angl. guanine).* Base purique entrant dans la constitution des acides ribonucléique et désoxyribonucléique et dont la désamination conduit à la xanthine.

GUÉRISON *s. f. (angl. healing, recovery).* Rétablissement de la santé sans séquelles.

GUSTATION *s. f. (angl. gustation).* **1.** Sens du goût. **2.** Exercice du goût.

GUSTOMÉTRIE *s. f. (angl. gustometry).* Appréciation de l'intensité des sensations gustatives et, en particulier, distinction entre diverses saveurs.

GUTHRIE (TEST DE) *(angl. Guthrie's test).* Épreuve utilisée pour le diagnostic de l'oligophrénie phénylpyruvique du nouveau-né.

GYMNASTIQUE *s. f. (angl. gymnastics).* Exercice musculaire systématique, général ou partiel.

GYNÉCOLOGIE *s. f. (angl. gynecology).* Branche de la médecine qui traite des maladies de l'appareil génital de la femme, y compris les seins.

GYNÉCOLOGUE *s. m. (angl. gynecologist).* Spécialiste en gynécologie.

GYNÉCOMASTIE *s. f. (angl. gynecomasty).* Hypertrophie des glandes mammaires chez l'homme.

GYNOÏDE *adj. (angl. gynoid).* Se dit d'un individu mâle qui présente certains caractères de type féminin.

GYRASE *s. f. (angl. gyrase).* Topoisomérase bactérienne catalysant le désenroulement de la double hélice de l'ADN.

GYRUS *s. m. (angl. gyrus).* Région de la surface d'un hémisphère cérébral qui est délimitée par des sillons. SYN. ***CIRCONVOLUTION.***

H

HABENULA *s. f. (angl. habenula).* Chacun des deux cordons de substance blanche émanant de part et d'autre du corps pinéal.

HABITUS *s. m. (angl. habitus).* Aspect général du corps, reflétant l'état de santé d'un sujet.

HACHISCH *s. m. (angl. hashish).* ☞ ***CHANVRE.***

HAEMOPHILUS Genre de bacilles à Gram négatif, polymorphes, aérobies ou anaérobies facultatifs, immobiles, poussant sur des milieux au sang (d'où leur nom). ◇ ***DUCREYI*** Agent responsable du chancre mou. SYN. ***BACILLE DE DUCREY.*** ◇ ***INFLUENZAE*** Agent responsable d'affections respiratoires, de sinusites, de méningites et d'épiglottites obstructives chez les jeunes enfants. SYN. ***BACILLE DE PFEIFFER.***

HALÈTEMENT *s. m. (angl. panting).* Difficulté respiratoire, respiration précipitée et saccadée.

HALITOSE *s. f. (angl. halitosis).* Mauvaise haleine.

HALLUCINATION *s. f. (angl. hallucination).* Perception sans objet ; altération sensorielle dans tous les domaines (visuel, olfactif, auditif, etc.). Les hallucinations s'observent dans les états confuso-oniriques toxiques, l'épilepsie temporale, la psychose hallucinatoire et la schizophrénie.

HALLUCINOGÈNE *s. m. (angl. hallucinogenic drug).* Agent capable de provoquer des hallucinations. Il s'agit du LSD, de la mescaline et de la psylocibine.

HALLUCINOSE *s. f. (angl. hallucinosis).* Perception sensorielle sans objet dans le champ visuel ou auditif, reconnue par le sujet comme pathologique ou irréelle.

HALLUX *s. m. (angl. hallux).* Le gros orteil. ◇ **MALLEUS** *(angl. hammer toe).* Hallux en forme de marteau. ◇ **VALGUS** *(angl. — valgus).* Abduction permanente de l'hallux qui croise les autres doigts de pied par au-dessus ou par en dessous. ◇ **VARUS** *(angl. — varus).* Déviation de l'hallux en dedans qui se trouve ainsi écarté des autres doigts de pied.

HALOGÈNE *s. m. (angl. halogen).* Chacun des éléments chimiques du groupe constitué par le fluor, le chlore, le brome et l'iode.

HALOPÉRIDOL *s. m. (angl. haloperidol).* ☞ ***BUTYROPHÉNONE.***

HALOTHANE *s. m. (angl. halothane).* Anesthésique volatil aussi puissant que le chloroforme, mais moins toxique. L'inhalation de ses vapeurs n'est pas irritante et l'anesthésie qu'il provoque est facilement réversible.

HALSTED ◇ **(OPÉRATIONS DE)** *(angl. Halsted's operations).* **1.** Technique de cure radicale d'une hernie inguinale, comportant la suture du cordon spermatique sous la peau. **2.** Traitement radical du cancer du sein par amputation large de la glande mammaire avec ablation des muscles pectoraux et des ganglions axillaires. ◇ **(POINT DE)** *(angl. Halsted's suture).* Variété de suture intestinale semblable au point du matelassier.

HAMARTOME *s. m. (angl. hamartoma).* **1.** Tumeur constituée par un mélange anormal (de par les proportions ou la disposition) des éléments constitutifs d'un tissu. SYN. ***DYSEMBRYOPLASIE.***

HAMATUM (OS) *(angl. os hamatum, uncinate bone).* Os unciforme ou quatrième os de la seconde rangée du carpe. SYN. ***OS CROCHU.***

HANCHE *s. f. (angl. hip).* Région unissant la cuisse au pelvis, dont le centre est occupé par l'articulation coxofémorale. Elle comprend les parties molles des régions inguinocrurale (en avant), fessière (en arrière) et obturatrice ou ischiopubienne (du côté interne).

HANSEN ◊ **(BACILLE DE)** *(angl. Hansen's bacillus).* Bacille de la lèpre. ◊ **(MALADIE DE)** *(angl. Hansen's disease).* ☞ ***LÈPRE.***

HAPLOÏDE *(angl. haploid).* **1.** *adj.* Qui possède un seul lot de n chromosomes, à la différence du nombre diploïde ou complet (2n) de chromosomes présent dans les cellules somatiques normales. Chez l'homme, le nombre haploïde est de 23 chromosomes. **2.** *s. m.* Individu ou cellule qui présente cette caractéristique.

HAPTÈNE *s. m. (angl. hapten).* Petite molécule pouvant agir comme épitope mais non induire à elle seule la formation d'anticorps. C'est seulement combiné à une autre molécule appelée alors «porteur» que l'haptène acquiert un pouvoir antigénique.

HAPTOGLOBINE *s. f. (angl. haptoglobin).* Glycoprotéine du groupe des α_2-globulines présente en quantité anormalement élevée dans le plasma sanguin au cours des états inflammatoires, son taux est abaissé au cours des hémolyses sévères, notamment intravasculaires.

HASCHISCH *s. m. (angl. hashish).* ☞ ***CHANVRE.***

HASERICK (TEST DE) *(angl. LE cell phenomenon).* Apparition de cellules de Hargraves dans des leucocytes en présence du sérum d'un malade atteint de lupus érythémateux aigu. Cette réaction témoigne de la présence dans le sérum lupique d'un anticorps antileucocytaire (facteur d'Haserick).

HASHIMOTO (MALADIE DE) *(angl. Hashimoto's disease).* Thyroïdite chronique caractérisée anatomiquement par une infiltration lymphocytaire de la thyroïde et cliniquement par un goitre diffus ferme, avec signes discrets d'insuffisance thyroïdienne. Affection auto-immune avec taux élevé d'anticorps antithyroïdiens. SYN. ***THYROÏDITE DE HASHIMOTO, GOITRE LYMPHOMATEUX DE HASHIMOTO.***

HAUDEK (NICHE DE) *(angl. Haudek's niche).* Saillie du contour radiographique de l'estomac qui indique le cratère d'un ulcère gastrique perforé et bouché avec une bulle d'air au sommet de l'image.

HAUSTRATIONS *s. f. (angl. haustrations).* Images radiographiques des sillons transversaux qui séparent les bosselures du côlon. Leur aspect, leur nombre et leur répartition sont modifiés selon l'état physiologique du côlon.

Hb *(angl. Hb).* Abréviation d'hémoglobine.

HbA1c *(angl. HbA1c).* Abréviation désignant l'hémoglobine glyquée.

HBPM *(angl. LMWH).* Abréviation de héparine de bas poids moléculaire.

HBV Abréviation anglaise pour le virus de l'hépatite B.

hCG Abréviation de l'expression anglaise *human chorionic gonadotrophin.* ☞ ***GONADOTROPHINE.***

HCV Virus de l'hépatite C.

HDL *(angl. HDL).* Abréviation désignant les alpha-lipoprotéines *(high density lipoproteins).*

HÉBÉPHRÉNIE *s. f. (angl. hebephrenia).* Forme clinique de la démence précoce (schizophrénie) propre aux sujets jeunes, qui se caractérise par discordance, repli, faible activité délirante.

HÉBÉTUDE *s. f. (angl. hebetude).* État d'obnubilation intellectuelle, premier degré de la stupeur, qui s'observe au cours des commotions cérébrales, des épisodes fébriles, des accidents vasculaires cérébraux, et surtout dans les démences.

HÉBOÏDOPHRÉNIE *s. f.* Forme de schizophrénie à caractère asocial. Son identité est discutée.

HECTIQUE *adj. (angl. hectic).* Qui est dans un état de maigreur et de faiblesse extrême.

HÉDONISME *s. m. (angl. hedonism).* Tendance à rechercher le plaisir ; en psychanalyse, caractère de jouissance des fixations de la libido sur les parties du corps qu'elle investit lors du stade du développement de l'enfant (hédonisme oral, anal, génital).

HEGAR (BOUGIES DE) *(angl. Hegar's dilator).* Ensemble de sondes métalliques de différentes tailles permettant de dilater le col utérin.

HEINE-MEDIN (MALADIE DE) *(angl. Heine-Medin disease).* ☞ ***POLIOMYÉLITE ANTÉRIEURE AIGUË.***

HELICOBACTER PYLORI Bactérie à Gram négatif. Cette bactérie joue un rôle important dans la survenue de certaines gastrites, des ulcères gastroduodénaux et favoriserait la survenue de certaines formes de lymphome gastrique de type MALT. Un traitement médical bien codifié permet de l'éradiquer.

HÉLIODERMITE *s. f. (angl. dermatitis solaris).* ☞ ***ACTINITE.***

HÉLIOTHÉRAPIE *s. f. (angl. heliotherapy).* Traitement de diverses maladies par l'exposition du corps ou d'une partie de celui-ci aux rayons solaires. On l'appelle aussi cure ou bains de soleil.

HÉLIX *s. m. (angl. helix).* Repli semi-circulaire qui forme le rebord du pavillon de l'oreille.

HELLP (SYNDROME) Association d'hémolyse, de cytolyse hépatique et de thrombocytopénie qui compliquent l'hypertension gravidique, en relation avec une micro-angiopathie thrombotique. Acronyme angl. pour *Hemolysis, Elevated Liver enzymes, Low Platelet count.*

HELMINTHE *s. m. (angl. helminth).* Tout ver parasite de l'homme ou des animaux : plathelminthes et némathelminthes.

HELMINTHIASE *s. f. (angl. helminthiasis).* Toute manifestation morbide causée par des vers.

HELMINTHISME *(angl. helminthism).* ☞ ***HELMINTHIASE.***

HELMINTHOLOGIE *s. f. (angl. helminthology).* Partie de la parasitologie qui traite des vers parasites.

HÉMAGGLUTINATION *s. f. (angl. hemagglutination).* Agglutination des hématies par des agglutinines spécifiques ou non et par certains extraits végétaux (phytohémagglutinines). ◇ **PASSIVE** *(angl. passive —).* Hémagglutination en rapport avec la présence d'antigènes solubles fixés artificiellement sur les hématies. Cette hémagglutination peut être empêchée lorsque l'immun sérum a été mélangé à un produit contenant l'antigène. La réaction d'inhibition de l'hémagglutination est utilisée pour le diagnostic de nombreuses affections virales et pour le dosage de certaines hormones.

HÉMAGGLUTININE *s. f. (angl. hemagglutinin).* Anticorps qui induit l'agglutination des hématies. SYN. ***AGGLUTININE.***

HÉMAGGLUTINOGÈNE *s. m. (angl. hemagglutinogen).* Antigène présent à la surface des globules rouges et qui provoque leur agglutination en présence de l'anticorps sérique correspondant. C'est un caractère fixe et immuable, qui se transmet selon les lois mendéliennes de façon dominante. La présence de ces agglutinogènes détermine les groupes sanguins. ☞ ***GROUPE SANGUIN.***

HÉMAGOGUE *adj. (angl. hemagogue).* Qui favorise ou facilite un flux sanguin ; agent ou substance qui possède cette action.

HÉMANGIOME *s. m. (angl. hemangioma).* Angiome vrai, constitué par des vaisseaux néoformés et dilatés. ◇ **CAVERNEUX** (angl. *cavernous —).* ☞ ***ANGIOME CAVERNEUX.***

HÉMAPHÉRÈSE *s. f. (angl. hemapheresis).* Injection d'une partie du sang prélevé au donneur lui-même.

HÉMARTHROSE *s. f. (angl. hemarthrosis).* Accumulation de sang extravasé dans une articulation ou dans sa cavité synoviale.

HÉMATÉMÈSE *s. f. (angl. hematemesis).* Vomissement de sang.

HÉMATIE *s. f. (angl. erythrocyte, red blood cell).* ☞ ***ÉRYTHROCYTE.***

HÉMATIMÈTRE *s. m. (angl. hemacytometer).* Petit quadrilatère en cristal, récipient dans lequel est versé le sang défibriné et plus ou moins dilué pour son examen microscopique.

HÉMATIMÉTRIE *s. f. (angl. hemacytometry).* Numération des globules sanguins contenus dans une quantité déterminée de sang ; hématométrie.

HÉMATINE *s. f. (angl. hematin).* Forme chimique particulière de l'hème, dans laquelle le fer est trivalent.

HÉMATIQUE *adj. (angl. hematic).* En rapport avec le sang.

HÉMATOCÈLE *s. f. (angl. hematocele).* Toute tumeur formée par une accumulation de sang ou collection sanguine au niveau des organes génitaux.

HÉMATOCOLPOS *s. m. (angl. hematocolpos).* Accumulation de sang menstruel dans le vagin par imperforation de l'hymen ou à la suite d'une sténose sus-hyménéale.

HÉMATOCRITE *s. m. (angl. hematocrit).* Rapport du volume globulaire au volume sanguin total. Il s'obtient par la centrifugation qui permet la séparation des globules et du plasma sanguin. La valeur de l'hématocrite est habituellement de 45 % d'éléments globulaires.

HÉMATODERMIE *s. f. (angl. cutaneous lymphoma).* Atteinte cutanéo-muqueuse en rapport avec des maladies du sang et des organes hématopoïétiques.

HÉMATOGÈNE *adj. (angl. hematogenous).* Qui produit du sang ou qui en dérive.

HÉMATOLOGIE *s. f. (angl. hematology).* Science qui regroupe les connaissances relatives au sang.

HÉMATOLOGUE *s. m. (angl. hematologist).* Spécialiste en hématologie.

HÉMATOME *s. m. (angl. hematoma).* Collection de sang à l'intérieur d'un tissu. ◇ **DISSÉQUANT DE L'AORTE** *(angl. aortic dissecting aneurysm).* ☞ ***ANÉVRYSME DISSÉQUANT.*** ◇ **DURAL** *(angl. dural —).* Hémorragie siégeant dans l'épaisseur de la dure-mère. ◇ **EXTRADURAL** *(angl. epidural —).* Hématome localisé entre la dure-mère et la table interne de la voûte crânienne, et qui est consécutif à un traumatisme. ◇ **INTRACÉRÉBRAL** *(angl. intracerebral —).* Collection sanguine intracérébrale donnant un syndrome tumoral et pouvant évoluer vers la rupture. ◇ **RÉTROPLACENTAIRE** *(angl. abrupto placentae).* ☞ ***APOPLEXIE UTÉROPLACENTAIRE.*** ◇ **SOUS-DURAL** *(angl. subdural —).* Hématome traumatique siégeant entre la dure-mère et le cortex cérébral constituant une urgence neurochirurgicale.

HÉMATOMYÉLIE *s. f. (angl. hematomyelia).* Épanchement sanguin de la moelle épinière.

HÉMATOPHAGE *adj. (angl. hematophagous).* Qui se nourrit de sang.

HÉMATOPOÏÈSE *s. f. (angl. hematopoiesis).* ☞ ***HÉMOPOÏÈSE.***

HÉMATOPOÏÉTINE *s. f.* ☞ ***ÉRYTHROPOÏÉTINE.***

HÉMATOPOÏÉTIQUE *adj. (angl. hematopoietic).* ☞ ***HÉMOPOÏÉTIQUE.***

HÉMATOPORPHYRINE *s. f. (angl. hematoporphyrin).* Dérivé de l'hématine, dépouvu de fer ; produit de la décomposition de l'hémoglobine, que l'on peut observer dans l'urine après la destruction des globules rouges.

HÉMATOSALPINX *s. m. (angl. hematosalpinx).* Collection de sang enkysté dans une trompe utérine, généralement consécutive à une grossesse tubaire.

HÉMATOSARCOME *s. m. (angl. hematosarcoma).* Tumeur maligne développée aux dépens des cellules lymphoïdes ou réticulaires, bien localisée et circonscrite à son début, mais évoluant plus ou moins rapidement vers la dissémination. SYN. ***LYMPHOSARCOME.***

HÉMATOSE *s. f. (angl. hematosis).* Artérialisation du sang dans les poumons.

HÉMATOSPECTROPHOTOMÈTRE *s. m. (angl. hematospectrophotometry).* Spectrophotomètre servant à déterminer le taux d'hémoglobine du sang.

HÉMATOSPERMIE *s. f. (angl. hematospermia).* ☞ ***HÉMOSPERMIE.***

HÉMATOTOXIQUE *adj. (angl. hemotoxic).* Qui exerce une action toxique sur le sang ou qui entrave les fonctions hématopoïétiques.

HÉMATOXYLINE *s. f. (angl. hematoxylin).* Substance colorante utilisée comme colorant histologique.

HÉMATOZOAIRE *s. m. (angl. hematozoon).* Tout parasite qui vit dans le sang, et plus particulièrement le protozoaire parasite responsable du paludisme (*Plasmodium*) ; appelé hématozoaire de Laveran.

HÉMATURIE *s. f. (angl. hematuria).* Émission d'urine contenant du sang. Elle peut être d'origine rénale, urétérale, vésicale ou urétrale.

HÈME *s. m. (angl. heme).* Substance amorphe, insoluble, constituée par un anneau de protoporphyrine uni à un atome de fer bivalent, situé dans sa partie centrale. Elle constitue le groupement prosthétique de l'hémoglobine.

HÉMÉRALOPE *adj. (angl. hemeralope).* Se dit d'une personne atteinte d'héméralopie.

HÉMÉRALOPIE *s. f. (angl. nyctalopia).* Baisse de l'acuité visuelle dès que la lumière du jour diminue, ou lorsque l'éclairage artificiel est faible.

HÉMIANESTHÉSIE *s. f. (angl. hemianesthesia).* Anesthésie d'un hémicorps.

HÉMIANOPSIE *s. f. (angl. hemianopia).* Affaiblissement ou perte complète de la vision concernant une moitié du champ visuel d'un œil ou des deux yeux. SYN. ***HÉMIANOPIE.***

HÉMIASOMATOGNOSIE *s. f. (angl. hemiasomatognosia).* Sentiment d'étrangeté, de non-appartenance d'un hémicorps.

HÉMIASYNERGIE *s. f. (angl. hemiasynergia).* Asynergie qui affecte un hémicorps par lésion unilatérale du cervelet.

HÉMIATAXIE *s. f. (angl. hemiataxia).* Ataxie ou incoordination motrice qui affecte un hémicorps.

HÉMIBALLISME *s. m. (angl. hemiballismus).* Variété d'hémichorée dans laquelle une moitié du corps est affectée de mouvements involontaires, violents et désordonnés ; due à une lésion controlatérale du noyau subthalamique.

HÉMIBLOC *s. m. (angl. hemiblock).* Anomalie de la conduction intraventriculaire en rapport avec l'interruption d'un des deux faisceaux de division de la branche gauche du faisceau atrioventriculaire.

HÉMICOLECTOMIE *s. f. (angl. hemicolectomy).* Colectomie enlevant le côlon gauche ou le côlon droit en entier.

HÉMICRANIE *s. f. (angl. hemicrania).* Douleur de la moitié du crâne. ☞ ***MIGRAINE.***

HÉMIPARÉSIE *s. f. (angl. hemiparesis).* Parésie d'une moitié du corps.

HÉMIPARESTHÉSIE *s. f. (angl. hemiparesthesia).* Paresthésie d'une moitié du corps.

HÉMIPARKINSON *s. m. (angl. hemiparkinsonism).* Syndrome parkinsonien unilatéral.

HÉMIPLÉGIE *s. f. (angl. hemiplegia).* Paralysie d'une moitié du corps. ◇ **ALTERNE** *(angl. alternate —).* Hémiplégie qui affecte un ou plusieurs nerfs crâniens et les membres du côté opposé. ◇ **CAPSULAIRE** *(angl. capsular —).* Hémiplégie purement motrice, par hémorragie de la capsule interne. ◇ **CÉRÉBRALE INFANTILE** *(angl. infantile —).* Hémiplégie due à une hémorragie cérébrale ou méningée qui peut se produire durant la vie intra-utérine ou secondaire à un traumatisme au cours d'un accouchement normal ou dystocique. ◇ **CORTICALE** *(angl. cortical —).* Hémiplégie incomplète par lésion du gyrus précentral souvent associée à des troubles sensitifs. ◇ **CROISÉE** *(angl. crossed —).* ☞ ***HÉMIPLÉGIE ALTERNE.*** ◇ **HOMOLATÉRALE** *(angl. homolateral —).* Hémiplégie du même côté que la lésion cérébrale. ◇ **PROPORTIONNELLE** *(angl. proportional —).* Hémiplégie intéressant la face et les deux membres. ◇ **SPASMODIQUE** *(angl. spastic —).* Hémiplégie, généralement infantile, associée à une spasticité et à une atrophie musculaire. SYN. ***HÉMIPLÉGIE SPASTIQUE.***

HÉMISACRALISATION *s. f. (angl. hemisacralization).* Sacralisation d'une moitié de la Ve vertèbre lombale.

HÉMISECTION *s. f. (angl. hemisection).* Section en deux moitiés.

HÉMISPASME *s. m. (angl. hemispasm).* Spasme unilatéral.

HÉMISPHÈRE *s. m. (angl. hemisphere).* Chacune des moitiés latérales du cerveau ou du cervelet.

HÉMISPHÉRECTOMIE *s. f. (angl. hemispherectomy).* Ablation totale d'un hémisphère cérébral ou cérébelleux.

HÉMISYNDROME *s. m. (angl. hemisyndrome).* Syndrome ne concernant que la moitié du corps.

HÉMITHORAX *s. m. (angl. hemithorax).* Moitié droite ou gauche du thorax.

HÉMIVERTÈBRE *s. f. (angl. hemivertebra).* Malformation rachidienne caractérisée par l'absence de développement d'une moitié de vertèbre. SYN. ***HÉMISPONDYLIE.***

HEMMAGE *s. m. (angl. hemming).* Râclement, toussotement particulier, dû soit à une habitude vicieuse, soit à la présence de mucosités pharyngées ou laryngées que le sujet cherche à évacuer.

HÉMO-AGGLUTINATION *s. f. (angl. hemagglutination).* Agglutination des globules sanguins provoquée par la présence d'anticorps, de virus ou de certaines substances de haut poids moléculaire. SYN. ***HÉMAGGLUTINATION.***

HÉMOBILIE *s. f. (angl. hemobilia).* Hémorragie à l'intérieur des voies biliaires.

HÉMOCHOLÉCYSTE *s. f. (angl. hemocholecyst).* Épanchement hémorragique se produisant à l'intérieur de la vésicule biliaire.

HÉMOCHROMATOSE *s. f. (angl. hemochromatosis).* Anomalie du métabolisme du fer aboutissant à une surcharge cellulaire diffuse, dans le système réticulaire de divers tissus, en ferritine et hémosidérine, avec dégénérescence cellulaire et sclérose interstitielle d'un grand nombre d'organes. SYN. ***HÉMOSIDÉROSE.***

HÉMOCONCENTRATION *s. f. (angl. hemoconcentration).* Diminution de la teneur en eau du sang *in vivo*, entraînant une hausse du taux des érythrocytes et des protéines, avec augmentation de l'hématocrite et de la viscosité sanguine.

HÉMOCULTURE *s. f. (angl. blood culture).* Ensemencement d'un milieu de culture avec du sang prélevé chez un malade et présumé contenir des germes pathogènes en vue d'établir un diagnostic bactériologique.

HÉMODIAGNOSTIC *s. m. (angl. hemodiagnosis).* Méthode de diagnostic biologique rapide au lit du malade.

HÉMODIALYSE *s. f. (angl. hemodialysis).* Technique d'épuration sanguine extrarénale au moyen d'hémodialyseurs qui fonctionnent sur un circuit de circulation extracorporelle. ☞ ***REIN ARTIFICIEL.***

HÉMODILUTION *s. f. (angl. hemodilution).* Augmentation du volume du plasma par rapport au volume des globules rouges.

HÉMODYNAMIQUE *s. f. (angl. hemodynamics).* Étude des mouvements sanguins et des forces qui les créent.

HÉMOGLOBINE *s. f. (angl. hemoglobin).* Hétéroprotéine de couleur rouge présente dans les hématies et dont la fonction principale est de transporter l'oxygène vers les tissus. Elle est formée de quatre chaînes polypeptidiques, 2 chaînes α et 2 chaînes β, à chacune desquelles se combine un hème, dont l'atome de fer est capable de se combiner de façon réversible à l'oxygène. Chez l'homme, on trouve normalement les hémoglobines : Hb A (98 %), Hb A_2 (2 %) et Hb F, dans le sang fœtal. Chez l'homme le sang contient de 13 à 18 g/100 mL d'hémoglobine, 12 à 16 g/100 mL chez la femme. ◇ **A** *(angl. — A).* Hémoglobine typique de l'adulte, formée par deux chaînes α et deux chaînes β. ◇ **A_2** *(angl. — A_2).* Hémoglobine normale présente chez l'homme en petite quantité, formée de deux chaînes α et deux chaînes δ. ◇ **C** *(angl. — C).* Hémoglobine anormale, comportant une anomalie dans la chaîne β, asymptomatique chez l'hétérozygote, et responsable de l'hémoglobinopathie C chez l'homozygote. ◇ **CORPUSCULAIRE MOYENNE** *(angl. mean corpuscular — (MCH)).* Poids moyen d'hémoglobine de chaque globule rouge, calculé en divisant le taux d'hémoglobine dans 1 000 mL de sang par le nombre de globules rouges en millions par millitre. Il varie de 27 à 32 pg. Abréviation : TCMH. ◇ **D** *(angl. — D).* Hémoglobine anormale due à des mutations dans la chaîne β. Les états homozygotes sont rares ; chez les hétérozygotes, cette anomalie est asymptomatique. ◇ **F** *(angl. — F).* Hémoglobine majeure du fœtus, formée par deux chaînes alpha et deux chaînes gamma. SYN. ***HÉMOGLOBINE FŒTALE.*** ◇ **GLYCOSYLÉE** *(angl. glycosylated —).* Fraction de l'hémoglobine A combinée à du glucose. Sa détermination permet de connaître le degré de contrôle du diabète sucré pendant les deux mois précédents. SYN. ***HÉMOGLOBINE GLYQUÉE.*** ◇ **S** *(angl. — S).* La plus fréquente des hémoglobines anormales. Elle est responsable de la drépanocytose chez les homozygotes.

HÉMOGLOBINÉMIE *s. f. (angl. hemoglobinemia).* Présence anormale d'hémoglobine dans le plasma sanguin, liée à la destruction des globules rouges. À partir du taux de 135 mg pour 100 mL, l'hémoglobinémie s'accompagne d'hémoglobinurie.

HÉMOGLOBINOPATHIE *s. f. (angl. hemoglobinopathy).* Terme générique désignant un groupe d'affections héréditaires responsables de maladies graves chez les homozygotes, et asymptomatiques le plus souvent chez les hétérozygotes, caractérisées par la présence d'hémoglobines anormales. Cette anomalie peut être qualitative (hémoglobinose) par mutation d'un acide aminé dans l'une des chaînes α ou β de la globine (drépanocytose) ou quantitative par répartition anormale des chaînes α et β (thalassémie).

HÉMOGLOBINOSE *s. f. (angl. hemoglobin disease).* Maladie due à une altération qualitative des chaînes α et β de l'hémoglobine, par remplacement d'un acide aminé par un autre : drépanocytose, hémoglobinose C, E, D, etc.

HÉMOGLOBINURIE *s. f. (angl. hemoglobinuria).* Présence d'hémoglobine dans l'urine, en l'absence d'hématies ou avec un nombre d'hématies très limité ; c'est un symptôme de différentes maladies infectieuses et intoxications donnant lieu à une destruction de globules rouges.

HÉMOGRAMME *s. m. (angl. hemogram).* Diagramme ou formule sanguine qui analyse le nombre, la proportion et les variations des éléments figurés du sang périphérique contenus dans 1 mm^3 de sang.

HÉMOLYSE *s. f. (angl. hemolysis).* Destruction des érythrocytes et libération de l'hémoglobine dans le sang circulant ou dans un tissu. L'hémolyse peut être causée par l'action de lysines spécifiques, d'hémolysines bactériennes, de sérums hypotoniques, de médicaments, etc.

HÉMOLYSINE *s. f. (angl. hemolysin).* Substance capable de provoquer l'hémolyse des hématies.

HÉMOLYTIQUE *adj. (angl. hemolytic).* Relatif à l'hémolyse ; qui provoque l'hémolyse.

HÉMOMÉDIASTIN *s. m. (angl. mediastinal hematoma).* Présence d'un épanchement sanguin au niveau du médiastin.

HÉMOPATHIE *s. f. (angl. hemopathy).* Terme générique qui désigne les maladies du sang.

HÉMOPÉRICARDE *s. m. (angl. hemopericardium).* Présence de sang dans le péricarde.

HÉMOPÉRITOINE *s. m. (angl. hemoperitoneum).* Épanchement sanguin au niveau de la cavité péritonéale.

HÉMOPHILIE *s. f. (angl. hemophilia).* Altération héréditaire de l'hémostase transmise de façon récessive liée au chromosome X ; elle affecte habituellement l'homme et est transmise par les femmes qui sont porteurs sains. On distingue l'hémophilie A et B ; la première est due à une anomalie du facteur VIII. L'hémophilie B, ou maladie de Christmas, est due à des anomalies du facteur plasmatique IX. Cliniquement, elles ne se différencient pas et se caractérisent par des hémorragies spontanées ou provoquées par de légers traumatismes, sous forme d'ecchymoses ou hématomes cutanéo-muqueux, musculaires, articulaires ou viscéraux. Biologiquement, important retard de la coagulation sanguine avec allongement isolé du temps de céphaline activée.

HÉMOPOÏÈSE *s. f. (angl. hemopoiesis).* Formation du sang, et plus particulièrement de ses éléments cellulaires. SYN. ***HÉMATOPOÏÈSE.***

HÉMOPOÏÉTINE *s. f. (angl. hemopoietin).* Nom sous lequel on désignait autrefois une substance stimulante de l'érythropoïèse. ☞ ***ÉRYTHROPOÏÉTINE.***

HÉMOPOÏÉTIQUE *adj. (angl. hemopoietic).* Se dit de l'agent qui provoque l'hémopoïèse.

HÉMOPTOÏQUE *adj. (angl. hemoptoic).* En rapport avec l'hémoptysie.

HÉMOPTYSIE *s. f. (angl. hemoptysis).* Expectoration de sang rouge en plus ou moins grande quantité, extériorisé par des accès de toux et provenant de la portion sous-laryngée des voies respiratoires.

HÉMORRAGIE *s. f. (angl. hemorrhage).* Écoulement d'une plus ou moins grande quantité de sang hors des vaisseaux sanguins, par suite d'une rupture accidentelle ou spontanée de ceux-ci. ◇ **CAPILLAIRE** *(angl. capillary —).* Écoulement de sang en nappe à partir des vaisseaux capillaires. ◇ **DE LA DÉLIVRANCE** *(angl. postpartum —).* Hémorragie du post-partum survenant dans les 24 heures après l'accouchement. ◇ **DIGESTIVE BASSE** *(angl. lower* *digestive tract —).* Hémorragie dont le point d'origine se situe en dessous de l'angle duodénojéjunal. ◇ **DIGESTIVE HAUTE** *(angl. upper digestive tract —).* Hémorragie dont l'origine se situe au dessus de l'angle duodénojéjunal. ◇ **EXTERNE** *(angl. external —).* Écoulement de sang à l'extérieur de l'organisme. ◇ **INTERNE** *(angl. internal —).* Hémorragie dans laquelle le sang extravasé reste à l'intérieur du corps. ◇ **MÉNINGÉE** *(angl. subarachnoidal —).* Saignement dans l'espace sous-arachnoïdien par rupture vasculaire spontanée (angiome, anévrysme) ou traumatique. ◇ **OCCULTE** *(angl. occult —).* Hémorragie minime provenant habituellement de la muqueuse gastrique ou intestinale, impossible à reconnaître macroscopiquement et que l'on met uniquement en évidence par analyse chimique.

HÉMORRAGIPARE *adj. (angl. hemorrhagiparous).* **1.** Qui provoque l'hémorragie. **2.** Qui se manifeste par des hémorragies.

HÉMORRAGIQUE *adj. (angl. hemorrhagic).* Qui concerne l'hémorragie.

HÉMORROÏDE *s. f. (angl. hemorrhoid, piles).* Dilatation variqueuse des veines de la muqueuse anale et rectale.

HÉMOSIALÉMÈSE *s. f.* Vomissement de salive teintée de sang.

HÉMOSIDÉRINE *s. f. (angl. hemosiderin).* Pigment jaune foncé qui contient du fer ; c'est un produit de la dégradation de l'hémoglobine, présent dans les foyers hémorragiques anciens et dans certains états pathologiques (hémochromatose).

HÉMOSIDÉRINURIE *s. f. (angl. hemosiderinuria).* Élimination d'hémosidérine par l'urine.

HÉMOSIDÉROSE *s. f. (angl. hemosiderosis).* Surcharge de l'organisme en hémosidérine.

HÉMOSPERMIE *s. f. (angl. hemospermia).* Présence de sang dans le sperme émis au moment de l'éjaculation.

HÉMOSTASE *s. f. (angl. hemostasis).* Arrêt, spontané ou artificiel, d'un flux sanguin ou d'une hémorragie. L'hémostase est un processus complexe associant vasoconstriction, agrégation plaquettaire, puis coagulation aboutissant à la formation du caillot.

HÉMOSTATIQUE *adj. (angl. hemostatic).* Qui arrête un flux sanguin ou une hémorragie. Qui se rapporte à l'hémostase. Également employé comme substantif.

HEPADNAVIRIDAE Famille de virus à ADN comportant entre autres le virus de l'hépatite B.

HÉPARINE *s. f. (angl. heparin).* Mucopolysaccharide présent dans tout l'organisme et surtout dans le foie ; c'est un anticoagulant naturel utilisé par voie intraveineuse ou sous-cutanée dans le traitement des thromboses. ◇ **DE BAS POIDS MOLÉCULAIRE** *(angl. low molecular weight —).* Elle a une forte action antithrombotique et est utilisée par voie sous-cutanée dans la prévention et le traitement curatif des thromboses. SYN. ***HÉPARINE FRACTIONNÉE, HÉPARINE DE FAIBLE POIDS MOLÉCULAIRE, HBPM.***

HÉPARINÉMIE *s. f. (angl. heparinemia).* Présence et taux d'héparine dans le sang.

HÉPARINISATION *s. f. (angl. heparinization).* Utilisation de l'héparine. SYN. ***HÉPARINOTHÉRAPIE.***

HÉPATALGIE *s. f. (angl. hepatalgia).* Douleur localisée au niveau du foie.

HÉPATECTOMIE *s. f. (angl. hepatectomy).* Résection totale ou partielle droite ou gauche du foie.

HÉPATIQUE *adj. (angl. hepatic).* Qui se rapporte au foie.

HÉPATISATION *s. f. (angl. hepatization).* Densification et hyperémie d'un tissu, notamment du tissu pulmonaire, qui présente un aspect ressemblant à celui du foie.

HÉPATITE *s. f. (angl. hepatitis).* Affection inflammatoire du foie. ◇ **A** *(angl. — A).* Hépatite aiguë due au virus A (HAV), d'origine digestive, se manifestant après une incubation d'environ 20 jours par un ictère fébrile évoluant en quelques semaines vers la guérison sans séquelles. Les formes inapparentes sont fréquentes, la vaccination efficace. ◇ **ALCOOLIQUE** *(angl. alcoholic —).* ☞ ***FOIE ALCOOLIQUE.*** ◇ **AMIBIENNE** *(angl. amoebic —).* Invasion du parenchyme hépatique par voie porte à partir d'une amibiase colique : gros foie douloureux et fébrile pouvant se compliquer d'abcès. ◇ **AUTO-IMMUNE** *(angl.*

autoimmune —). Hépatite chronique observée chez la femme associée à des modifications cliniques et biologiques habituellement rencontrées dans les maladies auto-immunes. ◇ **B** *(angl. — B).* Hépatite aiguë due au virus B (HBV) d'origine sanguine ou sexuelle. Cliniquement elle ressemble à l'hépatite A mais les formes inapparentes sont fréquentes et la période d'incubation plus longue (40 à 180 jours). Dans certains cas, elle évolue vers une hépatite chronique persistante pouvant se compliquer de cirrhose dite méta-ictérique ou de cancer. Le diagnostic d'hépatite B repose sur la mise en évidence de l'antigène HBs associé à l'anticorps anti-Hbc de type IgM. ◇ **C** (angl. *— C).* Hépatite due au virus C (HCV) d'origine essentiellement transfusionnelle, évoluant dans 1/5 des cas vers la cirrhose. Le diagnostic repose sur la mise en évidence de l'anticorps anti-HCV. ◇ **CHOLESTATIQUE** *(angl. cholestatic —).* Forme d'hépatite virale, en particulier due au virus A, avec ictère prolongé par cholestase intrahépatique. ◇ **CHRONIQUE ACTIVE** *(angl. chronic active —).* Elle est définie par la persistance de lésions inflammatoires et nécrotiques au-delà de six mois et se voit dans les hépatites B et C. Au début, lésions des espaces portes (hépatite chronique persistante), puis nécrose hépatocytaire. L'évolution peut se faire vers la cirrhose (hépatite chronique agressive) et l'hépatocarcinome. ◇ **D, DELTA** *(angl. — D).* Rare, elle est due à une infection concomitante par l'agent delta et le virus de l'hépatite B et favorise l'évolution vers la chronicité. Le diagnostic se fait par la mise en évidence de l'antigène HD. Abréviation : HD. ◇ **E** *(angl. — E).* Hépatite épidémique à transmission orofécale observée surtout en Asie, de bon pronostic, sauf chez la femme enceinte. Abréviation : HE. ◇ **FULMINANTE** *(angl. fulminant —).* Complication des hépatites virales, surtout de l'hépatite B, le plus souvent mortelle. SYN. ***ATROPHIE JAUNE AIGUË DU FOIE.*** ◇ **G** (angl. *— G).* Hépatite transmise par le sang, virus de la famille des Flaviviridae. ◇ **LUPOÏDE** *(angl. lupoid —).* ☞ ***HÉPATITE AUTO-IMMUNE.*** ◇ **MÉDICAMENTEUSE** *(angl. drug-induced —).* Due à la formation d'un métabolite actif agissant par action toxique directe ou par un mécanisme immuno-allergique. Les médicaments en cause sont nombreux : isoniazide, macrolides, AINS, anesthésiques, inhibiteurs de l'enzyme de conversion, stéroïdes, etc. ◇ **NON A-NON B** *(angl. nonA-nonB —).* Terme qui désignait les hépatites C et E avant leur identification. ◇ **PERSISTANTE** *(angl. persisting —).* ☞ ***HÉPATITE CHRONIQUE ACTIVE.***

HÉPATOCYTE *s. m. (angl. hepatocyte).* Cellule parenchymateuse du foie.

HÉPATOGÈNE *adj. (angl. hepatogenous).* Qui a son origine ou qui est produit dans le foie.

HÉPATOGRAMME *s. m. (angl. hepatogram).* **1.** Étude analytique des différentes cellules présentes sur un frottis de tissu hépatique. **2.** Tracé du pouls hépatique.

HÉPATOGRAPHIE *s. f. (angl. hepatography).* Radiographie du foie après opacification du parenchyme hépatique au moyen d'un produit de contraste.

HÉPATOME *s. m. (angl. hepatoma).* Tumeur du foie développée aux dépens des hépatocytes, de nature bénigne (adénome) ou maligne.

HÉPATOMÉGALIE *s. f. (angl. hepatomegaly).* Augmentation de volume du foie, qui dépasse le rebord costal droit et est de ce fait palpable.

HÉPATONÉPHRITE *s. f. (angl. hepatonephritis).* Lésions simultanées du foie et du rein due au même processus toxique (phosphore, arsenic, etc.) ou infectieux (spirochétose, fièvre jaune, etc.), qui se manifeste par un ictère avec albuminurie et oligurie.

HÉPATOPATHIE *s. f. (angl. hepatopathy).* Terme général pour désigner les affections du foie.

HÉPATORÉNAL *adj. (angl. hepatorenal).* Qui se rapporte au foie et aux reins. ◇ **(SYNDROME)** *(angl. — syndrome).* Insuffisance rénale fonctionnelle terminale des grandes insuffisances hépatiques.

HÉPATOSPLÉNOMÉGALIE *s. f. (angl. hepatosplenomegaly).* Augmentation de volume du foie et de la rate simultanément.

HÉPATOTHÉRAPIE *s. f. (angl. hepatotherapy).* Administration d'extraits hépatiques dans un but thérapeutique.

HÉPATOTOMIE *s. f. (angl. hepatotomy).* Incision chirurgicale du foie.

HÉPATOTOXICITÉ *s. f. (angl. hepatotoxicity).* Propriété de destruction des cellules hépatiques.

HEPCIDINE *s. f. (angl. hepcidin).* Hormone protéique de régulation de l'absorption intestinale du fer, fabriquée par le foie ; en son absence, le fer est absorbé en excès, ceci pouvant conduire à l'hémochromatose.

HÉRÉDITAIRE *adj. (angl. hereditary).* Qui concerne l'hérédité.

HÉRÉDITÉ *s. f. (angl. heredity).* Transmission aux descendants des caractères normaux ou pathologiques des ascendants par l'intermédiaire des gènes. ◇ **AUTOSOMIQUE** *(angl. autosomal —).* Hérédité liée à un chromosome non sexuel (autosome). ◇ **DIRECTE** *(angl. direct inheritance).* Transmission de caractères du parent à l'enfant du même sexe. ◇ **DOMINANTE** *(angl. dominant inheritance).* Transmission héréditaire d'un gène dominant. ◇ **GONOSOMIQUE** *(angl. sex chromosome —).* Hérédité liée à un chromosome sexuel (gonosome). ◇ **LIÉE AU SEXE** *(angl. sex-linked —).* Transmission d'un gène situé sur un segment non homologue d'un chromosome sexuel. ◇ **RÉCESSIVE** *(angl. recessive inheritance).* Transmission héréditaire d'un gène récessif.

HÉRÉDO-ATAXIE *s. f. (angl. heredoataxia).* ☞ ***ATAXIE.***

HÉRÉDODÉGÉNÉRESCENCE *s. f. (angl. heredodegeneration).* Dégénérescence héréditaire.

HERMAPHRODISME *s. m. (angl. hermaphrodism).* Existence chez un même individu d'organes génitaux mâles et femelles ou de certains caractères de chaque sexe. Dans ce cas on parle de pseudo-hermaphrodisme.

HERMAPHRODITE *s. m. (angl. hermaphrodite).* Sujet atteint d'hermaphrodisme.

HERNIAIRE *adj. (angl. hernial).* Qui se rapporte à une hernie.

HERNIE *s. f. (angl. hernia).* Protrusion anormale d'un viscère par un orifice naturel ou accidentel. ◇ **ACQUISE** *(angl. acquired —).* Hernie provoquée par un effort. SYN. ***HERNIE D'EFFORT.*** ◇ **CONGÉNITALE** *(angl. congenital —).* Hernie présente à la naissance, le plus souvent inguino-scrotale ou ombilicale. ◇ **CRURALE** *(angl. femoral —).* Hernie passant à travers l'anneau crural qui peut être interne ou externe en fonction de sa situation par rapport aux vaisseaux fémoraux. ◇ **DIAPHRAGMATIQUE** *(angl. diaphragmatic —).* Protrusion d'un viscère abdominal à travers un orifice normal ou pathologique du diaphragme. ◇ **DISCALE, DU DISQUE INTERVERTÉBRAL** *(angl. intervertebral disk herniation).* Issue du nucleus pulposus d'un disque intervertébral à travers une fissure ou une rupture de son anneau fibreux. ◇ **ÉPIGASTRIQUE** *(angl. epigastric —).* Hernie à travers la ligne blanche, au-dessus de l'ombilic. SYN. ***HERNIE SUS-OMBILICALE.*** ◇ **ÉTRANGLÉE** *(angl. strangulated —).* Constriction plus ou moins subite de l'anneau ou du collet d'une hernie, provoquant une gêne de la circulation sanguine dans les viscères herniés et aboutissant rapidement à leur sphacèle. ◇ **FUNICULAIRE** *(angl. funicular —).* Hernie inguinale congénitale dans laquelle le sac herniaire descend dans les bourses mais reste séparé de la vaginale par une cloison complète ou incomplète. ◇ **HIATALE** *(angl. hiatus —).* Hernie d'une partie de l'estomac à travers le hiatus œsophagien. ◇ **INGUINALE** *(angl. inguinal —).* Hernie qui se développe à travers le canal inguinal. ◇ **IRRÉDUCTIBLE** *(angl. irreducible —).* Hernie dont le sac ne peut être refoulé du fait de l'étroitesse de l'anneau herniaire. ◇ **OBLIQUE EXTERNE** *(angl. indirect inguinal —).* Hernie inguinale qui traverse l'anneau inguinal profond, suit le trajet du cordon spermatique et fait irruption au niveau de l'anneau inguinal superficiel. SYN. ***HERNIE INGUINALE INDIRECTE.*** ◇ **OBTURATRICE** *(angl. obturator —).* Protrusion d'un viscère à travers le canal obturateur. Hernie sous-pubienne. ◇ **OMBILICALE** *(angl. umbilical —).* Issue d'un ou d'une partie de viscère abdominal à travers l'anneau ombilical. SYN. ***OMPHALOCÈLE.*** ◇ **RÉDUCTIBLE** *(angl. reducible —).* Hernie qui peut se réduire par une simple manipulation. ◇ **SCROTALE**

(angl. *scrotal —*). Hernie inguinale dont le sac descend dans le scrotum.

HERNIOPLASTIE *s. f. (angl. hernioplasty).* Intervention plastique pour la cure radicale d'une hernie.

HERNIORRAPHIE *s. f. (angl. herniorrhaphy).* Cure radicale d'une hernie par suture.

HÉROÏNE *s. f. (angl. heroin).* Diacétylmorphine ; poudre cristalline, amère et blanche à propriétés euphorisante et antalgique, elle est également antitussive. Elle produit une accoutumance comme la morphine.

HÉROÏNOMANIE *s. f. (angl. heroin addiction).* Toxicomanie à l'héroïne.

HERPANGINE *s. f. (angl. herpangina).* Angine herpétiforme due au virus Coxsackie, frappant les jeunes enfants, avec fièvre élévée et douleurs musculaires. ☞ ***COXSACKIE.***

HERPÈS *s. m. (angl. herpes).* Affection inflammatoire cutanée due à un Herpes virus, caractérisée par l'apparition de vésicules transparentes groupées, à base érythémateuse, localisées notamment autour de la bouche et du nez.

HERPES SIMPLEX VIRUS Virus de la famille des *Herpesviridae*, comportant deux types, HSV1 et HSV2. HSV1, transmis par voie orale, est responsable de l'herpès labial et de l'herpès buccal, ainsi que d'atteintes plus importantes (oculaires, neurologiques, cutanées généralisées). HSV2, transmis par voie sexuelle, est responsable d'infections cutanéo-muqueuses génitales (vulve, col utérin, pénis). Abréviation : HSV.

HERPESVIRIDAE Famille de virus responsable d'infections chez l'homme et de nombreux invertébrés. Ces virus ont la particularité de pouvoir rester à l'état latent dans des cellules infectées ; dans certaines conditions (immunodéficience par exemple), le virus est réactivé. Les virus pathogènes pour l'homme sont l'herpès simplex virus types 1 et 2 (HSV1 et HSV2), le virus de la varicelle et du zona (VZV), le cytomégalovirus (CMV), le virus d'Epstein-Barr (EBV), un herpes virus de découverte récente, HHV6 (*Human Herpes Virus* 6), responsable de l'exanthème subit (sixième maladie), et HHV8, associé au sarcome de Kaposi, au lymphome des séreuses et à la maladie de Castelman (variété de lymphome). Les virus EBV, HSV, CMV et HHV8 sont oncogènes.

HERPÉTIFORME *adj. (angl. herpetiform).* Ressemblant à l'herpès.

HERPÉTIQUE *adj. (angl. herpetic).* En rapport avec l'herpès.

HERXHEIMER (RÉACTION DE) *(angl. Herxheimer's reaction).* Réaction inflammatoire qui se produit dans les lésions syphilitiques, au début du traitement spécifique par la pénicilline. Elle est due aux phénomènes immunologiques accompagnant la lyse bactérienne.

HÉTÉROAGGLUTINATION *s. f.* Agglutination des érythrocytes par une hémagglutinine appartenant à une espèce différente.

HÉTÉROAGGLUTININE *s. f. (angl. heterohemoagglutinin).* Agglutinine présente dans le sang d'un animal après injection du sang d'un animal d'espèce différente.

HÉTÉROANTICORPS *s. m. (angl. heteroantibody).* Anticorps actif contre un antigène d'une espèce différente.

HÉTÉROANTIGÈNE *s. m. (angl. heteroantigen).* Antigène responsable de la production d'anticorps chez une espèce différente.

HÉTÉROCHROMIE *s. f. (angl. heterochromia).* Coloration différente des deux iris ou de deux secteurs du même iris. Caractère héréditaire à transmission dominante.

HÉTÉROGÈNE *adj. (angl. heterogenous).* Qui n'est pas de la même nature ou origine ; qui se compose d'éléments de nature différente.

HÉTÉROPROTÉIDE *s. m. (angl. conjugated protein).* Association d'une protéine et d'un groupement prosthétique non protidique qui sert à la classification de ces composés en phospho-, lipo-, glyco-, chromo- et nucléoprotéines. SYN. ***HÉTÉROPROTÉINE.***

HÉTÉROSEXUEL *adj. (angl. heterosexual).* Qui appartient au sexe opposé.

HÉTÉROSIDE *s. m.* ☞ ***GLUCOSIDE.***

HÉTÉROTOPIE *s. f. (angl. ectopia).* Ectopie ou emplacement anormal d'un organe ou d'un tissu.

HÉTÉROTRANSPLANTATION *s. f. (angl. xerogenic transplantation).* Greffe avec un tissu provenant d'une espèce différente. SYN. ***HÉTÉROGREFFE, XÉNOGREFFE.***

HÉTÉROZYGOTE *adj. (angl. heterozygote).* Se dit de l'individu pourvu d'allèles distincts, présents sur un locus déterminé de la même paire de chromosomes. S'utilise aussi comme substantif.

HEXACANTHE *adj. (angl. hexacanth).* Qui est pourvu de six crochets ; se dit de l'embryon des cestodes.

HEXACHLOROPHÈNE *s. m. (angl. hexachlorophene).* Dérivé phénolé, antiseptique antibactérien, incorporé dans des savons, crèmes, huiles, etc.

HEXAGONE DE WILLIS *(angl. circle of Willis).* Cercle artériel de la base du cerveau. SYN. ***CERCLE DE WILLIS.***

HEXAMÉTHONIUM *s. m. (angl. hexamethonium).* Substance produisant un blocage ganglionnaire.

HEXESTROL *s. m. (angl. hexestrol).* Estrogène synthétique.

HEXOSE *s. m. (angl. hexose).* Nom générique des oses de formule $C_6H_{12}O_6$, appelés aussi monosaccharides. Les principaux hexoses naturels sont le glucose, le galactose, le mannose et le fructose.

HIATAL *adj. (angl. hiatal).* En rapport avec un hiatus.

HIATUS *s. m. (angl. hiatus, cleft).* Nom de certains anneaux, orifices ou fissures.

HIBERNATION ARTIFICIELLE *(angl. deep hypothermia).* Diminution des processus métaboliques cellulaires grâce à l'emploi d'antihistaminiques, d'adréno-vagolytiques et d'une réfrigération de l'organisme par des moyens physiques. Dans un tel état, il est possible d'obtenir des anesthésies générales en utilisant des drogues à des doses pharmacologiques inférieures aux doses habituelles.

HIDRADÉNITE *s. f. (angl. hidradenitis).* Inflammation d'une glande sudoripare. Maladie cutanée caractérisée par la formation de nodules secondaires à l'inflammation des glandes sudoripares, qui se remplissent de pus, augmentent progressivement de taille et finissent par suppurer.

HIDRADÉNOME *s. m. (angl. hidradenoma).* Tumeur bénigne développée aux dépens des tubes sudoripares.

HIDRORRHÉE *s. f. (angl. hidrorrhea).* Sudation abondante.

HIDROSADÉNITE *s. f. (angl. hidrosadenitis).* Infection des glandes sudoripares à localisation axillaire ou périanale.

HIDROSE *s. f. (angl. hidrosis).* Trouble fonctionnel de la sécrétion sudorale.

HILAIRE *adj. (angl. hilar).* Qui concerne le hile, en particulier le hile pulmonaire.

HILE *s. m. (angl. hilus, hilum).* Fissure ou dépression sur un viscère parenchymateux, la rate, le poumon, le rein, et l'ovaire en particulier, par laquelle entrent et sortent les éléments vasculaires, nerveux et lymphatiques.

HIPPOCAMPE *s. m. (NA. hippocampus). (angl. hippocampus).* Saillie allongée qui occupe la paroi inférieure de la corne temporale du diverticule sphénoïdal de chaque ventricule latéral du cerveau.

HIPPOCRATE (SERMENT D') *(angl. Hippocratic oath).* Serment prêté par les étudiants en médecine au moment de la réception du doctorat et par lequel ils s'engagent à respecter la déontologie médicale.

HIPPOCRATISME *s. m. (angl. hippocratism).* Système hippocratique de traitement, fondé sur l'observation et sur l'utilisation des processus de la nature. ~ **DIGITAL** *(angl. clubbing finger).* Doigt en baguette de tambour par élargissement de la dernière phalange et incurvation de l'ongle observé dans l'insuffisance respiratoire chronique et les cardiopathies cyanogènes.

HIPPUS *s. m. (angl. hippus).* Spasme clonique. ~ **PUPILLAIRE** *(angl. pupillary athetosis).* Spasme clonique de l'iris entraînant des variations rapides du diamètre de la pupille. SYN. ***ATHÉTOSE PUPILLAIRE.***

HIRST (RÉACTIONS DE) *(angl. Hirst's tests).* **1.** Le sérum de sujets atteints ou guéris de la grippe inhibe l'agglutination qui s'exerce sur une émulsion de globules rouges de poulet en présence de dilutions de virus grippal. **2.** Une réaction fondée sur le même principe permet le diagnostic des oreillons.

HIRSUTISME *s. m. (angl. hirsutism).* Existence chez la femme d'une pilosité à des endroits où elle n'existe pas habituellement.

HIRUDINE *s. f. (angl. hirudin).* Substance anticoagulante extraite des glandes buccales des sangsues.

HIS (FAISCEAU DE) ☞ ***FAISCEAU ATRIOVENTRICULAIRE.***

HISSIEN *adj. (angl. hisian).* Qui concerne le faisceau atrioventriculaire.

HISTAMINASE *s. f. (angl. histaminase).* Enzyme qui agit sur l'histamine.

HISTAMINE *s. f. (angl. histamine).* Substance existant sous forme inactive dans presque tous les tissus animaux. Elle provoque la sécrétion du suc gastrique, la contraction des fibres lisses et des artérioles, la dilatation des capillaires, l'augmentation de la perméabilité vasculaire. Elle intervient en outre comme médiateur chimique dans les réactions d'hypersensibilité immédiate (choc anaphylactique, manifestations allergiques).

HISTAMINÉMIE *s. f. (angl. histaminemia).* Présence et taux d'histamine dans le sang.

HISTAMINERGIQUE *adj. (angl. histaminergy).* Qui concerne la libération d'histamine par certaines terminaisons nerveuses.

HISTIDINE *s. f. (angl. histidine).* Acide aminé précurseur de l'histamine.

HISTIOBLASTE *s. m. (angl. histioblast).* Cellule du système réticulo-endothélial, qui est en contact étroit avec les liquides sanguin et lymphatique.

HISTIOCYTE *s. m. (angl. histiocyte).* Cellule de grande taille, phagocytaire, du système réticulo-endothélial.

HISTIOCYTOME *s. m. (angl. histiocytoma).* Tumeur maligne du système réticulo-endothélial, dont une variété sarcomateuse pulmonaire est particulièrement grave.

HISTIOCYTOSE *s. f. (angl. histiocytosis).* Prolifération des histiocytes, des cellules réticulaires, des cellules endothéliales et des fibroblastes du système réticulo-endothélial, pouvant être localisée ou généralisée. Il existe des histiocytoses primitives le plus souvent malignes et des histiocytoses secondaires lors de certaines infections virales, microbiennes ou parasitaires. SYN. ***RÉTICULO-ENDOTHÉLIOSE.*** ◇ **MALIGNE** (angl. *malignant —).* Affection touchant l'homme jeune avec altération marquée de l'état général, hépatosplénomégalie et adénomégalie diffuse. Les organes sont envahis par une prolifération d'histiocytes malins et l'évolution est rapidement fatale. SYN. ***LEUCÉMIE HISTIOCYTAIRE, RÉTICULOSE AIGUË MALIGNE.*** ◇ **X** *(angl. — X).* Terme général pour désigner le granulome éosinophile, la maladie de Letterer-Siwe et la maladie de Hand-Schüller-Christian dont le dénominateur commun est la prolifération de grands histiocytes associés à une infiltration éosinophilique.

HISTOCHIMIE *s. f. (angl. histochemistry).* Partie de la chimie biologique qui étudie au microscope les réactions chimiques s'effectuant dans les tissus.

HISTOCOMPATIBILITÉ *s. f. (angl. histocompatibility).* Similitude entre les antigènes des tissus d'un donneur et ceux d'un receveur nécessaire au succès de la greffe. Certains antigènes d'histocompatibilité conditionnent une incompatibilité majeure : ce sont ceux du système érythrocytaire ABO et ceux du système HLA. L'histocompatibilité jouerait un rôle dans la défense de l'organisme contre des cellules ayant muté et dotées d'antigènes différents de ceux du reste de l'organisme. ◇ **(COMPLEXE MAJEUR D')** Région génétique dont les produits sont des molécules antigéniques qui ont des fonctions de signaux entre lymphocytes et cellules présentatrices d'antigènes. Ces molécules sont impliquées dans le rejet rapide des allogreffes. Abréviation : CMH. ☞ ***HLA.***

HISTOLOGIE *s. f. (angl. histology).* Étude de la composition et de la structure microscopique des tissus organiques et des cellules. SYN. ***ANATOMIE MICROSCOPIQUE.***

HISTOLOGISTE *s. m. (angl. histologist).* Spécialiste de l'histologie.

HISTRIONISME *s. m. (angl. histrionism).* Tendance à incarner un personnage imaginaire en adoptant un comportement excessif aux attitudes théâtrales, observé dans l'hystérie.

HIV ☞ ***VIH.***

HLA ☞ ***ANTIGÈNE HLA (HUMAN LEUCOCYTES ANTIGEN).***

HLM Abréviation de hématies/leucocytes/minute.

hMG Abréviation de *human menopausal gonadotrophin* ; hormone gonadrope humaine ménopausique.

HMG-CoA réductase ☞ ***HYDROXY-3-MÉTHYL-GLUTARYL-COENZYME A RÉDUCTASE.***

HODGKIN (MALADIE DE) *(angl. Hodgkin's disease).* Lymphogranulomatose maligne. Néoplasie primitive du tissu lymphoïde qui se caractérise cliniquement par des adénopathies superficielles et profondes, une splénomégalie, de la fièvre, des lésions cutanées prurigènes, une éosinophilie sanguine. Elle est spontanément mortelle en quelques années. Histologiquement, elle est marquée par la présence de cellules de Reed-Sternberg dans les ganglions et les tissus atteints. Le traitement (radiothérapie et chimiothérapie) entraîne la guérison dans plus de 50 % des cas.

HOLOCRINE *adj. (angl. holocrine).* S'applique aux glandes dont les cellules sécrétrices se désintègrent et font partie de la sécrétion ; les glandes sébacées, par exemple. S'oppose à mérocrine.

HOLODIASTOLIQUE *adj. (angl. holodiastolic).* Qui se rapporte à ou qui s'étend sur l'ensemble de la diastole.

HOLOGAMIE *s. f. (angl. hologamy).* Union de gamètes dont la taille et la structure sont égales à celles des cellules somatiques.

HOLOPROTÉINE *s. f. (angl. simple protein).* Protéine composée exclusivement d'acides aminés.

HOLOSIDE *s. m. (angl. holoside).* Oside composée exclusivement d'oses. S'oppose à hétéroside.

HOLOSYSTOLIQUE *adj. (angl. holosystolic).* Qui se rapporte à ou qui s'étend sur une systole complète ; se dit d'un souffle qui dure pendant toute la systole.

HOLTER (MÉTHODE DE) *(angl. Holter's recording).* Enregistrement de l'électrocardiogramme en continu sur 24 heures pour dépister des troubles du rythme.

HOMATROPINE *s. f. (angl. homatropine).* Alcaloïde mydriatique, phénylglycotropine, aux effets et à l'emploi identiques à ceux de l'atropine. On utilise le bromhydrate en solution à 1 %.

HOMÉOBOÎTE *s. f. (angl. homeobox).* Dans un gène, séquence codant pour une protéine déterminant la forme des organes.

HOMÉOPATHE *s. m. (angl. homeopath).* Médecin qui exerce l'homéopathie.

HOMÉOPATHIE *s. f. (angl. homeopathy).* Système thérapeutique imaginé par Samuel Hahnemann qui est fondé sur les principes suivants : 1° loi des similitudes, *similia similibus curantur* : les maladies se soignent par des substances qui reproduisent des effets similaires aux symptômes de l'affection ; 2° dynamisme des doses infinitésimales : les médicaments produisent d'autant plus d'effets qu'ils sont dilués ; 3° individualisation du malade et de son traitement.

HOMÉOSTASIE *s. f. (angl. homeostasis).* Tendance de l'organisme à maintenir constantes les conditions physiologiques, notamment en ce qui concerne le milieu intérieur.

HOMÉOTHERME *adj. (angl. homeothermal).* Qualité d'un organisme qui maintient constante sa température centrale indépendamment de celle du milieu ambiant ; s'oppose à poïkilotherme.

HOMICIDE *s. m. (angl. homicide).* Mort d'une personne causée par une autre, sans les circonstances aggravantes de l'assassinat ou du parricide et sans celles qui caractérisent l'infanticide.

HOMOGREFFE *s. f. (angl. homograft).* Greffe pratiquée avec un greffon prélevé sur un sujet de même espèce.

HOMOLATÉRAL *adj. (angl. homolateral).* Qui se situe ou se produit du même côté du corps.

HOMOLOGIE *s. f. (angl. homology).* Qualité de ce qui est homologue ; identité morphologique de parties correspondantes.

HOMOLOGUE *adj. (angl. homologous).* **1.** Se dit de parties du corps qui se correspondent d'une espèce à l'autre ou qui possèdent une origine embryologique semblable. **2.** Se dit de deux chromosomes qui forment une paire. **3.** Qualifie un individu de la même espèce qu'un individu considéré.

HOMONYME *adj. (angl. homonymous).* Se dit en pathologie de troubles ou lésions localisés symétriquement par rapport à la ligne médiane du corps.

HOMOSEXUALITÉ *s. f. (angl. homosexuality).* Attraction sexuelle pour les individus du même sexe.

HOMOSEXUEL *s. m. (angl. homosexual).* Individu dont l'appétence sexuelle se dirige vers les personnes du même sexe.

HOMOTRANSPLANTION *s. f. (angl. allotransplantation).* SYN. ***HOMOGREFFE.***

HOMOZYGOTE *adj. (angl. homozygous).* Se dit de l'individu qui possède des allèles identiques sur un locus déterminé de la même paire de chromosomes. S'utilise aussi comme substantif.

HONTEUX *adj.* ☞ ***PUDENDAL.***

HÔPITAL *s. m. (angl. hospital).* Établissement public ou privé, où sont effectués tous les soins médicaux et chirurgicaux ainsi que les accouchements. ◇ **DE JOUR** *(angl. day —).* Établissement hospitalier dans lequel les patients reçoivent leur traitement au cours de la journée et regagnent leur foyer chaque soir. ◇ **DE NUIT** *(angl. night —).* Type d'établissement hospitalier dans lequel les patients poursuivent leurs activités habituelles pendant la journée, et sont hébergés la nuit afin de recevoir leur traitement.

HOQUET *s. m. (angl. hiccup).* Contraction spasmodique involontaire du diaphragme qui provoque une secousse brusque de l'abdomen et du thorax et qui s'accompagne d'un bruit rauque caractéristique dû à la constriction de la glotte.

HORMONE *s. f. (angl. hormone).* Substance chimique produite dans un organe ou dans certaines cellules constituant une glande endocrine, et qui, transportée par la circulation du sang, produit des effets spécifiques d'activation ou de régulation dans d'autres organes. ◇ **ADRÉNOCORTICOTROPE** *(angl. adrenocorticotropic —).* ☞ ***CORTICOTROPHINE.*** ◇ **ANTÉHYPOPHYSAIRE** *(angl. adenohypophysal —).* Chacune des hormones produites par le lobe antérieur de l'hypophyse : hormone somatotrope (STH) ou hormone stimulante de la croissance (GH), thyréostimuline ou hormone stimulante de la thyroïde (TSH), gonadotrophines ou hormones stimulantes des gonades (FSH et LH), corticotropine ou hormone stimulante du cortex suprarénal (ACTH), prolactine ou lutéotropine (LTH), mélanotropine ou hormone mélanotrope (MSH). ◇ **ANTIDIURÉTIQUE** *(angl. antidiuretic —).* Hormone d'origine hypothalamique, qui est stockée dans le lobe postérieur de l'hypophyse (neurohypophyse). Son action principale s'exerce au niveau du tube distal du rein, provoquant une augmentation de la résorption de l'eau, une diminution du volume urinaire et une concentration des urines. Elle provoque en outre une contraction capillaire et artériolaire. ☞ ***VASOPRESSINE.*** ◇ **CHORIONIQUE** ☞ ***GONADOTROPHINE.*** ◇ **CORTICOSURRÉNALE** *(angl. adrenocortical —).* Chacun des stéroïdes biologiquement actifs, sécrétés par le cortex des glandes surrénales. Ils se divisent en 3 groupes : les minéralocorticoïdes, les glucocorticoïdes et les androgènes. ◇ **DE CROISSANCE** *(angl. growth —).* ☞ ***HORMONE ANTÉHYPOPHYSAIRE.*** ◇ **FOLLICULAIRE** *(angl. estrogenic —).* Hormone synthétisée et sécrétée dans le follicule ovarien et par le placenta au cours de la grossesse. SYN. ***ESTRONE.*** ◇ **FOLLICULOSTIMULANTE** *(angl. follicle stimulating —).* FSH, hormone gonadotrope de l'antéhypophyse qui stimule la croissance et le développement des follicules ovariens et la spermatogenèse. ◇ **GONADOTROPE** *(angl. gonadotropic —).* Hormone d'origine hypophysaire qui stimule la croissance, le développement, la synthèse et la sécrétion hormonale des gonades. ☞ ***GONADOTROPHINE.*** ◇ **HYPOTHALAMIQUE** *(angl. hypophysiotropic —).* Chacune des hormones synthétisées par des noyaux hypothalamiques et qui, par l'intermédiaire des axones, est déversée dans le système porte pour être envoyée au lobe antérieur de l'hypophyse et réguler la sécrétion de ces hormones. Il s'agit de : hormone libératrice d'hormone de croissance (GH-RH), hormones libératrices de gonadotrophines (FSH-RH et LH-RH), hormone libératrice de mélanotropine (MRH), hormone inhibitrice de mélanotropine, somatostatine ou hormone inhibitrice de l'hormone de croissance (SRIF), facteur de libération de l'hormone corticotrope (CRF) hormone de libération de l'hormone thyréotrope (TRH) et des facteurs libérant (PRF) ou inhibant la prolactine (PIF). ◇ **LUTÉINISANTE LH** *(angl. luteinizing —)*. Hormone gonadotrope de l'antéhypophyse qui stimule la synthèse et la sécrétion d'hormones ovariennes et testiculaires, agissant parallèlement à l'hormone folliculostimulante. ◇ **MÉLANOSTIMULANTE** *(angl. melanocyte-stimulating —)*. ☞ ***MÉLANOTROPINE.*** ◇ **OVARIENNE** Cette appellation comprend deux types d'hormones : hormone folliculaire ou estrogène, estradiol, estrone, et hormone lutéinique, ou progestérone, produite par le corps jaune. ◇ **PANCRÉATIQUE** *(angl. pancreatic —)*. ☞ ***INSULINE, GLUCAGON.*** ◇ **PARATHYROÏDIENNE** *(angl. parathyroid —)*. ☞ ***PARATHORMONE.*** ◇ **PLACENTAIRE** *(angl. placental —)*. Chacune des hormones qui sont synthétisées et sécrétées dans le placenta : estrogènes, progestérone, gonadotrophine chorionique, hormone lactogène placentaire. ◇ **STIMULANTE DES CELLULES INTERSTITIELLES** *(angl. interstitial cell-stimulating —)*. Abréviation : ICSH. ☞ ***HORMONE LUTÉINISANTE LH.*** ◇ **STIMULANTE DES MÉLANOCYTES** *(angl. melanocytic stimulating —)*. ☞ ***MÉLANOTROPINE.*** ◇ **TESTICULAIRE** *(angl. testicular —)*. ☞ ***TESTOSTÉRONE.*** ◇ **THYRÉOTROPE** (angl. *thyroid stimulating —)*. Hormone antéhypophysaire qui stimule la thyroïde. Abréviation : TSH. ◇ **THYROÏDIENNE** (angl. *thyroid —)*. On distingue , d'une part, la triiodothyronine et la thyroxine formées au sein de la thyroglobuline et qui agissent sur la plupart des métabolismes et, d'autre part, la thyrocalcitonine à action hypocalcémiante.

HORMONOGENÈSE *s. f. (angl. hormogenesis)*. Production d'hormones.

HORMONOLOGIE *s. f. (angl. hormonology)*. Science qui étudie les hormones.

HORRIPILATION *s. f. (angl. horripilation)*. Frissonnement généralisé accompagné d'une érection des poils et des téguments.

HORTON (MALADIE DE) *(angl. Horton's syndrome)*. Affection de la deuxième moitié de la vie associant un grand syndrome inflammatoire à une importante altération de l'état général et à des céphalées temporales violentes. Les artères temporales sont enflammées, épaissies et très douloureuses au toucher. La corticothérapie est très active. La cécité représente la principale complication. Histologiquement, la paroi artérielle est envahie de cellules géantes. SYN. ***ARTÉRITE TEMPORALE.***

HOSPITALISATION *s. f. (angl. hospitalization)*. Placement et séjour d'un malade dans un hôpital.

HOSPITALISME *s. m. (angl. hospitalism)*. Troubles de croissance et de développement psychomoteur chez de jeunes enfants lors d'hospitalisations prolongées.

HÔTE *s. m. (angl. host)*. Homme ou animal vivant qui, dans des conditions naturelles, entretient ou héberge un agent infectieux (bactéries, virus, parasites). ◇ **DÉFINITIF, PRIMAIRE** *(angl. definitive, primary —)*. Hôte qui héberge la forme adulte d'un parasite. ◇ **INTERMÉDIAIRE, SECONDAIRE** *(angl. intermediale, secondary —)*. Hôte qui héberge la forme larvaire d'un parasite et chez lequel ce parasite doit séjourner un certain temps avant d'être transmis, d'une façon active ou passive, à l'hôte définitif.

HOWELL (TEMPS DE) *(angl. Howell's test)*. Temps de coagulation d'un plasma oxalaté, puis recalcifié. Entre 2 et 3 minutes, il mesure les formations successives de la thromboplastine, de la thrombine et de la fibrine.

Ht Abréviation d'hématocrite.

HTA Abréviation d'hypertension artérielle.

HTAP Abréviation d'hypertension artérielle pulmonaire.

HTLV 1 et 2 Abréviation anglaise de *Human T-cell Lymphoma Virus.* Virus du lymphome humain à cellules T ; rétrovirus dont le type 3 ou HTLV-3 est le virus du sida (HIV). Le type 1 est responsable de la paraplégie spasmodique tropicale et le type 2 de certaines leucémies humaines.

HUILE *s. f. (angl. oil)*. Corps gras liquide à la température ordinaire et non miscible avec l'eau. Les huiles médicinales sont, en règle générale, des solutions médicamenteuses dissoutes dans des acides gras. ◇ **CAMPHRÉE** *(angl. camphorated —)*. Huile médicinale utilisée en frictions comme sédatif. ◇ **DE FOUGÈRE MÂLE** *(angl. — of male fern)*. Huile extraite des racines des fougères et utilisée comme ténifuge ; elle est plus connue sous le nom d'extrait de fougère mâle.

HUILOME *s. m.* ☞ ***OLÉOME.***

HUMAGE *s. m. (angl. inhaling)*. Aspiration de vapeurs.

HUMEUR *s. f. (angl. humor)*. **1.** Disposition affective fondamentale qui fournit une tonalité agréable ou désagréable. **2.** Terme général désuet désignant tout liquide de l'organisme. ◇ **AQUEUSE** *(angl. aqueous —)*. Liquide clair qui occupe l'espace entre la cornée et le cristallin. ◇ **VITRÉE** *(angl. — vitreus)*. ☞ ***CORPS VITRÉ.***

HUMORAL *adj.* Relatif aux fluides extracellulaires tels que la lymphe et le sérum.

HUNTER (GLOSSITE DE) *(angl. Hunter's glossitis)*. Atrophie lisse de la langue, observée au cours de l'anémie de Biermer.

HUNTINGTON (CHORÉE DE) *(angl. Huntington's chorea)*. Affection héréditaire transmise sur le mode autosomique dominant, caractérisée par des mouvements choréiques, des troubles psychiques évoluant vers une démence cachexique terminale en 20 à 30 ans. Le gène responsable situé sur le chromone 4 peut être mis en évidence en dépistage prénatal ou chez un sujet prédisposé.

HURLER-PFAUNDLER (MALADIE DE) *(angl. Hurler-Pfaundler syndrome)*. Maladie familiale héréditaire transmise sur le mode autosomique récessif caractérisée par des altérations nerveuses semblables à celles de l'idiotie amaurotique familiale, un faciès caractéristique (aspect de gargouille), des défauts achondroplasiques, une déficience mentale et une vision défectueuse par suite de dépôts cornéens. La maladie est due à l'impossibilité, pour certaines cellules, de métaboliser des substances de poids moléculaire élevé, qui s'accumulent. Il s'agit d'une mucopolysaccharidose, due à la déficience en un enzyme, l'α-L-iduronidase. SYN. ***GARGOYLISME, MALADIE DE HURLER.***

HVD Abréviation d'hypertrophie ventriculaire droite.

HVG Abréviation d'hypertrophie ventriculaire gauche.

HYALIN *adj. (angl. hyaline)*. Translucide ou presque transparent.

HYALINE *s. f. (angl. hyalin)*. Substance formée d'éléments mucopolysaccharidiques, d'aspect vitreux et homogène, qui existe normalement dans le cartilage, le corps vitré, la colloïde de la thyroïde. C'est le constituant principal des membranes des kystes hydatiques.

HYALINOSE *s. f. (angl. hyalinosis)*. Dégénérescence hyaline.

HYALITE *s. f. (angl. hyalitis)*. Inflammation du corps vitré.

HYALOÏDE *s. f. (angl. hyaloid)*. Membrane qui enveloppe le corps vitré.

HYALURONIDASE *s. f. (angl. hyaluronidase)*. Enzyme ; polysaccharidase rencontrée dans le sperme, la rate, les corps ciliaires, les venins animaux et dans certaines bactéries pathogènes (streptocoques, *Clostridium welchii*, etc.) qui lyse l'acide hyaluronique des barrières polysaccharidiques protectrices et qui permet la diffusion rapide de l'agent infectieux. La hyalorudinase est utilisée en thérapeutique pour faciliter la diffusion de certains produits.

HYALURONIQUE (ACIDE) *(angl. hyaluronic acid)*. Polysaccharide visqueux présent dans la synovie, l'humeur vitrée, le tissu conjonctif collagène, les capsules bactériennes, la masse gélatineuse qui enveloppe l'ovule après la déhiscence du follicule. Sa viscosité entrave la diffusion des germes.

HYBRIDATION *s. f. (angl. hybridization)*. Production d'hybrides. ◇ **MOLÉCULAIRE** *(angl. molecular —)*. Appariement par complémentarité des bases de deux séquences nucléotidiques complémentaires.

HYBRIDE *adj. (angl. hybrid)*. Se dit de l'animal ou de la plante issus du croisement de deux espèces différentes ou de deux variétés d'une même espèce ; bâtard, hétérozygote. S'utilise aussi comme substantif.

HYBRIDISME *s. m. (angl. hybridism)*. Qualité d'hybride.

HYBRIDOME *s. m. (angl. hybridoma).* Ensemble vivant créé *in vitro* par la fusion de cellules génétiquement différentes.

HYDANTOÏNE *s. f. (angl. hydantoin).* Base cristalline, glycolylurée, dérivée de l'allantoïne.

HYDARTHROSE *s. f. (angl. hydarthrosis).* Accumulation de liquide séreux dans la cavité d'une articulation.

HYDATIDE *s. f. (angl. hydatid).* Stade larvaire du taenia *Echinococcus granulosus*, ayant la forme d'une vésicule plus ou moins volumineuse, de forme sphérique, remplie de liquide incolore et renfermant le scolex (la tête du ver).

HYDATIDOSE *s. f. (angl. hydatidosis).* État morbide provoqué par des hydatides ; infestation échinococcique.

HYDATIQUE *adj. (angl. hydatic).* Qui est en rapport avec des hydatides. ◇ **(KYSTE)** (angl. *— cyst).* ☞ ***KYSTE HYDATIQUE.***

HYDRALAZINE *s. f. (angl. hydralazine).* Substance à action adrénolytique et vasodilatatrice.

HYDRAMNIOS *s. m. (angl. hydramnios).* Excès de liquide amniotique (plus de 1 L).

HYDRARGYRISME *s. m. (angl. hydragyrism).* Intoxication par le mercure ou ses composés.

HYDRATATION *s. f. (angl. hydration).* **1.** Introduction d'eau dans l'organisme. **2.** Fixation d'eau sur un corps quelconque.

HYDRATE *s. m. (angl. hydrate).* Tout corps chimique renfermant de l'eau, soit combinée dans des rapports fixes, soit retenue par insertion ou par adsorption. ◇ **DE CARBONE** ☞ ***GLUCIDE.***

HYDRENCÉPHALIE *s. f. (angl. hydrencephalus).* ☞ ***HYDROCÉPHALIE.***

HYDRIQUE *adj. (angl. hydric).* Qui se rapporte à l'eau.

HYDRO-AÉRIQUE (IMAGE) *s. f. (angl. hydroaeric image).* Image radiologique formée par la superposition d'une opacité liquidienne et d'un épanchement gazeux.

HYDROCÉPHALIE *s. f. (angl. hydrocephalus).* Dilatation anormale des cavités ventriculaires cérébrales, conséquence d'un trouble de la dynamique du liquide céphalorachidien. ◇ **À PRESSION NORMALE** *(angl. normal pressure —).* Démence curable par dérivation du liquide céphalorachidien survenant chez le sujet âgé. Elle est due à un défaut de résorption du liquide céphalorachidien entraînant une dilatation importante des ventricules cérébraux. ◇ **COMMUNIQUANTE** *(angl. communicating —).* Hydrocéphalie due à un trouble de la résorption du liquide céphalorachidien, sans qu'existe d'obstacle à sa circulation. ◇ **OBSTRUCTIVE** *(angl. obstructive —).* Hydrocéphalie due à un obstacle à la circulation du liquide céphalorachidien.

HYDROCHLOROTHIAZIDE *s. m. (angl. hydrochlorothiazide).* ☞ ***THIAZIDIQUE (DIURÉTIQUE).***

HYDROCHOLÉCYSTE *s. m. (angl. hydrocholecystis).* Dilatation importante de la vésicule biliaire due à l'obstruction, habituellement par un calcul, du canal cystique.

HYDROCORTISONE *s. f. (angl. hydrocortisone).* 17-hydroxycorticostérone. Hormone glucocorticostéroïde isolée du cortex surrénal. Elle est synthétisée sous l'action de l'hormone corticotrope hypophysaire (ACTH). On l'obtient aujourd'hui synthétiquement. SYN. ***CORTISOL.***

HYDROCUTION *s. f. (angl. immersion syncope).* Syncope primitive réflexe, qui provoque la mort lors de l'immersion dans un liquide froid, avant que celui-ci soit inhalé.

HYDROLASE *s. f. (angl. hydrolase).* Membre d'un goupe d'enzymes qui catalysent la scission des liaisons entre le carbone et un autre type d'atome, par addition d'eau.

HYDROLOGIE *s. f. (angl. hydrology).* Science qui traite de l'eau (de sa composition, ses propriétés, etc.). ◇ **MÉDICALE** *(angl. medical —).* Étude des eaux minérales d'un point de vue thérapeutique.

HYDROLYSE *s. f. (angl. hydrolysis).* Réaction chimique qui consiste en l'addition d'eau à une substance complexe, et sa décomposition consécutive en d'autres substances plus simples.

HYDROLYTE *s. m. (angl. hydrolyte).* Substance qui fait l'objet d'une hydrolyse.

HYDROMINÉRAL *adj. (angl. hydromineral).* Qui se rapporte aux eaux minérales.

HYDRONÉPHROSE s. f. *(angl. hydronephrosis).* Dilatation du pelvis rénal et des calices rénaux avec compression du parenchyme rénal par accumulation d'urine dans ces organes du fait de l'obstruction des voies urinaires, entraînant la formation d'une tuméfaction fluctuante plus ou moins volumineuse.

HYDROPÉRICARDE s. m. *(angl. hydropericardium).* Présence de liquide séreux dans le péricarde, en cas notamment d'insuffisance cardiaque ou de myxœdème.

HYDROPEXIE s. f. *(angl. hydropexia).* Fixation ou rétention d'eau.

HYDROPHILE adj. *(angl. hydrophil).* Qui a de l'affinité pour l'eau.

HYDROPHOBIE s. f. *(angl. hydrophobia).* Crainte morbide de l'eau et des liquides en général.

HYDROPIQUE adj. *(angl. hydropic).* Relatif à l'hydropisie ou qui en est affecté.

HYDROPISIE s. f. *(angl. hydrops).* Accumulation d'un liquide séreux dans une cavité ou dans le tissu cellulaire.

HYDROPNEUMOTHORAX s. m. *(angl. hydropneumothorax).* Collection de liquide séreux ou séropurulent et d'air dans la cavité pleurale.

HYDRORRHÉE s. f. *(angl. hydrorrhea).* Écoulement abondant de liquide clair, séreux, par un conduit naturel, dû à une muqueuse enflammée. ◇ **NASALE** *(angl. nasal —).* Écoulement de liquide aqueux par le nez. SYN. ***RHINOHYDRORRHÉE.***

HYDROSALPINX s. m. *(angl. hydrosalpinx).* Enkystement de liquide séreux dans une trompe utérine, généralement dans sa portion infundibulaire.

HYDROSOL s. m. *(angl. hydrosol).* Solution colloïdale dans laquelle le milieu de dispersion est l'eau.

HYDROTHÉRAPIE s. f. *(angl. hydrotherapy).* Emploi de l'eau dans le traitement des maladies, spécialement sous formes d'ablutions, de bains et de douches.

HYDROTHORAX s. m. *(angl. hydrothorax).* Épanchement pleural d'origine mécanique constitué par une sérosité non inflammatoire.

HYDROXOCOBALAMINE s. f. *(angl. hydroxocobalamin).* Variété de vitamine B12.

HYDROXY-3-MÉTHYL-GLUTARYL-COENZYME A RÉDUCTASE *(angl. hydroxy-3-glutaryl-coenzyme A reductase).* Enzyme dont le rôle est déterminant dans la synthèse du cholestérol. On utilise ses inhibiteurs dans les hypercholestérolémies. Abréviation : HMG-CoA réductase.

HYDROXYAPATITE s. f. *(angl. hydroxyapatite).* Phosphate de calcium entrant dans la composition des os et des dents.

HYDROXYDE s. m. *(angl. hydroxyl).* Tout composé renfermant le groupement hydroxyle, -OH.

HYDROXYLASE s. f. *(angl. hydroxylase).* Enzyme fixant le radical OH sur les noyaux aromatiques.

HYGIÈNE s. f. *(angl. hygiene).* Science qui traite de la santé et de sa conservation. ◇ **MENTALE** *(angl. mental —).* Hygiène qui a pour but le développement et la conservation de la santé mentale. ◇ **PUBLIQUE** *(angl. public —).* Hygiène dont l'application se fait selon des règles dictées par l'autorité publique. ◇ **SEXUELLE** *(angl. sex —).* Hygiène qui traite du sexe, de la conduite et de l'éducation sexuelle. ◇ **SOCIALE** *(angl. social —).* Hygiène générale qui comprend la prévention des maladies contagieuses ou non contagieuses (mais non épidémiques) qui ont, du fait de leur durée et de leur importance, un retentissement social important.

HYGIÉNIQUE adj. *(angl. hygienic).* Qui se rapporte à l'hygiène.

HYGIÉNISTE s. m. *(angl. hygienist).* Personne experte ou spécialiste en matière d'hygiène.

HYGROMA s. m. *(angl. hygroma).* Inflammation, aiguë ou chronique, d'une bourse séreuse distendue par un exsudat.

HYMEN s. m. *(angl. hymen).* Repli membraneux de la muqueuse du vagin qui ferme partiellement l'entrée de celui-ci chez la femme vierge.

HYOÏDE (OS) *(angl. hyoid bone).* Os impair, central et symétrique situé à la partie antérieure du cou et sous la langue.

HYPERACANTHOSE *s. f. (angl. hypercanthosis).* Hypertrophie de la couche de Malpighi de l'épiderme.

HYPERACIDITÉ *s. f. (angl. hyperacidity).* Degré excessif d'acidité en particulier hyperchlorydrie gastrique.

HYPERACOUSIE *s. f. (angl. hyperacusis).* Exaltation de la sensibilité auditive avec audition douloureuse pour certains sons de tonalité élevée.

HYPERALDOSTÉRONISME *s. m. (angl. hyperaldosteronism).* État pathologique dû à l'augmentation d'aldostérone sécrétée par la corticosurrénale entraînant une rétention sodée avec hyperkaliurie et une alcalose métabolique. ◇ **PRIMITIF** *(angl. primary —).* ☞ ***CONN (SYNDROME DE).*** ◇ **SECONDAIRE** *(angl. secondary —).* Hyperproduction d'aldostérone consécutive à une hypersécrétion d'angiotensine et de rénine. Elle se voit dans diverses affections, notamment des affections rénales (en particulier l'ischémie rénale et les lésions artériolaires rénales diffuses), l'insuffisance cardiaque congestive, la cirrhose du foie avec ascite et certains cas d'hypertension.

HYPERALDOSTÉRONURIE *s. f. (angl. hyperaldosteronuria).* Taux exagéré d'aldostérone urinaire.

HYPERAMINOACIDÉMIE *s. f. (angl. hyperaminoacidemia).* Excès d'aminoacides dans le sang.

HYPERAMYLASÉMIE *s. f. (angl. hyperamylasemia).* Augmentation du taux d'amylase sanguine, observée essentiellement dans les pancréatites aiguës.

HYPERANDROGÉNIE *s. f. (angl. hyperandrogenism).* Excès d'hormones mâles ; cet excès est responsable chez la femme de virilisme et chez le fœtus femelle d'un pseudo-hermaphrodisme.

HYPERAZOTÉMIE *s. f. (angl. hyperazotemia).* Augmentation de l'urée sanguine.

HYPERAZOTURIE *s. f. (angl. hyperazoturia).* Augmentation de l'urée urinaire.

HYPERBARE *adj. (angl. hyperbaric).* Qui est en rapport avec une pression élevée. EX. *caisson hyperbare.*

HYPERBILIRUBINÉMIE *s. f. (angl. hyperbilirubinemia).* Augmentation du taux de bilirubine dans le sang.

HYPERCALCÉMIANT *adj. (angl. hypercalcic).* Qui augmente le taux du calcium sanguin.

HYPERCALCÉMIE *s. f. (angl. hypercalcemia).* Calcémie augmentée de façon anormale ; se voit essentiellement dans l'hyperparathyroïdie, les ostéolyses (sauf la maladie de Paget) et l'hypervitaminose D.

HYPERCALCITONINÉMIE *s. f. (angl. hypercalcitoninemia).* ☞ ***HYPERTHYROCALCITONINÉMIE.***

HYPERCALCIURIE *s. f. (angl. hypercalciuria).* Excès de calcium dans l'urine. Les causes sont globalement les mêmes que pour l'hypercalcémie. ◇ **IDIOPATHIQUE** *(angl. essential —).* Hypercalciurie élevée avec calcémie normale, hyperphosphaturie et hypophosphatémie en rapport avec un trouble enzymatique empêchant la réabsorption tubulaire du calcium. La lithiase rénale y est fréquente. SYN. ***DIABÈTE CALCIQUE.***

HYPERCAPNIE *s. f. (angl. hypercapnia).* Quantité excessive d'acide carbonique dans le sang due à une hypoventilation pulmonaire.

HYPERCAROTÉNÉMIE *s. f. (angl. hypercarotenemia).* Caroténémie supérieure à la normale, généralement en rapport avec une consommation abusive de carottes.

HYPERCHLORÉMIE *s. f. (angl. hyperchloremia).* Excès de chlorures dans le sang accompagnant généralement une perturbation de l'équilibre acidobasique.

HYPERCHLORHYDRIE *s. f. (angl. hyperchlorhydria).* Sécrétion excessive d'acide chlorhydrique par les glandes gastriques.

HYPERCHLORURIE *s. f. (angl. hyperchloruria).* Augmentation des chlorures dans l'urine.

HYPERCHOLÉMIE *s. f. (angl. hypercholemia).* Augmentation des pigments biliaires sanguins.

HYPERCHOLESTÉROLÉMIE *s. f. (angl. hypercholesteremia).* Excès de cholestérol dans le sang, qui prédispose à de multiples complications ischémiques par développement de l'artériosclérose (cérébrale, myocardiaque, rénale).

HYPERCINÉSIE s. f. *(angl. hyperkinesia).* **1.** Mouvements excessifs. **2.** Mouvements involontaires dans certaines affections du système nerveux central. SYN. ***HYPERKINÉSIE.***

HYPERCOAGULATION (SYNDROME D') s. f. *(angl. disseminated intravascular coagulation syndrome).* ☞ ***COAGULOPATHIE DE CONSOMMATION.***

HYPERCORTICISME s. m. *(angl. hypercorticism).* Ensemble des troubles provoqués par la sécrétion excessive d'hormones corticosurrénaliennes ou par l'administration prolongée de ces hormones. Selon le type d'hormone sécrétée en excès, on distingue : l'hypercorticisme métabolique ou glucocorticoïde ; androgénique ; minéralocorticoïde.

HYPERCORTISOLISME s. m. *(angl. hypercortisolism).* Hypercorticisme métabolique par excès de sécrétion de cortisol.

HYPERCRÉATINÉMIE s. f. *(angl. hypercreatinemia).* Augmentation de la créatinine sanguine témoignant d'une anomalie du métabolisme de la fibre musculaire.

HYPERÉMIE s. f. *(angl. congestion).* Accumulation de sang dans une partie du corps ou un organe. Congestion, fluxion, pléthore. SYN. ***HYPERHÉMIE.***

HYPERÉOSINOPHILIE s. f. *(angl. hypereosinophilia).* Augmentation du taux des éosinophiles sanguins supérieurs à 1 500/mm^3.

HYPERÉOSINOPHILIQUE adj. *(angl. hypereosinophilic).* Qui définit un excès d'éosinophiles. ◇ **(SYNDROME)** *(angl. — syndrome).* Affection primitive avec hyperéosinophilie parfois considérable, fibrose endocardique, atteintes nerveuses et digestives.

HYPERESTHÉSIE s. f. *(angl. hyperesthesia).* Augmentation ou exagération des divers modes de sensibilité. Elle s'observe dans certains syndromes neurologiques (atteinte du thalamus, polynévrite) et dans l'hystérie.

HYPERESTROGÉNIE s. f. *(angl. hyperestrogenism).* Excès d'œstrogènes par hypersécrétion ou surcharge médicamenteuse.

HYPERFOLLICULINIE s. f. *(angl. hyperfolliculinism).* ☞ ***HYPERESTROGÉNIE.***

HYPERGAMMAGLOBULINÉMIE s. f. *(angl. hypergammaglobulinemia).* Excès de gammaglobulines dans le sang ; on l'observe fréquemment dans les maladies infectieuses chroniques. ☞ ***GAMMAPATHIE.***

HYPERGENÈSE s. f. *(angl. hypergenesis).* Augmentation de la multiplication cellulaire.

HYPERGLOBULIE s. f. *(angl. polyglobulia).* ☞ ***POLYGLOBULIE.***

HYPERGLOBULINÉMIE s. f. *(angl. hyperglobulinemia).* Augmentation des globulines sériques. Elle est polyclonale si toutes les globulines sont concernées ou monoclonale si une seule variété est en cause.

HYPERGLYCÉMIANT adj. *(angl. hyperglycemic).* Qui augmente la glycémie.

HYPERGLYCÉMIE s. f. *(angl. hyperglycemia).* Augmentation anormale de la quantité de glucose dans le sang : taux supérieur à 1,26 g/L. Perturbation typique du diabète sucré. ◇ **PROVOQUÉE** *(angl. glucose tolerance test).* Étude des variations de la glycémie après ingestion ou injection intraveineuse de glucose.

HYPERGLYCÉMIQUE (SYNDROME) adj. *(angl. hyperglycemic syndrome).* Symptômes en rapport avec l'élévation de la glycémie : polyurie, polydypsie, polyphagie, asthénie, amaigrissement, glycosurie.

HYPERGLYCORACHIE s. f. Augmentation de la teneur en glucose du liquide céphalorachidien.

HYPERGLYCOSURIE s. f. *(angl. hyperglycosuria).* Glycosurie exagérée.

HYPERHÉMIE s. f. *(angl. hyperemia).* ☞ ***HYPERÉMIE.***

HYPERHIDROSE s. f. *(angl. hyperhidrosis).* Transpiration excessive généralisée ou localisée.

HYPERHYDRATATION CELLULAIRE (SYNDROME D') *(angl. cellular hyperhydration syndrome).* État pathologique en rapport avec une hypotonie plasmatique par diminution de la natriurie et surcharge en eau. Cliniquement, il s'agit du syndrome d'intoxication par l'eau.

HYPERHYDRATATION EXTRACELLULAIRE (SYNDROME D') *(angl. extracellular hyperhydratation syndrome).* État pathologique en rapport avec une augmentation du volume des liquides extracellulaires par rétention sodée. Cliniquement : syndrome œdémateux. Si la rétention hydrique est proportionnellement moindre que la rétention sodée, il s'agit d'un syndrome d'hyperhydratation extracellulaire avec déshydratation cellulaire.

HYPERHYDRATATION GLOBALE (SYNDROME D') *(angl. total hyperhydratation syndrome).* État pathologique en rapport avec une surcharge en sodium et en eau, mais cette dernière est proportionnellement plus importante. Cliniquement : œdèmes, hydrophobie, vomissements, hypertension artérielle et éventuel coma.

HYPERIDROSE *s. f. (angl. hyperhydrosis).* ☞ ***HYPERHIDROSE.***

HYPERINSULINISME *s. m. (angl. hyperinsulinism).* Sécrétion excessive d'insuline et ensemble des symptômes qui en résultent.

HYPERKALIÉMIE *s. f. (angl. hyperkaliemia).* Excès de potassium dans le sang. Au-delà d'un certain taux, apparition d'anomalies à l'électrocardiogramme pouvant préluder à un arrêt cardiaque par troubles du rythme.

HYPERKÉRATOSE *s. f. (angl. hyperkeratosis).* Hyperplasie de la couche cornée de l'épiderme.

HYPERKINÉSIE *s. f.* ☞ ***HYPERCINÉSIE.***

HYPERLORDOSE LOMBAIRE *(angl. hyperlordosis).* Courbure lombaire accentuée, de concavité antérieure.

HYPERMÉTRIE *s. f. (angl. hypermetria).* Trouble de la coordination des mouvements, qui sont exagérés et dépassent toujours leur but. C'est un signe du syndrome cérébelleux.

HYPERMÉTROPE *adj. (angl. hypermetrope).* Qui est atteint d'hypermétropie. S'emploie également comme substantif.

HYPERMÉTROPIE *s. f. (angl. hypermetropia).* Anomalie de réfraction dans laquelle le foyer de rayons lumineux parallèles se trouve en arrière de la rétine ; elle se caractérise par la difficulté à bien voir les objets de près.

HYPERMNÉSIE *s. f. (angl. hypermnesia).* Exagération des capacités mnésiques totales ou partielles, permanente ou brève. L'hypermnésie est observée lors de certaines intoxications (amphétamines), dans l'hypnose, chez les surdoués, etc.

HYPERNATRÉMIE *s. f. (angl. hypernatremia).* Quantité excessive de sodium dans le sang.

HYPERNÉPHROME *s. m. (angl. hypernephroma).* Tumeur rénale qui se développe aux dépens de l'épithélium tubulaire. SYN. ***GRAWITZ (TUMEUR DE).***

HYPERŒSTROGÉNIE *s. f. (angl. hyperoestrogenia).* ☞ ***HYPERESTROGÉNIE.***

HYPERORCHIDIE *s. f. (angl. hyperorchidism).* Activité exagérée de la sécrétion interne testiculaire.

HYPEROREXIE *s. f. (angl. hyperorexia).* ☞ ***BOULIMIE.***

HYPEROSMOLALITÉ *s. f. (angl. hyperosmolality).* Augmentation de l'osmolalité.

HYPEROSMOLARITÉ *s. f. (angl. hyperosmolarity).* Augmentation de l'osmolarité.

HYPEROSTÉOLYSE *s. f. (angl. hyperosteolysis).* Ostéolyse exagérée ; se voit essentiellement dans l'hyperparathyroïdie et les ostéolyses néoplasiques.

HYPEROSTOSE *s. f. (angl. hyperostosis).* Néoformation ou hypertrophie diffuse ou localisée d'un os entraînant une modification de sa forme habituelle.

HYPERPARATHYROÏDIE *s. m. (angl. hyperparathyroidism).* Hyperfonctionnement de la glande parathyroïde. ◇ **PRIMAIRE** (angl. *primary —*). Généralement due à un adénome parathyroïdien, elle entraîne une ostéoporose diffuse avec parfois kystes osseux multiples et fractures spontanés et une lithiase rénale. Biologiquement : hypercalcémie avec hypercalciurie, hypophosphorémie, augmentation du taux plasmatique de la parathormone. ◇ **SECONDAIRE** *(angl. secondary —).* Réactionnelle à une carence calcique.

HYPERPHAGIE *s. f. (angl. hyperphagia).* Ingestion d'une quantité excessive d'aliments.

HYPERPHOSPHATÉMIE *s. f. (angl. hyperphosphataemia).* Augmentation de la quantité de phosphates dans le sang.

HYPERPHOSPHATURIE *s. f. (angl. hyperphosphaturia).* Élimination d'une quantité excessive de phosphates par l'urine.

HYPERPIGMENTATION *s. f. (angl. hyperpigmentation).* Pigmentation excessive.

HYPERPILOSITÉ *s. f. (angl. hyperpilosity).* Développement excessif de la pilosité corporelle.

HYPERPITUITARISME *s. m. (angl. hyperpituitarism).* Syndrome lié à un hyperfonctionnement d'une certaine catégorie de cellules hypophysaires et état pathologique qui en résulte.

HYPERPLAQUETTOSE *s. f. (angl. thrombocytosis).* Augmentation du nombre des plaquettes. SYN. ***THROMBOCYTOSE.***

HYPERPLASIE *s. f. (angl. hyperplasia).* Prolifération de cellules normales dans une structure organique ou un tissu. Elle peut être secondaire à une irritation ou entrer dans le cadre d'un processus compensatoire.
◇ **SURRÉNALE CONGÉNITALE** *(angl. congenital adrenal —).* Affection héréditaire à transmission autosomique récessive, par absence d'une des enzymes indispensables à la synthèse du cortisol ; cet hypocortisolisme entraîne une hyperproduction d'ACTH avec pour conséquences une hyperplasie surrénalienne et une hyperandrogénie.

HYPERPNÉE *s. f. (angl. hyperpnea).* Accroissement exagéré de l'amplitude et du rythme des mouvements respiratoires.

HYPERPROLACTINÉMIE *s. f. (angl. hyperprolactinemia).* Augmentation du taux de prolactine plasmatique ; elle est physiologique pendant la grossesse et au cours de l'allaitement.

HYPERPROTÉINORACHIE *s. f.* Augmentation du taux des protides dans le liquide céphalorachidien.

HYPERPROTIDÉMIE *s. f. (angl. hyperprotidemia).* Augmentation du taux des protides plasmatiques.

HYPERPYREXIE *s. f. (angl. hyperpyrexia).* ☞ ***HYPERTHERMIE.***

HYPERRÉFLECTIVITÉ *s. f. (angl. hyperreflexia).* Exagération des réflexes.

HYPERSÉCRÉTION *s. f. (angl. hypersecretion).* Sécrétion abondante ou excessive, hypercrinie.

HYPERSENSIBILISATION *s. f. (angl. hypersensibilization).* Production d'une hypersensibilité ou état d'hypersensibilité ; allergie ou anaphylaxie.

HYPERSENSIBILITÉ *s. f. (angl. hypersensitivity).* Sensibilité exagérée à un facteur extérieur ou à une substance étrangère ; état anaphylactique ou allergique. Il existe 4 variétés d'hypersensibilité : *Type 1, anaphylactique ou immédiate* due à des anticorps circulants ; *Type 2, cytotoxique* avec destructions des cellules contenant l'antigène ; *Type 3, semi-tardive* comportant les maladies à complexes immuns ; *Type 4, à médiation cellulaire ou retardée* due à la réaction entre l'antigène et les lymphocytes.

HYPERSÉROTONINÉMIE *s. f. (angl. hyperserotoninemia).* Excès de sérotonine plasmatique. Celle-ci est sécrétée en abondance par les métastases de tumeurs carcinoïdes du grêle.

HYPERSIALIE *s. f. (angl. ptyalism).* Augmentation anormale de la sécrétion salivaire, ptyalisme.

HYPERSIDÉRÉMIE *s. f. (angl. hyperhemosideronemia).* Augmentation de la sidérémie (taux de fer sérique) traduisant en général une hémolyse ou une hémochromatose.

HYPERSOMNIE *s. f. (angl. hypersomnia).* Besoin exagéré de sommeil. Elle est fréquemment observée dans les états dépressifs et dans certains syndromes névrotiques.

HYPERSPLÉNISME *s. m. (angl. hypersplenism).* Exagération des fonctions physiologiques de la rate, qui se caractérise par une pancytopénie, une splénomégalie, une cellularité normale au niveau de la moelle osseuse ; elle est améliorée ou guérie par la splénectomie.

HYPERSYMPATHICOTONIE *s. f. (angl. hypersympathicotonus).* Sympathicotonie exagérée.

HYPERTÉLORISME *s. m. (angl. hypertelorism).* Écartement exagéré entre deux parties d'organes ou entre deux organes.

HYPERTENSINOGÈNE *s. m. (angl. angiotensinogen).* Globuline du plasma sanguin qui, sous l'action de la rénine, donne naissance à l'hypertensine. SYN. ***ANGIOTENSINOGÈNE.***

HYPERTENSION *s. f. (angl. hypertension).* **1.** Augmentation du tonus ou de la tension en général. **2.** En particulier, hypertension artérielle. ◇ **ARTÉRIELLE** *(angl. high blood pressure, hypertension).* Élévation de la pression artérielle au-dessus de 160/100 mm de mercure. Abréviation : HTA. ◇ **ARTÉRIELLE LABILE** *(angl. labile —).* État dans lequel l'augmentation de la pression est modérée et épisodique. ◇ **ARTÉRIELLE MALIGNE** *(angl. malignant —).* Forme évolutive de l'hypertension artérielle pouvant correspondre au stade terminal de l'hypertension artérielle commune ou constituer une forme d'emblée maligne observée alors le plus souvent chez les sujets jeunes. Elle évolue progressivement vers l'insuffisance cardiorénale et l'encéphalopathie hypertensive. ◇ **BÉNIGNE** *(angl. benign —).* Hypertension essentielle qui n'entraîne aucun trouble pendant de nombreuses années. ◇ **ESSENTIELLE** (angl. *essential —).* Hypertension artérielle à l'origine de laquelle on ne trouve aucune cause. ◇ **INTRACRÂNIENNE** *(angl. intracranial —).* Hypertension du liquide céphalorachidien provoquée par une tumeur cérébrale, un œdème ou un obstacle à l'écoulement de ce liquide. Elle entraîne céphalées, vomissements et paralysies oculaires. Au fond d'œil, stase papillaire. L'évolution se fait vers le coma avec risques d'engagement mortel. ◇ **PORTALE** (angl. *portal —).* Hypertension dans la veine porte, observée habituellement dans les hépatopathies, cirrhose du foie notamment avec ascite, splénomégalie, circulation collatérale et hémorragies digestives. ◇ **PULMONAIRE** *(angl. pulmonary —).* Augmentation de la pression sanguine dans les artères pulmonaires au-delà de 35 mm de mercure. Elle est due à certaines cardiopathies congénitales, aux bronhopneumopathies chroniques et évolue vers l'insuffisance ventriculaire droite. SYN. ***HYPERTENSION ARTÉRIELLE PULMONAIRE.*** ◇ **RÉNALE** *(angl. renal —).* Hypertension secondaire à une affection rénale.

HYPERTHERMIE *s. f. (angl. hyperthermia).* Élévation de la température du corps au-dessus de la normale. ◇ **MALIGNE** *(angl. malignant —).* Hyperthermie apparaissant brutalement à la suite d'un effort musculaire intense en atmosphère chaude et humide (soldats à l'entraînement) ou au cours d'une anesthésie générale. Le pronostic en est mauvais.

HYPERTHROMBOCYTÉMIE *s. f. (angl. hyperthrombocytemia).* Augmentation excessive du nombre des thrombocytes dans le sang.

HYPERTHYRÉOSE *s. f.* ☞ ***HYPERTHYROÏDIE.***

HYPERTHYROCALCITONINÉMIE *s. f. (angl. thyrocalcitonin excess syndrome).* Excès de thyrocalcitonine plasmatique observé dans le cancer médullaire de la thyroïde.

HYPERTHYROÏDIE *s. f. (angl. hyperthyroidism).* Ensemble de symptômes dus à l'accroissement anormal des sécrétions de la glande thyroïde. SYN. ***HYPERTHYROÏDISME.***

HYPERTHYROXINÉMIE *s. f. (angl. hyperthyroxinemia).* Excès de thyroxine dans le sang.

HYPERTONIE *s. f.* **1.** *(angl. hypertonicity).* Augmentation de la pression osmotique d'une solution. **2.** *(angl. hypertonia).* Augmentation anormale du tonus musculaire ou du tonus d'un organe. Parmi les diverses formes d'hypertonie musculaire, deux sont particulièrement importantes : la spasticité due aux lésions pyramidales et la rigidité liée à des lésions du système extrapyramidal. ◇ **MUSCULAIRE** *(angl. muscular hypertonia).* Augmentation anormale du tonus musculaire.

HYPERTRICHOSE *s. f. (angl. hypertrichosis).* Développement exagéré des poils ou des cheveux ; hirsutisme.

HYPERTRIGLYCÉRIDÉMIE *s. f. (angl. hypertriglyceridemia).* Augmentation du taux des triglycérides plasmatiques.

HYPERTROPHIE *s. f. (angl. hypertrophy).* Développement exagéré des éléments anatomiques d'une partie d'un organe ou d'un organe entier sans altération de sa structure ; l'organe est alors augmenté en volume et en poids. ◇ **COMPENSATRICE** (angl. *adaptative —).* Augmentation totale ou partielle de la taille d'un organe ou d'une structure anatomique destinée à suppléer un déficit physique. ◇ **MUSCULAIRE** *(angl. muscular —).* Augmentation anormale du volume musculaire. ◇ **VENTRICULAIRE** *(angl. ventricular —).* Augmentation de la masse ventriculaire qui peut affecter un ou les deux ventricules, en général réactionnelle à une gêne à l'éjection ventriculaire. À l'électrocardiogramme, déviation de l'axe électrique avec augmentation d'amplitude du complexe QRS et retard de la déflexion intrinsécoïde.

HYPERURICÉMIE *s. f. (angl. hyperuricemia).* Excès d'acide urique dans le sang.

HYPERURICURIE *s. f. (angl. hyperuricaciduria).* Élimination exagérée d'acide urique par l'urine.

HYPERVENTILATION *s. f. (angl. hyperventilation).* Respiration exagérément profonde et prolongée ; elle peut provoquer une crise de tétanie ou d'épilepsie chez les personnes prédisposées par l'alcalose ventilatoire qu'elle entraîne.

HYPERVITAMINOSE *s. f. (angl. hypervitaminosis).* État produit par l'administration excessive de vitamines, principalement à craindre pour les vitamines liposolubles.

HYPERVOLÉMIE *s. f. (angl. hypervolemia).* Augmentation du volume sanguin total.

HYPHÉMA *s. m. pl. (angl. hyphema).* Épanchement sanguin plus ou moins abondant dans la chambre antérieure de l'œil. SYN. ***HYPOHÉMA.***

HYPNOSE *s. f. (angl. hypnosis).* État semblable au sommeil, induit artificiellement par la suggestion. Utilisée dans le traitement de certaines névroses.

HYPNOTIQUE *(angl. hypnotic).* **1.** *s. m.* ☞ ***SOMNIFÈRE.*** **2.** *adj.* Qui provoque le sommeil. **3.** *adj.* Qui se rapporte à l'hypnose.

HYPNOTISME *s. m. (angl. hypnotism).* Ensemble des techniques capables de provoquer l'hypnose.

HYPOACIDITÉ *s. f. (angl. hypoacidity).* Acidité déficiente ; défaut de l'acidité normale.

HYPOACOUSIE *s. f. (angl. hypoacusis).* Diminution de l'acuité auditive.

HYPOALBUMINÉMIE *s. f. (angl. hypoalbuminemia).* Diminution du taux d'albumine dans le sang.

HYPOALGÉSIE *s. f. (angl. hypoalgesia).* Diminution de la sensibilité à la douleur.

HYPOALLERGÉNIQUE *adj. (angl. hypoallergenic).* Dont le risque allergique est diminué.

HYPOANDROGÉNIE *s. f. (angl. hypoandrogenism).* Diminution de la sécrétion des androgènes chez l'homme.

HYPOCALCÉMIANT *adj. (angl. hypocalcemic).* Qui abaisse le taux de calcium circulant.

HYPOCALCÉMIE *s. f. (angl. hypocalcemia).* Diminution du taux de calcium dans le sang.

HYPOCALCISTIE *s. f.* Diminution du taux de calcium dans l'organisme.

HYPOCALCIURIE *s. f. (angl. hypocalciuria).* Diminution du contenu urinaire en calcium.

HYPOCAPNIE *s. f. (angl. hypocapnia).* Taux anormalement bas d'anhydride carbonique dans le sang ; elle est due à une hyperventilation pulmonaire et peut se compliquer d'alcalose gazeuse.

HYPOCHLORÉMIE *s. f. (angl. hypochloremia).* Diminution anormale du taux des chlorures dans le sang, en général par fuite digestive.

HYPOCHLORURIE *s. f. (angl. hypochloruria).* Diminution de la quantité de chlorures dans l'urine.

HYPOCHOLESTÉROLÉMIANT *adj. (angl. hypocholesterolemic).* Se dit d'un médicament qui abaisse le taux de cholestérol sanguin. S'utilise également comme substantif.

HYPOCHOLESTÉROLÉMIE *s. f. (angl. hypocholesterolemia).* Diminution du taux de cholestérol dans le sang en dessous de 1,5 g/L chez l'adulte.

HYPOCHROMIE *s. f. (angl. hypochromia).* **1.** Diminution de la coloration normale d'un tissu ou d'un organe. **2.** Diminution de la teneur en hémoglobine des érythrocytes.

HYPOCOAGULABILITÉ *s. f. (angl. hypocoagulability).* Diminution de la vitesse de coagulation normale du sang.

HYPOCONDRE *s. m. (angl. hypochondrium).* Région supérieure et latérale de l'abdomen de chaque côté de l'épigastre.

HYPOCONDRIE *s. f. (angl. hypochondriasis).* Préoccupation exagérée et obsédante manifestée par un individu au sujet de l'état de sa santé, avec exagération de souffrances réelles ou imaginaires.

HYPOCONVERTINÉMIE s. f. *(angl. factor VII deficiency).* Abaissement du taux de convertine plasmatique pouvant être cause d'hémorragies.

HYPOCORTICISME s. m. *(angl. hypocorticism).* ☞ ***INSUFFISANCE SURRÉNALE.***

HYPODERME s. m. *(angl. hypodermis).* Couche de tissu située au-dessous du derme profond et consistant en un tissu graisseux cloisonné. SYN. ***TISSU CELLULAIRE SOUS-CUTANÉ.***

HYPODERMIQUE adj. *(angl. hypodermic).* Situé en dessous du derme.

HYPODERMITE s. f. *(angl. panniculitis).* Inflammation de l'hypoderme.

HYPODIPSIE s. f. *(angl. hypodipsia).* Ingestion insuffisante de liquides.

HYPOESTHÉSIE s. f. *(angl. hypoesthesia).* Diminution des divers modes de la sensibilité.

HYPOESTROGÉNIE s. f. *(angl. hypooestrogenism).* ☞ ***HYPOFOLLICULINIE.***

HYPOFOLLICULINIE s. f. *(angl. hypofolliculinemia).* Insuffisance de la sécrétion interne d'hormones œstrogènes dans le sang, se traduisant par une aménorrhée ou par l'irrégularité des règles. SYN. ***HYPOESTROGÉNIE.***

HYPOGAMMAGLOBULINÉMIE s. f. *(angl. hypogammaglobulinemia).* Déficit ou diminution des gammaglobulines plasmatiques. ☞ ***AGAMMAGLOBULINÉMIE.***

HYPOGASTRE s. m. *(angl. hypogastrium).* Région médiane antérieure et inférieure de l'abdomen entre les deux fosses iliaques ; région infra-ombilicale.

HYPOGÉNITALISME s. m. *(angl. hypogenitalism).* Syndrome dû à l'insuffisance de sécrétion interne des glandes génitales ; hypogonadisme.

HYPOGLOSSE (NERF) *(angl. hypoglossal nerve).* XIIe paire des nerfs crâniens, innervant les muscles de la langue.

HYPOGLYCÉMIANT adj. *(angl. hypoglycemic).* Se dit de tout ce qui peut abaisser le taux de glucose dans le sang.

HYPOGLYCÉMIE s. f. *(angl. hypoglycemia).* Diminution de la quantité de glucose dans le sang, au-dessous de sa valeur normale de 0,80 g/L. Cliniquement, l'hypoglycémie se caractérise par: sensation de faim, tremblements, pâleur, sudation profuse, céphalées, diplopie, troubles psychiques et convulsions, qui peuvent entraîner un coma et la mort si le traitement n'est pas rapide.

HYPOGLYCORACHIE s. f. Diminution de la quantité de glucose dans le liquide céphalorachidien.

HYPOGONADISME s. m. *(angl. hypogonadism).* ☞ ***HYPOGÉNITALISME.***

HYPO-INSULINISME s. m. *(angl. hypoinsulinemia).* Sécrétion insuffisante d'insuline par le pancréas.

HYPOKALICISTIE s. f. Diminution du potassium intracellulaire.

HYPOKALIÉMIE s. f. *(angl. hypokaliemia).* Taux de potassium sanguin anormalement bas.

HYPOKINÉSIE s. f. *(angl. hypokinesia).* Diminution de l'amplitude des mouvements ou de l'activité fonctionnelle d'un organe.

HYPOLIPÉMIE s. f. *(angl. hypolipemia).* **1.** ☞ ***HYPOLIPIDÉMIE.*** **2.** Diminution du taux des triglycérides plasmatiques.

HYPOLIPIDÉMIANT s. m. *(angl. hypolipidemic).* Médicament qui abaisse le taux des lipides plasmatiques.

HYPOLIPIDÉMIE s. f. *(angl. hypolipidemia).* Diminution du taux des lipides contenus dans le sang.

HYPOLIPOPROTÉINÉMIE s. f. *(angl. hypolipoproteinemia).* ☞ ***HYPOLIPIDÉMIE.***

HYPOMAGNÉSIE s. f. *(angl. hypomagnesemia).* Diminution du taux du magnésium plasmatique.

HYPOMAGNÉSURIE s. f. *(angl. hypomagnesuria).* Diminution de l'excrétion urinaire du magnésium.

HYPOMANIE s. f. *(angl. hypomania).* État d'excitation passager ou habituel rappelant, de façon atténuée, les grands traits de l'excitation maniaque.

HYPOMÉNORRHÉE s. f. *(angl. hypomenorrhea).* Écoulement menstruel peu abondant.

HYPONATRÉMIE *s. f. (angl. hyponatremia).* Diminution du taux de sodium dans le sang, déplétion saline.

HYPONATRIURIE *s. f. (angl. hyponatruria).* Diminution de l'excrétion urinaire du sodium. SYN. ***HYPONATRURIE.***

HYPO-ŒSTROGÉNIE *s. f. (angl. hypoestrogenemia).* ☞ ***HYPOESTROGÉNIE.***

HYPO-ORCHIDIE *s. f. (angl. hypoorchidia).* Diminution de la sécrétion testiculaire des androgènes.

HYPO-OSMOLARITÉ *s. f. (angl. hypo-osmolarity).* Diminution de la pression osmotique du plasma.

HYPOPARATHYROÏDIE *s. f.* ☞ ***HYPOPARATHYROÏDISME.***

HYPOPARATHYROÏDISME *s. m. (angl. hypoparathyroidism).* Insuffisance de la sécrétion des glandes parathyroïdes entraînant hypocalcémie, hypocalciurie et tétanie ; syndrome parathyréoprive. ◇ **PRIMAIRE** *(angl. primary —).* Hypoparathyroïdie idiopathique de nature auto-immune.

HYPOPHARYNX *s. m. (angl. hypopharynx).* Partie inférieure du pharynx.

HYPOPHOSPHATÉMIE *s. f. (angl. hypophosphatemia).* Concentration anormalement basse des phosphates contenus dans le sang.

HYPOPHOSPHATURIE *s. f. (angl. hypophaturia).* Diminution de la quantité de phosphates dans l'urine.

HYPOPHYSAIRE *adj. (angl. hypophyseal).* Qui se rapporte à l'hypophyse.

HYPOPHYSE *s. f. (angl. hypophysis, pituitary gland).* Organe glandulaire situé dans la selle turcique et suspendu au cerveau par un pédicule ou tige pituitaire. Elle possède deux lobes : le lobe antérieur ou antéhypophyse, adénohypophyse, de texture glandulaire ; le lobe postérieur ou neurohypophyse, de texture nerveuse ; entre les deux, le lobe intermédiaire, de texture épithéliale. C'est une glande endocrine qui produit de nombreuses hormones ; celles de l'antéhypophyse régulent la croissance de tous les tissus organiques, dirigent le développement et la fonction de la thyroïde, du cortex surrénal, des gonades et induisent la lactation. Celles du lobe postérieur jouent sur la pression sanguine, la contractilité des muscles lisses et la fonction rénale. SYN. ***GLANDE PITUITAIRE, CORPS PITUITAIRE.***

HYPOPHYSECTOMIE *s. f. (angl. hypophysectomy).* Ablation chirurgicale de l'hypophyse.

HYPOPHYSITE *s. f. (angl. hypophysitis).* Inflammation de l'hypophyse.

HYPOPION *s. m. (angl. hypopyon).* Accumulation de pus dans la chambre antérieure de l'œil.

HYPOPITUITARISME *s. m. (angl. hypopituitarism).* Insuffisance des sécrétions hypophysaires. L'insuffisance antéhypophysaire ou pan-hypopituitarisme associe des signes d'insuffisance thyroïdienne, surrénalienne et gonadique, une hypotension, une hypoglycémie et une anémie. SYN. ***INSUFFISANCE ANTÉHYPOPHYSAIRE, PANHYPOPITUITARISME.***

HYPOPLAQUETTOSE *s. f.* ☞ ***THROMBOCYTOPÉNIE.***

HYPOPLASIE *s. f. (angl. hypoplasia).* Diminution de volume d'un organe, par suite d'une insuffisance numérique des cellules qui le constituent.

HYPOPROTHROMBINÉMIE *s. f. (angl. hypoprothrombinemia).* Diminution du taux plasmatique de prothrombine, entraînant des hémorragies par diminution de la formation de thrombine lors de la coagulation sanguine.

HYPOPROTIDÉMIE *s. f. (angl. hypoproteinemia).* Diminution des protéines sanguines. SYN. ***HYPOPROTÉINÉMIE.***

HYPORÉFLECTIVITÉ *s. f. (angl. hyporeflexia).* Diminution de la vivacité des réflexes.

HYPOSPADIAS *s. m. (angl. hypospadias).* Ouverture congénitale anormale de l'urètre à la face inférieure de la verge.

HYPOTÉLORISME *s. m. (angl. hypotelorism).* Malformation cranio-faciale avec rapprochement excessif des yeux.

HYPOTENSEUR **1.** *adj. (angl. hypotensive).* Qui réduit la tension ou la pression, spécialement sanguine. **2.** *s. m. (angl. hypotensor).* Médicament abaissant la pression artérielle.

HYPOTENSION *s. f. (angl. hypotension).* Tension inférieure à la normale. ◇ **AR-**

TÉRIELLE *(angl. arterial —).* Baisse de la pression artérielle systolique au-dessous de 100 mm de mercure.

HYPOTHALAMUS *s. m. (angl. hypothalamus).* Partie du diencéphale qui forme le plancher et une partie de la paroi latérale du troisième ventricule. Les noyaux hypothalamiques font partie des circuits cortico-diencéphaliques régulant l'activité du système neurovégétatif, la neurosécrétion, le fonctionnement hypophysaire et des fonctions générales comme la température, l'appétit, la soif et le développement des caractères sexuels secondaires.

HYPOTHÉNAR *s. m. (angl. hypothenar).* Éminence sur le bord interne ou ulnaire de la paume de la main.

HYPOTHERMIE *s. f. (angl. hypothermia).* Diminution ou abaissement de la température du corps au-dessous des limites homéostasiques. ◇ **PROVOQUÉE** *(angl. induced —).* Abaissement de la température centrale pour diminuer les besoins en oxygène au cours de certaines interventions chirurgicales.

HYPOTHYMIE *s. f. (angl. hypothymia).* Diminution anormale du tonus affectif.

HYPOTHYRÉOSE *s. f. (angl. hypothyreosis).* ☞ ***HYPOTHYROÏDIE.***

HYPOTHYROÏDIE *s. f. (angl. hypothyroidism).* Syndrome dû à l'insuffisance de la glande thyroïde. SYN. ***HYPOTHYROÏDISME, HYPOTHYRÉOSE.***

HYPOTHYROXINÉMIE *s. f. (angl. hypothyroxinemia).* Diminution du taux de thyroxine plasmatique.

HYPOTONIE *s. f.* **1.** *(angl. hypotonia).* Diminution du tonus musculaire, ou de la tonicité d'un organe. **2.** *(angl. hypotonicity).* État d'une solution dont la pression osmotique est plus basse que celle du milieu environnant.

HYPOTROPIE *s. f. (angl. hypotropia).* Déviation d'un des yeux vers le bas. SYN. ***HYPOPHORIE.***

HYPOVENTILATION *s. f. (angl. hypoventilation).* Diminution de volume d'air alvéolaire entraînant hypoxémie, hypercapnie et acidose respiratoire.

HYPOVITAMINOSE *s. f. (angl. hypovitaminosis).* Carence relative d'une ou de plusieurs vitamines et état qui en découle.

HYPOVOLÉMIE *s. f. (angl. hypovolemia).* Diminution du volume du sang circulant.

HYPOXIE *s. f. (angl. hypoxia).* Diminution de la teneur en oxygène du sang. SYN. ***HYPOXÉMIE.***

HYSTÉRECTOMIE *s. f. (angl. hysterectomy).* Ablation de l'utérus par voie abdominale (hystérectomie abdominale ou par voie haute) ou par voie vaginale (hystérectomie réalisée par les voies naturelles ou par voie basse), pouvant comporter également l'ablation de ses annexes.

HYSTÉRIE *s. f. (angl. hysteria).* Névrose caractérisée par l'hyperexcitabilité somatique des idées, des images et des affects inconscients. On distingue : l'hystérie de conversion et l'hystérie d'angoisse, toutes deux liées à une même structure et une même organisation du psychisme mettant en évidence l'hégémonie du conflit œdipien et dont le principal mécanisme de défense est le refoulement.

HYSTÉROGRAPHIE *s. f. (angl. hysterography).* Radiographie de l'utérus, après injection d'un produit de contraste dans la cavité utérine.

HYSTÉROMÉTRIE *s. f. (angl. hysterometry).* Mesure de la longueur de la cavité utérine au moyen d'un instrument appelé hystéromètre.

HYSTÉROPEXIE *s. f. (angl. hysteropexy).* Fixation chirurgicale d'un utérus dévié.

HYSTÉROSALPINGOGRAPHIE *s. f. (angl. hysterosalpingography).* Radiographie de l'utérus et des trompes utérines après injection d'un produit de contraste par le canal cervical. SYN. ***MÉTROSALPINGOGRAPHIE.***

HYSTÉROSCOPE *s. m. (angl. hysteroscope).* Endoscope permettant l'examen de la cavité utérine.

HYSTÉROSCOPIE *s. f. (angl. hysteroscopy).* Examen endoscopique de la cavité utérine.

HYSTÉROTOMIE *s. f. (angl. hysterotomy).* **1.** Incision de la paroi utérine. SYN. ***OPÉRATION CÉSARIENNE.***

I

IA Abréviation pour insuffisance aortique.

IATROGÈNE *adj. (angl. iatrogenic).* Se dit d'un trouble ou d'une maladie qui est provoqué par le médecin (le plus souvent à la suite des traitements prescrits).

IATROGÉNIQUE *adj.* ☞ ***IATROGÈNE.***

IBUPROFÈNE *s. m. (angl. ibuprofen).* Anti-inflammatoire non stéroïdien.

ICTÈRE *s. m. (angl. icterus, jaundice).* Coloration jaune de la peau et des muqueuses, due à la présence de pigments biliaires dans le sang. Un ictère franc correspond à un taux plasmatique égal ou supérieur à 30 mg/l. ◇ **À BILIRUBINE CONJUGUÉE** *(angl. regurgitation jaundice).* Ictère dû à l'accumulation de bilirubine conjuguée dans le sang, l'urine contenant des pigments biliaires. Se voit au cours des ictères cholestatiques. ◇ **CHOLESTATIQUE** *(angl. cholestatic jaundice).* ☞ ***ICTÈRE À BILIRUBINE CONJUGUÉE.*** ◇ **DES NOUVEAU-NÉS** *(angl. jaundice of the newborn).* ☞ ***ICTÈRE PHYSIOLOGIQUE.*** ◇ **GRAVE** *(angl. malignant jaundice).* ☞ ***HÉPATITE FULMINANTE.*** ◇ **HÉMOLYTIQUE** *(angl. hemolytic jaundice).* Ictère provoqué par une destruction importante des érythrocytes avec formation de grandes quantités de bilirubine. Il est dû soit à une anomalie primitive du globule rouge, soit à la présence dans le plasma d'une hémolysine d'origine toxique, infectieuse ou immunologique. ◇ **NUCLÉAIRE DU NOUVEAU-NÉ** *(angl. nuclear jaundice of the newborn).* Forme grave d'ictère néonatal caractérisée par l'imprégnation par la bilirubine des noyaux gris du cerveau et de la moelle, entraînant des complications neurologiques tardives. ◇ **OBSTRUCTIF** *(angl. obstructive jaundice).* Ictère lié à un obstacle mécanique ou inflammatoire de la voie biliaire principale. ◇ **PHYSIOLOGIQUE** *(angl. physiologic jaundice).* Ictère bénin du nouveau-né.

ICTÉRIQUE *adj. (angl. icteric).* Qui se rapporte à l'ictère ou qui en est atteint.

ICTÉRO-ASCITIQUE (SYNDROME) *(angl. ictero-ascitic syndrome).* Poussée d'insuffisance cellulaire hépatique grave chez un cirrhotique avec apparition d'un ictère, puis d'un syndrome œdémato-ascitique avec altération sévère de l'état général.

ICTUS *s. m. (angl. ictus, stroke, seizure).* Terme latin qui signifie : qui frappe soudainement ; attaque subite. ◇ **AMNÉSIQUE** *(angl. transient global amnesia).* Amnésie d'apparition et de fin brutales, de durée brève (6 à 24 heures), caractérisée par un oubli des faits au fur et à mesure qu'ils se produisent. Elle s'observe chez des sujets de plus de 50 ans, généralement sans cause décelable.

IDIOMUSCULAIRE *adj. (angl. idiomuscular).* Propre au tissu musculaire exclusivement, sans intervention d'un stimulus nerveux ; terme qui s'applique à certaines contractions qui s'effectuent dans des muscles dénervés.

IDIOPATHIQUE *adj. (angl. idiopathic).* **1.** Qui existe par soi-même. **2.** D'origine inconnue.

IDIOPHAGÉDÉNISME *s. m. (angl. pyoderma gangrenosum).* Affection cutanée d'aspect pustuleux, puis ulcéreux évoluant vers la cicatrisation, observée au cours de la rectocolite hémorragique et de certaines hémopathies. SYN. ***PYODERMA GANGRENOSUM.***

IDIOSYNCRASIE *s. f. (angl. idiosyncrasy).* Susceptibilité particulière, en général innée, que présente un individu envers certains facteurs physiques ou chimiques, et qui se manifeste par une réaction rappelant l'allergie ou l'anaphylaxie.

IDIOT *adj. (angl. idiot).* Qui est atteint d'idiotie (arriéré mental profond). S'utilise également comme substantif.

IDIOTIE *s. f. (angl. idiocy).* Degré le plus grave de l'arriération mentale, caractérisé par un quotient intellectuel inférieur à 25. Le sujet atteint d'idiotie est incapable d'acquérir le langage, d'être autonome et même de se préserver contre les dangers physiques. ◇ **AMAUROTIQUE FAMILIALE** *(angl. amaurotic familial —).* Groupe de maladies héréditaires transmises selon un mode autosomique récessif, dans lesquelles existe une anomalie du métabolisme lipidique avec accumulation de divers gangliosides (variétés de lipides) dans le système nerveux central. Elle se présente sous la forme d'une détérioration mentale progressive, une paralysie et une amaurose (avec coloration cerise de la macula) et évolue vers la mort. ◇ **PHÉNYLPYRUVIQUE** *(angl. phenylpyruvic oligophrenia).* ☞ ***OLIGOPHRÉNIE PHÉNYLPYRUVIQUE.***

IDIOVENTRICULAIRE *adj. (angl. idioventricular).* Propre aux ventricules cardiaques.

IDR Abréviation de intradermoréaction.

IEC *(angl. CEI).* Abréviation d'inhibiteur de l'enzyme de conversion.

Ig Abréviation d'immunoglobuline. Est habituellement suivie d'une lettre indiquant la classe à laquelle appartient l'immunoglobuline.

ILÉITE *s. f. (angl. ileitis).* Inflammation de l'iléon. ◇ **RADIQUE** *(angl. radiation induced —).* Iléite apparaissant à la suite ou pendant une irradiation importante de la région abdomino-pelvienne et due à des brûlures des villosités. ◇ **TERMINALE, RÉGIONALE** *(angl. terminal, regional —).* Inflammation de l'iléon terminal, associée à des ulcérations et des sténoses. ☞ ***CROHN (MALADIE DE).***

ILÉOCÆCOSTOMIE *s. f. (angl. ileocecostomy).* Anastomose chirurgicale entre le cæcum et l'iléon. SYN. ***ANASTOMOSE ILÉOCÆCALE.***

ILÉON *s. m. (angl. ileum).* Troisième et dernière partie de l'intestin grêle, qui s'étend du jéjunum au cæcum.

ILÉOSTOMIE *s. f. (angl. ileostomy).* Abouchement de l'iléon à la paroi abdominale.

ILÉUS *s. m. (angl. ileus, intestinal obstruction).* Occlusion intestinale accompagnée d'une douleur violente. ◇ **BILIAIRE** *(angl. gallstone ileus).* Occlusion du grêle par un calcul biliaire ayant perforé la paroi vésiculaire.

ILIAQUE *adj. (angl. iliac).* Qui se rapporte à l'ilium ou aux flancs. ◇ **(OS)** ☞ ***COXAL (OS).***

ILIOPSOAS (MUSCLE) *(angl. iliopsoas muscle).* Muscles iliaque et grand psoas considérés comme formant un seul muscle.

ILIOTROCHANTÉRIEN *adj. (angl. iliotrochanteric).* Qui se rapporte à l'ilium et au trochanter.

ILIUM *s. m. (angl. ilium).* Os qui forme la hanche ; distinct pendant la vie fœtale, il forme chez l'adulte la portion large supérieure et postérieure de l'os coxal. SYN. ***AILE ILIAQUE.***

ÎLOT DE LANGERHANS *(angl. Langerhans' islet).* ☞ ***LANGERHANS (ÎLOTS DE).***

IM **1.** Abréviation de intramusculaire. **2.** Abréviation de insuffisance mitrale.

IMAGERIE ◇ **MÉDICALE** *(angl. medical imaging).* Ensemble des techniques de diagnostic médical utilisées sur le corps humain et fournissant au médecin une image, quels que soient le rayonnement ou l'onde utilisés pour l'exploration du malade. Chronologiquement sont apparus : radiographie, tomographie, scanner, échographie et résonance magnétique nucléaire. ◇ **PAR RÉSONANCE MAGNÉTIQUE** *(angl. magnetic resonance imaging, [MRI]).* Abréviation : IRM. ☞ ***RÉSONANCE MAGNÉTIQUE NUCLÉAIRE.***

IMAO *(angl. MAOI).* Abréviation d'inhibiteur de la monoamine-oxydase. On désigne ainsi une substance s'opposant à la dégradation de diverses amines, dont l'adrénaline. Des IMAO sont utilisés comme antidépresseurs.

IMBÉCILE *adj. (angl. imbecile).* Se dit d'un individu atteint d'imbécillité. S'utilise aussi comme substantif.

IMBÉCILLITÉ *s. f. (angl. imbecillity).* Arriération mentale qui englobe les individus d'un QI de 30 à 50, ayant la capacité d'acquérir le langage oral, mais non écrit.

IMC *(angl. BMI).* Abréviation d'indice de masse corporelle. ☞ ***INDICE DE MASSE CORPORELLE.***

IMIDAZOLE *s. m. (angl. imidazole).* Composé organique azoté, dont la structure se retrouve dans l'histidine et dans une famille de composés anti-infectieux, les imidazolés.

IMIPRAMINE *s. f. (angl. imipramine).* Antidépresseur tricyclique. ☞ ***ANTIDÉPRESSEUR.***

IMMATURE *adj. (angl. immature).* Qui n'a pas atteint sa maturité.

IMMÉDIAT *adj. (angl. immediate).* Direct ; sans intermédiaire.

IMMERSION *s. f. (angl. immersion).* Action de plonger un corps dans un liquide.

IMMOBILISATION *s. f. (angl. immobilization).* Suppression temporaire de toute possibilité de mouvement, en particulier au niveau des os fracturés ou des articulations.

IMMOBILISINE *s. f. (angl. immobilisin).* Anticorps immobilisant le tréponème de la syphilis et qui est à base du test de Nelson.

IMMORTALISATION *s. f. (angl. immortalization).* Acquisition par des cellules eucaryotes de la capacité à se multiplier *in vitro.*

IMMUN *adj. (angl. immune).* Se dit de la personne ou de l'animal qui, après contact avec un antigène, a développé la capacité de produire des anticorps (ou une réponse cellulaire) spécifiques contre lui.

IMMUNCOMPLEXE *s. m. (angl. immune complex).* Complexe macromoléculaire formé par un antigène et un anticorps combinés entre eux de façon spécifique. La présence d'immun-complexes circulants représente un facteur important dans la pathogénie de certaines maladies, telles que certaines glomérulonéphrites, la maladie du sérum, etc. SYN. ***COMPLEXE IMMUN, COMPLEXE ANTIGÈNE-ANTICORPS.***

IMMUNISANT *adj. (angl. immunizing).* Qui confère une immunité.

IMMUNISATION *s. f. (angl. immunization).* Action conférant l'immunité soit par l'injection d'antigènes (immunisation active), soit par celle de sérum contenant des anticorps spécifiques (immunisation passive). ◇ **ACTIVE** *(angl. active —).* Injection d'antigènes capables d'augmenter ou de provoquer l'apparition d'une réaction immunitaire. ◇ **COLLATÉRALE** *(angl. collateral —).* Immunisation non spécifique, produite par l'inoculation d'un micro-organisme distinct de celui qui cause la maladie. ◇ **PASSIVE** *(angl. passive —).* Création d'un état d'immunité par injection d'anticorps provenant d'une autre personne ou d'un animal immun.

IMMUNITAIRE *adj. (angl. immune).* Qui se rapporte ou appartient à l'immunité. ◇ **(COMPÉTENCE)** *(angl. immunocompetence).* Faculté conférée à un organisme par les lymphocytes T, agent de l'immunité cellulaire. ◇ **(SYSTÈME)** *(angl. — system).* Ensemble des moyens de défense de l'organisme contre des agents extérieurs. Il comprend des moyens spécifiques (lymphocytes T, B et anticorps) et des moyens non spécifiques (macrophages, complément, interféron).

IMMUNITÉ *s. f. (angl. immunity).* État de résistance d'un organisme à l'égard d'un facteur pathogène soit de façon congénitale, soit après un contact et lié à l'existence d'une réaction immunitaire dirigée contre ce facteur. ◇ **ACQUISE** *(angl. acquired —).* Immunité obtenue par un individu après la naissance ; elle peut être active ou passive. ◇ **ACTIVE** *(angl. active —).* Immunité due au développement par l'organisme d'une réaction immunitaire contre un agent étranger. ◇ **ARTIFICIELLE** *(angl. artificial —).* Immunité provoquée par inoculation de vaccins ou d'immunoglobulines. ◇ **HUMORALE** *(angl. humoral —).* Immunité due à la présence d'anticorps sécrétés par les lymphocytes B dans le sérum sanguin. ◇ **NATURELLE** *(angl. natural —).* Immunité que possèdent certains individus à la naissance. SYN. ***IMMUNITÉ CONGÉNITALE.*** ◇ **CROISÉE** *(angl. cross —).* Immunité à l'égard d'un agent étranger autre que celui contre lequel l'organisme a été immunisé. SYN. ***IMMUNITÉ HÉTÉROLOGUE.*** ◇ **PASSIVE** *(angl. passive —).* État d'immunité de courte durée conféré par des immunoglobulines provenant d'un organisme immunisé activement contre une maladie déterminée, ou transmis par la mère durant la vie intra-utérine ou l'allaitement.

IMMUNOCHIMIE *s. f. (angl. immunochemistry).* Partie de la chimie qui étudie les réactions relatives à l'immunité.

IMMUNOCOMPÉTENCE *s. f.* ☞ ***IMMUNITAIRE (COMPÉTENCE).***

IMMUNOCYTE *s. m. (angl. immunocyte).* Désignation du lymphocyte et plus particulièrement du lymphocyte T en tant que cellule qui confère l'immunité cellulaire.

IMMUNODÉFICIENCE *s. f. (angl. immunodeficiency).* État dans lequel il existe une diminution ou une disparition de la réponse immunitaire, que ce soit de l'immunité humorale, de l'immunité cellulaire ou des deux. ☞ ***SYNDROME D'IMMUNODÉFICIENCE.***

IMMUNODIFFUSION (ÉPREUVE D') *(angl. immunodiffusion test).* Épreuve de précipitation dans laquelle l'antigène et l'anticorps sont disposés en des points distincts d'un gel (généralement de l'agar) de sorte que, en diffusant dans sa masse, ils puissent se rencontrer. Si, en se croisant, ils sont dans un rapport optimum de concentration, il se forme des complexes antigène-anticorps et une ligne de précipitation apparaît.

IMMUNO-ÉLECTROPHORÈSE *s. f. (angl. immunoelectrophoresis).* Méthode qualitative d'étude et de séparation des protéines de liquides biologiques comportant, dans un premier temps, une migration des protéines par électrophorèse suivie d'une réaction de précipitation avec des anticorps provenant d'un antisérum et ayant diffusé dans la gélose.

IMMUNO-ENZYMATIQUE (MÉTHODE) *(angl. enzyme-linked immunosorbent assay [ELISA]).* Technique de dosage des anticorps et des antigènes utilisant comme marqueur un enzyme. ☞ ***ELISA (MÉTHODE).***

IMMUNOFLUORESCENCE *s. f. (angl. immunofluorescence).* Technique immunologique dans laquelle un antigène ou un anticorps déterminé est conjugué à un colorant fluorescent, ce qui permet, lors d'un examen au microscope en lumière ultraviolette, de détecter sa présence et de localiser sa fixation avec l'anticorps ou l'antigène correspondant dans les cellules ou les produits biologiques de l'organisme.

IMMUNOGLOBULINE *s. f. (angl. immunoglobulin).* Toute globuline ayant des propriétés d'anticorps. Ce sont des glycoprotéines composées de quatre chaînes (deux légères et deux lourdes). Chaque chaîne présente une zone terminale dans laquelle réside la spécificité et qui est identique pour les quatre chaînes d'une immunoglobuline. On distingue cinq classes d'immunoglobulines (IgG, IgM, IgE, IgA et IgD) selon la nature de leurs chaînes lourdes, le poids moléculaire, le coefficient de sédimentation et la teneur en glucides. Les immunoglobines ont un rôle capital dans la lutte anti-infectieuse. Leur synthèse a lieu essentiellement dans les lymphocytes B et les plasmocytes.

IMMUNOLOGIE *s. f. (angl. immunology).* Ensemble des connaissances relatives aux réactions provoquées dans l'organisme par l'introduction d'une substance étrangère appelée antigène.

IMMUNOPRÉCIPITATION *s. f. (angl. immunoprecipitation).* Précipité formé par la rencontre d'un antigène avec l'anticorps correspondant ou précipitine.

IMMUNOPRÉVENTION *s. f. (angl. immunoprophylaxis).* Prévention des maladies par utilisation de vaccins et de sérums.

IMMUNOSUPPRESSEUR *adj. (angl. immunosuppressant).* Se dit des substances atténuant les réactions immunitaires de l'organisme, par exemple pour empêcher un rejet de greffe. S'emploie aussi comme substantif. SYN. ***IMMUNODÉPRESSEUR.***

IMMUNOSUPPRESSION *s. f. (angl. immunosuppression).* Réduction ou abolition des réactions immunologiques d'un organisme contre un antigène. SYN. ***IMMUNODÉPRESSION.***

IMMUNOTHÉRAPIE *s. f. (angl. immunotherapy).* Méthode de traitement consistant à modifier les réactions immunitaires de l'organisme soit en les stimulant d'une manière générale et non spécifique ou contre un antigène donné, soit en les corrigeant quand elles sont pathologiques, soit en les supprimant par exemple pour empêcher un rejet de greffe.

IMPATIENCES *s. f. (angl. restless legs).* ☞ ***JAMBES SANS REPOS (SYNDROME DES).***

IMPERFORATION *s. f. (angl. imperforation).* Occlusion congénitale et anormale d'un orifice ou d'un conduit naturel, atrésie.

IMPÉTIGINISATION *s. f. (angl. impetiginization).* Surinfection à germes pyogènes d'une affection cutanée préexistante ou d'une plaie.

IMPÉTIGO *s. m. (angl. impetigo).* Infection cutanée contagieuse due au streptocoque et/ou au staphylocoque, caractérisée par des pustules qui donnent lieu à des croûtes jaunâtres et épaisses, dites « mélicériques » qui ont tendance à se propager et qui tombent sans laisser de cicatrices. L'impétigo est très fréquent chez les enfants.

IMPLANT *s. m. (angl. implant).* Comprimé médicamenteux, substance radioactive, fragment de tissu ou prothèse, etc., destinés à une implantation.

IMPLANTATION *s. f.* **1.** *(angl. implantation).* Fixation, insertion ou greffe d'un tissu, d'une prothèse ou d'un organe. **2.** *(angl. nidation).* Fixation de l'œuf fécondé dans la muqueuse utérine. **3.** Introduction d'un médicament solide (implant) sous la peau.

IMPLANTOLOGIE *s. f. (angl. implantology).* Science des implants.

IMPUBÈRE *adj. (angl. impuberal).* Qui n'a pas encore atteint la puberté.

IMPUISSANCE *s. f. (angl. sexual impotence, erectile dysfunction).* Incapacité pour l'homme d'accomplir un acte sexuel complet, due à une malformation physique du pénis ou à une absence d'érection. La cause peut être organique : affection neurologique, vasculaire, diabète, médicaments psychotropes, ou dite psychogène (état dépressif, stress de toute nature, etc.).

IMPULSIF *adj. (angl. impulsive).* Qui est incapable de résister à ses impulsions.

IMPULSION *s. f. (angl. impulsion).* Inclination irrésistible, en général morbide, à l'accomplissement de certains actes anormaux (fugue, vol, incendie, viol, etc.) sans intervention d'idées délirantes.

IN SITU Expression latine signifiant à sa place normale, en position habituelle.

IN UTERO Expression latine signifiant dans l'utérus et s'appliquant à ce qui s'effectue ou se produit à l'intérieur de l'utérus.

IN VITRO Expression latine signifiant : dans le verre ; réaction observable dans un tube à essai ou un autre récipient de laboratoire ; qui se produit en dehors de l'organisme ; s'oppose à *in vivo.*

IN VIVO Expression latine signifiant « dans l'être vivant » et s'appliquant à ce qui s'effectue ou se produit dans l'organisme ou chez un animal d'expérience.

INACTIVATION *s. f. (angl. inactivation).* Suppression de l'action ou de l'activité d'une substance.

INANITION *s. f. (angl. inanition).* État d'épuisement ou de faiblesse qui résulte de la privation totale ou partielle d'aliments.

INAPPÉTENCE *s. f.* **1.** *(angl. inappetance).* Diminution de l'appétit. **2.** Diminution des désirs sexuels.

INCAPABLE MAJEUR *(angl. legally incapacitated person).* Adulte ne pouvant exprimer sa volonté du fait d'altérations des facultés, mentales ou corporelles.

INCAPACITÉ *s. f. (angl. incapacity).* Réduction de la capacité de mener une existence quotidienne fructueuse. On parle d'incapacité de travail lorsque le sujet est dans un état d'impossibilité d'exécuter un travail par suite d'accident ou de maladie.

INCLUSION *s. f. (angl. inclusion).* **1.** État d'un objet qui est contenu dans un autre. **2.** Imprégnation, en technique microscopique, d'une pièce anatomique préalablement fixée, dans le but de lui donner une consistance convenable et de permettre sa coupe ultérieure. ◇ **CELLULAIRE** *(angl. cell —).* Chacun des corps ou corpuscules d'inclusion présents dans le protoplasme ou le noyau des cellules. ◇ **DE LA DENT DE SAGESSE** *(angl. wisdom tooth —).* Impossibilité pour la dent de sagesse de sortir.

INCLUSIONS CYTOMÉGALIQUES (MALADIE DES) *(angl. cytomegalic inclusion disease).* Affection due au cytomégalovirus, virus de la famille des *Herpesviridae*, qui apparaît principalement chez les nouveau-nés et qui doit son nom à la présence de cellules géantes multinucléées caractéristiques, avec des corps à inclusion protoplasmatique et nucléaire, dans le foie, les poumons et le cerveau. Cette maladie est très grave et comporte ictère, fièvre, pétéchies, splénomégalie et hépatomégalie ainsi qu'un syndrome mononucléosique. Elle s'observe surtout chez les immunodéprimés.

INCOMPATIBILITÉ *s. f. (angl. incompatibility).* Opposition entre deux ou plusieurs substances, médicaments, types de sang, etc., qui les empêche d'être mis en contact ou combinés. ◇ **SANGUINE** *(angl. blood —).* Situation dans laquelle les sangs de deux sujets sont tels qu'une transfusion de l'un à l'autre est impossible, car elle provoquerait automatiquement des accidents. Les hématies du donneur sont détruites par les anticorps du receveur dans le système ABO. Des incompatibilités sont également possibles avec les plaquettes et les leucocytes (système HLA).

INCONSCIENCE *s. f. (angl. unconsciousness).* **1.** Abolition de la conscience. **2.** En psychologie, phénomène qui échappe à la conscience.

INCONSCIENT *s. m. (angl. unconscious).* Tout ce qui, dans le domaine de l'activité psychique, échappe à la conscience par le phénomène du refoulement, et plus particulièrement, selon Freud, ensemble de désirs secrets et inavoués envers soi-même et qui influencent la conduite de l'individu.

INCONTINENCE *s. f. (angl. incontinence).* Incapacité de contrôler volontairement l'émission d'urines ou de matières fécales.

INCOORDINATION *s. f. (angl. incoordination).* Absence de connexion entre les mouvements musculaires qui concourent à l'accomplissement d'un acte ; ataxie.

INCRÉMENT *s. m. (angl. increment).* **1.** Croissance, accroissement. **2.** Produit qui est retenu dans l'organisme qui l'a sécrété ; s'oppose à excrément.

INCRÉTINE *s. f. (angl. incretine, GLP-1 (Glucagon Like Peptide)).* Peptide jouant un rôle important dans la régulation glycémique en stimulant la production d'insuline et en ralentissant la vidange gastrique. Les mimétiques de l'incrétine sont employés dans le traitement du diabète de type 2.

INCUBATEUR *s. f. (angl. incubator).* ☞ ***COUVEUSE.***

INCUBATION *s. f. (angl. incubation).* **1.** Période de latence qui s'écoule entre le moment de la contagion et les premières manifestations d'une maladie infectieuse. **2.** Maintien dans un autoclave, pendant un certain temps, d'une culture bactérienne, d'un mélange de produits, à une température constante et appropriée.

INCURABLE *adj.* **1.** *(angl. uncurable).* Se dit d'une maladie qui ne peut être guérie. **2.** Se dit d'un malade qui ne peut guérir. S'utilise aussi comme substantif.

INCUS *s. m. (angl. incus, anvil).* Osselet de la cavité tympanique, situé entre le malléus en dehors et en avant, et le stapes en dedans. SYN. ***ENCLUME.***

INDICE DE MASSE CORPORELLE *(angl. body mass index, [BMI]).* Rapport du poids d'un sujet (exprimé en kg) au carré de sa taille (exprimé en m^2). L'obésité se définit par un indice supérieur à 30.

INDIGESTION *s. f. (angl. indigestion).* Trouble transitoire de la fonction digestive de survenue brutale et d'étiologie variée.

INDISPOSITION *s. f. (angl. indisposition).* **1.** Léger malaise. **2.** Menstruation, par euphémisme.

INDOLENT *adj. (angl. indolent).* Qui n'est pas le siège d'une douleur ; se dit d'une région ou d'un organe. Indolore.

INDOLORE *adj. (angl. indolent).* Qui ne provoque pas de douleur.

INDOMÉTACINE *s. f. (angl. indomethacin).* Substance de synthèse appartenant au groupe des anti-inflammatoires non stéroïdiens, douée de puissantes propriétés antipyrétiques, anti-inflammatoires et antalgiques.

INDUCTEUR *s. m. (angl. inducer).* **1.** Substance ayant la propriété d'induire un processus biologique ou une réaction chimique. **2.** En embryologie, substance ou groupe de substances qui induisent le développement d'une partie déterminée. **3.** Substance capable d'inhiber l'action d'un gène répresseur.

INDUCTION *s. f. (angl. induction).* **1.** Stade de l'anesthésie générale pendant lequel commence l'endormissement. **2.** Processus mental par lequel des règles générales s'établissent à partir de faits particuliers. **3.** Effet stimulant et directif de certains tissus embryonnaires sur les tissus ou parties proches, au début du développement de l'embryon.

INDURATION *s. f. (angl. induration).* Durcissement des tissus d'un organe.

INFANTILISME *s. m. (angl. infantilism).* Persistance chez un individu adulte de certains caractères physiques sexuels et mentaux propres à l'enfance.

INFARCTUS *s. m. (angl. infarct).* Zone de parenchyme privée brutalement de perfusion par le sang circulant ; phénomène d'origine ischémique, lié à l'obstruction de l'artère nourricière. ◇ **BLANC** *(angl. anemic —, white —).* Zone de nécrose d'un tissu secondaire à l'obstruction d'une artère terminale. SYN. ***INFARCTUS ANÉMIQUE.*** ◇ **DU MYOCARDE** *(angl. myocardial —).* Nécrose d'une partie du muscle cardiaque presque toujours à la suite d'une thrombose coronarienne aiguë. Il associe des douleurs angineuses intenses et un collapsus à un aspect spécifique de l'ECG avec élévation des enzymes myocardiques. La mort subite est toujours possible. ◇ **HÉMORRAGIQUE** *(angl. hemorragic —).* SYN. ***INFARCTUS ROUGE.*** ◇ **PULMONAIRE** *(angl. pulmonary —).* Foyer hémorragique dans le tissu pulmonaire secondaire à une embolie ou à une thrombose de l'artère pulmonaire. ◇ **ROUGE** *(angl. red —).* Type d'infarctus dans lequel le tissu nécrosé est rempli de sang, observé au niveau du poumon ou de l'intestin par exemple.

INFÉCONDITÉ *s. f. (angl. infertility).* Absence de fécondité. ☞ ***STÉRILITÉ.***

INFECTANT *adj. (angl. infecting).* Qui cause une infection.

INFECTÉ *adj. (angl. infected).* Qui souffre d'infection.

INFECTIEUX *adj. (angl. infectious).* Qui possède le pouvoir de déterminer une infection.

INFECTION *s. f. (angl. infection).* Envahissement d'un organisme par un agent étranger tel que bactérie, virus, parasite ou champignon, capable de s'y multiplier, et ensemble des conséquences pathologiques qui peuvent en résulter. ◇ **NOSOCOMIALE** *(angl. nosocomial —).* Infection acquise dans les hôpitaux lors d'une hospitalisation pour une autre affection. ◇ **OPPORTUNISTE** *(angl. opportunistic —).* Infection par un germe habituellement peu virulent qui apparaît par suite d'une diminution des défenses de l'organisme. ◇ **SECONDAIRE** *(angl. secondary —).* Infection consécutive à une autre infection par une bactérie de la même espèce.

INFECTIOSITÉ *s. f. (angl. infectivity).* Degré ou qualité de ce qui est infectieux.

INFÉRIORITÉ (COMPLEXE D') *(angl. inferiority complex).* Ensemble de sentiments de dépréciation de soi-même qui œuvrent dans le subconscient, source de timidité, ou, comme compensation, d'agressivité exagérée, d'expression de supériorité.

INFERTILITÉ *s. f. (angl. infertility).* Impossibilité passagère de se reproduire.

INFESTATION *s. f. (angl. infestation).* État morbide produit par la pénétration de parasites non microbiens.

INFILTRAT *s. m. (angl. infiltrate).* **1.** En radiologie, opacité pulmonaire homogène et peu étendue. **2.** En anatomie pathologique, agglomération plus ou moins dense et étendue de cellules de types divers dans un tissu ou dans un organe.

INFILTRATION *s. f. (angl. infiltration).* Envahissement d'un tissu par un produit (liquide organique, liquide injecté, gaz, cellules cancéreuses, etc.).

INFIRME *adj. (angl. disabled).* Qui est atteint d'une infirmité.

INFIRMERIE *s. f. (angl. infirmary).* Local où sont traités les malades atteints d'affections légères et de courte durée.

INFIRMIER(ÈRE) *(angl. nurse).* « Personne qui, ayant suivi des études professionnelles de base, est apte et habilitée à assumer dans son pays la responsabilité de l'ensemble des soins que requièrent la promotion de la santé, la prévention de la maladie et les soins aux malades » (Association internationale des infirmières, 1965).

INFIRMITÉ *s. f. (angl. physical disability).* État d'un individu qui, à la suite d'un accident ou congénitalement, n'a plus son intégrité corporelle ou fonctionnelle, sa santé générale n'étant pas totalement compromise.

◇ **MOTRICE CÉRÉBRALE** *(angl. cerebral palsy).* Association d'un retard psychique à une atteinte organique cérébrale survenue pendant la vie intra-utérine ou dans la période périnatale.

INFLAMMATION *s. f. (angl. inflammation).* Ensemble des réactions locales qui se produisent dans l'organisme en réponse à l'action irritante ou à la perturbation créées par un certain nombre de facteurs. Ces réactions se caractérisent essentiellement par quatre symptômes cardinaux : rougeur, tumeur, chaleur et douleur. À ces signes locaux peuvent s'ajouter des phénomènes généraux : circulatoires, cellulaires et tissulaires aboutissant éventuellement à une cicatrisation.

INFLAMMATOIRE *adj. (angl. inflammatory).* **1.** Qui se rapporte à l'inflammation. **2.** Qui est caractérisé par une inflammation.

INFLUENZA *s. f.* ☞ ***GRIPPE.***

INFLUENZAVIRUS Genre de virus de la famille des *Orthomyxoviridae*, responsable de la grippe. En fonction des protéines de la nucléocapside et de l'enveloppe, on distingue trois types de virus : A, B, et C. Au sein de chaque type, il existe des variantes, d'où la nécessité de préparer dans chaque cas les vaccins en fonction de la souche productrice. De ce fait, l'immunité acquise lors d'une épidémie n'est pas effective face à une autre variante du même type. Le type A est le principal responsable des pandémies survenues au cours de ce siècle.

INFRAROUGE *adj. (angl. infrared).* ☞ ***RAYONNEMENT INFRAROUGE.***

INFUNDIBULAIRE *adj. (angl. infundibular).* Qui se rapporte à un infundibulum.

INFUNDIBULECTOMIE *s. f. (angl. infundibulectomy).* Résection de l'infundibulum du ventricule droit.

INFUNDIBULOPLASTIE *s. f. (angl. infundibuloplasty).* Élargissement chirurgical de l'infundibulum du ventricule droit dans les sténoses congénitales.

INFUNDIBULUM *s. m. (angl. infundibulum).* Partie d'organe en forme d'entonnoir.

INFUSION *s. f. (angl. infusion).* Opération consistant à verser de l'eau bouillante sur des matières d'origine végétale pour en obtenir les principes actifs.

INGESTA *s. m. pl. (angl. ingesta).* Ensemble des aliments liquides ou solides ingérés.

INGESTION *s. f. (angl. ingestion).* Introduction dans l'estomac d'une substance étrangère, en particulier nutritive ou médicamenteuse.

INGUINAL *adj. (angl. inguinal).* Qui se rapporte à l'aine.

INH ☞ ***ISONIAZIDE.***

INHALATEUR *s. m. (angl. inhaler).* Appareil servant à l'administration des vapeurs ou des préparations médicamenteuses par inhalation.

INHALATION *s. f. (angl. inhalation).* **1.** Aspiration d'air ou de vapeurs, particulièrement médicamenteuses. **2.** Fausse route de liquides ou de solides dans les voies aériennes.

INHIBITEUR *s. m. (angl. inhibitor).* Substance ralentissant ou interrompant une réaction chimique. ◇ **CALCIQUE** *(angl. calcium channel blocker).* Médicament freinant le passage des ions calciques dans les fibres musculaires striées et lisses, utilisé dans l'insuffisance coronarienne, certains troubles du rythme et l'hypertension artérielle. ◇ **DE L'α-GLUCOSIDASE** *(angl. αglucosidase —).* ☞ ***ACARBOSE.*** ◇ **DE L'ENZYME DE CONVERSION** *(angl. angiotensin converting enzyme [— of]).* ☞ ***ENZYME DE CONVERSION.*** ◇ **DE LA MONOAMINE OXYDASE** *(angl. monoamine oxidase —, [MAOI]).* Abréviation : IMAO. ☞ ***MONOAMINE-OXYDASE.*** ◇ **DE LA POMPE À PROTONS** *(angl. H^+ K^+ ATPase enzyme inhibitor).* Substance inhibant la sécrétion des ions H^+ par la muqueuse gastrique ; utilisée en particulier dans le traitement des gastrites et des ulcères gastro-duodénaux.

INHIBITION *s. f. (angl. inhibition).* **1.** Restriction ou interruption de l'activité d'un organe par stimulation d'une partie éloignée, par voie nerveuse ou hormonale. **2.** État caractérisé par un ralentissement ou une diminution d'une activité psychique ou physique. ◇ **DU COMPLÉMENT** (angl. *complement —).* Inactivation du complément par addition d'une solution saline de 15 à 25 %, état que l'on peut conserver au réfrigérateur pendant plusieurs semaines et qui disparaît lorsqu'on rétablit l'isotonicité avec de l'eau distillée. ◇ **MOTRICE** *(angl. motor —).* État caractérisé par une rareté de mouvements, qui sont exécutés de façon lente et avec difficulté.

INNÉ *adj. (angl. congenital, innate).* Qui existe à la naissance. SYN. ***CONGÉNITAL.***

INNERVATION *s. f. (angl. innervation).* Distribution des nerfs dans un organe, dans une région de l'organisme, ou dans l'organisme tout entier.

INNOCUITÉ *s. f. (angl. innocuous).* Qualité de ce qui n'est pas nuisible. Se dit souvent en parlant d'un médicament.

INOCULABLE *adj. (angl. inoculable).* Susceptible d'être inoculé ou transmis par inoculation.

INOCULATION *s. f. (angl. inoculation).* Introduction, volontaire ou accidentelle, par une plaie des téguments, d'un virus ou de l'agent causal d'une maladie.

INODORE *adj. (angl. odorless).* Qui n'a pas d'odeur.

INONDATION VENTRICULAIRE *(angl. intraventicular hemorrhage).* Accident vasculaire cérébral mortel par irruption de sang dans les ventricules cérébraux.

INOPÉRABLE *adj. (angl. inoperable).* **1.** Qui ne peut guérir par une intervention chirurgicale. **2.** Terme employé pour les tumeurs malignes avancées dont on ne peut espérer l'ablation complète.

INORGANIQUE *adj. (angl. inorganic).* **1.** Qui se rapporte aux corps chimiques dépourvus de carbone (à l'exception des carbonates et des cyanures). EX. *chimie inorganique.* SYN. ***MINÉRAL.*** **2.** Qui n'est pas produit par un organisme animal ou végétal. **3.** Fonctionnel.

INOTROPE *adj. (angl. inotropic).* Qui se rapporte à la force ou à l'énergie de contraction des fibres musculaires ; se dit des nerfs cardiaques, qui ont une influence positive ou négative sur la musculature cardiaque.

INSEMINATION *s. f. (angl. insemination).* Introduction de sperme dans les voies génitales féminines. ◇ **ARTIFICIELLE** *(angl. artificial —).* Introduction de sperme au niveau du col de l'utérus, en dehors de tout rapport sexuel, afin de réaliser la fécondation.

INSENSIBILISATION *s. f. (angl. anesthetization).* **1.** Désensibilisation passagère, obtenue par l'administration répétée d'antigènes. **2.** Abolition de la sensibilité locale ou générale.

INSERTION *s. f. (angl. insertion).* Adhérence intime d'un muscle, d'un ligament ou d'un tendon, en particulier sur un os.

INSOLATION *s. f. (angl. insolation).* Conséquence d'une exposition trop prolongée aux rayons solaires. Elle peut être la cause d'un coup de chaleur.

INSOMNIE *s. f. (angl. insomnia).* Impossibilité ou difficulté à trouver le sommeil. Les étiologies sont multiples : événement extérieur, affections douloureuses, syndrome dépressif, drogues, alcool, etc. La prescription de somnifères ne saurait être automatique.

INSPIRATEUR *s. m. (angl. inspirator).* Forme d'inhalateur pour permettre la respiration artificielle.

INSPIRATION *s. f. (angl. inspiration).* Phase de la respiration pendant laquelle l'air entre dans les poumons.

INSTILLATION *s. f. (angl. instillation).* Action de verser un liquide goutte à goutte.

INSUFFISANCE *s. f. (angl. insufficiency, failure).* Diminution de la capacité d'un organe à remplir la fonction qui lui est propre. ◇ **ANTÉHYPOPHYSAIRE** ☞ ***HYPOPITUITARISME.*** ◇ **AORTIQUE** *(angl. aortic regurgitation).* Inocclusion des valvules sigmoïdes aortiques, entraînant un reflux diastolique du sang dans le ventricule gauche. ◇ **CARDIAQUE** *(angl. congestive heart failure).* Incapacité du cœur de répondre aux besoins hémodynamiques de l'organisme. Elle peut être compensée si le débit est maintenu grâce à des mécanismes d'adaptation ; sinon, elle est dite décompensée. ◇ **CORONARIENNE** *(angl. coronary insufficiency).* Irrigation insuffisante du myocarde due à une diminution de calibre des artères coronaires. La traduction clinique en est l'angine de poitrine. ◇ **HÉPATIQUE AIGUË** *(angl. acute hepatic insufficiency).* Faillite soudaine des fonctions du foie apparaissant au cours des huit premières semaines d'évolution d'une atteinte hépatique aiguë, sur un foie préalablement sain, et qui se manifeste par une encéphalopathie hépatique et une chute du taux de prothrombine en dessous de 50 %. L'insuffisance hépatique aiguë se voit au cours de certaines hépatites aiguës, des destructions étendues du foie (cirrhose, cancer). ◇ **MÉDULLAIRE** *(angl. bone marrow aplasia).* ☞ ***APLASIE MÉDULLAIRE.*** ◇ **MITRALE** *(angl. mitral incompetence).* Inocclusion systolique de la valve mitrale, à l'origine d'un reflux du sang du ventricule gauche dans l'atrium correspondant. ◇ **PULMONAIRE** *(angl. pulmonary insufficiency).* Inocclusion des valvules pulmonaires, qui entraîne le reflux du sang de l'artère pulmonaire dans le ventricule droit pendant la diastole. ◇ **RÉNALE AIGUË** *(angl. acute renal failure).* Arrêt partiel ou total de la sécrétion urinaire en rapport avec une néphropathie glomérulaire aiguë, un rein de choc ou un obstacle. ◇ **RESPIRATOIRE** *(angl. respiratory failure).* Incapacité pour l'appareil respiratoire d'assurer une hématose normale. ◇ **SURRÉNALE** *(angl. adrenocortical insufficiency).* Réduction ou arrêt de la sécrétion des hormones corticosurrénaliennes. Elle peut être chronique ou aiguë constituant une urgence extrême. ☞ ***ADDISON (MALADIE D').*** ◇ **THYROÏDIENNE** *(angl. thyroid insufficiency).* ☞ ***HYPOTHYROÏDIE.*** ◇ **TRICUSPIDIENNE** *(angl. tricuspid regurgitation).* Inocclusion systolique de la valve tricuspide, à l'origine d'un reflux du sang du ventricule droit dans l'atrium correspondant. ◇ **VALVULAIRE** *(angl. valvular insufficiency).* Défaut d'occlusion des valves d'un orifice cardiaque entraînant le reflux d'une partie du sang dans la cavité qu'il vient de quitter. ◇ **VALVULAIRE FONCTIONNELLE** *(angl. functional valvular insufficiency).* Insuffisance valvulaire qui n'est pas due à une lésion de la valve elle-même, mais à la dilatation de l'anneau valvulaire. ◇ **VEINEUSE** *(angl. venous insufficiency).* Augmentation de la pression veineuse dans les veines superficielles des membres inférieurs à la suite d'une incontinence ou d'une occlusion des troncs veineux. ◇ **VERTÉBROBASILAIRE** *(angl. vertebrobasilar insufficiency).* Réduction du débit artériel dans les artères vertébrales et dans le tronc basilaire en rapport avec l'athérosclérose. Les symptômes sont variés : troubles de l'équilibre, de la vue, ou moteurs, transitoires et récidivants.

INSUFFLATEUR *s. m. (angl. respirator).* Appareil utilisé pour pratiquer une insufflation.

INSUFFLATION *s. f. (angl. insufflation).* Manœuvre qui consiste à introduire de l'air ou une substance pulvérisée dans une cavité ou un organe. ◇ **TUBAIRE** *(angl. — of the Fallopian tubes).* Injection de gaz carbonique, par voie utérine, dans les trompes utérines en vue d'explorer leur perméabilité et leur motilité.

INSULA *s. f. (angl. insular lobe).* Lobe de l'insula : éminence du cortex cérébral cachée au fond de la scissure latérale, constituée de quatre petits gyrus rectilignes presque verticaux.

INSULAIRE *adj. (angl. insular).* **1.** En rapport avec le lobe de l'insula. **2.** En rapport avec les îlots de Langerhans.

INSULINE *s. f. (angl. insulin).* Hormone hypoglycémiante sécrétée par les cellules bêta des îlots de Langerhans du pancréas. Elle abaisse la glycémie et favorise l'utilisation du glucose par les tissus. Le pancréas fabrique la pro-insuline qui est scindée ensuite en insuline proprement dite et peptide C. L'insuline utilisée dans le traitement du diabète sucré est soit d'origine animale, soit d'origine humaine et fabriquée alors par génie génétique.

INSULINÉMIE *s. f. (angl. insulinemia).* Présence et taux d'insuline dans le sang.

INSULINODÉPENDANT *adj. (angl. insulin-dependant).* Se dit d'un diabète qui ne peut être équilibré que par l'insuline.

INSULINOME *s. m. (angl. insulinoma).* Tumeur bénigne ou maligne des îlots de Langerhans entraînant de graves hypoglycémies.

INSULINOPRIVE *adj. (angl. insulinopenic).* Qui se rapporte au manque d'insuline.

INSULINOREQUÉRANT *adj.* Diabète nécessitant temporairement un traitement insulinique.

INSULINORÉSISTANCE *s. f. (angl. insulinresistance).* Résistance à l'action de l'insuline ; état caractérisé par l'absence de diminution de la glycémie à la suite d'une injection d'insuline en rapport avec une affection intercurrente ou par défaut de récepteurs.

INSULINOTHÉRAPIE *s. f.* **1.** *(angl. insulinization).* Administration d'insuline à des fins thérapeutiques chez les diabétiques. **2.** *(angl. insulin shock).* Thérapeutique consistant à provoquer un choc hypoglycémique, suivi d'un coma artificiel, par l'administration d'insuline. A été employée dans le traitement de la schizophrénie et dans certaines paranoïas. SYN. ***CHOC INSULINIQUE, MÉTHODE DE SACKEL.***

INTELLIGENCE *s. f. (angl. intelligence).* Faculté de penser, de connaître et de comprendre ; ensemble des fonctions psychiques supérieures ou associatives.

INTENTION *s. f. (angl. intention).* **1.** Mode d'évolution d'une lésion, en particulier d'une plaie, vers la guérison. **2.** Terme de calcul des probabilités utilisé dans l'expression « intention de traiter » pour dire que tous les sujets tirés au sort dans un bras sont analysés comme s'ils avaient eu le traitement alloué, même si, en réalité, ils ne l'ont pas eu.

INTERCOSTAL *adj. (angl. intercostal).* Qui sépare ou qui relie deux côtes.

INTERCURRENT *adj. (angl. intercurrent).* Qui apparaît durant le cours d'une autre maladie et qui la modifie plus ou moins.

INTERFÉRENCE *s. f. (angl. interference).* **1.** En virologie, inhibition du développement d'un virus dans une cellule qui était déjà parasitée par un autre virus. **2.** Trouble de la conduction de l'impulsion cardiaque qui s'explique par le fait qu'elle atteint la zone de conduction alors que celle-ci se trouve toujours en état réfractaire. **3.** Phénomène résultant de la superposition de deux vibrations de même nature et de même fréquence. Ex. *interférence des rayons lumineux.*

INTERFÉRON *s. m. (angl. interferon).* Cytokine de faible poids moléculaire produite par des cellules animales en réponse à des inducteurs tels que virus, certaines bactéries, molécules d'ARN, polynucléotides synthétiques. L'interféron est spécifique de l'espèce animale infectée et non du virus infectant. Il joue un rôle important dans les mécanismes de défense non spécifiques antiviraux et active notamment les cellules tueuses. Il existe plusieurs variétés d'interféron : alpha (IFNα), bêta (IFNβ) et gamma (IFNγ), qui sont produits respectivement par les leucocytes, les fibroblastes et les lymphocytes T. En thérapeutique, l'IFNα est utilisé contre les hépatites virales chroniques, les hémopathies lymphoïdes et certains cancers. L'IFNβ est employé contre la sclérose en plaques. L'IFNγ est utilisé dans le cadre des granulomatoses septiques chroniques.

INTERLEUKINE *s. f. (angl. interleukine).* Peptide sécrété par certains lymphocytes et les macrophages, l'interleukine stimule à son tour d'autres cellules immunocompétentes. Abréviation : IL.

INTERMÉDIAIRE (NERF) *(angl. intermediate nerve).* Nerf sécréteur des glandes salivaires et sensitif lingual. SYN. ***NERF INTERMÉDIAIRE DE WRISBERG.***

INTERMÉDINE *s. f. (angl. intermedin).* ☞ ***MÉLANOTROPINE.***

INTERMENSTRUEL *adj. (angl. intermenstrual).* Qui se produit entre deux périodes menstruelles.

INTERMITTENT *adj. (angl. intermittent).* Qui se reproduit à intervalles réguliers.

INTERNE **1.** *s. m. (angl. resident, intern).* Étudiant en médecine admis au concours de l'internat des hôpitaux, qui seconde le chef de service dans un hôpital. **2.** *adj. (angl. internal).* Qui se trouve à l'intérieur du corps. **3.** *(angl. medial).* Qui est proche du plan sagittal médian du corps. SYN. ***MÉDIAL.***

INTERNEMENT *s. m. (angl. commitment).* Mesure d'hospitalisation forcée d'un malade mental dans un établissement psychiatrique. Il peut être requis par la famille ou un proche (internement volontaire) ou, pour un malade dangereux pour lui-même ou pour les autres, par le préfet (internement d'office).

INTERNISTE *s. m. (angl. internist).* Praticien exerçant la médecine interne.

INTÉROCEPTEUR *s. m. (angl. interoceptor).* Récepteur sensitif recevant les excitations venues de l'intérieur du corps.

INTERPHASE *s. f. (angl. interphase).* Phase de la vie cellulaire pendant laquelle le noyau est au repos.

INTERSTITIEL *adj. (angl. intertitial).* Se dit de tout ce qui est situé dans les interstices d'un tissu ou d'un organe.

INTERTRIGO *s. m. (angl. intertrigo).* Inflammation érythémateuse de la peau au niveau des plis cutanés, accompagnée d'une démangeaison et d'une exsudation plus ou moins abondante. S'observe surtout chez les enfants et les personnes diabétiques ou obèses. Il est d'origine infectieuse.

INTERVALLE *s. m. (angl. interval).* Distance séparant deux points, mesurée sur une échelle d'espace, de temps, de température, etc. ◇ **LIBRE** *(angl. lucid —).* Délai entre un traumatisme crânien et l'apparition des symptômes de compression par un hématome sous ou extradural. ◇ **P-R** *(angl. P-R —).* En électrocardiographie, intervalle entre les ondes P et R, c'est-à-dire entre les contractions des atria et celles des ventricules. Sa durée est comprise entre 0,12 et 0,20 seconde. ◇ **Q-T** *(angl. Q-T —).* En électrocardiographie, intervalle de temps compris entre le début de la dépolarisation ventriculaire et la fin de la repolarisation correspondant à la durée de la systole ventriculaire.

INTESTIN *s. m. (angl. intestine, gut).* Partie du tube digestif situé entre l'estomac et l'anus. ◇ **GRÊLE** *(angl. small intestine).* Partie de l'intestin qui s'étend du pylore jusqu'au cæcum ; il est formé du duodénum, du jéjunum et de l'iléon et sa longueur totale est approximativement de 6,5 m (duodénum 22 cm, jéjunum 2,2 m et iléon 4 m). ◇ **(GROS)** *(angl. large intestine).* Partie de l'intestin située entre le cæcum et l'anus ; il est formé du cæcum, du côlon et du rectum et mesure en tout 1,6 m.

INTIMA *s. f. (angl. intima).* Tunique interne d'une artère ou d'une veine.

INTOLÉRANCE *s. f. (angl. intolerance).* Réaction anormalement intense de l'organisme à l'égard d'une agression quelconque (substance médicamenteuse, agent physique ou chimique, etc.). ◇ **AU GLUCOSE** *(angl. impaired glucose tolerance).* Hyperglycémie modérée, < 1,4 g/L à jeun et < 2 g/L en post-prandial, pouvant évoluer vers un diabète vrai. ◇ **AU LACTOSE** *(angl. lactose —).* ☞ ***LACTOSE (INTOLÉRANCE AU).***

INTOXICATION *s. f. (angl. intoxication).* Empoisonnement ; spécialement état chronique d'empoisonnement par l'absorption continue de petites quantités d'un toxique exogène ou endogène. ◇ **ALIMENTAIRE** *(angl. food —).* Ensemble de troubles secondaires à l'ingestion d'aliments, que ces troubles soient dus à une contamination bactérienne, à des produits toxiques d'origine bactérienne, à une contamination chimique, ou à une réaction allergique à des constituants des aliments. ◇ **ENDOGÈNE** *(angl. endogenous —).* Intoxication par des substances nocives produites dans l'organisme par les toxines des germes infectieux ou par un processus métabolique. ◇ **EXOGÈNE** *(angl. exogenous —).* Intoxication produite par des substances nocives introduites dans l'organisme.

INTRADERMIQUE *adj. (angl. intradermal).* Qui se trouve ou s'effectue dans l'épaisseur du derme. Ex. *injection intradermique.*

INTRADERMORÉACTION *s. f. (angl. intradermal test).* Réaction locale inflammatoire qui se produit lorsqu'on pratique une injection intradermique d'une petite quantité de toxine ou d'antigène comme la tuberculine. La réaction révèle si le sujet souffre ou a souffert de la maladie correspondante et indique le degré d'allergie ou d'immunité face à cette maladie. Abréviation : IDR.

INTRAIT *s. m.* Préparation de plantes fraîches, soumises à des vapeurs d'alcool qui permettent la conservation de leurs propriétés thérapeutiques.

INTRAMUSCULAIRE *adj. (angl. intramuscular).* Qui se trouve ou s'effectue dans le muscle.

INTRARACHIDIEN *adj. (angl. intrarachidian, intraspinal).* Situé ou qui se produit dans le canal vertébral.

INTRAVASCULAIRE *adj. (angl. intravascular).* Situé ou qui se produit dans un ou plusieurs vaisseaux.

INTRAVEINEUX *adj. (angl. intravenous).* À l'intérieur d'une veine ; endoveineux.

INTROVERSION *s. f. (angl. introversion).* Tendance à se replier sur soi-même et à s'isoler.

INTROVERTI *adj. (angl. introvert).* Porté à l'introversion. S'utilise aussi comme substantif.

INTUBATION *s. f. (angl. intubation).* Introduction d'une canule dans la trachée, à travers le larynx afin d'assurer une ventilation pulmonaire adéquate.

INTUMESCENCE *s. f. (angl. intumescence).* SYN. ***TUMÉFACTION.***

INULINE *s. f. (angl. inulin).* Variété d'amidon polysaccharidique présent dans le rhizome de certaines plantes. L'inuline s'utilise pour l'étude de la fonction glomérulaire rénale (clairance à l'inuline).

INVAGINATION *s. f.* **1.** *(angl. intussusception).* Pénétration d'un segment de l'intestin dans un autre segment supérieur ou inférieur, à l'origine de symptômes d'occlusion intestinale. SYN. ***INTUSSUSCEPTION.*** **2.** *(angl. invagination).* Processus embryologique par lequel une portion de la paroi d'une cavité s'affaisse et va s'appliquer à la paroi opposée, déterminant ainsi la formation d'une nouvelle cavité indépendante et sans communication avec la première. ◇ **ILÉOCÆCALE** *(angl. ileocecal intussusception).* Invagination de l'iléon dans le cæcum.

INVALIDE *s. m. ou f. (angl. disabled person).* Personne qui n'est pas en état d'exercer une activité professionnelle normale du fait d'une maladie, d'un accident ou d'une infirmité.

INVALIDITÉ *s. f. (angl. disability).* État d'une personne invalide.

INVASION *s. f. (angl. invasion).* **1.** Période initiale d'une maladie, depuis l'apparition des premiers symptômes jusqu'à la période d'état. **2.** Multiplication exagérée d'une classe d'éléments anatomiques qui entraîne la substitution par ceux-ci des éléments adjacents qui s'atrophient et disparaissent, comme par exemple l'invasion de la substance du cartilage par les éléments osseux au cours de la croissance. **3.** Pénétration de bactéries dans l'organisme, qui peut être ou non suivie d'une infection.

INVERSION *s. f. (angl. inversion, transposition).* **1.** Retournement d'un organe creux sur lui-même. **2.** En génétique, aberration chromosomique résultant de la soudure entre deux chromosomes qui ont fait l'objet d'une rupture. Un segment chromosomique s'inverse et les gènes correspondants apparaissent en ordre contraire. **3.** Position d'un organe inverse de celle qui est habituelle. ☞ ***SITUS INVERSUS.***

INVERTI *adj. (angl. homosexual).* SYN. ***HOMOSEXUEL.***

INVOLUTION *s. f. (angl. involution).* **1.** Transformation, dans le sens d'une régression, d'un tissu, d'un organe, d'une tumeur ou d'un organisme. **2.** Retour à un stade évolutif antérieur.

IOD-BASEDOW Hyperthyroïdie déclenchée par des produits contenant de l'iode chez un patient porteur d'un goitre simple.

IODE *s. f. (angl. iodine).* Élément appartenant au groupe des halogènes, de numéro atomique 53. Il est indispensable à l'organisme et se concentre particulièrement dans la glande thyroïde qui l'utilise pour la fabrication des hormones thyroïdiennes. L'iode et ses composés sont très utilisés en thérapeutique. Par voie externe, il est employé comme antiseptique sous forme de teinture d'iode. Les isotopes radioactifs de l'iode (^{123}I, ^{131}I) sont très utilisés dans l'exploration thyroïdienne et le traitement des cancers de cet organe. Symbole : I. ◇ **(TEINTURE D')** *(angl. iodine tincture).* Solution d'iode dans de l'alcool dans des proportions variées.

IODÉMIE *s. f. (angl. iodemia).* Taux de l'iode dans le sang. L'iode total normal varie de 5 à 9 µg/100 mL de plasma. L'iode y est présent sous deux formes : iode inorganique et iode organique, lié aux protéines.

IODIDE *s. f. (angl. iododerma).* Éruption cutanée rappelant celle du pemphigus ou du type acné, due à l'ingestion d'iode.

IODISME *s. m. (angl. iodism).* Ensemble des troubles provoqués par l'administration prolongée d'iode ou de ses dérivés : éruptions cutanées, céphalées, rhinorrhée, crampes musculaires et état de faiblesse.

IODOFORME *s. m. (angl. iodoform).* Antiseptique contenant 96 % d'iode.

IODURE *s. m. (angl. iodide).* Sel de l'acide iodhydrique.

IODURIE *s. f. (angl. ioduria).* Présence d'iode dans l'urine.

ION *s. m. (angl. ion).* Atome ou groupe d'atomes ayant gagné ou perdu un ou plusieurs électrons, et étant ainsi chargés électriquement. La perte d'électrons donne naissance à un ion positif ou cation ; le gain d'électrons donne naissance à un ion négatif ou anion. Leur valence chimique est indiquée par des signes + pour les cations et - pour les anions, placés en haut et à droite des symboles ou formules respectifs (exemples : Na^+, Ca^{++}, Cl^-, SO_4^{--}).

ION-GRAMME *s. m. (angl. gram-ion).* Quantité d'un ion dont le poids en grammes est égal numériquement au poids atomique de l'ion.

IONISATION *s. f. (angl. ionization).* **1.** Formation d'ions par perte ou gain d'électrons dans des atomes ou des molécules. **2.** Utilisation d'ions en thérapeutique locale.

IONISER *v. (angl. ionize).* Produire des ions.

IONOGRAMME *s. m. (angl. ion count).* Formule ou graphique indiquant la concentration des différents anions et cations d'un liquide organique, exprimés en milliéquivalents par litre.

IOTACISME *s. m. (angl. iotacism).* Emploi abusif du son « i » dans le langage, en particulier remplacement du son « g » doux et « j » par « i » (exemple : « ienre » au lieu de genre).

IPÉCA *s. m. (angl. ipecac).* Racine de la plante rubiacée *Cephaelis ipecacuanha*, dont il existe différentes variétés et dont le principe actif est l'émétine. C'est un émétique et un expectorant, selon les doses, en administration interne. SYN. ***IPÉCACUANHA.***

IPRONIAZIDE *s. f. (angl. iproniazid).* Inhibiteur de la monoamino-oxydase. Ce fut le premier composé utilisé en thérapeutique possédant cette propriété.

IPSILATÉRAL *adj. (angl. ipsilateral).* SYN. ***HOMOLATÉRAL.***

IRIDALGIE *s. f. (angl. iridalgia).* Douleur au niveau de l'iris.

IRIDECTOMIE *s. f. (angl. iridectomy).* Résection chirurgicale d'un fragment de l'iris.

IRIDIEN *adj. (angl. iridic).* Qui se rapporte à l'iris.

IRIDOCONSTRICTEUR *adj. (angl. iridoconstrictor).* S'applique au muscle constricteur de la pupille ou sphincter de l'iris.

IRIDOCYCLITE *s. f. (angl. iridocyclitis).* Inflammation de l'iris et du corps ciliaire. SYN. ***UVÉITE ANTÉRIEURE.***

IRIDODIALYSE *s. f. (angl. iridodialysis).* **1.** Résection chirurgicale des adhérences de l'iris. **2.** Désinsertion traumatique de l'iris.

IRIDODILATATEUR *adj. (angl. iridodilator).* Qui dilate la pupille. S'emploie également comme substantif.

IRIDOMOTEUR *adj. (angl. iridomotor).* Qui se rapporte aux mouvements de l'iris.

IRIDOPLÉGIE *s. f. (angl. iridoplegia).* Paralysie de l'iris. SYN. ***PUPILLE FIXE.***

IRIS *s. m. (angl. iris).* Membrane circulaire, pigmentée, contractile, située derrière la cornée et devant le cristallin, baignée par l'humeur aqueuse de la chambre antérieure de l'œil. L'iris est formé de fibres musculaires circulaires qui entourent la pupille (sphincter de la pupille), de fibres radiaires (dilatateur de la pupille) et d'une couche postérieure pigmentée.

IRITIS *s. f. (angl. iritis).* Inflammation de l'iris, se caractérisant par une rougeur du pourtour de la cornée, un myosis, une tension douloureuse, une photophobie et une congestion de la région ciliaire. Elle est le plus souvent associée à une inflammation du corps ciliaire (irido-cyclite).

IRM *(angl. MRI).* Abréviation d'imagerie par résonance magnétique.

IRRADIATION *s. f. (angl. irradiation).* **1.** Disposition anatomique de fibres nerveuses ou de vaisseaux qui partent d'un centre commun. **2.** Application de rayonnements, surtout ultraviolets, à certaines substances afin d'augmenter leur pouvoir vitaminique. **3.** Exposition à un rayonnement lumineux, ultraviolet ou ionisant, généralement dans un but thérapeutique et, par extension, exposition aux rayons X ou aux rayonnements radioactifs.

IRRÉDUCTIBLE *adj. (angl. irreductible).* Qui ne peut être remis dans sa position normale. Ex. *fracture irréductible, hernie irréductible.*

IRRÉFLECTIVITÉ *s. f. (angl. areflexia).* Aréflexie.

IRRÉVERSIBLE *adj. (angl. irreversible).* Qui n'est pas réversible, qui ne peut aller que dans un seul sens. S'applique à un processus, à une réaction chimique, etc.

IRRIGATION *s. f. (angl. irrigation).* Lavage d'une région du corps avec de l'eau ou des liquides médicinaux à des fins thérapeutiques.

IRRITABILITÉ *s. f. (angl. irritability).* **1.** Caractéristique psychologique des individus qui réagissent de façon exagérée aux influences extérieures négatives avec possibilité d'agression. **2.** Sensibilité ou réaction anormalement exagérée d'un organe aux excitations légères.

IRRITABLE *adj. (angl. irritable).* **1.** Capable de réagir à un stimulus. **2.** Exagérément sensible aux stimuli.

IRRITATION *s. f. (angl. irritation).* **1.** Excitation ou stimulation. **2.** SYN. (populaire d') ***INFLAMMATION.*** **3.** État de surexcitation ou de sensibilité exagérée d'une partie du corps.

ISCHÉMIE *s. f. (angl. ischemia).* Diminution de la circulation artérielle dans un organe ou une partie du corps, et conséquence de ce mécanisme pathologique.

ISCHIATIQUE *adj. (angl. ischiatic).* Qui se rapporte à l'ischium.

ISCHION *s. m.* ☞ ***ISCHIUM.***

ISCHIUM *(angl. ischium).* Os formant l'os coxal avec l'ilium et le pubis. SYN. ***ISCHION.***

ISOAGGLUTINATION *s. f. (angl. isoagglutination).* Agglutination des hématies par les agglutinines d'un autre individu de la même espèce. SYN. ***ISOHÉMAGGLUTINATION.***

ISOAGGLUTININE *s. f. (angl. isoagglutinin).* Agglutinine contenue dans un sérum capable d'agglutiner les hématies provenant d'un individu de la même espèce. SYN. ***ISOHÉMAGGLUTININE.***

ISOAGGLUTINOGÈNE *s. m. (angl. isoagglutinogen).* Agglutinogène contenu dans les hématies, les rendant capables d'être agglutinées par un sérum provenant d'un individu de la même espèce. SYN. ***ISOHÉMAGGLUTINOGÈNE.***

ISOANTICORPS *s. m. (angl. isoantibody).* Anticorps qui réagit spécifiquement avec des antigènes d'individus de la même espèce. SYN. ***ALLO-ANTICORPS.***

ISOANTIGÈNE *s. m. (angl. isoantigen).* Antigène présent chez certains individus d'une espèce et qui est capable de provoquer une réponse immunologique chez d'autres individus de la même espèce, mais immunologiquement différents. Les déterminants des groupes sanguins chez l'homme sont des exemples d'isoantigènes. SYN. ***ANTIGÈNE ISOLOGUE, ALLO-ANTIGÈNE.***

ISOCORIE *s. f. (angl. isocoria).* Égalité de taille des deux pupilles.

ISOÉLECTRIQUE (LIGNE) *adj. (angl. base line).* Ligne horizontale, ou ligne de base de l'électrocardiogramme.

ISO-IMMUNISATION *s. f. (angl. isoimmunization).* Immunisation d'un organisme contre des antigènes provenant d'individus de la même espèce mais immunologiquement différents. Ex. *production d'anticorps anti-Rh par transfusion de sang Rh-positif chez un individu Rh-négatif.*

ISOLEMENT *s. m. (angl. isolation).* **1.** Action de s'isoler, évitant les contacts interpersonnels et l'implication sociale. S'observe dans la schizophrénie, les dépressions et d'autres affections psychopathologiques. **2.** Méthode encore employée dans certaines situations psychiatriques comme traitement des malades mentaux. **3.** En bactériologie, obtention de cultures pures d'une espèce. **4.** Mise à l'écart des personnes qui souffrent d'une maladie contagieuse.

ISOLEUCINE *s. f. (angl. isoleucine).* Acide aminé essentiel.

ISOMÉRASE *s. f. (angl. isomerase).* Groupe d'enzymes qui catalysent les réactions d'isomérisation, avec production de dérivés qui possèdent la même composition élémentaire mais une structure et des propriétés différentes de celles du composé d'origine.

ISOMÈRE *adj. (angl. isomeric).* Se dit des molécules qui ont la même formule brute (donc formées des mêmes atomes en même nombre), mais qui diffèrent par leur formule développée (les atomes étant reliés ou disposés différemment). S'emploie aussi comme substantif.

ISONIAZIDE *s. m. (angl. ioniazid).* Médicament essentiel du traitement de la tuberculose. On l'utilise d'habitude en association avec d'autres médicaments antituberculeux afin de retarder l'apparition d'une résistance. SYN. ***INH.***

ISOPRÉNALINE *s. f. (angl. isoprenalin).* Catécholamine synthétique qui stimule spécifiquement les récepteurs β-adrénergiques. Médicament d'urgence en cas de troubles graves de la conduction atrioventriculaire, les états de choc et d'arrêt cardiaque.

ISOTONICITÉ *s. f. (angl. isotonicity).* Caractère de ce qui est isotonique.

ISOTONIE *s. f. (angl. isotonia).* Équivalence de pression osmotique entre deux solutions.

ISOTONIQUE *adj. (angl. isotonic).* **1.** Qui possède une tension ou une tonicité égale à une autre, donnée. Se dit en particulier des solutions salines dont la concentration moléculaire en sels est égale à celle du sérum sanguin ; elles ont, par conséquent, la même pression osmotique que celui-ci et ne provoquent pas la destruction des globules rouges. **2.** S'applique à un muscle dont la longueur varie alors que sa tension reste identique.

ISOTOPE *s. m. (angl. isotope).* Chacun des éléments chimiquement identiques qui possèdent le même nombre d'électrons et de protons (le même numéro atomique) mais qui diffèrent par leur masse atomique car ils possèdent un nombre distinct de neutrons. Ils occupent une place identique dans la classification périodique, d'où leur nom. ◇ **RADIOACTIF** *(angl. radioisotope).* Isotope instable qui se désintègre en émettant des radiations. Les plus importants en médecine sont le soufre 35, le calcium 45, le carbone 14, le cobalt 60, le phosphore 32, le fer 59, l'iridium 192, l'or 198, le potassium 42, le sodium 24 et l'iode 131 et 123. On les utilise dans le traitement de certaines tumeurs, et pour explorer certains organes sur lesquels ils se fixent spécifiquement. SYN. ***RADIO-ISOTOPES.***

ISOVOLUMÉTRIQUE *adj. (angl. isovolumic).* Sans changement de volume.

ISTHME *s. m. (angl. isthmus).* Passage étroit qui relie deux cavités ou parties plus étroites d'une structure anatomique ou d'un organe. ◇ **AORTIQUE** *(angl. aortic —).* Partie rétrécie de l'aorte, entre la crosse et l'aorte thoracique. ◇ **DE L'UTÉRUS** *(angl. — of uterus).* Partie de l'utérus entre le corps et le col.

ISTHMECTOMIE *s. f. (angl. isthmectomy).* Ablation d'un isthme, notamment de l'isthme du corps thyroïde.

IV Abréviation d'intraveineux (se).

IVD Abréviation d'insuffisance ventriculaire droite.

IVG **1.** Abréviation d'insuffisance ventriculaire gauche. **2.** Abréviation d'interruption volontaire de grossesse.

IVOIRE *s. m. (angl. dentin).* ☞ ***DENTINE.***

IVRESSE *s. f. (angl. ebriety).* État transitoire d'excitation, d'irritabilité et d'incoordination des mouvements dû à une ingestion massive et récente de boissons alcooliques.

IVY (MÉTHODE D') *(angl. Ivy's bleeding time test).* ☞ ***TEMPS DE SAIGNEMENT.***

IXODES Genre d'acariens de la famille des Ixodidés, parasites des animaux et de l'homme ; certaines espèces, comme *I. ricinus, I. hexagonus*, etc., sont responsables de la transmission de diverses maladies.

J

JAMBE *s. f. (angl. leg).* Segment du membre inférieur compris entre le genou et le pied, dont le squelette est formé du tibia et de la fibula. En langage courant, désigne souvent le membre inférieur dans sa totalité. ◇ **ARQUÉE** *(angl. bow —).* ☞ ***GENU VARUM.*** ◇ **TORSE** *(angl. torsive —).* Jambe tordue.

JAMBES SANS REPOS (SYNDROME DES) *(angl. restless legs syndrome).* Mouvements anormaux nocturnes constitués par des « impatiences » obligeant le sujet à mouvoir les membres inférieurs, à se relever et à marcher, entravant le sommeil.

JAMBIER *adj. (angl. tibial).* Qui se rapporte à la jambe.

JARGONAPHASIE *s. f. (angl. jargonaphasia).* Forme d'aphasie caractérisée par l'absence de défauts articulatoires, une prosodie qui semble normale, un débit normal ou une logorrhée et d'abondantes paraphasies. Les déformations paraphasiques rendent le langage incompréhensible.

JARRET *s. m. (angl. popliteal fossa).* Région du creux poplité.

JAUNISSE *s. f. (angl. jaundice).* ☞ ***ICTÈRE.***

JAVELLISATION *s. f. (angl. chlorination).* Purification des eaux en les traitant par une solution d'hypochlorite.

JC (VIRUS) *(angl. JC virus). Polyomavirus* responsable de la leuco-encéphalite multifocale progressive.

JÉJUNAL *adj. (angl. jejunal).* Qui se rapporte au jéjunum.

JÉJUNECTOMIE *s. f. (angl. jejunectomy).* Excision partielle ou totale du jéjunum.

JÉJUNITE *s. f. (angl. jejunitis).* Inflammation du jéjunum.

JÉJUNOSTOMIE *s. f. (angl. jejunostomy).* Abouchement chirurgical du jéjunum à la paroi abdominale.

JÉJUNUM *s. m. (angl. jejunum).* Partie de l'intestin grêle qui fait suite au duodénum et se continue, sans limite nette, par l'iléon.

JENNÉRIEN *adj. (angl. jennerian).* Se dit du vaccin ou de la vaccination antivariolique. D'après Edward Jenner (1749-1823), médecin anglais qui a découvert en 1798 cette vaccination.

JET (LÉSION DE) *(angl. jet-lesion).* Altération de la paroi vasculaire par un courant sanguin violent projeté à travers un orifice rétréci.

JETAGE *s. m. (angl. snuffles).* Écoulement nasal mucopurulent qui accompagne certaines affections, en particulier la morve.

JET-LAG *s. m.* Anglicisme désignant l'ensemble des perturbations engendrées par les voyages avec décalage horaire : asthénie, trouble de la vigilance ou de l'humeur, insomnie, etc.

JEÛNE *s. m. (angl. fasting).* Privation, volontaire ou forcée, de toute nourriture.

JOINTURE *s. f.* ☞ ***ARTICULATION.*** ◇ **SYNOVIALE** *(angl. diarthrosis).* Articulation mobile, qui permet des mouvements étendus, comme celle du genou. Elle est caractérisée par l'existence d'une cavité articulaire limitée par des extrémités osseuses revêtues d'un cartilage lisse et par la membrane synoviale. SYN. ***DIARTHROSE.***

JONCTION PYÉLO-URÉTÉRALE (SYNDROME DE LA) *(angl. pelviureteric junction obstruction).* Hydronéphrose consécutive à une anomalie de l'implantation de l'uretère dans le pelvis rénal.

JONCTIONNEL *adj. (angl. junctionnal).* En rapport avec le nœud atrioventriculaire.

JOUE *s. f. (angl. cheek).* Région latérale de la face, qui s'étend depuis l'orbite jusqu'au bord inférieur de la mandibule.

JOULE *s. m. (angl. joule).* Unité de travail et d'énergie ; unité de chaleur en remplacement de la calorie. 1 joule = 0,239 cal.

JUGAL *adj. (angl. jugal).* Qui se rapporte à la joue. ☞ ***MALAIRE.***

JUGULAIRE **1.** *s. f. (angl. vena jugularis).* Veine jugulaire. Au nombre de trois : antérieure, externe et interne qui drainent les sinus endocrâniens et s'unissent à la veine subclavière pour former la veine brachiocéphalique. **2.** *adj. (angl. jugular).* Qui se rapporte à la gorge.

JUJUBE *s. m. (angl. jujube fruit).* Fruit du jujubier qui entre dans la composition de certaines préparations pharmaceutiques.

JULEP *s. m. (angl. julep).* Potion composée d'eau distillée, de sirops et d'autres substances médicinales.

JUMEAU *s. m. (angl. twin).* Chacun des deux enfants provenant de la même grossesse. S'emploie également comme adjectif. ◇ **DIZYGOTE** *(angl. dizygotic —).* Jumeaux provenant de la fécondation simultanée de deux ovules distincts par deux spermatozoïdes. SYN. ***JUMEAUX BIVITELLINS, FAUX JUMEAUX.*** ◇ **HOMOZYGOTE** *(angl. monozygotic —).* Jumeaux provenant de la division d'un œuf unique. Ils sont contenus dans la même enveloppe et sont toujours du même sexe. SYN. ***JUMEAUX UNIVITELLINS, JUMEAUX VRAIS.***

JUXTA-ARTICULAIRE *adj. (angl. juxtaarticular).* Qui est situé juste à côté d'une articulation.

JUXTAÉPIPHYSAIRE *adj. (angl. juxtaepiphyseal).* Qui est situé juste à côté d'une épiphyse.

JUXTAPYLORIQUE *adj. (angl. juxtapyloric).* Qui est situé à proximité immédiate du pylore.

K

K *(angl. K).* **1.** Symbole chimique du potassium. **2.** Symbole du Kelvin.

KAHLER (MALADIE DE) *(angl. multiple myeloma).* Affection due à la prolifération néoplasique maligne des plasmocytes de la moelle osseuse, et caractérisée par la présence de lésions osseuses disséminées, avec douleurs importantes et fractures spontanées. Biologiquement : vitesse de sédimentation très accélérée, anémie, et présence d'une immunoglobuline monoclonale dans le sang et de chaînes légères dans les urines. SYN. ***PLASMOCYTOME MULTIPLE, MYÉLOME MULTIPLE.***

KALA-AZAR *s. m. (angl. kala-azar).* Maladie parasitaire endémique en Asie du Sud-Est transmise du chien à l'homme par la piqûre de diptères du genre *Phlébotomus.* Elle se caractérise par sa chronicité, par l'existence d'une fièvre irrégulière, par une hypertrophie de la rate et du foie, avec présence dans ces organes et certains autres de *Leishmania donovani,* par un amaigrissement, une anémie, une leucopénie, une augmentation relative du nombre des mononucléaires, une augmentation de la β globuline et fréquemment une hyperpigmentation particulière de la peau ainsi qu'une mortalité élevée. ◇ **INFANTILE** (angl. *infantile —).* Kala-azar des pays méditerranéens causé par *Leishmania infantum,* qui atteint surtout les enfants.

KALICYTIE *s. f. (angl. intracellular potassium).* Taux de potassium intracellulaire.

KALIÉMIE *s. f. (angl. kaliemia).* Taux de potassium dans le sang.

KALIOPÉNIE *s. f. (angl. kaliopenia).* Diminution du taux du potassium.

KALIURÈSE *s. f. (angl. kaliuresis).* Élimination urinaire du potassium.

KALIURIE *s. f. (angl. kaliuria).* Présence et taux de potassium dans l'urine.

KALLICRÉINE *s. f. (angl. kallicrein).* Enzyme polypeptidique protéolytique, présente surtout dans le pancréas et le plasma sous forme inactive. Sous l'effet de différents facteurs, elle est libérée conjointement avec la bradykinine et la kallidine et entraîne un état de choc.

KANAMYCINE *s. f. (angl. kanamycin).* Antibiotique bactéricide de la famille des aminosides utilisé sous forme de sulfate. On l'administre par voie intramusculaire ; toxique pour la VIIIe paire crânienne (nerf vestibulo-cochléaire) et pour le rein.

KAPLAN (SYNDROME DE) *(angl. Kaplan's syndrome).* Fibrose interstitielle diffuse du poumon chez des patients atteints de polyarthrite rhumatoïde.

KAPOSI (SARCOME DE) *(angl. Kaposi's sarcoma).* Réticulose maligne, multifocale, capable de produire des métastases, et dont les caractéristiques rappellent celles d'un angiosarcome. Elle est caractérisée par l'apparition de placards angiomateux rouges, ecchymotiques, sur la peau, ainsi que de nodules violacés, enchâssés dans le derme. En dehors d'une forme d'évolution lente existe une forme d'évolution rapide, observée notamment chez les personnes immunodéprimées (transplantés et malades atteints du sida).

KARMAN (MÉTHODE DE) *(angl. Karman's method).* Méthode d'interruption volontaire de grossesse par aspiration du contenu utérin, utilisable pendant les premières semaines de grossesse.

KARYOCINÈSE *s. f.* ☞ ***CARYOCINÈSE.***

KAWASAKI (SYNDROME DE) *(angl. Kawasaki's disease).* Affection du jeune enfant, d'étiologie inconnue, s'apparentant aux angéites nécrosantes. Elle est caractérisée par un syndrome fébrile avec éruption scarlatiniforme, adénopathies et parfois atteinte cardiaque ou vasculaire (thrombose ou anévrysme, en particulier des coronaires).

KEHR (DRAIN DE) *(angl. T-tube).* Drain en caoutchouc en forme de T utilisé pour le drainage des voies biliaires. SYN. ***TUBE DE KEHR.***

KEITH ET FLACK (NŒUD DE) ☞ ***NŒUD SINUATRIAL.***

KÉLOTOMIE *s. f. (angl. kelotomy).* Intervention (herniotomie) pour hernie étranglée qui comporte l'incision des téguments qui recouvrent le sac herniaire pour ouvrir celui-ci en incisant les tissus couche par couche puis la dilatation de l'ouverture par laquelle on peut rentrer les parties herniées ou l'élargissement par débridement, et enfin la réduction.

KELVIN *s. m. (angl. kelvin).* Unité de base de la température dans le système international. Un kelvin (symbole K) est équivalent à un degré Celsius. L'échelle Kelvin a le zéro absolu pour point de départ.

KENNEDY (SYNDROME DE) *(angl. Kennedy's syndrome).* Syndrome à transmission récessive liée au chromosome X associant une atrophie musculaire bulbo-spinale, une gynécomastie et un diabète.

KÉRATECTOMIE *s. f. (angl. keratectomy).* Excision d'une partie de la cornée.

KÉRATINE *s. f. (angl. keratin).* Substance organique qui constitue la base de l'épiderme, des ongles, des poils et des tissus cornés, semblable aux protéines par sa structure chimique.

KÉRATINISATION *s. f. (angl. keratinization).* Processus d'imprégnation par la kératine des cellules épidermiques, qui acquièrent une grande solidité.

KÉRATINOCYTE *s. m. (angl. keratinocyte).* Cellule épithéliale, représentant l'unité anatomique et fonctionnelle de l'épiderme.

KÉRATITE *s. f. (angl. keratitis).* Inflammation de la cornée. ◇ **NEUROPARALYTIQUE** *(angl. neuroparalytic —).* Kératite secondaire à une lésion de la Ve paire de nerfs crâniens (nerf trijumeau).

KÉRATOACANTHOME *s. m. (angl. keratoacanthoma).* Tumeur bénigne épithéliale se développant sur le visage chez un homme de plus de cinquante ans. De la taille d'un pois, de teinte rouge violacé, discoïde à centre déprimé rempli de squames kératinisées, elle guérit spontanément.

KÉRATOCÔNE *s. m. (angl. keratoconus).* Déformation cornéenne en forme de cône. SYN. ***CORNÉE CONIQUE.***

KÉRATOCONJONCTIVITE *s. f. (angl. keratoconjunctivitis).* Inflammation de la cornée et de la conjonctive.

KÉRATODERMIE *s. f. (angl. keratoderma).* Hypertrophie de la couche cornéenne de la peau, qui se localise notamment dans les régions palmaires et plantaires. Elle peut être congénitale ou acquise.

KÉRATOGLOBE *s. m. (angl. keratoglobus).* Déformation de la cornée en avant, formant un arrondi tel un globe. SYN. ***CORNÉE GLOBULEUSE.***

KÉRATOLYSE *s. f. (angl. keratolysis).* Dissolution de la kératine cutanée.

KÉRATOME *s. m. (angl. keratoma).* Hyperkératose circonscrite et qui peut aboutir à un aspect de corne cutanée.

KÉRATOPATHIE *s. f. (angl. keratopathy).* Affection de la cornée.

KÉRATOPLASTIE *s. f. (angl. keratoplasty).* Chirurgie plastique de la cornée visant à remplacer un fragment opaque de la cornée par un fragment cornéen transparent, provenant soit du patient lui-même, soit d'une autre personne. SYN. ***GREFFE DE CORNÉE.***

KÉRATOSE *s. f. (angl. keratosis).* Dermatose caractérisée par un épaississement de la couche cornée de l'épiderme.

KERNIG (SIGNE DE) *(angl. Kernig's sign).* Signe caractéristique de la méningite, consistant en une contracture douloureuse des muscles de la région lombaire lorsqu'on fléchit la cuisse sur le bassin (la jambe étant en extension), ou la jambe sur la cuisse.

KÉTANSÉRINE *s. f. (angl. ketanserin).* Inhibiteur de la sérotonine à action antihypertensive et anti-dépressive.

KIF *s. m. (angl. cannabis).* Feuilles séchées de chanvre indien.

KILO- *(angl. kilo-).* Préfixe d'origine grecque signifiant mille. Ce préfixe, placé devant une unité de mesure, la multiplie par 1000.

KILOBASE *s. m. (angl. kilobase).* Unité de longueur en génétique valant mille bases pour l'ARN ou mille paires de bases pour l'ADN.

KILOCALORIE *s. f. (angl. kilocalorie).* Unité de quantité de chaleur, égale à 1 000 cal. Symbole : kcal. SYN. ***GRANDE CALORIE.***

KIMMELSTIEL-WILSON (SYNDROME DE) *(angl. Kimmelstiel-Wilson syndrome).* Glomérulosclérose intercapillaire fréquente au cours du diabète avec protéinurie massive, hypertension artérielle et insuffisance rénale. Elle est constamment associée à une rétinopathie diabétique.

KINASE *s. f. (angl. kinase).* Toute enzyme catalysant le transfert du radical phosphorique de l'ATP sur un accepteur, qui est ainsi activé.

KINÉSIE PARADOXALE *(angl. paradoxical kinesia).* Phénomène observé dans la maladie de Parkinson où, dans certaines circonstances, le patient apparaît libéré de la lenteur et de la rigidité, avec une motilité normale pendant quelques instants.

KINÉSIOLOGIE *s. f.* ☞ ***CINÉSIOLOGIE.***

KINÉSITHÉRAPEUTE *s. m. (angl. kinesitherapist).* Auxilliaire médical pratiquant la kinésithérapie.

KINÉSITHÉRAPIE *s. f. (angl. kinesitherapy).* Utilisation des mouvements actifs (gymnastique médicale) ou passifs (massage) à des fins thérapeutiques.

KISSING-ULCER Ulcère en miroir, en face d'un autre ulcère sur le duodénum.

KLEBSIELLA Genre de bactéries à Gram négatif, appartenant à la famille des *Enterobacteriaceae* isolées des matières fécales de l'homme et des animaux, et quelquefois pathogènes.

KLEPTOMANE *s. m. (angl. kleptomaniac).* Sujet atteint de kleptomanie (tendance morbide à commettre des vols).

KLINEFELTER (SYNDROME DE) *(angl. Klinefelter's syndrome).* Insuffisance testiculaire primaire avec azoospermie, caractérisée par une gynécomastie, un eunuchoïdisme, souvent une grande taille et des taux urinaires élevés de gonadotrophines. La détermination du sexe chromosomique montre la présence d'un chromosome X supplémentaire (caryotype XXY) dans 75 % des cas, de plusieurs chromosomes X supplémentaires dans les autres cas.

KOCH (BACILLE DE) *(angl. Koch's bacillus).* Agent responsable de la tuberculose chez l'homme. SYN. ***MYCOBACTERIUM TUBERCULOSIS.***

KOCHER (PINCE DE) *(angl. Kocher's forceps).* Pince hémostatique à mors très serrés, dont les extrémités sont munies de dents intercalées.

KOENIG (SYNDROME DE) *(angl. Koenig's syndrome).* Obstruction intestinale incomplète du grêle caractérisée par des crises abdominales douloureuses avec hyperpéristaltisme, se terminant par des gargouillements.

KOÏLONYCHIE *s. f. (angl. koilonychia).* Anomalie de la forme et de la solidité des ongles ; la face supérieure est plane ou concave, les bords et l'extrémité sont relevés (ongle en forme de cuillère). C'est un signe évocateur d'un déficit en fer.

KOPLIK (SIGNE DE) *(angl. Koplik's sign).* Apparition sur la face interne des joues de petites taches rouges, centrées d'un point blanchâtre, dans la phase prééruptive de la rougeole.

KORSAKOFF (PSYCHOSE DE) *(angl. Korsakoff's psychosis).* Psychose d'origine alcoolique, caractérisée par un syndrome confusionnel, avec désorientation, amnésie de fixation avec fabulations et hallucinations, accompagné en général de signes de polynévrite.

KRAUROSIS *s. f. (angl. kraurosis).* Sécheresse et rétraction d'un organe. ◇ **PENIS** Lichen scléro-atrophique du pénis. ◇ **VULVAE** Affection le plus souvent post-ménopausique, caractérisée par une scléro-atrophie de la vulve avec prurit intense, provoquant un rétrécissement de l'orifice vaginal. Elle peut parfois dégénérer en cancer.

KREBS (CYCLE DE) *(angl. Krebs' cycle).* Ensemble de réactions enzymatiques dont le siège se situe dans les mitochondries des cellules de tous les organismes vivants. Ces réactions sont communes au catabolisme oxydatif final des glucides, des graisses et des acides aminés.

KRUKENBERG (TUMEUR DE) *(angl. Krukenberg's tumor).* Tumeur de l'ovaire, métastase d'un carcinome du tractus gastro-intestinal.

KUPFFER (CELLULE DE) *(angl. Kupffer's cells).* Cellule en forme d'étoile, de nature réticulo-endothéliale, présente dans les parois des sinus hépatiques, et qui contribue à l'élaboration de la bilirubine à partir des globules rouges détruits.

KURU *s. m. (angl. kuru).* Maladie chronique progressive du système nerveux central chez une tribu de Nouvelle-Guinée (les Foré) qui pratique le cannibalisme. Elle se caractérise, après une période d'incubation longue, par un syndrome cérébelleux et une démence associée à une spongiose cérébrale, évoluant vers la mort. Elle est due, comme la maladie de Creutzfeld-Jakob, à une infection par un prion.

KUSSMAUL (RESPIRATION DE) *(angl. Kussmaul's respiration).* Forme de dyspnée observée parfois au cours du coma diabétique, dans laquelle une inspiration profonde est suivie d'une courte pause en inspiration forcée, puis d'une expiration brève et gémissante, suivie elle aussi d'une nouvelle pause.

KWASHIORKOR *s. m. (angl. kwashiorkor).* Ensemble de troubles graves consécutifs à une malnutrition protéino-calorique, observé chez les jeunes enfants après le sevrage (notamment en Afrique) et qui se caractérise par un déficit pondéral supérieur à 25 %, un retard de la croissance, des lésions cutanées, des troubles psychiques (apathie, tristesse, etc.), une hépatosplénomégalie, une anémie et des œdèmes généralisés.

KYSTE *s. m. (angl. cyst).* Tumeur bénigne formée dans un organe par une cavité délimitée par une paroi et remplie d'une substance liquide ou semi-solide ou par un gaz. ◇ **AÉRIEN DU POUMON** *(angl. bronchial —).* Cavités gazeuses uniques ou multiples, congénitales ou acquises du tissu pulmonaire. ◇ **BILIAIRE** *(angl. biliary —).* Formation kystique des voies bilaires intrahépatiques. ◇ **BRANCHIOGÈNE** *(angl. branchial —).* Kyste formé par l'occlusion incomplète d'une fente branchiale, localisé le plus souvent dans la région latérale du cou. SYN. ***KYSTE BRANCHIAL.*** ◇ **DE L'OVAIRE** *(angl. ovarian —).* Tumeur bénigne de l'ovaire, de volume variable, creusée d'une ou de plusieurs cavités et qui peut être un kyste folliculaire et lutéinique ou un dysembryome. ◇ **DERMOÏDE** *(angl. dermoid —).* Kyste formé par un enclavement épidermique au niveau de certaines fentes embryonnaires et dont la paroi est analogue à la structure de la peau et qui peut contenir des follicules pileux, des cheveux et des glandes sébacées. S'observe également au niveau de l'ovaire. ◇ **ÉCHINOCOCCIQUE** (angl. *echinococcus —*). ☞ ***KYSTE HYDATIQUE.*** ◇ **GAZEUX DE L'INTESTIN** *(angl. intestinal gas —).* Petit kyste contenant des gaz, d'origine bactérienne. SYN. ***PNEUMATOSE KYSTIQUE DE L'INTESTIN.*** ◇ **HYDATIQUE** (angl. *hydatid —*). Kyste plus ou moins volumineux formé dans un organe (foie, cerveau, poumon) par le développement de la larve du taenia du chien, *Taenia echinococcus*, qui est introduite dans l'estomac et transportée vers différents organes. SYN. ***KYSTE ÉCHINOCOCCIQUE.*** ◇ **LUTÉINIQUE** (angl. *lutein —*). Kyste se formant dans l'ovaire aux dépens du corps jaune ; sa cavité est tapissée par plusieurs couches de cellules à lutéine et contient un liquide jaunâtre clair ou sanglant. ◇ **PILONIDAL** (angl. *pilonidal —*). Kyste formé aux dépens d'un follicule pileux localisé dans la région sacro-coccygienne. Sa paroi, constituée d'un épithélium spiculé et stratifié, peut contenir des poils et peut s'enfoncer profondément dans le sacrum, jusqu'à la dure-mère. ◇ **POPLITÉ** *(angl. popliteal —).* Tuméfaction kystique constituée dans le creux poplité par l'inflammation de la bourse séreuse des muscles poplités. ◇ **SÉBACÉ** *(angl. sebaceous —).* Kyste formé par la rétention de sébum dans un canal sébacéo-pilaire dilaté.

KYSTECTOMIE *s. f. (angl. cystectomy).* Ablation de tout kyste.

KYSTIQUE *adj. (angl. cystic).* Qui se rapporte à un kyste.

KYSTOGRAPHIE *s. f. (angl. cystography).* Examen radiographique d'un kyste après injection d'un produit opaque dans la cavité kystique.

L

L **1.** Abréviation de vertèbre lombale (ou de racine nerveuse lombale), à faire suivre du chiffre approprié (L1, L2, etc.). **2.** Abréviation de leucocyte. **3.** Symbole du litre. ◇ **(FORME L DES BACTÉRIES)** *(angl. L form of bacteria).* Forme anormale des bactéries qui perdent leur paroi sous l'influence, en particulier, d'un antibiotique.

LABIAL *adj. (angl. labial).* Qui se rapporte aux lèvres.

LABIÉ *adj. (angl. labiate).* Qui possède des lèvres ou en forme de lèvre.

LABILE *adj. (angl. labile).* **1.** Instable. **2.** Qui se modifie facilement.

LABYRINTHE *s. m. (angl. labyrinth).* Système de cavités et de canaux qui communiquent entre eux, et en particulier le labyrinthe de l'oreille interne. ◇ **MEMBRANEUX** *(angl. membranous —).* Contenu membraneux du labyrinthe osseux. Il comprend le conduit endolymphatique, le conduit cochléaire, l'utricule, le saccule et les conduits semi-circulaires. ◇ **OSSEUX** *(angl. bony —).* Ensemble des cavités osseuses de l'oreille interne, creusées dans le rocher. Le labyrinthe osseux contient le labyrinthe membraneux.

LABYRINTHECTOMIE *s. f. (angl. labyrinthectomy).* Destruction du labyrinthe de l'oreille par trépanation ou simple excision.

LABYRINTHITE *s. f. (angl. labyrinthitis).* Inflammation du labyrinthe de l'oreille.

LACET (SIGNE DU) *(angl. Rumple-Leede phenomenon).* En cas de fragilité capillaire, l'interruption de la circulation veineuse par un garrot placé sur le bras, provoque un purpura au niveau de l'avant-bras.

LACRYMAL *adj. (angl. lacrimal).* Qui se rapporte à l'appareil de sécrétion et d'excrétion des larmes.

LACRYMOGÈNE *adj. (angl. lacrimatory).* Qui favorise la sécrétion de larmes.

LACRYMOTOMIE *s. f. (angl. lacrimotomy).* Incision du conduit lacrymal ou du sac lacrymal.

LACTACIDÉMIE *s. f. (angl. lacticacidemia).* Présence et taux d'acide lactique dans le sang. Ce taux augmente dans l'acidose lactique.

LACTACIDURIE *s. f. (angl. lactaciduria).* Présence d'acide lactique dans l'urine.

LACTALBUMINE *s. f. (angl. lactalbumin).* Albumine du lait.

LACTARIUM *s. m. (angl. lactarium).* Lieu de collection et de distribution du lait maternel.

LACTASE *s. f. (angl. lactase).* Enzyme élaborée par les cellules de la muqueuse intestinale et qui scinde les molécules de lactose en leurs deux constituants : glucose et galactose.

LACTATE *s. m. (angl. lactate).* Sel de l'acide lactique.

LACTATION *s. f. (angl. lactation).* Élaboration et sécrétion du lait par les glandes mammaires.

LACTIQUE *adj. (angl. lactic).* Qui se rapporte au lait. ◇ **(ACIDE)** *(angl. — acid).* L'acide lactique est produit lors de la contraction musculaire du fait de l'oxydation anaérobie du glucose libéré à partir du glycogène musculaire ; l'acide lactique du muscle passe dans le sang, puis dans le foie, où il est à nouveau transformé en glucose et stocké sous forme de glycogène.

LACTOBACILLUS Genre de bacilles à Gram positif qui fermentent les glucides avec production d'acide lactique et d'alcool, ils sont isolés des produits laitiers et ne sont pas pathogènes. ◇ ***BIFIDUS*** ☞ ***BIFIDOBACTERIUM.***

LACTOBUTYROMÈTRE *s. m. (angl. lactocrit).* Instrument permettant de déterminer la proportion de matières grasses contenues dans le lait.

LACTOFLAVINE *s. f. (angl. riboflavin).* ☞ ***RIBOFLAVINE.***

LACTOSE *s. m. (angl. lactose).* Sucre du lait ; disaccharide cristallin présent dans le lait (4-7 g %). Par hydrolyse, il se décompose en galactose et glucose. ◇ **(INTOLÉRANCE AU)** *(angl. — intolerance).* Affection due à une absence congénitale ou acquise (affections du grêle) en lactase entraînant diarrhée et amaigrissement par impossibilité d'utilisation du sucre du lait.

LACTOSÉMIE *s. f. (angl. lactosemia).* Présence et taux de lactose dans le sang.

LACTOSURIE *s. f. (angl. lactosuria).* Présence de lactose dans les urines.

LACUNAIRE *(angl. lacunar).* **1.** Qui se rapporte à des lacunes ou qui présente des lacunes. **2.** *s. m.* Désigne souvent un sujet présentant un état pseudo-bulbaire (état lacunaire).

LACUNE *s. f. (angl. defect).* **1.** En radiologie : zone de plus faible densité, d'amputation du contour d'un organe opacifié, de moindre fixation isotopique. **2.** *(NA. lacuna). (angl. lacuna).* Fossette, cavité ou dépression de petite taille.

LACUNES *s. f. pl. (angl. cerebral lacunae).* Lésions encéphaliques faites de petites cavités traduisant des lésions ischémiques.

LADRERIE *s. f.* **1.** *(angl. leprosy).* Autrefois, synonyme de lèpre et de léproserie. **2.** *(angl. cysticercosis).* Maladie des porcs, transmissible à l'homme, caractérisée par le développement dans divers tissus des larves (*Cysticercus cellulosae*) de *Taenia solium*.

LAENNEC (CIRRHOSE DE) *(angl. Laennec's cirrhosis).* Cirrhose atrophique du foie, généralement alcoolique, caractérisée par un petit foie scléreux, dur et clouté. Cliniquement, elle se traduit par une ascite, des œdèmes, des hémorragies et une évolution fatale relativement rapide.

LAGOPHTALMIE *s. f. (angl. lagophthalmos).* Occlusion incomplète des paupières laissant le globe oculaire partiellement découvert, due à une paralysie du muscle orbiculaire ou à une rétraction de la paupière supérieure. SYN. ***ŒIL DE LIÈVRE.***

LAIT *s. m. (angl. milk).* Liquide sécrété par les glandes mammaires après l'accouchement, qui constitue le premier aliment du nouveau-né ou des jeunes animaux. Il contient de la caséine, du lactose, des graisses, des sels et de l'eau en proportions différentes, selon l'espèce animale. ◇ **MATERNISÉ** *(angl. modified —).* Lait de vache privé par centrifugation d'une partie de sa caséine et de sa graisse, jusqu'à ce que celles-ci soient au même niveau que celles contenues dans le lait de femme, et auquel on ajoute du lactose.

LAMBDACISME *s. m. (angl. lambdacism).* Défaut de prononciation consistant à redoubler la lettre « l », à lui donner le son de « l » mouillé, ou à substituer la lettre « l » à la lettre « r ».

LAMBEAU *s. m. (angl. flap).* En chirurgie, partie de peau ou de muscle séparée de son lieu d'origine, auquel elle ne reste rattachée que par un pédicule vascularisé, utilisé pour combler les pertes de substances.

LAMBLIASE *s. f. (angl. lambliasis).* Infection par des parasites du genre *Lamblia* ; giardiase.

LAMINÉ *adj. (angl. laminated).* Formé de lames ou disposé en couches ou en lames.

LAMINECTOMIE *s. f. (angl. laminectomy).* Résection d'une ou plusieurs lames vertébrales.

LAMPE À FENTE *(angl. slit lamp).* Lampe servant à examiner la partie antérieure de l'œil, elle est munie d'un diaphragme fendu fournissant un faisceau lumineux plat et très intense. Quand elle est couplée à un microscope cornéen binoculaire, elle permet l'étude des altérations de la cornée, de la conjonctive, de l'iris et du cristallin.

LANATOSIDE *s. m. (angl. lanatoside).* Glucoside naturel des feuilles de *Digitalis lanata* ; on en a isolé trois glucosides dits A, B et C. Le lanatoside C, composé cristallin, s'utilisait comme cardiotonique.

LANCASTER (ÉPREUVE DE) *(angl. Lancaster's test).* Technique permettant le dépistage et l'analyse des paralysies oculo-motrices.

LANCETTE *s. f. (angl. lancet).* Instrument chirurgical, à double tranchant et à extrémité pointue, utilisé pour saigner, ouvrir un abcès ou vacciner.

LANGERHANS (ÎLOTS DE) *(angl. Langerhans' islets).* Corpuscules globuleux qui existent en grand nombre dans le parenchyme du pancréas. Ils sont de nature endocrine et sont composés principalement de cellules alpha (qui sécrètent le glucagon), bêta (qui sécrètent l'insuline) et delta (qui sécrètent la somatostatine). SYN. ***ÎLOTS PANCRÉATIQUES.***

LANGUE *s. f. (angl. tongue).* Appareil musculomembraneux mobile situé dans la cavité buccale ; organe principal du goût et qui contribue à la mastication, la déglutition et l'articulation de la parole. Elle est composée de fibres musculaires qui forment une masse divisée en deux moitiés par une cloison fibreuse, le septum lingual. Elle est recouverte par une muqueuse, qui sur sa face inférieure présente un pli ou frein qui l'attache au plancher de la bouche. Les corpuscules gustatifs se trouvent principalement dans les papilles caliciformes et fungiformes. ◇ **DE HUNTER** ☞ ***HUNTER (GLOSSITE DE).*** ◇ **FRAMBOISÉE** *(angl. strawberry —).* Langue rouge vif et vernissée, caractéristique de la scarlatine. SYN. ***LANGUE SCARLATINEUSE.*** ◇ **NOIRE VILLEUSE** *(angl. black hairy —).* Affection caractérisée par une coloration plus ou moins noire du dos de la langue et par une hypertrophie des papilles. SYN. ***LANGUE NOIRE PILEUSE.*** ◇ **RÔTIE** *(angl. baked —).* Langue très sèche et brunâtre que l'on observe dans certaines infections fébriles graves telles que la fièvre typhoïde. ◇ **SABURRALE** *(angl. saburral —).* Langue chargée d'un dépôt blanc-jaunâtre, observée dans les troubles digestifs.

LANUGO *s. m. (angl. lanugo).* Duvet très fin qui recouvre tout le corps du fœtus, à l'exception des paumes des mains et des plantes des pieds.

LAPAROPLASTIE *s. f. (angl. laparoplasty).* Réfection de la paroi abdominale.

LAPAROSCHISIS *s. m. (angl. gastroschisis).* Éventration par défaut local de développement de la paroi abdominale.

LAPAROSCOPE *s. m. (angl. laparoscope).* Instrument d'endoscopie, ressemblant à un cystoscope, qui s'introduit dans la cavité péritonéale par une ponction transpariétale et permet de transmettre les images intra-abdominales.

LAPAROSCOPIE *s. f. (angl. laparoscopy).* Examen endoscopique de la cavité abdominale. SYN. ***CŒLIOSCOPIE.***

LAPAROTOMIE *s. f. (angl. laparotomy).* Acte chirurgical qui consiste à ouvrir la cavité abdominale.Le terme cœliotomie est plus adapté mais moins employé.

LARDACÉ *adj. (angl. lardaceous).* Qui ressemble à la graisse de porc ou lard. Se dit de certains tissus dans l'amylose.

LARMES DE CROCODILE (SYNDROME DES) *(angl. crocodile tears syndrome).* Larmoiement unilatéral qui se déclenche lors de la mastication, et qui est le symptôme d'une paralysie faciale ; les fibres nerveuses du nerf facial, lors de leur régénération, aboutissant anormalement à la glande lacrymale.

LARVÉ *adj. (angl. larvate).* Déguisé, masqué ; se dit de certaines maladies ou symptômes.

LARYNGÉ *adj. (angl. laryngeal).* Qui se rapporte ou appartient au larynx.

LARYNGECTOMIE *s. f. (angl. laryngectomy).* Ablation totale ou partielle du larynx.

LARYNGITE *s. f. (angl. laryngitis).* Inflammation du larynx, aiguë ou chronique. ◇ **AIGUË CATARRHALE** *(angl. acute catarrhal —).* Affection caractérisée par une tuméfaction de la muqueuse laryngée avec exsudation de mucus ou de mucopus et qui s'accompagne de toux, de dysphagie, d'aphonie ou d'enrouement, de dyspnée et de fièvre. ◇ **CHRONIQUE, CATARRHALE CHRONIQUE** *(angl. chronic catarrhal —).* Forme de laryngite consécutive à une laryngite aiguë ou à des irritations répétées, avec présence d'exsudats mucopurulents et d'ulcérations superficielles de la muqueuse. ◇ **DIPHTÉRIQUE** (angl. *diphteritic —).* ☞ ***CROUP.*** ◇ **SÈCHE** (angl. *— sicca).* Laryngite chronique avec peu ou pas d'exsudat. ◇ **SOUS-GLOTTIQUE** *(angl. subglottic —).* Laryngite essentiellement localisée à la partie du larynx située au-dessous des cordes vocales, particulièrement fréquente chez le nourrisson et durant la première enfance. ◇ **STRIDULEUSE** *(angl. laryngismus stridulus).* Forme particulière de laryngite de l'enfance, caractérisée par des accès subits d'étouffement nocturnes, une toux rauque, des râles sibillants inspiratoires et de la cyanose.

LARYNGOCÈLE *s. f. (angl. laryngocele).* Tumeur kystique gazeuse constituée par une hernie de l'appendice ventriculaire du larynx.

LARYNGOLOGIE *s. f. (angl. laryngology).* Étude du larynx et de ses maladies.

LARYNGOLOGUE *s. m. (angl. laryngologist).* Spécialiste en laryngologie. SYN. ***LARYNGOLOGISTE.***

LARYNGOPLASTIE *s. f. (angl. laryngoplasty).* Chirurgie plastique du larynx.

LARYNGOPLÉGIE *s. f. (angl. laryngoplegia).* Paralysie des muscles du larynx.

LARYNGOSCOPE *s. m. (angl. laryngoscope).* Instrument employé pour l'examen visuel du larynx. Il en existe divers modèles basés sur l'utilisation de tubes ou de spatules associés à une lumière proximale ou distale. Dans la laryngoscopie indirecte, le laryngoscope comporte un petit miroir plan.

LARYNGOSCOPIE *s. f. (angl. laryngoscopy).* Examen de l'intérieur du larynx, en particulier celui effectué avec un laryngoscope. ◇ **DIRECTE** *(angl. direct —).* Examen direct du larynx avec un laryngoscope, sans utilisation de miroir réfléchissant. ◇ **INDIRECTE** *(angl. indirect —).* Laryngoscopie qui s'effectue avec un miroir laryngoscopique. Méthode inventée par le professeur de chant Manuel Garcia en 1854.

LARYNGOSPASME *s. m. (angl. laryngospasm).* Occlusion spasmodique du larynx provoquant un accès de suffocation, souvent accompagné de cyanose. SYN. ***SPASME LARYNGÉ, SPASME DE LA GLOTTE.***

LARYNGOSPASMOPHILIE *s. f. (angl. spasmophilic laryngospasm).* Spasmophilie qui se manifeste par des laryngospasmes répétés avec ou sans convulsions.

LARYNX *s. m. (angl. larynx).* Appareil musculocartilagineux, central et symétrique, creux, tapissé intérieurement par une muqueuse, situé dans la partie antérieure et supérieure du cou devant le pharynx, sous la base de la langue et au-dessus de la trachée par laquelle il se continue. C'est l'organe qui produit la voix.

LASÈGUE (SIGNE DE) *(angl. Lasègue's sign).* Dans la sciatique, la flexion sur la cuisse du membre inférieur étendu est limitée par la douleur. Si la manœuvre est réalisée jambe fléchie, la mobilisation du membre n'est pas douloureuse. Ce signe distingue la sciatique des affections articulaires.

LASER *s. m.* Amplificateur de lumière émettant un étroit faisceau de rayons lumineux visibles ou infrarouges qui possède une intensité élevée. Le laser est utilisé en médecine comme moyen de microcoagulation, de section ou de vaporisation (notamment en ophtalmologie, neurochirurgie, dermatologie, gastro-entérologie et hématologie). Le mot laser est l'acronyme de l'expression anglaise *light amplification by stimulated emission of radiation.*

LASSA (FIÈVRE DE) *(angl. Lassa fever).* Fièvre hémorragique aiguë épidémique que l'on observe en Afrique Occidentale, provoquée par un arénavirus. Elle s'accompagne de pétéchies et d'ecchymoses, d'une atteinte pleuropulmonaire et rénale, et de troubles sensoriels ; la contagion est directe et la mortalité élevée.

LATENCE *s. f. (angl. latency).* État d'inactivité apparente. ◇ **(PÉRIODE DE)** *(angl. latent period).* En psychanalyse, période qui s'étend du déclin de la sexualité infantile (autour de 6 ans) jusqu'à la puberté, et pendant laquelle il existe une diminution de l'intérêt sexuel et une augmentation des intérêts intellectuels. Correspond à la résolution du complexe d'Œdipe, avec prédominance du refoulement et de la sublimation des pulsions sexuelles.

LATENT *adj. (angl. latent).* Qui existe sans manifester sa présence, comme certaines anomalies ou certaines phases d'une maladie.

LATÉRAL *adj. (angl. lateral).* Qui se rapporte à un côté ou se situe sur un côté ; s'oppose à médial.

LATÉRALITÉ (PARALYSIE DE LA) *(angl. conjugate ocular paralysis).* Paralysie des mouvements latéraux conjugués des yeux.

LATÉROFLEXION *s. f. (angl. lateroflexion).* Flexion vers un côté.

LATÉROPOSITION *s. f. (angl. lateroposition).* **1.** Déplacement latéral d'un organe. **2.** Déviation d'une ou de plusieurs dents vers le côté droit ou gauche de l'arcade dentaire.

LATÉROPULSION *s. f. (angl. lateropulsion).* Tendance à dévier latéralement, lors de la marche, ou à pencher de côté, observée dans les lésions du labyrinthe de l'oreille interne.

LATÉROVERSION *s. f. (angl. lateroversion).* Inclinaison latérale d'un organe, notamment de l'utérus.

LAUDANUM *s. m. (angl. laudanum).* Nom de diverses préparations ou teintures d'opium.

LAV Abréviation anglaise de *Lymphadenopathy Associated Virus*, rétrovirus maintenant appelé VIH. ☞ ***VIH.***

LAVAGE *s. m. (angl. lavage).* Irrigation d'un territoire ou d'un organe, spécialement de l'estomac ou de l'intestin. ◇ **BRONCHO-ALVÉOLAIRE** *(angl. bronchoalveolar —).* Sous fibroscopie, introduction de sérum physiologique dans les bronches ou les alvéoles suivie d'aspiration du liquide injecté pour examen cytobactériologique. ◇ **D'ESTOMAC** *(angl. stomach —).* Opération indiquée en cas d'ingestion de poisons, que l'on pratique avec une pompe stomacale ou simplement avec le tube de Faucher, et qui consiste à faire pénétrer dans l'estomac puis à retirer de celui-ci une plus ou moins grande quantité d'eau ou de solutions médicamenteuses.

LAVEMENT *s. m. (angl. enema).* **1.** Injection de liquide dans le rectum. **2.** Préparation destinée à être injectée dans le rectum. ◇ **ALIMENTAIRE** *(angl. dietary —).* Lavement contenant des substances facilement assimilables, administré par voie rectale dans un but alimentaire. ◇ **BARYTÉ** (angl. *barium —).* Introduction par voie rectale d'une solution de sulfate de baryum en vue d'une exploration radiologique du côlon et du rectum. ◇ **ÉVACUATEUR** (angl. *cathartic —).* Lavement à l'eau tiède pour faciliter l'évacuation des matières fécales. ◇ **HUILEUX** *(angl. oil —).* Lavement à l'huile d'olive, de lin ou d'amande douce, employé comme laxatif. ◇ **PURGATIF** *(angl. purgative —).* Lavement médicamenteux au séné et au sulfate de sodium.

LAXATIF *adj. (angl. laxative).* Se dit des médicaments ou des préparations purgatives douces, qui agissent sans irriter l'intestin.

LAXATIFS (MALADIE DES) *(angl. laxative disease).* Affection en rapport avec la prise abusive et chronique de laxatifs : diarrhée, œdèmes, asthénie et hypokaliémie sévère.

LAXITÉ *s. f. (angl. laxity).* Relâchement, défaut de tension ou de fermeté d'un tissu, d'un organe, d'une articulation.

LCR Abréviation de liquide céphalorachidien.

LDH Abréviation de lactico-déshydrogénase (enzyme).

LDL Abréviation désignant les bêta-lipoprotéines (*Low Density Lipoproteins*).

LÉCITHINE *s. f. (angl. lecithin).* Type de phospholipide constituant normal de toutes les membranes cellulaires, présent en abondance dans toutes les structures du système nerveux (cerveau, nerfs, etc.), dans le foie, le pancréas, le cœur, etc. Elle entre en outre dans la composition du jaune d'œuf et des graines de soja.

LEGIONELLA PNEUMOPHILA Bactérie à Gram négatif responsable de la maladie des légionnaires.

Vue antérieure des muscles et des os

1 M. frontal
2 M. temporal
3 M. orbiculaire de l'œil
4 M. zygomatique
5 M. orbiculaire de la bouche (M. orbiculaire des lèvres)
6 M. sterno-cléido-mastoïdien
7 M. trapèze
8 M. deltoïde
9 M. grand pectoral
10 M. biceps brachial
11 M. triceps brachial
12 M. dentelé antérieur (M. grand dentelé)
13 M. oblique externe de l'abdomen (M. grand oblique de l'abdomen)
14 M. droit (M. grand droit)
15 M. brachio-radial (M. long supinateur)
16 M. fléchisseur radial du carpe (M. grand palmaire)
17 M. tenseur du fascia lata (M. fascia lata)
18 M. sartorius (M. couturier)
19 M. gracile (M. droit interne)
20 M. droit fémoral (M. droit antérieur)
21 M. vaste latéral (M. vaste externe)
22 M. vaste médial (M. vaste interne)
23 M. long fibulaire (M. long péronier latéral)
24 M. gastrocnémien médial (M. jumeau interne)
25 M. tibial antérieur (M. jambier antérieur)
26 M. soléaire
27 Crâne
28 Maxillaire (Maxillaire supérieur)
29 Mandibule (Maxillaire inférieur)
30 Clavicule
31 Sternum
32 Scapula (Omoplate)
33 Cage thoracique
34 Humérus
35 Côtes
36 Rachis (Colonne vertébrale)
37 Os coxal (Os iliaque)
38 Sacrum
39 Radius
40 Ulna (Cubitus)
41 Ischion
42 Carpe
43 Métacarpe
44 Fémur
45 Patella (Rotule)
46 Tibia
47 Fibula (Péroné)
48 Tarse
49 Métatarse

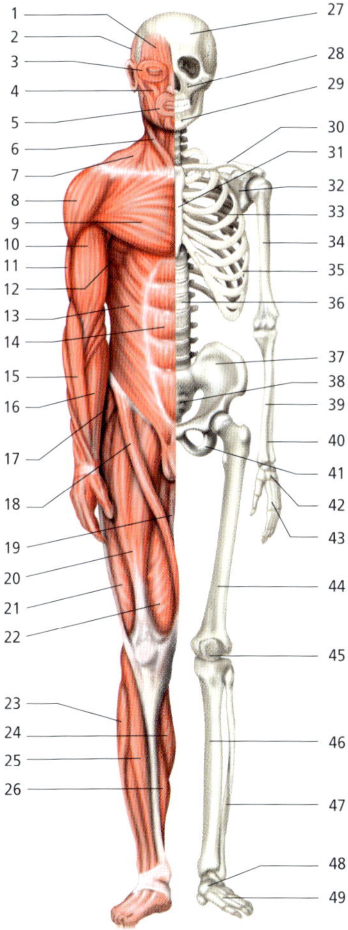

Les termes de l'ancienne nomenclature se trouvent entre parenthèses.
Muscle = M ; Artère = A ; Veine = V ; Nerf = N.

Vue postérieure des muscles et des os

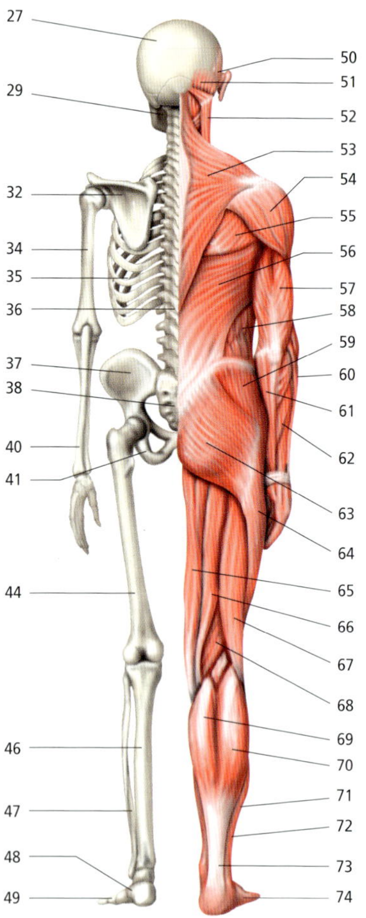

27 Crâne
28 Maxillaire (Maxillaire supérieur)
29 Mandibule (Maxillaire inférieur)
30 Clavicule
31 Sternum
32 Scapula (Omoplate)
33 Cage thoracique
34 Humérus
35 Côtes
36 Rachis (Colonne vertébrale)
37 Os coxal (Os iliaque)
38 Sacrum
39 Radius
40 Ulna (Cubitus)
41 Ischion
42 Carpe
43 Métacarpe
44 Fémur
45 Patella (Rotule)
46 Tibia
47 Fibula (Péroné)
48 Tarse
49 Métatarse
50 M. temporal
51 M. occipital
52 M. sterno-cléido-mastoïdien
53 M. trapèze
54 M. deltoïde
55 M. grand rond et petit rond
56 M. grand dorsal
57 M. triceps brachial
58 M. dentelé antérieur (M. grand dentelé)
59 M. moyen fessier
60 M. long extenseur radial du carpe (M. radial externe)
61 M. fléchisseur ulnaire du carpe (M. cubital antérieur)
62 M. extenseur ulnaire du carpe (M. cubital postérieur)
63 M. grand fessier
64 M. vaste latéral (M. vaste externe)
65 M. gracile (M. droit interne)
66 M. semi-tendineux (M. demi-tendineux)
67 M. biceps fémoral (M. biceps crural)
68 M. semi-membraneux (M. demi-membraneux)
69 M. gastrocnémien médial (M. jumeau interne)
70 M. gastrocnémien latéral (M. jumeau externe)
71 M. soléaire
72 M. long fibulaire (M. long péronier latéral)
73 Tendon calcanéen (Tendon d'Achille)
74 M. court extenseur des orteils (M. pédieux)

Membre supérieur : artères et nerfs

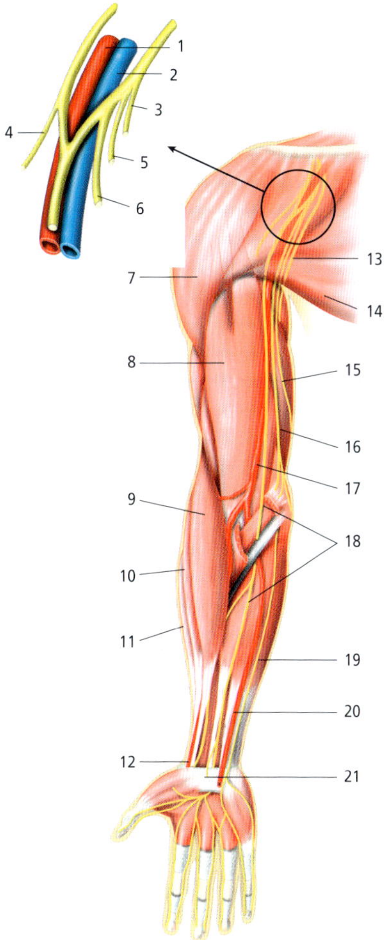

1 A. axillaire
2 V. axillaire
3 N. cutané médial du bras (N. accessoire du brachial cutané interne)
4 N. musculo-cutané
5 N. cutané médial de l'avant-bras (N. brachial cutané interne)
6 N. ulnaire (N. cubital)
7 M. deltoïde
8 M. biceps
9 M. brachio-radial (M. long supinateur)
10 M. long extenseur radial du carpe (M. 1er radial)
11 M. court extenseur radial du carpe (M. 2e radial)
12 A. radiale
13 N. radial
14 M. grand pectoral
15 N. cutané médial de l'avant-bras (N. brachial cutané interne)
16 N. ulnaire (N. cubital)
17 A. brachiale (A. humérale)
18 N. médian
19 N. ulnaire (N. cubital)
20 A. ulnaire (A. cubitale)
21 Rétinaculum des M. fléchisseurs des doigts (Ligament annulaire antérieur du carpe)

Membre inférieur
(innervation de la face postérieure)

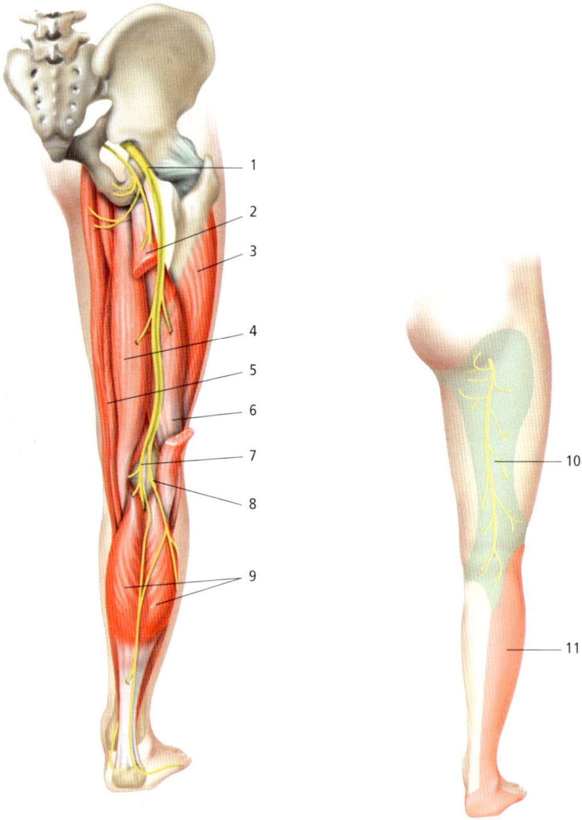

1 N. ischiatique (4e et 5e racines lombaires + 1re, 2e et 3e racines sacrées)
2 Longue portion du biceps
3 M. vaste latéral (M. vaste externe)
4 M. semi-tendineux (M. demi-tendineux)
5 M. semi-membraneux (M. demi-membraneux)
6 Courte portion du biceps
7 N. tibial (N. sciatique poplité interne)
8 N. fibulaire commun (N. sciatique poplité externe)
9 M. gastrocnémien (M. jumeaux)
10 Territoire du N. glutéal inférieur (Territoire du N. petit sciatique)
11 Territoire du N. fibulaire commun (Territoire du N. sciatique poplité interne)

Vue antérieure du cœur

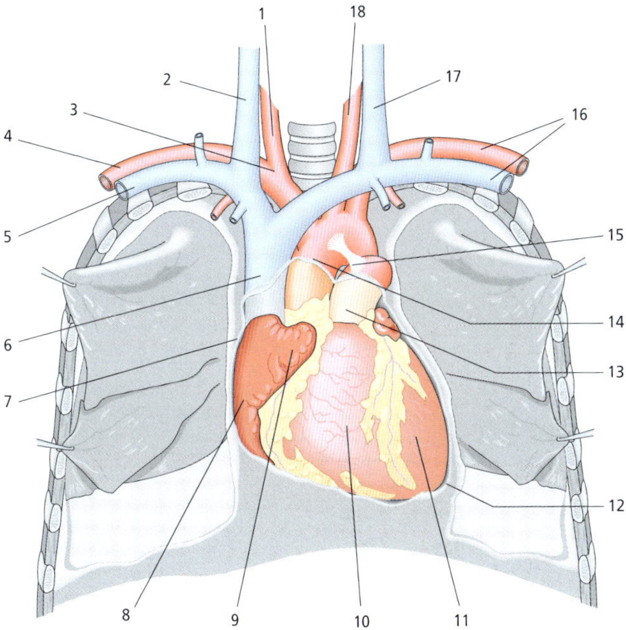

1 A. carotide commune droite (A. carotide primitive droite)
2 V. jugulaire interne droite
3 Tronc artériel brachio-céphalique
4 A. subclavière droite (A. sous-clavière droite)
5 V. subclavière droite (V. sous-clavière droite)
6 V. cave supérieure
7 Hile du poumon droit
8 Atrium droit (Oreillette droite)
9 Auricule droite
10 Ventricule droit
11 Ventricule gauche
12 Ligne de réflexion du péricarde
13 Tronc de l'A. pulmonaire
14 Aorte ascendante
15 Ligament artériel
16 A. + V. subclavières gauches (A. + V. sous-clavières gauches)
17 V. jugulaire interne gauche
18 A. carotide commune gauche (A. carotide primitive gauche)

Ventricule droit

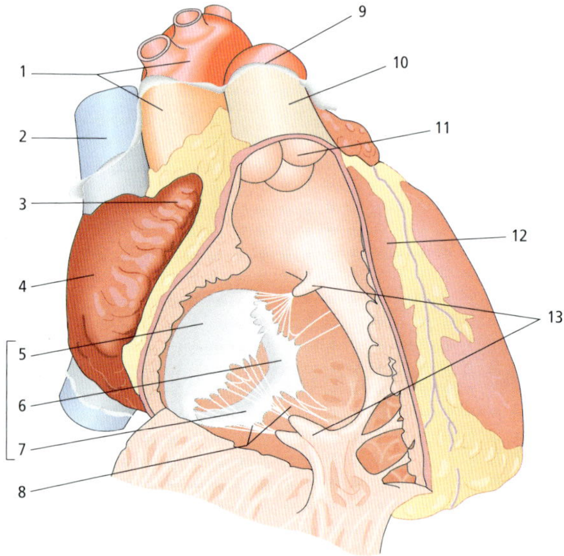

1 Crosse aortique
2 V. cave supérieure
3 Auricule droite
4 Atrium droit (Oreillette droite)
5-7 Valve atrio-ventriculaire droite (Valve tricuspide)
5 Cuspide antérieure (Feuillet antérieur)
6 Cuspide septale (Feuillet septal)
7 Cuspide postérieure (Feuillet postérieur)
8 Cordages tricuspides
9 Péricarde
10 Tronc de l'A. pulmonaire
11 Valve pulmonaire
12 Ventricule droit
13 Piliers de la tricuspide

Vue ouverte de l'oreillette gauche et du ventricule gauche

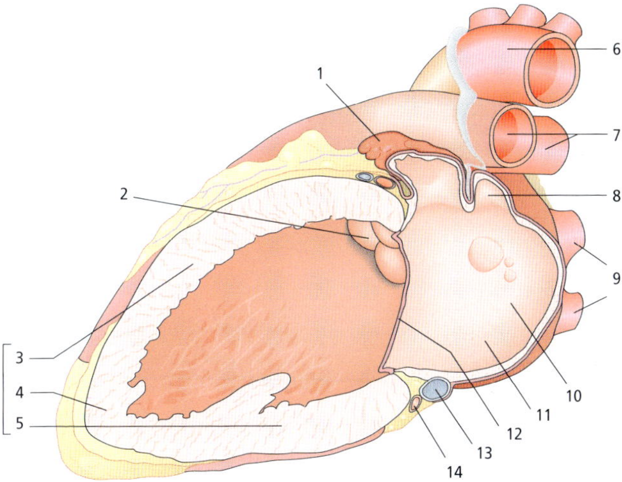

1 Auricule gauche
2 Cupsides de la valve aortique (Sigmoïdes aortiques)
3-5 Ventricule gauche
3 Paroi antérieure
4 Pointe
5 Paroi inférieure
6 Crosse de l'aorte
7 A. pulmonaires
8 V. pulmonaire supérieure gauche
9 V. pulmonaires droites
10 Fosse ovale
11 Atrium gauche (Oreillette gauche)
12 Anneau mitral (coupé)
13 Sinus coronaire
14 Coronaire droite

Topographie générale des poumons dans la cage thoracique

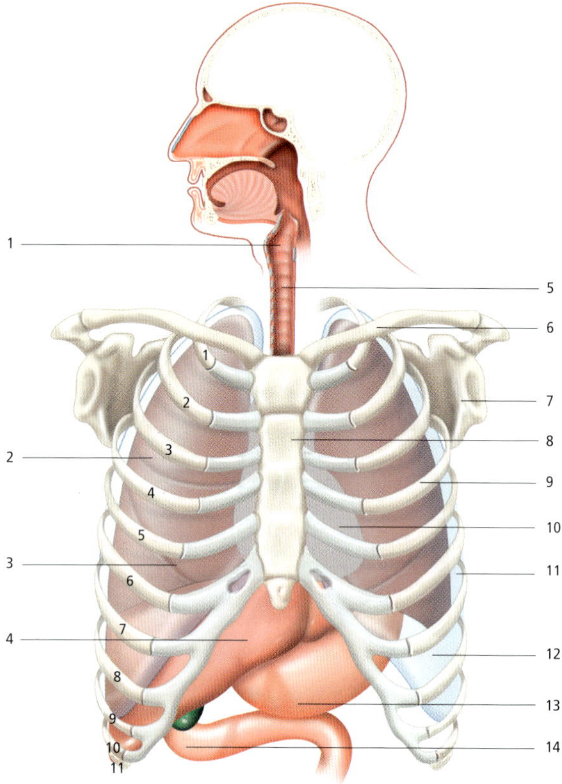

1 Larynx
2 Poumon
3 Scissure
4 Foie
5 Trachée
6 Clavicule
7 Scapula (Omoplate)
8 Sternum
9 Côtes
10 Cœur
11 Plèvre
12 Cul-de-sac pleural
13 Estomac
14 Duodénum

Organes du tube digestif

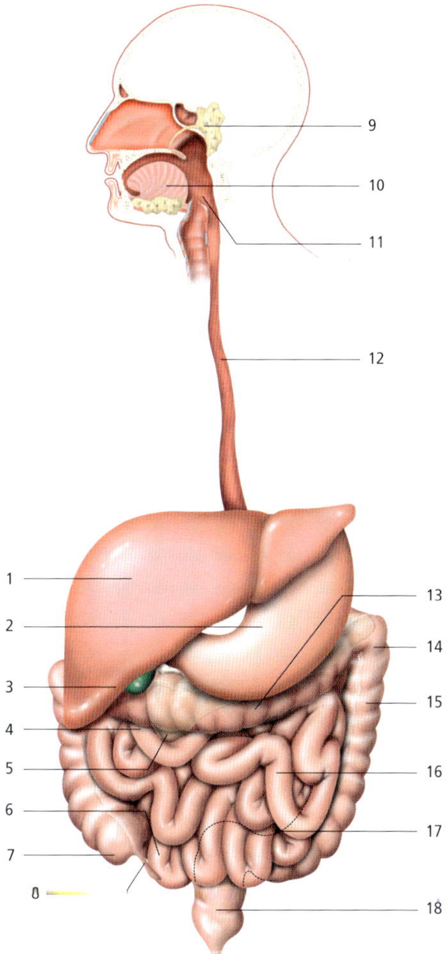

1 Foie
2 Estomac
3 Vésicule biliaire
4 Duodénum
5 Pancréas
6 Iléon
7 Cæcum
8 Appendice
9 Glandes salivaires
10 Langue
11 Pharynx
12 Œsophage
13 Côlon transverse
14 Angle colique gauche
15 Gros intestin (côlon)
16 Intestin grêle (jéjunum)
17 Côlon sigmoïde
18 Rectum

Affluents de la veine porte

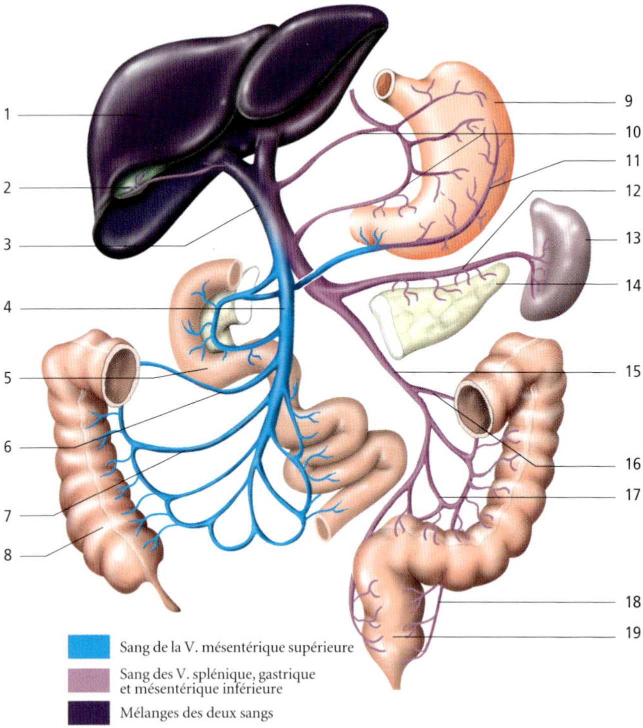

1 Foie
2 Vésicule biliaire
3 V. porte
4 V. mésentérique supérieure (Grande V. mésentérique)
5 Duodénum
6 V. colique moyenne
7 V. colique droite
8 Côlon ascendant
9 Estomac
10 V. gastrique
11 V. gastro-omentale
12 V. splénique
13 Rate
14 Pancréas
15 V. mésentérique inférieure (Petite V. mésentérique)
16 V. colique gauche
17 V. sigmoïdes
18 V. rectales
19 Rectum

Péritoine
(coupe sagittale)

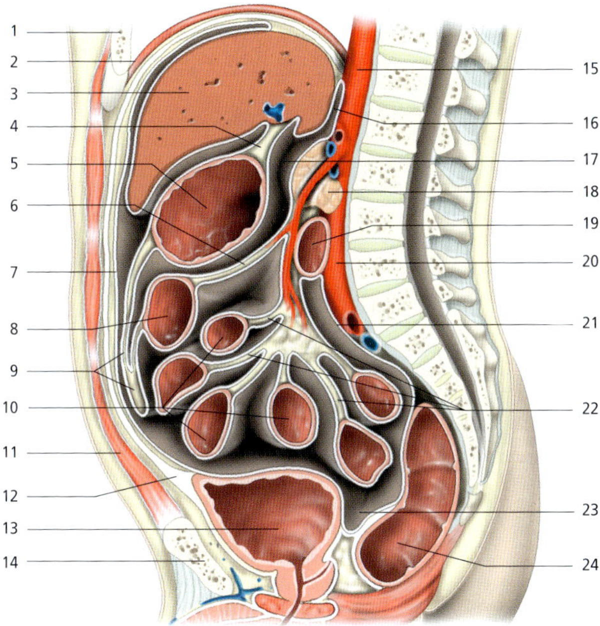

1 Sternum
2 Diaphragme
3 Foie
4 Petit omentum (Petit épiploon)
5 Estomac
6 Mésocôlon transverse
7 Péritoine de la paroi abdominale antérieure
8 Côlon transverse
9 Grand omentum (Grand épiploon)
10 Intestin grêle
11 M. droit de l'abdomen
12 Ouraque
13 Vessie
14 Os pubien
15 Aorte
16 Récessus omental supérieur
17 Foramen omental (Foramen épiploïque de Winslow)
18 Pancréas
19 3e duodénum
20 Aorte abdominale
21 Péritoine de la paroi abdominale postérieure
22 Mésentère de l'intestin grêle
23 Excavation recto-vésicale (Cul-de-sac recto-vésical)
24 Rectum

Vue générale des reins

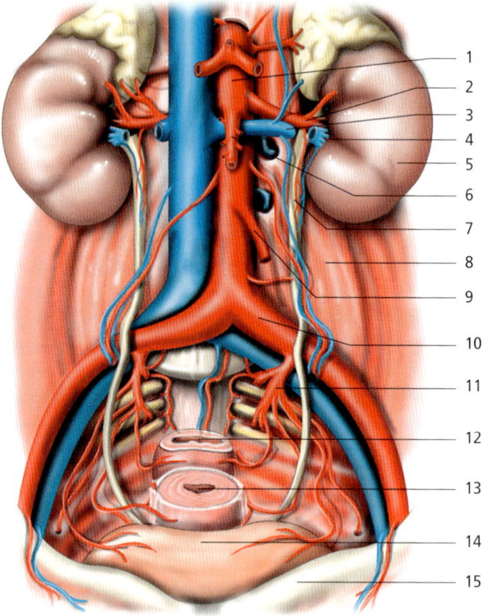

1 Aorte abdominale
2 A. rénale
3 V. rénale
4 Hile du rein
5 Rein
6 A. mésentérique supérieure
7 Uretère et vaisseaux urétéraux
8 M. psoas
9 A. mésentérique inférieure
10 A. iliaque commune (A. iliaque primitive)
11 A. iliaque interne
12 Rectum
13 Utérus
14 Vessie
15 Os pubien

Système urinaire chez l'homme

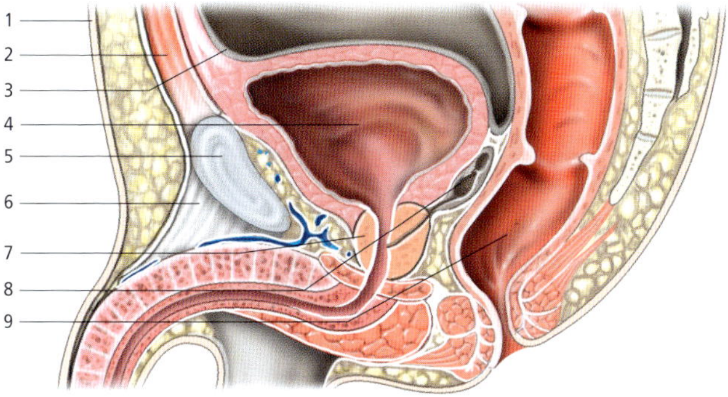

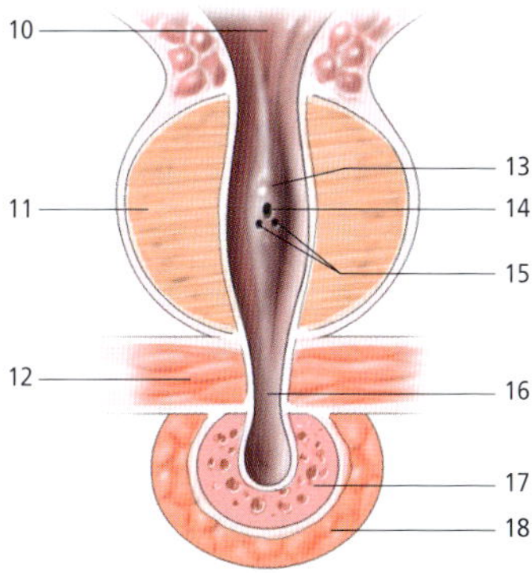

1 Peau
2 Muscle droit de l'abdomen (M. grand droit)
3 Péritoine
4 Vessie
5 Pubis
6 Ligament suspenseur du pénis
7 Prostate
8 Vésicule séminale
9 Rectum
10 Vessie
11 Prostate
12 Sphincter strié de l'urètre
13 Veru montanum
14 Orifice de l'utricule
15 Orifices des canaux éjaculateurs
16 Urètre
17 Corps spongieux

Rapports antérieurs de la glande thyroïde

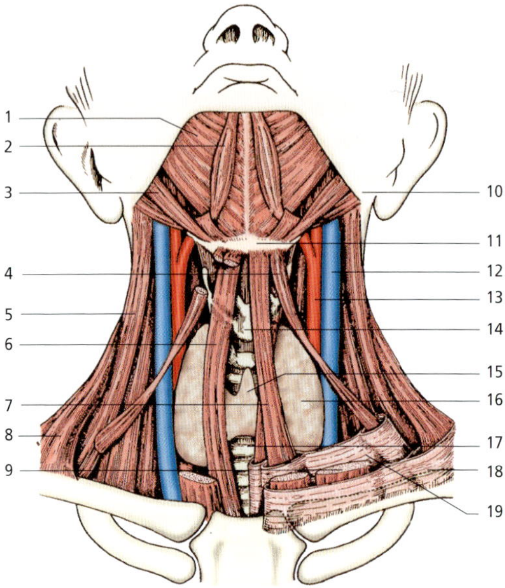

1 M. mylo-hyoïdien
2 M. digastrique
3 M. stylo-hyoïdien
4 M. omo-hyoïdien
5 M. scalènes
6 M. sterno-thyroïdien
7 M. sterno-hyoïdien
8 M. trapèze
9 M. sterno-cléido-mastoïdien
10 Mandibule
11 Os hyoïde
12 V. jugulaire interne
13 A. carotide primitive
14 Cartilage thyroïde
15 Pyramide de Lalouette
16 Glande thyroïde
17 Cartilage cricoïde
18 Fascia cervical superficiel (Aponévrose cervicale superficielle)
19 Fascia cervical moyen (Aponévrose cervicale moyenne)

Coupe sagittale du petit bassin chez la femme

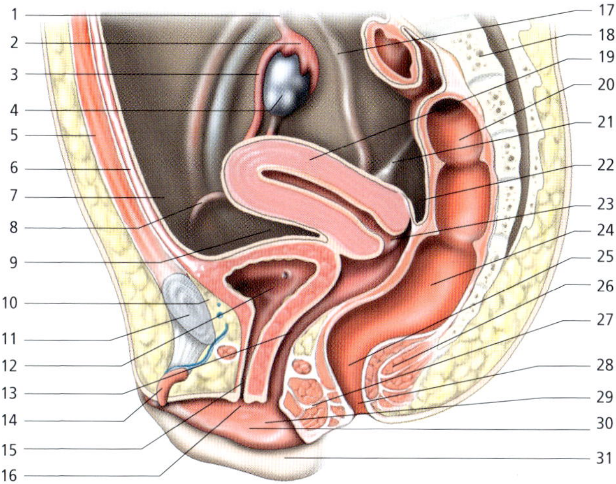

1 Ligament lombo-ovarien
2 Pavillon
3 Trompe utérine (Trompe de Fallope)
4 Ovaire
5 M. droit de l'abdomen
6 Ouraque
7 Péritoine
8 Ligament rond
9 Fosse paravésicale (Cul-de-sac vésico-utérin)
10 Espace rétro-pubien (Espace de Retzius)
11 Symphyse pubienne
12 Vessie
13 Vagin
14 Clitoris
15 Urètre
16 Méat urinaire
17 Uretère
18 Sacrum
19 Corps utérin
20 Côlon sigmoïde
21 Repli utéro-sacral (Ligament utéro-sacré)
22 Excavation recto-utérine (Cul-de-sac de Douglas)
23 Col de l'utérus
24 Rectum
25 Canal anal
26 M. élévateur de l'anus
27 Noyaux fibreux du périnée
28 Anus
29 Vestibule
30 Petite lèvre
31 Grande lèvre

Vue latérale de l'appareil génital masculin

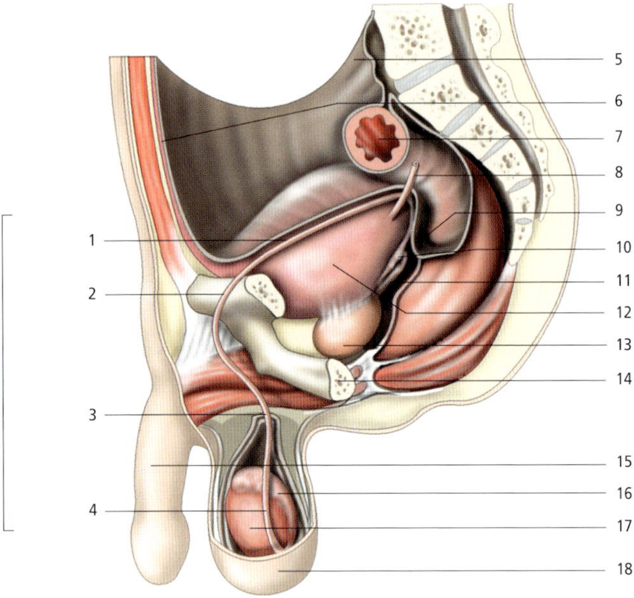

1-4 Canal déférent
1 Portion latéro-vésicale
2 Portion inguinale
3 Portion funiculaire
4 Portion testiculaire
5 Péritoine
6 Paroi antérieure de l'abdomen
7 Rectum
8 Uretère
9 Excavation recto-vésicale
10 Ampoule déférentielle
11 Vésicule séminale
12 Vessie
13 Prostate
14 Os du pubis
15 Pénis ou verge
16 Epididyme
17 Testicule
18 Scrotum

LÉGIONELLOSE *s. f. (angl. legionellosis).* Infection aiguë due à *Legionella pneumophila* (bacille qui se développe dans les canalisations d'eau chaude), qui apparaît généralement en poussées épidémiques avec une symptomatologie d'intensité variable, allant des formes asymptomatiques aux bronchopneumonies graves, avec signes neurologiques et atteinte rénale.

LÉGIONNAIRES (MALADIE DES) *(angl. legionnaire's disease).* ☞ ***LÉGIONELLOSE.***

LÉGISTE (MÉDECIN) *(angl. forensic medicine specialist).* Médecin chargé d'aider la justice dans tous les cas et dans toutes les procédures où son intervention est nécessaire ou justifiée.

LÉIOMYOME *s. m. (angl. leiomyoma).* Tumeur bénigne composée de cellules de type musculaire lisse. Sa localisation la plus fréquente est l'utérus, où la tumeur est improprement appelée fibrome par les cliniciens.

LÉIOMYOSARCOME *s. m.* ☞ ***LIOMYOSARCOME.***

LEISHMANIOSE *s. f. (angl. leishmaniasis).* Maladie due à une infection par un protozoaire du genre *Leishmania.* ☞ ***KALA-AZAR.***

LEMIERRE (SYNDROME DE) Infection tonsillaire à *Fusobacterium necroplarum* avec thrombose de la veine jugulaire et embolie septique pulmonaire. SYN. ***SYNDROME ANGINE-INFARCTUS PULMONAIRE.***

LÉNITIF *adj. (angl. lenitive).* Qui calme, qui adoucit.

LENTICULAIRE *adj. (angl. lenticular).* **1.** En forme de lentille. **2.** Qui se rapporte au cristallin. SYN. ***CRISTALLINIEN.***

LENTIGINE *s. f.* ☞ ***LENTIGO.***

LENTIGINOSE *s. f. (angl. lentiginosis).* Présence de nombreuses lentigines.

LENTIGO *s. m. (angl. lentigo).* Macule, pigmentation circonscrite de la peau, qui siège fréquemment sur les zones découvertes, due à l'augmentation du nombre de mélanocytes dans la couche basale épidermique. SYN. ***GRAIN DE BEAUTÉ, TACHE DE ROUSSEUR.***

LÈPRE *s. f. (angl. leprosy).* Maladie infectieuse chronique généralisée de l'homme, due à *Mycobacterium leprae* et caractérisée par des lésions granulomateuses spécifiques de la peau, des muqueuses, des nerfs, des os et des viscères. Les sulfones et la rifampicine sont efficaces. SYN. ***HANSEN (MALADIE DE).*** ◇ **LÉPROMATEUSE** *(angl. lepromatous —).* Lèpre sévère, stable, riche en bacilles à l'examen bactériologique, très contagieuse (rhinite). Elle se caractérise par des lésions cutanées plus ou moins infiltrées et par un test à la lépromine négatif. Les troncs nerveux périphériques sont envahis de façon manifeste à mesure que la maladie progresse, habituellement de manière symétrique et en laissant des séquelles nerveuses. ◇ **TUBERCULOÏDE** (angl. *tuberculoid —).* Lèpre habituellement stable, en général négative sur le plan bactériologique. Elle se caractérise par l'existence de lésions éythémateuses surélevées à leur pourtour ou sur toute leur surface. Le test à la lépromine est positif. L'atteinte peut toucher de façon importante les troncs nerveux périphériques.

LÉPRIDE *s. f. (angl. leprid).* Lésion cutanée de la lèpre tuberculoïde.

LÉPROLOGIE *s. f. (angl. leprology).* Étude de la lèpre.

LÉPROME *s. m. (angl. leproma).* Nodule inflammatoire dermique caractéristique de la lèpre lépromateuse, constitué essentiellement d'histiocytes qui contiennent de nombreux bacilles de Hansen.

LÉPROMINE *s. f. (angl. lepromin).* Substance antigénique obtenue à partir des lépromes riches en bacilles.

LÉPROSERIE *s. f. (angl. leprosarium).* Établissement où sont soignés les lépreux.

LEPTOMÉNINGITE *s. f. (angl. leptomeningitis).* Inflammation de la pie-mère et de l'arachnoïde.

LEPTOSPIROSE *s. f. (angl. leptospirosis).* Maladie causée par les leptospires. ◇ **ICTÉRO-HÉMORRAGIQUE** *(angl. — icterohemorrhagica).* Affection due à *Leptospira ictéro-hémorragiae.* Le rat est l'animal réservoir et transmet la maladie à l'homme par ses urines. Elle comporte un syndrome infectieux à rechute avec atteinte hépatique, rénale et méningée. Le diagnostic est confirmé par le sérodiagnostic de Martin et Pettit.

LESBIANISME *s. m. (angl. lesbianism).* Homosexualité féminine. SYN. ***SAPHISME, TRIBADISME.***

LÉSION *s. f. (angl. lesion).* Traumatisme ou altération morbide, organique ou fonctionnelle, des tissus. ◇ **DÉGÉNÉRATIVE** *(angl. degenerative —).* Lésion due à un processus régressif et caractérisée par une dégénérescence. ◇ **FOCALE** *(angl. focal —).* Lésion aux limites bien définies. ◇ **HISTOLOGIQUE** *(angl. microscopic —).* Lésion microscopique. ◇ **MYOCARDIQUE** *(angl. myocardial —).* Décalage du segment ST à l'ECG traduisant une souffrance myocardique ischémique. ◇ **PRIMAIRE** *(angl. primary —).* Chancre dur, première lésion de la syphilis ou foyer de primo-infection dans la tuberculose pulmonaire. ◇ **SECONDAIRE** *(angl. secondary —).* Lésion qui succède à une lésion primaire, comme les lésions cutanées de la syphilis qui se développent juste après la phase primaire de la tuberculose.

LÉSIONNEL *adj. (angl. lesional).* Qui est en rapport avec la lésion d'un organe. ◇ **(SYNDROME)** Syndrome radiculaire en rapport avec une compression médullaire : troubles de la sensibilité, douleurs, amyotrophie. ◇ **(SYNDROME SOUS–)** Symptômes neurologiques sous-jacents à la compression médullaire : paraplégie spasmodique, anesthésie, troubles sphinctériens.

LÉTAL *adj. (angl. lethal).* Qui provoque la mort. On écrit aussi léthal.

LÉTHARGIE *s. f. (angl. lethargy).* État pathologique marqué par un sommeil profond et prolongé, d'où le patient sort temporairement quand on le sollicite vivement, en général provoqué par des infections graves avec atteinte des fonctions supérieures.

LEUCÉMIE *s. f. (angl. leukemia).* Maladie caractérisée par la prolifération maligne des leucocytes, ou de leurs précurseurs de la moelle osseuse et du sang périphérique. Elle peut être aiguë ou chronique, myéloïde ou lymphoïde (en fonction du type de prolifération cellulaire). La ponction sternale ou la biopsie médullaire permet toujours d'en préciser le type. ◇ **À TRICHOLEUCOCYTES** *(angl. hairy cell —).* Leucémie subaiguë à lymphocytes anormaux ou tricholeucocytes dont le protoplasme est hérissé de prolongements fixes. Forme particulièrement grave avec pancytopénie. ◇ **AIGUË** *(angl. acute —).* Leucémie frappant surtout l'enfant, d'évolution rapide ; elle est lymphoblastique ou myéloblastique avec forte hyperleucocytose faite de cellules indifférenciées. ◇ **ALEUCÉMIQUE** (angl. *aleukemic —).* Leucémie dans laquelle le nombre de globules blancs dans le sang périphérique est normal ou inférieur à la normale. SYN. ***LEUCOSE ALEUCÉMIQUE.*** ◇ **LYMPHOÏDE CHRONIQUE** *(angl. chronic lymphocytic —).* Leucémie chronique, d'évolution lente, caractérisée par une hyperleucocytose souvent considérable faite de lymphocytes matures. Cliniquement : polyadénopathie et splénomégalie. ◇ **MONOCYTAIRE** *(angl. monocytic —).* Leucémie d'évolution aiguë le plus souvent et de grande malignité avec envahissement de la moelle par des monocytes jeunes. ◇ **MYÉLOBLASTIQUE AIGUË** *(angl. acute myeloblastic —).* Leucémie caractérisée par une prolifération des myéloblastes dans le sang périphérique et la moelle osseuse. Sa symptomatologie clinique se réduit souvent aux seules conséquences de l'insuffisance myéloïde. D'évolution rapide et aiguë, cette leucémie est le plus souvent insensible aux diverses thérapeutiques. ◇ **MYÉLOÏDE CHRONIQUE** (angl. *chronic myelocytic —).* Leucémie dans laquelle les granulocytes prédominent dans le sang périphérique à tous les stades de leur maturation. La plus fréquente des leucémies, elle est caractérisée par une énorme splénomégalie, une hépatomégalie et une hyperleucocytose très importante. Le caryotype met en évidence le chromosome Philadelphie. Après une évolution lente, la prolifération granulocytaire fait place à une prolifération de cellules-souches qui constitue la phase dite aiguë de la maladie. ◇ **PROMYÉLOCYTAIRE AIGUË** (angl. *acute promyelocytic —).* Variété rare de leucémie aiguë rencontrée à tout âge, caractérisée par une prolifération des promyélocytes neutrophiles, qui demeure essentiellement médullaire et atteint rarement les organes lymphoïdes.

LEUCÉMIQUE *(angl. leukemic).* **1.** *adj.* Qui est en rapport avec la leucémie. **2.** *s. m. ou f.* Patient présentant une leucémie.

LEUCINE *s. f. (angl. leucine).* Acide aminé essentiel, non synthétisé par l'organisme, et devant donc être apporté par l'alimentation ; présent dans le gluten, la caséine, la kératine, etc. Elle est essentielle pour le bon développement de l'organisme pendant la croissance et pour l'entretien de l'organisme adulte.

LEUCOBLASTE *s. m. (angl. leukoblast).* Leucocyte immature ; cellule souche qui se transforme en leucocyte.

LEUCOBLASTOSE *s. f. (angl. leukoblastosis).* Présence de leucoblastes dans un tissu ou dans le sang.

LEUCOCYTE *s. m. (angl. leukocyte).* Cellule sanguine nucléée qui, avec les érythrocytes et les thrombocytes, constitue l'ensemble des éléments figurés du sang circulant. Plusieurs variétés principales se rencontrent dans le sang circulant : granulocytes (éosinophiles, basophiles, neutrophiles) et agranulocytes ou lymphocytes et monocytes. Les leucocytes remplissent des fonctions très importantes, aussi bien dans la défense de l'organisme contre divers agents infectieux, que dans les processus immunitaires. Ils prennent naissance dans les organes hématopoïétiques et passent par plusieurs stades évolutifs. SYN. ***GLOBULE BLANC.*** ◇ **BASOPHILE** *(angl. basophilic —).* Granulocyte dont les granulations se colorent par les colorants basiques. SYN. ***GRANULOCYTE BASOPHILE.*** ◇ **ÉOSINOPHILE** *(angl. eosinophilic —).* Granulocyte dont les granulations présentent une affinité particulière pour les colorants acides (éosine). SYN. ***GRANULOCYTE ACIDOPHILE.*** ◇ **MONONUCLÉAIRE** *(angl. mononuclear —).* Leucocyte qui contient un seul noyau arrondi ; il peut être de grande ou petite taille. ◇ **NEUTROPHILE** *(angl. neutrophilic —).* Leucocyte dont les granulations se colorent indistinctement par les colorants acides et basiques.

LEUCOCYTÉMIE *s. f. (angl. leukocythemia).* Taux des leucocytes circulants par unité de volume.

LEUCOCYTOLYSE *s. f. (angl. leukocytolysis).* Destruction ou dissolution des leucocytes *in vitro* ou *in vivo*.

LEUCOCYTOPÉNIE *s. f. (angl. leukocytopenia).* SYN. ***LEUCOPÉNIE.***

LEUCOCYTOPOÏÈSE *s. f. (angl. leukocytopoiesis).* SYN. ***LEUCOPOÏÈSE.***

LEUCOCYTOSE *s. f. (angl. leukocytosis).* Augmentation du nombre des leucocytes dans le sang périphérique (supérieur à 10 000/mm^3). Phénomène observé de façon physiologique pendant la digestion et au cours de la grossesse, et symptomatique dans un grand nombre de maladies en particulier infectieuses.

LEUCOCYTURIE *s. f. (angl. leukocyturia).* Présence de leucocytes en quantité excessive dans les urines.

LEUCODERMIE *s. f. (angl. leukoderma).* Décoloration cutanée plus ou moins étendue, congénitale ou acquise.

LEUCODYSTROPHIE *s. f. (angl. leukodystrophy).* Anomalie génétique déterminant une démyélinisation diffuse de la substance blanche. Comprend un groupe de maladies secondaires à des anomalies du métabolisme des lipides des gaines de myéline au niveau du système nerveux central ou périphérique. Cliniquement : affaiblissement intellectuel, quadriplégie par rigidité de décérébration et mort.

LEUCOENCÉPHALITE *s. f. (angl. leukoencephalitis).* Toute affection cérébrale caractérisée anatomiquement par des lésions de démyélinisation prédominant au niveau de la substance blanche des hémisphères cérébraux et de la moelle, comme la sclérose en plaques et les cérébro-scléroses diffuses.

LEUCOME *s. m. (angl. leukoma).* Opacité blanchâtre qui occupe toute l'épaisseur de la cornée.

LEUCOPÉNIE *s. f. (angl. leukopenia).* Diminution du nombre de leucocytes dans le sang au-dessous de 5 000/mm^3.

LEUCOPLASIE *s. f. (angl. leukoplakia).* Lésion caractérisée par des taches blanches, planes, légèrement surélevées, au niveau des muqueuses (orale, du gland, de la vulve). Souvent associée au tabagisme, elle doit être considérée comme une lésion précancéreuse, surveillée cliniquement et être biopsiée au moindre doute.

LEUCOPOÏÈSE *s. f. (angl. leukopoiesis).* Formation des leucocytes.

LEUCORRHÉE *s. f. (angl. leukorrhea).* Écoulement muqueux ou mucopurulent par les voies génitales de la femme. SYN. ***PERTES BLANCHES.***

LEUCOSARCOMATOSE *s. f. (angl. leukosarcomatosis).* Forme de leucémie aiguë caractérisée par l'importance des tumeurs ganglionnaires, spléniques ou du tissu lymphoïde du tube digestif.

LEUCOSARCOME *s. m. (angl. leukosarcoma).* Tumeur circonscrite ganglionnaire.

LEUCOSE *s. f. (angl. leukosis).* Terme parfois employé pour désigner une leucémie. ◇ **AIGUË** *(angl. acute —).* ☞ ***LEUCÉMIE AIGUË.***

LEUCOTOMIE *s. f. (angl. leukotomy).* Section chirurgicale de la substance blanche d'un lobe cérébral ayant pour objet l'interruption de certains circuits neuroniques. SYN. ***LOBOTOMIE.***

LEUCOTRIÈNE *s. f. (angl. leucotriene).* Substance apparentée aux prostaglandines, libérée par les leucocytes et jouant un rôle dans les réactions d'hypersensibilité immédiate.

LÉVOCARDIE *s. f. (angl. levocardia).* Refoulement à gauche du cœur par une lésion de l'hémi-thorax droit ou au cours d'un situs inversus.

LÉVODOPA *s. f. (angl. levodopa).* L-dopa. Les actions observées après l'administration de lévodopa exogène sont dues à sa transformation en dopamine dans l'organisme. On utilise la lévodopa dans le traitement de la maladie de Parkinson, affection où il existe une diminution des concentrations de dopamine dans les noyaux du système extrapyramidal.

LÉVOGYRE *adj. (angl. levorotatory).* Se dit d'un corps qui fait tourner le plan de polarisation de la lumière vers la gauche. SYN. ***LÉVOROTATOIRE.***

LÈVRE *s. f.* **1.** *(angl. edge).* Bords saillants qui apparaissent autour d'une plaie infectée. **2.** *(angl. lip).* Chacune des deux parties charnues, supérieure et inférieure, qui circonscrivent l'orifice de la bouche. ◇ **(GRANDE)** *(angl. greater lip of pudendum).* Chacun des deux replis cutanés pileux de chaque côté de la fente vulvaire. ◇ **(PETITE)** *(angl. lesser lip of pudendum).* Chacun des deux replis muqueux ou nymphes situés en dessous des grandes lèvres.

LÉVULOSE *s. m. (angl. levulose).* ☞ ***FRUCTOSE.***

LÉVULOSÉMIE *s. f. (angl. levulosemia).* Présence de lévulose dans le sang.

LÉVULOSURIE *s. f. (angl. fructosuria).* Présence de lévulose dans l'urine.

LEVURE *s. f. (angl. yeast).* Champignon microscopique unicellulaire de forme sphérique ou ovoïde se reproduisant par bourgeonnement. Les principales levures pathogènes pour l'homme sont *Candida albicans* et *Cryptococcus neoformans.* ◇ **DE BIÈRE** *(angl. brewer's —). Saccharomyces cerevisiae*, levure type qui s'utilise dans l'industrie de la bière et du pain.

LEYDIG (CELLULE DE) *(angl. Leydig's cell).* Cellule interstitielle du testicule.

LH *(angl. LH).* Abréviation de l'anglais *Luteinizing Hormone.* ☞ ***GONADOSTIMULINE.***

LH-RH Abréviation de l'anglais *Luteinizing Hormone-Releasing Hormone.* ☞ ***GONADOLIBÉRINE.***

LIAISON GÉNÉTIQUE *(angl. linkage).* Coségrégation d'au moins deux allèles au cours des générations en raison de la proximité physique de leurs locus sur le génome.

LIBIDO *s. f. (angl. libido).* Instinct, désir sexuel. En psychanalyse, l'énergie de la pulsion sexuelle.

LICHEN *s. m. (angl. lichen).* **1.** Dermatose papulaire présentant plusieurs types, notamment le lichen plan et ses différentes variétés. ◇ **PLAN** *(angl. — planus).* Maladie de la peau et des muqueuses, d'origine inconnue, caractérisée par des papules qui se localisent de façon privilégiée sur les faces antérieures des membres et sur le tronc.

LICHÉNIFICATION *s. f. (angl. lichenification).* Épaississement de la peau avec augmentation du relief des plis naturels, consécutive au grattage ou à diverses lésions cutanées.

LICHÉNOÏDE *adj. (angl. lichenoid).* Ressemblant au lichen ; lichéniforme.

LIDOCAÏNE *s. f. (angl. lidocaine).* Anesthésique local à action rapide utilisé pour l'anesthésie de surface et d'infiltration. Administré par voie intraveineuse, il agit comme anti-arythmique.

LIENTÉRIE *s. f. (angl. lientery).* Diarrhée dans laquelle les fèces contiennent des fragments alimentaires non digérés.

LIGAMENT *s. m. (angl. ligament).* **1.** Faisceau fibreux, résistant et peu extensible, reliant entre elles deux pièces osseuses, surtout au niveau d'une articulation, ou divers organes ou parties du corps. **2.** Repli péritonéal qui relie les organes intra-abdominaux ou pelviens entre eux ou à la paroi abdominale. ◇ **ANNULAIRE** *(angl. annular —).* Ligament en forme de ceinture semi-circulaire qui existe dans diverses articulations et autour d'elles : radio-ulnaire supérieur, du poignet, de la cheville. ◇ **ARTICULAIRE** *(angl. articular —).* Ligament relié à une articulation, comme le ligament capsulaire.

LIGAMENTOPEXIE *s. f. (angl. ligamentopexy).* Fixation et raccourcissement du ligament rond de l'utérus pour corriger les rétrodéviations de cet organe.

LIGAMENTOPLASTIE *s. f. (angl. ligamentoplasty).* Intervention qui vise à retendre ou à reconstruire un ou plusieurs ligaments.

LIGATURE *s. f. (angl. ligature).* **1.** Action de lier avec un fil. **2.** Fil utilisé pour faire l'hémostase, ou pour fixer une structure anatomique, un implant ou une prothèse. Il peut être constitué par une fibre végétale (lin), d'origine animale (soie, catgut, crin de Florence), métallique (bronze, aluminium, etc.), ou plastique (nylon, etc.), ou chimique (acide polyglactique ou polyglactine).

LIMAÇON *s. m.* ☞ ***COCHLÉE.***

LIMBE *s. m. (angl. limbus).* Bord, bordure.

LIMBIQUE *adj. (angl. limbic).* Qui se rapporte à un limbe. ◇ **(SYSTÈME)** *(angl. — lobe).* Ensemble constitué par l'hippocampe et le corps calleux.

LIMITANTE *s. f. (angl. limiting membrane).* Membrane limitante. ◇ **EXTERNE** *(angl. outer —).* Troisième couche de la rétine en partant de l'extérieur, située entre la couche des cônes et des bâtonnets, et la couche granuleuse externe. ◇ **INTERNE** *(angl. inner —).* La plus interne des couches de la rétine ; membrane mince en rapport avec le corps vitré.

LINCOMYCINE *s. f. (angl. lincomycin).* Antibiotique bactériostatique. Son spectre d'action est similaire à celui de l'érythromycine. Elle est particulièrement indiquée dans les infections osseuses staphylococciques. À fortes doses elle devient bactéricide. Elle est bien tolérée et s'administre par voie orale ou intraveineuse.

LINGUAL *adj. (angl. lingual).* Qui se rapporte à la langue.

LINGULA *s. f.* **1.** *(angl. lingula of left lung).* Partie inférieure du lobe supérieur du poumon gauche. **2.** *(angl. lingula of cerebellum).* Lobule antérieur du vernis du cervelet.

LINIMENT *s. m. (angl. liniment).* Onguent ou pommade liquide ; préparation pharmaceutique, plus épaisse que l'huile, qui s'utilise en applications externes, en friction. Les liniments se composent d'huile ou de graisse et d'un principe actif dont ils prennent le nom : liniment ammoniacal, camphré, térébenthique, etc.

LINITE *s. f. (angl. linitis).* Inflammation du tissu cellulaire, spécialement du tissu périvasculaire de l'estomac. ◇ **PLASTIQUE** *(angl. — plastica).* Forme de cancer de l'estomac avec hypertrophie diffuse du tissu conjonctif sous-muqueux gastrique qui indure les parois de ce viscère. SYN. ***ÉPITHÉLIOMA SQUIRREUX DE L'ESTOMAC.***

LINKAGE *s. m.* ☞ ***LIAISON GÉNÉTIQUE.***

LINTON (SONDE DE) *(angl. Linton's tube).* Sonde à ballonnet destiné à arrêter, par compression, les saignements au niveau des varices de la grosse tubérosité de l'estomac.

LIOMYOME *s. m.* ☞ ***LÉIOMYOME.***

LIOMYOSARCOME *s. m. (angl. leiomyosarcoma).* Tumeur maligne formée de cellules fusiformes et acidophiles qui rappellent les cellules de la fibre musculaire lisse.

LIPASE *s. f. (angl. lipase).* Enzyme qui hydrolyse les triesters du glycérol en acides gras et glycérol. La plus importante est celle sécrétée par le pancréas. La lipase agit sur les triglycérides dans l'intestin grêle, où, pour une action correcte, elle nécessite des sels biliaires et un cofacteur appelé colipase.

LIPASÉMIE *s. f. (angl. lipasemia).* Taux de la lipase dans le sérum sanguin. Normalement inférieur à 190 U/L, son élévation traduit une atteinte pancréatique.

LIPASURIE *s. f. (angl. lipasuria).* Présence de lipase dans l'urine.

LIPECTOMIE *s. f. (angl. lipectomy).* Excision de tissu adipeux.

LIPÉMIE *s. f.* Taux de lipides dans le sang : normalement 5 à 8 g/L. Cette lipémie augmente pendant la digestion, ainsi que dans certaines affections telles que la néphrose lipoïdique, le diabète, les hypothyroïdies, les hypercholestérolémies primaires. Elle diminue dans certaines affections hépatiques comme les cirrhoses.

LIPIDE *s. m. (angl. lipid).* Chacune des substances organiques constituées par des esters d'acides gras avec du glycérol, du cholestérol, etc., de poids moléculaire élevé, et caractérisées par leur insolubilité dans l'eau et leur solubilité dans les solvants organiques.

LIPIDÉMIE *s. f. (angl. lipidemia).* ☞ ***LIPÉMIE.***

LIPIDOGENÈSE *s. f.* ☞ ***LIPOGENÈSE.***

LIPIDOGRAMME *s. m. (angl. lipidogram).* Résultat de l'électrophorèse des lipoprotéines séparés en leurs différentes fractions.

LIPIDURIE *s. f. (angl. lipiduria).* ☞ ***LIPURIE.***

LIPOATROPHIE *s. f. (angl. lipoatrophy).* Atrophie du tissu adipeux.

LIPOCYTE *s. m. (angl. lipocyte).* Cellule adipeuse.

LIPODYSTROPHIE *s. f. (angl. lipodystrophy).* Dystrophie du tissu graisseux, en général, de la région sous-cutanée.

LIPOGENÈSE *s. f. (angl. lipogenesis).* Production de graisse.

LIPOÏDIQUE *adj. (angl. lipoid).* Qui ressemble au tissu adipeux, ou qui s'y rappporte.

LIPOÏDOSE *s. f. (angl. lipoidosis).* Trouble du métabolisme des lipides avec infiltration tissulaire par certains lipides. Il existe des formes cutanées, localisées ou généralisées, des formes osseuses, nerveuses avec dépôt de phospholipides ou de cérébrosides, et hepatospléniques. ☞ ***DYSLIPOÏDOSE.***

LIPOLYSE *s. f. (angl. lipolysis).* Décomposition ou déboublement des graisses en acides gras et en glycérol au cours de la digestion.

LIPOLYTIQUE *adj. (angl. lipolytic).* Qui provoque ou stimule la lipolyse.

LIPOMATOSE *s. f. (angl. lipomatosis).* État caractérisé par la présence de lipomes multiples.

LIPOME *s. m. (angl. lipoma).* Tumeur bénigne constituée par une prolifération localisée des cellules adipeuses. Dans la peau, le lipome est habituellement isolé.

LIPOMICRON *s. m. (angl. lipomicron).* Nom donné aux petites particules de lipoprotéines (essentiellement des triglycérides) qui existent dans le sang après l'absorption de graisses par le tube digestif. SYN. ***CHYLOMICRON.***

LIPOPROTÉINE *s. f. (angl. lipoprotein).* Complexe constitué par des lipides et des protéines (apoprotéines) en proportions variables, représentant la forme normale de transport des lipides dans le sang. Dans le plasma d'un individu normal à jeun, on trouve trois types ou familles de lipoprotéines distinctes : celles de très faible densité (VLDL), appelées aussi lipoprotéines pré-β ; celles de faible densité (LDL), appelées aussi lipoprotéines β et celles de haute densité (HDL), dites aussi lipoprotéines α. Les chylomicrons sont un type de lipoprotéines de densité inférieure à celle des VLDL qui apparaissent dans le plasma lors de la période d'absorption intestinale. ◇ **LP(A)** *(angl. lipoprotein(a))*. Lipoprotéine athérogène proche du plasminogène.

LIPOPROTÉINE-LIPASE *s. f. (angl. lipoprotein-lipase)*. Enzyme présente dans de nombreux tissus et dans le sérum en période post-prandiale et dont le rôle est d'hydrolyser des triglycérides.

LIPOSARCOME *s. m. (angl. liposarcoma)*. Sarcome constitué par des cellules adipeuses, donnant fréquemment des récidives locales et des métastases pulmonaires.

LIPOSOLUBLE *adj. (angl. liposoluble)*. Soluble dans les graisses.

LIPOSOME *s. m. (angl. liposome)*. Microparticule artificielle à enveloppe lipidique pouvant traverser les membranes cellulaires et qui pourraient servir de transport aux médicaments.

LIPOSUCCION *s. f. (angl. liposuction)*. Technique d'aspiration de la graisse sous-cutanée utilisée surtout pour des raisons esthétiques.

LIPOTHYMIE *s. f. (angl. lipothymia)*. État de malaise, avec transpiration abondante, nausées, respiration superficielle, faiblesse musculaire et troubles visuels n'entraînant généralement pas de perte de connaissance.

LIPOTROPE *adj. (angl. lipotrophic)*. Se dit des substances qui ont une affinité pour les graisses ou qui accélèrent l'élimination ou diminuent les dépôts de graisse dans le foie.

LIPURIE *s. f. (angl. lipuria)*. Présence de graisse dans l'urine.

LIQUIDE *s. m. (angl. fluid)*. ◇ **AMNIOTIQUE** *(angl. amniotic —)*. Liquide clair ou jaunâtre entourant l'embryon ou le fœtus et contenu dans l'amnios, qui est repoussé avec celui-ci au moment de l'accouchement, formant la poche des eaux. ◇ **CÉPHALORACHIDIEN** *(angl. cerebrospinal —)*. Liquide séreux contenu dans les ventricules cérébraux, les espaces sous-arachnoïdiens et le canal médullaire.

LISFRANC (ARTICULATION DE) Articulation tarso-métatarsienne.

LISTERIA Genre de bactéries. Ce sont des bacilles de petite taille (0,5 × 1-2 μm), à Gram positif, non sporulés. On peut les rencontrer dans les fèces de l'homme et des animaux supérieurs, ainsi que dans les eaux d'égout, le fourrage et les végétaux en décomposition.

LISTÉRIOSE *s. f. (angl. listeriosis)*. Infection due à *Listeria monocytogenes*. Elle affecte de préférence les nouveau-nés, chez lesquels elle donne lieu à des méningo-encéphalites, ainsi qu'à des infections oculaires, cutanées, septicémiques et endocardiques, la voie de contamination étant le canal génital lors de l'accouchement. Elle touche également les sujets immuno-déprimés.

LITHECTOMIE *s. f. (angl. lithectomy)*. Extraction de calculs.

LITHÉMIE *s. f. (angl. lithemia)*. Taux du lithium plasmatique qui dans les traitements par cet élément doit être inférieur à 0,95 mmol/L.

LITHIASE *s. f. (angl. lithiasis)*. Présence de concrétions solides résultant de la précipitation de diverses substances organiques ou inorganiques à l'intérieur d'une cavité, de canaux ou de conduits. ◇ **BILIAIRE** *(angl. cholelithiasis)*. Présence de calculs dans la vésicule et les voies biliaires. ◇ **HÉPATIQUE** *(angl. hepatic calculus)*. Formation ou présence de calculs au niveau des voies biliaires intrahépatiques. ◇ **PANCRÉATIQUE** *(angl. pancreatic —)*. Présence de concrétions dans les canaux excréteurs ou le parenchyme du pancréasi traduisant une pancréatite chronique. ◇ **SALIVAIRE** *(angl. salivary calculus)*. Obstruction partielle ou totale d'un canal d'excrétion salivaire par un calcul. SYN. ***SIALOLITHIASE***. ◇ **URÉTÉRIQUE** *(angl. ureteral calculus)*. Présence dans les uretères de calculs provenant habituellement des reins. ◇ **URINAIRE** *(angl. urinary calculus)*. Présence de calculs dans les voies urinaires. SYN. ***UROLITHIASE***.

LITHIUM *s. m. (angl. lithium).* Corps simple de numéro atomique 3 ; certains sels de lithium, en particulier le carbonate, sont utilisés dans le traitement de la psychose maniaco-dépressive. Symbole : Li.

LITHOGENÈSE *s. f. (angl. lithogenesis).* Formation de calculs.

LITHOPÉDION *s. m. (angl. lithopedion).* Fœtus calcifié mort.

LITHOTRIPSIE *s. f.* ☞ ***LITHOTRITIE.***

LITHOTRITEUR *s. m.* **1.** *(angl. lithotriptor).* Instrument qui permet de fragmenter les calculs de la vessie à travers l'urètre. **2.** Appareil utilisant des ondes piézoélectriques pour pulvériser, par voie externe, les lithiases biliaires et urinaires. SYN. ***LITHOTRIPTEUR.***

LITHOTRITIE *s. f. (angl. lithotripsy).* Opération consistant à broyer les calculs dans la vessie ou la vésicule à l'aide d'un lithotriteur. ◇ **EXTRACORPORELLE** *(angl. extracorporeal shock wave —).* Pulvérisation des calculs par lithotriteur.

LITTRITE *s. f. (angl. littritis).* Inflammation des glandes urétrales (de Littre).

LIVEDO *s. m. (angl. livedo).* État marbré de la peau caractérisé par des taches livides cutanées, avec des bandes sombres, généralement dû à un trouble circulatoire par congestion passive.

LIVIDITÉ *s. f. (angl. lividity).* **1.** Coloration violacée de la peau, provoquée par le froid ou par certaines affections. **2.** Pâleur très marquée.

LIXIVIATION *s. f. (angl. lixiviation).* Opération qui consiste à faire passer un liquide (de l'eau, de l'alcool, etc.), à travers une couche d'une substance pulvérisée, pour en extraire ses principes solubles. SYN. ***PERCOLATION.***

LOA LOA Espèce de filaire parasite qui utilise l'homme comme hôte définitif. Chez l'individu infecté, les vers adultes vivent et se déplacent librement dans le tissu cellulaire sous-cutané (extrémités, tronc et tête), produisant des œdèmes autour de l'endroit où ils se trouvent (œdèmes migratoires ou œdèmes de Calabar). Les microfilaires (formes larvaires) apparaissent dans le sang périphérique pendant la journée. La transmission se fait par la piqûre de mouches du genre *Chrysops*. Cette espèce est très répandue en Afrique centrale et occidentale.

LOASE *s. f. (angl. loiasis).* ☞ ***FILARIOSE.***

LOBE *s. m. (angl. lobe).* Portion plus ou moins saillante d'un viscère qui est limitée par des fissures ou des divisions. ◇ **AZYGOS** *(angl. azygos —).* Lobe accessoire du poumon droit situé sur la partie supérieure de la face médiastinale. ◇ **CARRÉ** *(angl. quadrate —).* Lobe hépatique situé sur la face inférieure du foie. ◇ **CAUDÉ DU FOIE** *(angl. caudate —).* Partie du foie située en arrière du hile hépatique. ◇ **CÉRÉBRAL** *(angl. cerebral —).* Chacune des divisions principales du cortex au niveau de chaque hémisphère cérébral : lobes frontal, pariétal, temporal et occipital, qui par leurs situations correspondent aux os du crâne du même nom. ◇ **DE L'HYPOPHYSE** *(angl. pituitary —).* Chacun des deux lobes antérieur (pars distalis) et postérieur (pars nervosa) de la glande pituitaire, séparés par une fente étroite ou pars media. ◇ **DE SPIEGEL** ☞ ***LOBE CAUDÉ DU FOIE.*** ◇ **HÉPATIQUE** *(angl. hepatic —).* Chacun des lobes du foie : droit, gauche, carré, caudé. ◇ **MOYEN (SYNDROME DU)** *(angl. middle — syndrome).* Sténose de la bronche lobaire moyenne comprimée par une adénopathie tuberculeuse de primo-infection. ◇ **PARIÉTAL** *(angl. parietal area).* Portion du cerveau située à l'arrière du sillon de Rolando, qui comprend en particulier le gyrus postcentral. SYN. ***AIRE PARIÉTALE.*** ◇ **PYRAMIDAL DE LA THYROÏDE** *(angl. pyramid — of thyroid gland).* Lobe médian inconstant de la thyroïde.

LOBECTOMIE *s. f. (angl. lobectomy).* Ablation chirurgicale d'un lobe (thyroïde, poumon, cerveau, foie).

LOBOTOMIE *s. f. (angl. lobotomy).* Section chirurgicale de la substance blanche d'un lobe cérébral. SYN. ***LEUCOTOMIE.***

LOCALISATION *s. f. (angl. localization).* **1.** Détermination du siège d'un processus morbide ou d'une lésion. **2.** Limitation d'un processus morbide à une zone restreinte. ◇ **CÉRÉBRALE** *(angl. cerebral —).* Détermination des parties ou centres de l'encéphale qui remplissent une fonction déterminée.

LOCHIES *s. f. pl. (angl. lochia).* Écoulement utérin sanglant, puis sérosanglant et finalement séreux, qui se produit pendant 10 à 20 jours après l'accouchement.

LOCKED-IN SYNDROME Tétraplégie associée à une paralysie des dernières paires crâniennes et des mouvements de latéralité du regard sans troubles de la conscience en rapport avec un ramollissement protubérentiel consécutif à une thrombose du tronc basilaire. SYN. ***SYNDROME DE VERROUILLAGE.***

LOCUS *s. m. (angl. locus).* **1.** En génétique, point d'un chromosome occupé par un gène. **2.** *(NA. locus).* Nom latin donné à certaines structures anatomiques nerveuses bien individualisées. Ex. *locus niger.*

LOGE *s. f. (angl. space).* Cavité contenant un organe. Ex. *loge thyroïdienne, musculaire.*

LOGÉTRON *s. m. (angl. logetron).* Système permettant d'améliorer le contraste des clichés radiographiques.

LOGORRHÉE *s. f. (angl. logorrhea).* Besoin irrésistible de parler de façon profuse et précipitée qu'éprouvent certains malades mentaux.

LOMBAL *adj. (angl. lumbar).* Qui concerne la région des lombes. SYN. ***LOMBAIRE.***

LOMBALGIE *s. f. (angl. lumbago).* Toute douleur de la région lombaire.

LOMBARTHROSE *s. f. (angl. lumbar spondylosis).* Rhumatisme dégénatif (arthrose) touchant le rachis lombaire. SYN. ***ARTHROSE LOMBAIRE.***

LOMBES *s. f. pl. (angl. loins).* Région du dos comprise entre le thorax et le pelvis.

LOMBOSCIATIQUE *s. f. (angl. sciatica).* Sciatique associée à une douleur de la région lombaire.

LOMBOSTAT *s. m. (angl. orthopedic lumbar corset).* Appareil orthopédique ou corset soutenant le rachis lombaire.

LOMBOTOMIE *s. f. (angl. lumbar laminectomy).* Incision chirurgicale de la région lombaire.

LOMBRIC *s. m. (angl. roundworm).* Terme générique populaire utilisé pour désigner les vers parasites de l'intestin, en particulier les ascarides.

LONGILIGNE *adj. (angl. longilineal).* Se dit d'un individu à corps allongé et mince et à membres longs et graciles.

LORDOSE *s. f. (angl. lordosis).* Courbure osseuse, spécialement de la colonne vertébrale, de convexité antérieure, inverse de la cyphose.

LOTION *s. f. (angl. lotion).* Préparation aqueuse destinée à être appliquée sur la peau sans frictions. Les lotions modernes, véritables cosmétiques, sont des émulsions préparées à base de substances tensioactives comme l'alcool cétilique et le lauryl sulfatosodique.

LOUPE *s. f.* **1.** *(angl. sebaceous cyst).* Synonyme de kyste sébacé, notamment du cuir chevelu. **2.** *(angl. magnifying glass).* Lentille de grossissement.

LÖWENSTEIN (MILIEU DE) *(angl. Löwenstein culture medium).* Milieu spécialement préparé pour la culture de *Mycobacterium tuberculosis.* Il en existe plusieurs variantes.

Lp(a) ☞ ***LIPOPROTÉINE LP(A).***

LSD Abréviation du diéthylamide de l'acide lysergique (*Lysergic Säure Diäthylamide*). Hallucinogène très puissant obtenu synthétiquement, également présent dans différentes plantes. Utilisé dans certaines toxicomanies. SYN. ***LYSERGIDE.***

LUCITE *s. f. (angl. light eruption).* Lésions cutanées secondaires à l'action de la lumière. SYN. ***ACTINITE.***

LUETTE *s. f. (angl. palatine uvula).* ☞ ***UVULE.***

LUGOL (SOLUTION DE) *(angl. Lugol's solution).* Solution d'iode, d'iodure potassique et d'eau.

LUMBAGO *s. m. (angl. lumbago).* Douleur vive, d'apparition soudaine, de siège lombaire, souvent consécutive à un effort, généralement en rapport avec une lésion discale ou avec une entorse des articulations intervertébrales.

LUMISTÉROL *s. m. (angl. lumisterol).* Premier produit obtenu par l'irradiation de l'ergostérol par la lumière ultraviolette ; en poursuivant l'irradiation, on obtient le calciférol (vitamine D_2).

LUNATUM (OS) *(angl. lunate bone).* Os de la première rangée du carpe. SYN. ***OS SEMI-LUNAIRE.***

LUNULE *s. f. (angl. lunula of nail).* Espace blanchâtre semi-lunaire de la racine des ongles.

LUPIQUE *adj. (angl. lupic).* Relatif au lupus ou qui s'y rapporte.

LUPOÏDE *adj. (angl. lupoid).* Qui rappelle le lupus.

LUPOME *s. m. (angl. lupoma).* Lésion caractéristique du lupus tuberculeux.

LUPUS *s. m. (angl. lupus).* Affection tuberculeuse de la peau et des muqueuses de différents types caractérisés par la production de tubercules qui s'ulcèrent et ont tendance à s'étendre. ◇ **ÉRYTHÉMATEUX AIGU DISSÉMINÉ** *(angl. acute systemic — erythematosus).* Collagénose affectant habituellement les femmes jeunes, se manifestant par diverses atteintes : lésions cutanées ou arthrites, glomérulonéphrite, atteintes pleuropulmonaires ou neuropsychiatriques, et des troubles biologiques particuliers. L'évolution comprend des poussées et des rémissions. Le pronostic a été amélioré par l'usage des immunosuppresseurs. Certains lupus sont dits induits car provoqués par des médicaments. SYN. ***LUPUS ÉRYTHÉMATEUX SYSTÉMIQUE.*** ◇ **ÉRYTHÉMATEUX CHRONIQUE** *(angl. — erythematosus).* Atteinte cutanée élective par des plaques rouges, infiltrées et squameuses des régions découvertes.

LUTÉAL *adj. (angl. luteal).* Qui concerne le corps jaune ovarien.

LUTÉINE *s. f. (angl. lutein).* **1.** Pigment jaune, lipochrome, du corps jaune et du jaune d'œuf, comparable à la xanthophylle. **2.** Progestérone.

LUTÉINIQUE *adj. (angl. luteinic).* Qui concerne le corps jaune ovarien.

LUTÉINISATION *s. f. (angl. luteinization).* Processus qui se produit dans les cellules du follicule ovarien matures et déchargées de leur ovule ; ces cellules s'hypertrophient et prennent une couleur jaune, le follicule se transformant en corps jaune, modification que l'on attribue essentiellement à l'hormone hypophysaire lutéinisante (LH).

LUTÉOTROPHINE *s. f. (angl. luteotrophic hormone).* ☞ ***GONADOSTIMULINE.***

LUXATION *s. f. (angl. dislocation, luxation).* Déplacement anormal permanent d'un organe, spécialement celui des surfaces articulaires des os.

LYELL (SYNDROME DE) *(angl. toxic epidermal necrosis).* Dermatite aiguë avec décollement important de l'épiderme, entraînant l'aspect d'un brûlé associé à des troubles systémiques graves : surinfections, désordres hydroélectrolytiques. L'étiologie est le plus souvent une allergie médicamenteuse, AINS en particulier, et le pronostic souvent fatal. SYN. ***ÉPIDERMOLYSE BULLEUSE TOXIQUE.***

LYME (MALADIE DE) *(angl. Lyme's disease).* Maladie infectieuse due à un spirochète, *Borrelia burgdorferi* inoculé par une tique, elle se manifeste cliniquement par l'association d'un érythème migrateur, d'arthrites récidivantes et des troubles méningoradiculaires.

LYMPHADÉNITE *s. f. (angl. lymphadenitis).* Inflammation des nœuds lymphatiques ; adénite. ◇ **MÉSENTÉRIQUE** *(angl. mesenteric —).* ☞ ***ADÉNITE MÉSENTÉRIQUE AIGUË.***

LYMPHADÉNOPATHIE *s. f. (angl. lymphadenopathy).* Terme général pour désigner les affections des nœuds et du tissu lymphatique. ◇ **ANGIO-IMMUNOBLASTIQUE** *(angl. angio-immunoblastic —).* ☞ ***ADÉNOPATHIE ANGIO-IMMUNOBLASTIQUE.***

LYMPHANGIECTASIE *s. f. (angl. lymphangiectasis).* Dilatation des vaisseaux lymphatiques observée dans l'éléphantiasis.

LYMPHANGIOME *s. m. (angl. lymphangioma).* Tumeur bénigne constituée par une agglomération de vaisseaux lymphatiques. La lésion est le plus souvent congénitale, et est liée à une malformation du système lymphatique dans les premiers stades de son développement. Elle se localise surtout dans la peau.

LYMPHANGITE *s. f. (angl. lymphangitis).* Inflammation d'un ou de plusieurs vaisseaux lymphatiques.

LYMPHATIQUE **1.** *adj. (angl. lymphatic).* Relatif à la lymphe ou qui la contient. **2.** *s. m. (angl. lymphatic vessel).* Vaisseau lymphatique.

LYMPHE *s. f. (angl. lymph).* Liquide clair, transparent, alcalin, jaune clair ou opalescent, qui circule dans les vaisseaux lymphatiques. La lymphe coagule comme le sang et, comme lui, se compose d'eau, d'albumine, de fibrine et de sels, mais en proportions très différentes, en particulier pour l'albumine, qui existe en moindre quantité, et de l'eau, en plus forte proportion. Elle contient aussi des leucocytes et plus particulièrement des lymphocytes, des corpuscules de graisse et accidentellement des hématies.

LYMPHOBLASTE *s. m. (angl. lymphoblast).* Cellule souche de la série lymphocytaire de 15 µm de diamètre donnant naissance au grand lymphocyte.

LYMPHOBLASTOME *s. m. (angl. lymphoblastoma).* Lymphome constitué par des lymphoblastes ou par des cellules de la lignée lymphocytaire.

LYMPHOBLASTOSE *s. f. (angl. lymphoblastosis).* Type de leucémie caractérisé par un excès de lymphoblastes dans le sang.

LYMPHOCÈLE *s. f. (angl. lymphocele).* Collection de lymphe extravasée, épanchement lymphatique.

LYMPHOCYTE *s. m. (angl. lymphocyte).* Cellule sanguine mononucléée classée selon son diamètre en grand (9 à 15 µm) et petit (6 à 9 µm) lymphocyte qui joue un rôle fondamental dans la réponse immunologique de l'organisme, et que l'on trouve généralement dans le courant circulatoire et dans les « organes lymphoïdes » (nœuds lymphatiques, rate, thymus). Selon leur rôle, on distingue les lymphocytes B et T : les premiers sont responsables de l'immunité humorale et les deuxièmes de l'immunité cellulaire. ◇ **B** *(angl. B —, B cell).* Petit lymphocyte responsable de l'immunité humorale en sécrétant des immunoglobulines. ◇ **CYTOTOXIQUE** *(angl. cytotoxic —).* Lymphocyte ayant un pouvoir de destruction vis-à-vis de certaines cellules. ◇ **GRANULEUX (GRAND)** *(angl. large granular —).* Groupe de lymphocytes définis morphologiquement par leur grande taille et leurs granulations cytoplasmiques. Abréviation : LGL. ◇ **HELPER** *(angl. helper cell).* Variété de lymphocytes T qui « aident » certains lymphocytes T et B en produisant interleukine, interféron ou anticorps. SYN. ***CELLULE T AUXILLIAIRE.*** ◇ **K** *(angl. killer cell, K cell).* ☞ ***LYMPHOCYTE CYTOTOXIQUE.*** ◇ **NK** *(angl. NK cell, natural killer cell).* Cellule lymphoïde particulière dont la cible est constituée par certaines cellules lymphoblastiques. SYN. ***CELLULE TUEUSE NATURELLE.*** ◇ **SUPPRESSEUR** *(angl. suppressor cell).* Lymphocyte T inhibant certaines réponses de l'organisme face à un antigène. Son déficit favoriserait le développement d'affections auto-immunes. ◇ **T** *(angl. T —, T cell).* Petit lymphocyte responsable de l'immunité cellulaire en agissant par cytotoxicité directe, par la stimulation des macrophages ou par la sécrétion de substances particulières. ◇ **T AUXILLIAIRE** ☞ ***LYMPHOCYTE HELPER.*** ◇ **T SUPPRESSEUR** *(angl. T suppressor cell).* Lymphocyte bloquant la réponse immunitaire vis-à-vis d'un antigène.

LYMPHOCYTÉMIE *s. f. (angl. lymphocythemia).* Présence de lymphocytes dans le sang.

LYMPHOCYTOME *s. m. (angl. lymphocytoma).* Tumeur localisée du système lymphatique, dans laquelle les lymphocytes sont l'élément prédominant.

LYMPHOCYTOPÉNIE *s. f. (angl. lymphocytopenia).* Diminution du nombre des lymphocytes dans le sang.

LYMPHOCYTOPOÏÈSE *s. f. (angl. lymphocytopoiesis).* Leucopoïèse lymphocytaire.

LYMPHOCYTOSE *s. f. (angl. lymphocytosis).* Élévation du taux des lymphocytes circulants. ◇ **INFECTIEUSE AIGUË** *(angl. acute infectious —).* Affection virale aiguë bénigne de l'enfant avec hyperlymphocytose d'évolution bénigne. SYN. ***MALADIE DE CARL SMITH.***

LYMPHŒDÈME *s. m. (angl. lymphedema).* Œdème par obstruction des vaisseaux lymphatiques.

LYMPHOGRANULOMATOSE *s. f. (angl. lymphogranulomatosis).* Toute maladie caractérisée par l'apparition de lymphogranulomes multiples. ◇ **MALIGNE** ☞ ***HODGKIN (MALADIE DE).***

LYMPHOGRANULOME BÉNIN *(angl. benign lymphogranuloma).* ☞ ***BESNIER-BOECK-SCHAUMANN (MALADIE DE).***

LYMPHOGRAPHIE *s. f. (angl. lymphography).* Radiographie des vaisseaux et des nœuds lymphatiques après injection d'un produit de contraste opacifiant dans un conduit lymphatique ou directement dans le tissu interstitiel.

LYMPHOÏDE *adj. (angl. lymphoid).* **1.** Qui ressemble à la lymphe. **2.** Qui concerne les lymphocytes et les organes les produisant : nœuds lymphatiques, moelle osseuse, thymus, tonsilles, etc. L'ensemble lymphocytes et organes lymphoïdes constituent le système ou tissu lymphoïde.

LYMPHOKINE *s. f. (angl. lymphokine).* Glycoprotéine sécrétée par les lymphocytes T lors d'un nouveau contact avec l'antigène auquel ils ont été sensibilisés, responsable des réactions d'immunité cellulaire. L'interféron et l'interleukine sont des lymphokines.

LYMPHOME *s. m. (angl. lymphoma).* Terme générique qui désigne les tumeurs formées à partir de tissu lymphoïde, et réservé généralement aux tumeurs malignes. ◇ **MÉDITERRANÉEN** *(angl. mediterranean —).* Affection maligne lymphoplasmocytaire du grêle avec syndrome de malabsorption et présence dans le sang d'une chaîne lourde anormale d'immunoglobuline. ◇ **NON HODGKINIEN** *(angl. non-Hodgkin —).* Groupe hétérogène de lymphomes malins à tableau voisin de la maladie de Hodgkin, avec prédominance des atteintes ganglionnaires périphériques et une diffusion d'emblée. ◇ **T** *(angl. T —).* Lymphome malin dérivé des lymphocytes T.

LYMPHOPATHIE *s. f. (angl. lymphopathy).* Terme général pour désigner les maladies du système lymphatique.

LYMPHOPÉNIE *s. f. (angl. lymphopenia).* ☞ ***LYMPHOCYTOPÉNIE.***

LYMPHOPOÏÈSE *s. f. (angl. lymphopoiesis).* ☞ ***LYMPHOCYTOPOÏÈSE.***

LYMPHOPROLIFÉRATIF *adj. (angl. lymphoproliferative).* En rapport avec la multiplication de cellules malignes de la lignée lymphocytaire.

LYMPHORÉTICULOSARCOME *s. m. (angl. lymphoreticulosarcoma).* Affection maligne dont les caractères sont à la fois ceux des lympho- et des réticulosarcomes.

LYMPHORÉTICULOSE *s. f. (angl. lymphoreticulosis).* Prolifération des cellules réticulo-endothéliales des nœuds lymphatiques. ◇ **BÉNIGNE D'INOCULATION** *(angl. cat-scratch disease).* Affection bénigne, de nature infectieuse, consécutive à l'inoculation d'un petit bacille : *Afipia felis* par une griffure de chat, et caractérisée cliniquement par un état fébrile avec adénopathies suppurées. SYN. ***MALADIE DES GRIFFES DU CHAT.***

LYMPHORRAGIE *s. f. (angl. lymphorrhagia).* Écoulement de lymphe. SYN. ***LYMPHORRHÉE.***

LYMPHOSARCOMATOSE *s. f. (angl. lymphosarcomatosis).* Stade évolutif du lymphosarcome caractérisé par la présence de tumeurs multiples disséminées.

LYMPHOSARCOME *s. m. (angl. lymphosarcoma).* Néoplasie maligne développée au niveau d'un organe ou d'un tissu lymphopoïétique.

LYOC *s. m.* Comprimé lyophilisé pouvant se dissoudre rapidement.

LYOPHILISATION *s. f. (angl. lyophilization).* Opération consistant à congeler rapidement une substance (sérum, plasma, etc.), puis à la déshydrater par sublimation à basse température et sous vide, afin de la conserver. SYN. ***CRYODESSICATION.***

LYSAT *s. m. (angl. lysate).* Produit de la lyse.

LYSE *s. f. (angl. lysis).* Dissolution ou destruction de cellules ou de bactéries par les lysines.

-LYSE *(angl. -lysis).* Suffixe d'origine grecque indiquant la destruction ou la dissolution.

LYSERGIDE *s. m.* ☞ ***LSD.***

LYSERGIQUE (ACIDE) *(angl. lysergic acid).* Structure cyclique commune à tous les dérivés actifs de l'ergot de seigle.

LYSINE *s. f.* **1.** *(angl. lysine).* Acide aminé basique indispensable. Symbole : Lys. **2.** Anticorps ou autre substance (toxines, par exemple) capable de produire la lyse des cellules dans des conditions adéquates. Ce terme comprend les hémolysines, les bactériolysines, etc.

LYSINE-VASOPRESSINE ☞ ***VASOPRESSINE.***

LYSIS *s. f. (angl. lysis).* Défervescence lente et graduelle d'une maladie.

LYSOSOME *s. m. (angl. lysosome).* Organite cellulaire très riche en enzymes hydrolytiques capables d'entraîner la lyse de la majorité des constituants cellulaires et des éléments ingérés par la cellule.

LYTIQUE *adj. (angl. lytic).* Relatif à la lyse ; qui produit la lyse. ◇ **(COCKTAIL)** Mélange de substances ganglioplégiques et antihistaminiques administré à un patient pour renforcer l'action d'un anesthésique.

M

m Symbole du mètre.

MAC BURNEY ◇ (INCISION DE) *(angl. Mac Burney's incision, gridiron incision).* Incision de la fosse iliaque droite pour appendicectomie. Tracé parallèle aux fibres du muscle oblique externe, à 3 cm environ de l'épine iliaque antérosupérieure. ◇ **(OPÉRATION DE)** *(angl. Mac Burney's operation).* Traitement radical de la hernie inguinale par ligature et incision herniaire au niveau de l'anneau inguinal interne. ◇ **(POINT DE)** *(angl. Mac Burney's point).* Point sensible à la palpation dans l'appendicite, situé au milieu d'une ligne réunissant l'épine iliaque antérosupérieure droite à l'ombilic.

MACÉRATION *s. f. (angl. maceration).* **1.** Opération pharmaceutique qui consiste à soumettre une subtance organique à l'action d'un liquide (eau, alcool, éther) pendant une période plus ou moins longue, afin d'obtenir la dissolution des principes solubles de cette subtance. **2.** Ramollissement et décomposition d'un tissu ou d'un organe dans de l'eau ou un autre liquide, comme le ramollissement d'un fœtus mort retenu dans l'utérus.

MACHINES VIBRATOIRES (MALADIE DES) *(angl. vibration disease).* Syndrome de Raynaud occasionné par l'usage de machines qui agissent par percussion répétée sur un objet.

MÂCHONNEMENT *s. m. (angl. munching).* Mouvement incessant de mastication, avec séparation minime des maxillaires, qu'effectuent les patients souffrant de paralysie générale ou d'autres affections cérébrales.

MACROAMYLASE *s. f. (angl. macroamylase).* Amylase de poids moléculaire très élevé par combinaison avec une autre molécule sérique, ne s'éliminant pas dans l'urine et entraînant donc une hyperamylasémie.

MACROANGIOPATHIE *s. f. (angl. atherosclerosis).* Sclérose des grosses et moyennes artères.

MACROBIOTIQUE *s. f. (angl. macrobiotics).* Forme de végétalisme d'origine japonaise.

MACROCÉPHALIE *s. f. (angl. macrocephaly).* Augmentation pathologique du volume du crâne ou de la tête.

MACROCYTAIRE *adj. (angl. macrocytic).* En rapport avec le macrocyte.

MACROCYTE *s. m. (angl. macrocyte).* Érythrocyte de grande taille, de 8,5 à 11 µm de diamètre ; mégalocyte.

MACROCYTOSE *s. f. (angl. macrocytosis).* Présence de macrocytes dans le sang.

MACRODONTIE *s. f. (angl. macrodontia).* Anomalie caractérisée par la présence de dents anormalement grosses. SYN. ***MÉGALODONTIE.***

MACROGLOBULINE *s. f. (angl. macroglobulin).* Globuline de poids moléculaire supérieur à 400 000. L'augmentation du taux de macroglobulines dans le sérum est due généralement à la présence d'IgM au cours de certaines affections (macroglobulinémie de Waldenström, réticulose, etc.).

MACROGLOBULINÉMIE *s. f. (angl. macroglobulinemia).* Présence de macroglobulines dans le sang. Elle est fréquente à un taux modéré dans les hépatites chroniques et les cirrhoses, à un taux plus important dans certains cancers. ☞ ***WALDENSTRÖM (MALADIE DE).***

MACROGLOSSIE *s. f. (angl. macroglossia).* Hypertrophie congénitale ou acquise de la langue.

MACROLIDE *s. m. (angl. macrolide).* Membre d'un groupe d'antibiotiques dans lequel se trouve l'érythromycine, la spiramycine, l'oléondomycine, la virginamycine et la pristinamycine. Les macrolides ont un spectre proche des pénicillines.

MACROMÉLIE *s. f. (angl. macromelia).* Développement ou grandeur excessive d'un ou de plusieurs membres.

MACROPHAGE *s. m. (angl. macrophage).* Cellule phagocytaire de grande taille (de 15 à 20 µm) qui appartient au système réticulo-endothélial (il est dérivé des monocytes sanguins). SYN. ***HISTIOCYTE.***

MACROSKÉLIE *s. f. (angl. macroscelia).* Anomalie caractérisée par une longueur exagérée des jambes.

MACULA *s. f. (angl. macula).* Terme latin signifiant tache. ◇ **LUTEA** *(angl. — lutea).* Point de vision ayant l'aspect d'une tache jaunâtre, donc plus clair que le centre de la rétine (en dessous et au-dehors de la papille optique), qui possède en son centre une dépression, la fovea centralis.

MACULE *s. f. (angl. macula).* Lésion dermatologique de couleur rouge, non saillante et disparaissant à la pression. ◇ **DE L'UTRICULE ET DU SACCULE** *(angl. macula utriculi, macula sacculi).* Épaississement des parois de l'épithélium sacculaire et utriculaire comprenant les otolithes et les cellules sensorielles, à l'origine des nerfs utriculaires et saculaire. SYN. ***TACHE ACOUSTIQUE.***

MACULOPAPULE *s. f. (angl. maculopapule).* Lésion cutanée, associant une macule et une papule.

MADURA (PIED DE) *(angl. Madura's foot).* Forme la plus fréquente du mycétome, localisée au pied.

MADUROMYCOSE *s. f. (angl. maduromycosis).* ☞ ***MYCÉTOME.***

MAGNÉSIÉMIE *s. f. (angl. serum magnesium level).* Présence de magnésium ou de ses sels dans le sang. Taux sérique normal : 22 mg/L.

MAGNÉSIUM *s. m. (angl. magnesium).* Élément métallique blanc argenté, léger, de numéro atomique 12. C'est, après le calcium, le cation divalent le plus abondant de l'organisme, où il joue un rôle important dans diverses fonctions physiologiques. De nombreux composés du magnésium sont utilisés en thérapeutique, comme pansements gastro-intestinaux, dans le traitement des carences magnésiennes et de la spasmophilie, dans les troubles dyspeptiques, comme sédatif et anti-convulsivant et dans les troubles du rythme ventriculaire.Symbole : Mg.

MAGNÉSIURIE *s. f. (angl. magnesuria).* Présence et taux urinaire du magnésium.

MAIGREUR *s. f. (angl. leanness).* Diminution anormale du poids du corps, occasionnée par la perte généralisée de graisse et d'autres tissus.

MAIN *s. f. (angl. hand).* Partie du corps unie à l'extrémité inférieure de l'avant-bras, qui comprend le carpe, le métacarpe et les doigts ; organe de la préhension et organe principal du toucher. ◇ **BOTE** *(angl. club —).* Déformation congénitale ou acquise de la main, caractérisée par une déviation soit antérieure ou postérieure, soit latérale sur l'avant-bras. ◇ **D'ACCOUCHEUR** *(angl. obstetrician —).* Contraction de la main lors de la tétanie, au cours de laquelle le pouce se trouve en adduction forcée, les autres doigts étant regroupés et semi-fléchis sur celui-ci et la paume creusée. ◇ **DE SINGE** *(angl. monkey —).* Extension permanente du pouce par paralysie du nerf médian. ◇ **ULNAIRE** *(angl. ulnar —).* Aspect réalisé par la paralysie du nerf ulnaire. SYN. ***MAIN CUBITALE.***

MAJEUR *s. m. (angl. middle finger).* Troisième doigt de la main. SYN. ***MÉDIUS.***

MAL *s. m. (angl. mal, disease, sickness).* Terme qui, accompagné d'un nom propre, d'un substantif ou d'un adjectif, était employé autrefois pour désigner un grand nombre de maladies. Cet usage a subsisté dans quelques cas. Ex. *mal de Pott.* ◇ **COMITIAL** ☞ ***ÉPILEPSIE.*** ◇ **DE MER** *(angl. sea sickness).* Malaise général avec nausées, vertiges et tendance syncopale, provoqué chez certaines personnes par les mouvements d'une barque, d'un train, d'une voiture, etc. ◇ **DES ARDENTS** *(angl. St Anthony's fire).* Maladie épidémique, convulsive et gangreneuse du Moyen Âge en rapport avec une intoxication chronique par des farines contaminées par l'ergot de seigle. ◇ **DES AVIATEURS** *(angl. aeroneurosis).* État morbide observé chez les aviateurs :

somnolence, céphalée, hypertension et troubles vasomoteurs. ◇ **DES RAYONS** *(angl. radiation —).* ☞ ***MALADIE DES RAYONS.*** ◇ **PERFORANT PLANTAIRE** *(angl. plantar ulcer).* Trouble trophique qui apparaît au cours de nombreuses affections nerveuses et médullaires, en particulier dans le diabète. Il est caractérisé par la formation d'une induration ou cal, généralement sous la plante du pied, suivie d'une ulcération avec sécrétion séro-sanguinolante, d'une inflammation des bourses séreuses et des membranes synoviales tendineuses et articulaires, d'une ostéite, et de caries et nécroses des os proximaux.

MALABSORPTION *s. f. (angl. malabsorption).* Trouble de la résorption digestive pouvant concerner notamment les graisses, ainsi que les protéines, les glucides, les vitamines et même l'eau et certains électrolytes. ◇ **(SYNDROME DE)** *(angl. — syndrome).* Ensemble des troubles résultant d'un déficit d'absorption intestinale des aliments, associant diarrhée, anémie, œdèmes, amaigrissement et état carentiel sévère.

MALACIE *s. f. (angl. malacia).* Ramollissement anormal d'un tissu ou d'un organe. Ce terme est souvent employé comme suffixe. Ex. *chondromalacie, ostéomalacie.*

MALADIE *s. f. (angl. disease, sickness).* Toute altération de l'état de santé se traduisant habituellement de façon subjective par des sensations anormales. ◇ **À CYTOMÉGALOVIRUS** ☞ ***INCLUSIONS CYTOMÉGALIQUES (MALADIE DES).*** ◇ **AORTIQUE** *(angl. aortic valvular disease).* Association de rétrécissement et d'insuffisance aortique. ◇ **AUTO-IMMUNE** *(angl. auto-immune disease).* Maladie due à l'effet pathogène d'auto-anticorps produits à la suite d'une immunisation de l'organisme contre ses propres constituants. ◇ **BLEUE** *(angl. congenital cyanosis).* Terme général correspondant à des cardiopathies congénitales se manifestant par une cyanose d'apparition plus ou moins précoce, laquelle est la conséquence de shunts veino-artériels dans le cadre de malformations cardiovasculaires congénitales. ◇ **BRONZÉE** ☞ ***ADDISON (MALADIE D').*** ◇ **CŒLIAQUE** *(angl. celiac disease).* Maladie du petit enfant caractérisée notamment par une dénutrition progressive contrastant avec l'augmentation considérable du volume de l'abdomen, un arrêt de la croissance, une dyspepsie avec selles volumineuses et graisseuses. Cette maladie est la conséquence d'une intolérance au gluten. SYN. ***MALADIE DE GEE.*** ◇ **CONGÉNITALE** *(angl. congenital disease).* Maladie qui existe déjà à la naissance. ◇ **DES GRIFFES DU CHAT** *(angl. cat-scratch disease).* ☞ ***LYMPHORÉTICULOSE BÉNIGNE D'INOCULATION.*** ◇ **DES RAYONS** *(angl. radiation sickness).* Maladie consécutive à des radiations ou à une explosion atomique. Le début est insidieux par céphalées, nausées et vomissements ; on observe ensuite fièvre, diarrhée, chute des cheveux, leucopénie et angine de Ludwig ; l'évolution aboutit au décès ou à un état pathologique chronique comportant des altérations osseuses, hématopoïétiques et glandulaires. ◇ **ENDÉMIQUE** *(angl. endemic disease).* ☞ ***ENDÉMIE.*** ◇ **ÉPIDÉMIQUE** *(angl. epidemic disease).* ☞ ***ÉPIDÉMIE.*** ◇ **HÉRÉDITAIRE** *(angl. hereditary disease).* Affection existant dès la conception et due à une anomalie chromosomique. ◇ **HYPERTENSIVE** *(angl. hypertension).* Hypertension artérielle. ◇ **MENTALE** *(angl. mental disorder).* Terme générique qui désigne l'ensemble des maladies d'origine fonctionnelle ou organique ayant une symptomatologie psychique (névrose, psychose, perversion, névrose organique, démence, oligophrénie). ◇ **MITRALE** *(angl. mitral valvular disease).* Association d'un rétrécissement et d'une insuffissance mitrale. ◇ **NERVEUSE** ☞ ***MALADIE MENTALE.*** ◇ **PAR CARENCE** *(angl. deficiency disease).* État pathologique spécifique, provoqué en général par l'absence ou l'insuffisance dans l'alimentation d'un ou plusieurs éléments nutritifs. ◇ **PÉRIODIQUE** *(angl. familial mediterranean fever).* Affection héréditaire touchant les juifs d'Afrique du Nord et caractérisée par des accès aigus et régressifs de douleurs abdominales et articulaires. ◇ **PROFESSIONNELLE** *(angl. occupational disease).* Maladie engendrée ou favorisée par une activité professionnelle. Maladie due à la profession que l'on exerce. ◇ **PSYCHOSOMATIQUE** *(angl. psychosomatic disease).* Toute affection fonctionnelle ou organique d'étiologie psychogène. ◇ **SÉRIQUE** *(angl.*

serum sickness). Accident apparaissant 8 à 12 jours après une sérothérapie (injection de sérum d'origine équine en général). Il se manifeste par les symptômes suivants : urticaire, œdème, douleurs articulaires, fièvre et prostration. ◇ **SEXUELLEMENT TRANSMISSIBLE** *(angl. sexually transmitted disease).* Dénomination qui inclut toutes les infections contagieuses qui peuvent être transmises par voie sexuelle. Ce groupe comprend les maladies vénériennes classiques (syphilis, gonococcie, chancre mou, lymphogranulome vénérien), des affections urétro-génitales d'étiologies multiples (urétrite, vulvite, vaginite, cervicite, proctite, prostatite, etc.), des viroses à transmission sexuelle (herpès génital, *Molluscum contagiosum*, hépatite B, sida) et des dermatites par ectoparasites. Abréviation : MST. ◇ **SYSTÉMIQUE (OU DE SYSTÈME)** *(angl. systemic disease).* Terme désignant en principe des maladies touchant tous les éléments d'un même système ou tissu. On trouve sous ce terme le lupus érythémateux disséminé, la polyarthrite rhumatoïde, la sclérodermie, etc. SYN. ***MALADIE DU COLLAGÈNE.*** ◇ **VÉNÉRIENNE** *(angl. venereal disease).* Maladie contagieuse transmise par les relations sexuelles : blennorragie, chancre mou, syphilis, etc.

MALAIRE *adj. (angl. malar).* Qui se rapporte à la joue. SYN. ***ZYGOMATIQUE.*** ◇ **(OS)** ☞ ***ZYGOMATIQUE (OS).***

MALAISE *s. m. (angl. malaise).* Indisposition ou incommodité générale vague et imprécise.

MALARIA *s. f.* ☞ ***PALUDISME.***

MALFORMATION *s. f. (angl. malformation).* Altération morphologique d'un organe, d'un tissu ou de l'organisme entier.

MALIGNITÉ *s. f. (angl. malignancy).* Caractère d'un processus morbide (en particulier d'une affection cancéreuse) qui évolue vers l'aggravation et souvent vers la mort.

MALIN *adj. (angl. malignant).* Se dit des maladies ou tumeurs qui se développent rapidement avec tendance à l'invasion générale, et dont la gravité va toujours en augmentant.

MALLÉOLE *s. f. (angl. malleolus).* Chacune des saillies osseuses, interne et externe, à l'extrémité inférieure de la jambe. La première, la malléole interne, est une éminence issue du tibia ; la seconde, la malléole externe, est formée par l'extrémité inférieure de la fibula.

MALLEUS *s. m. (angl. malleus).* Osselet de l'oreille moyenne qui comprend une tête, articulée avec l'incus, le col et le manche avec deux processus. SYN. ***MARTEAU.***

MALONYLURÉE *s. f. (angl. barbituric acid).* SYN. ***ACIDE BARBITURIQUE.***

MALPOSITION *s. f. (angl. malposition).* En odontologie, position anormale d'une ou de plusieurs dents sur l'arcade alvéolaire.

MALT Acronyme de *Mucosa-Associated Lymphoid Tissue.* Tissu lymphoïde situé dans les muqueuses digestives, pouvant être à l'origine de lymphomes.

MALTASE *s. f. (angl. maltase).* Enzyme qui catalyse l'hydrolyse du maltose en deux molécules de glucose.

MALTE (FIÈVRE DE) *(angl. Malta fever, brucellosis).* Maladie infectieuse observée d'abord dans les pays de la région méditerranéenne, puis dans le monde entier. Elle est due à *Brucella melitensis* et se caractérise par une fièvre irrégulière, ondulante ; elle donne lieu à des symptômes nombreux et très variés, en particulier malaise général, céphalées, douleurs des membres, sueurs profuses, asthénie et anémie. Elle peut s'accompagner d'hépatosplénomégalie, d'atteintes diverses : orchite, arthrite sacro-iliaque, méningo-encéphalite. Elle est transmise à l'homme directement ou par le lait de brebis, vache ou chèvre. SYN. ***BRUCELLOSE, MÉLITOCOCCIE, FIÈVRE MÉDITERRANÉENNE, FIÈVRE ONDULANTE.***

MALTOSE *s. m. (angl. maltose).* Sucre de malt, produit tiré de l'amidon et du malt sous l'action d'enzymes. Il se transforme en glucose sous l'action prolongée des acides dilués et des enzymes présentes à la surface des entérocytes (amylase).

MAMELLE *s. f.* ☞ ***SEIN.***

MAMELON *s. m. (angl. nipple).* Saillie conique ou cylindrique, érectile, de couleur rouge, située au centre du sein et où s'ouvrent les canaux galactophores.

MAMMAIRE *adj. (angl. mammary).* Qui concerne le sein.

MAMMALGIE *s. f. (angl. mammalgia).* ☞ ***MASTALGIE.***

MAMMECTOMIE *s. f. (angl. mammectomy).* Ablation de la glande mammaire. SYN. ***MASTECTOMIE.***

MAMMITE *s. f. (angl. mastitis).* ☞ ***MASTITE.***

MAMMOGRAPHIE *s. f. (angl. mammography).* Radiographie du sein, sans aucune préparation préalable (sans opacification par un produit de contraste).

MAMMOPLASTIE *s. f. (angl. mammoplasty).* Chirurgie plastique du sein. SYN. ***PLASTIE MAMMAIRE.***

MANDIBULAIRE *adj. (angl. mandibular).* Qui concerne la mandibule.

MANDIBULE *s. f. (angl. mandible).* Mâchoire inférieure. SYN. ***MAXILLAIRE INFÉRIEUR.***

MANDRIN *s. m. (angl. mandrin).* **1.** Tige métallique que l'on introduit à l'intérieur d'une sonde, d'une canule ou d'une aiguille, pour augmenter sa résistance ou pour éviter son obstruction. **2.** Bougie filiforme qui sert de guide pour introduire une sonde à travers un rétrécissement urétral.

MANDUCATION *s. f. (angl. manducation).* Transformation des aliments dans la cavité buccale.

MANGANÈSE *s. m. (angl. manganese).* Élément de numéro atomique 25. Il constitue un oligoélément indispensable à la vie, présent dans les tissus végétaux et animaux. Certains de ses sels, comme le dioxyde, sont utilisés en thérapeutique. Symbole : Mn.

MANGANISME *s. m. (angl. manganism).* Intoxication chronique des travailleurs du manganèse ou de ses sels, qui atteint principalement le système nerveux (tremblement, hypertonie, paralysie, etc.).

MANIACODÉPRESSIF *adj. (angl. manic-depressive).* Qui se rapporte à la psychose maniacodépressive.

MANIAQUE *adj. (angl. maniac).* Atteint de manie.

MANIE *s. f. (angl. mania).* Désordre mental caractérisé par une excitation psychomotrice, une euphorie pathologique, une hyperactivité, des idées de grandeur et d'omnipotence et une hypersexualité. Peut apparaître comme un trouble isolé ou comme une phase de la psychose maniaco-dépressive.

-MANIE *(angl. -mania).* Suffixe qui indique une préoccupation excessive, une habitude morbide, telles que la potomanie, la dipsomanie, la toxicomanie, etc.

MANIPULATION *s. f. (angl. manipulation).* Traitement manuel consistant à mobiliser, de manière mesurée, une ou plusieurs articulations, notamment de la colonne vertébrale. ◇ **GÉNÉTIQUE** *(angl. genetic engineering).* Technique de génétique moléculaire (génie génétique) consistant à transférer un fragment de chromosome dans le noyau d'une autre cellule.

MANNITOL *s. m. (angl. mannitol).* Alcool dérivé du mannose utilisé pour explorer la fonction glomérulaire ou pour provoquer une diurèse osmotique.

MANŒUVRE *s. f. (angl. maneuver).* **1.** Temps particulier dit « manuel » de certaines interventions chirurgicales ou obstétricales. **2.** Procédé consistant à faire prendre à un malade une attitude particulière ou à lui faire exécuter certains mouvements, soit pour mettre en évidence un signe clinique, soit à des fins thérapeutiques.

MANOMÈTRE *s. m. (angl. manometer).* Instrument permettant de mesurer la pression d'un fluide.

MANOMÉTRIE *s. f. (angl. manometry).* Mesure de la pression à l'intérieur d'un organe creux ou d'un vaisseau.

MANUBRIUM *s. m. (angl. manubrium).* Pièce osseuse en forme de poignée. ◇ **STERNAL** *(angl. — of sternum).* Partie supérieure du sternum, qui s'articule avec les deux clavicules et les deux premiers cartilages costaux.

MANUEL *adj. (angl. manual).* Qui est exécuté avec les mains ou qui se rapporte aux mains.

MAO Abréviation de monoamine-oxydase.

MAPA *s. f. (angl. ABPM).* Abréviation de mesure ambulatoire de la pression artérielle. SYN. ***HOLTER TENSIONNEL.***

MARASME *s. m. (angl. marasmus).* Malnutrition due principalement à un déficit alimentaire en protéines, qui se rencontre en général dans les premières années de la vie.

MARFAN (MALADIE DE) *(angl. Marfan's syndrome).* Dystrophie héréditaire du tissu conjonctif, de transmission autosomique dominante, caractérisée par : anomalies de croissance des extrémités accompagnées d'un allongement et d'un amincissement des os, grande taille avec cyphoscoliose, spina bifida, luxation des hanches, polydactylie, hyperlaxité ligamentaire, ectopie testiculaire, cardiopathie congénitale, malformations oculaires, etc.

MARGE *(angl. margin).* ◇ **DE L'ANUS** (angl. *anal —).* Pourtour cutané de l'orifice anal. ◇ **GINGIVALE** *(angl. gingival —).* Partie de la gencive qui entoure le collet d'une dent. SYN. ***BORD GINGIVAL.*** ◇ **PUPILLAIRE DE L'IRIS** *(angl. pupillar — of iris).* Bord libre de l'iris, qui circonscrit la pupille. SYN. ***BORD PUPILLAIRE.***

MARGINATION *s. f. (angl. margination).* Adhésion des leucocytes à la paroi des vaisseaux, avant la diapédèse, au début du processus inflammatoire.

MARIJUANA *s. f. (angl. marijuana, marihuana).* ☞ ***CHANVRE.***

MARISQUE *s. f.* Tuméfaction molle et ridée de la marge de l'anus, séquelle d'une hémorroïde externe.

MARMORÉEN *adj. (angl. marmoreal).* Se dit d'un os hypercondensé qui a l'apparence du marbre.

MARQUEUR *s. m. (angl. tracer, marker).* **1.** Substance fixée sur une molécule ou une cellule pouvant être identifiée en très petites quantités (corps radioactif, fluorescent, etc.) et utilisée pour des explorations fonctionnelles. SYN. ***TRACEUR.*** **2.** Substance témoin d'une pathologie spécifique. ◇ **DE L'HÉPATITE VIRALE** *(angl. viral hepatitis marker).* Chacun des antigènes et anticorps sériques dont la présence témoigne d'une infection en cours ou ancienne. ◇ **DE MEMBRANE OU DE SURFACE** *(angl. cell-surface marker).* Antigène de surface dont l'analyse par anticorps monoclonaux permet de connaître notamment le type de lymphocytes et de leurs sous-populations. Ces marqueurs sont nommés « CD » pour l'anglais *Cluster of differenciation*, suivi d'un nombre. ◇ **GÉNÉTIQUE** *(angl. genetic marker).* Trait génotypique ou phénotypique permettant de repérer une cellule ou un chromosome.

MARQUEURS TUMORAUX *(angl. tumour markers).* Substances anormalement présentes, ou à des taux trop élevés dans le sérum, témoignant d'une pathologie tumorale. Les principales sont : l'antigène carcino-embryonnaires (ACE), l'α-fœtoprotéine, l'antigène spécifique de la prostate (ASP), les antigènes carcino-embryonnaires CA 19.9, 50, 125, etc. Certaines hormones : β-hCG, calcitonine, thyroglobuline, etc. *Voir ces termes.*

MARSUPIALISATION *s. f. (angl. marsupialization).* Formation d'une poche, comparable à celle des marsupiaux, par l'ouverture d'une cavité anatomique ou pathologique, et sa suture à la surface de la peau.

MARTEAU *s. m.* ☞ ***MALLEUS.***

MARTIAL *adj. (angl. ferruginous).* Se dit des substances contenant du fer, que les alchimistes dédiaient au dieu Mars.

MASCULINISANT ☞ ***VIRILISANT.***

MASER *s. m.* Amplificateur de micro-ondes par émission stimulée de rayonnement électromagnétique. Sigle de l'anglais *microwave amplification by stimulated emission of radiation.*

MASOCHISME *s. m. (angl. masochism).* Perversion sexuelle dans laquelle le plaisir est lié à des souffrances expérimentées par le sujet lui-même. Comportement d'autodestruction, par exemple conduites qui tendent à la mutilation, à l'échec ou à l'attitude de victime.

MASSAGE *s. m. (angl. massage).* Méthode thérapeutique manuelle ou instrumentale qui consiste à frictionner, pétrir, percuter, etc., le corps ou une de ses parties. Elle est employée principalement dans un but stimulant ou résolutif. ◇ **CARDIAQUE** *(angl. cardiac —).* Procédé de réanimation destiné, en cas d'arrêt cardiaque, à rétablir d'urgence une circulation efficace. Le massage cardiaque externe ou à thorax fermé provoque l'éjection du sang des ventricules par compression du cœur entre le sternum et le rachis. Le massage cardiaque à thorax ouvert consiste à exercer directement sur le cœur des compressions rythmées entre le pouce et les autres doigts, à travers une incision effectuée au-dessous de l'appendice xiphoïde, entre les insertions du diaphragme.

MASSÉTER *s. m. (angl. masseter muscle).* Muscle masticateur responsable de l'élévation de la mandibule.

MASTALGIE *s. f. (angl. mastalgia).* Douleur localisée à la glande mammaire. SYN. ***MAMMALGIE.***

MASTECTOMIE *s. f.* ☞ ***MAMMECTOMIE.***

MASTICATEUR *adj. m. (angl. masticatory).* Qui sert à la mastication.

MASTICATION *s. f. (angl. mastication).* Action d'écraser, de broyer et diviser les aliments solides dans la bouche au moyen des dents.

MASTITE *s. f. (angl. mastitis).* Inflammation de la glande mammaire.

MASTOCYTE *s. m. (angl. mastocyte, mast cell).* Cellule mésenchymateuse dont le cytoplasme contient des granulations basophiles, riches en héparine et en histamine.

MASTOCYTOSE *s. f. (angl. mastocytosis).* Accumulation locale ou systémique de mastocytes. L'urticaire pigmentaire est une mastocytose dermique pure.

MASTODYNIE *s. f. (angl. mastodynia).* Tension douloureuse des seins, observée surtout au cours de la période prémenstruelle. SYN. ***MASTALGIE.***

MASTOÏDE *adj. (angl. mastoid).* ☞ ***PROCESSUS MASTOÏDE.***

MASTOÏDECTOMIE *s. f. (angl. mastoidectomy).* Trépanation du processus mastoïde avec ouverture et curetage de l'antre et des cellules mastoïdiennes.

MASTOÏDIEN *adj. (angl. mastoidal).* Qui se rapporte au processus mastoïde.

MASTOÏDITE *s. f. (angl. mastoiditis).* Inflammation du processus mastoïde.

MASTOPATHIE *s. f. (angl. mastopathy).* Terme générique désignant toute affection de la glande mammaire.

MASTOPEXIE *s. f. (angl. mastopexy).* Fixation chirurgicale d'un sein à l'aponévrose du muscle grand pectoral pour corriger une ptose mammaire.

MASTOPLASTIE *s. f. (angl. mastoplasty).* ☞ ***MAMMOPLASTIE.***

MASTOPTOSE *s. f. (angl. mastoptosis).* Chute des seins résultant soit de leur hypertrophie, soit d'un amaigrissement excessif.

MASTOSE *s. f. (angl. mastosis).* Affection bénigne et non inflammatoire du sein.

MASTURBATION *s. f. (angl. masturbation).* Provocation de l'orgasme par l'excitation manuelle des organes génitaux.

MATERNISÉ *adj. (angl. humanized).* Se dit du lait dont la composition chimique se rapproche de celle du lait de femme.

MATERNITÉ *s. f.* **1.** *(angl. maternity).* Hôpital ou établissement réservé aux femmes en couches. **2.** État ou qualité de mère. **3.** Grossesse.

MATIÈRE MÉDICALE **2.** *(angl. materia medica).* Ensemble des agents thérapeutiques.

MATITÉ *s. f. (angl. dullness).* Son perçu à la percussion qui est d'une tonalité plus élevée, d'une intensité moindre et plus bref que le son normal.

MATRICE *s. f.* **1.** *(angl. matrix).* Séquence structurelle d'une macromolécule, qui constitue le moule pour la synthèse d'une autre macromolécule ayant une séquence complémentaire ou caractéristique. Par exemple, l'ADN agit comme matrice dans la synthèse d'un brin complémentaire d'ADN lors de la division cellulaire. **2.** *(angl. uterus).* ☞ ***UTÉRUS.*** ◇ **DE L'ONGLE** *(angl. nail matrix).* Repli de la peau où s'enclave l'extrémité postérieure ou racine de l'ongle. ◇ **DU POIL** *(angl. hair matrix).* ☞ ***FOLLICULE PILEUX.***

MAXILLAIRE **1.** *s. m. (angl. maxilla).* Os pair, irrégulièrement quadrilatère, creusé du sinus maxillaire et où s'implantent les dents supérieures. **2.** *adj. m. (angl. maxillary).* Qui se rapporte aux mâchoires. ◇ **INFÉRIEUR** *(angl. mandible).* ☞ ***MANDIBULE.***

MAXILLITE *s. f. (angl. maxillitis).* Ostéite du maxillaire ou inflammation de la glande submaxillaire.

MAY-GRÜNWALD-GIEMSA (COLORATION DE) *(angl. May-Grünwald-Giemsa stain).* Procédé de coloration des cellules sanguines au moyen de l'éosine et de bleu de méthylène appliqués successivement.

mCi Abréviation de millicurie.

MÉAT *s. m. (angl. meatus).* Orifice d'un canal. ◇ **ACOUSTIQUE EXTERNE** *(angl. external acoustic —).* Passage de l'oreille externe au tympan. SYN. ***CONDUIT AUDITIF EXTERNE.*** ◇ **ACOUSTIQUE INTERNE** *(angl. internal acoustic —).* Canal osseux situé dans le rocher, donnant passage aux nerfs vestibulo-cochléaire et facial et à des vaisseaux sanguins. SYN. ***CONDUIT AUDITIF INTERNE.***

MÉATOTOMIE *s. f. (angl. meatotomy).* Incision d'un méat, en particulier ceux des voies urinaires (urétral, urétéral), dans le but de les élargir.

MÉCANOTHÉRAPIE *s. f. (angl. mechanotherapy).* Traitement des maladies par des moyens mécaniques, par exemple le massage, ou au moyen d'appareils qui obligent le malade à exécuter, de façon passive ou active, des mouvements déterminés.

MÈCHE *s. f. (angl. wick).* Ruban de gaze que l'on introduit dans une plaie ou une fistule pour empêcher une cicatrisation trop rapide ou pour faciliter l'écoulement des sérosités et du pus.

MECKEL (DIVERTICULE DE) *(angl. Meckel's diverticulum).* Appendice sacculaire inconstant de la partie inférieure de l'iléon, ayant 5 à 6 cm de long, de structure ressemblant à celle de l'intestin grêle, provenant de l'absence d'oblitération du canal vitellin, et qui peut entraîner des accidents de strangulation interne et des hémorragies.

MÉCONIUM *s. m. (angl. meconium).* Matière de couleur brun-verdâtre, visqueuse, neutre, composée de mucus, de bile et de fragments épithéliaux évacués par l'intestin du nouveau-né.

MÉDECIN *s. m. (angl. physician).* Personne habilitée à exercer la médecine par un diplôme délivré à la suite d'études et d'examens dans une faculté de médecine.

MÉDECINE *s. f. (angl. medicine).* **1.** Science des maladies et de leur traitement. **2.** Dans un sens plus restrictif, science qui s'occupe des maladies dont le traitement ne nécessite pas de geste chirurgical. ◇ **AÉRONAUTIQUE** *(angl. aviation —).* Branche de la médecine qui s'intéresse aux problèmes physiologiques, pathologiques et psychologiques liés à l'aviation. ◇ **DOUCE** *(angl. natural —).* Ensemble des traitements considérés comme non agressifs : homéopathie, phytothérapie, etc. ◇ **DU SPORT** *(angl. sports —).* Branche de la médecine visant à sélectionner (certificat médical d'aptitude), orienter, surveiller et traiter les sportifs (qu'il s'agisse de sport de masse à caractère récréatif ou de sport de haute compétition). ◇ **DU TRAVAIL** *(angl. occupational —).* Partie de la médecine qui s'occupe de la santé, du bien-être physique et mental et de la sécurité des travailleurs. ◇ **INTERNE** *(angl. internal —).* Partie de la médecine concernant les maladies non chirurgicales, notamment les maladies systémiques. ◇ **LÉGALE** *(angl. forensic —).* Médecine appliquée aux problèmes de droit civil et criminel. ◇ **MILITAIRE** *(angl. military —).* Médecine se rapportant aux conditions particulières de l'armée, en temps de guerre ou de paix. ◇ **NUCLÉAIRE** *(angl. nuclear —).* Branche de la médecine utilisant les radio-isotopes. ◇ **PRÉVENTIVE** *(angl. preventive —).* Branche de la médecine ayant pour objet de prévenir l'apparition ou l'aggravation des maladies, au niveau individuel et collectif. ◇ **TROPICALE** *(angl. tropical —).* Branche de la médecine qui étudie les maladies observées ordinairement dans les pays chauds.

MÉDIAL *adj. (angl. medial).* En anatomie, structure qui se trouve au plus près de l'axe de symétrie du corps. SYN. ***INTERNE.***

MÉDIAN *adj. (angl. median).* Qui est au milieu. ◇ **(NERF)** *(angl. — nerve).* Nerf mixte du membre supérieur.

MÉDIANÉCROSE *s. f. (angl. medial necrosis).* Nécrose de la tunique artérielle moyenne.

MÉDIASTIN *s. m. (angl. mediastinum).* Espace compris entre les deux plèvres sur la ligne médiane de la cage thoracique, et qui est divisé en deux portions : le médiastin postérieur et le médiastin antérieur. Dans le médiastin postérieur, se trouve l'aorte thoracique, l'œsophage, les veines azygos, le conduit thoracique, les nerfs vagues et le tronc sympathique. Dans le médiastin antérieur, en forme de sablier, se trouve le thymus au niveau supérieur ; le cœur, le péricarde, les grands vaisseaux et la bifurcation de la trachée dans la partie inférieure.

MÉDIASTINITE *s. f. (angl. mediastinitis).* Inflammation des tissus du médiastin.

MÉDIASTINOSCOPIE *s. f. (angl. mediastinoscopy).* Examen du médiastin par un endoscope introduit par une incision sus-sternale.

MÉDIAT *adj. (angl. mediate).* Qui ne se rapporte ou ne se rattache qu'indirectement à une chose ou une personne.

MÉDIATEUR CHIMIQUE *(angl. neurochemical mediator).* Substance libérée par les terminaisons nerveuses à la suite de leur excitation, et servant d'intermédiaire dans la transmission de l'influx nerveux vers les organes récepteurs. De nombreuses substances ont un rôle de médiateur, les principales sont : la noradrénaline, l'acétylcholine, la dopamine, la sérotonine, les dérivés de l'acide arachidonique, etc. SYN. ***NEUROMÉDIATEUR, NEUROTRANSMETTEUR.***

MÉDICAL *adj. (angl. medical).* Qui se rapporte à la médecine.

MÉDICAMENT *s. m. (angl. drug).* Agent ou substance, simple ou composé, qui s'administre à des fins thérapeutiques. ◇ **GÉNÉRIQUE** *(angl. generic —).* Copie d'un médicament original, qui n'est plus protégé par un brevet. ◇ **ORPHELIN** *(angl. orphan —).* Médicament d'intérêt commercial limité en raison de ses rares indications.

MÉDICATION *s. f. (angl. medication).* Administration de remèdes dans un but déterminé.

MÉDICINAL *adj. (angl. medicinal).* Qui possède des propriétés thérapeutiques.

MÉDICOLÉGAL *adj. (angl. forensic).* Relatif à la médecine légale.

MEDIN (MALADIE DE) Poliomyélite antérieure aiguë. ☞ ***HEINE-MEDIN (MALADIE DE).***

MÉDINE (FILAIRE DE) *(angl. Dracunculus medinensis).* Ver filiforme de 50 à 70 cm de long vivant dans le tissu sous-cutané de l'homme.

MÉDIUS *s. m. (angl. middle finger).* Troisième doigt de la main. SYN. ***MAJEUR.***

MÉDROXYPROGESTÉRONE (ACÉTATE DE) *(angl. medroxyprogesterone acetate).* Dérivé de la progestérone qui s'utilise par voie intramusculaire comme contraceptif.

MÉDULLAIRE *adj.* **1.** *(angl. medullary).* Qui se rapporte à la moelle (osseuse ou épinière). **2.** *(angl. medullar).* Qui forme la partie centrale d'un organe (par opposition à cortical) ou qui s'y rapporte.

MÉDULLOSURRÉNALE *s. f. (angl. adrenal medulla).* Partie centrale, médullaire, de la glande surrénale, qui sécrète les catécholamines.

MÉDULLOSURRÉNALOME *s. m. (angl. pheochromocytoma).* ☞ ***PHÉOCHROMOCYTOME.***

MÉGABASSINET *s. m. (angl. congenital hydronephrosis).* Dilatation congénitale du pelvis rénal.

MÉGACALICOSE *s. f. (angl. megacalicosis).* Augmentation du volume des calices du rein et atrophie des pyramides rénales d'origine congénitale.

MÉGACARYOBLASTE *s. m. (angl. megakaryoblast).* Cellule basophile présente dans la moelle osseuse, de 30 µm de diamètre, qui représente le premier stade de différenciation dans la série thrombocytaire.

MÉGACARYOCYTE *s. m. (angl. megakaryocyte).* Cellule géante (50 à 100 µm) de la moelle osseuse, intermédiaire entre le mégacaryoblaste et le thrombocyte, caractérisée par son volumineux noyau polylobé, précurseur des plaquettes sanguines.

MÉGACARYOCYTOSE *s. f. (angl. megacaryocytosis).* Excès médullaire de mégacaryocytes, en général de mauvais pronostic.

MÉGACÔLON *s. m. (angl. megacolon).* Dilatation anormale du côlon, segmentaire ou totale, accompagnée d'un épaississement de la paroi.

MÉGADOLICHOCÔLON *s. m.* Côlon anormalement long et dilaté.

MÉGALÉRYTHÈME ÉPIDÉMIQUE ☞ ***CINQUIÈME MALADIE.***

MÉGALOBLASTE *s. m. (angl. megaloblast).* Cellules géantes nucléées, appartenant à une série de cellules érythrocytaires matures anormales, qui s'observent dans l'anémie pernicieuse et dans d'autres anémies mégaloblastiques.

MÉGALOCYTE *s. m. (angl. megalocyte).* Cellule qui représente le stade terminal de la série mégalocytaire. C'est un érythrocyte anucléé, géant, de 10 à 15 µm de diamètre.

MÉGALOCYTOSE *s. f. (angl. megalocytosis).* Présence de mégalocytes dans le sang.

MÉGALOMANE *adj. (angl. megalomaniac).* Qui est atteint de mégalomanie.

MÉGALOMANIE *s. f. (angl. megalomania).* Délire de grandeur ; conviction irrationnelle de sa propre richesse ou renommée ou de ses capacités mentales et physiques.

MÉGA-ŒSOPHAGE *s. m. (angl. megaesophagus).* Dilatation importante de l'œsophage thoracique, d'origine congénitale ou le plus souvent par spasme du cardia.

MÉGA-URETÈRE *s. m. (angl. megaloureter).* Dilatation et élongation congénitale de l'uretère.

MEIBOMIITE *s. f. (angl. meibomitis).* Inflammation des glandes de Meibomius. SYN. ***ORGELET INTERNE.***

MEIBOMIUS (GLANDES DE) *(angl. tarsal glands).* Glandes sébacées situées dans le cartilage tarse de la paupière.

MEIGS (SYNDROME DE) *(angl. Meigs' syndrome).* Tumeur ovarienne bénigne accompagnée d'ascite et d'hydrothorax et guérissant par ablation de la tumeur.

MÉIOSE *s. f. (angl. meiosis).* Ensemble des deux divisions cellulaires particulières du stade ultime de la gamétogenèse aboutissant à des cellules haploïdes, les gamètes.

MÉLÆNA *s. m. (angl. melena).* Évacuation par l'anus de sang noir digéré, parfois mêlé aux selles.

MÉLANCOLIE *s. f. (angl. melancholia).* Forme psychotique de la dépression caractérisée par des idées délirantes de culpabilité, de ruine, d'auto-dépréciation et de damnation, avec risque majeur de suicide.

MÉLANINE *s. f. (angl. melanin).* Pigment noir ou brun-foncé présent normalement dans la peau, les cheveux, certaines régions du cerveau (locus niger, locus cœruleus), ou pathologiquement dans certaines tumeurs (mélanomes, nævi, etc.).

MÉLANIQUE *adj. (angl. melanic).* En rapport avec la présence de mélanine.

MÉLANISME *s. m. (angl. melanism).* SYN. ***MÉLANODERMIE.***

MÉLANOBLASTE *s. m. (angl. melanoblast).* Cellule épithéliale précurseur du mélanocyte.

MÉLANOCYTE *s. m. (angl. melanocyte).* Cellule chromatophore contenant un pigment foncé.

MÉLANODERME *adj.* Qui a la peau noire.

MÉLANODERMIE *s. f. (angl. melanoderma).* Coloration noire ou sombre des téguments ; elle peut être régionale ou généralisée.

MÉLANODERMITE *s. f. (angl. melanodermatitis).* Dermatite avec pigmentation.

MÉLANOGENÈSE *s. f. (angl. melanogenesis).* Production de mélanine à partir de la tyrosine sous l'influence de l'hormone mélanotrope et des rayons UV.

MÉLANOME *s. m. (angl. melanoma).* Tumeur mélanique ou pigmentée. Ce terme recouvre aussi bien les mélanomes bénins que les mélanomes malins. ◇ **BÉNIN** (angl. *benign —*). ☞ ***LENTIGO.*** ◇ **MALIN** *(angl. —).* Tumeur maligne formée de groupements cellulaires pigmentés, et qui a tendance à métastaser.

MÉLANONYCHIE *s. f. (angl. melanonychia).* Coloration noirâtre des ongles.

MÉLANOSARCOME *s. m. (angl. melanosarcoma).* Mélanoblastome de structure sarcomateuse, généralement très malin. Il se développe essentiellement dans le globe oculaire ou dans la peau dans un premier temps, puis finit par donner des métastases généralisées.

MÉLANOSE *s. f. (angl. melanosis).* État caractérisé par la coloration noire des tissus normaux ou pathologiques, secondaire à la présence de dépôts anormaux de mélanine ou d'un autre pigment.

MÉLANOSTIMULINE *s. f.* ☞ ***MÉLANOTROPINE.***

MÉLANOTROPINE *s. f. (angl. melanotropin).* Hormone peptidique sécrétée par le lobe antérieur de l'hypophyse dont la fonction est de stimuler la pigmentation cutanée mélanogène. SYN. ***HORMONE MÉLANOSTIMULANTE, MSH, HORMONE MÉLANOTROPE.***

MÉLANURIE s. f. *(angl. melanuria).* Émission d'une urine noire ou foncée. Présence de pigments mélaniques dans l'urine. La mélanurie apparaît au cours des métastases des mélanosarcomes.

MÉLATONINE s. f. *(angl. melatonin).* Hormone pinéale dont la production est stimulée par l'obscurité. Chez l'homme la mélatonine paraît impliquée dans la régulation du sommeil, de la puberté et du cycle menstruel.

MÉLÉNA s. m. ☞ ***MÉLÆNA.***

MÉLITINE s. f. *(angl. melitin).* Préparation obtenue à partir d'un filtrat d'une culture en bouillon de diverses espèces de brucelles ; elle s'emploie dans le diagnostic de la fièvre ondulante.

MÉLITOCOCCIE s. f. ☞ ***BRUCELLOSE.***

MÉLITOSE s. m. *(angl. melitose).* Sucre cristallin, trihexose de la manne d'Australie, de la betterave, etc., qui, par hydrolyse, se décompose en dextrose, fructose et galactose.

MÉLITURIE s. f. *(angl. melituria).* Terme qui indique la présence d'un sucre, quelle qu'en soit la nature, dans l'urine.

MELPHALAN s. m. *(angl. melphalan).* ☞ ***MOUTARDE AZOTÉE.***

MEMBRANE s. f. *(angl. membrane).* Organe ou couche fine de tissu ayant des fonctions diverses. ◇ **ALVÉOLOCAPILLAIRE** *(angl. alveolocapillary —).* Structure interposée entre les alvéoles pulmonaires et les capillaires pulmonaires, siège des échanges gazeux (entrée de l'oxygène, sortie du gaz carbonique). ◇ **BASALE** *(angl. basement —).* Fine couche, transparente, située en dessous de l'épithélium des muqueuses et des glandes sécrétrices. ◇ **DÉCIDUALE** Partie de la muqueuse utérine hypertrophiée au cours de la grossesse et qui est expulsée lors de la délivrance. SYN. ***CADUQUE.*** ◇ **LIMITANTE** *(angl. limiting —).* Chacune des deux membranes de la rétine (l'interne et l'externe). ☞ ***RÉTINE.*** ◇ **PROLIGÈRE** ☞ ***BLASTODERME.***

MEMBRANES HYALINES (MALADIE DES) *(angl. respiratory distress syndrome of newborns, hyaline membrane disease).* Affection caractérisée par la formation de pseudomembranes hyalines qui recouvrent la paroi alvéolaire et gênent l'hématose. Elle est due à un déficit congénital ou à un défaut temporaire en agent tensioactif ou surfactant pulmonaire. Elle se manifeste par une dyspnée avec tachypnée, cyanose et asphyxie. On l'observe plus fréquemment chez les prématurés.

MEMBRE s. m. *(angl. limb).* Chacune des quatre extrémités du corps, articulées avec celui-ci, et destinées aux grands mouvements comme la locomotion, la préhension, etc. ◇ **DE POLICHINELLE** *(angl. flail joint).* Membre atteint de paralysie flasque qui pend inerte le long du corps. ◇ **FANTÔME** *(angl. phantom —).* Sensation trompeuse, souvent douloureuse, apparaissant après l'amputation d'un segment de membre ou d'un membre entier et suggérant la persistance du membre amputé.

MÉNAGOGUE adj. ☞ ***EMMÉNAGOGUE.***

MÉNARCHE s. f. *(angl. menarche).* Premières règles.

MENDELSON (SYNDROME DE) *(angl. Mendelson's syndrome).* Bronchopneumopathie due à l'inhalation de liquide gastrique.

MÉNIÈRE (MALADIE DE) *(angl. Ménière's disease).* Syndrome cochléovestibulaire caractérisé par des vertiges d'installation brutale, des acouphènes et une surdité évoluant par crises aiguës et répétitives.

MÉNINGE s. f. *(angl. meninges).* Chacune des trois membranes, la dure-mère, l'arachnoïde et la pie-mère, qui enveloppent l'encéphale et la moelle épinière.

MÉNINGÉ (SYNDROME) ☞ ***SYNDROME MÉNINGÉ.***

MÉNINGIOME s. m. *(angl. meningioma).* Tumeur des méninges formée par des cellules de l'arachnoïde, de croissance rapide, présentant très souvent une importante vascularisation et des calcifications abondantes. La croissance de la tumeur se fait de manière expansive. Elle n'est jamais infiltrante ou métastatique mais peut, par compression, provoquer une atrophie cérébrale et une érosion de la calotte. Cette tumeur peut siéger en un point quelconque des méninges hémisphériques, mais est localisée préférentiellement au niveau sustentoriel, surtout dans la partie antérieure de la faux du cerveau.

MÉNINGISME *s. m. (angl. meningism).* Ensemble de symptômes qui évoquent ceux de la méningite, mais sans inflammation méningée.

MÉNINGITE *s. f. (angl. meningitis).* Toute inflammation des méninges. Une méningite est dite cérébrale, spinale ou cérébro-spinale selon que l'inflammation affecte les méninges de l'encéphale seul, de la moelle épinière seule ou de l'ensemble encéphale-moelle épinière. Les symptômes, très marqués, sont ceux du syndrome méningé avec fièvre, céphalées violentes, contracture de la nuque, vomissements, troubles moteurs et psychiques éventuels. Les méningites peuvent être d'origine bactérienne, toxique, parasitaire, ou secondaires à divers processus pathologiques. ◇ **CÉRÉBROSPINALE** *(angl. cerebrospinal —).* Inflammation simultanée des méninges cérébrales et médullaires produite par un grand nombre de micro-organismes : méningocoques, pneumocoques, streptocoques, staphylocoques, *Haemophillus influenzae, Listeria monocytogenes, etc.* ◇ **PURULENTE** *(angl. purulent —).* Urgence thérapeutique dont le pronostic dépend de la rapidité de mise en œuvre du traitement et de la sensibilité des germes en cause aux antibiotiques prescrits. ◇ **TUBERCULEUSE** *(angl. tubercular —).* Maladie autrefois fréquente et toujours mortelle. Rarement primitive, elle est en général secondaire à une autre lésion tuberculeuse et s'installe de façon souvent insidieuse. Son pronostic a été transformé par les tuberculostatiques. ◇ **VIRALE** *(angl. viral —).* Méningite due à une infection virale.

MÉNINGOCÈLE *s. f. (angl. meningocele).* Malformation congénitale secondaire à un défaut de fermeture de l'arc neural ; formation d'un sac constitué par la peau qui recouvre le défect vertébral, la dure-mère, l'arachnoïde et le liquide céphalorachidien.

MÉNINGOCOCCÉMIE *s. f. (angl. meningococcemia).* Infection produite par le méningocoque avec ou sans méningite, avec syndrome infectieux aigu, purpura, atteinte articulaire et présence de méningocoques à l'hémoculture.

MÉNINGOCOQUE *s. m. (angl. meningococcus).* Bactérie à Gram négatif, agent responsable de la méningite cérébrospinale chez l'homme.

MÉNINGO-ENCÉPHALITE *s. f. (angl. meningo-encephalitis).* Inflammation simultanée, aiguë ou chronique de l'encéphale et des méninges.

MÉNINGORADICULITE *s. f. (angl. meningoradiculitis).* Inflammation de la méninge et des racines des nerfs rachidiens.

MÉNISCAL *adj. (angl. meniscal).* Qui concerne un ménisque articulaire.

MÉNISCECTOMIE *s. f. (angl. menisectomy).* Excision (partielle ou totale) d'un ménisque articulaire.

MÉNISCOGRAPHIE *s. f. (angl. arthrography).* Radiographie d'un ménisque après injection d'un produit de contraste.

MÉNISCOPEXIE *s. f. (angl. meniscopexia).* Fixation par suture d'un ménisque articulaire.

MÉNISQUE *s. m. (angl. meniscus).* **1.** Courbure à la surface d'un liquide contenu dans un tube étroit. **2.** Lentille convexe d'un côté et concave de l'autre. **3.** Nom de divers fibrocartilages interarticulaires de forme plus ou moins semi-lunaire : du genou, de l'articulation sternoclaviculaire, de l'articulation temporomandibulaire, etc.

MÉNOMÉTRORRAGIE *s. f. (angl. menometrorrhagia).* Règles apparaissant à la date normale, mais se prolongeant par une hémorragie utérine continue.

MÉNOPAUSE *s. f. (angl. menopause).* Arrêt naturel des règles et période de la vie, entre 45 et 55 ans, à laquelle cet arrêt survient. Elle s'accompagne de bouffées de chaleur et d'une hypoestrogénie entraînant une régression des caractères sexuels secondaires. SYN. ***ÂGE CRITIQUE, CLIMATÈRE.*** ◇ **ARTIFICIELLE** *(angl. artificial —).* Ménopause produite par intervention chirurgicale ou irradiation ovariennes.

MÉNORRAGIE *s. f. (angl. menorrhagia).* Écoulement menstruel anormalement abondant.

MÉNORRHÉE *s. f. (angl. menorrhea).* SYN. ***RÈGLES.***

MÉNOTHERMIQUE (COURBE) *(angl. temperature curve).* Courbe de température chez la femme en période d'activité génitale permettant de déterminer le moment de l'ovulation, marqué par un léger décalage thermique.

MENSTRUATION *s. f. (angl. menstruation).* Phénomène physiologique de la vie sexuelle de la femme, par lequel celle-ci élimine périodiquement une partie de la muqueuse utérine par un écoulement de sang et de mucus. SYN. ***FLUX CATAMÉNIAL, RÈGLES.***

MENSTRUEL *adj. (angl. menstrual).* Qui concerne les règles.

MENSTRUES *s. f. (angl. menses).* SYN. (désuet de) ***MENSTRUATION, RÈGLES.***

MENTONNIER ☞ ***GÉNIEN.***

MÉPACRINE *s. f.* ☞ ***QUINACRINE.***

MÉPROBAMATE *s. m. (angl. meprobamate).* Composé qui possède des propriétés sédatives et relaxantes musculaires.

mEq Symbole du milliéquivalent.

MÉRALGIE *s. f. (angl. meralgia).* Douleur de la cuisse. ◇ **PARESTHÉSIQUE** *(angl. — paresthetica).* Affection caractérisée par des troubles sensitifs de la cuisse dans le territoire innervé par le nerf fémoro-cutané, à type de paresthésies (sensations subjectives à type de fourmillement, d'endormissement, etc.), de dysesthésies (sensation d'électricité et de douleur lors du contact) et d'hyperesthésies dont l'étiologie reste souvent obscure.

MERCURE *s. m. (angl. mercury).* Corps simple de numéro atomique 80. C'est un métal qui se présente à l'état pur sous la forme d'un liquide argenté. Le mercure est très toxique. Il servait autrefois à la préparation de nombreuses médications officinales. Certains de ses composés sont encore utilisés en thérapeutique, notamment comme antiseptiques. Symbole : Hg.

MÉROCRINE *adj. (angl. merocrine).* Se dit d'une glande dont les cellules restent intactes tout le long du processus de formation et d'excrétion ; s'oppose à holocrine.

MÉRYCISME *s. m. (angl. merycism).* Rumination observée chez les enfants et certains patients psychotiques.

MÉSANGIUM *s. m. (angl. mesangium).* Tissu situé entre les vaisseaux du glomérule rénal.

MESCALINE *s. f. (angl. mescaline).* Composé dont la structure est analogue à celle des amines sympathicomimétiques, que l'on obtient d'un cactus appelé Peyotl. Elle possède des propriétés hallucinogènes.

MÉSENCÉPHALE *s. m. (angl. mesencephalon).* Cerveau moyen ; subdivision cérébrale dérivée de la vésicule cérébrale moyenne du cerveau embryonnaire, à partir de laquelle se développent les colliculi et les pédoncules cérébraux.

MÉSENCHYME *s. m. (angl. mesenchyma).* Tissu conjonctif embryonnaire dont sont issus les tissus conjonctifs et les vaisseaux sanguins et lymphatiques.

MÉSENTÈRE *s. m. (angl. mesentery).* Long repli péritonéal qui relie le jéjuno-iléon à la paroi abdominale postérieure.

MÉSENTÉRITE *s. f. (angl. mesenteritis).* Inflammation du mésentère. ◇ **RÉTRACTILE** *(angl. retractile —).* Inflammation fibreuse chronique du mésentère, avec une rétraction plus ou moins importante pouvant entraîner une occlusion intestinale.

MÉSO *s. m. (angl. mesentery, peritoneal fold).* Repli du péritoine qui relie un viscère à la paroi de l'abdomen, ou l'attache à un autre organe. Ex. *méso du côlon (mésocôlon), méso de la trompe utérine (mésosalpinx).*

MÉSOAPPENDICE *s. m. (angl. mesoappendix).* Mésentère de l'appendice.

MÉSOCÔLON *s. m. (angl. mesocolon).* Nom du méso qui fixe le côlon à la paroi abdominale postérieure et reçoit divers noms : ascendant, transverse, descendant, sigmoïde, selon la partie du côlon sur laquelle il s'insère.

MÉSOCYSTE *s. m. (angl. mesocyst).* Repli péritonéal qui fixe la vésicule biliaire à la face inférieure du foie.

MÉSODERME *s. m. (angl. mesoderm).* Couche intermédiaire du blastoderme, dont sont issus les tissus conjonctif, osseux, cartilagineux, musculaire, le sang, les vaisseaux sanguins et les organes lymphatiques, la notochorde, l'épithélium cœlomique (plèvre, péricarde, endothélium articulaire, péritoine) ainsi que les reins et les organes sexuels. SYN. ***MÉSOBLASTE.***

MÉSODIASTOLIQUE *adj. (angl. mesodiastolic).* Qui se produit ou qui se rapporte au milieu de la diastole ; se dit des souffles et bruits perçus par auscultation.

MÉSODUODÉNUM *s. m. (angl. mesoduodenum).* Repli du péritoine de la vie fœtale qui persiste parfois et fixe le duodénum à la paroi abdominale.

MÉSOGASTRE *s. m.* **1.** Région moyenne ou ombilicale de l'abdomen, en dessous de l'épigastre et au-dessus de l'hypogastre. **2.** *(angl. mesogastrium).* Mésentère de l'estomac embryonnaire, à partir duquel se développe le grand omentum.

MÉSO-INOSITOL *s. m. (angl. mesoinositol).* Hexahydrocyclohexane. Facteur vitaminique du groupe B qui, avec d'autres facteurs, remplit une fonction lipotropique.

MÉSOMÉLIQUE *adj. (angl. mesomelic).* Qui se rapporte à la portion moyenne des membres.

MÉSONÉPHROS *s. m. (angl. mesonephros).* Un des trois organes d'excrétion qui apparaît au cours de la vie embryonnaire des vertébrés. Il fait suite au pronéphros et précède le métanéphros ou rein définitif.

MÉSOSALPINX *s. m. (angl. mesosalpinx).* Repli péritonéal qui soutient la trompe utérine.

MÉSOSIGMOÏDE *s. m. (angl. mesosigmoid).* Partie du mésocôlon fixant le sigmoïde.

MÉSOSYSTOLIQUE *adj. (angl. mesosystolic).* Qui concerne le milieu de la systole.

MÉSOTHÉLIOME *s. m. (angl. mesothelioma).* Tumeur constituée à partir du mésothélium qui recouvre les séreuses pleurales, péricardiques et péritonéales. Elle peut être bénigne ou maligne. L'asbestose joue un rôle important dans le développement des mésothéliomes malins, en particulier pleuraux. SYN. ***ENDOTHÉLIOME.***

MÉSOTHÉLIUM *s. m. (angl. mesothelium).* Tissu à disposition épithéliale qui tapisse la surface interne des membranes séreuses.

MÉSOTHÉRAPIE *s. f. (angl. mesotherapy).* Méthode d'administration de médicaments allopathiques à doses faibles, au moyen d'injections intradermiques multiples, appliquées sur la zone de projection cutanée de l'affection sous-jacente.

MÉSOVARIUM *s. m. (angl. mesovarium).* Repli péritonéal qui maintient l'ovaire en place.

MESSAGER *(angl. messenger).* Le premier messager est l'hormone peptidique dont la fixation sur un récepteur libère le second messager, substance intervenant au niveau des réactions enzymatiques intracellulaires.

MESTRANOL *s. m. (angl. mestranol).* Composé possédant une activité estrogénique, qui entre dans la composition de différentes préparations contraceptives.

MÉTA-ANALYSE *s. f. (angl. meta-analysis).* Procédé d'analyse statistique réunissant plusieurs études afin d'en augmenter la sensibilité.

MÉTABOLISME *s. m. (angl. metabolism).* Ensemble de transformations physiques, chimiques et biologiques que subissent les substances qui sont introduites ou qui se forment dans les organismes vivants.

MÉTABOLITE *s. m. (angl. metabolite).* Produit intermédiaire résultant de la transformation d'une substance chimique dans l'organisme lors d'un processus métabolique.

MÉTACARPE *s. m. (angl. metacarpus).* Partie du squelette de la main comprise entre le carpe et les doigts, et formée des cinq métacarpiens.

MÉTACARPIEN **1.** *adj. (angl. metacarpal).* Qui se rapporte au métacarpe. **2.** *s. m.* Os du métacarpe.

MÉTAMÈRE *s. m. (angl. metamere).* Segment primitif ou somite ; protovertèbre.

MÉTAMPHÉTAMINE *s. f. (angl. metamphetamine).* Dérivé de l'amphétamine utilisé en pédiatrie dans les déficits d'attention. C'est un produit qui détermine une toxicomanie connue sous le nom de « speed ».

MÉTAMYÉLOCYTE *s. m. (angl. metamyelocyte).* Cellule de la série granulocytaire, intermédiaire entre le myélocyte et le granulocyte, présente dans la moelle osseuse.

MÉTANÉPHRINE *s. f. (angl. metanephrine).* ☞ ***CATÉCHOLAMINE.***

MÉTANÉPHROS *s. m. (angl. metanephros).* Des trois organes excréteurs qui apparaissent au cours de l'évolution des vertébrés, le métanéphros est le plus caudal et forme le rein permanent chez les mammifères.

MÉTAPHASE *s. f. (angl. metaphase).* Phase de la mitose au cours de laquelle se produit le dédoublement des chromosomes sur le plan équatorial. Elle suit la prophase et précède l'anaphase.

MÉTAPHYSAIRE *adj. (angl. metaphyseal).* Qui se rapporte à la métaphyse.

MÉTAPHYSE *s. f. (angl. metaphysis).* Point d'union de la diaphyse avec l'épiphyse.

MÉTAPLASIE *s. f. (angl. metaplasia).* Production, par les cellules d'une espèce déterminée, de tissu distinct de celui qu'elles produisent normalement ; transformation d'un tissu en tissu différent.

MÉTARAMINOL *s. m. (angl. metaraminol).* Amine parasympathicomimétique synthétique qui s'utilise dans le traitement des états d'hypotension.

MÉTARTÉRIOLE *s. f. (angl. metarteriole).* Partie précapillaire de l'artériole.

MÉTASTASE *s. f. (angl. metastasis).* Apparition d'un ou plusieurs foyers morbides (de cellules cancéreuses, d'agents infectieux ou parasitaires) secondaires à un foyer primitif, avec ou sans disparition de ce dernier, et dans des territoires non contigus du point où il évolue.

MÉTASTATIQUE *adj. (angl. metastatic).* Qui concerne la métastase.

MÉTATARSE *s. m. (angl. metatarsus).* Partie du squelette du pied située entre le tarse et les orteils et constituée des métatarsiens.

MÉTATARSIEN **1.** *adj. (angl. metatarsal).* Qui se rapporte au métatarse. **2.** *s. m.* Os du métatarse.

MÉTENCÉPHALE *s. m. (angl. metencephalon).* Partie de l'encéphale embryonnaire qui donnera le pont et le cervelet ; c'est la partie antérieure du rhombencéphale.

MÉTÉORISATION *s. f. (angl. meteorization).* Production de météorisme.

MÉTÉORISME *s. m. (angl. meteorism).* Distension de l'abdomen par des gaz contenus dans le tube digestif, qui peut être généralisée ou localisée à une partie de l'intestin. SYN. ***BALLONNEMENT.***

MÉTÉOROPATHIE *s. f. (angl. meteoropathy).* Trouble dû aux conditions climatiques ou atmosphériques.

METFORMINE *s. f. (angl. metformin).* Hypoglycémiant utilisé par voie orale dans les diabètes de type II.

MÉTHADONE *s. f. (angl. methadone).* Substance analgésique de synthèse aux effets analogues à ceux de la morphine à laquelle on peut la substituer. S'utilise dans les cures de désintoxication aux opiacés car les symptômes de sevrage que génère son arrêt sont moins marqués.

MÉTHANOL *s. m.* ☞ ***ALCOOL MÉTHYLIQUE.***

MÉTHÉMOGLOBINE *s. f. (angl. methemoglobin).* Produit de l'oxydation incomplète de l'hémoglobine. La méthémoglobine est très stable, ne se dissocie pas et n'absorbe pas l'oxygène ; elle est par conséquent physiologiquement inerte et responsable d'hypoxie.

MÉTHÉMOGLOBINÉMIE *s. f. (angl. methemoglobinemia).* Présence de méthémoglobine dans le sang, dont le taux normal ne dépasse pas 130 mg/dL (20 µmol/L). Une quantité excessive de méthémoglobine sanguine provoque des manifestations pathologiques qui associent cyanose, vertiges, céphalées et parfois anémie hémolytique.

MÉTHÉMOGLOBINURIE *s. f. (angl. methohemoglobinuria).* Présence de méthémoglobine dans l'urine.

MÉTHIONINE *s. f. (angl. methionine).* Acide aminé naturel, indispensable au développement, présent dans la majorité des protéines. C'est un facteur lipotrope.

MÉTHOTREXATE *s. m. (angl. methotrexate).* Antagoniste de l'acide folique utilisé dans le traitement de certains cancers.

MÉTHYLMORPHINE *s. f. (angl. metylmorphine).* ☞ ***CODÉINE.***

MÉTHYLPREDNISOLONE *s. f. (angl. methylprednisolone).* Corticostéroïde synthétique à forte activité glucocorticoïde et anti-inflammatoire et à faible activité minéralocorticoïde.

METHYSERGIDE *s. m. (angl. methylsergide).* Dérivé de l'acide lysergique antagoniste de la sérotonine. S'utilise dans le traitement prophylactique des crises de migraine.

MÉTICILLINE *s. f. (angl. meticillin).* Pénicilline résistante à la pénicillinase. ☞ ***PÉNICILLINE.***

MÉTRITE *s. f. (angl. metritis).* Affection inflammatoire de l'utérus.

MÉTRONIDAZOLE *s. m. (angl. metronidazole).* Dérivé de l'imidazole, efficace dans le traitement des trichomoniases, des lambliases et de différentes formes d'amibiase.

MÉTRORRAGIE *s. f. (angl. metrorrhagia).* Hémorragie utérine survenant en dehors de la période des règles.

MÉTRORRHÉE *s. f. (angl. metrorrhea).* Écoulement aqueux, muqueux ou purulent, provenant de l'utérus.

MICELLE *s. f. (angl. micella).* Particule colloïdale en suspension dans un milieu, généralement formée par des groupements de molécules semblables, présentant une extrémité hydrophile et une extrémité hydrophobe.

MICONAZOLE *s. m. (angl. miconazole).* Agent antifongique à large spectre, efficace contre de nombreuses mycoses. S'administre par voie topique ou générale.

MICROADÉNOPATHIE *s. f. (angl. microadenopathy).* Adénopathie de petite taille.

MICROALBUMINURIE *s. f. (angl. microalbuminuria).* Albuminurie pathologique de très faible quantité (30 à 300 mg/24 h) mise en évidence par méthodes immunochimiques, et traduisant une néphropathie débutante, en particulier diabétique.

MICROANGIOPATHIE *s. f. (angl. microangiopathy).* Altérations des petits vaisseaux ou des capillaires, survenant notamment chez le diabétique, et touchant plus particulièrement le rein et la rétine.

MICROBE *s. m. (angl. microbe).* Organisme vivant, généralement unicellulaire, invisible à l'œil nu englobant les protozoaires, les champignons microscopiques, les bactéries et les virus. Le terme de microbe est remplacé de plus en plus par celui de micro-organisme.

MICROBICIDE *adj. (angl. microbiocidal).* Qui détruit les microbes. S'emploie aussi comme substantif.

MICROBIEN *adj. (angl. microbial).* Qui concerne les microbes.

MICROBIOLOGIE *s. f. (angl. microbiology).* Étude des micro-organismes et de leurs interactions avec d'autres organismes et avec le milieu environnant.

MICROBISME LATENT *(angl. microbial infection).* Présence dans le corps ou à l'intérieur d'un organe de micro-organismes ne provoquant aucune manifestation morbide, dans l'attente de conditions favorables à leur développement.

MICROCARDIE *s. f. (angl. microcardia).* Petitesse anormale du cœur par rapport au poids du corps et à la taille.

MICROCATHÉTÉRISME *s. m. (angl. microcatheterization).* Cathétérisme cardiaque utilisant une sonde de Swan-Ganz (microcathéter).

MICROCÉPHALE *s. m. (angl. microcephalous).* Qui est atteint de microcéphalie.

MICROCÉPHALIE *s. f. (angl. microcephaly).* Petitesse anormale de la tête, généralement associée à un retard mental.

MICROCHIRURGIE *s. f. (angl. microsurgery).* Intervention chirurgicale réalisée à l'aide du microscope qui permet un agrandissement du champ opératoire.

MICROCURIE *s. m. (angl. microcurie).* Unité de radioactivité égale à un millionième de curie. Symbole : μCi.

MICROCYTE *s. m. (angl. microcyte).* Globule rouge d'un diamètre de 4 à 6 μm, inférieur à la moyenne et de volume globulaire inférieur à 80 μm^3.

MICROCYTOSE *s. f. (angl. microcytosis).* Diminution de taille de la totalité ou d'une grande partie des érythrocytes circulants.

MICRODOSE *s. f. (angl. microdose).* Très petite dose ; dose infinitésimale.

MICROFILAIRE *s. f. (angl. microfilaria).* Embryon de filaire. Les microfilaires entrent dans le sang (ou la lymphe) et atteignent la peau, où elles pourront être aspirées par un arthropode et poursuivre leur développement jusqu'à ce qu'elles acquièrent la forme infectante, qui sera transmise à l'hôte par piqûre de l'arthropode vecteur.

MICROGLIE *s. f. (angl. microglia).* Tissu nerveux composé de cellules interstitielles de petite taille, de formes variées, douées d'un pouvoir phagocytaire.

MICROGNATHIE *s. f. (angl. micrognathia).* Petitesse anormale de la mandibule, d'origine congénitale.

MICROGRAMME *s. m. (angl. microgram).* Unité de masse égale à un millionième de gramme. Symbole : µg.

MICROGRAPHE *s. m. (angl. micrograph).* Instrument servant à enregistrer des mouvements de très faible amplitude.

MICROGRAPHIE *s. f. (angl. micrography).* **1.** Description des objets microscopiques ; technique microscopique et ses applications. **2.** Écriture caractérisée par des lettres de très petite taille, observée parfois dans la maladie de Parkinson.

MICROHÉMATURIE *s. f. (angl. microscopic hematuria).* Hématurie microscopique.

MICROLITHIASE *s. f. (angl. microlithiasis).* Formation de calculs de très petites dimensions (microlithes).

MICROMÉLIE *s. f. (angl. micromelia).* Membres anormalement petits.

MICROMÈTRE *s. m. (angl. micrometer).* **1.** Unité de longueur égale à un millionième de mètre. Symbole : µm. SYN. ***MICRON.*** **2.** Instrument servant à mesurer les objets vus au microscope.

MICROMOLE *s. f. (angl. micromole).* 10^{-6} mole, µmol.

MICRON *s. m. (angl. micron).* Ancienne unité de longueur égale à un millionième de mètre et correspondant au micromètre. Symbole : µm.

MICRONODULAIRE *adj. (angl. micronodular).* Qui est caractérisé par, ou formé de petits nodules.

MICRO-ORGANISME *s. m. (angl. microorganism).* Organisme invisible à l'œil nu en raison de ses faibles dimensions. Ce terme tend à remplacer celui de microbe et s'applique à tous les organismes microscopiques.

MICROPSIE *s. f. (angl. micropsia).* Trouble subjectif de la vision dans lequel les objets sont perçus plus petits qu'ils ne le sont en réalité.

MICRORCHIDIE *s. f. (angl. micro-orchidism).* Petitesse des testicules, congénitale ou acquise (souvent d'origine ourlienne).

MICROSCOPE *s. m. (angl. microscope).* Instrument d'optique permettant l'observation d'objets trop petits pour être vus à l'œil nu. ◇ **ÉLECTRONIQUE** *(angl. electron —).* Microscope utilisant un faisceau d'électrons et des lentilles électroniques à la place des rayons lumineux et des lentilles optiques ; il permet d'obtenir de très forts grossissements.

MICROSPHÉROCYTE *s. m. (angl. microspherocyte).* Petit érythrocyte sphérique, très fragile. SYN. ***SPHÉROCYTE.***

MICROSPHÉROCYTOSE *s. f. (angl. microspherocytosis).* Abondance de microsphérocytes dans le sang ; ictère hémolytique congénital et familial réalisant l'anémie de Minkowski-Chauffard.

MICROSPHYGMIE *s. f. (angl. microsphygmia).* Diminution de l'amplitude des oscillations du pouls.

MICROTOME *s. m. (angl. microtome).* Instrument pour le découpage des pièces anatomiques, préalablement fixées et incluses en fines lamelles, destinées à être colorées et examinées au microscope.

MICTION *s. f. (angl. micturition).* Émission de l'urine.

MICTIONNEL *adj. (angl. related to urination).* Qui concerne la miction.

MIFÉPRISTONE *s. f. (angl. mifepristone).* Antagoniste de la progestérone, qui inhibe l'ovulation lorsqu'elle est administrée à la fin de la phase folliculaire. Elle s'utilise comme antinidatoire dans la contraception post-coïtale, et comme méthode médicale d'interruption volontaire de la grossesse en association avec un analogue des prostaglandines lors des premières semaines de la grossesse. SYN. ***RU 486.***

MIGRAINE *s. f. (angl. migraine).* Céphalée primitive vasculaire due à un trouble périodique de la vasomotricité des branches de l'artère carotide externe, d'étiologie mal connue, caractérisée sur le plan clinique par des douleurs paroxystiques, localisées à une moitié de la tête (hémicrânie), des vomissements, et parfois accompagnée ou précédée de signes neurologiques. Elle débute dans l'enfance, l'adolescence ou parfois à l'âge adulte et possède un caractère familial. ◇ **ACCOMPAGNÉE** *(angl. associated —).* Migraine précédée ou accompagnée de signes neurologiques témoignant d'une souffrance cérébrale (signes ophtalmiques, sensitifs, etc). ◇ **BASILAIRE** *(angl. basilar artery —).* Migraine s'accompagnant de signes neurologiques évoquant une souffrance ischémique du territoire vertébro-basilaire (vertiges, diplopie, troubles de la vigilance, etc.). ◇ **COMMUNE** *(angl. common —).* Céphalée typique de la migraine sans signes neurologiques d'accompagnement. ◇ **OPHTALMIQUE** *(angl. ophthalmic —).* Forme de migraine avec aura caractérisée par des signes visuels, le plus souvent à type de scotomes scintillants, qui précèdent ou accompagnent la céphalée.

MIGRATION *s. f. (angl. migration).* Déplacement de certaines cellules ou de certains organes à l'intérieur de l'organisme. ◇ **DU TESTICULE** *(angl. — of testis).* Descente du testicule, au cours de la vie fœtale, de la région lombaire à la bourse scrotale.

MIKULICZ (DRAINAGE DE) *(angl. Mikulicz drainage).* Comblement d'une cavité opératoire résiduelle par un drain de gaze formé par un sac (gaze de grande taille pliée en forme de sac) et des rubans en gaze qui remplissent la cavité du sac.

MILIAIRE **1.** *s. f. (angl. miliaria).* Inflammation aiguë des glandes sudoripares apparaissant chez les personnes qui ne sont pas accoutumées à la chaleur des tropiques, et caractérisée par l'éruption de papules et de vésicules rouges prurigineuses, qui ensuite deviennent transparentes et desquament. **2.** *s. f. (angl. miliaria).* Granulie. **3.** *adj. (angl. miliary).* Qui a la dimension d'un grain de millet. S'applique en particulier aux images pulmonaires observées dans la tuberculose miliaire, les pneumoconioses, la sarcoïdose, etc.

MILLICURIE *s. m. (angl. millicurie).* Unité de radioactivité égale à un millième de curie. Symbole : mCi.

MILLIÉQUIVALENT *s. m. (angl. milliequivalent).* Unité employée pour indiquer la concentration des électrolytes, correspondant à la millième partie de la quantité d'un ion qui peut se combiner avec un ion H^+ (s'il s'agit d'un anion) ou avec un ion OH^- (s'il s'agit d'un cation). Symbole : mEq.

MILLILITRE *s. m. (angl. milliliter).* Unité de capacité égale à un millième de litre. Symbole : mL.

MILLIMOLE *s. f. (angl. millimole).* Unité de masse moléculaire égale à un millième de mole.

MILLIOSMOLE *s. m. (angl. milliosmole).* Unité de pression osmotique égale à un millième d'osmole.

MINÉRALOCORTICOÏDE *adj. (angl. mineralocorticoid).* Se dit d'une d'hormone qui agit sur le métabolisme hydrominéral. S'utilise aussi comme substantif.

MINERVE *s. f. (angl. minerva jacket).* Appareil orthopédique ou bandage plâtré pour maintenir la tête dressée en bonne position.

MINGAZZINI (MANŒUVRE DE) *(angl. Mingazzini's maneuver).* Manœuvre utilisée pour révéler une parésie légère d'un membre. Pour les membres inférieurs, le patient étant en décubitus dorsal, cuisse à angle droit sur le bassin, jambes à angle droit sur les cuisses, pieds à angle droit sur les jambes, le déficit moteur s'objective par l'abaissement progressif de la cuisse. Pour le membre supérieur, le patient les yeux fermés étend les deux bras, le bras paralysé retombe.

MINOCYCLINE *s. f. (angl. minocycline).* ☞ ***TÉTRACYCLINE.***

MINOXIDIL *s. m. (angl. minoxidil).* Médicament vasodilatateur utilisé dans le traitement de l'hypertension artérielle et en applications locales dans l'alopécie androgénique.

MIROIR FRONTAL *s. m. (angl. frontal mirror).* Miroir circulaire plan et concave pourvu d'un dispositif d'éclairage électrique, qui se fixe sur le front.

MISANTHROPIE *s. f. (angl. misanthropia).* Aversion morbide pour la société ou le genre humain, symptôme fréquent dans la mélancolie.

MISOGYNIE *s. f. (angl. misogyny).* Aversion morbide pour le sexe féminin.

MITHRIDATISME *s. m. (angl. mithridatism).* État d'accoutumance ou d'immunité aux poisons, obtenu après en avoir ingéré des doses progressivement croissantes.

MITOCHONDRIALES (MALADIES) *(angl. mitochondrial cytopathies).* Affections en rapport avec des anomalies des mitochondries.

MITOCHONDRIE *s. f. (angl. mitochondrion).* Organite cytoplasmique membraneux d'aspect ovoïde, qui possède une double membrane, abrite des chaînes d'enzymes qui interviennent dans la respiration cellulaire et possède un ADN propre, d'origine maternelle. SYN. ***CHONDRIOSOME.***

MITOGÈNE *s. m. (angl. mitogen).* **1.** Agent favorisant la mitose. **2.** Substance stimulant la transformation lymphoblastique des lymphocytes.

MITOSE *s. f. (angl. mitosis).* Mode de division indirecte des cellules, qui consiste pour toutes les cellules du soma en la séparation ordonnée des chromosomes, préalablement dupliqués, pour former deux noyaux fils. Elle comprend quatre phases : prophase, métaphase, anaphase et télophase. SYN. ***CARYOCINÈSE.***

MITOTIQUE *adj. (angl. mitotic).* Qui concerne la mitose.

MITRAL *adj. (angl. mitral).* Qui se rapporte à la valve mitrale et à l'orifice du même nom.

MITRALITE *s. f. (angl. mitral valvular inflammation).* Inflammation rhumatismale des valvules mitrales.

mL Symbole du millilitre.

mm Symbole du millimètre.

mmol Symbole de la millimole.

MMPI Abréviation de *Minnesota Multiphasic Personality Inventory.* Test psychologique servant à préciser la personnalité d'un patient.

MMS *(angl. MMS).* Abréviation de l'anglais *Mini Mental State* désignant une méthode simple d'évaluation de l'état mental par un score compris entre 0 et 30 (valeur normale).

MNÉSIQUE *adj. (angl. mnemonic).* Relatif à la mémoire.

MNI-TEST Réaction biologique de diagnostic de la mononucléose infectieuse.

MOBILISATION *s. f. (angl. mobilization).* **1.** En génétique bactérienne, transfert par conjugaison de l'ADN nucléaire ou chromosomique ou d'un plasmide non conjugable, d'une bactérie donatrice à une bactérie réceptrice, véhiculés par un plasmide conjugable. Elle suppose une étape préalable d'incorporation du plasmide conjugable au chromosome ou des deux plasmides à la cellule donatrice. **2.** Action de mettre en mouvement une partie de l'appareil locomoteur. ◇ **PASSIVE** *(angl. passive —).* Mobilisation pratiquée par une autre personne. Méthode de Lucas Championnière.

MOELLE *s. f. (angl. medulla, cord, marrow).* ◇ **ALLONGÉE** *(angl. brain stem).* ☞ ***BULBE.*** ◇ **ÉPINIÈRE** *(angl. spinal cord, medulla).* Partie intrarachidienne du système nerveux qui va du foramen magnum jusqu'à la deuxième vertèbre lombale. Elle est cylindrique, possède deux renflements (cervical et lombaire) et est entourée par les méninges ; elle est formée d'une série de cordons de substance blanche qui entourent la substance grise centrale. ◇ **OSSEUSE** *(angl. bone marrow).* Substance molle qui remplit les cavités des os, formée d'un réseau conjonctif fin, entre les mailles duquel existent des cellules de la lignée érythropoïétique, granulocytaire, mégacaryocytaire et lymphocytaire. Selon son aspect et sa morphologie, on distingue la moelle rouge, propre aux os en voie de développement, aux os courts, au sternum et aux côtes, et la moelle jaune, propre aux os longs de l'adulte. La première possède une fonction hématopoïétique.

MOIGNON *s. m. (angl. stump).* Portion d'un membre amputé, comprise entre la surface de section et l'articulation proximale. ◇ **DE L'ÉPAULE** *(angl. shoulder).* Région limitée par le muscle deltoïde.

MOLAIRE *(angl. molar).* **1.** *adj. (angl. molar).* Qui se rapporte à la mole (molécule-gramme). **2.** *s. f. (angl. molar).* Chacune des dents de la partie postérieure des arcades dentaires supérieure et inférieure, dont la fonction est de broyer.

MOLALITÉ *s. f. (angl. molality).* Concentration d'une solution, en moles par kilogramme d'eau. Dans les solutions très diluées, la molarité et la molalité sont équivalentes.

MOLARITÉ *s. f. (angl. molarity).* Concentration d'une solution exprimée en moles par litre de solution. SYN. ***CONCENTRATION MOLAIRE.***

MOLE *s. f. (angl. mole).* Masse moléculaire d'un corps, exprimée en grammes. Symbole : mol. SYN. ***MOLÉCULE-GRAMME.***

MÔLE *s. f. (angl. hydatiform mole).* Maladie du placenta caractérisée par le développement d'une masse charnue informe dans l'utérus, issue de la dégénérescence des villosités du chorion et du placenta. La môle se termine spontanément vers le 4e mois par un avortement. ◇ **HYDATIFORME** *(angl. hydatid mole).* Masse plus ou moins volumineuse qui est expulsée durant la grossesse, formée par la prolifération des villosités du chorion, unies par des pédicules présentant un aspect semblable à une grappe. SYN. ***MÔLE.***

MOLÉCULE *s. f. (angl. molecule).* La plus petite partie d'un corps chimique qui conserve toutes les propriétés chimiques de ce corps, et qui puisse exister à l'état libre. C'est un groupement défini d'atomes, assemblés par des liaisons chimiques.

MOLÉCULE-GRAMME *s. f. (angl. molecule-gram).* ☞ ***MOLE.***

MOLLET *s. m. (angl. calf).* Partie charnue plus développée de la face postérieure de la jambe en dessous de la région poplitée, formée par les muscles gastrocnémiens et soléaire.

MOLLUSCUM *s. m. (angl. molluscum).* Tumeur fibreuse et flasque de la peau.

MOMIFICATION *s. f. (angl. mummification).* Dessication des tissus d'un fœtus mort retenu à l'intérieur de l'utérus ou d'une partie du corps.

MONGOLIEN **1.** *adj.* ☞ ***MONGOLIQUE.*** **2.** *s. m.* Individu présentant une trisomie 21 ou mongolisme.

MONGOLIQUE *adj. (angl. mongoloid).* Qui ressemble aux sujets de race jaune.

MONGOLISME *s. m. (angl. trisomy 21, Down's syndrome).* ☞ ***TRISOMIE.***

MONGOLOÏDE *s. m. (angl. mongoloid).* Sujet atteint de mongolisme.

MONILIASE *s. f.* ☞ ***CANDIDOSE.***

MONILIFORME *adj. (angl. moniliform).* Qualifie une structure anatomique en forme de chapelet.

MONITEUR *s. m. (angl. monitor).* Appareil électronique qui permet le contrôle et l'enregistrement de signes physiologiques (respiration, pouls, tension artérielle, etc.), d'électrocardiogrammes, de données biochimiques, etc. ◇ **CARDIAQUE** *(angl. cardiac —).* Appareil électronique destiné à assurer automatiquement une surveillance continue des battements cardiaques à l'aide d'un tracé électrocardiographique, des pressions vasculaires, du rythme respiratoire. Une alarme se déclenche quand les chiffres mesurés sont anormaux.

MONITORAGE *s. m. (angl. monitoring).* Enregistrement permanent de certains signes physiologiques à l'aide d'un dispositif de surveillance électronique. ◇ **FŒTO-MATERNEL** *(angl. feto-maternal —).* Surveillance électronique de l'accouchement à l'aide de moniteurs adaptés. Elle est destinée à diminuer la mortalité périnatale, la morbidité périnatale, à rationaliser l'indication d'une césarienne pour souffrance fœtale, à diminuer la durée du travail en augmentant son contrôle. Elle utilise plusieurs techniques d'enregistrement des contractions utérines et du cœur fœtal.

MONOAMINE *s. f. (angl. monoamine).* Non générique des catécholamines, de la sérotonine et de la dopamine, ne contenant qu'une seule fonction amine.

MONOAMINE-OXYDASE *s. f. (angl. monoamine oxidase).* Enzyme qui détruit normalement dans l'organisme les amines telles que l'adrénaline, la noradrénaline, la sérotonine. Abréviation : MAO. ◇ **(INHIBITEUR DE LA)** *(angl. — inhibitor).* Médicament empêchant la dégradation des monoamines cérébrales et utilisé comme antidépresseur. Abréviation : IMAO.

MONOARTHRITE *s. f. (angl. monarthritis).* Inflammation d'une seule articulation.

MONOCATÉNAIRE *adj. (angl. single stranded).* Qui ne possède qu'une seule chaîne ; qualifie en particulier le brin d'ADN.

MONOCOQUE *s. m. (angl. monococcus).* Coque se présentant isolé et ne formant ni paires, ni groupes, ni chaînes.

MONOCULAIRE *adj. (angl. monocular).* **1.** Qui se rapporte à un seul œil. **2.** Qui est muni d'un seul oculaire.

MONOCYTAIRE *adj. (angl. monocytic).* Qui s'accompagne d'une monocytose. ◇ **(LIGNÉE)** Série de cellules conduisant au monocyte.

MONOCYTE *s. m. (angl. monocyte).* Grand leucocyte mononucléaire, de 12 à 25 µm de diamètre, dont le noyau a une chromatine noueuse ou rectiligne présentant l'aspect d'un écheveau, et dont le cytoplasme est gris bleu, contenant parfois de fines granulations azurophiles. Sa fonction principale est la phagocytose. ◇ **(ANGINE À)** *(angl. infectious mononucleosis).* ☞ ***MONONUCLÉOSE INFECTIEUSE.***

MONOCYTOPÉNIE *s. f. (angl. monocytopenia).* Diminution anormale du nombre des monocytes dans le sang circulant.

MONOCYTOSE *s. f. (angl. monocytosis).* Augmentation du nombre des monocytes dans le sang circulant au-delà de 1 500 par millimètre cube, de telle manière qu'ils représentent plus de 12 % du nombre des leucocytes.

MONOMÉLIQUE *adj. (angl. monomelic).* Qui se rapporte à un seul membre.

MONOMORPHE *adj. (angl. monomorphous).* Qui se présente toujours sous la même forme.

MONONUCLÉAIRE **1.** *adj. (angl. mononuclear).* Qui possède un seul noyau. **2.** *s. m.* Cellule sanguine ne possédant qu'un seul noyau non segmenté. Les mononucléaires sont les lymphocytes et les monocytes.

MONONUCLÉOSE *s. f. (angl. mononucleosis).* Présence d'un grand nombre de leucocytes mononucléaires dans le sang. ◇ **INFECTIEUSE** *(angl. infectious —).* Maladie infectieuse due au virus d'Epstein-Barr (EBV), et dans certains cas à un cytomégalovirus de la famille des *Herpesviridae* ; elle est caractérisée par une triade symptomatique qui associe des manifestations cliniques (pharyngite, fièvre et adénopathies), des manifestations hématologiques (hyperleucocytose habituelle avec apparition de mononucléaires atypiques) et des anomalies sérologiques (réaction de Paul et Bunnell). L'évolution est favorable. SYN. ***ANGINE À MONOCYTES (OU MONOCYTAIRE), MALADIE DU BAISER.***

MONONUCLÉOSIQUES (SYNDROMES) *(angl. mononucleosis syndromes).* Affections caractérisées par une importante mononucléose, d'étiologies variées : EBV, HIV, CMV, etc.

MONOPARÉSIE *s. f. (angl. monoparesis).* Parésie touchant un seul membre ou une seule partie d'un membre.

MONOPARESTHÉSIE *s. f. (angl. monoparesthesia).* Paresthésie localisée à un seul membre.

MONOPHTALME *adj. (angl. monophthalmus).* Qui a un seul œil fonctionnel en rapport avec un défaut anatomique ou un dysfonctionnement de l'autre œil.

MONOPLÉGIE *s. f. (angl. monoplegia).* Paralysie d'un membre ou d'un seul groupe musculaire.

MONOPSIE *s. f. (angl. monopsia).* ☞ ***CYCLOPIE.***

MONORCHIDIE *s. f. (angl. monorchidism).* Présence d'un seul testicule dans le scrotum ; cryptorchidie unilatérale.

MONOSYMPTOMATIQUE *adj. (angl. monosymptomatic).* Qui s'exprime ou se caractérise par un seul symptôme.

MONOSYNAPTIQUE *adj. (angl. monosynaptic).* Qui ne concerne qu'une synapse.

MONOTHÉRAPIE *s. f. (angl. monotherapy).* Traitement faisant appel à un seul médicament.

MONOVALENT *adj. (angl. monovalent).* **1.** Qui possède une seule valence. **2.** Se dit d'un vaccin ou d'un sérum préparé à partir d'une seule espèce microbienne et qui assure une protection uniquement contre les infections causées par cette espèce.

MONOXYDE *s. m. (angl. monoxyde).* Oxyde qui ne renferme qu'un atome d'oxygène dans chaque molécule. ◇ **DE CARBONE** *(angl. carbon —).* Gaz inodore, très toxique car se substitue à l'oxygène sur l'hémoglobine. Symbole : CO.

MONOZYGOTE *adj. (angl. monozygotic, monozygous).* Qui se développe à partir d'un seul œuf fécondé. SYN. ***UNIVITELLIN.***

MONSTRE *s. m. (angl. monster).* Fœtus présentant une monstruosité.

MONT DU PUBIS *(angl. mons pubis).* Large saillie médiane située en avant de la vulve. SYN. ***MONT DE VÉNUS.***

MOPP *(angl. MOPP).* En chimiothérapie, association de moutarde à l'azote, oncovin, procarbazine et prednisone.

MORAXELLA Genre de bactéries à Gram négatif, agents responsables d'infections oculaires chez l'homme et les animaux, sensibles à la pénicilline G.

MORBIDE *adj. (angl. morbid).* Qui souffre d'une maladie ou qui l'occasionne.

MORBIDITÉ *s. f. (angl. morbidity).* **1.** État de maladie. **2.** Nombre de personnes qui sont malades dans une population et durant un temps déterminés.

MORBILLEUX *adj. (angl. morbilliform).* Qui concerne la rougeole.

MORBILLIFORME *adj. (angl. morbilliform).* Qui ressemble à l'éruption de la rougeole.

MORBILLIVIRUS Genre de virus de la famille des *Paramyxoviridae* comprenant le virus de la rougeole.

MORDANT *s. m. (angl. mordant).* En histologie et bactériologie, substance chimique qui facilite la coloration, ou qui permet de réaliser une coloration que le colorant seul ne peut pas donner : phénol, sels de chrome, etc.

MORGAN *s. m. (angl. morgan).* Unité de distance génétique correspondant à une longueur d'ADN telle que la probabilité d'un crossing-over par génération est de 100 %. Chez l'homme, un morgan correspond à environ 108 paires de bases d'ADN.

MORGUE *s. f. (angl. morgue, mortuary).* Lieu dans lequel on dépose les cadavres en vue de leur identification ou d'investigations médico-légales.

MORIA *s. f. (angl. moria).* Jovialité expansive et tendance marquée à la plaisanterie et aux jeux de mots, plus particulièrement dans les syndromes frontaux.

MORO (RÉFLEXE DE) *(angl. Moro's embrace reflex).* Un nouveau-né placé en décubitus dorsal sur une table réagit à la percussion forte de cette table par un déplacement des bras, et plus particulièrement des mouvements d'embrassement.

MORPHINE *s. f. (angl. morphine).* Alcaloïde extrait de l'opium, le plus important et le plus actif. Hypnotique et analgésique central administré *per os* ou en injections hypodermiques.

MORPHOTYPE *s. m. (angl. morphotype).* Caractéristiques physiques permettant de classer un individu.

MORPION *s. m. (angl. crab louse).* Nom courant du pou qui infeste les poils du pubis (*Phtirius inguinalis*).

MORSURE *s. f. (angl. bite).* Blessure faite avec les dents.

MORT *s. f. (angl. death).* Arrêt complet et définitif des fonctions vitales d'un organisme vivant, suivi par la destruction progressive de ses tissus et organes. ◇ **APPARENTE** *(angl. apparent —).* État caractérisé par un arrêt temporaire ou un ralentissement très marqué des fonctions cardiaques et respiratoires, qui sont à peine perceptibles. Les causes peuvent en être nombreuses : asphyxie, refroidissement, électrocution, intoxication, inhibition réflexe, etc. ◇ **CÉRÉBRALE** *(angl. brain —).* Coma profond irréversible sans respiration spontanée, avec flaccidité généralisée, absence de réponse à la stimulation des nerfs crâniens et électroencéphalogramme isoélectrique (plat) d'une durée de plusieurs heures. ◇ **NATURELLE** *(angl. natural —).* Mort qui résulte de la détérioration progressive de toutes les fonctions vitales. ◇ **SUBITE DU NOURRISSON** *(angl. sudden infant —).* Décès brutal et imprévu d'un nourrisson qui paraissait en bonne santé, généralement pendant son sommeil. Ce décès reste inexpliqué après une autopsie correctement pratiquée. L'étiologie est inconnue, et un grand nombre de causes ont été proposées. Peut-être y a-t-il une relation avec l'apnée qui se produit pendant le sommeil.

MORTALITÉ *s. f. (angl. mortality).* Proportion de décès dans une population donnée durant un temps déterminé.

MORTIFICATION *s. f. (angl. mortification).* SYN. (peu usité de) ***GANGRÈNE.***

MORT-NÉ *adj. (angl. stillborn).* Se dit de l'enfant mis au monde sans vie, après au moins 180 jours de gestation. S'emploie également comme substantif.

MORULA *s. f. (angl. morula).* Masse solide de blastomères formée par segmentation de l'œuf, antérieure à la blastula.

MORVE *s. f. (angl. glanders, farcy).* Maladie infectieuse et contagieuse due à *Pseudomonas mallei*, propre aux équidés (chevaux, ânes, mulets), qui peut se transmettre aux autres animaux et à l'homme. Elle se caractérise par des phénomènes généraux aigus, de la fièvre, une inflammation des muqueuses, en particulier nasales, avec écoulement purulent, une tuméfaction de la peau et une éruption de phlyctènes sur celle-ci et sur les muqueuses.

MOSAÏQUE *adj. (angl. mosaic).* Se dit d'un individu dont les cellules diffèrent par leur constitution génétique. S'emploie aussi comme substantif.

MOSZHCOWICZ (SIGNE DE) *(angl. Moszhcowicz's sign).* Signe de gangrène vasculaire : la compression circulaire appliquée à la racine du membre malade sera suivie d'une coloration rosée provoquée par l'hyperémie, mais cette hyperémie sera moins intense et d'apparition retardée par rapport au membre sain.

MOTILITÉ *s. f. (angl. motility, motion).* **1.** Propriété de se mouvoir. **2.** Ensemble des mouvements propres à un système. Ex. *motilité viscérale ou à un organe, motilité gastrique.*

MOTONEURONE *s. m. (angl. motoneuron).* Neurone dont le corps cellulaire siège dans le névraxe, et dont l'axone se termine dans un récepteur musculaire strié. SYN. ***NEURONE MOTEUR.***

MOTRICITÉ *s. f. (angl. motricity).* Incitation motrice ; propriété des centres nerveux de provoquer la contraction musculaire.

MOUCHE TSÉ-TSÉ *(angl. tsetse fly).* Nom vernaculaire des mouches du genre *Glossina* transmettant la trypanosomiase.

MOUCHES VOLANTES *(angl. floaters, muscae volitantes).* Phénomène subjectif caractérisé par la perception de points brillants ou noirs, de filaments, de toile d'araignée ou de corps flottant dans l'air. Il est dû à des corps flottants du vitré. SYN. ***MYODÉSOPSIE.***

MOUSTIQUE *s. m. (angl. mosquito).* Nom générique des insectes de la famille des Culicidés, parmi lesquels on trouve les transmetteurs de différentes maladies (paludisme, dengue, fièvre jaune, etc.).

MOUTARDE AZOTÉE *(angl. nitrogen mustard).* Groupe de composés qui s'utilisent dans le traitement des leucémies, des lymphosarcomes, de la maladie de Hodgkin, etc. ; le cyclophosphamide par voie orale, intramusculaire, intraveineuse, intrapéritonéale et intrapleurale ; le mélphalan, la moutarde uracilique et le chlorambucil par voie orale.

MOUVEMENT *s. m. (angl. movement).* Déplacement, changement de position d'un corps. ◇ **ACTIF** *(angl. active —).* Mouvement volontaire. ◇ **AMIBOÏDE** *(angl. ameboid —).* Mouvement propre aux amibes ou aux leucocytes, qui s'effectue par l'expansion et la rétraction successives des prolongements protoplasmiques ou pseudopodes. ◇ **ASSOCIÉ CONTROLATÉRAL** (angl. *contralateral associated —).* Dans l'hémiplégie, mouvement involontaire de la partie paralysée provoqué par un mouvement volontaire de la partie saine correspondante. ◇ **AUTOMATIQUE** *(angl. automatic —).* Mouvement involontaire spontané. ◇ **CHORÉIQUE** *(angl. choreic —).* Mouvement involontaire irrégulier, désordonné, d'un muscle ou d'un groupe de muscles. ◇ **PASSIF** *(angl. passive —).* Mouvement du corps ou d'une partie du corps, imprimé par une force extérieure à l'organisme. ◇ **PENDULAIRE** *(angl. pendular —).* Contractions localisées de l'intestin grêle, qui se produisent périodiquement en un même point, et que l'on attribue aux contractions des fibres musculaires longitudinales de ces mêmes anses. ◇ **RÉFLEXE** (angl. *reflex —*). Mouvement involontaire résultant d'un processus réflexe. ◇ **SYNCINÉTIQUE** *(angl. synkinetic —)*. Petit mouvement inconscient qui accompagne des mouvements volontaires de plus grande amplitude, comme les mouvements faciaux dans les exercices violents.

MSH *(angl. MSH)*. Abréviation désignant la mélanostimuline. ☞ ***MÉLANOTROPINE.***

MST *(angl. STD)*. Abréviation de maladies sexuellement transmissibles.

MUCINE *s. f. (angl. mucin)*. Glycoprotéide liquide, constituant principal du mucus. La mucine existe dans la salive, les sécrétions muqueuses, la bile, la synovie et la gelée de Wharton, dans certaines tumeurs, myxomes et liquides pathologiques.

MUCOCÈLE *s. f. (angl. mucocele)*. Pseudo-tumeur constituée par du mucus accumulé dans une cavité dont l'orifice est obstrué. Ex. *mucocèle lacrymale, mucocèle appendiculaire.*

MUCOÏDE **1.** *adj. (angl. mucoid)*. Qui ressemble au mucus. **2.** *s. m. (angl. mucus)*. Membre d'un groupe de glycoprotéines d'origine animale, semblables à la mucine, mais qui en diffèrent par leur solubilité et certaines de leurs réactions. On les trouve dans le cartilage, la cornée, le cristallin, la glaire d'œuf et certains kystes.

MUCOLIPIDOSE *s. f. (angl. mucolipidosis)*. Affection héréditaire, à transmission autosomique récessive, avec dépôt de mucopolysaccharides et de glycolipides dans certains tissus.

MUCOLYTIQUE *adj. (angl. mucolytic)*. Qui détruit ou dissout le mucus.

MUCOPOLYSACCHARIDE *s. m. (angl. mucopolysaccharide)*. Polysaccharide complexe.

MUCOPOLYSACCHARIDOSE *s. f. (angl. mucopolysaccharidosis)*. Terme désignant un groupe de maladies héréditaires comportant une accumulation de lipides dans les neurones, associée à un dépôt de mucopolysaccharides dans les tissus conjonctifs en rapport avec un déficit enzymatique lysosomial. En conséquence ces affections peuvent donner une série d'anomalies squelettiques et nerveuses. Le système nerveux peut être affecté également par suite des difformités squelettiques et de l'hypertrophie du tissu conjonctif au niveau de la base de l'encéphale, pouvant conduire à une hydrocéphalie.

MUCOPURULENT *adj. (angl. mucopurulent)*. Qui contient du mucus et du pus.

MUCOPUS *s. m. (angl. mucopus)*. Mucus ressemblant au pus du fait de sa teneur élevée en leucocytes.

MUCOSITÉ *s. f. (angl. mucosity)*. Substance épaisse et filante, à la surface de certaines muqueuses, formée de mucus, de cellules desquamées et de corps étrangers microscopiques (poussières, germes, parasites).

MUCOVISCIDOSE *s. f. (angl. mucovicidosis)*. Affection familiale, transmise selon le mode autosomique récessif, due à une viscosité excessive des sécrétions muqueuses (surtout du tube digestif et des bronches) entraînant une fibrose kystique congénitale du pancréas et des poumons, et se manifestant, dès la naissance, par un gros abdomen, des selles volumineuses, graisseuses (par insuffisance d'enzymes pancréatiques), parfois une occlusion intestinale brutale (par iléus méconial), des infections respiratoires à répétition. La sueur est extrêmement riche en sodium et en chlore. Le pronostic est très sévère.

MUCUS *s. m. (angl. mucus)*. Substance fluide ou semi-solide, visqueuse, translucide, sécrétée par les glandes muqueuses, composée d'eau, de mucine, de sels inorganiques, de cellules épithéliales, de leucocytes. Elle exerce un rôle protecteur sur les muqueuses qu'elle recouvre.

MUGUET *s. m. (angl. thrush)*. Petites ulcérations de la muqueuse buccale, couvertes d'un enduit blanchâtre, dues à *Candida albicans* ; elles sont observées chez les nourrissons, chez les malades cachectiques ou chez les sujets soumis à des traitements intensifs par les antibiotiques.

MULIBREY (NANISME OU SYNDROME) *(angl. Mulibrey dwarfism)*. Acronyme de MUscle, LIver, BRain, EYe. Affection héréditaire à transmission autosomique récessive associant nanisme, hypotonie musculaire, cirrhose, hydrocéphalie, anomalies rétiniennes et cardiaques.

MULTIGESTE *adj. (angl. multigravida).* Se dit de la femme qui est enceinte au moins pour la deuxième fois. S'emploie également comme substantif.

MULTINÉVRITE *s. f. (angl. disseminated neuritis).* Forme de polynévrite qui affecte plusieurs nerfs sensitivomoteurs périphériques de façon asymétrique. Elle s'observe dans le diabète, les collagénoses, les dysglobulinémies et la lèpre. SYN. ***NÉVRITE MULTIPLE.***

MULTIPARE *adj. (angl. multiparous).* Se dit de la femme qui a eu plusieurs enfants. S'emploie également comme substantif.

MULTIPLET *s. m. (angl. multiplet).* Série de potentiels d'action se succédant à intervalles brefs observée à l'électromyogramme.

MUQUEUSE *s. f. (angl. mucous membrane).* Membrane qui tapisse les cavités naturelles de l'organisme, constituée essentiellement d'un épithélium et d'un chorion, et accessoirement de fibres élastiques musculaires, de glandes, de villosités, etc., selon la muqueuse considérée. ◇ **(PLAQUE)** *(angl. syphilitic plaque).* ☞ ***PLAQUE MUQUEUSE.*** ◇ **UTÉRINE** ☞ ***ENDOMÈTRE.***

MUQUEUX *adj. (angl. mucous).* Qui se rapporte au mucus et aux mucosités.

MURMURE RESPIRATOIRE *(angl. vesicular murmur).* Léger bruit, normal, perçu à l'auscultation thoracique durant l'inspiration et le début de l'expiration. Il est produit par la distension des alvéoles lorsqu'elles se remplissent d'air. SYN. ***MURMURE VÉSICULAIRE.***

MURPHY (SIGNE DE) *(angl. Murphy's sign).* Blocage douloureux de l'inspiration profonde lors de la palpation, sous le rebord costal droit, du bord antérieur du foie, évocateur d'affection de la vésicule biliaire.

MUSCLE *s. m. (angl. muscle).* Organe charnu dont la contraction produit un mouvement. L'élément anatomique constitutif est la fibre musculaire, dont on distingue deux types : lisse et striée. Les fibres lisses sont des cellules nucléées formant les couches musculaires des organes dotés de mouvements involontaires, excepté celles du cœur. Les fibres striées sont très longues, 3 cm en moyenne, et sont constituées d'une enveloppe, le sarcolemme, d'une substance musculaire et d'un noyau. ◇ **INVOLONTAIRE** *(angl. involuntary —).* ☞ ***MUSCLE LISSE.*** ◇ **LISSE** *(angl. smooth —).* Muscle de couleur pâle, constitué de cellules fusiformes et de fines fibrilles. Les muscles lisses sont affectés aux fonctions de la vie végétative (muscles viscéraux) et échappent à l'action de la volonté (muscles involontaires). ◇ **SQUELETTIQUE** *(angl. skeletal —).* Muscle qui se fixe par ses deux extrémités sur des pièces osseuses. ◇ **STRIÉ** *(angl. striated —).* Muscle de couleur rouge, constitué de fibres musculaires très longues, divisées longitudinalement en fibrilles. Les muscles striés sont en général affectés aux fonctions de relation assurant les mouvements volontaires (à l'exception du myocarde). ◇ **VOLONTAIRE** *(angl. voluntary —).* ☞ ***MUSCLE STRIÉ.***

MUSCULOCUTANÉ *adj. (angl. musculocutaneous).* Qui se rapporte aux muscles et à la peau. ◇ **(NERF)** *(angl. musculocutaneous nerve).* Nerf mixte du membre inférieur. SYN. ***NERF FIBULAIRE SUPERFICIEL.***

MUSEAU DE TANCHE ☞ ***EXOCOL.***

MUTAGÈNE *adj. (angl. mutagenic).* Se dit d'un agent physique, chimique ou biologique capable d'accroître le taux de mutation d'un organisme. S'utilise aussi comme substantif.

MUTAGENÈSE *s. f. (angl. mutagenesis).* Production de mutations due à l'action d'agents physiques (notamment les radiations ionisantes) ou chimiques.

MUTANT *adj. (angl. mutant).* Se dit, en génétique, d'un individu, d'un type, d'un caractère ou d'un gène, qui a subi une mutation. S'emploie aussi comme substantif.

MUTATION *s. f. (angl. mutation).* En génétique, modification brusque, survenant spontanément ou provoquée par divers agents, et affectant la structure ou le nombre des gènes ou des chromosomes d'un organisme vivant.

MUTILATION *s. f. (angl. mutilation).* Ablation ou perte d'un membre ou d'une partie du corps.

MUTISME *s. m. (angl. mutism).* Inhibition volontaire ou involontaire de la parole, qui s'observe dans certaines maladies mentales (mélancolie, schizophrénie, hystérie). Elle peut être également simulée.

MUTITÉ *s. f. (angl. dumbness).* Incapacité de parler à la suite d'une lésion des organes de la phonation ou des centres nerveux dont ils dépendent, ou encore à la suite d'une surdité congénitale qui empêche le sujet d'apprendre à parler (surdi-mutité).

MYALGIE *s. f. (angl. myalgia).* Douleur musculaire. ◇ **ÉPIDÉMIQUE** ☞ ***BORNHOLM (MALADIE DE).***

MYASTHÉNIE *s. f. (angl. myasthenia gravis).* Affection auto-immune de la jonction neuromusculaire, marquée par l'existence anormale d'auto-anticorps dirigés contre les récepteurs de l'acétylcholine indispensables au déclenchement de la contraction musculaire. Elle coexiste souvent avec une tumeur du thymus. Elle se caractérise cliniquement par une fatigabilité des muscles squelettiques lors de leur contraction répétée ou prolongée, avec récupération des capacités fonctionnelles après un repos suffisant. Les muscles les plus touchés sont les muscles moteurs de l'œil, les masséters et les muscles pharyngolaryngés. L'atteinte des muscles respirateurs peut être mortelle. SYN. ***ERB-GOLDFLAM (MALADIE D').***

MYATONIE *s. f. (angl. myatonia).* Absence ou déficience du tonus musculaire.

MYATROPHIE *s. f. (angl. myatrophy).* Atrophie musculaire. SYN. ***AMYOTROPHIE.***

MYCÉLIEN *adj. (angl. mycelial).* Qui se rapporte ou qui appartient au mycélium.

MYCÉLIUM *s. m. (angl. mycelium).* Partie végétative et fondamentale des champignons, composée de filaments, appelés hyphes, disposés de façon variable.

MYCÉTOME *s. m. (angl. mycetoma).* Affection mycosique caractérisée par une pseudotumeur localisée le plus souvent au pied, et au niveau de laquelle se développent des nodules, des vésicules et des fistules remplies de pus ; ce pus contient de petits grains rouges, noirs ou jaunes, où sont localisés les agents responsables de la maladie.

MYCOBACTÉRIE *s. f. (angl. mycobacteria).* ☞ ***MYCOBACTERIUM.***

MYCOBACTERIUM Genre de bactéries de la famille des *Mycobacteriaceae.* Ce sont des bacilles à Gram positif, acido-alcoolo-résistants. Le bacille de Koch en fait partie.

MYCOLOGIE *s. f. (angl. mycology).* Étude des champignons.

MYCOPLASME *s. m.* Variété de bactéries proche des virus et responsable de pneumopathies et d'infections génitales.

MYCOSE *s. f. (angl. mycosis).* Terme générique désignant toute affection provoquée par un champignon parasite.

MYCOSIQUE *adj. (angl. mycotic).* Qui concerne une mycose.

MYCOSIS FONGOÏDE *(angl. mycosis fungoides).* Lymphome malin à cellules T, à point de départ cutané avec prurit intense, caractérisé aux stades initiaux par un infiltrat polymorphe. Il peut secondairement se disséminer et affecter les viscères.

MYCOSTATIQUE *adj. (angl. mycostatic).* Se dit d'un agent qui empêche le développement des levures et des champignons microscopiques. S'emploie aussi comme substantif.

MYCOTIQUE (ANÉVRYSME) *adj. (angl. mycotic aneurysm).* ☞ ***ANÉVRYSME MYCOTIQUE.***

MYCOTOXICOSE *s. f. (angl. mycotoxicosis).* Intoxication provoquée par un aliment contaminé par des champignons microscopiques produisant des mycotoxines.

MYCOTOXINE *s. f. (angl. mycotoxin).* Toxine élaborée par des champignons microscopiques qui se développent sur des aliments.

MYDRIASE *s. f. (angl. mydriasis).* Dilatation de la pupille, qui peut être physiologique, pathologique ou médicamenteuse.

MYDRIATIQUE *adj. (angl. mydriatic).* Qui dilate la pupille. Se dit de médicaments utilisés en instillations oculaires, comme l'atropine. S'emploie aussi comme substantif.

MYÉLÉMIE *s. f. (angl. myelocytosis).* Présence anormale dans le sang d'éléments précurseurs des granulocytes.

MYÉLENCÉPHALE *s. m. (angl. myelencephalon).* Bulbe.

MYÉLENCÉPHALITE *s. f. (angl. myelencephalitis).* Inflammation de la moelle et de l'encéphale.

MYÉLINE *s. f. (angl. myelin).* Substance constituée de lipides et de protéines et formant une gaine isolante autour de certaines fibres nerveuses dites myélinisées.

MYÉLINISATION *s. f. (angl. myelinization).* Formation d'une gaine de myéline autour des fibres nerveuses pendant le développement du système nerveux.

MYÉLITE *s. f. (angl. myelitis).* Inflammation de la moelle épinière, qui peut affecter la substance grise et/ou la substance blanche.

MYÉLOBLASTE *s. m. (angl. myeloblast).* Grande cellule mononucléaire présente dans la moelle osseuse, origine de la série granulocytaire et qui donne naissance au promyélocyte.

MYÉLOCYTE *s. m. (angl. myelocyte).* Cellule de la série granulocytaire, présente dans la moelle osseuse, intermédiaire entre le promyélocyte et le métamyélocyte. Les myélocytes apparaissent dans le sang dans certaines formes de leucémie.

MYÉLOCYTÉMIE *s. f. (angl. myelocythemia).* Présence de myélocytes dans le sang.

MYÉLOCYTOSE *s. f. (angl. myelocytosis).* Taux des myélocytes dans la moelle osseuse (où ils se trouvent normalement) ou dans le sang (où ils se trouvent anormalement).

MYÉLOFIBROSE *s. f. (angl. myelofibrosis).* Fibrose de la moelle osseuse observée en particuler dans la splénomégalie myéloïde.

MYÉLOGRAMME *s. m. (angl. myelogram).* Formule cytologique de la moelle osseuse obtenue généralement par ponction sternale. SYN. ***MÉDULLOGRAMME.***

MYÉLOGRAPHIE *s. f. (angl. myelography).* Radiographie de la moelle épinière et des espaces sous-arachnoïdiens après injection d'un produit de contraste par ponction lombaire ou sous-occipitale. Lorsque le produit de contraste est gazeux, on parle de myélographie gazeuse ou pneumomyélographie.

MYÉLOÏDE *adj. (angl. myeloid).* Qui ressemble à la moelle osseuse ou qui en provient.

MYÉLOLIPOME *s. m. (angl. myelolipona).* Tumeur bénigne de la glande surrénale ayant l'aspect de moelle osseuse.

MYÉLOMALACIE *s. f. (angl. myelomalacia).* Ramollissement pathologique de la moelle épinière.

MYÉLOME *s. m. (angl. myeloma).* Tumeur, le plus souvent maligne, développée aux dépens de la moelle osseuse. ◇ **MULTIPLE** *(angl. multiple —).* ☞ ***KAHLER (MALADIE DE).***

MYÉLOPATHIE *s. f. (angl. myelopathy).* Terme générique pour les affections de la moelle épinière. Il s'utilise principalement pour désigner les affections liées à une cervicarthrose avec rétrécissement du canal rachidien.

MYÉLOPLAXE *s. m. (angl. myeloplax).* Cellule géante multinucléée de la moelle osseuse. SYN. ***OSTÉOCLASTE.***

MYÉLOPOÏÈSE *s. f. (angl. myelopoiesis).* Formation de la moelle osseuse ou des cellules myéloïdes.

MYÉLOPROLIFÉRATIF (SYNDROME) *(angl. myeloproliferative disorder).* Désigne les affections caractérisées par la prolifération maligne d'une ou de plusieurs des lignées normalement présentes dans la moelle osseuse.

MYÉLOSCLÉROSE *s. f. (angl. myelosclerosis).* **1.** Sclérose de la moelle épinière : sclérose en plaques. **2.** Fibrose de la moelle osseuse, myélofibrose.

MYÉLOTOXIQUE *adj. (angl. myelotoxic).* Qui détruit la moelle osseuse.

MYIASE *s. f. (angl. myiasis).* Toute lésion produite dans l'organisme par des larves de mouches, parasites obligatoires ou accidentels de l'homme.

MYOCARDE *s. m. (angl. myocardium).* Partie musculaire du cœur. Le myocarde est un muscle strié involontaire.

MYOCARDIOPATHIE *s. f. (angl. myocardiopathy).* Toute affection cardiaque due à une atteinte primitive, parfois familiale, du myocarde et qui entraîne généralement une hypertrophie ou une dilatation du cœur, avec des signes d'insuffisance cardiaque. SYN. ***CARDIOMYOPATHIE.***

MYOCARDITE *s. f. (angl. myocarditis).* Inflammation aiguë ou chronique du myocarde.

MYOCLONIE *s. f. (angl. myoclonus).* Contraction brusque, brève et involontaire, qui affecte un faisceau musculaire, un muscle ou un groupe de muscles, et entraîne un déplacement du segment de membre correspondant.

MYOCYTE *s. m. (angl. myocyte).* Cellule musculaire.

MYODÉSOPSIE *s. f. (angl. myodesopsia).* ☞ ***MOUCHES VOLANTES.***

MYOFIBRILLE *s. f. (angl. myofibril).* Filament long et grêle constituant l'élément caractéristique de tout tissu contractile, dont le nombre et la forme varient selon le type de muscle auquel il appartient. SYN. ***FIBRILLE MUSCULAIRE.***

MYOGLOBINE *s. f. (angl. myoglobin).* Pigment respiratoire musculaire qui se différencie de l'hémoglobine par sa plus grande affinité pour l'oxygène, sa moindre affinité pour le CO_2 et son poids moléculaire inférieur.

MYOGLOBINURIE *s. f. (angl. myoglobinuria).* Présence de myoglobine dans l'urine. Elle se voit principalement au cours de traumatismes graves et beaucoup plus rarement dans la myoglobinurie paroxystique idiopathique.

MYOLYSE *s. f. (angl. myolysis).* Dégénérescence de la fibre musculaire.

MYOME *s. m. (angl. myoma).* Tumeur bénigne constituée de tissu musculaire, soit strié (rhabdomyome), soit lisse (léiomyome).

MYOMECTOMIE *s. f. (angl. myomectomy).* Ablation chirurgicale d'un myome utérin, en conservant l'utérus et ses annexes.

MYOMÈTRE *s. m.* **1.** *(angl. myometrium).* Paroi musculaire de l'utérus. **2.** *(angl. myometer).* Appareil servant à mesurer la contraction musculaire.

MYOŒDÈME *s. m. (angl. myoedema).* Contraction locale d'un muscle apparaissant à la percussion sous forme d'un bourrelet suivi d'une décontraction lente. SYN. ***CONTRACTILITÉ IDIOMUSCULAIRE.***

MYOPATHIE *s. f. (angl. myopathy).* Terme générique englobant l'ensemble des affections de la musculature squelettique de type dégénératif, génétiquement déterminées et d'évolution progressive.

MYOPATHIQUE *adj. (angl. myopathic).* Qui est en rapport avec les maladies du muscle.

MYOPE *adj. (angl. myope).* Se dit d'un œil ou d'une personne affecté de myopie. S'emploie aussi comme substantif.

MYOPIE *s. f. (angl. myopia).* Anomalie de la réfraction oculaire, due à un défaut de convergence des rayons lumineux, l'image d'un objet éloigné se formant en avant de la rétine. Le myope ne voit nettement que les objets rapprochés.

MYOPLASTIE *s. f. (angl. myoplasty).* **1.** Réfection chirurgicale d'un muscle. **2.** Opération dans laquelle on utilise un lambeau de muscle pour combler une perte de substance ou pour corriger une difformité.

MYORELAXANT *adj. (angl. muscle relaxant).* Se dit d'un médicament qui possède la capacité de diminuer le tonus musculaire. S'emploie aussi comme substantif. SYN. ***DÉCONTRACTURANT.***

MYORÉSOLUTIF *adj. (angl. muscle relaxant).* Qui provoque le relâchement musculaire.

MYORRAPHIE *s. f. (angl. myorrhaphy).* Suture d'un muscle déchiré ou sectionné.

MYOSARCOME *s. m. (angl. myosarcoma).* Sarcome constitué principalement par des fibres musculaires, soit lisses (léiomyosarcome), soit striées (rhabdomyosarcome).

MYOSINE *s. f. (angl. myosin).* Protéine de poids moléculaire élevé qui constitue plus de 50 % des protéines contractiles du muscle.

MYOSIS *s. m. (angl. myosis).* Contraction de la pupille, soit physiologique et transitoire (réaction à la lumière), soit pathologique et permanente, soit pharmacologique (collyres myotiques).

MYOSITE *s. f. (angl. myositis).* Inflammation du tissu musculaire, primitive ou secondaire à une infection systémique ou à une autre inflammation.

MYOTIQUE *adj. (angl. miotic).* **1.** Qui se rapporte au myosis. **2.** Qui provoque la contraction de la pupille. Ex. *collyres myotiques.* S'utilise aussi comme substantif. On écrit aussi *miotique.*

MYOTOMIE *s. f. (angl. myotomy).* Section ou dissection des muscles.

MYOTONIE *s. f. (angl. myotonia).* Contraction lente, suivie d'une décontraction lente, lors des mouvements volontaires, due à une excitabilité et à une contractilité musculaires anormales. Elle diminue par répétition du mouvement.

MYRINGECTOMIE *s. f. (angl. myringectomy).* Excision chirurgicale de la membrane du tympan. SYN. ***TYMPANECTOMIE.***

MYRINGITE *s. f. (angl. myringitis).* Inflammation de la membrane du tympan.

MYTHOMANIE *s. f. (angl. mythomania).* Tendance pathologique, généralement consciente, à la fabulation et au mensonge.

MYTILISME *s. m. (angl. mytilotoxism).* Intoxication par les moules, provoquée par la mytilotoxine.

MYXŒDÈME *s. m. (angl. myxedema).* Expression clinique de l'insuffisance thyroïdienne primitive ou secondaire. Elle est caractérisée par une infiltration du tissu sous-cutané, affectant particulièrement la face et les membres, des troubles des phanères, un affaiblissement des facultés intellectuelles, une apathie et une chute de la température et du métabolisme basal. ☞ ***HYPOTHYROÏDIE.*** ◇ **CONGÉNITAL** *(angl. congenital —).* ☞ ***CRÉTINISME.***

MYXOMATEUX *adj. (angl. myxomatous).* **1.** Qui est de la nature du myxome. **2.** Qui ressemble au myxome.

MYXOME *s. m. (angl. myxoma).* Tumeur molle, d'aspect gélatineux, constituée par une prolifération de cellules mésenchymateuses indifférenciées étoilées, dispersées dans une substance fondamentale amorphe semi-liquide.

MYXORRHÉE *s. f. (angl. myxorrhea).* Sécrétion ou écoulement abondants de mucus. SYN. ***MUCORRHÉE.***

N

Na *(angl. Na).* Symbole chimique du sodium (natrium).

NABOTH (KYSTES DE) *(angl. Naboth's cysts).* Petits kystes formés par la rétention de la sécrétion des glandes mucipares de la muqueuse du col utérin. SYN. *ŒUFS DE NABOTH.*

NÆVIQUE *adj. (angl. nevic).* Qui se rapporte à un nævus.

NÆVOCARCINOME *s. m. (angl. malignant melanoma).* Mélanoblastome cutané développé le plus souvent sur un nævus préexistant.

NÆVUS *s. m. (angl. nevus).* Malformation congénitale de la peau, produite par un excès de pigmentation, un développement exagéré des vaisseaux, une hypertrophie des tissus épidermique et conjonctif ou une hypoplasie de ceux-ci. ◇ **DE SUTTON** *(angl. halo —).* Nævus pigmentaire au centre d'une zone de vitiligo. ◇ **INTRADERMIQUE** *(angl. intradermal —).* Regroupement de cellules næviques dans la partie profonde du derme. ◇ **JONCTIONNEL** (angl. *junctional —).* Naevus naevo-cellulaire avec des cellules næviques de la zone dermo-épidermique. ◇ **NÆVOCELLULAIRE** *(angl. nevocellular —).* Caractérisé par la présence de cellules mélanocytaires regroupées en thèques et susceptibles de dégénérer. SYN. *GRAINS DE BEAUTÉ.*

NALIDIXIQUE (ACIDE) *(angl. nalidixic acid).* Composé antiseptique qui agit en inhibant la synthèse de l'ADN des germes à Gram négatif. Il est utilisé dans les infections urinaires à germes sensibles.

NALORPHINE *s. f. (angl. nalorphine).* Dérivé de la morphine, capable d'antagoniser certaines actions de celle-ci et d'autres opiacés, en particulier la dépression respiratoire.

NALOXONE *s. f. (angl. naloxone).* N-allylnoroxymorphine. Antagoniste de la morphine et des autres opiacés, dépourvue d'activité propre. Elle est utilisée en cas de surdosage ou d'intoxication par les opiacés.

NANISME *s. m. (angl. dwarfism).* Petitesse anormale de la taille par rapport à la taille moyenne des individus du même âge et de même race. On peut schématiquement opposer les nanismes acquis d'origine endocrinienne aux nanismes héréditaires par trouble primitif de la croissance osseuse.

NANOGRAMME *s. m. (angl. nanogram).* Milliardième partie du gramme, 10^{-9} g. Symbole : ng.

NANOMÈTRE *s. m. (angl. nanometer).* Milliardième partie du mètre, 10^{-9} m. Symbole : nm.

NARCISSISME *s. m. (angl. narcissism).* **1.** Amour de l'image de soi-même. Il peut inclure ou non l'excitation sexuelle produite par l'admiration et la contemplation de son propre corps.

NARCO-ANALYSE *s. f. (angl. narcoanalysis).* Forme d'examen neuropsychiatrique pratiquée chez un patient sous l'effet de médicaments hypnotiques à action rapide, afin de faciliter la manifestation des contenus psychiques refoulés.

NARCOLEPSIE *s. f. (angl. narcolepsy).* Accès récidivant irrépressible de sommeil profond, de courte durée. Elle peut être essentielle, associée à la cataplexie (maladie de Gélineau) ou relever de causes neurologiques (tumeurs cérébrales, épilepsie).

NARCOSE *s. f. (angl. narcosis).* Sommeil artificiel provoqué par un psychotrope.

NARCOTIQUE *adj. (angl. narcotic).* **1.** Qui provoque la narcose. **2.** Se dit de certains stupéfiants à effet sédatif ou anxiolytique, tels que les opiacés. S'emploie aussi comme substantif.

NARINE *s. f. (angl. nostril).* Orifice faisant communiquer la fosse nasale avec l'extérieur.

NASAL *adj. (angl. nasal).* Qui se rapporte au nez.

NASILLEMENT *s. m. (angl. nasal intonation).* ☞ *RHINOLALIE.*

NASONNEMENT *s. m.* ☞ *RHINOLALIE.*

NASOPHARYNX *s. m. (angl. nasopharynx).* ☞ *RHINOPHARYNX.*

NATALITÉ *s. f. (angl. natality, birth rate).* Proportion de naissances pour un nombre déterminé d'habitants dans un temps donné.

NATRÉMIE *s. f. (angl. natremia).* Taux de sodium dans le sang. La natrémie moyenne est de 3,31 g/L, soit 144 mEq/L ou encore 144 mmol/L.

NATRIURÈSE *s. f.* ☞ *NATRIURIE.*

NATRIURÉTIQUE *adj. (angl. natriuretic).* Qui concerne l'élimination rénale du sodium.

NATRIURIE *s. f. (angl. natriuresis).* Élimination de sodium dans l'urine.

NATROPÉNIE *s. f. (angl. sodium deficiency).* Diminution du taux de sodium dans les liquides de l'organisme.

NATRURIE *s. f.* ☞ *NATRIURIE.*

NAUPATHIE *s. f. (angl. seasickness).* Mal de mer. ☞ *TRANSPORTS (MAL DES).*

NAUSÉE *s. f. (angl. nausea).* Envie de vomir, suivie ou non de vomissement.

NAUSÉEUX *adj. (angl. nauseous).* **1.** Qui se rapporte à la nausée. **2.** Qui a des nausées.

NAVICULAIRE *adj. (angl. navicular).* En forme de nacelle. ◇ **(OS)** *(angl. — bone).* Os de la deuxième rangée du tarse. SYN. *OS SCAPHOÏDE.*

NÉARTHROSE *s. f. (angl. nearthrosis).* ☞ *PSEUDARTHROSE.*

NÉBULISATION *s. f. (angl. nebulization).* Pulvérisation de substances antiseptiques ou médicamenteuses à l'aide d'un nébuliseur.

NECATOR Genre de vers nématodes, parasites de l'intestin grêle des mammifères. ☞ *ANCYLOSTOMA.*

NÉCROPSIE *s. f. (angl. necropsy).* ☞ *AUTOPSIE.*

NÉCROSE *s. f. (angl. necrosis).* Processus de dégénérescence aboutissant à la destruction d'une cellule ou d'un tissu. ◇ **ASEPTIQUE** *(angl. aseptic —).* Processus dégénératif de nécrose et de sclérose, avec formation de cavités kystiques au sein d'un os, le plus souvent secondaire à un traumatisme. ◇ **CASÉEUSE** *(angl. caseous —).* Type de nécrose dans laquelle le tissu affecté se transforme en une masse de caséum. ◇ **CORTICALE DES REINS** (angl. *renal cortical —).* Nécrose de l'ensemble du cortex rénal en général consécutive à un choc obstétrical ou infectieux. ◇ **DU MYOCARDE** *(angl. myocardial —).* Destruction des fibres myocardiques par obstruction ischémique d'une artère coronaire avec apparition d'une onde Q (onde de nécrose) à l'ECG. ◇ **PAPILLAIRE RÉNALE** *(angl. renal papillary —).* Nécrose des pyramides et des papilles rénales le plus souvent chez le diabétique à la suite d'une infection urinaire ou absorption prolongée de phénacétine. SYN. *NÉCROSE MÉDULLAIRE RÉNALE.*

NÉCROTIQUE *adj. (angl. necrotic).* Qui se rapporte à la nécrose, ou qui est atteint de nécrose.

NÉGATOSCOPE *s. m. (angl. view box).* Écran translucide pouvu d'un dispositif éclairant, servant à examiner par transparence les clichés radiographiques.

NEISSERIA Genre de bactéries : cocci à Gram négatif, disposés en paires. Certaines espèces sont pathogènes. ◇ ***GONORRHOEAE*** Agent responsable de la blennorragie. SYN. *GONOCOQUE, DIPLOCOCCUS GONORRHOEAE.*

NEISSÉRIEN *adj. (angl. neisserial).* Qui se rapporte au gonocoque. SYN. *GONOCOCCIQUE.*

NÉLATON (CATHÉTER OU SONDE DE) *(angl. Nélaton's catheter).* Sonde en caoutchouc flexible, portant à une extrémité un renflement conique, au voisinage duquel est ménagée une petite ouverture ovale. On l'utilise pour le sondage de la vessie.

NELSON (TEST DE) *(angl. Nelson's test).* Épreuve utilisée pour le diagnostic sérologique de la syphilis dans laquelle on met en contact le sérum des malades supposés avec des suspensions vivantes de *Treponema pallidum*. L'existence d'anticorps aux *Treponema* dans le sérum immobilise les tréponèmes. Il s'agit d'une épreuve très sensible et très spécifique. SYN. *TEST D'IMMOBILISATION DES TRÉPONÈMES (TIT).*

NÉMATODES *(angl. Nematoda).* Ordre de vers cylindriques pourvus d'un tube digestif complet et d'un revêtement chitineux, et chez lesquels les sexes sont séparés. La plupart de ces vers sont parasites des vertébrés.

NÉOBLASTIQUE *adj. (angl. neoblastic).* Qui provient d'un tissu néoformé.

NÉOCÉRÉBELLUM *s. m. (angl. neocerebellum).* Partie du cervelet la plus récemment développée, qui comprend la majeure partie des lobes latéraux et les noyaux dentelés. Elle est chargée du contrôle de la motricité volontaire et des mouvements automatiques. SYN. *NÉOCERVELET.*

NÉOCERVELET *s. m.* ☞ *NÉOCÉRÉBELLUM.*

NÉOCORTEX *s. m. (NA. neocortex). (angl. neocortex).* Partie principale du cortex cérébral, phylogénétiquement la plus récente. SYN. *NÉOPALLIUM.*

NÉOFORMATEUR *adj. (angl. neoformative).* Qui se rapporte à la formation d'un tissu nouveau.

NÉOFORMATION *s. f. (angl. neoformation).* **1.** Formation d'un tissu nouveau au sein d'un tissu déjà différencié. **2.** En langage clinique. SYN. *NÉOPLASIE.*

NÉOMYCINE *s. f. (angl. neomycin).* Antibiotique bactériostatique pouvant devenir bactéricide à fortes doses. La néomycine est active sur les bacilles à Gram négatif et sur les streptocoques. Elle ne peut être administrée par voie parentérale car toxique.

NÉONATAL *adj. (angl. neonatal).* Qui se rapporte au nouveau-né.

NÉONATOLOGIE *s. f. (angl. neonatology).* Branche de la médecine qui traite des soins médicaux et préventifs concernant le nouveau-né. SYN. *MÉDECINE NÉONATALE.*

NÉOPLASIE *s. f. (angl. neoplasia).* **1.** SYN. *TUMEUR.* **2.** Formation d'une tumeur.

NÉOPLASIQUE *adj. (angl. neoplastic).* Qui se rapporte à une tumeur ou à sa formation.

NÉOSTIGMINE (BROMURE DE) *(angl. neostigmine bromide).* Parasympathomimétique utilisé dans le traitement de l'iléus paralytique, de l'atonie vésicale et dans la myasthénie grave.

NÉOSTOMIE *s. f. (angl. neostomy).* Création chirurgicale d'une ouverture artificielle au niveau d'un organe, d'une cavité ou d'un conduit, de manière à les faire communiquer avec l'extérieur ou avec un autre organe.

NÉPHRECTOMIE *s. f. (angl. nephrectomy).* Ablation totale ou partielle d'un rein.

NÉPHRÉTIQUE *adj. (angl. nephric).* Qui se rapporte au rein, du point de vue pathologique. Ex. *colique néphrétique.*

NÉPHRITE *s. f. (angl. nephritis).* Toute inflammation aiguë ou chronique du rein. ◇ **ASCENDANTE** *(angl. ascending pyelonephritis).* Néphrite tubulo-interstitielle aiguë ou chronique secondaire à une infection des voies urinaires. SYN. *PYÉLONÉPHRITE ASCENDANTE.* ◇ **GLOMÉRULAIRE** ☞ *GLOMÉRULONÉPHRITE.* ◇ **HÉMATURIQUE** *(angl. hemorrhagic —).* Néphopathie glomérulaire avec hématurie importante. ◇ **INTERSTITIELLE** *(angl. interstitial —).* Néphrite aiguë ou chronique caractérisée anatomiquement par une inflammation primitive ou secondaire du tissu interstitiel, d'origine infectieuse ou toxique.

NÉPHRITIQUE *adj. (angl. nephritic).* Qui se rapporte à la néphrite. Ex. *rein néphritique.*

NÉPHROANGIOSCLÉROSE *s. f. (angl. nephroangiosclerosis).* Sclérose des artérioles rénales, liée à une hypertension artérielle, et se manifestant tardivement par une insuffisance rénale. ◇ **MALIGNE** *(angl. malignant —).* Néphroangiosclérose compliquée de lésions nécrotiques et d'atteinte glomérulaire évoluant rapidement vers l'insuffisance rénale.

NÉPHROBLASTOME *s. m. (angl. nephroblastoma).* Adénosarcome du rein à cellules de type embryonnaire ; c'est une tumeur hautement maligne observée presque exclusivement chez le jeune enfant. SYN. *WILMS (TUMEUR DE).*

NÉPHROCALCINOSE *s. f. (angl. nephrocalcinosis).* Affection rénale caractérisée par la précipitation de sels de calcium dans les tubules rénaux et les interstices.

NÉPHROCARCINOME *s. m. (angl. renal adenocarcinoma).* Tumeur maligne rénale développée à partir des cellules des tubes urinifères.

NÉPHROGÈNE *adj. (angl. nephrogenous).* D'origine rénale.

NÉPHROGRAMME *s. m. (angl. nephrogram).* Image radiologique du parenchyme du rein, qui s'obtient par urographie. ◇ **ISOTOPIQUE** *(angl. isotopic —).* Scintigraphie rénale utilisant un traceur marqué à l'iode radioactif et permettant de calculer la valeur fonctionnelle du rein.

NÉPHROGRAPHIE *s. f. (angl. nephrogram).* Radiographie du rein, après opacification du parenchyme rénal par urographie intraveineuse ou par artériographie rénale.

NÉPHROLITHIASE *s. f. (angl. nephrolithiasis).* Lithiase rénale.

NÉPHROLOGIE *s. f. (angl. nephrology).* Partie de la médecine qui comprend l'étude des reins et des maladies rénales.

NÉPHROME *s. m. (angl. nephroma).* Toute tumeur du rein.

NÉPHRON *s. m. (angl. nephron).* Unité anatomique et fonctionnelle du rein, comprenant la capsule glomérulaire et le glomérule, ainsi que le tube urinifère dans sa totalité. Le parenchyme rénal est constitué d'environ un million de néphrons.

NÉPHROPEXIE *s. f. (angl. nephropexy).* Reposition et fixation chirurgicales d'un rein ptosé.

NÉPHROSE *s. f. (angl. nephrosis).* Syndrome néphrotique. ◇ **LIPOÏDIQUE** *(angl. lipoid —).* ☞ *SYNDROME NÉPHROTIQUE.*

NÉPHROTOMIE *s. f. (angl. nephrotomy).* Incision chirurgicale du rein, en général par voie lombaire, pour enlever un calcul ou drainer un abcès.

NÉPHROTOXIQUE *adj. (angl. nephrotoxic).* Qui exerce un effet toxique sur le rein.

NÉPHRO-URÉTÉRECTOMIE *s. f. (angl. nephroureterectomy).* Ablation d'un rein et de son uretère.

NERF *s. m. (angl. nerve).* Organe en forme de cordon, qui conduit ou transmet les influx ou les sensations. Les nerfs sont composés de fibres nerveuses, réunies en faisceaux, chacun d'eux étant entouré d'une enveloppe propre, le périnèvre. ◇ **ADRÉNERGIQUE** *(angl. adrenergic —).* Nerf du système autonome qui libère au niveau de sa terminaison l'adrénaline ou la noradrénaline. ◇ **AFFÉRENT** *(angl. afferent —).* Nerf transmettant l'influx de la périphérie vers les centres nerveux. SYN. *NERF CENTRIPÈTE.* ◇ **CENTRIFUGE** *(angl. efferent —).* ☞ *NERF EFFÉRENT.* ◇ **CENTRIPÈTE** *(angl. afferent —).* ☞ *NERF AFFÉRENT.* ◇ **EFFÉRENT** *(angl. efferent —).* Nerf transmettant l'influx nerveux vers la périphérie. SYN. *NERF CENTRIFUGE.* ◇ **MIXTE** *(angl. mixed —).* Nerf qui contient à la fois des fibres motrices et des fibres sensitives. SYN. *NERF SENSITIVO-MOTEUR.* ◇ **MOTEUR** *(angl. motor —).* Nerf constitué exclusivement de fibres motrices. ◇ **PÉRIPHÉRIQUE** *(angl. peripheral —).* Tout nerf, sensitif ou moteur, appartenant au système nerveux périphérique, soit crânien, soit rachidien. ◇ **SENSITIF** *(angl. sensory —).* Nerf afférent qui transmet au système nerveux central les messages de sensibilité générale et qui n'est relié à aucun organe sensoriel spécialisé. ◇ **SENSORIEL** *(angl. sensory —).* Nerf afférent qui transmet au système nerveux central les impulsions enregistrées par un organe sensoriel spécialisé. ◇ **VASOMOTEUR** *(angl. vasomotor —).* Tout nerf qui détermine la contraction ou la dilatation d'un vaisseau (nerf vasoconstricteur ou vasodilatateur, respectivement). ◇ **VISCÉRAL** *(angl. visceral —).* Éléments nerveux qui se distribuent aux viscères, soit directement à partir des ganglions nerveux préviscéraux, soit par l'intermédiaire des trajets vasculaires artériels.

NERFS ◇ **CRÂNIENS** *(angl. cranial nerves).* Nerfs qui naissent dans l'encéphale et sortent par les trous de la base du crâne pour se distribuer aux différentes parties de la tête. Ils sont groupés par paires (un nerf droit et un nerf gauche) et numérotés de I à XII : I, nerf olfactif ; II, nerf optique ; III, nerf oculomoteur ; IV, nerf trochléaire ; V, nerf trijumeau ; VI, nerf abducens ; VII, nerf facial ; VIII, nerf vestibulocochléaire ; IX, nerf glossopharyngien ; X, nerf vague ; XI, nerf accessoire ; XII, nerf hypoglosse. ◇ **RACHIDIENS** *(angl. spinal nerves).* Nerfs qui naissent de la moelle épinière et sortent par les trous de conjugaison. Ils sont au nombre de 31 paires, 8 cervicales, 12 thoraciques, 5 lombaires, 5 sacrales, et 1 coccygienne. SYN. *NERFS SPINAUX, NERFS RADICULAIRES.*

NEURASTHÉNIE *s. f. (angl. neurasthenia).* Terme qui désigne une névrose évoluant souvent sur un terrain constitutionnel particulier, favorisée par le surmenage et caractérisée par des troubles psychiques (fatigue, tristesse, insomnie, angoisse, indécision, etc.), des troubles cardiovasculaires et vasomoteurs, des troubles digestifs, des troubles sexuels, des tremblements et des douleurs à localisations diverses.

NEURECTOMIE *s. f. (angl. neurectomy).* Résection partielle plus ou moins étendue d'un nerf.

NEURINOME *s. m. (angl. neurinoma).* Tumeur des nerfs périphériques développée à partir des cellules de la gaine de Schwann. Le plus souvent bénigne, mais sa localisation aux nerfs crâniens (neurinome de l'acoustique) peut poser de délicats problèmes thérapeutiques. SYN. *SCHWANNOME.*

NEUROANÉMIQUE (SYNDROME) *(angl. neuro-anemic syndrome).* Troubles neurologiques observés au cours de l'évolution de certaines anémies de Biermer portant en particulier sur la sensibilité profonde.

NEUROBIOLOGIE *s. f. (angl. neurobiology).* Biologie du système nerveux.

NEUROBLASTE *s. m. (angl. neuroblast).* Cellule nerveuse embryonnaire, qui donne naissance à un neurone.

NEUROBLASTOME *s. m. (angl. neuroblastoma).* Tumeur maligne, composée de cellules nerveuses similaires à celles des cellules embryonnaires du sympathique. Elle est localisée dans la médullosurrénale, dans des ganglions chromaffines voisins, dans le médiastin supérieur et dans la région cervicale. SYN. *SYMPATHOBLASTOME.*

NEUROCHIRURGIE *s. f. (angl. neurosurgery).* Chirurgie du système nerveux.

NEUROCHIRURGIEN *s. m. (angl. neurosurgeon).* Spécialiste de la neurochirurgie.

NEUROCRINIE *s. f. (angl. neurocrinia).* Production par certaines cellules nerveuses de substances qui, déversées dans le sang, agissent en tant qu'hormones.

NEUROFIBROMATOSE *s. f. (angl. neurofibromatosis).* ☞ *RECKLINGHAUSEN (MALADIE DE VON).*

NEUROFIBROME *s. m. (angl. neurofibroma).* Tumeur bénigne des nerfs.

NEUROHORMONE *s. f. (angl. neurohormone).* Composé organique produit et sécrété par les neurones ou par des tissus d'origine nerveuse pour agir soit localement, soit à distance.

NEUROHYPOPHYSE *s. f.* ☞ *POST-HYPOPHYSE.*

NEUROLEPTANALGÉSIE *s. f. (angl. neuroleptoanalgesia).* Analgésie obtenue par administration associée d'un neuroleptique et d'un analgésique puissant. On obtient une analgésie complète, accompagnée d'une indifférence psychique et d'une certaine somnolence.

NEUROLEPTIQUE *s. m. (angl. neuroleptic).* Tout médicament qui calme l'agitation et l'hyperactivité neuromusculaire et qui est susceptible d'agir sur les états psychotiques. Les neuroleptiques peuvent provoquer des effets secondaires particuliers : dyskinésie, syndromes parkinsoniens, troubles neuromusculaires, etc. ◇ **INCISIF** *(angl. antipsychotic —).* Neuroleptique agissant plus particulièrement sur les syndromes délirants et hallucinatoires. SYN. *ANTIPSYCHOTIQUE.*

NEUROLEPTIQUES (SYNDROME MALIN DES) *(angl. neuroleptics malignant syndrome).* Complication rare mais grave de certains neuroleptiques avec hyperthermie, coma, sueurs abondantes et rhabdomyolyse.

NEUROLOGIE *s. f. (angl. neurology).* **1.** Branche de la médecine qui traite des maladies du système nerveux.

NEUROLOGUE *s. m. (angl. neurologist).* Médecin spécialisé en neurologie. On dit aussi neurologiste.

NEUROLYSE *s. f. (angl. neurolysis).* **1.** Intervention chirurgicale consistant à libérer un nerf de ses adhérences pathologiques périphériques. **2.** Injection d'une substance toxique (alcool) dans le nerf ou dissolution de la substance nerveuse.

NEUROLYTIQUE *adj. (angl. neurolytic).* Qui exerce une action destructrice sur la substance nerveuse.

NEUROME *s. m.* ☞ *NÉVROME.*

NEUROMÉDIATEUR *s. m. (angl. neuromediator).* ☞ *NEUROTRANSMETTEUR.*

NEUROMYOPATHIE *s. f. (angl. neuromyopathy).* Toute affection intéressant à la fois les systèmes nerveux et musculaire.

NEURONE *s. m. (angl. neuron).* Unité fondamentale, morphologique et fonctionnelle du tissu nerveux, constituée par le corps cellulaire et ses prolongements (axone et dendrites). Les neurones conduisent et transmettent l'influx nerveux par l'intermédiaire de leur axone. SYN. *CELLULE NERVEUSE.*

NEURO-OPHTALMOLOGIE *s. f. (angl. neuro-ophthalmology).* Partie de l'ophtalmologie qui traite des relations entre les systèmes nerveux et oculaire.

NEURO-OTOLOGIE *s. f. (angl. neurootology).* Partie de l'otologie qui traite de l'oreille interne en relation avec les voies nerveuses qui lui sont associées.

NEUROPATHIE *s. f. (angl. neuropathy).* Terme générique désignant toute affection du système nerveux, central ou périphérique. ◇ **DIABÉTIQUE** *(angl. diabetic —).* Polynévrite des membres inférieurs compliquant le diabète avec atteinte végétative. ◇ **PARANÉOPLASIQUE** *(angl. paraneoplastic —).* Lésions neurologiques centrales ou périphériques observées surtout dans le cancer bronchique à petites cellules. L'atteinte nerveuse ne relève pas directement du cancer en cause ni de son traitement. ◇ **PÉRIPHÉRIQUE** *(angl. peripheral —).* Désigne toute atteinte du système nerveux périphérique quelles que soient la localisation ou l'étiologie. SYN. *POLYNEUROPATHIE.*

NEUROPEPTIDE *s. m. (angl. neuropeptide).* Médiateur chimique de nature peptidique sécrété par le système nerveux central, comme les endorphines.

NEUROPLÉGIE *s. f. (angl. neuroplegia).* Action dépressive globale sur les différentes fonctions nerveuses, centrales ou périphériques, obtenue en général au moyen de médicaments.

NEUROPLÉGIQUE *s. m.* SYN. *NEUROLEPTIQUE.*

NEUROPSYCHIATRE *s. m. (angl. neuropsychiatrist).* Médecin spécialiste de la neuropsychiatrie.

NEUROPSYCHIATRIE *s. f. (angl. neuropsychiatry).* Branche de la médecine qui englobe à la fois la neurologie et la psychiatrie.

NEURORADIOLOGIE *s. f. (angl. neuroradiology).* Étude radiologique du système nerveux.

NEURORÉCEPTEUR *s. m. (angl. neuroreceptor).* Partie de la synapse qui reçoit le signal présynaptique par l'intermédiaire d'un neurotransmetteur chimique.

NEUROSÉCRÉTION *s. f. (angl. neurosecretion).* Sécrétion par les cellules nerveuses de produits à activité hormonale.

NEUROSYPHILIS *s. f. (angl. neurosyphilis).* Syphilis affectant le système nerveux central.

NEUROTOMIE *s. f. (angl. neurotomy).* Section chirurgicale d'un nerf, pratiquée généralement comme traitement d'une névralgie rebelle.

NEUROTONIE *s. f. (angl. neurotony).* Majoration de l'émotivité.

NEUROTOXINE *s. f. (angl. neurotoxin).* Toxine qui exerce son action sur le système nerveux.

NEUROTOXIQUE *adj. (angl. neurotoxic).* Qui exerce une action toxique sur le système nerveux.

NEUROTRANSMETTEUR *s. m. (angl. neurotransmitter).* Substance impliquée directement dans l'action d'un neurone sur les cellules cibles. Présente dans les terminaisons nerveuses, elle est libérée par dépolarisation du neurone et est généralement détruite après son action. Les principaux neurotransmetteurs sont soit des peptides, comme la neurotensine, les enképhalines, etc., soit des dérivés d'acides aminés, comme la dopamine, la sérotonine, l'adrénaline, etc. Certains neurotransmetteurs agissent comme excitateurs, d'autres comme inhibiteurs des transmissions synaptiques. SYN. *NEUROMÉDIATEURS.*

NEUROTRANSMISSION *s. f. (angl. neurotransmission).* Transmission de l'influx nerveux entre neurones.

NEUROTROPE *adj. (angl. neurotropic).* Qui a une affinité particulière pour le système nerveux ; se dit en particulier de certains virus. SYN. *NEUROPHILE.*

NEUROTROPISME *s. m. (angl. neurotropism).* Affinité particulière pour le tissu nerveux que présentent certaines substances ou certains agents infectieux.

NEUROVASCULAIRE *adj. (angl. neurovascular).* Qui se rapporte aux systèmes nerveux et vasculaire.

NEUROVÉGÉTATIF *adj. (angl. neurovegetative).* Qui se rapporte au système nerveux végétatif.

NEUTRALISATION *s. f. (angl. neutralization).* **1.** Annulation des effets exercés par un agent quelconque, notamment un agent nocif. **2.** Adjonction d'un acide à une base en solution, ou vice versa, afin d'obtenir une solution neutre. **3.** Inactivation d'un antigène par l'adjonction de son anticorps spécifique.

NEUTROPÉNIE *s. f. (angl. neutropenia).* Diminution anormale des granulocytes neutrophiles dans le sang au-dessous de 1 500 par mm^3. Elle peut être modérée ou très importante, isolée ou associée à l'atteinte d'autres lignées. SYN. *NEUTROCYTOPÉNIE.*

NEUTROPHILE *(angl. neutrophil).* **1.** *adj.* Qui a de l'affinité pour les colorants neutres. **2.** *s. m.* Granulocyte neutrophile.

NEUTROPHILIE *s. f. (angl. neutrophilia).* **1.** Affinité d'une cellule ou d'un tissu pour les colorants neutres. **2.** Augmentation du nombre des granulocytes neutrophiles dans le sang. Banale dans de nombreuses infections microbiennes, elle s'observe également au cours d'intoxications endogènes ou exogènes ; elle est constante après une hémorragie ou un choc.

NEUVIÈME PAIRE CRÂNIENNE *(angl. glossopharyngeal nerve, ninth cranial nerve).* SYN. *NERF GLOSSO-PHARYNGIEN (IXE PAIRE).*

NÉVRALGIE *s. f. (angl. neuralgia).* Terme générique désignant les affections dont le principal symptôme est une douleur intense, intermittente, sur le trajet d'un nerf, sans modification structurelle de celui-ci. ◇ **FACIALE** *(angl. trigeminal —).* Elle peut être essentielle avec des accès douloureux paroxystiques atroces déclenchés par la stimulation d'une zone gâchette, ou secondaire. SYN. *NÉVRALGIE TRIGÉMINALE, ARNOLD (NÉVRALGIE D').*

NÉVRAXE *s. m. (angl. central nervous system).* Axe cérébrospinal ; ensemble de l'encéphale et de la moelle épinière.

NÉVRITE *s. f. (angl. neuritis).* Affection inflammatoire, et par extension également dégénérative, d'un ou de plusieurs nerfs, caractérisée par des douleurs et des troubles sensitifs, moteurs ou trophiques, selon le nerf affecté. ◇ **OPTIQUE** *(angl. optic —).* Inflammation du nerf optique, de siège intraoculaire (papillite) ou rétrobulbaire, selon la partie du nerf affectée.

NÉVRODERMITE *s. f. (angl. neurodermatitis).* Éruption lichénoïde très prurigineuse, localisée surtout à la nuque, dans les régions axillaire et ano-génitale.

NÉVROGLIE *s. f. (angl. neuroglia).* Tissu de soutien du système nerveux, composé d'un fin réseau de cellules très ramifiées (cellules gliales ou névrogliques). On distingue trois types de cellules : la macroglie (astrocytes), l'oligodendroglie (oligodendrocytes) et la microglie.

NÉVROME *s. m. (angl. neuroma).* Terme qui désigne les tumeurs bénignes constituées de cellules et de fibres nerveuses, et aussi les tumeurs qui se développent dans un nerf. ◇ **D'AMPUTATION** *(angl. amputation —).* Névrome développé à l'extrémité proximale d'un nerf sectionné, par régénération anormale de l'axone.

NÉVROPATHIE *s. f. (angl. neuropathy).* Terme imprécis équivalent à celui de névrose.

NÉVROSE *s. f. (angl. neurosis).* Terme général qui se réfère à des troubles ou à des affections psychiques sans altération de la personnalité. Elle se manifeste par différents symptômes dont le patient est conscient du caractère pathologique et n'a pas de base anatomique connue. Elle répond souvent de façon favorable à la psychothérapie.

NÉVROSÉ *adj. (angl. neurotic).* Qui est atteint de névrose. S'emploie aussi comme substantif.

NÉVROTIQUE *adj. (angl. neurotic).* Qui se rapporte à la névrose.

NEZ *s. m. (angl. nose).* Éminence de la partie centrale de la face, entre le front et la bouche, en forme de pyramide triangulaire, de sommet supérieur et de base inférieure et percé de deux orifices, les narines. Il est formé d'os, de cartilages, de muscles et de peau et il est recouvert intérieurement par une partie de la muqueuse pituitaire. Il filtre et réchauffe l'air qui est inspiré.

NFS Abréviation de numération, formule sanguine.

NICHE *s. f. (angl. niche).* Image radiologique correspondant à une ulcération dans la paroi d'un viscère creux (notamment du tube digestif), mise en évidence par un opacifiant. ◇ **DE HAUDEK** *(angl. Haudek's —).* ☞ *HAUDEK (NICHE DE).* ◇ **EN PLATEAU** Niche de l'estomac localisée surtout sur la partie horizontale de la petite courbure et se présentant sous forme d'une saillie peu prononcée.

NICKEL *s. m. (angl. nickel).* Élément métallique de numéro atomique 28. Il est utilisé pour la fabrication d'alliages résistants et inaltérables (pour les instruments de chirurgie notamment). Le nickel à fortes doses peut être responsable de cancers en particulier des fosses nasales. Il existe également des allergies cutanées. Symbole : Ni.

NICLOSAMIDE *s. f. (angl. niclosamide).* Composé de synthèse efficace dans le traitement des infestations par les cestodes.

NICOLAÏER (BACILLE DE) Nom donné parfois à *Clostridium tetani*, le bacille responsable du tétanos.

NICOLAS-FAVRE (MALADIE DE) *(angl. lymphogranuloma venereum).* Affection vénérienne de nature virale et d'évolution chronique, transmise essentiellement par les rapports sexuels. Une adénopathie inguinale évoluant lentement jusqu'à la suppuration fait suite à une lésion ulcérée primaire des organes génitaux. Elle est due à *Chlamydia trachomatis.* SYN. *LYMPHOGRANULOME VÉNÉRIEN.*

NICOTINAMIDE *s. m. (angl. nicotinamide).* Amide de l'acide nicotinique, qui joue un rôle fondamental dans les processus d'oxydo-réduction cellulaires et dans la majorité des processus de biosynthèse. SYN. *VITAMINE ANTIPELLAGREUSE.*

NICOTINE *s. f. (angl. nicotine).* Principal alcaloïde du tabac. C'est un liquide extrêmement toxique.

NICOTINIQUE *adj. (angl. nicotinic).* Qui se rapporte à la nicotine ; qui est provoqué par la nicotine. ◇ **(ACIDE)** *(angl. — acid).* Constituant du groupe vitaminique B. Il est utilisé dans la prophylaxie et le traitement de la pellagre. Il est aussi employé comme vasodilatateur. SYN. *FACTEUR PP, VITAMINE PP, VITAMINE ANTIPELLAGREUSE.*

NICOTINISME *s. m. (angl. nicotinism).* Intoxication par la nicotine ou par le tabac. SYN. *TABAGISME.*

NICTATION *(angl. nictitation).* Contraction intermittente, brusque et involontaire, du muscle orbiculaire des paupières.

NIDATION *s. f. (angl. nidation).* Fixation de l'ovule fécondé dans la muqueuse utérine. SYN. *OVO-IMPLANTATION.*

NITRATE *s. m. (angl. nitrate).* Sel de l'acide nitrique. Certains sont utilisés comme vasodilatateurs coronariens : mono- et dinitrate d'isosorbide, trinitrine, etc.

NITRAZÉPAM *s. m. (angl. nitrazepam).* Dérivé de la benzodiazépine, hypnotique administré par voie orale.

NITRITE *s. m. (angl. nitrite).* Sel de l'acide nitreux. Les nitrites possèdent des propriétés antispasmodiques et antihypertensives.

NOCARDIOSE *s. f. (angl. nocardiosis).* Affection pulmonaire, cutanée ou cérébrale, due à une bactérie, *Nocardia asteroides.*

NOCEBO (EFFET) *(angl. nocebo effect)*. Apparition de symptômes désagréables après l'administration d'une substance dénuée d'activité pharmacologique.

NOCICEPTEUR *s. m. (angl. nociceptor)*. Récepteur nerveux sensible aux stimuli douloureux.

NOCICEPTIF *adj. (angl. nociceptive)*. Se dit d'une excitation nerveuse qui provoque une sensation douloureuse, ou de la réaction provoquée par une telle excitation.

NODAL *adj. (angl. nodal)*. **1.** Qui se rapporte au nœud atrioventriculaire d'Aschoff-Tawara.

NODOSITÉ *s. f. (angl. nodosity)*. Toute production pathologique circonscrite, arrondie et indurée.

NODULAIRE *adj. (angl. nodular)*. Qui est en forme de nodule, ou qui est constitué de nodules.

NODULE *s. m. (angl. nodule)*. En anatomie et en pathologie, petit renflement ou saillie en forme de nœud. ◇ **CHAUD** *(angl. hot —)*. Nodule thyroïdien hyperfixant à la scintigraphie. ◇ **FROID** *(angl. cold —)*. Nodule thyroïdien non fixant à la scintigraphie. ◇ **VOCAL** *(angl. vocal —, singer's node)*. Petites saillies symétriques qui se développent sur le bord libre des cordes vocales. SYN. *NODULE DES CHANTEURS, NODULE LARYNGÉ.*

NŒUD *s. m. (angl. knot, node)*. Structure anatomique formée d'un amas de cellules exerçant une fonction particulière. ◇ **ATRIOVENTRICULAIRE** *(angl. atrioventricular node)*. Nœud situé à la partie postérieure de la cloison séparant les deux ventricules. De ce nœud part le faisceau de His. Le nœud atrioventriculaire commande la transmission aux ventricules de l'excitation, venue du nœud sinuatrial. SYN. *ASCHOFF-TAWARA (NŒUD D').* ◇ **CHIRURGICAL** *(angl. surgical knot)*. Nœud effectué au cours d'une intervention chirurgicale, qui est destiné à maintenir contigus les bords d'une incision ou d'une plaie. ◇ **LYMPHATIQUE** *(angl. lymph node)*. Organe situé sur le trajet des vaisseaux lymphatiques, isolé ou réunis en groupe de volume et de forme variables, composé d'une enveloppe propre de tissu conjonctif, d'une substance corticale et d'une substance médullaire formée d'un tissu spécial, adénoïde, dont les mailles contiennent des cellules lymphatiques. Dans ces nœuds arrivent et partent, respectivement, les vaisseaux lymphatiques afférents et efférents. SYN. *GANGLION LYMPHATIQUE.* ◇ **SINUATRIAL** *(angl. sinoatrial node)*. Nœud situé dans la paroi de l'atrium droit, origine du système d'excitoconduction du cœur. SYN. *NŒUD DE KEITH ET FLACK.*

NOIX VOMIQUE *(angl. nux vomica)*. Graine toxique de *Strychnos nux vomica*. Elle contient différents alcaloïdes (strychnine, brucine, etc.), auxquels elle doit ses propriétés. À doses élevées, elle est toxique et provoque des convulsions tétaniques.

NOMBRIL *s. m.* ☞ *OMBILIC.*

NOMENCLATURE *s. f. (angl. nomenclature)*. Ensemble des termes propres à une discipline ou à une famille conceptuelle, présenté selon une liste systématique.

NOO-ANALEPTIQUE *adj. (angl. nooanaleptic)*. Qui stimule la vigilance. Comme substantif désigne les amphétamines et leurs dérivés.

NORADRÉNALINE *s. f. (angl. norepinephrine)*. Substance du groupe des catécholamines, qui agit comme neurotransmetteur central et dans les terminaisons adrénergiques du système nerveux végétatif ; la noradrénaline est également sécrétée par la médullosurrénale. Elle possède des effets biologiques similaires à ceux de l'adrénaline, stimulant les récepteurs α-adrénergiques. Elle peut être administrée par voie intraveineuse dans le traitement de collapsus. SYN. *NORÉPINÉPHRINE.*

NORADRÉNERGIQUE *adj. (angl. noradrenergic)*. Qui concerne la noradrénaline.

NORÉPINÉPHRINE *s. f.* ☞ *NORADRÉNALINE.*

NORÉTHISTÉRONE *s. f. (angl. norethindrone)*. Progestatif qui entre dans la composition de divers contraceptifs oraux.

NORGESTREL *s. m. (angl. norgestrel)*. Puissant progestatif qui entre dans la composition de différents contraceptifs oraux.

NORMALITÉ *s. f. (angl. normality).* En chimie, concentration en équivalents-gramme par litre de solution.

NORMOBLASTE *s. m. (angl. normoblast).* Érythroblaste normal. ☞ *ÉRYTHROBLASTE.*

NORMOCAPNIE *s. f. (angl. normocapnia).* Taux normal de la PCO_2 (pression partielle du gaz carbonique) sanguine.

NORMOCHROME *adj. (angl. normochromic).* Dont la couleur est normale, ou qui se colore normalement. Qualifie surtout les globules rouges.

NORMOCHROMIE *s. f. (angl. normochromia).* Coloration des érythrocytes contenant une quantité normale d'hémoglobine.

NORMOCYTE *s. m. (angl. normocyte).* Érythrocyte normal.

NORMOCYTOSE *s. f. (angl. normocytosis).* Présence dans le sang d'érythrocytes de dimension normale.

NORMOGLYCÉMIQUE *adj. (angl. normoglycemic).* Se dit d'un sujet qui présente une glycémie normale.

NORMOLIPÉMIANT *adj. (angl. lipid lowering drug).* Se dit d'une substance qui peut ramener le taux des lipides sanguins à la normale. S'emploie aussi comme substantif.

NORMOLIPÉMIE *s. f. (angl. normolipidemia).* Taux normal de la lipidémie.

NORMOTOPE *adj. (angl. normotopic).* Se dit d'une contraction cardiaque normale née dans le nœud sinusal.

NORTRIPTYLINE *s. f. (angl. nortriptyline).* Antidépresseur tricyclique.

NOSCAPINE *s. f. (angl. noscapine).* Alcaloïde de l'opium dépourvu de propriétés narcotiques ; antitussif.

NOSOCOMIAL *adj. (angl. nosocomial).* Se dit d'une infection contractée à l'hôpital.

NOSOGRAPHIE *s. f. (angl. nosography).* Description et classification systématique des maladies.

NOSOLOGIE *s. f. (angl. nosology).* **1.** Étude des caractères qui permettent de définir les maladies. **2.** Science de la classification systématique des maladies.

NOSTRAS *adj. (angl. nostras).* Se dit des maladies propres à nos pays tempérés, par opposition à celles des pays tropicaux. Ex. *choléra nostras.*

NOURRISSON *s. m. (angl. infant).* Enfant n'ayant pas encore été sevré.

NOUURE *s. f. (angl. nodule).* Tuméfaction sous-cutanée indurée et circonscrite.

NOUVEAU-NÉ *s. m. (angl. newborn).* Enfant qui vient de naître.

NOVOBIOCINE *s. f. (angl. novobiocin).* Antibiotique bactériostatique actif contre les cocci à Gram positif, en particulier les streptocoques et les staphylocoques, et sur certains bacilles à Gram négatif, comme le *Proteus.*

NOYAU *s. m. (angl. nucleus).* **1.** Partie centrale de l'atome, constituée de protons et de neutrons, et où est concentrée toute la masse ; il est chargé positivement. **2.** Association d'atomes disposés en chaîne fermée et constituant un ensemble caractéristique. Ex. *noyau benzénique.* **3.** Constituant essentiel de la cellule, généralement limité par une membrane nucléaire qui le sépare du cytoplasme. Il contient les chromosomes. Sans noyau, une cellule est incapable de se reproduire et de synthétiser de la matière vivante. **4.** Partie centrale, bien individualisée, d'une structure anatomique. Ex. *noyaux gris du cerveau.* ◇ **ACOUSTIQUE** ☞ *NOYAU COCHLÉAIRE.* ◇ **AMBIGU** *(angl. ambiguous —).* Noyau moteur bulbaire des nerfs glossopharyngien et vague. ◇ **CAUDÉ** *(angl. caudate —).* Le plus interne des noyaux formant le corps strié, enroulé autour du thalamus. ◇ **COCHLÉAIRE** *(angl. cochlear —).* Chacun des noyaux de la terminaison du nerf cochléaire dans le bulbe. ◇ **DORSAL DU VAGUE** *(angl. dorsal — of vagus nerve).* Noyau d'origine des fibres viscéromotrices du nerf vague, situé sous le plancher du quatrième ventricule. ◇ **LENTICULAIRE** *(angl. lentiform —).* L'un des noyaux gris centraux, situé en pleine substance blanche, latéralement par rapport au noyau caudé et au thalamus. ◇ **MASTICATEUR** *(angl. masticatory —, motor — of trigeminal nerve).* Noyau principal de la racine motrice du nerf trijumeau. ◇ **MOTEUR** *(angl. motor —).* Noyau d'origine des racines d'un nerf moteur. ◇ **ROUGE** *(angl. red —).* Chacune des deux masses ovoïdes de substance grise, situées dans la partie supérieure de la formation réticulaire. ◇ **VESTIBULAIRE** *(angl. vestibular —).* Chacun des noyaux gris situés sous le plancher du quatrième ventricule, au niveau de l'aile blanche externe.

NOYAUX ◇ **GRIS CENTRAUX** ☞ *NOYAUX BASAUX.* ◇ **BASAUX** *(angl. basal nuclei).* Masses de substance grise situées à l'intérieur de la substance blanche des hémisphères cérébraux.

NPH (insuline) *(angl. NPH).* Abréviation de *Neutral Protamine Hagedorn.* Insuline en solution aqueuse tamponnée de zinc et de protamine qui lui confèrent une durée d'action dite intermédiaire (environ 12 heures).

NSE *(angl. NSE).* ☞ *ÉNOLASE.*

NUBILE *adj. (angl. nubile).* Qui est devenu apte au mariage, c'est-à-dire non seulement pubère, mais encore capable de procréer ou de concevoir.

NUCAL *adj. (angl. nuchal).* Qui se rapporte à la nuque.

NUCLÉAIRE *adj. (angl. nuclear).* Qui se rapporte au noyau (de l'atome ou de la cellule).

NUCLÉASE *s. f. (angl. nuclease).* Enzyme qui catalyse la décomposition des acides nucléiques en nucléotides et autres produits.

NUCLÉÉ *adj. (angl. nucleated).* Qui possède un ou plusieurs noyaux.

NUCLÉIQUE (ACIDE) *(angl. nucleic acid).* Substance qui se trouve dans les noyaux et dans certaines structures du cytoplasme des cellules. Les acides nucléiques sont généralement unis à des protéines basiques, pour former des nucléoprotéines. Ils sont composés d'acide phosphorique, d'un pentose (ribose ou désoxyribose) et de bases puriques (adénine, guanine) et pyrimidiques (thymine, cytosine, uracile).

NUCLÉOCAPSIDE *s. f. (angl. nucleocapsid, core).* Dans la structure d'un virus, ensemble constitué par l'acide nucléique viral et la capside.

NUCLÉOLE *s. m. (angl. nucleolus).* Corpuscule sphérique homogène, unique ou multiple, contenu à l'intérieur du noyau de la cellule vivante. Il joue un rôle essentiel dans la synthèse de l'acide ribonucléique.

NUCLÉOLYSE *s. f. (angl. chemonucleolysis).* Technique de destruction du nucleus pulposus (partie centrale du disque intervertébral) par la chymopapaïne, enzyme protéolytique, dans certains cas de hernie discale.

NUCLÉOPHAGOCYTOSE *s. f. (angl. nucleophagocytosis).* Destruction du noyau cellulaire par un polynucléaire neutrophile.

NUCLÉOPLASME *s. m. (angl. nucleoplasm).* Protoplasme nucléaire.

NUCLÉOPROTÉINE *s. f. (angl. nucleoprotein).* Toute hétéroprotéine constituée par l'union d'un acide nucléique (acide ribonucléique ou acide désoxyribonucléique) et d'une protéine basique (protamine ou histone).

NUCLÉOSIDASE *s. f. (angl. nucleosidase).* Enzyme intestinale qui catalyse la scission des nucléosides en base et pentose.

NUCLÉOSIDE *s. m. (angl. nucleoside).* Résultat de l'action de la nucléotidase sur un nucléotide. C'est la combinaison d'un pentose (ribose ou désoxyribose) avec une base purique ou pyrimidique.

NUCLÉOTIDASE *s. f. (angl. nucleotidase).* Enzyme intestinale qui catalyse l'hydrolyse des nucléotides en nucléosides et en phosphates.

NUCLÉOTIDE *s. m. (angl. nucleotide).* Nom d'ensemble des substances constituées d'un sucre (ribose ou désoxyribose) uni à une base purique ou pyrimidique et lié à l'acide phosphorique sous forme d'ester. Les nucléotides sont des constituants importants de toute cellule vivante. Un acide nucléique est formé par l'union de quatre nucléotides dont la combinaison avec une protéine donne une nucléo-protéine.

NUCLEUS PULPOSUS *(angl. nucleus pulposus).* Partie centrale du disque intervertébral dont la hernie peut conprimer des racines nerveuses comme dans la sciatique.

NULLIGESTE *s. f.* Femme qui n'a jamais été enceinte.

NULLIPARE *s. f. (angl. nullipara).* Femme qui n'a pas eu d'enfant.

NUMÉRATION *s. f. (angl. count).* Dénombrement des éléments figurés contenus dans un milieu biologique quelconque.

◇ **GLOBULAIRE** *(angl. blood —)*. Dénombrement des éléments figurés du sang. ☞ *HÉMATIMÉTRIE.*

NUMMULAIRE *adj. (angl. nummular)*. En forme de pièce de monnaie. Se dit principalement d'un crachat.

NUQUE *s. f. (angl. nape, back of the neck)*. Partie postérieure du cou.

NUTRIMENT *s. m. (angl. nutriment)*. Substance nutritive, intermédiaire entre l'aliment et le métabolite, n'ayant pas besoin de subir de transformation digestive pour être assimilée.

NUTRIPOMPE *s. f. (angl. electric feeding pump)*. Pompe électrique pour l'injection d'aliments dans une sonde gastrique.

NUTRITIF *adj. (angl. nutritious)*. Qui nourrit.

NUTRITION *s. f. (angl. nutrition)*. **1.** Ensemble des processus d'assimilation et de désassimilation des aliments dans l'organisme. **2.** Science qui traite de l'alimentation et des aliments sous tous leurs aspects. ◇ **PARENTÉRALE** *(angl. parenteral —)*. Mode d'administration des aliments quand la voie digestive est impossible.

NUTRITIONNISTE *s. m. (angl. nutritionist)*. Médecin spécialiste de la nutrition.

NYCTALOPE *adj. (angl. nyctalope)*. Se dit d'une personne atteinte de nyctalopie. S'emploie également comme substantif.

NYCTALOPIE *s. f. (angl. day blindness)*. Faculté de voir la nuit ou de mieux distinguer les objets à une faible intensité lumineuse qu'au grand jour. En anglais, ce mot a un sens totalement opposé et correspond à l'héméralopie du français.

NYCTAPHONIE *s. f. (angl. nyctaphonia)*. Manifestation hystérique consistant en une aphonie nocturne.

NYCTÉMÈRE *s. m. (angl. nyctohemera)*. Espace de temps de vingt-quatre heures, comprenant la succession d'une nuit et d'un jour, ou d'un jour et d'une nuit. On écrit aussi *nycthémère.*

NYCTOPHOBIE *s. f. (angl. nyctophobia)*. Crainte morbide de la nuit ou de l'obscurité.

NYCTURIE *s. f. (angl. nycturia)*. Émission d'urine plus abondante ou plus fréquente la nuit que le jour.

NYMPHOMANIE *s. f. (angl. nymphomania)*. Exagération du désir sexuel chez la femme.

NYSTATINE *s. f. (angl. nystatin)*. Antifungique particulièrement actif sur *Candida albicans* par voie orale (dans les mycoses du tube digestif) et en topique. Il ne peut pas être utilisé par voie parentérale en raison de sa grande toxicité.

O

O Symbole chimique de l'oxygène.

O_2 Symbole chimique de la molécule d'oxygène.

O_3 Symbole chimique de la molécule d'ozone.

OBÈSE *adj. (angl. obese).* Se dit d'une personne affectée d'obésité.

OBÉSITÉ *s. f. (angl. obesity).* Accumulation excessive de tissu adipeux dans le corps.

OBJECTIF *s. m. (angl. lens).* Lentille ou système de lentilles qui, dans un microscope, est situé du côté de l'objet à examiner.

OBLIQUE (MUSCLE) *(angl. oblique muscle).* Définit un muscle dont les insertions ne sont pas situées dans le même plan horizontal ou vertical.

OBLIQUITÉ UTÉRINE *(angl. obliquity of uterus).* Inclinaison latérale de l'utérus gravide.

OBLITÉRATION *s. f. (angl. obliteration).* Disparition, effacement, d'une cavité ou d'un conduit, dû à son comblement par une matière solide (obturation), ou au rapprochement et à la fusion de ses parois (occlusion).

OBNUBILATION *s. f. (angl. obnubilation).* Trouble de la vigilance caractérisé par un obscurcissement et un ralentissement de la pensée.

OBSERVANCE *s. f. (angl. compliance).* Respect par le malade d'une prescription ou d'un régime.

OBSESSION *s. f. (angl. obsession).* Idée, affect, image ou désir qui apparaissent de façon réitérée et persistante et que le sujet ne peut éloigner volontairement de sa conscience. Elle possède un caractère compulsif et entraîne un état douloureux et angoissant.

OBSTÉTRICAL *adj. (angl. obstetrical).* Qui se rapporte à l'obstétrique.

OBSTÉTRIQUE *s. f. (angl. obstetrics).* Branche de la médecine qui traite de la grossesse, de l'accouchement et du post-partum.

OBSTRUCTION *s. f. (angl. obstruction).* Gêne ou entrave au libre accès à une cavité ou à la circulation normale à travers un conduit, sans qu'il y ait nécessairement oblitération.

OBTURATEUR *adj. (angl. obturator).* **1.** Qui sert à boucher une ouverture. **2.** *s. m.* Plaque ou dispositif destiné à empêcher l'accès à travers une ouverture (par exemple obturateur d'un appareil à rayons X).

OBTURATION *s. f. (angl. obliteration).* Action de remplir une cavité ou un conduit avec une matière solide ; le résultat de cette opération. ☞ *OBLITÉRATION.*

OBTUSION *s. f. (angl. obtusion).* Difficulté de compréhension.

OCCIPITAL *(angl. occipital).* **1.** *adj.* Qui se rapporte ou qui appartient à l'occiput. **2.** *s. m.* Os occipital. Os impair et médian situé à la partie postérieure de la voûte crânienne.

OCCIPUT *s. m. (angl. occiput).* Partie postérieure et inférieure de la tête.

OCCLUSIF *adj. (angl. occlusive).* Qui se rapporte à l'occlusion, qui la réalise.

OCCLUSION *s. f.* **1.** *(angl. occlusion).* Rapprochement des bords d'un conduit, d'un orifice ou d'une fente naturels, déterminant leur fermeture qui peut être physiologique et passagère (Ex. *occlusion des paupières*) ou pathologique, irréversible lorsqu'il y a fusion des parois. **2.** *(angl. dental occlusion).* Situation de contact entre les dents supérieures et inférieures, lorsque les deux mâchoires sont rapprochées. ◇ **INTESTINALE** *(angl. intestinal obstruction).* Arrêt plus ou moins complet, soudain ou progressif, du transit intestinal. Il peut être d'origine mécanique (obstruction par une tumeur ou un corps étranger) ou d'origine fonctionnelle (spasme ou paralysie). SYN. *ILÉUS.*

OCHRONOSE *s. f. (angl. ochronosis).* Affection congénitale rare du métabolisme des acides aminés, caractérisée par la coloration, qui varie du gris au noir, des cartilages, des tendons et de certaines zones cutanées. ☞ *ALCAPTONURIE.*

OCTRÉOTIDE *s. m. (angl. octreotide).* Analogue synthétique de la somatostatine utilisé dans le traitement de l'acromégalie et de certains cancers digestifs.

OCULAIRE **1.** *adj. (angl. ocular).* Qui se rapporte à l'œil, plus particulièrement du point de vue anatomique. **2.** *s. m. (angl. eyepiece).* Lentille ou système de lentilles qui, dans un microscope, est situé à proximité de l'œil et qui agrandit l'image donnée par l'objectif.

OCULARISTE *s. m. (angl. ocularist).* Spécialiste dans la fabrication des prothèses oculaires.

OCULISTE *s. m. (angl. ophthalmologist).* ☞ *OPHTALMOLOGISTE.*

OCULOCÉPHALOGYRE *adj. (angl. oculocephalogyric).* Qui se rapporte aux mouvements de la tête liés à la fonction visuelle.

OCULOFACIAL *adj. (angl. oculofacial).* Qui se rapporte à l'œil et à la face.

OCULOGYRE *adj. (angl. oculogyric).* Qui commande les mouvements conjugués des globes oculaires, et plus spécialement leur rotation.

OCULOMOTEUR *adj. (angl. oculomotor).* **1.** Qui se rapporte aux mouvements des globes oculaires. **2.** Qui détermine ces mouvements.

OCYTOCIQUE *adj. (angl. oxytocic).* Qui favorise l'accouchement. S'emploie aussi comme substantif. SYN. *OXYTOCIQUE.*

OD Abréviation du latin *Oculus Dexter,* œil droit.

ODDI (SPHINCTER D') *(angl. Oddi's sphincter).* Sphincter entourant le conduit commun cholédocopancréatique.

ODDITE *s. f.* Inflammation du sphincter d'Oddi.

ODONTALGIE *s. f. (angl. odontalgia, toothache).* Douleur siégeant au niveau d'un organe dentaire (dent et ses éléments de soutien).

ODONTOBLASTE *s. m. (angl. odontoblast).* Cellule de tissu conjonctif présidant à la formation de la dentine.

ODONTOCIE *s. f. (angl. odontocia).* Ramollissement des tissus dentaires (décalcification).

ODONTOÏDE *adj. (angl. odontoid).* En forme de dent. SYN. *DENTIFORME.*

ODONTOLITHE *s. m. (angl. odontolith).* Nodule dur se développant au sein du tissu pulpaire.

ODONTOLOGIE *s. f. (angl. odontology).* Étude des dents et de leurs maladies et, par extension, traitement de ces maladies.

ODONTOLOGISTE *s. m. (angl. odontologist).* ☞ *DENTISTE.*

ODONTOME *s. m. (angl. odontoma).* Tumeur bénigne constituée par les tissus dentaires adultes. SYN. *DENTOME.*

ODONTORRAGIE *s. f. (angl. odontorrhagia).* Hémorragie consécutive à l'extraction d'une dent.

ODONTOSTOMATOLOGIE *s. f.* ☞ *DENTISTERIE.*

ODORAT *s. m. (angl. sense of smell).* Sens par lequel on perçoit les odeurs. ☞ *OLFACTION.*

ŒDÉMATEUX *adj. (angl. edematous).* Qui est caractérisé par des œdèmes.

ŒDÉMATIÉ *adj. (angl. edematized).* Qui est le siège d'un œdème.

ŒDÈME *s. m. (angl. edema).* Infiltration de sérosité dans les tissus, en particulier dans les tissus sous-cutané et sous-muqueux. Elle peut être due à diverses causes : diminution de la pression osmotique du plasma par réduction de la protéinémie, augmentation de la pression hydrostatique dans les capillaires, augmentation de la perméabilité des parois capillaires ou obstruction des voies lymphatiques. ◇ **CARDIAQUE** *(angl. cardiac —).* Œdème qui apparaît dans l'insuffisance cardiaque par augmentation de la pression veineuse et capillaire pulmonaire. ◇ **CÉRÉBRAL** *(angl. cerebral —).* Augmentation des liquides intercellulaires et intracellulaires du cerveau due à des causes diverses, traumatiques, tumorales, etc. ◇ **LYMPHATIQUE** *(angl. lymphatic —).* Œdème lié à une obstruction des vaisseaux lymphatiques. ◇ **PAPILLAIRE** *(angl. papillar —).* Œdème localisé à la papille optique, débordant parfois sur la rétine. ◇ **PULMONAIRE AIGU** *(angl. acute pulmonary —).* Infiltration du tissu pulmonaire par la sérosité du plasma sanguin. On distingue l'œdème pulmonaire aigu cardiogénique, secondaire à la défaillance du cœur gauche qui entraîne une élévation de la pression capillaire pulmonaire, et l'œdème pulmonaire aigu lésionnel, provoqué par une altération de la membrane alvéolocapillaire.

ŒDIPE (COMPLEXE D') *(angl. Oedipus' complex).* Ensemble des phénomènes fondamentaux au cours du développement de la sexualité infantile selon Freud, dans lequel s'établit une relation amoureuse au parent de sexe opposé et hostile au parent de même sexe.

ŒIL *s. m. (angl. eye).* Organe de la vision, composé du globe oculaire et de ses annexes. Il est contenu dans l'orbite et relié au cerveau par le nerf optique. ◇ **ARTIFICIEL** *(angl. artificial —).* Prothèse en verre, en matière plastique ou autre substance, imitant parfaitement la partie visible de l'œil et s'adaptant dans l'orbite, placée dans un but esthétique. ◇ **DE PERDRIX** *(angl. interdigital corn).* Cor douloureux situé sur les deux faces latérales opposées d'un espace interdigital, dû à la compression des deux orteils.

ŒNOLISME *s. m. (angl. alcoholism).* Alcoolisme dû essentiellement à l'abus du vin.

ŒSOCARDIOGRAMME *s. m. (angl. esocardiogram).* Électrocardiogramme enregistré par une sonde œsophagienne (surtout de l'activité de l'atrium gauche).

ŒSOFIBROSCOPIE *s. f. (angl. fiberscope esophagoscopy).* Examen de l'œsophage par un fibroscope.

ŒSOPHAGE *s. m. (angl. esophagus).* Conduit musculomembraneux, de 24 à 28 cm de long, qui s'étend depuis le pharynx jusqu'à l'estomac.

ŒSOPHAGECTOMIE *s. f. (angl. esophagectomy).* Résection d'une partie plus ou moins étendue de l'œsophage.

ŒSOPHAGITE *s. f. (angl. esophagitis).* Inflammation de l'œsophage.

ŒSOPHAGOPLASTIE *s. f. (angl. esophagoplasty).* Chirurgie plastique de l'œsophage.

ŒSOPHAGOSCOPIE *s. f. (angl. esophagoscopy).* Examen visuel de l'œsophage après introduction d'un œsofibroscope.

ŒSOPHAGOSTOMIE *s. f. (angl. esophagostomy).* Abouchement chirurgical de l'œsophage à la peau.

ŒSOPHAGOTOMIE *s. f. (angl. esophagotomy).* Incision de la paroi de l'œsophage.

ŒSTRADIOL *s. m.* ☞ *ESTRADIOL.*

ŒSTRIOL *s. m.* ☞ *ESTRIOL.*

ŒSTROGÈNE *s. m.* ☞ *ESTROGÈNE.*

ŒSTROGÉNOTHÉRAPIE *s. f.* ☞ *ESTROGÉNOTHÉRAPIE.*

ŒSTRONE *s. f.* ☞ *ESTRONE.*

ŒSTROPROGESTATIF ☞ *ESTROPROGESTATIF.*

ŒSTRUS *s. m. (angl. estrus).* Ensemble des phénomènes physiologiques qui accompagnent l'ovulation chez les femelles de mammifères.

OFFICINAL *adj. (angl. officinal).* Se dit d'un médicament préparé par avance selon les règles de la pharmacopée, et conservé dans l'officine (par opposition au médicament magistral préparé selon la formule établie par le médecin qui le prescrit).

OFFICINE *s. f. (angl. pharmacy).* Local où le pharmacien entrepose et/ou prépare les médicaments.

OGILVIE (SYNDROME D') *(angl. Ogilvie's syndrome).* Syndrome de pseudo-occlusion du côlon, sans obstacle mécanique, en rapport avec une atteinte des nerfs végétatifs.

OLÉANDOMYCINE *s. f. (angl. oleandomycin).* Antibiotique macrolide bactériostatique. Son spectre d'action est proche de celui de l'érythromycine.

OLÉCRÂNE *s. m. (angl. olecranon).* Processus postérieur et vertical de l'extrémité supérieure de l'ulna, qui, avec le processus coronoïde, forme l'incisure trochléaire articulée avec la trochlée humérale.

OLÉIQUE (ACIDE) *(angl. oleic acid).* Acide gras non saturé, constituant l'élément principal de la plupart des huiles et graisses naturelles.

OLÉOME *s. m. (angl. oil granuloma).* Granulome sous-cutané à corps étranger, constitué par une substance huileuse introduite lors d'une injection intramusculaire. SYN. *HUILOME.*

OLFACTIF *adj. (angl. olfactory).* Qui se rapporte à l'odorat. ⊂⊃ **(NERF)** *(angl. — nerve).* Première paire crânienne, nerf de l'odorat.

OLFACTION *s. f. (angl. olfaction).* Sens de l'odorat.

OLIGOAMNIOS *s. m. (angl. oligohydramnios).* Présence de moins de 200 mL de liquide amniotique dans la cavité amniotique intacte pendant les derniers mois de la grossesse.

OLIGOANURIE *s. f. (angl. oligoanuria).* Réduction considérable de la diurèse confinant à l'anurie.

OLIGOARTHRITE *s. f. (angl. oligoarthritis).* Arthrite touchant un nombre réduit d'articulations.

OLIGOCYTHÉMIE *s. f. (angl. oligocythemia).* Diminution du nombre des érythrocytes et des leucocytes dans le sang.

OLIGODENDROCYTE *s. m. (angl. oligodendrocyte).* Cellule d'oligodendroglie.

OLIGODENDROCYTOME *s. m. (angl. oligodendrocytoma).* ☞ *OLIGODENDROGLIOME.*

OLIGODENDROGLIE *s. f. (angl. oligodendroglia).* Type de névroglie dont les cellules possèdent un noyau petit et arrondi et de rares prolongements peu ramifiés. L'oligodendroglie se rencontre aussi bien dans la substance blanche (où elle est à l'origine de la formation de la gaine de myéline) que dans la substance grise.

OLIGODENDROGLIOME *s. m. (angl. oligodendroglioma).* Tumeur parfois maligne de l'oligodendroglie. SYN. *OLIGODENDROCYTOME.*

OLIGOÉLÉMENT *s. m. (angl. trace element).* Élément chimique (métal ou non-métal) présent en très faible quantité dans l'organisme. La plupart des oligoéléments sont indispensables au fonctionnement de l'organisme (fluor, iode, brome, fer, cobalt, cuivre, etc.) et lui sont apportés par les aliments.

OLIGOMÉNORRHÉE *s. f. (angl. oligomenorrhea).* Règles anormalement peu abondantes, ou se produisant à intervalles anormalement longs.

OLIGOPHRÉNIE *s. f. (angl. mental retardation, oligophrenia).* Arriération mentale. ⊂⊃ **PHÉNYLPYRUVIQUE** *(angl. phenylpyruvic mental retardation).* Anomalie héréditaire, de transmission autosomique récessive, du métabolisme de la phénylalanine. Elle est marquée par une encéphalopathie grave, avec des anomalies neurologiques, un retard mental et des troubles pigmentaires de la peau. Son dépistage est systématique à la naissance par le test de Guthrie.

OLIGOSACCHARIDE *s. m. (angl. oligosaccharide).* Holoside ne comportant qu'un petit nombre d'oses.

OLIGOSACCHARIDOSE *s. f. (angl. oligosaccharidosis).* Affection héréditaire par déficit enzymatique avec présence d'oligosaccharides dans les urines, et au tableau clinique voisin de celui des mucopolysaccharidoses.

OLIGOSPERMIE *s. f. (angl. oligospermia).* **1.** Diminution anormale du nombre des spermatozoïdes dans le sperme. **2.** Insuffisance de sécrétion du sperme.

OLIGURIE *s. f. (angl. oliguria).* Diminution de la quantité d'urine émise en 24 heures.

OMARTHROSE *s. f. (angl. omarthritis).* Arthrose de l'épaule.

OMBILIC *s. m. (angl. navel, umbilicus).* Cicatrice qui se forme après la chute du cordon ombilical, située au milieu de la paroi abdominale. SYN. *NOMBRIL.*

OMBILICAL *adj. (angl. umbilical).* Qui se rapporte ou qui appartient à l'ombilic.

OMBILICATION *s. f. (angl. umbilication).* Formation d'une dépression circulaire au centre d'une pustule, d'une vésicule ou d'une papule cutanée.

OMBILIQUÉ *adj. (angl. umbilicate).* Qui présente une dépression centrale ressemblant à celle de l'ombilic. Ex. *pustule ombiliquée de la variole.*

OMENTAL *adj. (angl. omental).* Qui concerne l'omentum.

OMENTECTOMIE *s. f. (angl. omentectomy).* Résection partielle ou totale du grand omentum.

OMENTITE *s. f. (angl. omentitis).* Inflammation de l'omentum.

OMENTOFIXATION *s. f. (angl. omentofixation).* ☞ *OMENTOPEXIE.*

OMENTOPEXIE *s. f. (angl. omentopexy).* Fixation chirurgicale de l'omentum à la paroi abdominale. SYN. *OMENTOFIXATION, ÉPIPLOOPEXIE.*

OMENTOPLASTIE *s. f. (angl. omentoplasty).* Utilisation chirurgicale de l'omentum, ou d'une partie de celui-ci, pour couvrir une structure ou combler une cavité, que l'on fixe dans une position atypique. SYN. *ÉPIPLOOPLASTIE.*

OMENTORRAPHIE *s. f. (angl. omentorrhaphy).* Suture de l'omentum. SYN. *ÉPIPLOORRAPHIE.*

OMENTUM *s. m. (angl. omentum).* Repli du péritoine qui unit les viscères entre eux et contenant des vaisseaux. SYN. *ÉPIPLOON.* ◇ **(GRAND)** *(angl. gastrocolic —).* Omentum situé entre la grande courbure de l'estomac et le côlon transverse, et qui recouvre plus ou moins les anses de l'intestin grêle. ◇ **(PETIT)** *(angl. lesser —).* Repli péritonéal qui va du côté droit du cardia jusqu'au hile du foie et au sillon du canal veineux.

OMNIPRATICIEN *s. m. (angl. general practitioner).* Médecin traitant la pathologie dans son ensemble, sans s'attacher à une spécialité particulière. SYN. *MÉDECIN GÉNÉRALISTE.*

OMNIVORE *adj. (angl. omnivorous).* Qui se nourrit indifféremment d'aliments animaux ou végétaux. S'utilise aussi comme substantif.

OMOPLATE *s. f. (angl. scapula).* ☞ *SCAPULA.*

OMPHALOCÈLE *s. f. (angl. omphalocele).* ☞ *HERNIE OMBILICALE.*

OMS *(angl. WHO).* Sigle de l'Organisation mondiale de la santé.

ONANISME *s. m. (angl. onanism).* ☞ *MASTURBATION.*

ONCHOCERCOSE *s. f. (angl. onchocerciasis).* Infection due à *Onchocerca volvulus*, observée en Afrique tropicale et en Amérique centrale. Cliniquement, présence de tumeurs sous-cutanées (onchocercomes) contenant des filaires adultes ; infiltration diffuse de la peau par des microfilaires avec lésions très prurigineuses et atteinte oculaire par les microfilaires pouvant aboutir à une cécité définitive.

ONCOLOGIE *s. f. (angl. oncology).* Branche de la médecine consacrée à l'étude et au traitement des tumeurs et, par extension, des cancers.

ONCOLOGIQUE *adj. (angl. oncological).* Qui se rapporte à l'oncologie.

ONCOLOGISTE *s. m. (angl. oncologist).* Médecin spécialiste en oncologie.

ONCOSTATIQUE *adj. (angl. oncostatic).* Qui arrête le développement tumoral.

ONCOTIQUE (PRESSION) ☞ *PRESSION ONCOTIQUE.*

ONDE *s. f. (angl. wave).* ◇ **DE PARDEE** *(angl. Pardee's T —).* ☞ *PARDEE (ONDE DE).* ◇ **DICROTIQUE** *(angl. dicrotic —).* Petite onde ascendante, située dans la partie descendante du sphygmogramme. ◇ **P** *(angl. P —).* ☞ *ÉLECTROCARDIOGRAMME.*

ONGLE *s. m. (angl. nail).* Lame cornée, dure, convexe, recouvrant la face dorsale de la dernière phalange des doigts et des orteils, dans laquelle on distingue une extrémité antérieure libre, un corps adhérant par sa face interne et ses côtés, et une racine implantée dans un repli de la peau appelé matrice de l'ongle. ◇ **INCARNÉ** *(angl. ingrown —).* Ongle dont le bord latéral s'enfonce dans les tissus mous contigus, provoquant une inflammation douloureuse accompagnée souvent de suppuration. Il s'agit le plus souvent de l'ongle de l'hallux.

ONGLÉE *s. f. (angl. fingertip numbness).* Gelure des doigts.

ONGUENT *s. m. (angl. ointment).* Préparation médicamenteuse à usage externe, à base de résines et de corps gras, plus ou moins consistante. Les onguents sont actuellement d'utilisation restreinte.

ONIRIQUE *adj. (angl. oneiric).* Qui se rapporte aux rêves.

ONIRISME *s. m. (angl. oneirism).* État de conscience qui par son contenu idéique, hallucinatoire et mental, se rapproche du rêve. Il s'observe en particulier dans la confusion mentale.

ONTOGENÈSE *s. f. (angl. ontogeny).* Développement d'un organisme individuel depuis sa conception (fécondation) jusqu'à la réalisation de sa forme définitive. ☞ *PHYLOGENÈSE.*

ONYCHOPATHIE *s. f. (angl. onychopathy).* Terme générique désignant toute affection unguéale.

ONYCHOPHAGIE *s. f. (angl. onychophagy).* Habitude morbide de se ronger les ongles.

ONYCHORRHEXIS *s. f. (angl. onychorrhexis).* Fragilité anormale des ongles, qui se fissurent longitudinalement.

ONYCHOSE *s. f. (angl. onychosis).* Tout trouble dystrophique des ongles.

ONYXIS *s. f. (angl. onyxis).* Inflammation du lit unguéal, dont la forme typique est l'ongle incarné.

OPACIFIANT *s. m.* ☞ *CONTRASTE (PRODUIT DE, SUBSTANCE DE, MILIEU DE).*

OPACIFICATION *s. f. (angl. opacification).* **1.** Injection d'un produit de contraste dans un organe creux ou un conduit, afin de les rendre visibles ou d'en mouler les contours lors de l'examen radiologique. **2.** Toute lésion cicatricielle qui modifie la transparence normale de la cornée ou du cristallin.

OPACITÉ *s. f. (angl. opacity).* **1.** Qualité d'un corps ou d'un milieu de rester impénétrable au passage de la lumière ou d'autres rayonnements. **2.** En radiologie, désigne l'image d'un tissu totalement ou partiellement opaque aux rayons X (on emploie « opacité » surtout pour désigner un foyer pathologique dans un tissu normalement transparent, comme le poumon).

OPÉRATEUR *s. m. (angl. operator).* **1.** Celui qui effectue une opération.

OPÉRATION *s. f. (angl. operation).* Toute intervention chirurgicale pratiquée sur l'organisme vivant au moyen d'instruments, après une incision permettant une voie d'accès au champ opératoire. SYN. *INTERVENTION.*

OPHTALMIE *s. f. (angl. ophthalmia).* Toute affection inflammatoire de l'œil. ◇ **DES NEIGES** *(angl. snow blindness).* Inflammation aiguë de la cornée et de la conjonctive, avec ophtalmalgie, photophobie, blépharospasme et larmoiement, due à l'action des rayons ultraviolets sur des yeux non protégés, lors d'ascensions ou d'un séjour en haute montagne. SYN. *OPHTALMIA NIVALIS, CONJONCTIVITE DES NEIGES, CÉCITÉ DES NEIGES.* ◇ **PURULENTE** (angl. *purulent —).* Inflammation purulente de la conjonctive, souvent gonococcique. ◇ **SYMPATHIQUE** *(angl. sympathetic —).* Iridocyclite survenant sur un œil sain, plus ou moins longtemps après un traumatisme ou une lésion à l'autre œil.

OPHTALMIQUE *adj. (angl. ophthalmic).* **1.** Qui se rapporte à l'œil, plus particulièrement du point de vue fonctionnel. **2.** Qui se rapporte à l'ophtalmie.

OPHTALMODONÉSIS *s. f. (angl. ophthalmodonesis).* Tremblement de l'œil.

OPHTALMODYNAMOMÈTRE *s. m. (angl. ophthalmodynamometer).* Appareil pour la mesure de la pression artérielle rétinienne. SYN. *TONOSCOPE.*

OPHTALMOLOGIE *s. f. (angl. ophthalmology).* Partie de la médecine qui traite des affections de l'œil et de ses annexes.

OPHTALMOLOGIQUE *adj. (angl. ophthalmologic).* Qui se rapporte à l'ophtalmologie.

OPHTALMOLOGISTE *s. m. (angl. ophthalmologist).* Médecin spécialiste en ophtalmologie. SYN. *OPHTALMOLOGUE.*

OPHTALMOMÈTRE *s. m. (angl. ophthalmometer).* Appareil servant à mesurer les rayons de courbure de la cornée, utilisé dans la détermination de l'astigmatisme.

OPHTALMOMÉTRIE *s. f. (angl. ophthalmometry).* **1.** Ensemble des mensurations de l'œil. **2.** Détermination du degré de réfraction de l'œil. **3.** Mesure des rayons de courbure de la cornée.

OPHTALMOPATHIE *s. f. (angl. ophthalmopathy).* Toute affection oculaire (terme peu usité).

OPHTALMOPLASTIE *s. f. (angl. ophthalmoplasty).* Chirurgie plastique du globe oculaire et de ses annexes.

OPHTALMOPLÉGIE *s. f. (angl. ophthalmoplegia).* Paralysie des muscles de l'œil.

OPHTALMOSCOPE *s. m. (angl. ophthalmoscope).* Appareil constitué essentiellement d'un miroir plan ou concave percé d'un trou central, et qui est utilisé dans l'examen du fond d'œil.

OPHTALMOSCOPIE *s. f. (angl. ophthalmoscopy).* Examen du fond d'œil à l'aide de l'ophtalmoscope, dans un but diagnostique ou pour déterminer la réfraction des milieux oculaires.

OPIACÉ *adj. (angl. opiate).* Qui contient de l'opium ou qui agit comme l'opium. S'emploie aussi comme substantif.

OPIOÏDE *adj. (angl. opioid).* Qui possède des effets semblables à ceux de l'opium.

OPIOMANE *adj. (angl. opiomaniac).* Qui est affecté d'opiomanie. S'emploie aussi comme substantif.

OPIOMANIE *s. f. (angl. opiomania).* Intoxication chronique provoquée par la consommation répétée d'opium.

OPISTHOTONOS *s. m. (angl. opisthotonos).* Contraction spastique des muscles de la nuque et du dos, prédominant sur les muscles extenseurs, observée en particulier dans le tétanos, et où le corps forme un arc appuyé sur l'occiput et les talons.

OPIUM *s. m. (angl. opium).* Suc obtenu par incision, avant la maturité, du fruit du pavot, *Papaver somniferum.* Il contient plus de 20 alcaloïdes, parmi lesquels la morphine, la codéine, la thébaïne, la noscapine, la narcéine, la papavérine, etc., dont plusieurs sont narcotiques et d'autres convulsivants. À doses élevées, il entraîne des phénomènes d'intolérance (nausées, vomissements), il diminue la respiration et la température, contracte la pupille et provoque un état de stupeur profonde. L'opium est utilisé comme analgésique, sédatif, antispasmodique, antidiarrhéique et antitussif. Il est administré sous forme de poudre, extrait, teinture, ou sirop.

OPIUMISME *s. m. (angl. opiumism).* ☞ *OPIOMANIE.*

OPSONINE *s. f. (angl. opsonin).* Globuline soluble, présente en faible quantité dans le sang normal, et ayant une fonction d'anticorps par sa particularité de se fixer sur les bactéries et de les rendre plus sensibles à la phagocytose.

OPTICIEN *s. m. (angl. optician).* **1.** Fabricant ou commerçant en articles de lunetterie ou instruments d'optique. **2.** Technicien spécialisé dans le montage et l'ajustage des verres de lunetterie.

OPTIQUE **1.** *adj. (angl. optic).* Qui se rapporte à la vue. **2.** *s. f. (angl. optics).* Branche de la physique qui traite de la lumière, de ses lois et de ses relations avec la vision. ~ **MÉDICALE** *(angl. medical optics).* Partie de l'optique qui étudie les phénomènes de réfraction oculaire, normaux et pathologiques. ~ **(NERF)** *(angl. optic nerve).* Deuxième paire crânienne. Nerf de la vision.

OPTOTYPE *s. m. (angl. optotype).* Lettres, caractères ou figures de différentes tailles, utilisés par les oculistes ou les opticiens pour déterminer l'acuité visuelle. SYN. *OBJET-TEST.*

ORAL *adj. (angl. oral).* Qui se rapporte à la bouche, surtout du point de vue fonctionnel. ~ **(STADE)** *(angl. — stage).* Stade initial de l'organisation de la libido chez l'enfant dont l'origine est constituée par la stimulation de la bouche au cours de l'alimentation.

ORBITE *s. f. (angl. orbit).* Profonde cavité osseuse située de chaque côté des fosses nasales et qui contient le globe oculaire et ses annexes.

ORBITOTOMIE *s. f. (angl. orbitotomy).* Ouverture chirurgicale de la cavité orbitaire.

ORCHIALGIE *s. f. (angl. orchialgia).* Douleur testiculaire.

ORCHIDECTOMIE *s. f. (angl. orchidectomy).* Ablation d'un ou des deux testicules. On dit aussi orchiectomie.

ORCHIDO-ÉPIDIDYMECTOMIE *s. f. (angl. orchidoepididymectomy).* Excision chirurgicale du testicule et de l'épididyme.

ORCHIDOPEXIE *s. f. (angl. orchidopexy).* Fixation dans le scrotum d'un testicule ectopique.

ORCHIDOPLASTIE *s. f. (angl. orchidoplasty).* Intervention de chirurgie plastique pratiquée sur le testicule.

ORCHIDOPTOSE *s. f. (angl. orchidoptosis).* Abaissement du testicule par relâchement du dartos ou par développement d'une varicocèle.

ORCHIDORRAPHIE *s. f. (angl. orchiopexy).* On dit aussi orchiorraphie. SYN. *ORCHIDOPEXIE.*

ORCHIDOTHÉRAPIE *s. f. (angl. orchidotherapy).* Emploi thérapeutique d'extraits testiculaires.

ORCHIDOTOMIE *s. f. (angl. orchidotomy).* Incision chirurgicale du testicule.

ORCHIECTOMIE *s. f. (angl. orchiectomy).* ☞ *ORCHIDECTOMIE.*

ORCHI-ÉPIDIDYMITE *s. f. (angl. orchiepididymitis).* Inflammation simultanée du testicule et de l'épididyme.

ORCHITE *s. f. (angl. orchitis).* Inflammation aiguë ou chronique du testicule.

ORDONNANCE *s. f. (angl. prescription).* Écrit daté et signé par le médecin, contenant les prescriptions recommandées par celui-ci pour le traitement de son malade (essentiellement les médicaments prescrits avec indication des doses à prendre).

OREILLE *s. f. (angl. ear).* Organe de l'audition et de l'équilibre. L'oreille comprend trois parties : l'oreille externe, l'oreille moyenne et l'oreille interne. En langage courant, on utilise le terme « oreille » pour désigner l'oreille externe.

OREILLETTE *s. f.* ☞ *ATRIUM.*

OREILLONS *s. m. pl. (angl. mumps).* Maladie infectieuse, contagieuse et épidémique, due à *Myxovirus parotidis*, qui a une affinité particulière pour les glandes salivaires, les testicules et le système nerveux. Elle se manifeste par une tuméfaction douloureuse des glandes parotides, avec fièvre. Ses complications principales sont l'orchite ourlienne, la méningo-encéphalite ourlienne et parfois la pancréatite.

OREXIGÈNE *adj. (angl. orexigenic).* Qui stimule l'appétit.

ORGANE *s. m. (angl. organ).* Partie bien individualisée du corps, destinée à remplir une fonction déterminée. ~ **SPIRAL** *(angl. spiral organ).* Organe de l'audition. SYN. *ORGANE DE CORTI.*

ORGANIQUE *adj. (angl. organic).* **1.** Qui se rapporte à un organe. Se dit en particulier d'une altération des tissus ou des organes, par opposition à ce qui est *fonctionnel.* **2.** Qui est produit par un organe ou un organisme vivant, qui en dérive (par opposition à *minéral* ou *inorganique.* **3.** Se dit d'un composé chimique renfermant du carbone.

ORGANISATION MONDIALE DE LA SANTÉ *(angl. World Health Organization).* Institution de l'ONU spécialisée dans les problèmes de santé publique. Elle a pour but « d'amener tous les peuples au niveau de santé le plus élevé possible ». Son siège est à Genève. Sigle : OMS.

ORGANISME *s. m. (angl. organism).* **1.** Tout être vivant, animal ou végétal, organisé. **2.** Le corps humain.

ORGANOLEPTIQUE *adj. (angl. organoleptic).* Qui est capable d'impressionner un récepteur sensoriel.

ORGASME *s. m. (angl. orgasm).* Point culminant du plaisir sexuel.

ORGELET *s. m. (angl. sty, hordeolum).* Petite inflammation aiguë suppurative, en « grain d'orge », du bord libre de la paupière ; il siège soit dans les glandes de Zeiss (orgelet externe), soit dans les glandes de Meibomius (orgelet interne).

ORIENTATION (TROUBLES DE L') *s. f. (angl. orientation disorders).* Perturbation de la capacité individuelle de se situer dans le temps et dans l'espace. Ce trouble se voit dans la confusion mentale et les syndromes amnésiques.

ORIFICE *s. m. (angl. orifice).* Ouverture qui fait communiquer un organe, un conduit ou une cavité du corps avec l'extérieur ou avec une autre structure anatomique.

ORL *(angl. ear-nose-throat, [ENT]).* Abréviation d'otorhinolaryngologie ou d'otorhinolaryngologiste.

ORNITHINE *s. f. (angl. ornithine).* Acide aminé non essentiel ; maillon intermédiaire dans la synthèse de l'urée.

ORNITHOSE *s. f. (angl. ornithosis).* Zoonose affectant différents oiseaux, transmissible à l'homme, et caractérisée par un état infectieux respiratoire et systémique. Elle est due à une infection par des bactéries de l'espèce *Chlamydia psittaci*. Chez les oiseaux psittacidés (perroquets, perruches), elle est connue sous le nom de psittacose.

OROPHARYNX *s. m. (angl. oropharynx).* Partie moyenne, buccale, du pharynx, limitée en haut par le voile du palais. SYN. *ARRIÈRE-GORGE.*

OROSOMUCOÏDE *s. m. (angl. orosomucoid).* α_1-globuline plasmatique ; son taux s'élève dans les syndromes inflammatoires.

ORTEIL *s. m. (angl. toe).* Chacun des cinq doigts du pied.

ORTHÈSE *s. f. (angl. orthosis).* Appareillage utilisé pour corriger une altération morphologique d'un membre ou d'un segment de membre, ou une déficience fonctionnelle du système locomoteur.

ORTHODONTIE *s. f. (angl. orthodontics).* Partie de la médecine dentaire consacrée à la prévention et au traitement des malpositions des dents.

ORTHODONTISTE *s. m. (angl. orthodontist).* Médecin dentiste spécialisé en orthodontie.

ORTHOGENÈSE *s. f. (angl. orthogenesis).* Évolution progressive dans une direction déterminée, par opposition à une évolution non orientée.

ORTHOPÉDIE *s. f. (angl. orthopedics).* **1.** Étymologiquement, « enfant qui marche droit ». À l'origine, « art de prévenir et de corriger dans les enfants les difformités du corps » (Andry, 1741). **2.** Actuellement, l'orthopédie concerne également les adultes et a pour objet le traitement (le plus souvent chirurgical) des affections congénitales ou acquises des os, des articulations, des muscles et des tendons.

ORTHOPÉDISTE *s. m. (angl. orthopedic surgeon).* Médecin spécialiste en orthopédie.

ORTHOPHONIE *s. f. (angl. orthophony).* **1.** Prononciation et articulation correctes, par opposition à tout défaut de la phonation. **2.** Traitement visant à corriger les défauts de l'élocution et de la prononciation.

ORTHOPHONISTE *s. m ou f. (angl. speech therapist).* Spécialiste non médecin, qui pratique des méthodes de rééducation verbale visant à corriger les défauts de la prononciation et de l'élocution.

ORTHOPHORIE *s. f. (angl. orthophoria).* Équilibre parfait des muscles oculaires, permettant aux yeux de converger sans aucun effort de fusion sur un point déterminé, et cela pour toutes les distances et dans toutes les directions.

ORTHOPNÉE *s. f. (angl. orthopnea).* Dyspnée intense en position couchée, qui oblige le patient à se mettre assis ou debout. SYN. *DYSPNÉE DE DÉCUBITUS.*

ORTHOPTIE *s. f. (angl. orthoptics).* ☞ *ORTHOPTIQUE.*

ORTHOPTIQUE **1.** *adj. (angl. orthoptic).* Qui se rapporte à la vision binoculaire normale. **2.** *s. f. (angl. orthoptics).* Ensemble des procédés de rééducation de l'œil destinés à corriger les troubles de la vision binoculaire (notamment le strabisme) et de la motilité oculaire. SYN. *ORTHOPTIE.*

ORTHOPTISTE *s. m ou f. (angl. orthoptist).* Spécialiste non médecin qui pratique les méthodes de l'orthoptique. SYN. *ORTHOPTICIEN.*

ORTHOSTATIQUE *adj. (angl. orthostatic).* Qui se rapporte ou qui est dû à la station debout.

ORTHOSTATISME *s. m. (angl. orthostatism).* **1.** Station debout. **2.** Ensemble des troubles provoqués par une station debout prolongée.

ORTHOTONOS *s. m. (angl. orthotonos).* Contracture tétanique maintenant le corps en rectitude.

OS *s. m. (angl. bone).* Chacun des organes durs qui constituent le squelette et dont la solidité est en rapport avec les sels de calcium déposés dans la trame conjonctive. Pour chaque os : *voir au nom propre.*

OSCILLOMÈTRE *s. m. (angl. oscillometer).* Appareil permettant de mesurer les oscillations de la paroi artérielle, et ainsi la pression artérielle. Un des plus employés est l'oscillomètre sphygmomanométrique de Pachon.

OSCILLOMÉTRIE *s. f. (angl. oscillometry).* Étude de la pression artérielle en fonction de l'amplitude des oscillations des artères.

OSCILLOPSIE *s. f. (angl. oscillopsia).* Trouble de la vision dans lequel les objets apparaissent animés de mouvements divers. Il est observé notamment dans le nystagmus vertical.

OSE *s. m. (angl. ose).* Sucre simple non hydrolysable dont le type est le glucose. On désigne les oses selon le nombre de leurs atomes de carbone (tétroses, pentoses, hexoses, etc.) ou selon la nature de leur fonction réductrice (aldoses, cétoses). SYN. *MONOSACCHARIDE.*

OSIDE *s. m. (angl. oside).* Glucide composé, qui par hydrolyse donne un ou plusieurs oses.

OSLER (MALADIE D') *(angl. Osler's disease).* Endocardite infectieuse d'évolution subaiguë, due le plus souvent à *Streptococcus viridans*, greffée sur une lésion valvulaire cardiaque préexistante. Cliniquement : fièvre au long cours, arthralgies, splénomégalie, lésions artérielles, infarctus viscéraux, évoluant vers l'aggravation des lésions valvulaires et vers la mort si non traitée (endocardite maligne). SYN. *ENDOCARDITE MALIGNE LENTE.*

OSMOLALITÉ *s. f. (angl. osmolality).* Nombre d'osmoles par kilogramme de solvant.

OSMOLARITÉ *s. f. (angl. osmolarity).* Nombre d'osmoles par litre de solution.

OSMOLE *s. f. (angl. osmole).* Unité correspondant à la masse de $6{,}023 \times 10^{23}$ molécules osmotiquement actives d'une substance en solution.

OSMORÉCEPTEUR *s. m. (angl. osmoreceptor).* Terminaison nerveuse située sur le trajet de la carotide interne, sensible aux variations de la pression osmotique.

OSMOSE *s. f. (angl. osmosis).* Passage d'un solvant à travers une membrane semi-perméable séparant deux solutions de concentrations différentes : le phénomène osmotique tend à élargir les pressions de chaque côté de la membrane.

OSMOTIQUE *adj. (angl. osmotic).* Qui se rapporte à l'osmose. ☞ *PRESSION OSMOTIQUE.*

OSSELETS *s. m. pl. (angl. auditory ossicles).* Les trois petits os, articulés entre eux, qui traversent la caisse du tympan, depuis la membrane tympanique jusqu'à la fenêtre ovale. Ce sont : le malleus, l'incus et le stapes.

OSSEUX *adj. (angl. osseous, bony).* Qui se rapporte à l'os, qui est de la nature de l'os, ou qui est constitué par de l'os.

OSSIFICATION *s. f. (angl. ossification).* **1.** Processus histologique de la formation du tissu osseux. L'ossification peut être enchondrale (cartilagineuse), membraneuse ou périostique, selon l'origine de la formation du tissu osseux. **2.** Transformation anormale d'un tissu fibreux, cartilagineux, etc., en tissu osseux. ◇ **(POINTS D')** *(angl. — centers).* Centres à partir desquels se développe le processus d'ossification.

OSSIFIÉ *adj. (angl. ossified).* Qui a pris les caractères du tissu osseux.

OSSIFLUENT *adj. (angl. ossifluent).* Abcès froid tuberculeux d'origine osseuse et se révélant parfois à distance.

OSTÉALGIE *s. f. (angl. ostalgia).* Douleur osseuse. SYN. *OSTÉODYNIE.*

OSTECTOMIE *s. f. (angl. ostectomy, osteotectomy).* Résection d'un segment osseux. SYN. *OSTÉOTECTOMIE.*

OSTÉOARTHRITE *s. f. (angl. osteoarthritis).* Arthrite compliquée de lésions inflammatoires des extrémités osseuses articulaires.

OSTÉOARTHROPATHIE *s. f. (angl. osteoarthropathy).* Terme générique désignant toute affection caractérisée par la présence de lésions osseuses et articulaires. ◇ **HYPERTROPHIANTE PNEUMIQUE DE PIERRE MARIE** *(angl. hypertrophic pulmonary —).* Syndrome caractérisé par une hypertrophie des phalanges des doigts des mains et des pieds, par des déformations des doigts et par des arthralgies. Il est habituellement associé à des lésions tumorales pulmonaires, pleurales ou médiastinales, mais peut aussi être lié à une affection extrathoracique.

OSTÉOARTHROSE *s. f. (angl. osteoarthrosis).* Arthropathie de type dégénératif avec déformation des extrémités osseuses articulaires.

OSTÉOARTICULAIRE *adj. (angl. osteoarticular).* Qui se rapporte aux os et aux articulations, ou qui les affecte.

OSTÉOBLASTE *s. m. (angl. osteoblast).* Forme jeune de cellule osseuse, participant à la formation de la substance fondamentale du tissu osseux et donne naissance à l'ostéocyte.

OSTÉOBLASTOME *s. m. (angl. osteoblastoma).* Tumeur osseuse bénigne constituée par une prolifération d'ostéoblastes, avec élaboration de lamelles ostéoïdes, et contenant parfois de nombreuses cellules géantes.

OSTÉOCALCINE *s. f. (angl. osteocalcin).* Protéine sécrétée par les ostéoblastes. Son taux sérique est élevé dans l'hyperparathyroïdie et la maladie de Paget.

OSTÉOCHONDRITE *s. f. (angl. osteochondritis).* Dystrophie ostéocartilagineuse de croissance en rapport avec des phénomènes de nécrose aseptique évoluant spontanément vers la guérison avec ou sans séquelles. SYN. *OSTÉOCHONDROSE.*

OSTÉOCHONDRODYSPLASIE *s. f. (angl. osteochondrodysplasia).* Terme générique désignant l'ensemble des maladies dues à une anomalie de croissance ou de développement des os et des cartilages.

OSTÉOCHONDRODYSTROPHIE *s. f. (angl. osteochondrodystrophy).* Dystrophie ostéocartilagineuse.

OSTÉOCHONDROME *s. m. (angl. osteochondroma).* Tumeur bénigne développée à la surface d'un os long, au voisinage d'un cartilage de conjugaison. Elle est composée d'éléments osseux et cartilagineux.

OSTÉOCHONDROSARCOME *s. m. (angl. osteochondrosarcoma).* Sarcome comportant des éléments osseux et cartilagineux.

OSTÉOCHONDROSE *s. f. (angl. osteochondrosis).* ☞ *OSTÉOCHONDRITE.*

OSTÉOCLASIE *s. f.* **1.** *(angl. osteoclasia).* Résorption et destruction du tissu osseux par les ostéoclastes. **2.** *(angl. osteoclasis).* Méthode chirurgicale qui consiste à briser les os, pour remédier à certaines difformités ou pour redresser un membre qui, après une fracture, a été consolidé de façon vicieuse ou pour faire des allongements osseux chez l'enfant.

OSTÉOCLASTE *s. m. (angl. osteoclast).* **1.** Cellule géante multinucléée, située à la surface des travées osseuses, et qui joue un rôle important dans la résorption osseuse physiologique ou pathologique. SYN. *MYÉLOPLAXE.* **2.** Instrument utilisé en chirurgie osseuse pour fracturer un os.

OSTÉOCOPE *adj. (angl. osteocopic).* ☞ *DOULEUR OSTÉOCOPE.*

OSTÉOCYTE *s. m. (angl. osteocyte).* Cellule constitutive du tissu osseux, arrivée à maturité.

OSTÉODENSITOMÉTRIE *s. f. (angl. osteodensimetry).* ☞ *ABSORPTIOMÉTRIE.*

OSTÉODYSPLASIE *s. f. (angl. osteodystrophy).* Affection héréditaire à transmission autosomique dominante, donnant des déformations osseuses crânio-faciales, des hanches et des doigts.

OSTÉODYSTROPHIE *s. f. (angl. osteodystrophy).* Trouble du développement osseux, d'origine génétique ou non, responsable de déformations osseuses. SYN. *DYSTROPHIE OSSEUSE.*

OSTÉOGÈNE *adj.* ☞ *OSTÉOGÉNIQUE.*

OSTÉOGÉNIQUE *adj. (angl. osteogenic, osteogenetic).* Qui produit du tissu osseux. SYN. *OSTÉOGÈNE.*

OSTÉOÏDE *adj. (angl. osteoid).* Qui ressemble au tissu osseux. Se dit de certaines tumeurs.

OSTÉOLOGIE *s. f. (angl. osteology).* Partie de l'anatomie qui traite des os.

OSTÉOLYSE *s. f. (angl. osteolysis).* Résorption ou destruction du tissu osseux.

OSTÉOMALACIE *s. f. (angl. osteomalacia).* Maladie osseuse consistant en un défaut de minéralisation de la matrice osseuse par insuffisance de fixation phosphocalcique. Elle est caractérisée par un ramollissement progressif des os, associé à des douleurs osseuses. L'hypophosphocalcie peut être due à une insuffisance en vitamine D par carence solaire ou alimentaire, à une déperdition phosphocalcique liée à des grossesses répétées, à un trouble de l'assimilation ou de l'absorption (diarrhée chronique, gastrectomie, insuffisance pancréatique et biliaire) ou à une élimination excessive (dans certaines néphropathies).

OSTÉOMYÉLITE *s. f. (angl. osteomyelitis).* Inflammation suppurative de l'os et de la moelle osseuse, due au staphylocoque. ◇ **AIGUË** *(angl. acute —).* Maladie observée chez les adolescents en période de croissance, due au staphylocoque doré, et caractérisée par une inflammation de la substance médullaire métaphysaire, avec formation de pus. Elle s'accompagne de phénomènes généraux graves.

OSTÉON *s. m. (angl. osteon).* Unité structurale élémentaire de l'os compact, composée d'un conduit central autour duquel se disposent des lamelles osseuses concentriques.

OSTÉONÉCROSE *s. f. (angl. osteonecrosis).* Nécrose osseuse.

OSTÉOPATHE *s. m. (angl. osteopath).* Personne qui pratique l'ostéopathie. SYN. *OSTÉOPRATICIEN.*

OSTÉOPATHIE *s. f. (angl. osteopathy).* **1.** Terme générique désignant toute affection des os. **2.** Méthode thérapeutique fondée essentiellement sur des manipulations vertébrales et articulaires.

OSTÉOPÉNIE *s. f. (angl. osteopenia).* Terme générique désignant les troubles du remodelage osseux dans lesquels il existe une diminution de la densité des os. ☞ *OSTÉOMALACIE, OSTÉOPOROSE.*

OSTÉOPÉRIOSTITE *s. f. (angl. osteoperiostitis).* ☞ *PÉRIOSTITE.*

OSTÉOPHYTE *s. m. (angl. osteophyte).* Excroissance osseuse, développée aux dépens du périoste, à proximité d'une articulation atteinte de lésions inflammatoires ou de lésions dégénératives (cas de l'arthrose).

OSTÉOPHYTOSE *s. f. (angl. osteophytosis).* Formation d'ostéophytes multiples.

OSTÉOPLASTIE *s. f. (angl. osteoplasty).* Chirurgie plastique des os.

OSTÉOPOROSE *s. f. (angl. osteoporosis).* Affection osseuse caractérisée par un amincissement et une raréfaction des travées osseuses, avec une diminution de la trame protéique et un agrandissement des espaces médullaires, sans décalcification. Elle siège préférentiellement au rachis dorsolombaire avec risque de tassements vertébraux. Radiologiquement, l'os apparaît moins opaque. L'ostéoporose peut être localisée ou diffuse. Elle s'observe dans différentes circonstances : inactivité, sénilité, troubles endocriniens, ménopause, traumatismes, traitement corticoïde prolongé.

OSTÉOSARCOME *s. m. (angl. osteosarcoma).* Toute tumeur maligne primitive de l'os. SYN. *SARCOME OSTÉOGÉNIQUE.*

OSTÉOSCLÉROSE *s. f. (angl. osteosclerosis).* Affection osseuse caractérisée par un épaississement des travées osseuses, avec rétrécissement des espaces médullaires. Radiologiquement, l'os apparaît plus opaque.

OSTÉOSE *s. f. (angl. osteosis).* Toute affection osseuse non inflammatoire.

OSTÉOSYNTHÈSE *s. f. (angl. osteosynthesis).* Réduction chirurgicale des fractures par la réunion des fragments osseux par des moyens mécaniques (vis, plaques, etc.).

OSTÉOTOMIE *s. f. (angl. osteotomy).* Section chirurgicale d'un os.

OSTIUM *s. m. (angl. ostium).* Orifice. ◇ **COMMUNE** *(angl. — commune).* Orifice faisant, chez l'embryon, communiquer les atria et les ventricules. ◇ **DE LA TROMPE UTÉRINE** *(angl. uterine orifice of uterine tube).* Orifice étroit par lequel la trompe utérine communique avec l'utérus. ◇ **VAGINAL** *(angl. vaginal —).* Orifice par lequel le vagin s'ouvre au fond du vestibule.

OTALGIE *s. f. (angl. otalgia).* Douleur localisée à l'oreille. SYN. *OTODYNIE.*

OTITE *s. f. (angl. otitis).* Inflammation, aiguë ou chronique, de l'oreille. ◇ **EXTERNE** *(angl. — externa).* Inflammation du méat acoustique externe.

OTO-ANTRITE *s. f. (angl. otoantritis).* Otite moyenne purulente se propageant au récessus tympanique et à l'antre mastoïdien.

OTOLITHE *s. m. (angl. otolith).* Formation inerte riche en cristaux calcaires, qui se trouve sur la face interne de diverses parties du labyrinthe membraneux, saccule, utricule, canaux semi-circulaires, etc. L'otolithe contribue à l'équilibre du corps.

OTOLOGIE *s. f. (angl. otology).* Ensemble des connaissances relatives à l'oreille et à ses maladies.

OTOLOGISTE *s. m. (angl. otologist).* Médecin spécialiste en otologie.

OTOMASTOÏDITE *s. f. (angl. otomastoiditis).* Otite moyenne compliquée de mastoïdite.

OTOPLASTIE *s. f. (angl. otoplasty).* Chirurgie plastique destinée à corriger les défauts congénitaux ou acquis de l'auricule.

OTO-RHINO-LARYNGOLOGIE *s. f. (angl. otorhinolaryngology).* Partie de la médecine qui traite des maladies de l'oreille, du nez et de la gorge. Abréviation : ORL.

OTO-RHINO-LARYNGOLOGISTE *s. m. (angl. otorhinolaryngologist).* Médecin spécialiste en otorhinolaryngologie.

OTO-RHINO-LARYNGOLOGUE *s. m.* ☞ *OTO-RHINO-LARYNGOLOGISTE.*

OTORRAGIE *s. f. (angl. otorrhagia).* Hémorragie par le méat acoustique externe.

OTORRHÉE *s. f. (angl. otorrhea).* Écoulement séreux, muqueux ou purulent par le méat acoustique externe.

OTOSCLÉROSE *s. f. (angl. otosclerosis).* ☞ *OTOSPONGIOSE.*

OTOSCOPE *s. m. (angl. otoscope).* Instrument utilisé pour examiner le méat acoustique externe et la membrane tympanique.

OTOSCOPIE *s. f. (angl. otoscopy).* Examen visuel de l'oreille au moyen de l'otoscope.

OTOSPONGIOSE *s. f. (angl. otospongiosis).* Sclérose congénitale et héréditaire des tissus de l'oreille interne et moyenne, avec formation d'un tissu spongieux sur la paroi de la cavité tympanique, bloquant le stapes. Cette affection entraîne une surdité progressive.

OTOTOXICITÉ *s. f. (angl. ototoxicity).* Toxicité pour le nerf auditif.

OUÏE *s. f. (angl. hearing).* Sens par lequel sont perçus les sons.

OURAQUE *s. m. (angl. urachus).* Cordon fibreux s'étendant depuis le sommet de la vessie jusqu'à l'ombilic ; vestige du canal fœtal qui unit la vessie à l'allantoïde.

OURLIEN *adj.* Qui se rapporte aux oreillons. EX. *fièvre ourlienne, orchite ourlienne.*

OUVRE-BOUCHE *s. m. (angl. gag).* Instrument destiné à maintenir ouverte la bouche d'un patient.

OVAIRE *s. m. (angl. ovary).* Glande sexuelle femelle, paire, ovoïde, située de chaque côté de l'utérus, en regard du pavillon de la trompe utérine. Les ovaires produisent les ovules et sécrètent une partie des hormones sexuelles de la femme.

OVALBUMINE *s. f. (angl. ovalbumin).* Glycoprotéine, constituant essentiel du blanc d'œuf.

OVALOCYTE *s. m. (angl. ovalocyte).* Érythrocyte ovale, dont la présence est observée dans l'ovalocytose. SYN. *ELLIPTOCYTE.*

OVALOCYTOSE *s. f. (angl. ovalocytosis).* Anomalie héréditaire rare, caractérisée par la présence d'un grand nombre d'érythrocytes ovales (ovalocytes) dans le sang circulant, entraînant une anémie hémolytique. SYN. *ELLIPTOCYTOSE.*

OVARIALGIE *s. f. (angl. oophoralgia).* Douleur au niveau de l'ovaire.

OVARIECTOMIE *s. f. (angl. ovariectomy).* Ablation d'un ou des deux ovaires.

OVARIEN *adj. (angl. ovarian).* Qui se rapporte à l'ovaire.

OVARIOPEXIE *s. f. (angl. oophoropexy).* Fixation de l'ovaire à la paroi pelvienne.

OVARIOPRIVE *adj. (angl. ovarioprival).* Qui se rapporte à l'absence des ovaires ou de la fonction ovarienne.

OVARITE *s. f. (angl. ovaritis).* Toute inflammation, aiguë ou chronique, de l'ovaire. SYN. *OOPHORITE.* ◇ **SCLÉROKYSTIQUE** *(angl. polycystic —).* Ovarite chronique caractérisée par la présence de multiples kystes qui font saillie à la surface de l'ovaire, séparés par des zones de sclérose corticale.

OVERDOSE *s. f.* Anglicisme désignant une intoxication aiguë par une quantité excessive d'une drogue utilisée habituellement par les toxicomanes. SYN. *SURDOSE.*

OVOCULTURE *s. f. (angl. embryonate egg culture).* Recherche de germes par inoculation à un œuf embryonné d'un produit biologique.

OVOCYTE *s. m. (angl. oocyte).* Cellule germinale femelle, située dans l'épaisseur du parenchyme ovarien, résultant de la transformation d'une ovogonie, et dont dérive l'ovule.

OVOTESTIS *s. m. (angl. ovotestis).* Glande sexuelle hermaphrodite constituée à la fois de tissu testiculaire et de tissu ovarien.

OVULAIRE *adj. (angl. ovular).* Qui se rapporte à l'œuf.

OVULATION *s. f. (angl. ovulation).* Phénomène par lequel l'ovule, arrivé à maturité, quitte l'ovaire et, après avoir été capté par le pavillon de la trompe utérine, devient apte à être fécondé. Chez la femme, l'ovulation se produit normalement au milieu du cycle menstruel.

OVULATOIRE *adj. (angl. ovulatory).* Qui se rapporte à l'ovulation.

OVULE *s. m.* **1.** *(angl. ovum).* Gamète femelle formé dans l'ovaire, qui, après fécondation par un gamète mâle (spermatozoïde), donne lieu au développement de l'embryon. **2.** *(angl. vaginal suppository).* En pharmacie, capsule de forme ovoïde, contenant des substances médicamenteuses, destinée à être introduite dans le vagin.

OWREN (TEST D') *(angl. Owren's method).* ☞ *THROMBOTEST.*

OXACILLINE *s. f. (angl. oxacillin).* Pénicilline semi-synthétique résistante à la pénicillinase. ☞ *PÉNICILLINE.*

OXALATE *s. m. (angl. oxalate).* Sel ou ester de l'acide oxalique.

OXALIQUE (ACIDE) *(angl. oxalic acid).* Acide trouvé en particulier dans l'oseille. Non métabolisé, il est excrété dans l'urine, pouvant être source de calculs.

OXALISME *s. m. (angl. oxalism).* Intoxication par l'acide oxalique ou par un oxalate.

OXALOSE *s. f. (angl. oxalosis).* Maladie grave à transmission autosomique récessive due à un trouble du métabolisme entraînant une production massive d'acide oxalique ; elle est caractérisée par un dépôt de cristaux d'oxalate dans les reins et les autres tissus de l'organisme et conduit à l'insuffisance rénale et à la néphrocalcinose.

OXALURIE *s. f. (angl. oxaluria).* Présence dans l'urine d'acide oxalique, essentiellement sous forme d'oxalate de calcium.

OXAZÉPAM *s. m. (angl. oxazepam).* ☞ *BENZODIAZÉPINE.*

OXAZOLIDINE *s. f. (angl. oxazolidine).* Composé hétérocyclique à partir duquel on prépare certains médicaments.

OXPRÉNOLOL *s. m. (angl. oxprenolol).* Composé bêtabloquant. ☞ *PROPRANOLOL.*

OXYCARBONÉMIE *s. f. (angl. oxycarboxyhemia).* Présence d'oxyde de carbone dans le sang.

OXYCARBONISME *s. m. (angl. carbon monoxide poisoning).* Intoxication par l'oxyde de carbone.

OXYCÉPHALIE *s. f. (angl. oxycephalia).* ☞ *ACROCÉPHALIE.*

OXYDASE *s. f. (angl. oxidase).* Toute enzyme catalysant l'oxydation d'un substrat par l'oxygène.

OXYDATION *s. f. (angl. oxidation).* **1.** Combinaison d'une substance chimique avec l'oxygène. **2.** Dans un sens plus large, perte d'électrons par un atome ou un ion.

OXYDE *s. m. (angl. oxide).* Tout composé de l'oxygène avec un corps simple, une molécule organique ou un radical. ◇ **NITRIQUE** *(angl. nitrogen —).* NO, substance douée d'une importante activité vasomotrice.

OXYGÉNATION *s. f. (angl. oxygenation).* Fixation d'oxygène sur un corps.

OXYGÈNE *s. m. (angl. oxygen).* Élément gazeux bivalent, incolore, inodore et insipide, qui se trouve à l'état libre dans l'atmosphère, dont il constitue environ un cinquième. Numéro atomique : 8. Il se combine avec pratiquement tous les éléments pour former des oxydes. C'est l'agent essentiel de la respiration et de la combustion. On l'administre en inhalations, principalement dans les cas d'asphyxie, d'intoxication par le monoxyde de carbone, d'œdème aigu du poumon, etc. Symbole : O.

OXYGÉNÉ *adj. (angl. oxygenated).* **1.** Qui contient de l'oxygène. **2.** Qui a été traité par l'oxygène.

OXYGÉNOTHÉRAPIE *s. f. (angl. oxygen therapy).* Administration thérapeutique d'oxygène. ◇ **HYPERBARE** *(angl. hyperbaric oxygenation).* Inhalation d'oxygène dans un caisson sous une pression de 2 à 3 atmosphères utilisée, en particulier, en cas d'intoxication oxycarbonée et d'accidents de décompression.

OXYHÉMOGLOBINE *s. f. (angl. oxyhemoglobin).* Hémoglobine qui fixe de l'oxygène dans les poumons et le transporte par voie artérielle pour l'abandonner dans les tissus.

OXYHÉMOGLOBINOMÈTRE *s. m. (angl. oxyhemoglobinometer).* Appareil servant à mesurer la quantité d'oxyhémoglobine dans le sang.

OXYMÉTRIE *s. f. (angl. oxymetry).* Méthode de mesure de la saturation du sang en oxygène.

OXYURE *s. m. (angl. pinworm).* Ver nématode de la famille des *Oxyuridés*, parasite de l'intestin de l'homme.

OXYUROSE *s. f. (angl. oxyuriasis).* Infestation par les oxyures.

OZÈNE *s. m. (angl. ozena).* Inflammation chronique, atrophique, de la muqueuse nasale, s'accompagnant d'une sécrétion malodorante, avec formation de croûtes dégageant une odeur fétide. L'olfaction est fortement diminuée.

OZONE *s. m. (angl. ozone).* Forme allotropique de l'oxygène, O_3. C'est un gaz d'odeur caractéristique, très oxydant. Il est antiseptique et désinfectant.

P

P (onde) ☞ *ÉLECTROCARDIOGRAMME.*

p.o. *(angl. p.o.).* Abréviation de *per os.*

PACEMAKER *s. m.* **1.** Nœud sinu-atrial où prend naissance l'excitation cardiaque automatique. **2.** Appareil capable d'envoyer au myocarde ventriculaire des impulsions électriques rythmées pour déclencher sa contraction. Le pacemaker est implanté de façon définitive dans l'organisme. Il comprend un boîtier et des électrodes fixées dans le myocarde ventriculaire. SYN. *STIMULATEUR CARDIAQUE.*

PACHON (APPAREIL DE) Appareil destiné à l'étude des oscillations artérielles.

PACHYDERMIE *s. f. (angl. pachyderma, elephantiasis).* Épaississement anormal de la peau. ☞ *ÉLÉPHANTIASIS.*

PACHYMÉNINGE *s. f. (angl. pachymeninx).* ☞ *DURE-MÈRE CRÂNIENNE, SPINALE.*

PACHYONYCHIE *s. f. (angl. pachyonychia).* Épaississement des ongles. SYN. *PACHYONYXIS.*

PACHYPÉRICARDITE *s. f. (angl. pachypericarditis).* Épaississement du péricarde.

PACHYPLEURITE *s. f. (angl. pachypleuritis).* Pleurésie chronique avec épaississement de la plèvre.

PAGET ◇ **(MALADIE CUTANÉE DE)** *(angl. Paget's disease of the nipple).* Affection précancéreuse du mamelon, atteignant la femme après la quarantaine, et ayant l'aspect d'une petite plaque d'eczéma suitant recouverte de croûtelles. Peut également s'observer au niveau vulvaire. ◇ **(MALADIE OSSEUSE DE)** *(angl. Paget's disease).* Ostéite déformante d'origine inconnue. Elle se caractérise par l'hypertrophie et la déformation de certaines pièces osseuses (pariétaux, tibias, fémurs, bassin) alors que d'autres sont indemnes. Ces déformations se compliquent de douleurs et d'arthrose. Une dégénérescence sarcomateuse est possible. Biologiquement : augmentation des phosphatases alcalines et de l'excrétion urinaire de l'hydroxyproline.

PAGÉTOÏDE *adj. (angl. pagetoid).* Qui ressemble aux lésions de la maladie de Paget.

PALAIS *s. m. (angl. palate).* Paroi supérieure de la cavité buccale, séparant celle-ci des fosses nasales. Elle est constituée en avant d'une partie osseuse, la voûte palatine (ou palais dur), prolongée en arrière par une partie musculo-membraneuse, le voile du palais (ou palais mou). Elle est recouverte d'une muqueuse adhérente.

PALATIN *adj. (angl. palatine).* Qui se rapporte au palais. ◇ **(OS)** *(angl. — bone).* Os contribuant à la formation de l'étage antérieur de la base du crâne.

PALATOPLASTIE *s. f. (angl. palatoplasty).* Correction chirurgicale d'une fissure congénitale ou d'une perforation accidentelle de la voûte du palais. SYN. *URANOPLASTIE.*

PALATOPLÉGIE *s. f. (angl. palatoplegia).* Paralysie du voile du palais.

PALÉOCÉRÉBELLUM *s. m. (angl. paleocerebellum).* Parties les plus primitives du cervelet d'un point de vue phylogénétique : vermis et flocculus. Cet ensemble fonctionnel commande le tonus de posture des muscles chargés de contrebalancer les effets de la pesanteur. SYN. *PALÉOCERVELET.*

PALÉOCORTEX *s. m. (angl. paleocortex).* Partie du cortex cérébral qui correspond aux aires de terminaison des voies olfactives, et qui phylogénétiquement occupe une position intermédiaire entre l'archicortex et le néocortex. SYN. *PALÉOPALLIUM.*

PALÉOENCÉPHALE *s. m. (angl. paleoencephalon).* Encéphale primitif, qui comprend tout le cerveau excepté le cortex et ses dépendances.

PÂLEUR *s. f. (angl. paleness).* Coloration blanchâtre des téguments, spécialement du visage, transitoire ou permanente, due à un défaut de circulation sanguine.

PALICINÉSIE *s. f. (angl. palikinesia).* Répétition pathologique et involontaire du même mouvement.

PALILALIE *s. f. (angl. palilalia).* Trouble de la parole caractérisé par la répétition involontaire et spontanée de syllabes, de mots ou d'une phrase identique. Il se rencontre fréquemment chez le parkinsonien.

PALINDROMIQUE *adj. (angl. palindromic).* **1.** Qualifie la séquence identique sur les deux brins d'ADN complémentaires. **2.** Qui se répète, qui présente des récidives.

PALLESTHÉSIE *s. f. (angl. pallesthesia).* Sensibilité vibratoire, explorée à l'aide du diapason appliqué sur une éminence osseuse.

PALLIATIF *adj. (angl. palliative).* Se dit d'un traitement, d'un médicament qui atténue les symptômes d'une maladie, sans agir sur sa cause. S'utilise aussi comme substantif.

PALMAIRE *adj. (angl. palmar).* Qui se rapporte à la paume de la main.

PALPATION *s. f. (angl. palpation).* Moyen d'exploration clinique qui consiste à appuyer les doigts ou la main sur une région du corps, pour apprécier certaines caractéristiques des organes sous-jacents, ou pour rechercher la présence d'anomalies ou de formations pathologiques. SYN. *PALPER.*

PALPÉBRAL *adj. (angl. palpebral).* Qui se rapporte aux paupières.

PALPITATION *s. f. (angl. palpitation).* Perception inhabituelle des battements cardiaques, à l'origine de sensations plus ou moins pénibles. S'utilise surtout au pluriel.

PALUDÉEN *adj. (angl. malarial).* **1.** Qui se rapporte au paludisme. **2.** Qui est atteint de paludisme. S'emploie aussi comme substantif. SYN. *PALUDIQUE, MALARIEN.*

PALUDIQUE *adj.* ☞ *PALUDÉEN.*

PALUDISME *s. m. (angl. malaria).* Maladie infectieuse endémique menaçant plus de 30 % de la population mondiale et constituant une des premières causes de mortalité, provoquée par des parasites du genre *Plasmodium* et transmise à l'homme par la piqûre des femelles de moustiques du genre *Anopheles.* Le paludisme est caractérisé par une fièvre, une splénomégalie et par la présence du parasite dans le sang, où il envahit les érythrocytes qu'il détruit. SYN. *MALARIA.*

PALUSTRE *adj. (angl. malarial).* **1.** Qui est de la nature des marais, qui croît ou vit dans les marais. Par extension, SYN. de *PALUDÉEN.*

PAN *s. f.* Abréviation de périartérite noueuse.

PANACÉE **2.** *s. f. (angl. panacea).* Nom donné autrefois à certains remèdes supposés traiter toutes les maladies.

PANARIS *s. f. (angl. felon, whitlow).* Inflammation phlegmoneuse du doigt, en particulier au niveau de la phalange distale. Elle peut être superficielle (sous-cutanée) ou profonde (ostéopériostique).

PANARTÉRITE *s. f. (angl. panarteritis).* Inflammation de toutes les tuniques d'une artère. ◇ **NOUEUSE** *(angl. polyarteritis nodosa).* ☞ *PÉRIARTÉRITE NOUEUSE.*

PANCARDITE *s. f. (angl. pancarditis).* Inflammation globale du cœur intéressant le péricarde, le myocarde et l'endocarde au cours du rhumatisme articulaire aigu.

PANCRÉAS *s. m. (angl. pancreas).* Organe glandulaire, de 15 à 16 cm de long, situé dans l'abdomen, en arrière de l'estomac, devant les vertèbres lombales L1 et L2, entre le duodénum et la rate. Il est composé de trois portions : la tête ou extrémité droite, le corps, et la queue ou extrémité gauche. Il est constitué d'éléments acineux qui sécrètent le suc pancréatique, collecté et déversé dans le duodénum par le conduit pancréatique. Le suc pancréatique contient plusieurs enzymes digestives : trypsine, chymotrypsine, lipase et amylase. En outre, le pancréas possède une fonction endocrine en sécrétant l'insuline et le glucagon.

PANCRÉATALGIE *s. f. (angl. pancreatalgia).* Douleur localisée au pancréas.

PANCRÉATECTOMIE *s. f. (angl. pancreatectomy).* Ablation chirurgicale partielle ou totale du pancréas.

PANCRÉATITE *s. f. (angl. pancreatitis).* Toute inflammation du pancréas. La pancréatite aiguë peut être hémorragique, œdémateuse ou gangreneuse. Cliniquement, elle se manifeste par un syndrome abdominal (nausées, vomissements, fièvre, douleur abdominale intense, leucocytose) avec amylasémie et amylasurie. La pancréatite chronique aboutit à la sclérose de la glande.

PANCRÉATOCHOLANGIOGRAPHIE *s. f. (angl. pancreatocholangiography).* Opacification des canaux biliaires et pancréatiques par cathétérisme de l'ampoule hépatopancréatique.

PANCRÉATOPRIVE *adj. (angl. pancreatoprivic).* Qui est en rapport avec l'ablation du pancréas ou avec un déficit fonctionnel de celui-ci.

PANCURONIUM (BROMURE DE) *(angl. pancuronium bromide).* Décontractant musculaire de type compétitif, utilisé comme auxiliaire en anesthésie.

PANCYTOPÉNIE *s. f. (angl. pancytopenia).* Diminution de tous les éléments figurés du sang : érythrocytes, leucocytes et thrombocytes, généralement en rapport avec une insuffisance médullaire.

PANDÉMIE *s. f. (angl. pandemia).* Épidémie qui atteint de nombreux pays, ou qui frappe pratiquement tous les individus d'un pays.

PANDICULATION *s. f. (angl. pandiculation).* Mouvement d'étirement et d'hyperextension du tronc et des membres, souvent accompagné de bâillements.

PANENCÉPHALITE *s. f. (angl. panencephalitis).* Inflammation de l'ensemble de l'encéphale.

PANHYPOPITUITARISME *s. m. (angl. panhypopituitarism).* Insuffisance anté-hypophysaire totale.

PANIQUE (ATTAQUE DE) *s. m. (angl. panic attack).* Anxiété majeure survenant par crises accompagnées de manifestations somatiques (sueurs, tachycardie, tremblements, etc.) sans étiologie évidente.

PANMASTITE *s. f. (angl. diffuse mastitis).* Phlegmon diffus de la glande mammaire. SYN. *MASTITE TOTALE.*

PANMYÉLOPHTISIE *s. f. (angl. aplastic anemia).* Aplasie totale de la moelle osseuse, intéressant toutes les lignées cellulaires, de très grave pronostic.

PANNICULE ADIPEUX *(NA. panniculus adiposus). (angl. panniculus adiposus).* Tissu hypodermique constitué de lobules de graisse.

PANNICULITE *s. f. (angl. panniculitis).* Inflammation du pannicule adipeux, qui se manifeste par une induration locale et une douleur à la pression et aux mouvements.

PANNUS *s. m. (angl. pannus).* Formation pathologique constituée de tissu inflammatoire provenant de la synoviale d'une articulation. Elle forme une bandelette appliquée sur le cartilage articulaire et est observée dans certaines formes d'arthrites chroniques.

PANOPHTALMIE *s. f. (angl. panophthalmitis).* Inflammation suppurative de toutes les parties de l'œil, survenant le plus souvent à la suite d'une plaie pénétrante du globe oculaire. Elle nécessite presque toujours l'énucléation. SYN. *FONTE PURULENTE DE L'ŒIL, PHLEGMON DE L'ŒIL.*

PANSEMENT *s. m. (angl. dressing).* **1.** Application sur une plaie de compresses stériles, sèches ou imprégnées de substances médicamenteuses, maintenues par un bandage ou du sparadrap. **2.** Désigne également les produits et le matériel employés.

PANTOTHÉNIQUE (ACIDE) *(angl. pantothenic acid).* Vitamine B5. Facteur de croissance essentiel pour l'organisme.

PAPANICOLAOU (COLORATION DE) *(angl. Papanicolaou's stain).* Méthode de coloration de cellules de desquamation, permettant de mettre en évidence des processus malins. On l'utilise pour le diagnostic du cancer du col utérin.

PAPAVERINE *s. f. (angl. papaverine).* Alcaloïde obtenu à partir de l'opium ou par synthèse ; relaxant de la fibre musculaire par action directe.

PAPILLAIRE *adj. (angl. papillary).* **1.** Qui se rapporte à des papilles (dermiques, rénales, etc.) ou à la papille optique. **2.** Qui présente des papilles.

PAPILLE *s. f. (angl. papilla).* Petite saillie conique, à la surface de la peau, d'une muqueuse ou d'un organe. ◇ **CALICIFORME** *(angl. circum vallate —).* Chacune des papilles à la limite du dos et de la base de la langue, entourées d'un sillon, disposées en V ouvert vers l'avant. ◇ **LINGUALE** *(angl. lingual —).* Chacune des petites saillies couvrant la muqueuse de la langue. Selon leur forme, on distingue des papilles filiformes, fongiformes, caliciformes et foliées. Ce sont les organes récepteurs du goût. ◇ **OPTIQUE** *(angl. optic —).* ☞ *DISQUE OPTIQUE.* ◇ **RÉNALE** *(angl. renal —).* Sommet d'une pyramide rénale.

PAPILLECTOMIE *s. f. (angl. papillectomy).* Excision de l'ampoule hépatopancréatique (de Vater) et de la papille duodénale majeure.

PAPILLITE *s. f. (angl. papillitis).* Inflammation d'une papille, en particulier de la papille optique.

PAPILLOMATOSE *s. f. (angl. papillomatosis).* Affection caractérisée par le développement de papillomes cutanés ou muqueux multiples (verrues).

PAPILLOMAVIRUS Genre de virus qui provoque chez l'homme et les animaux des tumeurs bénignes de la peau et de certaines muqueuses, appelées papillomes. EX. *verrues vulgaires, condylomes ano-génitaux.* Certains papillomavirus sont associés à des tumeurs malignes en particulier du col utérin.

PAPILLOME *s. m. (angl. papilloma).* Tumeur bénigne développée sur la peau ou sur une muqueuse et caractérisée par l'hypertrophie des papilles du derme.

PAPULE *s. f. (angl. papule).* Petite élevure cutanée, ferme et circonscrite, évoluant généralement vers la disparition sans laisser de cicatrice. Elle constitue une des lésions élémentaires de la peau.

PAQUET-ANNÉE *s. m. (angl. pack-year).* Mesure de l'intoxication tabagique. Un paquet-année correspond à la consommation d'un paquet de cigarettes par jour pendant un an.

PARA-AMINOBENZOÏQUE (ACIDE) *(angl. para-aminobenzoic acid).* Substance appartenant au groupe des vitamines B. Cet acide est essentiel pour le métabolisme des bactéries, dont il est un facteur de croissance. C'est un inhibiteur de l'action des sulfamides. Il est utilisé dans certaines affections cutanées (séborrhée). Abréviation : PAB, PABA. SYN. *VITAMINE B8, VITAMINE H.*

PARA-AMINOHIPPURIQUE (ACIDE) *(angl. para-aminohippuric acid).* Acide organique utilisé pour l'exploration fonctionnelle de l'excrétion tubulaire rénale. Abréviation : PAH.

PARACENTÈSE *s. f. (angl. paracentesis).* Ponction chirurgicale d'une cavité ou d'un organe, pour évacuer un épanchement liquidien.

PARACÉTAMOL *s. m. (angl. paracetamol).* Dérivé de l'aniline, analgésique et antipyrétique.

PARACLINIQUE *adj. (angl. paraclinical).* Se dit essentiellement des examens complémentaires aidant au diagnostic d'une affection.

PARACOUSIE *s. f. (angl. paracusis).* Perception erronée des sons, qui peut concerner la hauteur, la localisation ou l'intensité du son.

PARADIABÈTE *s. m. (angl. paradiabetes).* État caractérisé par une augmentation de l'hyperglycémie provoquée avec glycosurie faible sans qu'il existe de véritable diabète.

PARAGANGLION *s. m. (angl. paraganglion).* Amas de cellules nerveuses ayant une fonction de glande endocrine (sécrétion de l'adrénaline). On les trouve dans la médullosurrénale, ou sous forme de structures bien individualisées : paraganglion (ou glomus) carotidien, paraganglion aortique, etc.

PARAGE *s. m. (angl. wound care).* Nettoyage d'une plaie, en excisant les tissus nécrosés, pour faciliter la cicatrisation.

PARAGNOSIE *s. f. (angl. paragnosia).* Fausse reconnaissance.

PARAGRAPHIE *s. f. (angl. paragraphia).* Trouble du langage écrit. Substitution d'une unité linguistique par une autre au cours de l'écriture.

PARAGUEUSIE *s. f. (angl. parageusia).* Anomalie ou perversion du sens du goût.

PARA-INFLUENZA *(angl. parainfluenza).* Virus proche de celui de la grippe responsable d'infections pulmonaires.

PARAKÉRATOSE *s. f. (angl. parakeratosis).* Altération de la kératinisation normale de l'épiderme. Elle se rencontre dans l'eczéma et le psoriasis.

PARALYSIE *s. f. (angl. paralysis, palsy).* Perte passagère ou définitive de la fonction motrice d'un muscle, d'un groupe musculaire ou d'une partie du corps par lésion nerveuse centrale ou périphérique. ◇ **À TIQUES** *(angl. tick paralysis).* Paralysie ascendante flasque après piqûre de certaines tiques. ◇ **AGITANTE** *(angl. shaking palsy).* ☞ *PARKINSON (MALADIE DE).* ◇ **ALTERNE** *(angl. alternate paralysis).* ☞ *HÉMIPLÉGIE ALTERNE.* ◇ **DES AMOUREUX** *(angl. Saturday night paralysis).* Paralysie radiale due à la compression par la tête d'un dormeur du bras de l'autre. ◇ **FACIALE** *(angl. facial paralysis).* Paralysie du nerf facial par lésion supranucléaire, nucléaire ou périphérique. On distingue cliniquement la paralysie faciale centrale et la paralysie faciale périphérique selon que la lésion est supranucléaire ou nucléaire. ◇ **FLASQUE** *(angl. flaccid paralysis).* Paralysie avec hypotonie musculaire. Propre aux lésions du motoneurone périphérique (poliomyélite, polynévrite, etc.) ou aux lésions aiguës de la voie pyramidale. ◇ **GÉNÉRALE PROGRESSIVE** *(angl. general paralysis).* Syphilis parenchymateuse cérébrale, d'évolution mortelle en l'absence de traitement spécifique. Actuellement exceptionnelle. ◇ **INFANTILE** *(angl. infantile paralysis).* Ancienne dénomination de la poliomyélite antérieure aiguë. ☞ *HEINE-MEDIN (MALADIE DE).* ◇ **OBSTÉTRICALE** *(angl. obstetric paralysis).* Paralysie du nouveau-né provoquée par un traumatisme au cours de l'accouchement. ◇ **PAR COMPRESSION** *(angl. pressure paralysis).* Paralysie provoquée par la compression d'un nerf périphérique. ◇ **PÉRIODIQUE FAMILIALE** *(angl. familial periodic paralysis).* Affection héréditaire caractérisée par des épisodes paroxystiques de paralysie flasque, sans troubles de la sensibilité, qui apparaissent à intervalles réguliers et qui sont attribués à une hypokaliémie subite. ◇ **PÉRIPHÉRIQUE** *(angl. peripheral paralysis).* Paralysie due à une lésion d'un nerf, située entre l'origine apparente de celui-ci et la périphérie.

PARAMÉDICAL *adj. (angl. paramedical).* Terme désignant les professions auxiliaires de santé.

PARAMÉTHADIONE *s. f. (angl. paramethadione).* Anticonvulsif et antiépileptique, indiqué en cas de petit mal.

PARAMÉTHASONE *s. f. (angl. paramethasone).* Stéroïde synthétique à action glucocorticoïde et anti-inflammatoire puissante ; son action minéralocorticoïde est quasi nulle.

PARAMÈTRE *s. m. (angl. parametrium).* Partie inférieure du ligament large de l'utérus, qui relie le bord latéral de l'utérus à la paroi pelvienne latérale.

PARANÉOPLASIQUE *adj. (angl. paraneoplasic).* ☞ *SYNDROME PARANÉOPLASIQUE.*

PARANOÏA *s. f. (angl. paranoia).* Délire systématisé, hallucinatoire ou interprétatif.

PARANOÏAQUE *adj. (angl. paranoiac).* En rapport avec la paranoïa.

PARANOÏDE *adj. (angl. paranoid).* **1.** Se dit d'un délire mal structuré, difficilement perméable, dont le type se rencontre dans la schizophrénie. **2.** Par extension, qui rappelle la paranoïa.

PARANOMIA *s. f. (angl. paranomia).* Trouble du langage caractérisé par l'oubli des noms des objets et leur désignation par d'autres termes impropres.

PARA-OSTÉO-ARTHROPATHIE *s. f. (angl. paraosteoarthropathy).* Ossifications juxta-articulaires survenant chez les patients longtemps immobilisés.

PARAPHIMOSIS *s. m. (angl. paraphimosis).* Étranglement du gland qui peut compliquer un phimosis incomplet.

PARAPHLÉBITE *s. f.* ☞ *PÉRIPHLÉBITE.*

PARAPLÉGIE *s. f. (angl. paraplegia).* Paralysie plus ou moins complète et symétrique des deux membres supérieurs (paraplégie brachiale ou supérieure) ou des deux membres inférieurs (paraplégie crurale ou inférieure). Ce terme est surtout utilisé pour désigner la paralysie des deux membres inférieurs.

PARAPLÉGIQUE *adj. (angl. paraplegic).* Qui se rapporte à la paraplégie, ou qui en est atteint ; s'utilise aussi comme substantif.

PARAPROTÉINÉMIE *s. f. (angl. paraproteinemia).* Toute maladie dans laquelle on observe la présence de paraprotéines ou protéines anormales dans le sérum.

PARAPSORIASIS *s. m. (angl. parapsoriasis).* Terme regroupant diverses dermatoses chroniques d'aspect psoriasiforme, lichénoïde ou maculopapuleux, souvent rebelles au traitement.

PARASITAIRE *adj. (angl. parasitic).* Qui concerne les parasites.

PARASITE *s. m. (angl. parasite).* **1.** Organisme animal ou végétal qui, pendant une partie ou la totalité de son existence, vit sur un être vivant (ectoparasite) ou à l'intérieur de celui-ci (endoparasite), aux dépens duquel il se nourrit. **2.** Celui des deux éléments d'un monstre double qui dépend, pour son existence et son développement, de l'autre élément normal, l'autosite.

PARASITÉMIE *s. f. (angl. parasitemia).* Présence de parasites dans le sang.

PARASITICIDE *adj. (angl. parasiticide).* Qui détruit les parasites. S'utilise aussi comme substantif.

PARASITISME *s. m. (angl. parasitism).* **1.** Association entre deux organismes, dans laquelle un des partenaires (le parasite) tire nécessairement et directement de l'autre (l'hôte) sa nourriture. **2.** Condition d'un organisme qui vit comme parasite d'un autre organisme. **3.** Présence de parasites chez un être vivant ou dans certains organes (parasitisme intestinal, sanguin).

PARASITOLOGIE *s. f. (angl. parasitology).* Science qui traite de l'ensemble des parasites, quelles que soient leurs dimensions.

PARASITOLOGISTE *s. m.* ☞ *PARASITOLOGUE.*

PARASITOLOGUE *s. m. (angl. parasitologist).* Spécialiste en parasitologie. SYN. *PARASITOLOGISTE.*

PARASITOSE *s. f. (angl. parasitosis).* Toute affection due à des parasites.

PARASOMNIE *s. f. (angl. parasomnia).* Groupe hétérogène de troubles qui sont observés durant le sommeil et qui comprennent la somniloquie, les rythmies nocturnes, le somnambulisme, les terreurs nocturnes, les cauchemards, le bruxisme du sommeil.

PARASYMPATHICOLYTIQUE *adj. (angl. parasympatholytic).* Qui supprime ou bloque l'action des fibres nerveuses parasympathiques. SYN. *PARASYMPATHOLYTIQUE, VAGOLYTIQUE.*

PARASYMPATHICOMIMÉTIQUE *adj. (angl. parasympathomimetic).* Qui produit les mêmes effets que ceux provoqués par une excitation des fibres nerveuses parasympathiques. SYN. *PARASYMPATHOMIMÉTIQUE, VAGOMIMÉTIQUE.*

PARASYMPATHIQUE *adj. (angl. parasympathetic).* S'applique à la partie du système nerveux autonome à destinée essentiellement viscérale, comprenant des centres localisés aux deux extrémités de l'axe cérébrospinal, d'où une partie crânienne (dont le vague est la portion principale) et une partie spinale. Son médiateur chimique est l'acétylcholine. S'utilise aussi comme substantif.

PARASYNOVITE *s. f. (angl. parasynovitis).* Inflammation des tissus voisins d'une cavité synoviale.

PARASYSTOLE *s. f. (angl. parasystolia).* Extrasystole issue d'un centre ectopique alors que le sinus conserve son automatisme normal.

PARASYSTOLIE *s. f. (angl. parasystole).* Variété d'arythmie cardiaque caractérisée par le fonctionnement simultané de deux centres d'automatisme, l'un étant le centre sinusal normal, l'autre un centre ectopique (paracentre). Le rythme cardiaque est sous la dépendance soit du centre normal, soit du paracentre.

PARATHORMONE *s. f. (angl. parathormone).* Hormone hypercalcémiante sécrétée par les glandes parathyroïdes, qui régule l'équilibre phospho-calcique de l'organisme. Son action concerne : l'os (résorption), le rein (diminution de la calciurie), l'intestin (augmentation de l'absorption calcique). Abréviation : PTH. SYN. *HORMONE PARATHYROÏDIENNE.*

PARATHYRÉOPRIVE *adj. (angl. parathyroprival).* Se dit d'un symptôme ou processus pathologique qui résulte de l'absence des glandes parathyroïdes.

PARATHYRÉOTROPE *adj. (angl. parathyrotropic).* Qui a une affinité spéciale pour les glandes parathyroïdes.

PARATHYROÏDE ☞ *GLANDE PARATHYROÏDE.*

PARATHYROÏDECTOMIE *s. f. (angl. parathyroidectomy).* Ablation d'une ou plusieurs glandes parathyroïdes.

PARATHYROÏDIEN *adj. (angl. parathyroidal).* Qui se rapporte aux glandes parathyroïdes.

PARATYPHOÏDE *adj. (angl. paratyphoid).* ☞ *FIÈVRE PARATYPHOÏDE.*

PARDEE (ONDE DE) *(angl. Pardee wave).* Association sur l'électrocardiogramme d'un décalage supérieur du segment ST à concavité inférieure et d'une inversion de l'onde T qui est négative, pointue et symétrique. Elle s'observe lors de l'infarctus du myocarde. SYN. *ONDE EN DÔME.*

PARENCHYMATEUX *adj. (angl. parenchymatous).* Qui se rapporte à un parenchyme ; qui est de la nature d'un parenchyme.

PARENCHYME *s. m. (angl. parenchyma).* Tissu fonctionnel d'un organe, généralement glandulaire, par opposition au tissu conjonctif de soutien ou stroma.

PARENTÉRAL *adj. (angl. parenteral).* Qui s'effectue par une voie autre que la voie digestive.

PARÉSIE *s. f. (angl. paresis).* Paralysie légère avec diminution de la force musculaire.

PARESTHÉSIE *s. f. (angl. paresthesia).* Troubles subjectifs de la sensibilté à type de fourmillements, d'engourdissement, etc., produits par l'atteinte d'une structure quelconque du système nerveux central ou périphérique participant à la sensibilité.

PARÉTIQUE *adj. (angl. paretic).* Qui se rapporte à la parésie ou qui en est atteint.

PARIÉTAL **1.** *adj. (angl. parietal).* Qui se rapporte à une paroi. **2.** *s. m. (angl. parietal bone).* Os plat formant la paroi latérale de la voûte crânienne.

PARKINSON (MALADIE DE) *(angl. Parkinson's disease).* Dégénérescence des noyaux gris centraux (corps strié et locus niger), entraînant un tremblement de repos, une hypertonie extrapyramidale et une akinésie, dont le traitement a été bouleversé par la L-dopa, l'affection étant due à un déficit cérébral en dopamine. SYN. *PARALYSIE AGITANTE.*

PARKINSONIEN *(angl. parkinsonian).* Qui se rapporte à la maladie de Parkinson ou qui en est atteint ; s'utilise aussi comme substantif. ◇ **(SYNDROME)** *(angl. — syndrome).* Syndrome associant des signes similaires à ceux de la maladie de Parkinson, d'origine virale (postencéphalitique), toxique (manganèse, oxyde de carbone, etc.), tumorale, artérioscléreuse, dégénérative, traumatique.

PARODONTE *s. m. (angl. periodontium).* Ensemble des tissus de soutien de la dent, constitué par le cément, le desmodonte, l'os alvéolaire et la gencive.

PARODONTITE *s. f. (angl. parodontitis).* Inflammation du parodonte, débutant par la gencive qui devient douloureuse.

PARODONTOLYSE *s. f. (angl. periodontoclasia, periodontolysis).* Affection caractérisée par une atrophie progressive du parodonte. SYN. *DÉCHAUSSEMENT DENTAIRE.*

PARODONTOSE *s. f. (angl. periodontosis).* Forme de parodontolyse débutant par une atrophie marginale de l'os alvéolaire.

PAROTIDE *s. f. (angl. parotid gland).* La plus volumineuse des glandes salivaires, située dans une excavation derrière la branche montante de la mandibule. Elle déverse sa sécrétion dans la bouche par le conduit parotidien. SYN. *GLANDE PAROTIDE.*

PAROTIDECTOMIE *s. f. (angl. parotidectomy).* Excision de la glande parotide.

PAROTIDITE *s. f. (angl. parotiditis).* Inflammation de la glande parotide. C'est la manifestation caractéristique des oreillons.

PAROXYSME *s. m. (angl. paroxysm).* Période d'une maladie ou d'un trouble où les symptômes sont les plus aigus.

PAROXYSTIQUE *adj. (angl. paroxysmal).* Qui présente des paroxysmes, qui se manifeste par paroxysmes.

PARTHÉNOGENÈSE *s. f. (angl. parthenogenesis).* Reproduction sans fécondation.

PARTURIENTE *s. f. (angl. parturient).* Se dit de la femme qui est en train ou sur le point d'accoucher.

PARTURITION *s. f. (angl. parturition).* Accouchement naturel.

PASSAGE À L'ACTE *(angl. passage à l'acte).* Expression brutale de pulsions inconscientes jusque là réprimées envers le patient lui-même ou envers un tiers.

PASSIF *adj. (angl. passive).* **1.** Se dit d'un individu qui ne réagit pas à diverses sollicitations. **2.** Se dit de tout acte qui n'est pas consécutif à l'intervention de la volonté. Ex. *mouvement passif.* **3.** Se dit d'un phénomène ou d'un processus qui est le résultat indirect, secondaire, d'une cause agissante. Ex. *congestion passive.*

PASTEURELLOSE *s. f. (angl. pasteurellosis).* Infection des animaux domestiques due à diverses espèces de *Pasteurella*, se traduisant par une septicémie hémorragique. Elle peut parfois atteindre l'homme, le plus souvent après morsures par des animaux infectés. Les pasteurelloses humaines comprennent : la peste, la tularémie et la pasteurellose vraie.

PASTEURISATION *s. f. (angl. pasteurization).* Procédé de conservation temporaire de certains produits alimentaires (lait, vin, bière, jus de fruits), par chauffage pendant 30 minutes à 70 °C, suivi d'un refroidissement brusque. Cette méthode permet de détruire la plupart des germes pathogènes sans modifier les substances protéiques (contrairement à l'ébullition).

PASTILLE *s. f. (angl. pastille).* Préparation pharmaceutique de consistance ferme et de forme lenticulaire, obtenue par compression et composée d'un mélange de sucre et d'un ou de plusieurs médicaments.

PATCH *s. m.* Terme anglais signifiant plaque, pièce. Petit pansement adhésif ; timbre. Le patch-test consiste à appliquer sur la peau une petite pièce adhésive imprégnée d'une substance, afin de déterminer la sensibilité à l'égard de celle-ci. Ex. *patch-test à la tuberculine.*

PÂTE *s. f. (angl. paste).* Type de pommade de consistance épaisse, contenant une quantité importante de poudre (oxyde de zinc, amidon, kaolin, talc).

PATELLA *s. f. (angl. patella).* Os de la face antérieure du genou sur lequel s'insère le tendon quadricipital. SYN. *ROTULE.*

PATELLAIRE *adj. (angl. patellar).* Qui concerne la patella.

PATELLECTOMIE *s. f. (angl. patellectomy).* Ablation partielle ou totale de la patella.

PATERNITÉ (RECHERCHE DE) *(angl. paternity testing).* Comparaison de l'ADN d'une personne avec celui du père supposé.

PATHÉTIQUE (NERF) *(angl. trochlear nerve).* ☞ *TROCHLÉAIRE (NERF).*

PATHOGÈNE *adj. (angl. pathogenic).* Qui engendre ou provoque une maladie.

PATHOGÉNIE (OU PATHOGENÈSE) *s. f. (angl. pathogenesis).* **1.** Étude des causes et du développement des maladies. **2.** Mécanisme par lequel est produit un processus pathologique.

PATHOGÉNIQUE *adj. (angl. pathogenic).* Qui concerne la pathogénie.

PATHOGNOMONIE *s. f. (angl. pathognomony).* Étude des signes et des symptômes pathognomoniques.

PATHOGNOMONIQUE *adj. (angl. pathognomonic).* Se dit d'un signe ou d'un symptôme spécifique d'une maladie et qui suffit à lui seul à poser le diagnostic.

PATHOLOGIE *s. f. (angl. pathology).* Branche de la médecine qui étudie les maladies et les troubles qu'elles produisent dans l'organisme. ~ **COMPARÉE** *(angl. comparative —).* Étude comparative des maladies humaines et de celles des animaux. ~ **EXPÉRIMENTALE** *(angl. experimental —).* Étude des processus pathologiques produits expérimentalement chez les animaux. ◇ **EXTERNE** *(angl. surgical —).* Partie de la pathologie qui étudie les affections justiciables d'un traitement chirurgical. SYN. *PATHOLOGIE CHIRURGICALE.* ◇ **GÉNÉRALE** *(angl. general —).* Partie de la pathologie qui étudie les éléments communs à toutes les maladies (causes, lésions, symptômes), celles-ci étant considérées indépendamment des entités morbides et des organes atteints. ◇ **GÉOGRAPHIQUE** *(angl. geographical —).* Étude des maladies en relation avec les conditions géographiques dans lesquelles elles surviennent. ◇ **INTERNE** *(angl. internal —).* Partie de la pathologie qui étudie les affections justiciables d'un traitement médical. SYN. *PATHOLOGIE MÉDICALE.* ◇ **MENTALE** ☞ *PSYCHOPATHOLOGIE.*

PATHOLOGIQUE *adj. (angl. pathological).* **1.** Qui se rapporte à la pathologie. **2.** Qui se rapporte à une maladie.

PATHOLOGISTE *s. m. (angl. pathologist).* Médecin spécialiste de la pathologie.

PATHOMIMIE *s. f. (angl. pathomimesis).* Imitation ou simulation plus ou moins volontaire d'une maladie ou d'une infirmité, généralement dans un but frauduleux ou survenant chez le sujet hystérique.

PATIENT *s. m. (angl. patient).* Personne malade ou en traitement.

PAUCIBACILLAIRE *adj. (angl. paucibacillary).* Qui contient peu de bacilles.

PAUCISYMPTOMATIQUE *adj. (angl. paucisymptomatic).* Qui ne possède que peu de symptômes.

PAUL-BUNNELL-DAVIDSOHN (RÉACTION DE) *(angl. Paul-Bunnell-Davidsohn test).* Réaction pour le diagnostic de la mononucléose infectieuse. Le sérum des malades atteints de mononucléose infectieuse, à partir du cinquième jour de la maladie, contient des agglutinines spéciales capable d'agglutiner les érythrocytes du mouton.

PAUME *s. f. (angl. palm).* Face antérieure de la main allant du poignet aux doigts.

PAUPIÈRE *s. f. (angl. eyelid).* Chacun des deux voiles cutanéo-musculomembraneux mobiles, supérieur et inférieur, qui recouvrent et protègent la partie antérieure du globe oculaire.

PAVILLON DE L'OREILLE ☞ *AURICULE.*

PB Abréviation de ponction-biopsie.

PCE Abréviation de polyarthrite chronique évolutive. ☞ *POLYARTHRITE RHUMATOÏDE.*

PCO_2 Symbole de pression partielle du gaz carbonique.

PCR Abréviation de l'anglais *Polymerase Chain Reaction* désignant une méthode d'amplification élective *in vitro* d'une séquence d'ADN double brin. ☞ *AMPLIFICATION GÉNIQUE.*

PEAU *s. f. (angl. skin).* Membrane épaisse, résistante et flexible, qui recouvre le corps. La peau se compose de deux parties superposées, l'épiderme et le derme, séparées entre elles par une membrane basale, et séparées des tissus plus profonds par le tissu cellulaire sous-cutané. On rattache à la peau d'autres formations, tels que les poils, les ongles, les glandes sébacées, les papilles nerveuses du derme, les glandes sudoripares, etc., qui concourent à en faire un organe du tact, de protection et d'excrétion. ◇ **D'ORANGE** *(angl. orange peel skin).* Aspect capitonné de la peau observé en cas d'adhérence dans le cancer du sein ou dans la cellulite.

PEAUCIER DU COU (SIGNE DU) *(angl. Babinski platysma sign).* L'ouverture de la bouche contre résistance de l'examinateur permet de constater l'absence de saillie du peaucier du cou du côté atteint, au cours de la paralysie faciale périphérique.

PECQUET (CITERNE DE) ☞ *CHYLE (CITERNE DU).*

PECTINE *s. f. (angl. pectin).* Substance colloïdale mucilagineuse existant dans de nombreux végétaux et servant à faire des émulsifiants et des épaississants pour l'alimentation.

PECTORAL *adj. (angl. pectoral).* Qui se rapporte à la poitrine. ◇ **(GRAND ET PETIT)** *(angl. — muscles).* Muscles de la partie antéro-supérieure de la paroi thoracique.

PECTORILOQUIE *s. f. (angl. pectoriloquy).* Résonnance de la voix au travers des parois thoraciques, qui témoignent de l'existence de cavernes pulmonaires ou d'une dilatation des bronches. ◇ **APHONE** *(angl. aphonic —)*. Perception de la voix chuchotée à travers la paroi thoracique, indiquant la présence d'un épanchement séreux abondant dans la plèvre.

PÉDÉRASTIE *s. f. (angl. pederasty)*. Relations sexuelles avec un adolescent, en particulier coït anal. SYN. (utilisé par extension de) *HOMOSEXUALITÉ*.

PÉDIATRE *s. m. (angl. pediatrician)*. Médecin spécialiste en pédiatrie.

PÉDIATRIE *s. f. (angl. pediatrics)*. Partie de la médecine qui traite des maladies de l'enfance et de leur traitement. SYN. *MÉDECINE INFANTILE*.

PÉDICULAIRE *adj. (angl. pedicular)*. Qui se rapporte aux poux.

PÉDICULE *s. m. (angl. pedicle)*. Structure allongée et étroite supportant un organe ou reliant deux parties d'un organe. Plus particulièrement, groupement d'éléments vasculonerveux reliant un organe au reste de l'organisme.

PÉDICULÉ *adj. (angl. pedicled)*. Qui est pourvu d'un pédicule. Ex. *lambeau pédiculé*.

PÉDICULOSE *s. f. (angl. pediculosis)*. Affection cutanée provoquée par les poux.

PÉDICURE *s. m. ou f. (angl. pedicure)*. Auxiliaire médical diplômé habilité à traiter les affections épidermiques et unguéales du pied.

PÉDIEUX *adj. (angl. pedal)*. Qui se rapporte au pied, surtout du point de vue anatomique. Ex. *artère pédieuse, muscle pédieux*.

PÉDILUVE *s. m. (angl. pediluvium)*. Bain de pieds.

PÉDODONTIE *s. f. (angl. pedodontics)*. Odontologie appliquée aux enfants.

PÉDONCULAIRE *adj. (angl. peduncular)*. Qui se rapporte aux pédoncules cérébraux.

PÉDONCULE *s. m. (angl. peduncle)*. **1.** Dans un sens général, SYN. *PÉDICULE*. **2.** Plus particulièrement, nom de diverses structures allongées du cerveau. ◇ **CÉRÉBELLEUX** *(angl. cerebellar —)*. Chacun des cordons de substance blanche (au nombre de trois paires) qui relient le cervelet au tronc cérébral. ◇ **CÉRÉBRAL** *(angl. cerebral —)*. Chacun des deux cordons blancs, situés au-dessus du pont et qui relient le bulbe aux hémisphères cérébraux.

PÉDOPHILIE *s. f. (angl. pedophilia)*. Recherche du plaisir sexuel auprès des enfants.

PÉDOPSYCHIATRIE *s. f. (angl. child psychiatry)*. ☞ *PSYCHIATRIE INFANTILE*.

PEG *s. m.* Abréviation de polyéthylène glycol. Polymère utilisé en solution de lavage pour préparation aux coloscopies ou comme laxatif puissant.

PELADE *s. f. (angl. pelade)*. Chute des cheveux, de la barbe et des poils en plaques arrondies, où la peau est lisse. SYN. *ALOPÉCIE EN AIRES*.

PÉLIOSE HÉPATIQUE *(angl. hepatic peliosis)*. Affection hépatique rare, caractérisée par la présence de taches ecchymotiques à la surface et à l'intérieur du foie, dues à une dilatation des sinusoïdes hépatiques.

PELLAGRE *s. f. (angl. pellagra)*. Maladie caractérisée par un érythème localisé sur les parties découvertes, des troubles digestifs, un état de faiblesse et des troubles nerveux. Elle a pour cause une carence en amide nicotinique (vitamine PP) dans l'alimentation.

PELLET *s. m. (angl. pellet)*. Petit comprimé destiné à être implanté sous la peau, après une petite incision, afin de permettre une résorption très lente du principe actif (des hormones notamment).

PELLICULE *s. f. (angl. pellicle)*. **1.** Fine membrane. **2.** Couche très fine qui se forme dans certaines conditions à la surface d'un liquide.

PELLICULES *s. f. pl. (angl. dandruff)*. Squames d'origine épidermique qui se forment sur le cuir chevelu.

PÉLOTHÉRAPIE *s. f. (angl. pelotherapy)*. Utilisation thérapeutique des boues médicinales.

PELVIEN *adj. (angl. pelvic)*. Qui se rapporte au pelvis. Ex. *cavité pelvienne*.

PELVIMÉTRIE *s. f. (angl. pelvimetry)*. Mensuration des diamètres du pelvis.

PELVIPÉRITONITE *s. f. (angl. pelviperitonitis).* Inflammation du péritoine qui recouvre les organes pelviens.

PELVIS *s. m. (angl. pelvis).* Anneau osseux limité par les os coxaux, le sacrum et le coccyx et renforcé par de nombreux ligaments. La ligne iliopectinéale divise le pelvis en deux parties : faux et vrai pelvis. SYN. *BASSIN.* ◇ **DU REIN** *(angl. renal —).* Réservoir membraneux de la partie postérieure du sinus du rein, situé à la jonction des grands calices, et qui se continue par l'uretère. SYN. *BASSINET DU REIN.*

PELVISPONDYLITE RHUMATISMALE ☞ *SPONDYLARTHRITE ANKYLOSANTE.*

PEMPHIGOÏDE *adj. (angl. pemphigoid).* Qui ressemble à un pemphigus. ◇ **BULLEUSE** *(angl. bullous —).* Dermatose relativement bénigne du sujet âgé avec bulles sous-épidermiques, prurigineuses, en rapport avec la présence d'anticorps circulants antimembrane basale.

PEMPHIGOÏDES *s. f. pl. (angl. pemphigoid).* Terme regroupant les dermatoses bulleuses autres que les pemphigus vrais.

PEMPHIGUS *s. m. (angl. pemphigus).* Nom d'ensemble de dermatoses caractérisées par la formation de bulles de volume variable. Ces dermatoses comprennent les pemphigus vrais et les pemphigoïdes.

PENDAISON *s. f. (angl. hanging).* Acte de violence au cours duquel le corps, retenu par le cou au moyen d'un lien attaché à un point fixe, exerce, par suite de son poids, une traction suffisamment forte pour causer soudainement une perte de connaissance, l'arrêt des fonctions vitales et la mort.

PÉNÉTRANCE *s. f. (angl. penetrance).* Fréquence d'expression d'un gène chez les sujets qui le portent.

PÉNICILLÉ *adj. (angl. penicilliary).* En forme de pinceau. Se dit de certaines artères de la rate.

PÉNICILLINASE *s. f. (angl. penicillinase).* Enzyme sécrétée par certaines espèces bactériennes, en particulier les staphylocoques, et qui inactive les pénicillines. SYN. *BETA-LACTAMASE.*

PÉNICILLINE *s. f. (angl. penicillin).* Membre d'un vaste groupe d'antibiotiques à action bactéricide, dont les premiers ont été obtenus à partir d'un champignon, *Penicillium notatum*, et par la suite d'autres champignons du genre *Penicillium*. On les classe selon leur origine, leur résistance aux acides (qui conditionne leur éventuelle utilisation par voie orale), leur résistance à la bêta-lactamase ou à la pénicillinase (activité vis-à-vis des germes produisant cette enzyme, pénicillines antistaphylococciques) et selon leur spectre d'activité.

PÉNICILLINOTHÉRAPIE *s. f. (angl. penicillinotherapy).* Utilisation thérapeutique de la pénicilline. On dit aussi pénicillothérapie.

PÉNIEN *adj. (angl. penile).* Qui appartient ou qui se rapporte au pénis.

PÉNIS *s. m. (angl. penis).* Organe de la miction et de la copulation chez l'homme, situé devant la symphyse pubienne. Il est composé d'une racine, d'un corps et d'une extrémité ou gland, et est constitué de trois organes érectiles : les deux corps caverneux à la face dorsale et le corps spongieux, traversé par l'urètre, à la face ventrale. SYN. *VERGE.*

PENTAMIDINE *s. f. (angl. pentamidine).* Composé utilisé dans le traitement de la trypanosomiase, du kala-azar et des pneumocystoses.

PENTAZOCINE *s. f. (angl. pentazocine).* Dérivé des alcaloïdes de l'opium, possédant des propriétés analgésiques semblables à celles de la morphine.

PENTOSE *s. m. (angl. pentose).* Tout ose possédant cinq atomes de carbone dans sa molécule (arabinose, ribose, xylose).

PENTOSURIE *s. f. (angl. pentosuria).* Présence de pentoses, principalement d'arabinose, dans l'urine.

PEPSINE *s. f. (angl. pepsin).* Enzyme du suc gastrique, qui transforme les protéines en peptides. Elle provient de l'activation du pepsinogène sécrété par les cellules principales de la région fundique de l'estomac.

PEPSINOGÈNE *s. m. (angl. pepsinogen).* Zymogène des glandes gastriques, qui se transforme en pepsine sous l'action de l'acide chlorhydrique.

PEPTIDASE *s. f. (angl. peptidase).* Toute enzyme qui hydrolyse les peptides en acides aminés.

PEPTIDE *s. m. (angl. peptide).* Composé organique constitué par la combinaison de deux ou plusieurs acides aminés. Selon le nombre des acides aminés, on distingue les dipeptides, les tripeptides, les tétrapeptides, etc. ◇ **ATRIAL NATRIURÉTIQUE** *(angl. atrial natriuretic —).* Hormone polypeptidique d'origine atriale diminuant la sécrétion de rénine et d'aldostérone. ◇ **C** *(angl. C-—).* Peptide de connexion des chaînes A et B de l'insuline. ◇ **VASOACTIF INTESTINAL** *(angl. vasoactive intestinal —).* ☞ *VIP.*

PEPTIDIQUE *adj. (angl. peptide).* Qui se rapporte aux peptides. Ex. *liaison peptidique.*

PEPTIQUE *adj. (angl. peptic).* Qui se rapporte ou qui est dû à la digestion. Ex. *ulcère peptique.*

PEPTONE *s. f. (angl. peptone).* Polypeptide de faible poids moléculaire qui se forme au cours de l'hydrolyse des protéines par action des enzymes digestives, principalement de la pepsine.

PERCUSSION *s. f. (angl. percussion).* Procédé d'exploration clinique destiné à apprécier les limites et la compacité des organes sous-jacents à une région, par les variations de sonorité obtenues en frappant à petits coups répétés les téguments de cette région. ◇ **MÉDIATE** *(angl. mediate —).* Percussion pratiquée en interposant un doigt de l'autre main entre la surface percutée et le doigt percutant.

PERCUTANÉ *adj. (angl. percutaneous).* Qui se fait à travers la peau. Se dit en particulier de l'absorption de médicaments à travers la peau.

PERFORATION *s. f. (angl. perforation).* Toute ouverture à travers la paroi d'un organe creux, d'une cavité, ou dans la continuité d'un tissu. Elle peut être accidentelle, chirurgicale ou consécutive à un processus pathologique.

PERFUSION *s. f. (angl. perfusion).* Introduction lente et continue, pendant quelques heures ou quelques jours, de liquides divers (sang, plasma, solutions salines, solutions médicamenteuses) dans la circulation sanguine.

PÉRIADÉNITE *s. f. (angl. periadenitis).* Inflammation du tissu conjonctif entourant un nœud lymphatique.

PÉRIARTÉRITE *s. f. (angl. periarteritis).* Inflammation de la tunique externe ou adventice d'une artère et des tissus qui l'entourent. ◇ **NOUEUSE** *(angl. — nodosa).* Vascularite nécrosante touchant préférentiellement les artères de petit et moyen calibres, le plus souvent primitive, mais parfois secondaire à une infection par HBV. Elle est caractérisée par l'association de plusieurs manifestations parmi lesquelles : altération de l'état général, fièvre, mononévrite isolée ou multiple, myalgies, arthralgies, purpura, livedo, HTA, atteinte rénale, syndrome inflammatoire et hyperéosinophilie. Le traitement repose sur la corticothérapie et les immunosuppresseurs. SYN. *PANARTÉRITE NOUEUSE.*

PÉRIARTHRITE *s. f. (angl. periarthritis).* Inflammation des tissus qui entourent une articulation, en particulier des bourses séreuses. ◇ **SCAPULO-HUMÉRALE** *(angl. — of shoulder, painful shoulder).* Syndrome douloureux avec blocage articulaire de l'épaule secondaire à une tendinite de la coiffe des rotateurs.

PÉRIARTICULAIRE *adj. (angl. periarticular).* Qui est situé autour d'une articulation.

PÉRIBRONCHIQUE *adj. (angl. peribronchial).* Qui est situé autour d'une bronche.

PÉRICARDE *s. m. (angl. pericardium).* Sac membraneux qui enveloppe le cœur, composé d'une couche externe épaisse, fibreuse (péricarde fibreux), et d'une couche interne, séreuse (péricarde séreux), qui enveloppe directement le cœur (feuillet viscéral ou épicarde), formant le feuillet pariétal. Ces deux feuillets limitent la cavité péricardique, qui contient 5 à 20 mL de liquide séreux.

PÉRICARDECTOMIE *s. f. (angl. pericardiectomy).* Résection partielle ou totale du péricarde.

PÉRICARDIOCENTÈSE *s. f. (angl. pericardiocentesis).* Ponction chirurgicale du péricarde.

PÉRICARDITE *s. f. (angl. pericarditis).* Affection inflammatoire du péricarde, aiguë ou chronique, avec ou sans épanchement. ◇ **AIGUË BÉNIGNE** *(angl. acute benign —).* Péricardite pouvant être due à un virus, survenant chez des adultes jeunes, à début aigu très douloureux et fébrile, évoluant vers la guérison complète. ◇ **CONSTRICTIVE** *(angl. constrictive —).* Forme de péricardite chronique, caractérisée par une symphyse péricardique enserrant le cœur dans une gangue fibreuse, parfois calcifiée, gênant à la fois le remplissage diastolique et l'évacuation systolique. Elle finit par entraîner une insuffisance cardiaque qui ne cède qu'à la péricardectomie.

PÉRIHÉPATITE *s. f. (angl. perihepatitis).* Inflammation aigüe ou chronique de l'enveloppe fibreuse du foie. ◇ **GONOCOCCIQUE** *(angl. gonococcal —).* Complication de l'infection gonococcique, affectant uniquement les femmes. Il s'agit d'une péritonite périhépatique, d'origine génitale. SYN. *FITZ-HUGH ET CURTIS (SYNDROME DE).*

PÉRILYMPHE *s. f. (angl. perilymph).* Liquide contenu dans l'espace entre le labyrinthe membraneux et le labyrinthe osseux de l'oreille interne.

PÉRINATAL *adj. (angl. perinatal).* Qui se rapporte à la période comprise entre les dernières semaines de grossesse et le 7e jour après la naissance (période périnatale).

PÉRINATALITÉ *s. f. (angl. perinatal period).* Tout ce qui concerne la naissance.

PÉRINATOLOGIE *s. f. (angl. perinatology).* Partie de la médecine qui étudie la physiologie et la pathologie de la mère et de l'enfant pendant la période périnatale. SYN. *MÉDECINE PÉRINATALE.*

PÉRINÉAL *adj. (angl. perineal).* Qui se rapporte au périnée.

PÉRINÉE *s. m. (angl. perineum).* Région de forme rhomboïde qui s'étend en longueur depuis la symphyse pubienne jusqu'à la pointe du coccyx et en largeur d'une tubérosité ischiatique à l'autre. Il se divise en un périnée antérieur ou urogénital, et un périnée postérieur ou anal. SYN. *PLANCHER PELVIEN.*

PÉRINÉOPLASTIE *s. f. (angl. perineoplasty).* Chirurgie plastique du périnée.

PÉRINÉORRAPHIE *s. f. (angl. perineorrhaphy).* Suture d'une déchirure périnéale.

PÉRINÉOTOMIE *s. f. (angl. perineotomy).* Incision chirurgicale du périnée.

PÉRINÉPHRITE *s. f. (angl. perinephritis).* Inflammation aiguë ou chronique du tissu cellulaire entourant le rein.

PÉRIODE *s. f. (angl. period, stage).* **1.** Phase distincte dans le cours d'une maladie. **2.** En chimie, ensemble des éléments figurant sur la même ligne dans le tableau de la classification périodique des éléments. ◇ **ALGIDE** *(angl. algid stage).* Phase du choléra caractérisée par un état grave de déshydratation, avec hypotension, tachycardie et hypothermie. ◇ **D'ÉTAT** *(angl. acme).* Phase d'une maladie au cours de laquelle les symptômes présentent leur intensité maximale. ◇ **D'INCUBATION** *(angl. incubative stage).* Première période d'une maladie infectieuse, depuis l'entrée de l'agent pathogène dans l'organisme jusqu'à l'apparition du premier symptôme de la maladie. ◇ **D'INVASION** *(angl. invasive stage).* Période d'apparition des premiers symptômes d'une maladie infectieuse. ◇ **DE LATENCE** *(angl. latent period).* **1.** Période qui s'écoule entre la stimulation d'une structure excitable et la réponse correspondante. EX. *la contraction musculaire.* **2.** Période pendant laquelle une maladie en cours de développement ne se manifeste encore par aucun symptôme. **3.** Bref intervalle de temps qui succède au moment où un nerf ou un muscle entrent en activité fonctionnelle et au cours duquel ces organes ne répondent pas à un second stimulus. ◇ **MENSTRUELLE** *(angl. menstrual period).* Période pendant laquelle s'écoulent les règles. ◇ **RADIOACTIVE** *(angl. half life period).* Temps nécessaire pour que l'activité d'un élément radioactif soit réduite à la moitié de sa valeur initiale, ou pour que la moitié de ses atomes se soit désintégrée. ◇ **RÉFRACTAIRE** *(angl. refractory period).* Bref intervalle de temps qui succède au moment où un nerf ou un muscle entrent en activité fonctionnelle et au cours duquel ces organes ne répondent pas à un second stimulus.

PÉRIOSTE *s. m. (angl. periosteum).* Membrane fibreuse, blanche, plus ou moins épaisse et résistante selon l'âge, qui recouvre complètement l'os, sauf au niveau des points d'incrustation des cartilages et d'insertion des tendons. Il sert à la distribution des vaisseaux dans le tissu osseux, à la formation et à la régénération de ce dernier.

PÉRIOSTITE *s. f. (angl. periostitis).* Inflammation, aigüe ou chronique, du périoste. La forme aiguë, d'origine infectieuse, se caractérise par une douleur, une suppuration, des symptômes généraux et habituellement une nécrose.

PÉRIOSTOSE *s. f. (angl. periostosis).* Épaississement diffus du périoste.

PÉRIPARTUM *s. m. (angl. peripartum).* Période comprenant le dernier mois de la grossesse et les premiers mois suivant l'accouchement.

PÉRIPHLÉBITE *s. f. (angl. periphlebitis).* Inflammation de la tunique externe d'une veine et du tissu conjonctif qui l'entoure. SYN. *PARAPHLÉBITE.*

PÉRIPROSTATITE *s. f. (angl. periprostatitis).* Inflammation du tissu conjonctif entourant la prostate compliquant habituellement une prostatite aiguë.

PÉRISIGMOÏDITE *s. f. (angl. perisigmoiditis).* Inflammation de la séreuse péritonéale de l'anse sigmoïde du côlon.

PÉRISTALTIQUE *adj. (angl. peristaltic).* Qui se rapporte au péristaltisme.

PÉRISTALTISME *s. m. (angl. peristalsis).* Mouvement caractéristique de certains organes tubulaires pourvus de fibres musculaires longitudinales et circulaires, notamment l'intestin, qui propulse le contenu de ces organes.

PÉRITHÉLIUM *s. m. (angl. perithelium).* Couche de cellules et de fibrilles qui entoure les capillaires.

PÉRITOINE *s. m. (angl. peritoneum).* Membrane séreuse, la plus étendue du corps, résistante, incolore, composée du péritoine pariétal, qui tapisse les parois abdominales et la surface inférieure du diaphragme, et du péritoine viscéral, qui se réfléchit en divers points sur les viscères, pour les envelopper complètement (estomac, intestin, etc.), ou en partie (vessie, rectum, etc.). L'espace compris entre le péritoine viscéral et le péritoine pariétal s'appelle la cavité péritonéale. ◇ **(MALADIE GÉLATINEUSE DU)** *(angl. gelatinous ascites).* Ascite de consistance gélatineuse secondaire à la rupture d'un kyste mucoïde de l'ovaire.

PÉRITONÉAL *adj. (angl. peritoneal).* Qui se rapporte au péritoine. EX. *cavité péritonéale.*

PÉRITONÉOCENTÈSE *s. f. (angl. peritoneocentesis).* Paracentèse de la cavité péritonéale.

PÉRITONÉORRAGIE *s. f. (angl. peritoneorrhagia).* Hémorragie dans le péritoine.

PÉRITONÉOSCOPIE *s. f. (angl. peritoneoscopy).* ☞ *CŒLIOSCOPIE.*

PÉRITONISATION *s. f. (angl. peritonization).* Recouvrement par le péritoine de la surface cruentée d'un organe abdominal et reconstitution par suture de la continuité entre le péritoine pariétal et le péritoine viscéral ou fermeture d'une solution de continuité du péritoine pariétal, effectuée à la fin d'une opération abdominale.

PÉRITONITE *s. f. (angl. peritonitis).* Inflammation du péritoine, aiguë ou chronique, généralisée ou localisée. ◇ **BILIAIRE** *(angl. biliary —).* Péritonite consécutive à la rupture d'un conduit biliaire principal ou de la vésicule biliaire. ◇ **PELVIENNE** *(angl. pelvic —).* Péritonite localisée au niveau du petit pelvis.

PÉRIUNGUÉAL *adj. (angl. periungual).* Qui est situé autour de l'ongle.

PERLE *s. f. (angl. troche).* Capsule sphérique de gélatine contenant des substances médicamenteuses.

PERLÈCHE *s. f. (angl. perlèche, angular cheilitis).* **1.** Infection des commissures labiales, d'origine streptococcique. **2.** Par extension, toute affection inflammatoire de la commissure labiale, d'origine mycosique, carentielle, allergique ou mécanique.

PERLINGUAL *adj. (angl. perlingual).* À travers la langue. Se dit d'une méthode d'administration des médicaments, dans laquelle ceux-ci, placés sous la langue, sont absorbés au travers de la muqueuse linguale.

PERMANGANATE *s. m. (angl. permanganate).* Tout sel de l'acide permanganique. Les permanganates sont oxydants et antiseptiques ; le permanganate de potassium ($KMnO_4$) est d'utilisation fréquente comme antiseptique externe.

PERMICTIONNEL *adj.* Pendant l'émission d'urine.

PERNICIEUX *adj. (angl. pernicious).* Qui a une évolution très grave. Se dit de certaines maladies. Ex. *anémie pernicieuse, fièvre pernicieuse.*

PÉRONÉ *s. m.* ☞ *FIBULA.*

PEROPÉRATOIRE *adj. (angl. peroperative). intraoperative).* Qui se produit au cours d'une intervention chirurgicale.

PERORAL *adj. (angl. peroral).* Qui est administré par voie buccale. SYN. *PER OS.*

PÉROU (BAUME DU) *(angl. balsam of Peru).* Oléorésine extraite de *Myroxylon pereirae*, contenant de la vanilline, utilisée en dermatologie et comme expectorant et stomachique.

PEROXYDASE *s. f. (angl. peroxidase).* Type d'enzyme catalysant l'oxydation d'un composé par un peroxyde (notamment le peroxyde d'hydrogène ou eau oxygénée). Les peroxydases sont largement répandues dans le règne végétal et, dans une moindre mesure, dans le règne animal.

PÉROXYSOME *s. m. (angl. peroxisome).* Particule intracellulaire contenant diverses enzymes intervenant dans le métabolisme cellulaire. Son altération est à l'origine de maladies qualifiées de peroxysomiales.

PERSONNALITÉ *s. f. (angl. personality).* Synthèse de tous les éléments qui concourent à donner à un individu sa conformation mentale propre.

PERSPIRATION *s. f. (angl. perspiration).* **1.** Échanges respiratoires qui s'effectuent à travers les téguments ; la perspiration est négligeable chez l'homme. **2.** Élimination d'eau par évaporation continue, imperceptible, à la surface de la peau (perspiration insensible), ou par évaporation de la sueur qui s'y est accumulée (perspiration sensible).

PERTES BLANCHES *(angl. leukorrhea).* ☞ *LEUCORRHÉE.*

PERVERSION *s. f. (angl. perversion).* **1.** Déviation, anomalie d'un instinct (plus spécialement de l'instinct sexuel), portant sur son but, son objet ou son mode de satisfaction. **2.** Déséquilibre du comportement, défini principalement par l'inadaptabilité, l'amoralité, l'inaffectivité.

PERVERSITÉ *s. f. (angl. perversity).* Disposition à réaliser intentionnellement des actes qui provoquent une douleur, un préjudice ou une souffrance aux autres. Elle est habituellement en relation avec le désir ou le besoin d'enfreindre les règles éthiques.

PÈSE-BÉBÉ *s. m. (angl. baby scale).* Balance servant à peser les nouveau-nés ou les bébés.

PESSAIRE *s. m. (angl. pessary).* Appareil que l'on introduit dans le vagin pour soutenir l'utérus, le ramener dans sa position normale, réduire ou maintenir une hernie faisant saillie dans le vagin, ou encore dans un but anticonceptionnel. Il en existe de nombreux modèles.

PESTE *s. f. (angl. plague).* Maladie infectieuse aiguë, contagieuse et épidémique, très grave, causée par le bacille de Yersin (*Yersinia pestis*), qui est transmis à l'homme par la piqûre de puces de rongeurs. Le plus souvent, il s'agit d'une peste bubonique, caractérisée par des tuméfactions ganglionnaires douloureuses, suppuratives (bubons pesteux), compliquées, au stade terminal, par une infection généralisée. Plus rarement, l'infection atteint le poumon (peste pulmonaire) par inhalation de germes au contact des malades, ou est généralisée d'emblée (peste septicémique ou peste noire), aboutissant rapidement à la mort. La peste reste endémique en Asie et en Afrique Centrale.

PESTICIDE *s. m. (angl. pesticide).* Produit chimique capable de détruire des organismes vivants (animaux ou végétaux) considérés comme nuisibles.

PESTIFÉRÉ *adj. (angl. plague-stricken).* Qui est atteint de la peste. S'utilise aussi comme substantif.

PESTILENTIEL *adj. (angl. pestilential).* **1.** Qui répand une odeur nauséabonde. **2.** Qui se rapporte à une maladie contagieuse particulièrement meurtrière. Les maladies pestilentielles sont maintenant appelées maladies quarantenaires.

PET *(angl. PET).* Abréviation de l'anglais *Positron Emission Tomography.* ☞ *TOMOGRAPHIE PAR ÉMISSION DE POSITONS.*

PÉTÉCHIAL *adj. (angl. petechial).* Qui se rapporte aux pétéchies ; qui s'accompagne de pétéchies.

PÉTÉCHIE *s. f. (angl. petechia).* Petite tache hémorragique cutanée, d'un rouge violacé, punctiforme ou lenticulaire, due à la rupture de capillaires. Les pétéchies sont les éléments caractéristiques du purpura.

PÉTHIDINE *s. f. (angl. pethidine).* Analgésique puissant, dont l'action est voisine de celle de la morphine, administré par voie orale, parentérale ou rectale. SYN. *MÉPÉRIDINE.*

PETIT MAL *(angl. petit mal, minor epilepsy).* Forme d'épilepsie généralisée avec perte de conscience, caractérisée par la survenue d'absences typiques associées à une décharge électroencéphalographique bilatérale, symétrique et synchrone de pointes-ondes périodiques à une fréquence de trois par seconde. ☞ *ÉPILEPSIE.*

PÉTREUX *adj. (angl. petrous).* **1.** Qui rappelle la pierre par sa dureté ou sa structure. **2.** Qui se rapporte au rocher du temporal.

PETRI (BOÎTE DE) *(angl. Petri dish).* Petit récipient de verre circulaire, formé de deux parties qui s'emboîtent, destiné à la culture des micro-organismes.

PÉTROSITE *s. f. (angl. petrositis).* Ostéite de la partie profonde du rocher compliquant une otite moyenne.

PEUTZ-JEGHERS (SYNDROME DE) *(angl. Peutz-Jeghers syndrome).* Affection héréditaire transmise selon le mode dominant, caractérisée par des taches pigmentaires localisées autour de la bouche et sur la muqueuse buccale, et par une polypose intestinale susceptible de dégénérer. SYN. *LENTIGINOSE PÉRI-ORIFICIELLE AVEC POLYPOSE VISCÉRALE.*

PEXIE *s. f. (angl. pexis, pexia).* Fixation de micro-organismes ou de particules étrangères dans les tissus.

-PEXIE *(angl. pexy).* Le suffixe *-pexie* indique la fixation chirurgicale d'un organe. Ex. *néphropexie.*

PEYER (PLAQUES DE) *(angl. Peyer's patches).* Follicules lymphatiques de l'intestin grêle.

PEYOTL *s. m. (angl. peyote).* Cactus mexicain contenant de la mescaline, utilisée par les indigènes pour provoquer un état d'exaltation spirituelle dans certaines pratiques religieuses.

PEZZER (SONDE DE) *(angl. Pezzer's catheter).* Sonde en caoutchouc terminée par un renflement en forme de champignon qui sert à la maintenir en place dans l'urètre, où elle est placée à demeure.

PG **1.** Abréviation de paralysie générale. **2.** Abréviation de prostaglandine.

PHACOÉMULSIFICATION *s. f. (angl. phacoemulsification).* Technique de fragmentation du cristallin par ultrasons.

PHACOMALACIE *s. f. (angl. phacomalacia).* Ramollissement du cristallin.

PHACOMATOSE *s. f. (angl. phakomatosis).* Groupe de maladies héréditaires caractérisées par des tumeurs bénignes variées et multiples, à tendance proliférative, touchant en particulier le système nerveux central.

PHACOME *s. m. (angl. phakoma).* Néoformation dysplasique congénitale de la rétine, caractéristique de certaines maladies congénitales, les phacomatoses, et apparaissant à l'ophtalmoscopie comme une tâche blanchâtre. Les phacomes peuvent être localisés également sur la peau et dans le système nerveux central.

PHACOSCLÉROSE *s. f. (angl. phacosclerosis).* Induration du cristallin.

PHACOSCOPE *s. m. (angl. phacoscope).* Appareil servant à l'examen des modifications du cristallin lors de l'accommodation. SYN. *PHAKOSCOPE.*

PHAGE *s. m. (angl. phage).* Abréviation courante de bactériophage. ☞ *BACTÉRIOPHAGE.*

PHAGÉDÉNIQUE *adj. (angl. phagedenic).* Qui ronge les tissus. Ex. *ulcère phagédénique.*

PHAGÉDÉNISME *s. m. (angl. phagedenism).* Tendance des ulcères à s'étendre rapidement par destruction des tissus voisins.

PHAGOCYTAIRE *adj. (angl. phagocytic).* Qui se rapporte aux phagocytes ou à la phagocytose.

PHAGOCYTE *s. m. (angl. phagocyte).* Cellule qui a la propriété d'absorber des micro-organismes, des cellules ou des corps étrangers.

PHAGOCYTOSE *s. f. (angl. phagocytosis).* Phénomène qui consiste en l'absorption et la digestion par les phagocytes de particules solides, vivantes ou inertes. Ces cellules participent donc à la défense antimicrobienne de l'organisme.

PHALANGE *s. f. (NA. phalanx). (angl. phalanx).* Chacun des petits os longs des doigts de la main et du pied. Chaque doigt comprend trois phalanges, sauf le pouce et l'hallux qui n'en possèdent que deux. On les désigne par phalange proximale, moyenne et distale, en allant du métacarpe ou du métatarse à l'extrémité des doigts ou des orteils.

PHALANGISATION *s. f. (angl. phalangization).* Après amputation du pouce, création chirurgicale d'un moignon, qui peut permettre la préhension.

PHALLIQUE *adj. (angl. phallic).* Qui se rapporte au phallus.

PHALLOÏDE *adj. (angl. phalliform).* Qui est en forme de phallus.

PHALLOÏDIEN *adj.* Qui se rapporte à l'*Amanite phalloïde*, champignon vénéneux et à l'intoxication par ce champignon.

PHALLUS *s. m. (angl. phallus).* Pénis en érection, et spécialement dans sa représentation symbolique.

PHANTASME *s. m.* ☞ *FANTASME.*

PHARMACEUTIQUE *adj. (angl. pharmaceutic).* Qui se rapporte à la pharmacie.

PHARMACIE *s. f. (angl. pharmacy).* **1.** Science des médicaments, de leur composition et de leur préparation. **2.** Local où sont préparés et vendus les médicaments. ◇ **CHIMIQUE** *(angl. chemical pharmaceutics).* Partie de la pharmacie qui étudie les composés chimiques utilisés comme médicaments. ◇ **GALÉNIQUE** *(angl. galenic pharmaceutics).* Partie de la pharmacie qui étudie les modes de préparation et les formes sous lesquelles les médicaments sont administrés.

PHARMACIEN *s. m. (angl. chemist, pharmacist).* Personne, titulaire d'un diplôme, qui exerce la pharmacie.

PHARMACOCHIMIE *s. f. (angl. pharmacochemistry).* Pharmacie chimique.

PHARMACOCINÉTIQUE *s. f. (angl. pharmacokinetics).* Étude du devenir des médicaments dans l'organisme (résorption, distribution, métabolisme, élimination).

PHARMACODÉPENDANCE *s. f. (angl. drug dependence).* État psychique et physique d'un individu, consécutif à l'utilisation plus ou moins prolongée d'un médicament, caractérisé par le fait qu'il ne peut plus s'en passer.

PHARMACODIAGNOSTIC *s. m. (angl. pharmacodiagnosis).* Diagnostic basé sur l'effet de médicaments.

PHARMACODYNAMIE *s. f. (angl. pharmacodynamics).* Étude des mécanismes d'action des médicaments dans l'organisme.

PHARMACOLOGIE *s. f. (angl. pharmacology).* Science qui étudie les médicaments sous tous leurs aspects.

PHARMACOLOGISTE *s. m. (angl. pharmacologist).* Spécialiste en pharmacologie. SYN. *PHARMACOLOGUE.*

PHARMACOLOGUE *s. m.* ☞ *PHARMACOLOGISTE.*

PHARMACOPÉE *s. f. (angl. pharmacopeia).* Registre officiel, révisé périodiquement par une commission scientifique, publié par chaque pays et qui sert de norme légale et obligatoire pour la spécification, la préparation, l'essai, etc., des médicaments.

PHARMACOVIGILANCE *s. f. (angl. drug monitoring).* Surveillance des incidents et accidents pouvant être entraînés par les médicaments.

PHARYNGÉ *adj. (angl. pharyngeal).* Qui appartient ou qui se rapporte au pharynx. SYN. *PHARYNGIEN.*

PHARYNGECTOMIE *s. f. (angl. pharyngectomy).* Excision chirurgicale d'une partie du pharynx.

PHARYNGISME *s. m. (angl. pharyngospasm).* Spasme musculaire du pharynx.

PHARYNGITE *s. f. (angl. pharyngitis).* Inflammation du pharynx. ◇ **AIGUË** *(angl. acute —).* Inflammation aiguë de la muqueuse pharyngée, due en général à une infection virale et caractérisée par une douleur, en particulier lors de la déglutition, une sensation de sécheresse et d'irritation, et une hyperhémie du pharynx. SYN. *PHARYNGITE CATARRHALE.* ◇ **CHRONIQUE** *(angl. chronic —).* Inflammation chronique de la muqueuse pharyngée, pouvant être due à des causes diverses : irritation en particulier tabagique, surmenage vocal, carence en vitamines, etc.

PHARYNGOCÈLE *s. f. (angl. pharyngocele).* Hernie ou malformation diverticulaire ou kystique du pharynx. SYN. *PHARYNGECTASIE.*

PHARYNGOPLASTIE *s. f. (angl. pharyngoplasty).* Opération plastique du pharynx, visant à allonger le voile du palais dans les divisions palatines.

PHARYNGOPLÉGIE *s. f. (angl. pharyngoplegia).* Paralysie des muscles du pharynx.

PHARYNGOSCOPIE *s. f. (angl. pharyngoscopy).* Examen visuel du pharynx au moyen du pharyngoscope (abaisse-langue muni d'un dispositif d'éclairage).

PHARYNGOSPASME *s. m. (angl. pharyngospasm).* Contraction spasmodique des muscles du pharynx.

PHARYNGOSTÉNOSE *s. f. (angl. pharyngostenosis).* Rétrécissement du pharynx.

PHARYNGOSTOMIE *s. f. (angl. pharyngostomy).* Abouchement de la cavité pharyngée à la peau.

PHARYNGOTOMIE *s. f. (angl. pharyngotomy).* Incision chirurgicale d'une paroi du pharynx.

PHARYNX *s. m. (angl. pharynx).* Conduit musculomembraneux, faisant communiquer la cavité buccale avec l'œsophage d'une part, les fosses nasales avec le larynx d'autre part. C'est le carrefour des voies aériennes et digestives.

PHASE *s. f. (angl. phase).* **1.** Stade d'évolution d'une maladie, d'un état physiologique ou d'un processus biologique. **2.** Dans un système chimique, chacune des différentes parties homogènes, physiquement distinctes et limitées par des surfaces de séparation. **3.** Chacun des deux stades par lesquels passe le noyau cellulaire dans les organismes à reproduction sexuée, selon que ces organismes possèdent un nombre simple (n, phase haploïde) ou double (2n, phase diploïde) de chromosomes.

PHÉNACAÏNE *s. f. (angl. phenacaine).* Anesthésique local, employé en particulier dans les interventions oculaires.

PHÉNACÉTINE *s. f. (angl. phenacetin).* Antipyrétique et antalgique.

PHÉNAZONE *s. f. (angl. antipyrine).* Antipyrétique, analgésique et hémostatique local. SYN. *ANTIPYRINE.*

PHENCYCLIDINE *s. f. (angl. phencyclidine).* Substance hallucinogène plus active que le LSD en ce qui concerne la désorganisation de la pensée et la perte du sens de la réalité ; il possède en outre une puissante action antalgique.

PHÉNÉTICILLINE *s. f. (angl. phenethicillin).* Pénicilline administrée par voie orale et utilisée dans le traitement des infections de l'appareil respiratoire.

PHÉNICOLÉS *s. m. pl.* Famille d'antibiotiques comportant le chloramphénicol et le thiamphénicol.

PHÉNOBARBITAL *s. m. (angl. phenobarbital).* Acide éthyl-phényl-barbiturique ; poudre blanche cristalline, presque insoluble dans l'eau ; sédatif, hypnotique et antiépileptique.

PHÉNOLPHTALÉINE *s. f. (angl. phenolphthalein).* Produit utilisé comme indicateur de pH : incolore en milieu acide, elle devient violette en milieu alcalin. La phénolphtaléine possède aussi des propriétés purgatives.

PHÉNOLSTÉROÏDES *s. m. pl. (angl. phenolsteroids).* Composés d'élimination urinaire des œstrogènes et d'autres hormones surrénaliennes et génitales.

PHÉNOMÈNE *s. m. (angl. phenomenon, sign).* **1.** Tout événement ou manifestation observable. **2.** Tout changement qui survient dans un organe ou une fonction. **3.** Tout symptôme ou signe.

PHÉNOTHIAZINE *s. f. (angl. phenothiazine).* Membre d'un groupe de composés qui possèdent tous un noyau phénothiazine. Ce sont des neuroleptiques utilisés dans le traitement des psychoses (schizophrénie, accès maniaque), en prémédication anesthésique, et comme antiémétiques. Un des composés de ce groupe, la lévomépromazine, possède une action analgésique.

PHÉNOTYPE *s. m. (angl. phenotype).* Ensemble des caractères apparents d'un individu, dus essentiellement aux facteurs héréditaires (génotype) et dans une certaine mesure à l'influence exercée par le milieu extérieur.

PHÉNYLALANINE *s. f. (angl. phenylalanine).* Acide aminé essentiel. La phénylalanine se transforme en tyrosine sous l'action de la phénylalanine hydroxylase. Symbole : Phe.

PHÉNYLALANINÉMIE *s. f. (angl. phenylalaninemia).* Taux de phénylalanine sanguin. Celui-ci est anormalement élevé dans la phénylcétonurie.

PHÉNYLBUTAZONE *s. f. (angl. phenylbutazone).* Dérivé doté d'activité analgésique, antipyrétique et anti-inflammatoire, utilisé dans les affections rhumatismales.

PHÉNYLCÉTONURIE *s. f. (angl. phenylketonuria).* ☞ *OLIGOPHRÉNIE PHÉNYLPYRUVIQUE.*

PHÉNYTOÏNE *s. f. (angl. phenytoin).* Dérivé de l'hydantoïne. Anticonvulsivant, utilisé dans le traitement de l'épilepsie. Il est également employé dans certains troubles du rythme cardiaque. SYN. *DIPHÉNYLHYDANTOÏNE.*

PHÉOCHROMOCYTE *s. m. (angl. pheochromocyte).* Cellule chromaffine.

PHÉOCHROMOCYTOME *s. m. (angl. pheochromocytoma).* Tumeur, le plus souvent bénigne, de la médullosurrénale, qui sécrète des quantités excessives d'adrénaline et de noradrénaline. Cliniquement, elle se manifeste soit par une hypertension artérielle permanente soit par des poussées paroxystiques.

PHÉRORMONE *s. f. (angl. pherormone).* Substance chimique de nature hormonale sécrétée par un animal pour agir sur le sens de l'odorat, chez ses congénères, et donner naissance à un type déterminé de comportement.

PHIMOSIS *s. m. (angl. phimosis).* Rétrécissement le plus souvent congénital, parfois accidentel, de l'anneau cutané préputial, qui empêche de découvrir le gland.

PHLÉBALGIE *s. f. (angl. phlebalgia).* Douleur siégeant sur le trajet de varices.

PHLÉBECTASIE *s. f. (angl. phlebectasia).* Dilatation veineuse, varice.

PHLÉBECTOMIE *s. f. (angl. phlebectomy).* Résection partielle ou totale d'une veine.

PHLÉBITE *s. f. (angl. phlebitis).* Inflammation veineuse avec thrombose, pouvant affecter un territoire veineux quelconque, mais localisée le plus souvant aux veines profondes des jambes. Elle est souvent à l'origine d'embolies pulmonaires par migration du thrombus, surtout lors de la phase de phlébothrombose caractérisée par un caillot adhérant peu à une paroi presque normale. ◇ **PUERPÉRALE** *(angl. puerperal —).* Phlébite septique des veines utérines ou d'autres veines, survenant lors des suites des couches.

PHLÉBOGRAPHIE *s. f. (angl. phlebography).* **1.** Enregistrement graphique du pouls veineux, en général jugulaire, au moyen d'un phlébographe. **2.** Radiographie d'une veine après injection d'un produit opaque aux rayons X.

PHLÉBOLITHE *s. m. (angl. phlebolith).* Concrétion calcaire dans les parois d'une veine.

PHLÉBOLOGIE *s. f. (angl. phlebology).* Partie de la médecine qui étudie l'anatomie et la pathologie des veines.

PHLÉBORRAGIE *s. f. (angl. phleborrhagia).* Hémorragie veineuse.

PHLÉBOSCLÉROSE *s. f. (angl. phlebosclerosis).* Sclérose de la paroi des veines. Celle-ci peut être obtenue artificiellement, dans le traitement des varices.

PHLÉBOTHROMBOSE *s. f. (angl. phlebothrombosis).* Thrombose veineuse avec un caillot peu adhérent, capable de se détacher et de provoquer une embolie. SYN. *PHLÉBITE.*

PHLÉBOTOME *s. m.* **1.** Couteau ou lancette utilisée pour inciser une veine (phlébotomie).

PHLÉBOTOMIE *s. f. (angl. phlebotomy).* Incision d'une veine pour extraire un caillot, introduire un cathéter ou évacuer une certaine quantité de sang lors d'une saignée.

PHLEGMON *s. m. (angl. phlegmon).* Inflammation du tissu conjonctif sous-cutané ou profond.

PHLYCTÈNE *s. f. (angl. phlyctena).* Lésion cutanée élémentaire consistant en une bulle ou une vésicule formée par un soulèvement circonscrit de l'épiderme, renfermant un liquide généralement séreux.

PHLYCTÉNULE *s. f. (angl. phlyctenula).* Phlyctène de petites dimensions ou petit nodule, observé sur la cornée ou sur la conjonctive.

PH-MÉTRIE *s. f. (angl. pH determination).* Détermination du pH. ◇ **ŒSOPHAGIENNE** *(angl. esophageal pHmetry).* Mesure du pH par électrode œsophagienne. Un pH acide est en faveur d'un reflux gastro-œsophagien.

PHOBIE *s. f. (angl. phobia).* Peur maladive, obsédante et angoissante déclenchée par certains êtres, objets, actes ou situations qui ne sont pas objectivement dangereux.

PHOCOMÉLIE *s. f. (angl. phocomelia).* Malformation congénitale caractérisée par une absence de segments intermédiaires des membres : les mains et les pieds s'insérant directement sur le tronc.

PHONATION *s. f. (angl. phonation).* Ensemble des phénomènes qui produisent la voix et la parole.

PHONIATRIE *s. f. (angl. phoniatrics).* Étude de la voix et des troubles de la phonation.

PHONOCARDIOGRAMME *s. m. (angl. phonocardiogram).* Tracé de l'enregistrement graphique des bruits du cœur.

PHONOCARDIOGRAPHIE *s. f. (angl. phonocardiography).* Enregistrement graphique des bruits du cœur. L'introduction d'une sonde à manomètre dans les cavités cardiaques permet de réaliser une phonocardiographie endocavitaire.

PHOSPHATASE *s. f. (angl. phosphatase).* Toute enzyme qui catalyse l'hydrolyse des esters monophosphoriques, avec libération de l'acide phosphorique. On trouve des phosphatases dans le sang et dans la plupart des tissus de l'organisme. ◇ **ACIDE** *(angl. acid —).* Phosphatase sécrétée par la prostate, qui apparaît à la puberté et augmente avec la maturité sexuelle, moment où elle atteint une valeur fixe. Son taux est augmenté en cas de cancer de la prostate avec métastases osseuses. ◇ **ALCALINE** *(angl. alkaline —).* Phosphatase produite par les ostéoblastes et les cellules prolifératives du cartilage et du périoste. Elle intervient dans : la précipitation du phosphate calcique dans les os ; l'absorption de phosphates par l'intestin ; la synthèse des protéines tissulaires et l'hydrolyse des esters phosphatiques du rein et du foie avec libération de glucose, qui passe dans le sang. La phosphatase alcaline est augmentée au cours de la croissance, de la maladie osseuse de Paget, de l'ostéomalacie, du rachitisme et du cancer secondaire des os, des ictères obstructifs et des processus hépatiques diffus ou locaux, ainsi que dans le cancer du foie. ◇ **ALCALINE LEUCOCYTAIRE** *(angl. leukocyte alcaline —).* Enzyme présente dans les granulations des cellules de la série granulocytaire, à partir du myélocyte. L'activité des phosphatases alcalines leucocytaires est diminuée ou nulle dans la leucémie myéloïde chronique.

PHOSPHATASÉMIE *s. f. (angl. phosphatasemia).* Taux des phosphatases, acides ou alcalines, dans le sang.

PHOSPHATE *s. m. (angl. phosphate).* Sel ou ester de l'acide phosphorique.

PHOSPHATÉMIE *s. f. (angl. phosphatemia).* Quantité de phosphates contenue dans le sang. Elle s'exprime par le taux du phosphore (normalement aux environs de 35 mg/L). SYN. *PHOSPHORÉMIE.*

PHOSPHATURIE *s. f. (angl. phosphaturia).* Élimination de phosphates par l'urine.

PHOSPHÈNE *s. m. (angl. phosphene).* Sensation lumineuse provoquée par un stimulus autre que la lumière (par exemple la compression du globe oculaire à travers les paupières) ; se voit également au cours de la migraine ophtalmique.

PHOSPHOLIPIDE *s. m. (angl. phospholipid).* Triglycéride dont une des fonctions alcool est estérifiée par l'acide phosphorique. Les phospholipides sont des constituants des cellules animales, végétales et bactériennes, et des lipoprotéines membranaires. Ils comprennent les glycérophospholipides et les sphingophospholipides, abondants dans le tissu nerveux. SYN. *PHOSPHATIDES.*

PHOSPHORE *s. m. (angl. phosphorus).* Élément non métallique, de numéro atomique 15. C'est un constituant important du tissu osseux, de la moelle osseuse, du système nerveux, du sang. Il joue un rôle important dans le métabolisme des glucides et des lipides. Il est éliminé par l'urine sous forme de phosphates. Symbole : P. ◇ **32** *(angl. phosphorus 32).* Isotope radioactif du phosphore, de masse atomique 32, utilisé dans le traitement de la polyglobulie, et comme marqueur radioactif.

PHOSPHORÉMIE *s. f. (angl. phosphatemia).* Taux de phosphore plasmatique. SYN. *PHOSPHATÉMIE.*

PHOSPHORYLATION *s. f. (angl. phosphorylation).* Réaction chimique consistant en l'addition d'un radical phosphoryle à un composé organique.

PHOTOCOAGULATION *s. f. (angl. photocoagulation).* Méthode de traitement consistant à provoquer une coagulation localisée de certaines structures oculaires, au moyen d'un faisceau lumineux intense produit par une lampe au xénon ou par un laser, en particulier dans le traitement des déchirures rétiniennes et du décollement de la rétine.

PHOTOMÈTRE *s. m. (angl. photometer).* Appareil permettant de mesurer les intensités lumineuses.

PHOTOPSIE *s. f. (angl. photopsia).* Perception subjective d'impressions lumineuses telles que flamèches ou éclairs, due à une affection rétinienne.

PHOTOSENSIBILISATION *s. f. (angl. photosensitization).* Sensibilisation de la peau aux radiations lumineuses avec apparition d'érythème après absorption ou application locale d'une substance sensibilisante et dans certaines porphyries.

PHRÉNALGIE *s. f. (angl. phrenalgia).* Douleur au niveau du diaphragme.

PHRÉNICECTOMIE *s. f. (angl. phrenicectomy).* Section ou résection partielle du nerf phrénique afin de réaliser la paralysie de l'hémidiaphragme correspondant. SYN. *PHRÉNICOTOMIE.*

PHRÉNICOTOMIE *s. f. (angl. phrenicotomy).* ☞ *PHRÉNICECTOMIE.*

PHRÉNIQUE **1.** *adj. (angl. phrenic).* Qui se rapporte au diaphragme. **2.** *s. m. (angl. phrenic nerve).* Le nerf phrénique, nerf moteur du diaphragme.

PHTIRIASE *s. f. (angl. phthiriasis).* Infestation par des ectoparasites du genre *Phtirius.* SYN. *PÉDICULOSE.*

PHTISIE *s. f. (angl. phthisis).* SYN. (désuet de) *TUBERCULOSE PULMONAIRE.*

PHTISIOLOGIE *s. f. (angl. phthisiology).* Étude de la tuberculose.

PHTISIOLOGUE *s. m. (angl. phthisiologist).* Médecin spécialisé en phtisiologie.

PHYLOGENÈSE *s. f. (angl. phylogeny, phylogenesis).* Évolution des espèces (animales ou végétales), à la différence de l'ontogenèse ou évolution de l'individu. SYN. *PHYLOGÉNIE.*

PHYSIOGNOMONIE *s. f. (angl. physiognomy).* Détermination du caractère d'une personne d'après les traits et la conformation générale de son visage.

PHYSIOLOGIE *s. f. (angl. physiology).* Science qui traite des fonctions normales d'un organisme animal (physiologie animale) ou végétal (physiologie végétale). ◇ **COMPARÉE** *(angl. comparative —).* Étude comparée de la physiologie d'animaux ou de végétaux appartenant à diverses espèces. ◇ **GÉNÉRALE** *(angl. general —).* Étude des fonctions vitales en général, sans application à une espèce déterminée. ◇ **HUMAINE** *(angl. human —).*

Physiologie de l'homme. ◇ **PATHOLOGIQUE** *(angl. morbid —).* Étude des troubles fonctionnels d'un organisme. SYN. *PHYSIOPATHOLOGIE.* ◇ **SPÉCIALE** *(angl. particular —).* Physiologie qui a pour objet d'étude une espèce particulière ou un organe particulier.

PHYSIOLOGISTE *s. m. (angl. physiologist).* Spécialiste en physiologie.

PHYSIOLOGUE *s. m.* ☞ *PHYSIOLOGISTE.*

PHYSIONOMIE *s. f. (angl. physiognomy).* Expression du visage humain.

PHYSIOPATHOLOGIE *s. f. (angl. pathophysiology).* ☞ *PHYSIOLOGIE PATHOLOGIQUE.*

PHYSIQUE **1.** *adj. (angl. physical).* Qui se rapporte à la matière. **2.** *adj. (angl. physical).* Qui se rapporte à la nature matérielle du corps, par opposition à psychique. **3.** *s. f. (angl. physics).* Science des lois et des phénomènes de la nature, en particulier des propriétés générales de la matière. ◇ **MÉDICALE** *(angl. medical physics).* Application de la physique à l'observation et à l'interprétation des phénomènes pathologiques.

PHYSOSTIGMINE *s. f. (angl. physostigmine).* Alcaloïde de la fève de Calabar, extrêmement toxique, inhibiteur de la cholinestérase. Le sel le plus utilisé est le salicylate, qui est employé en instillations comme myotique dans le glaucome pour diminuer la pression intraoculaire. SYN. *ÉSÉRINE.*

PHYTATE *s. m. (angl. phytate).* Sel de l'acide phytique qui en se combinant au calcium dans la lumière intestinale empêche l'absorption de celui-ci.

PHYTOBÉZOARD *s. m. (angl. phytobezoar).* Corps étranger de l'estomac formé de matières végétales.

PHYTOHÉMAGGLUTININE *s. f. (angl. phytohemagglutinin).* Mucoprotéine d'origine végétale, agglutinant les hématies et mitogène des lymphocytes T. L'intradermoréaction à la phytohémagglutinine (test à la -) évalue l'immunité cellulaire : elle est dite positive si elle est normale et négative si elle ne l'est pas.

PHYTOSTÉROL *s. m. (angl. phytosterol).* Stérol d'origine végétale.

PHYTOTHÉRAPIE *s. f. (angl. phytotherapy).* Traitement par les plantes ou par des substances d'origine végétale.

PIAN *s. m. (angl. pian, yaws).* Maladie infectieuse, chronique, des régions tropicales, due à un tréponème (*Treponema pertenue*) morphologiquement identique au tréponème de la syphilis, mais qui n'est pas une maladie vénérienne. SYN. *YAWS, FRAMBŒSIA, BOUBA, PARANGI.*

PICA *s. m. (angl. pica).* Perversion de l'appétit caractérisée au-delà de l'âge d'un an par une tendance à manger des substances impropres à la nutrition : sable, argile, terre, etc.

PIED *s. m. (angl. foot).* **1.** Segment distal du membre inférieur ; il comprend le tarse, le métatarse et les orteils. **2.** Extrémité inférieure d'une structure organique. **3.** Unité de mesure anglo-saxonne égale à 12 pouces ou à 0,3048 m. ◇ **BOT** *(angl. club —, talipes).* Déformation permanente du pied, comportant des rétractions tendineuses et aponévrotiques, associées à des malformations osseuses, de sorte que l'appui du pied sur le sol n'est plus normalement réparti sur la région plantaire. ◇ **CREUX** *(angl. talipes cavus).* Pied dont la cambrure plantaire est exagérée. Cette déformation est presque toujours liée à un déséquilibre musculaire. ◇ **D'ATHLÈTE** *(angl. athlete's —).* Affection du pied caractérisée par une rougeur, une vésiculation et le développement de fissures dans les espaces interdigitaux. Elle est due à des mycoses et se rencontre fréquemment chez les sportifs. ◇ **ÉQUIN** Pied en flexion plantaire. ◇ **PLAT** *(angl. flat —).* Déformation du pied caractérisée par l'affaissement plus ou moins important de l'arche longitudinale interne du pied, la plante prenant appui sur le sol sur la presque totalité de sa surface. SYN. *PLATYPODIE.*

PIE-MÈRE *s. f. (angl. pia mater).* Membrane vasculaire, fine et semi-transparente. C'est la plus interne des trois méninges. Elle recouvre étroitement la surface externe de l'axe cérébrospinal.

PIEMÉRITE *s. f. (angl. meningitis of the pia mater).* Inflammation de la pie-mère ; méningite.

PIGMENT *s. m. (angl. pigment).* Toute substance dotée d'une coloration propre, d'origine animale ou végétale, présente (de façon normale ou anormale) dans les tissus et les liquides de l'organisme. ◇ **BILIAIRE** *(angl. bile —).* Tout pigment présent dans les éléments constitutifs de la bile : bilirubine, urobiline, biliverdine, etc.

PIGMENTATION *s. f. (angl. pigmentation).* Formation et accumulation (normale ou pathologique) de pigments dans les tissus.

PILAIRE *adj. (angl. pilar).* Qui se rapporte aux poils ou aux cheveux.

PILEUX *adj. (angl. hairy).* Qui se rapporte aux poils, qui en contient, ou qui en est couvert.

PILIERS DU CŒUR *(angl. papillary muscles of heart).* Formations musculaires de la paroi ventriculaire cardiaque, dont l'extrémité supérieure donne naissance aux cordons tendineux des valvules.

PILOCARPINE *s. f. (angl. pilocarpine).* Alcaloïde parasympthomimétique du jaborandi, sudorifique, myotique et toxique, utilisé comme myotique en solution de 0,5 à 1 % dans le traitement du glaucome.

PILOMOTEUR *adj. (angl. pilomotor).* Qui produit l'érection des poils. Se dit du réflexe de chair de poule.

PILONIDAL *adj. (angl. pilonidal).* Qui présente des follicules pileux en profondeur. Se dit de certains kystes.

PILOSÉBACÉ *adj. (angl. pilosebaceous).* Qui se rapporte au follicule pileux et à la glande sébacée annexe.

PILOSITÉ *s. f. (angl. pilosity).* Ensemble des poils et leur disposition sur les téguments (pilosité de type masculin, pilosité de type féminin).

PILULE *s. f. (angl. pill).* Préparation pharmaceutique de forme sphérique ou ovalaire, contenant un ou plusieurs principes actifs et un excipient, destinée à être ingérée.

PINCE *s. f. (angl. clamp, forceps).* Instrument métallique constitué de deux branches articulées, utilisé pour saisir ou maintenir une structure quelconque, ou maintenir en contact deux structures qui auraient tendance à s'écarter. ◇ **GOUGE** *(angl. gouge forceps).* Pince à bords tranchants utilisée pour réséquer des esquilles osseuses ou des cartilages. ◇ **HÉMOSTATIQUE** *(angl. hemostatic —).* Pince à crans d'arrêt servant à l'hémostase.

PINCE-CISEAUX *(angl. pince-ciseaux).* Pince coupante utilisée principalement en chirurgie oculaire.

PINCEMENT ARTICULAIRE *(angl. joint space narrowing).* Diminution de l'espace articulaire normal visible sur la radiographie.

PINÉAL *adj. (angl. pineal).* Qui se rapporte au corps pinéal (épiphyse cérébrale).

PINÉALOME *s. m. (angl. pinealoma).* Toute tumeur du corps pinéal.

PIPÉMIDIQUE (ACIDE) Médicament antimicrobien utilisé comme antiseptique urinaire.

PIPÉRAZINE *s. f. (angl. piperazine).* Anthelminthique très efficace dans les infestations dues aux ascaris et aux oxyures.

PIPETTE *s. f. (angl. pipette).* Petit tube de verre étiré en pointe à l'une de ses extrémités et présentant généralement un renflement en son milieu, qui s'utilise dans les travaux de laboratoire pour prélever ou mesurer de petites quantités de liquide.

PIQUE *s. f. (angl. chigger).* Espèce de puce. Les femelles fécondées déposent leurs œufs sous la peau, principalement celle des pieds, provoquant l'apparition de prurit et d'ulcères graves. SYN. *CHIQUE, PUCE CHIQUE.*

PIQÛRE *s. f. (angl. puncture, bite, sting).* Petite blessure causée par un instrument pointu, un aiguillon, un dard, etc. ◇ **ANATOMIQUE** *(angl. dissection wound).* Piqûre de la peau des mains ou des doigts au cours d'une autopsie, suivie d'accidents locaux et généraux dus à l'inoculation de germes virulents.

PIRIFORME *adj. (angl. piriform).* En forme de poire. Ex. *thorax piriforme.*

PISIFORME (OS) *(angl. pisiform bone).* Petit os de la première rangée du carpe.

PITHIATIQUE *adj. (angl. pithiatic).* Atteint de pithiatisme. S'emploie également comme substantif.

PITHIATISME *s. m. (angl. pithiatism).* Ensemble de troubles qui peuvent apparaître sous suggestion et se traiter par la seule persuasion.

PITRESSINE *s. f.* ☞ *VASOPRESSINE.*

PITUITAIRE **1.** *adj. (angl. pituitary).* ☞ *HYPOPHYSAIRE.* **2.** *s. f. (angl. olfactory membrane).* La muqueuse pituitaire, membrane mince qui tapisse les fosses nasales.

PITUITE *s. f. (angl. sputum).* Liquide glaireux alcalin, composé de salive et de sécrétions gastriques, rejeté le matin à jeun par la bouche. Il est symptomatique d'une affection gastrique.

PITYRIASIS *s. m. (angl. pityriasis).* Nom donné à diverses dermatoses caractérisées par une fine desquamation. ◇ **VERSICOLOR** *(angl. tinea versicolor).* Dermatose due à un champignon, *Microsporon furfur*, caractérisée par des taches jaunâtres disséminées sur le tronc, d'où se détachent de petites squames par grattage.

PIXEL *n. m.* Plus petite unité d'une image numérisée.

pK *(angl. pKa).* Logarithme de l'inverse de la constante de dissociation. Il s'utilise en particulier pour les constantes d'acidité.

PL *(angl. LP).* Abréviation de ponction lombaire.

PLACEBO *s. m. (angl. placebo).* Substance dénuée de toute efficacité pharmacologique, mais pouvant agir par un mécanisme psychologique chez certains patients (effet placebo).

PLACENTA *s. m. (angl. placenta).* Organe arrondi, mou et spongieux, situé à l'intérieur de l'utérus au cours de la grossesse, et qui assure les échanges nutritifs entre la mère et le fœtus. Il comprend une partie interne ou fœtale, tapissée par le chorion et l'amnios, dans laquelle se ramifient les vaisseaux du cordon, et une partie externe ou maternelle, dont la face adhérant à l'utérus est rouge et est divisée par de profonds sillons en lobes de taille inégale ou cotylédons. Le placenta joue également le rôle de glande endocrine en sécrétant des hormones. ◇ **PRAEVIA** *(angl. — praevia).* Insertion vicieuse du placenta sur le segment inférieur de l'utérus, entraînant lors de l'accouchement la présentation du placenta avant celle du fœtus, et pouvant être la cause d'hémorragies gravissimes.

PLAIE *s. f. (angl. wound, sore).* Solution de continuité des tissus déterminée par une cause externe (traumatisme, intervention chirurgicale).

PLANIFICATION FAMILIALE *(angl. family planning).* Emploi des diverses méthodes qui permettent aux couples d'éviter une grossesse non désirée et de déterminer volontairement le nombre et l'espacement des naissances. SYN. *PLANNING FAMILIAL.*

PLAQUE *s. f.* **1.** *(angl. plaque, plate).* Toute superficie plate. **2.** Lésion cutanée colorée surélevée à surface bien délimitée. **3.** Terme utilisé pour désigner la prothèse (habituellement en matière synthétique) que l'on insère dans le corps pour renforcer les tissus lors d'une cure de hernie ou d'éventration. ◇ **DE PEYER** *(angl. Peyer's plaque).* ☞ *PEYER (PLAQUES DE).* ◇ **DENTAIRE** *(angl. dental plaque).* Enduit composé de constituants salivaires, de bactéries, de déchets alimentaires, qui se dépose à la surface des dents et dans les espaces interdentaires. ◇ **ÉQUATORIALE** *(angl. equatorial plate).* Figure formée par les chromosomes qui se disposent en couronne à l'équateur de la cellule lors de la métaphase. SYN. *COURONNE ÉQUATORIALE.* ◇ **MOTRICE** *(angl. motor end plate).* Expansion discoïde plane à la terminaison d'une fibre nerveuse motrice dans le tissu musculaire. Elle permet la transmission de l'influx nerveux à la cellule musculaire striée. SYN. *PLAQUE NEURO-MUSCULAIRE.* ◇ **MUQUEUSE** *(angl. mucous plaque).* Lésion muqueuse caractéristique de la syphilis secondaire, se présentant sous la forme d'érosions superficielles. Elles sont fréquentes sur les muqueuses génitale et buccale.

PLAQUETTE *s. f. (angl. platelet).* Un des éléments constitutifs du sang ; cellule anucléée de forme ovalaire ou circulaire, de 2 à 3 µm de diamètre provenant de la fragmentation des mégacaryocytes. Les plaquettes sont au nombre de 200 000 à 400 000 par mm^3. Elles jouent un rôle important dans la coagulation sanguine en provoquant l'hémostase primaire. SYN. *THROMBOCYTE.*

PLAQUETTOPÉNIE *s. f.* ☞ *THROMBOCYTOPÉNIE.*

PLASMA *s. m. (angl. plasma).* Partie liquide du sang, dans laquelle les éléments figurés sont en suspension.

PLASMAPHÉRÈSE *s. f. (angl. plasmapheresis).* Opération consistant à prélever du sang d'un sujet, à séparer les éléments figurés par centrifugation, à substituer au plasma une solution isotonique citratée et à réinjecter au sujet les éléments figurés dans cette solution. Cette technique est utilisée pour éliminer des globulines plasmatiques anormales.

PLASMOCYTE *s. m. (angl. plasmocyte, plasma cell).* Cellule lymphoïde de 15 à 20 µm de diamètre, de forme ovale ou arrondie, à noyau excentré et à cytoplasme agranuleux fortement basophile. On trouve des plasmocytes dans le tissu lymphoïde, la moelle et surtout dans les inflammations chroniques. Ils interviennent dans la synthèse des immunoglobulines jouant un rôle essentiel dans l'immunité humorale.

PLASMOCYTOME *s. m. (angl. plasmocytoma).* Tumeur constituée par une prolifération de cellules appartenant à la lignée plasmocytaire. Elle peut être bénigne ou maligne. Ces tumeurs sont le plus souvent multiples, affectant les os (la forme habituelle en est le myélome multiple).

PLASMOCYTOSE *s. f. (angl. plasmocytosis).* **1.** Présence de plasmocytes dans un tissu ou dans le sang. **2.** Par extension, augmentation du nombre de plasmocytes dans un tissu.

PLASMODIUM Agent responsable du paludisme chez l'homme et transmis par les moustiques du genre *Anopheles.* Le cycle vital de *Plasmodium* est identique pour toutes les espèces et comprend deux phases de développement : une phase asexuée, qui s'effectue chez l'homme ou chez l'animal, et une phase sexuée, qui s'effectue chez la femelle du moustique *Anopheles.* Les espèces pathogènes pour l'homme sont *P. falciparum*, responsable de 90 % des décès des paludéens, *P. vivax* et *P. ovale*, agents responsables des fièvres dites tierces, car leurs accès se répètent toutes les 48 heures (chaque troisième jour), et *P. malariae*, agent des fièvres quartes, dont les accès se répètent toutes les 72 heures (chaque quatrième jour).

PLASTICITÉ *s. f. (angl. plasticity).* Propriété des tissus de se former ou de se reformer après destruction.

PLASTIE CUTANÉE *(angl. skin plasty).* Réparation d'une perte de substance de la peau ou réparation d'une cicatrice inesthétique.

PLASTIQUE *adj. (angl. plastic).* **1.** Qui vise à donner une forme, à réparer, à restaurer. Ex. *opération plastique, chirurgie plastique.* **2.** Qui peut être modelé ; malléable.

PLASTRON *s. m. (angl. lump).* Zone d'induration au niveau d'un foyer inflammatoire.

PLATHELMINTHES *(angl. Platyhelmintes).* Classe de vers plats, généralement hermaphrodites, dépourvus de cavité générale, exclusivement parasites ou parasites la plus grande partie de leur vie ; cette classe comprend deux ordres : les Trématodes et les Cestodes.

PLÂTRE *s. m.* **1.** *(angl. plaster).* Sulfate de calcium hydraté, provenant de la déshydratation partielle du gypse par chauffage. On l'utilise pour la confection d'appareils plâtrés (appelés couramment plâtres). **2.** *(angl. plaster cast).* Appareil de contention fabriqué au moyen de tissu imprégné de plâtre, qui, après avoir été mouillé, durcit en séchant. Il est utilisé pour immobiliser des fractures.

PLATYSPONDYLIE *s. f. (angl. platyspondylia).* Aplatissement congénital du corps vertébral d'une ou de plusieurs vertèbres.

PLÉTHORE *s. f. (angl. plethora).* **1.** Surabondance de sang. **2.** État de réplétion en général.

PLÉTHORIQUE *adj. (angl. plethoric).* Qui se rapporte à la pléthore. S'utilise en particulier pour désigner un individu obèse.

PLÉTHYSMOGRAMME *s. m. (angl. plethysmogram).* Tracé obtenu à l'aide du pléthysmographe.

PLÉTHYSMOGRAPHE *s. m. (angl. plethysmograph).* Appareil servant à enregistrer les variations de volume d'un membre ou d'un organe en fonction du volume de sang qui l'irrigue.

PLÉTHYSMOGRAPHIE *s. f. (angl. plethysmography).* Enregistrement des variations de volume d'une partie du corps ou d'un organe.

PLÉTHYSMOMÉTRIE *s. f. (angl. plethysmometry).* Détermination du degré de remplissage d'un vaisseau sanguin ou d'un autre organe creux.

PLEURAL *adj. (angl. pleural).* Qui se rapporte à la plèvre. EX. *cavité pleurale.*

PLEURECTOMIE *s. f. (angl. pleurectomy).* Résection d'une partie de la plèvre pariétale.

PLEURÉSIE *s. f. (angl. pleurisy).* Inflammation avec congestion et épaississement de la plèvre, et réaction fibrineuse (période sèche), à laquelle succède généralement l'exsudation d'une quantité plus ou moins grande de liquide séreux (période exsudative). Cliniquement, l'affection se caractérise durant la première période par des frissons répétés, de la fièvre, un point de côté douloureux, de la dyspnée, une toux sèche, et l'impossibilité de se coucher sur le côté douloureux ; lors de la période exsudative, la douleur disparaît, la dyspnée persiste ou s'accentue et le malade peut se coucher sur le côté atteint. Les signes physiques caractéristiques de la période sèche sont le frottement pleural, avec diminution du bruit respiratoire, et ceux de la période exsudative sont une matité à la percussion, une disparition des vibrations thoraciques et du murmure vésiculaire, et la production d'un souffle tubaire avec bronchophonie ou égophonie. ◇ **CHYLEUSE** ☞ *CHYLOTHORAX.* ◇ **DIAPHRAGMATIQUE** *(angl. diaphragmatic —).* Pleurésie limitée à la portion de plèvre qui tapisse la face supérieure du diaphragme, caractérisée par un point douloureux sur le trajet du nerf phrénique au niveau du cou. ◇ **ENKYSTÉE** *(angl. encysted —).* Forme de pleurésie dans laquelle l'épanchemet est circonscrit dans des loges limitées par des adhérences fibrineuses qui compartimentent l'espace pleural. ◇ **HÉMORRAGIQUE** *(angl. pleural effusion).* Pleurésie caractérisée par la présence de sang dans l'exsudat, généralement de nature traumatique ou cancéreuse. ◇ **MÉDIASTINALE** *(angl. mediastinal —).* Pleurésie localisée à la partie de la plèvre qui tapisse le médiastin. ◇ **PURULENTE** *(angl. purulent —).* Pleurésie dans laquelle l'épanchement est purulent. Elle est généralement secondaire à une pneumopathie aiguë. SYN. *PYOTHORAX.* ◇ **SÈCHE** *(angl. dry —).* Pleurésie sans épanchement. SYN. *PLEURITE.* ◇ **SÉROFIBRINEUSE** *(angl. serofibrinous pleural effusion).* Pleurésie caractérisée par un épanchement séreux contenant des flocons plus ou moins abondants de fibrine.

PLEURÉTIQUE *adj. (angl. pleuritic).* Qui concerne la pleurésie.

PLEURITE *s. f. (angl. pleuritis).* ☞ *PLEURÉSIE SÈCHE.*

PLEUROCENTÈSE *s. f. (angl. pleurocentesis).* Ponction de la plèvre pratiquée généralement pour évacuer un épanchement. SYN. *THORACENTÈSE.*

PLEURODÈSE *s. f. (angl. pleurodesis).* Création d'une symphyse pleurale dans un but thérapeutique.

PLEURODYNIE *s. f. (angl. pleurodynia).* Douleur paroxystique intercostale, d'origine pleurale.

PLEUROPATHIE *s. f. (angl. pleuropathy).* Terme générique désignant toute affection pleurale.

PLEUROPÉRICARDIQUE *adj. (angl. pleuropericardial).* Qui se rapporte à la plèvre et au péricarde. EX. *souffle pleuro-péricardique.*

PLEUROPÉRICARDITE *s. f. (angl. pleuropericarditis).* Association d'une pleurésie et d'une péricardite.

PLEUROPÉRITONÉAL *adj. (angl. pleuroperitoneal).* Qui se rapporte à la plèvre et au péritoine.

PLEUROPNEUMONECTOMIE *s. f. (angl. pleuropneumonectomy).* Résection simultanée de la plèvre et du poumon.

PLEUROPNEUMONIE *s. f. (angl. pleuropneumonia).* Pneumonie aiguë s'accompagnant d'une pleurésie.

PLEUROSCOPE *s. m. (angl. pleuroscope).* Endoscope permettant l'exploration de la cavité pleurale à travers une ouverture thoracique.

PLEUROSCOPIE *s. f. (angl. pleuroscopy).* Examen endoscopique de la cavité pleurale au moyen d'un endoscope. SYN. *THORACOSCOPIE.*

PLEUROTHOTONOS *s. m. (angl. pleurothotonos).* Contraction unilatérale des muscles du corps, en arc de cercle dirigé à droite ou à gauche, observée dans le tétanos.

PLEUROTOMIE *s. f. (angl. pleurotomy).* Incision chirurgicale de la plèvre pariétale à travers la paroi thoracique, pour drainer un épanchement ou pour effectuer une biopsie de la plèvre ou du poumon.

PLÈVRE *s. f. (angl. pleura).* Membrane séreuse composée de deux feuillets, un feuillet viscéral qui tapisse les poumons (plèvre pulmonaire ou viscérale) et un feuillet pariétal (plèvre pariétale) qui tapisse la surface interne de la paroi thoracique, le diaphragme (plèvre diaphragmatique) et le médiastin (plèvre médiastinale). Ces deux feuillets se réfléchissent au niveau du hile, formant une cavité virtuelle, la cavité pleurale ; celle-ci contient normalement une petite quantité de liquide séreux qui facilite les mouvements de glissement, indispensables à la respiration.

PLEXUS *s. m. (angl. plexus).* Réseau ou entrelacement, en particulier de nerfs ou de vaisseaux.

PLI *s. m. (angl. fold, plica).* **1.** Relief ou ride d'une surface, en particulier de la surface cutanée. **2.** Partie repliée en double. ◇ **DE FLEXION** *(angl. flexion crease).* Pli cutané correspondant à la flexion de structures anatomiques, comme les plis de flexion des doigts.

PLOMB *s. m. (angl. lead).* Métal de couleur gris bleuté, très mou, malléable et ductile, de numéro atomique 82. Le plomb et ses sels sont très toxiques. Symbole : Pb.

PLOMBAGE *s. m. (angl. filling).* Opération qui consiste à remplir une cavité dentaire avec une substance solide inaltérable. Désignait les obturations à l'amalgame (terme désuet).

PLOMBÉMIE *s. f.* Taux de plomb sanguin.

PLOMBURIE *s. f.* Taux de plomb dans l'urine.

PLURICELLULAIRE *adj. (angl. pluricellular).* Se dit d'un organisme constitué d'un grand nombre de cellules.

PLURIGLANDULAIRE *adj. (angl. pluriglandular).* Qui se rapporte à plusieurs glandes ou qui affecte plusieurs glandes.

PMA Abréviation de procréation médicalement assistée.

PMI Abréviation de protection maternelle et infantile.

PMSI Abréviation de programme de médicalisation des systèmes d'information.

PNEUMALLERGÈNE *s. m. (angl. airborne allergen).* Allergène dont l'inhalation provoque des manifestations respiratoires (pollen par exemple).

PNEUMARTHROGRAPHIE *s. m. (angl. pneumarthrography).* Radiographie d'une articulation après injection de gaz.

PNEUMARTHROSE *s. f. (angl. pneumarthrosis).* Présence de gaz dans une cavité articulaire.

PNEUMATOCÈLE *s. f. (angl. pneumatocele).* Tumeur, tuméfaction ou hernie contenant des gaz.

PNEUMATURIE *s. f. (angl. pneumaturia).* Présence d'air ou de gaz dans l'urine, par suite d'une communication entre l'intestin et les voies urinaires.

PNEUMECTOMIE *s. f. (angl. pneumectomy).* ☞ *PNEUMONECTOMIE.*

PNEUMOALLERGOLOGIE *s. f. (angl. pneumoallergology).* Étude des affections respiratoires de cause allergique.

PNEUMOCÈLE *s. f. (angl. pneumocele).* Hernie du poumon.

PNEUMOCOCCIE *s. f. (angl. pneumococcosis).* Toute affection causée par les pneumocoques.

PNEUMOCOCCIQUE *adj. (angl. pneumococcic).* Qui se rapporte au pneumocoque ou qui est provoqué par le pneumocoque.

PNEUMOCONIOSE *s. f. (angl. pneumoconiosis).* Ensemble des affections bronchopulmonaires dues à l'inhalation prolongée de poussières minérales ou organiques ; la dénomination de ces affections varie selon la nature des particules en cause : silicose (silice), sidérose (fer), byssinose (coton), bagassose (canne à sucre), etc.

PNEUMOCOQUE *s. m. (angl. pneumococcus).* Diplocoque responsable de pneumonies.

PNEUMOCYSTIS CARINII Protozoaire responsable de graves pneumopathies chez les patients immunodéprimés.

PNEUMOCYSTOSE *s. f. (angl. pneumocystosis).* Pneumopathie grave, provoquée par un protozoaire, *Pneumocystis carinii*, qui survient surtout chez les malades traités par immunodépresseurs ou présentant un déficit immunitaire grave. La pneumocystose est une complication fréquente du sida.

PNEUMOGASTRIQUE (NERF) ☞ *VAGUE (NERF).*

PNEUMOLOGIE *s. f. (angl. pneumology).* Étude des maladies des poumons ou de l'appareil respiratoire en général.

PNEUMOLOGUE *s. m. (angl. pneumologist).* Médecin spécialisé en pneumologie.

PNEUMOMÉDIASTIN *s. m. (angl. pneumomediastinum).* **1.** Présence d'air dans le médiastin. **2.** Injection de gaz dans le médiastin pour l'examen radiologique (radiographie, tomographie) de ses structures.

PNEUMONECTOMIE *s. f. (angl. pneumonectomy).* Ablation totale d'un poumon. SYN. *PNEUMECTOMIE.*

PNEUMONIE *s. f. (angl. pneumonia).* Toute lésion inflammatoire du poumon due à des germes infectieux, se manifestant sous la forme d'un foyer unique ou de foyers multiples. Le terme de pneumonie désigne en particulier la pneumonie lobaire (ou franche), due au pneumocoque. ◇ **DE DÉGLUTITION** *(angl. deglutition —).* Infection pulmonaire après fausses routes alimentaires. SYN. *PNEUMOPATHIE DE DÉGLUTITION.* ◇ **INTERSTITIELLE À *PNEUMOCYSTIS CARINII*** *(angl. Pneumocystis carinii —).* Pneumopathie très sévère due à *Pneumocystis carinii* survenant chez les immunodéprimés en particulier au cours du sida. ◇ **PURULENTE** *(angl. purulent —).* Pneumonie lobaire qui évolue vers la suppuration du bloc pneumonique. ◇ **TUBERCULEUSE** *(angl. tuberculous —).* Réaction pulmonaire exsudative due au bacille tuberculeux et ressemblant, aussi bien cliniquement que radiologiquement, aux pneumonies produites par les autres germes.

PNEUMONIQUE *adj. (angl. pneumonic).* Qui se rapporte à la pneumonie.

PNEUMONOCÈLE *s. f. (angl. pneumonocele).* ☞ *PNEUMOCÈLE.*

PNEUMOPATHIE *s. f. (angl. pneumopathy).* Terme générique désignant toute affection du poumon.

PNEUMOPÉRICARDE *s. m. (angl. pneumopericardium).* Présence d'air dans le péricarde, due le plus souvent à une plaie thoracique laissant pénétrer l'air de l'extérieur.

PNEUMOPÉRITOINE *s. m. (angl. pneumoperitoneum).* **1.** Présence de gaz dans la cavité péritonéale. **2.** Injection d'air ou de gaz dans la cavité péritonéale comme premier temps de la cœlioscopie en vue d'un examen endoscopique, notamment de l'utérus et des annexes (pneumopéritoine gynécologique).

PNEUMOPEXIE *s. f. (angl. pneumopexy).* Fixation chirurgicale du poumon à la paroi thoracique.

PNEUMOPHTISIOLOGIE *s. f. (angl. pneumophtisiology).* Étude des maladies pulmonaires et en particulier de la tuberculose.

PNEUMOTHORAX *s. m. (angl. pneumothorax).* Présence d'air ou de gaz dans la cavité pleurale. ◇ **IDIOPATHIQUE BÉNIN** *(angl. simple —).* Pneumothorax survenant chez un sujet sain en rapport avec la rupture d'une bulle d'emphysème pulmonaire, généralement de bon pronostic. SYN. *PNEUMOTHORAX DES CONSCRITS, PNEUMOTHORAX SPONTANÉ.*

PNEUMOTOMIE *s. f. (angl. pneumotomy).* Incision chirurgicale du poumon.

PNEUMOTYMPAN *s. m. (angl. pneumotympanum).* Présence d'air en hyperpression dans l'oreille moyenne.

PO_2 *(angl. PO_2).* Pression partielle en oxygène.

POCHE DES EAUX *(angl. amniotic sac).* Partie inférieure des membranes fœtales occupant l'aire de dilatation du col de l'utérus, au début de l'accouchement.

PODALIQUE *adj. (angl. podalic).* Qui se rapporte au pied du fœtus lors de l'accouchement : version podalique.

PODOLOGIE *s. f. (angl. podology).* Partie de la médecine consacrée à l'étude du pied et de ses affections.

PODOLOGUE *s. m. (angl. podiatrist).* Spécialiste en podologie.

POIGNET *s. m. (angl. wrist).* Partie du membre supérieur compris entre l'avant-bras et la main, qui comprend la région du carpe.

POÏKILOCYTOSE *s. f. (angl. poikilocytosis).* Présence de poïkilocytes (érythrocytes déformés) dans le sang. SYN. *POÏKILOCYTÉMIE.*

POIL *s. m. (angl. hair).* Phanère cutané ayant l'aspect d'un filament flexible et résistant, existant sur presque toute la surface du corps. Le poil est composé d'une racine, adhérant à un follicule pileux, et d'une tige, libre. La couleur du poil est déterminée par la présence de mélanine.

POINT *s. m. (angl. point).* Terme utilisé pour désigner un repère anatomique ou une zone sensible ou douloureuse.

POINTE *s. f. (angl. spike).* En électroencéphalographie, image électrique de grande amplitude, de brève durée, se présentant avec un sommet aigu. ◇ **DU CŒUR** *(angl. heart apex).* Sommet du cœur ; cliniquement, partie latérale la plus basse où sont perçus les battements cardiaques.

POISON *s. m. (angl. poison).* Toute substance susceptible, après introduction dans l'organisme, de perturber certaines fonctions vitales ou de léser gravement des structures organiques.

POLICLINIQUE *s. f. (angl. policlinic).* Établissement ou partie d'hôpital où sont examinés et traités des malades non hospitalisés, en cure ambulatoire, et dont les frais sont pris en charge par la commune (grec *polis* = ville). À ne pas confondre avec polyclinique.

POLIOENCÉPHALITE *s. f. (angl. polioencephalitis).* Inflammation aiguë ou chronique de la substance grise de l'encéphale, cortex et noyaux gris centraux. Elle est généralement due à un virus neurotrope ou à une intoxication aiguë.

POLIOMYÉLITE *s. f. (angl. poliomyelitis).* Inflammation de la substance grise de la moelle épinière. ◇ **ANTÉRIEURE AIGUË** *(angl. acute anterior —).* Maladie caractérisée anatomiquement par une destruction de la substance grise des cornes antérieures de la moelle, et cliniquement par une paralysie amyotrophique des groupes musculaires dépendant des métamères lésés. Cette maladie est provoquée par un entérovirus (poliovirus) dont on connaît trois types antigéniques : Brunhilde, Lansing et Leon. La pratique de la vaccination permet d'espérer l'éradication de cette affection. SYN. *HEINE-MEDIN (MALADIE DE), PARALYSIE INFANTILE.* ◇ **ANTÉRIEURE CHRONIQUE** *(angl. chronic anterior —).* Atrophie musculaire progressive par dégénérescence des neurones des cornes antérieures.

POLIOVIRUS Virus appartenant au genre *Enterovirus*, agent responsable de la poliomyélite antérieure aiguë. On connaît trois types de poliovirus (1, 2 et 3), qui sont tous trois pathogènes.

POLLAKIURIE *s. f. (angl. pollakiuria).* Émission fréquente de petites quantités d'urine.

POLLINOSE *s. f. (angl. pollinosis).* Ensemble des troubles allergiques provoqués par le pollen.

POLLUTION *s. f. (angl. pollution).* **1.** Contamination d'un milieu naturel (air, eau) par des substances chimiques, biologiques, des déchets industriels, etc. **2.** Émission spontanée de sperme en dehors de l'acte sexuel, notamment pendant le sommeil (pollution nocturne).

POLYADÉNOMATOSE *s. f. (angl. polyadenomatosis).* État caractérisé par la présence d'adénomes multiples.

POLYADÉNOME *s. m. (angl. polyadenoma).* Tumeur bénigne, sessile ou pédiculée, se développant à la surface des muqueuses à épithélium cylindrique ou cylindro-cubique (polyadénome de l'estomac, du côlon, etc.). SYN. *POLYPE ADÉNOMATEUX.*

POLYALGIES *s. f. (angl. polyalgesia).* Manifestations douloureuses multiples déclenchées par un stimulus unique.

POLYARTÉRITE *s. f. (angl. polyarteritis).* Inflammation simultanée de plusieurs artères.

POLYARTHRALGIES *s. f. (angl. multiple arthralgias).* Douleurs affectant plusieurs articulations.

POLYARTHRITE *s. f. (angl. polyarthritis).* Inflammation simultanée de plusieurs articulations. ◇ **ANKYLOSANTE** *(angl. rheumatoid spondylitis).* ☞ *SPONDYLARTHRITE ANKYLOSANTE.* ◇ **CHRONIQUE ÉVOLUTIVE** ☞ *POLYARTHRITE RHUMATOÏDE.* ◇ **ŒDÉMATEUSE BÉNIGNE DU SUJET ÂGÉ** *(angl. subacute edematous — of the ederly).* Association d'une polyarthrite et d'œdèmes, survenant chez le sujet âgé et guérissant sans séquelles, d'étiologie inconnue. ◇ **RHUMATOÏDE** *(angl. rheumatoid arthritis).* Rhumatisme inflammatoire chronique le plus fréquent, survenant habituellement entre 40 et 60 ans, avec une prédominance féminine nette. Elle évolue par poussées, touchant généralement les doigts, poignets et pieds, mais pouvant atteindre toute articulation. Les arthrites sont habituellement symétriques, additives et d'évolution destructrice et déformante. C'est une maladie systémique du groupe des connectivites qui peut avoir des manifestations extra-articulaires : cardiaques, pulmonaires, cutanées, hématologiques, vascularitiques, etc. Une amylose ou un syndrome de Gougerot-Sjögren peut y être secondaire. Biologiquement, un facteur rhumatoïde est fréquent mais peu spécifique et les anticorps antipeptides citrullinés sont plus rares mais très spécifiques. Le traitement général peut notamment comprendre : méthotrexate, corticoïdes, anticorps anti-TNFα ou anti-IL1. Le traitement local repose sur la rééducation et la synoviorthèse. SYN. *POLYARTHRITE CHRONIQUE ÉVOLUTIVE, POLYARTHRITE CHRONIQUE DÉFORMANTE.*

POLYARTHROSE *s. f. (angl. polyarthrosis).* Arthrose évolutive débutant vers la quarantaine et atteignant successivement les grosses articulations.

POLYARTICULAIRE *adj. (angl. polyarticular).* Qui se rapporte à plusieurs articulations, ou qui atteint plusieurs articulations.

POLYCHIMIOTHÉRAPIE *s. f. (angl. combined chemotherapy).* Traitement par l'administration simultanée de plusieurs médicaments, doués d'une action pharmacologique semblable. Méthode surtout utilisée en cancérologie.

POLYCHONDRITE *s. f. (angl. polychondritis).* Inflammation de plusieurs cartilages.

POLYCHROMATOPHILE *adj. (angl. polychromatophil).* Qui peut se colorer par des colorants de différentes couleurs.

POLYCHROMATOPHILIE *s. f. (angl. polychromatophilia).* **1.** Propriété d'une cellule ou d'un tissu de se colorer par deux ou plusieurs colorants. **2.** Affinité de l'érythrocyte pour plusieurs colorants. **3.** Présence dans le sang d'érythrocytes polychromatophiles.

POLYCHROMIE *s. f. (angl. polychromia).* État de ce qui est de plusieurs couleurs.

POLYCINÉTIQUE *adj.* Qui concerne plusieurs mouvements.

POLYCLINIQUE *s. f. (angl. polyclinic).* Établissement hospitalier comportant des services spécialisés pour le diagnostic et le traitement d'affections de tous genres. À ne pas confondre avec policlinique.

POLYCLONAL *adj. (angl. polyclonal).* Qui concerne plusieurs clones.

POLYCORIE *s. f. (angl. polycoria).* **1.** État constitutionnel caractérisé par l'accumulation excessive de glycogène ou de lipides dans les cellules épithéliales du foie ou des reins, ou dans les fibres musculaires striées et myocardiques. **2.** Anomalie congénitale de l'iris avec existence de plusieurs fentes pupillaires, donnant l'apparence de pupilles multiples.

POLYCYTHÉMIE *s. f. (angl. polycythemia).* ☞ *POLYGLOBULIE.*

POLYDACTYLIE *s. f. (angl. polydactylia).* Anomalie congénitale caractérisée par la présence de doigts ou d'orteils surnuméraires.

POLYDIPSIE *s. f. (angl. polydipsia).* Soif excessive.

POLYDYSPLASIE *s. f. (angl. polydysplasia).* Existence de plusieurs malformations différentes chez le même individu.

POLYDYSTROPHIE *s. f. (angl. polydystrophy).* Anomalie de développement ou dégénérescence frappant plusieurs organes ou tissus.

POLYENDOCRINOPATHIE *s. f. (angl. polyglandular syndrome).* Atteinte de plusieurs glandes endocrines par un processus auto-immun entraînant des insuffisances hormonales multiples. Il en existe trois types comportant différentes associations d'insuffisance glandulaire.

POLYESTHÉSIE *s. f. (angl. polyesthesia).* Trouble de la sensation dans lequel une seule excitation entraîne des sensations multiples.

POLYÉTHYLÈNE GLYCOL *(angl. polyethylene glycol).* Préparation utilisée pour nettoyer l'intestin en vue d'un examen endoscopique. Abréviation : PEG.

POLYGLOBULIE *s. f. (angl. polycytemia).* Augmentation du nombre des érythrocytes circulants, se traduisant par l'augmentation du volume globulaire, du taux de l'hémoglobine et de la viscosité sanguine. SYN. *POLYCYTHÉMIE, ÉRYTHRÉMIE.* ◇ **ESSENTIELLE** *(angl. — vera).* ☞ *VAQUEZ (MALADIE DE).* ◇ **PRIMITIVE** ☞ *POLYGLOBULIE ESSENTIELLE.* ◇ **SECONDAIRE** *(angl. secondary —).* Augmentation absolue du volume globulaire érythrocytaire en réponse à une hypersécrétion d'érythropoïétine. On l'observe chez les sujets vivant en haute altitude, dans les shunts droit-gauche, les maladies pulmonaires chroniques, certains cancers, en particulier du rein, etc. SYN. *POLYGLOBULIE RÉACTIONNELLE.*

POLYGONE DE WILLIS *(angl. arterial circle of Willis).* Cercle artériel situé à la base du cerveau formé par les carotides internes, le tronc basilaire et leurs branches. SYN. *CERCLE ARTÉRIEL DU CERVEAU.*

POLYHYPERMÉNORRHÉE *s. f. (angl. polyhypermenorrhea).* Règles anormalement fréquentes et abondantes.

POLYMERASE CHAIN REACTION Abréviation : PCR. ☞ *AMPLIFICATION GÉNIQUE.*

POLYMÈRE *s. m. (angl. polymer).* Composé dont la formule chimique est un multiple entier de celle d'un autre composé. Par exemple, le glucose $C_6H_{12}O_6$ est un polymère du formaldéhyde HCHO.

POLYMORPHE *adj. (angl. polymorphous).* Qui présente des aspects différents. Se dit des corps qui présentent différentes formes cristallines et de certaines cellules.

POLYMYOSITE *s. f. (angl. polymyositis).* Myosite affectant simultanément plusieurs muscles, caractérisée cliniquement par de la fièvre et l'apparition de tuméfactions musculaires circonscrites indurées ; histologiquement par une dégénérescence des fibres musculaires striées avec sclérose et atrophie.

POLYMYXINE *s. f. (angl. polymyxin).* Antibiotique polypeptidique dont il existe plusieurs types ; deux ont une application médicale : la polymyxine B et la polymyxine E (colistine).

POLYNÉVRITE *s. f. (angl. polyneuropathy).* Affection lésant le système nerveux périphérique, de façon symétrique et à prédominance distale. Il comprend des signes moteurs (paralysie flasque et amyotrophie), et des signes sensitifs, subjectifs (paresthésies) et objectifs (hypoesthésie). Les polynévrites peuvent être démyélinisantes ou axonales. Elles relèvent de causes diverses (toxiques, infectieuses ou héréditaires).

POLYNUCLÉAIRE *s. m. (angl. granulocyte).* SYN. (très usité mais incorrect de) *GRANULOCYTE.*

POLYNUCLÉÉ (OU POLYNUCLÉAIRE) *adj. (angl. polynucleated, polynuclear).* Qui possède plusieurs noyaux.

POLYNUCLÉOSE *s. f. (angl. polynucleosis).* Présence d'un nombre anormalement élevé de polynucléaires dans le sang circulant.

POLYOSIDE *s. m. (angl. polysaccharide).* Molécule glucidique formée par l'union de plusieurs oses. Le glycogène, l'amidon, la cellulose sont des polyosides. SYN. *POLYSACCHARIDE.*

POLYPE *s. m. (angl. polyp).* Tumeur bénigne, généralement pédiculée, qui se développe aux dépens de certains éléments d'une muqueuse.

POLYPECTOMIE *s. f. (angl. polypectomy).* Ablation d'un polype.

POLYPEPTIDE s. m. *(angl. polypeptide)*. **1.** Tout composé organique constitué par l'union de plus de deux acides aminés. **2.** Composé appartenant à une famille d'antibiotiques d'origine bactérienne et actifs contre les germes à Gram négatif. Elle comprend la bacitracine, la thyrothricine et les polymyxines.

POLYPEPTIDÉMIE s. f. *(angl. polypeptidemia)*. Excès de polypeptides dans le sang, observé dans le choc traumatique, la cachexie cancéreuse, etc.

POLYPHAGIE s. f. *(angl. polyphagia)*. Boulimie.

POLYPLOÏDE *adj. (angl. polyploid)*. **1.** Se dit d'une cellule qui possède un nombre de chromosomes multiple du nombre haploïde. **2.** Se dit d'un individu qui possède des cellules polyploïdes.

POLYPLOÏDIE s. f. *(angl. polyploidy)*. État des cellules polyploïdes.

POLYPNÉE s. f. *(angl. hyperpnea)*. Respiration rapide, haletante, amenant habituellement une hyperventilation.

POLYPOSE s. f. *(angl. polyposis)*. Développement de polypes multiples ou de polyadénomes.

POLYRADICULONÉVRITE s. f. *(angl. polyneuritis)*. Neuropathie périphérique avec atteinte inflammatoire et démyélinisation, souvent symétrique et extensive, de plusieurs racines nerveuses rachidiennes et des nerfs périphériques correspondants.

POLYSACCHARIDE s. m. ☞ *POLYOSIDE.*

POLYSÉRITE s. f. *(angl. polyserositis)*. Inflammation de plusieurs membranes séreuses.

POLYSPLÉNIE s. f. *(angl. polysplenia)*. Présence de plusieurs rates. Cette anomalie s'accompagne habituellement de malformations en particulier cardiaques.

POLYTRANSFUSÉ *adj.* Qui a reçu plusieurs transfusions.

POLYTRAUMATISÉ *adj.* Qui présente au moins deux fractures associées à une lésion d'un autre organe. SYN. *POLYFRACTURÉ.*

POLYURIE s. f. *(angl. polyuria)*. Accroissement de la quantité d'urine émise en 24 heures.

POLYVISCÉRAL *adj.* En rapport avec plusieurs organes.

POMMADE s. f. *(angl. pommade)*. Préparation pharmaceutique de consistance molle, à usage externe, composée d'un ou de plusieurs principes actifs incorporés à un excipient gras (vaseline, lanoline, etc.). La pommade se distingue de l'onguent car dans la composition de ce dernier entrent des résines.

POMPE s. f. *(angl. pump)*. Appareil servant à extraire ou à injecter des liquides ou des gaz. ◇ **À PROTONS** *(angl. proton —)*. Mécanisme de sécrétion des ions H^+ par la muqueuse gastrique. ◇ **À SODIUM** *(angl. sodium —)*. Mécanisme cellulaire assurant le transport des ions Na^+ à travers la membrane en échange d'un ion K^+ qui pénètre à l'intérieur de la cellule. ◇ **IMPLANTABLE** *(angl. implantable drug —)*. Pompe servant à la distribution de certains médicaments par voie sous-cutanée, intravasculaire, etc. et dont le débit peut être programmé.

PONCTION s. f. *(angl. puncture)*. Intervention qui consiste à introduire un trocart, une aiguille ou la pointe d'un bistouri dans une cavité naturelle ou pathologique, pour prélever une partie de son contenu dans un but diagnostique (ponction exploratrice) ou thérapeutique (ponction évacuatrice), ou pour y introduire une substance (médicament, produit de contraste). ◇ **AMNIOTIQUE** ☞ *AMNIOCENTÈSE.* ◇ **EXPLORATRICE** *(angl. exploratory —)*. Ponction ayant pour objet de vérifier l'existence et la nature d'un liquide dans une cavité. ◇ **LOMBAIRE** *(angl. lumbar —)*. Ponction pratiquée au moyen d'un trocart dans l'espace sous-arachnoïdien, en général entre la quatrième et la cinquième vertèbre lombale, pour prélever du liquide céphalorachidien à des fins diagnostiques ou thérapeutiques, pour introduire une substance médicamenteuse ou un produit de contraste. SYN. *RACHICENTÈSE.* ◇ **STERNALE** *(angl. sternal —)*. Ponction du sternum pratiquée à l'aide d'un trocart afin de prélever un échantillon de moelle osseuse pour examen cytologique. ◇ **SUS-PUBIENNE** (angl. *suprapubic —*). Ponction de la vessie préconisée dans certains cas de rétention aiguë, l'aiguille étant introduite immédiatement au-dessus du pubis. ◇ **TIBIALE** *(angl. tibial —).* Ponction du tibia chez l'enfant, pour prélever un échantillon de moelle osseuse. ◇ **VENTRICULAIRE** *(angl. ventricular —).* Ponction d'un ventricule cérébral.

PONCTION-BIOPSIE *(angl. needle biopsy).* Biopsie pratiquée à l'aide d'une aiguille appropriée qui ramène, après ponction, un fragment du tissu à examiner.

PONT *s. m.* **1.** *(angl. bridge).* Appareil de prothèse dentaire destiné à remplacer une ou plusieurs dents en prenant appui sur les dents voisines (à la manière d'un pont). On utilise couramment en français le mot anglais *bridge*, qui signifie pont. **2.** *(NA. pons). (angl. pons).* Segment intermédiaire du tronc cérébral, situé au-dessus du bulbe, dont il est séparé par le sillon bulbopontique, au-dessous des pédoncules cérébraux, dont il est séparé par le sillon ponto-pédonculaire, et en avant du cervelet. SYN. *PROTUBÉRANCE.*

PONTAGE *s. m. (angl. by-pass).* Anastomose chirurgicale parallèle, qui permet de court-circuiter un segment vasculaire (en particulier un segment artériel) obturé ou sténosé, en interposant un greffon d'artère, de veine ou un tube synthétique (*Dacron*, nylon, etc.).

POOL *s. m.* Ensemble de substances de même nature dans l'organisme. Ex. *pool potassique.*

POPLITÉ *adj. (angl. popliteal).* Qui se rapporte ou appartient à la face postérieure du genou. Ex. *creux poplité, muscle poplité.*

PORE *s. m. (angl. pore).* Orifice très petit à la surface d'une membrane ou d'un tissu, correspondant à un interstice de la structure sous-jacente.

PORPHYRIE *s. f. (angl. porphyria).* Nom d'ensemble d'un groupe d'affections héréditaires due à une anomalie du métabolisme des porphyrines par déficit enzymatique spécifique, dont divers dérivés sont éliminés par l'urine et les selles. Leurs manifestations cliniques sont diverses, essentiellement cutanées. Selon le siège de l'anomalie on distingue les porphyries hépatiques et les porphyries érythopoïétiques.

PORPHYRINE *s. f. (angl. porphyrin).* Tout composé dérivé de la porphine, de couleur rouge intense (pigment), largement présent dans les organismes animaux et végétaux.

PORPHYRINÉMIE *s. f. (angl. porphyrinemia).* Présence de porphyrines dans le sang.

PORPHYRINURIE *s. f. (angl. porphyrinuria).* Élimination de porphyrines dans l'urine. Elle confère à l'urine une couleur rouge porto caractéristique.

PORTAL *adj. (angl. portal).* Qui se rapporte à la veine porte ou au système porte.

PORTE ◇ **D'ENTRÉE** Endroit par lequel les germes pénètrent dans l'organisme. ◇ **(VEINE)** *(angl. portal vein).* Veine formée par la réunion de la veine splénique et des veines mésentériques, apportant le sang veineux du tube digestif au foie.

PORTE-CAUSTIQUE *s. m. (angl. caustic carrier).* Instrument permettant de pratiquer une cautérisation avec du nitrate d'argent.

PORTE-LIGATURE *s. m. (angl. porte-ligature).* Pince utilisée pour amener une ligature dans une cavité profonde lors d'une opération chirurgicale.

PORTE-MÈCHE *s. m.* Stylet muni à son extrémité d'une fourche, permettant d'introduire une mèche dans une cavité ou une fistule.

PORTEUR *s. m. (angl. carrier).* Substance protidique ou polysaccharide à laquelle un haptène doit être combiné pour acquérir un pouvoir antigénique. ◇ **DE GERMES** *(angl. germ —).* Personne qui héberge l'agent infectieux spécifique d'une maladie sans présenter de symptômes cliniques de cette maladie mais qui peut propager celle-ci. ◇ **SAIN** *(angl. healthy —).* Personne atteinte d'une infection qui demeure inapparente durant toute son évolution.

PORTOCAVE *adj. (angl. portocaval).* Qui se rapporte à la veine porte et à la veine cave inférieure.

PORTOGRAPHIE *s. f. (angl. portography).* Radiographie de la veine porte, après injection d'un produit de contraste radio-opaque.

PORTOMANOMÉTRIE *s. f. (angl. portomanometry).* Mesure des pressions du système porte.

POSITION *s. f. (angl. position).* **1.** Attitude ou posture adoptée par un malade spontanément ou dans un but déterminé. **2.** En obstétrique, rapport existant entre la partie du corps du fœtus qui se présente à l'accouchement et les repères du pelvis maternel. ☞ *PRÉSENTATION.* ◇ **ANTALGIQUE** *(angl. antalgic —).* Position adoptée par le malade pour éviter ou atténuer une douleur. ◇ **DE FONCTION** *(angl. functional —).* Position qu'il faut donner à la main en cas d'immobilisation prolongée par suite d'un traumatisme : hyperextension du poignet, flexion à 45° des articulations métacarpo-phalangiennes et interphalangiennes des doigts et opposition en flexion du pouce et de l'index. ◇ **GENUPECTORALE** *(angl. knee-chest —).* Position pour l'examen proctologique dans laquelle le sujet est à genoux, le corps fléchi en avant sur les cuisses, la poitrine venant au contact des genoux. ◇ **GYNÉCOLOGIQUE** (angl. *dorsal recumbent —).* Position d'examen ou d'intervention gynécologique dans laquelle, le corps reposant sur le dos, les cuisses sont demi-fléchies et écartées, les genoux fléchis à angle droit, les talons maintenus dans des étriers.

POSOLOGIE *s. f.* **1.** *(angl. dosage).* Quantité totale d'un médicament à administrer en une ou plusieurs fois lors du traitement d'une maladie. **2.** *(angl. posology).* Partie de la thérapeutique qui étudie le dosage et les modalités d'administration des médicaments.

POST-ABORTUM Locution latine signifiant après un avortement.

POST-COMMISSUROTOMIE (SYNDROME) ☞ *SYNDROME POST-COMMISSUROTOMIE.*

POST-GANGLIONNAIRE *adj. (angl. postganglionic).* Qui a une situation distale par rapport à un ganglion nerveux. Se dit notamment de fibres nerveuses.

POSTHECTOMIE *s. f. (angl. posthetomy).* ☞ *CIRCONCISION.*

POSTHIOPLASTIE *s. f. (angl. posthioplasty).* Chirurgie plastique du prépuce.

POSTHITE *s. f. (angl. posthitis).* Inflammation du prépuce.

POST-HYPOPHYSAIRE *adj. (angl. neurohypophyseal).* Qui se rapporte au lobe postérieur de l'hypophyse. Ex. *hormone post-hypophysaire.*

POST-HYPOPHYSE *s. f. (angl. neurohypophysis).* Lobe postérieur de l'hypophyse. SYN. *NEUROHYPOPHYSE.*

POST-MÉNOPAUSIQUE *adj. (angl. postmenopausal).* Qui suit la ménopause, qui survient après la ménopause. Ex. *ostéoporose post-ménopausique.*

POST-MICTIONNEL *adj. (angl. postvoiding).* Qui a lieu, qui survient après la miction. Ex. *radiographie post-mictionnelle.*

POST-MORTEM Locution latine signifiant « après la mort ».

POSTNATAL *adj. (angl. postnatal).* Qui se produit pendant la période qui suit immédiatement la naissance, ou qui se rapporte à cette période.

POSTOPÉRATOIRE *adj. (angl. postoperative).* Qui se fait ou qui survient après une intervention chirurgicale.

POST-PARTUM *s. m. (angl. postpartum).* Période qui fait suite à l'accouchement et durant laquelle l'organisme maternel, modifié par la grossesse et l'accouchement, subit des changements destinés à le ramener à l'état normal. Elle débute après la délivrance et dure 6 à 8 semaines. SYN. *SUITES DE COUCHES.*

POST-PRANDIAL *adj. (angl. postprandial).* Qui survient après les repas.

POSTURAL *adj. (angl. postural).* Qui est en relation avec la position du corps. Ex. *drainage postural.*

POSTURE *s. f.* ☞ *ATTITUDE.*

POTASSIUM *s. m. (angl. potassium).* Élément métallique alcalin, de numéro atomique 19. Le potassium est un élément constitutif essentiel des organismes animaux et végétaux (sous forme d'ions K^+

dans le cytoplasme cellulaire). Beaucoup de ses sels sont utilisés en médecine. Symbole : K.

POTENTIEL *(angl. potential).* **1.** *adj.* Qui existe en puissance, c'est-à-dire inapparent ou inactif, mais susceptible de se manifester ou d'entrer en action. **2.** *s. m.* Potentiel électrique : grandeur caractérisant l'état électrique d'un point, d'un milieu. On ne peut l'étudier que par comparaison avec l'état électrique régnant en un autre point (différence de potentiel). La différence de potentiel s'exprime en volts, dans le système international d'unités. ◇ **ÉVOQUÉ** *(angl. evoked —).* Réponse, sous forme d'ondes, d'une aire sensorielle à l'application d'une stimulation sensorielle. En fonction du type de stimulation leur donnant naissance, on distingue les potentiels évoqués visuels, auditifs et somesthésiques. Les potentiels évoqués sont utilisés en neurophysiologie clinique.

POTION *s. f. (angl. potion).* Préparation médicamenteuse magistrale, liquide, sucrée, destinée à être administrée par cuillerées.

POTOMANIE *s. f. (angl. psychogenic polydipsia).* Trouble du comportement caractérisé par l'habitude de boire des quantités excessives de liquides.

POTT (MAL DE) *(angl. Pott's disease).* Tuberculose vertébrale atteignant le plus souvent un disque intervertébral et les deux corps vertébraux adjacents.

POU *s. m. (angl. louse).* Insecte parasite hématophage, strictement humain, vecteur du typhus exanthématique, de la fièvre récurrente à poux et de la fièvre des tranchées.

POUCE *s. m.* **1.** *(angl. thumb).* Premier doigt de la main, le plus externe des cinq doigts, opposé à tous les autres. Il ne comporte que deux phalanges. **2.** *(angl. inch).* Unité de mesure de longueur anglo-saxonne, égale à 25,4 mm.

POUDRE *s. f. (angl. powder).* Substance solide (chimique ou médicamenteuse) réduite en particules très fines et homogènes.

POULS *s. m. (angl. pulse).* Soulèvement rythmique perçu à la palpation d'une artère superficielle, et qui traduit l'augmentation subite de la pression du sang provoquée par la contraction cardiaque. La fréquence normale du pouls est de 60 à 80 par minute. ◇ **ALLORYTHMIQUE** *(angl. allorythmic —).* Pouls caractérisé par des irrégularités intermittentes du rythme. ◇ **ALTERNANT** *(angl. alternating —).* Pouls caractérisé par une succession de battements forts et faibles, traduisant une lésion du myocarde. ◇ **BIGÉMINÉ** *(angl. bigeminal —).* Pouls caractérisé par la succession rapide de deux pulsations, l'une forte et l'autre faible, suivies d'un intervalle plus long. La deuxième pulsation correspond à une extrasystole. ◇ **CAPILLAIRE** *(angl. capillary —).* Alternance de rougeur et de pâleur, rythmée par les systoles cardiaques, observée notamment au niveau du lit unguéal, surtout en cas d'insuffisance aortique. ◇ **CATACROTE** *(angl. catacrotic —).* Pouls caractérisé par de petits crochets sur l'onde descendante du tracé sphygmographique. ◇ **GRIMPANT** *(angl. Mahler's sign, accelerating —).* Pouls s'accélérant progressivement, sans fièvre concomitante. Ce signe a été décrit comme révélateur d'une thrombose veineuse. SYN. *SIGNE DE MAHLER.* ◇ **JUGULAIRE** *(angl. jugular —).* Expansion des veines jugulaires en rapport avec les variations de la pression atriale droite. ◇ **LENT** *(angl. slow —).* Pouls de fréquence lente, dont le nombre de battements est inférieur à celui du rythme normal. Il s'observe, par exemple, en cas de bradycardie. ◇ **LENT PERMANENT** *(angl. permanent bradycardia).* ☞ *ADAMS-STOKES (SYNDROME D').*

POUMON *s. m. (angl. lung).* Chacun des deux organes respiratoires, droit et gauche, qui ont pour fonction l'oxygénation du sang. Ils sont situés dans la cage thoracique, qu'ils occupent presque complètement, et sont séparés l'un de l'autre par le médiastin. Le poumon droit est divisé par deux scissures interlobaires en trois lobes inégaux, alors que le poumon gauche n'a que deux lobes. Les poumons sont constitués par les lobules. Chaque lobule comprend une bronchiole, la bronchiole intralobulaire, qui se ramifie en bronchioles terminales, aboutissant aux canaux alvéolaires et aux alvéoles pulmonaires. ◇ **CARDIAQUE** *(angl. cardiac —).* Nom donné à l'ensemble des complications pleuropulmonaires des maladies cardiaques, surtout de l'insuffisance ventriculaire gauche et de la sténose mitrale. ◇ **DE CHOC** *(angl. shock —).* Insuffisance respiratoire aigüe observée au cours des chocs infectieux. ◇ **DE FERMIER** *(angl. farmer's —).* Pneumopathie immuno-allergique chez les cultivateurs manipulant le foin. ◇ **ÉVANESCENT** *(angl. vanishing —).* Dystrophie pulmonaire progressive avec hyperclarté. ◇ **RADIOTHÉRAPIQUE** *(angl. radiofibrosis of the —).* Nom donné à l'ensemble des lésions pleuropulmonaires provoquées par la radiothérapie des tumeurs thoraciques (cancer du sein, de l'œsophage, du médiastin).

POUTEAU-COLLES (FRACTURE DE) *(angl. Colles' fracture).* Fracture du tiers inférieur du radius, qui donne à la main l'aspect d'un dos de fourchette, par suite du déplacement des fragments osseux vers l'arrière.

POXVIRIDAE Famille de virus à ADN. Ils infectent l'homme et différentes espèces de mammifères, d'oiseaux et d'insectes. Certains poxvirus ont une capacité oncogène.

POXVIRUS *s. m. (angl. poxvirus).* ☞ *POXVIRIDAE.*

PPSB Abréviation de *Prothrombine-Proconvertine-Stuart-B.* Préparation obtenue du plasma et qui contient les quatre facteurs de la coagulation dont la synthèse dépend de la vitamine K : prothrombine, proconvertine (facteur VII), facteur Stuart (facteur X) et facteur antihémophilique B (facteur IX). Elle est administrée par voie intraveineuse dans certains troubles de la coagulation (hémophilie, carence en vitamine K).

PRANDIAL *adj. (angl. prandial).* Qui se rapporte aux repas ; qui survient pendant les repas.

PRATICIEN *s. m. (angl. practitioner).* **1.** En France, tout médecin non spécialisé pratiquant la médecine. **2.** En Suisse, tout médecin ayant une clientèle privée.

PRAXIE *s. f. (angl. praxis).* Activité gestuelle différenciée et coordonnée, produit d'une activité nerveuse supérieure, en fonction d'une action exercée sur le corps ou sur le monde extérieur et ses objets.

PRÉ-ANESTHÉSIE *s. f. (angl. preanesthesia).* ☞ *PRÉMÉDICATION.*

PRÉ-ANESTHÉSIQUE *adj. (angl. preanesthetic).* **1.** Qui s'effectue avant une anesthésie. **2.** Se dit d'un médicament administré avant une anesthésie.

PRÉBÊTALIPOPROTÉINE *s. f. (angl. prebetalipoprotein).* ☞ *LIPOPROTÉINE.*

PRÉCANCÉREUX *adj. (angl. precancerous).* Se dit d'un état qui précède le cancer, ou d'une lésion qui peut devenir cancéreuse.

PRÉCAPILLAIRE *s. m. (angl. metarteriole).* Veinule ou artériole.

PRÉCHARGE *s. f. (angl. preload).* Tension ventriculaire de fin de diastole.

PRÉCIPITINE *s. f. (angl. precipitin).* Anticorps qui, en réagissant avec son antigène correspondant, donne un précipité visible (réaction de précipitation).

PRÉCOMA *s. m. (angl. initial stage of coma).* Phase initiale du coma, durant laquelle la conscience persiste partiellement.

PRÉCONSCIENT *s. m. (angl. preconscious).* Système de l'appareil psychique décrit par Freud, qui regroupe toutes les représentations ou contenus psychiques qui ne sont pas dans le champ de la conscience, mais qui peuvent lui parvenir, ce qui le différencie du système inconscient.

PRÉCORDIAL *adj. (angl. precordial).* Qui est situé en avant du cœur.

PRÉCORDIALGIE *s. f. (angl. precordialgia).* Douleur localisée dans la région précordiale.

PRÉCURSEUR *(angl. precursor).* **1.** *adj.* Qui vient avant ; avant-coureur. Se dit des signes qui annoncent une maladie. **2.** *s. m.* Composé qui en précède un autre dans une suite de réactions métaboliques.

PRÉDIABÈTE *s. m. (angl. prediabetes).* ☞ *PARADIABÈTE.*

PRÉDISPOSITION *s. f. (angl. predisposition).* Tendance congénitale ou acquise de l'organisme à être affecté par une maladie donnée.

PREDNISOLONE *s. f. (angl. prednisolone).* Produit dérivé de l'hydrocortisone, possédant une plus grande activité glucocorticoïde et anti-inflammatoire, et une moindre activité minéralocorticoïde. SYN. *DELTAHYDROCORTISONE.*

PREDNISONE *s. f. (angl. prednisone).* Produit dérivé de la cortisone, possédant une plus grande activité glucocorticoïde et anti-inflammatoire que cette dernière, et une moindre activité minéralocorticoïde. SYN. *DELTACORTISONE.*

PRÉ-ÉCLAMPSIE *s. f. (angl. preeclampsia).* État de toxémie gravidique précédant l'éclampsie et se caractérisant par une protéinurie, des œdèmes et une hypertension.

PRÉEXCITATION *s. f. (angl. preexcitation).* Excitation d'une partie ou de la totalité d'une cavité cardiaque survenant plus tôt que si la propagation de l'influx s'était faite uniquement par les voies de conduction normales. ☞ *WOLFF-PARKINSON-WHITE (SYNDROME DE).*

PRÉGANGLIONNAIRE *adj. (angl. preganglionic).* Qui a une situation proximale par rapport à un ganglion. Se dit de fibres nerveuses.

PRÉGNANDIOL *s. m. (angl. pregnanediol).* Stérol dérivé de la progestérone, qui est éliminé dans les urines sous forme de glycuroconjugué, en quantité faible chez l'homme, plus importante chez la femme en phase lutéale et au cours de la grossesse.

PRÉGNANOLONE *s. f. (angl. pregnanolone).* Métabolite de la progestérone.

PRÉGNÉNOLONE *s. f. (angl. pregnenolone).* Stéroïde intermédiaire dans la biosynthèse de nombreuses hormones.

PRÉHYPOPHYSE *s. f. (angl. prehypophysis).* Lobe antérieur de l'hypophyse. SYN. *ANTÉHYPOPHYSE.*

PRÉLÈVEMENT *s. m. (angl. sample).* **1.** Action de prendre, d'extraire, un fragment de tissu, un produit de sécrétion ou d'excrétion, pour des examens anatomo-pathologiques. **2.** Le matériel ainsi obtenu.

PRÉMATURÉ *s. m. (angl. premature).* Qui arrive avant terme. Se dit d'un enfant dont le poids à la naissance est inférieur ou égal à 2 200 g ou qui est né après une période de gestation de moins de 37 semaines. S'emploie également comme adjectif.

PRÉMATURITÉ *s. f. (angl. prematurity).* État de l'enfant prématuré.

PRÉMÉDICATION *s. f. (angl. premedication).* Administration de médicaments avant une anesthésie. Elle a pour but de calmer le patient, en lui évitant l'angoisse de l'intervention, et de renforcer les effets utiles des anesthésiques en contrebalançant les effets indésirables comme les vomissements, l'hypersalivation et les réflexes nerveux nuisibles. SYN. *PRÉANESTHÉSIE, PRÉNARCOSE.*

PRÉMÉNOPAUSE *s. f. (angl. premenopause).* Période de quelques années précédant l'arrêt des règles en rapport avec un espacement des ovulations et une diminution de la sécrétion de progestérone.

PRÉMENSTRUEL *adj. (angl. premenstrual).* Qui précède les règles.

PREMIÈRE PAIRE CRÂNIENNE *(NA. n. olfactorius). (angl. olfactory nerve, first cranial nerve).* Nerf olfactif.

PRÉMOLAIRE *s. f. (angl. premolar).* Chacune des huit dents (quatre supérieures et quatre inférieures) situées en arrière des canines et en avant des molaires.

PRÉMONITOIRE *adj. (angl. premonitory).* Se dit notamment des symptômes qui apparaissent avant la phase aiguë d'une maladie infectieuse.

PRÉMUNISATION *s. f.* ☞ *PRÉMUNITION.*

PRÉMUNITION *s. f. (angl. premunition).* État de résistance à toute surinfection d'un organisme déjà infecté ; immunité relative qui s'établit après qu'une infection aiguë soit devenue chronique, et qui dure tant que l'agent infectant demeure dans l'organisme. SYN. *PRÉMUNITÉ.*

PRÉNATAL *adj. (angl. prenatal).* Qui précède la naissance.

PRÉOPÉRATOIRE *adj. (angl. preoperative).* Qui précède une opération.

PRÉPARATION *s. f. (angl. preparation).* Pièce anatomique, histologique ou pathologique, prête pour son étude ou sa conservation. ◇ **MAGISTRALE** *(angl. ma-*

gistral —). Tout médicament préparé par le pharmacien d'après une ordonnance prescrite par le médecin spécialement pour un cas donné. ◇ **OFFICINALE** *(angl. officinal —).* Médicament dont la préparation est indiquée dans une pharmacopée.

PRÉPRANDIAL *adj. (angl. preprandial).* Qui survient avant un repas.

PRÉPUBERTAIRE *adj. (angl. prepubertal).* Qui précède immédiatement la puberté.

PRÉPUCE *s. m. (angl. prepuce).* Repli cutanéomuqueux qui recouvre plus ou moins complètement le gland du pénis ou du clitoris.

PRÉPUTIAL *adj. (angl. preputial).* Qui se rapporte au prépuce.

PRESBYACOUSIE *s. f. (angl. presbyacusis).* Diminution de l'acuité auditive, due au vieillissement.

PRESBYTE *adj. (angl. presbyope).* Se dit d'une personne affectée de presbytie. S'utilise également comme substantif.

PRESBYTIE *s. f. (angl. presbyopia).* Hypermétropie acquise, physiologique avec l'âge. Vision trouble de près mais nette de loin, due à une diminution du pouvoir d'accommodation par perte de l'élasticité du cristallin ou perte d'activité du muscle ciliaire.

PRESCRIPTION *s. f. (angl. prescription).* Conseil thérapeutique donné par un médecin. Quand il est écrit, il s'agit d'une ordonnance. ☞ *ORDONNANCE.*

PRÉSENTATION *s. f. (angl. presentation).* En obstétrique, partie du corps du fœtus qui se présente au niveau du détroit supérieur du bassin maternel pour s'y engager et évoluer suivant un mécanisme propre. Les présentations du sommet sont les plus fréquentes et les plus favorables. Les présentations de la face, de l'épaule, du siège, sont rares et rendent en général l'accouchement difficile. ◇ **DE L'ANTIGÈNE** (angl. *antigen —).* Processus par lequel certaines cellules expriment un antigène à leur surface sous une forme reconnaissable par les lymphocytes.

PRÉSERVATIF *s. m. (angl. contraceptive device).* Manchon en caoutchouc souple et extensible appliqué sur le pénis lors d'un rapport sexuel, dans un but contraceptif et pour se préserver des maladies sexuellement transmissibles. SYN. *CONDOM.*

PRESSION *s. f. (angl. pressure).* Force exercée par un liquide sur les parois du récipient, du conduit qui le contient, ou force exercée par un gaz sur ce qui l'entoure. ◇ **ARTÉRIELLE** *(angl. arterial —).* ☞ *TENSION ARTÉRIELLE.* ◇ **ARTÉRIELLE RÉTINIENNE** *(angl. ophthalmic artery —).* Pression au niveau des artères de la rétine. Abréviation : PAR. ◇ **CAPILLAIRE PULMONAIRE** *(angl. pulmonary capillary wedge —).* Pression mesurée dans l'artériole pulmonaire lors d'un cathétérisme des cavités droites. ◇ **INTRAOCULAIRE** *(angl. intraocular —).* Pression existant à l'intérieur du globe ; élevée dans le glaucome. ◇ **ONCOTIQUE** *(angl. oncotic —).* **1.** Pression osmotique des solutions colloïdales. **2.** Pression exercée par le sang sur les liquides extravasculaires, à travers la paroi des vaisseaux. ◇ **OSMOTIQUE** *(angl. osmotic —).* Pression développée de part et d'autre d'une membrane semi-perméable par deux solutions de concentration différente.

PRESSOTHÉRAPIE *s. f. (angl. pressure therapy).* Méthode de traitement des troubles circulatoires des membres au moyen d'un manchon gonflé et dégonflé automatiquement grâce à un dispositif mécanique de compression et de décompression.

PRÉSYNAPTIQUE *adj. (angl. presynaptic).* Qui est situé en amont d'une synapse.

PRÉSYSTOLE *s. f. (angl. presystole).* Période qui précède immédiatement la systole ventriculaire.

PRÉTIBIAL *adj. (angl. pretibial).* Qui est situé en avant du tibia.

PRÉTRACHÉAL *adj. (angl. pretracheal).* Qui est situé en avant de la trachée.

PRÉVALENCE *s. f. (angl. prevalence).* «Nombre des cas de maladies ou des personnes malades, ou de tout autre événement tel qu'un accident, existant ou survenant dans une population déterminée, sans distinction entre les cas nouveaux et les cas anciens» (déf. OMS). Cet indice est largement utilisé en épidémiologie et en statistique sanitaire. À ne pas confondre avec incidence.

PRÉVENTION *s. f. (angl. prevention).* Ensemble des moyens médicaux et médico-sociaux mis en œuvre pour éviter les maladies (prévention primaire), pour empêcher leur aggravation (prévention secondaire), ou pour permettre la réinsertion des malades dans une vie proche de la normale (prévention tertiaire).

PRÉVENTORIUM *s. m. (angl. preventorium).* Établissement réservé aux enfants et aux adolescents présentant une réaction positive à la tuberculine et convalescents d'une primo-infection tuberculeuse.

PRÉVERTÉBRAL *adj. (angl. prevertebral).* Qui est situé en avant d'une vertèbre ou de la colonne vertébrale.

PRÉVÉSICAL *adj. (angl. prevesical).* Qui est situé en avant de la vessie.

PRIMIGESTE *s. f. (angl. primigravida).* Femme qui est enceinte pour la première fois.

PRIMIPARE *s. f. (angl. primipara).* Femme qui accouche pour la première fois.

PRIMITIF *adj. (angl. primitive).* **1.** Se dit d'une lésion, d'un phénomène, qui apparaît en premier et qui est à l'origine d'autres qui lui succèdent. **2.** Idiopathique ou essentiel.

PRIMO-INFECTION *s. f. (angl. primary infection).* Première infection de l'organisme par un micro-organisme. Généralement, ce terme se réfère à la primo-infection tuberculeuse.

PRION *s. m. (angl. prion).* Particule protéique infectieuse, autoréplicable, ne renfermant ni ADN, ni ARN. Les prions sont les agents responsables des encéphalopathies spongiformes (tremblante du mouton, encéphalopathie spongiforme bovine, et chez l'homme maladie de Creutzfeldt-Jakob).

PRISTINAMYCINE *s. f. (angl. pristinamycin).* Antibiotique de la famille des streptogramines actifs sur de nombreux germes, en particulier, le staphylocoque.

PROACCÉLÉRINE *s. f. (angl. proaccelerin).* Le facteur V de la coagulation, qui accélère la transformation de la prothrombine en thrombine.

PROBÉNÉCIDE *s. m. (angl. probenecid).* Dérivé de l'acide benzoïque, qui inhibe le transport tubulaire rénal des acides organiques. Il est utilisé dans le traitement de l'hyperuricémie, et pour obtenir des concentrations plasmatiques de pénicilline plus élevées et plus stables, car il retarde l'excrétion tubulaire de cet antibiotique.

PROCAÏNAMIDE *s. m. (angl. procainamide).* Analogue de la procaïne, dans lequel la liaison ester de cette dernière est remplacée par un radical amide. Elle est utilisée dans le traitement de certaines arythmies cardiaques.

PROCAÏNE *s. f. (angl. procaine).* Anesthésique local, moins toxique que la cocaïne et dépourvu de l'action vasoconstrictive de celle-ci. Il est utilisé pour l'anesthésie par infiltration et pour la rachianesthésie.

PROCARBAZINE *s. f. (angl. procarbazine).* Anticancéreux utilisé dans le traitement de la maladie de Hodgkin, des réticulosarcomes et des lymphosarcomes.

PROCESSUS *s. m. (angl. process).* **1.** Succession de phénomènes, de lésions, de symptômes, etc. **2.** En anatomie, formation constituant le prolongement d'un organe, d'une structure ou d'un os. SYN. *APOPHYSE.* ◇ **CORACOÏDE** *(angl. coracoid —).* Volumineux processus en forme de bec de corbeau, implanté sur la face supérieure du col de la scapula. ◇ **CORONOÏDE DE LA MANDIBULE** *(angl. mandibular coronoid —).* Saillie antérieure du bord supérieur de la branche montante de la mandibule. ◇ **CORONOÏDE DE L'ULNA** *(angl. coronoid — of ulna).* Processus pyramidal quadrangulaire située à l'extrémité supérieure de l'ulna, devant l'olécrâne. ◇ **MASTOÏDE** *(angl. mastoid —).* Volumineuse saillie située en arrière et au-dessous du méat acoustique externe. Il est creusé de cellules mastoïdiennes remplies d'air.

PROCIDENCE *s. f. (angl. procidentia, prolapse).* **1.** Prolapsus d'une partie anatomique ou d'un organe. **2.** En obstétrique, chute d'un organe en avant de la présentation. ◇ **DU CORDON** *(angl. prolapse of the umbilical cord).* Descente du cordon ombilical en avant de la présentation, au cours du travail, après l'ouverture de l'œuf. SYN. *PROLAPSUS DU CORDON.*

PROCLIVE *adj. (angl. anteflexio).* Qui est dirigé en avant. SYN. *ANTÉFLEXION.*

PROCONVERTINE *s. f. (angl. proconvertin).* Le facteur VII de la coagulation qui est activé en convertine.

PROCRÉATION MÉDICALEMENT ASSISTÉE *(angl. assisted reproduction).* Expression désignant l'ensemble des méthodes médicales destinées à faciliter la procréation : stimulation hormonale, insémination artificielle, fécondation *in vitro*, etc. Abréviation : PMA.

PROCTALGIE *s. f. (angl. proctalgia).* Douleur de l'anus ou du segment inférieur du rectum. SYN. *PROCTODYNIE.*

PROCTECTOMIE *s. f. (angl. proctectomy).* Résection d'un segment du rectum.

PROCTITE *s. f. (angl. proctitis).* ☞ *RECTITE.*

PROCTOCÈLE *s. f. (angl. proctocele).* ☞ *RECTOCÈLE.*

PROCTOLOGIE *s. f. (angl. proctology).* Étude des affections du rectum et de l'anus.

PROCTOLOGUE *s. m. (angl. proctologist).* Spécialiste en proctologie.

PROCTOPEXIE *s. f. (angl. proctopexy).* Fixation du rectum à la paroi postérieure de la cavité pelvienne, afin de corriger un prolapsus rectal. SYN. *RECTOPEXIE.*

PROCTOPLASTIE *s. f. (angl. proctoplasty).* Chirurgie plastique du rectum ou de l'anus. SYN. *RECTOPLASTIE.*

PROCTORRAGIE *s. f.* ☞ *RECTORRAGIE.*

PROCTOSCOPIE *s. f. (angl. proctoscopy).* ☞ *RECTOSCOPIE.*

PROCTOSIGMOÏDECTOMIE *s. f. (angl. proctosigmoidectomy).* Résection du rectum et du côlon sigmoïde. SYN. *RECTOSIGMOÏDECTOMIE.*

PROCUBITUS *s. m.* **1.** *(angl. ventral decubitus).* Décubitus ventral. **2.** *(angl. prolapse of the umbilical cord).* Prolapsus du cordon ombilical, alors que les membranes sont intactes.

PRODROGUE *s. f. (angl. prodrug).* Précurseur d'un médicament actif après modification.

PRODROME *s. m. (angl. prodrome).* Signe ou symptôme indiquant le début d'une maladie.

PRODUIT *s. m. (angl. product).* Toute substance fabriquée par un organe ou un tissu et qui ne fait pas partie intégrante et permanente de l'organisme. ◇ **DE CONTRASTE** *(angl. contrast medium).* ☞ *CONTRASTE (PRODUIT DE, SUBSTANCE DE, MILIEU DE).* ◇ **DE CONTRASTE BARYTÉ** *(angl. baryum contrast medium).* Sulfate de baryum sous forme de suspension aqueuse ; il s'utilise essentiellement pour l'exploration radiologique du tube digestif. ◇ **DE CONTRASTE IODÉ** *(angl. iodine contrast medium).* Il existe deux types de produits de contraste iodés : les hydrosolubles, qui peuvent être administrés par voie orale (cholécystographie) ou par voie intraveineuse (pyélographie), et les liposolubles qui sont utilisés pour l'exploration de cavités ne communiquant pas avec le système circulatoire.

PROENZYME *s. f. (angl. proenzyme).* Substance protidique dépourvue d'activité enzymatique, mais qui donne par activation une enzyme active.

PROÉRYTHROBLASTE *s. m. (angl. proerythroblast).* Cellule de la moelle osseuse représentant le premier précurseur de la série érythrocytaire.

PROÉRYTHROCYTE *s. m. (angl. proerythrocyte).* **1.** SYN. *RÉTICULOCYTE.* **2.** SYN. *ÉRYTHROBLASTE.*

PROFLAVINE *s. f. (angl. proflavine).* Antiseptique à usage externe, employé en solution dans le traitement des plaies infectées. SYN. *DIAMINOACRIDINE.*

PROFUS *adj. (angl. profuse).* Se dit des sécrétions et excrétions abondantes, en particulier de la sueur.

PROGESTATIF **1.** *adj. (angl. progestational).* Qui permet la gestation, en provoquant une transformation de la muqueuse utérine favorable à l'implantation de l'œuf. **2.** *s. f. (angl. progestin).* Se dit de la progestérone, hormone naturelle, et de toute substance hormonale naturelle ou synthétique ayant les mêmes propriétés que la progestérone.

PROGESTÉRONE *s. f. (angl. progesterone).* Hormone stéroïde sécrétée par le corps jaune, puis par le placenta, pour préparer l'endomètre à la fixation et au développement de l'ovule fécondé. SYN. *LUTÉINE, HORMONE LUTÉALE.*

PROGNATHISME *s. m. (angl. prognathism).* Proéminence en avant du maxillaire, de la mandibule ou des deux ; dans ce dernier cas, le prognathisme est dit complet.

PROHORMONE *s. f. (angl. prohormone).* Précurseur d'une hormone.

PRO-INSULINE *s. f. (angl. proinsulin).* Macromolécule protéique synthétisée dans les cellules β du pancréas, précurseur de l'insuline.

PROLABÉ *adj. (angl. prolapsed).* Se dit d'un organe déplacé vers le bas à la suite d'un prolapsus.

PROLACTINE *s. f. (angl. prolactin).* Hormone polypeptidique sécrétée par le lobe antérieur de l'hypophyse, qui déclenche la lactation après l'accouchement et empêche l'ovulation. Elle favorise en outre la sécrétion de progestérone, rendant ainsi fonctionnel le corps jaune, d'où son autre appellation d'hormone lutéotrope ou lutéotropine. Abréviation : LTH (de l'anglais *luteotropic hormone*). SYN. *HORMONE GALACTOGÈNE.*

PROLACTINÉMIE *s. f. (angl. prolactinemia).* Taux de prolactine dans le sang.

PROLACTINOME *s. m. (angl. prolactinoma).* Tumeur hypophysaire sécrétant la prolactine. Elle entraîne chez la femme un syndrome aménorrhée-galactorrhée et chez l'homme une diminution de la libido.

PROLANS *s. m. (angl. prolans).* Nom sous lequel Zondek désigna les hormones présentes dans l'urine de la femme enceinte, semblables sous de nombreux aspects aux gonadotrophines hypophysaires, et sécrétées par les villosités chorioniques. ☞ *GONADOTROPHINE.*

PROLANURIE *s. f. (angl. prolanuria).* Présence de prolans dans l'urine.

PROLAPSUS *s. m. (angl. prolapse).* Descente d'un organe ou d'une partie d'organe. ◇ **MITRAL** *(angl. mitral valve —).* Ballonement de la valve mitrale dans l'atrium gauche pendant la systole. ☞ *BARLOW (SYNDROME DE).* ◇ **RECTAL** *(angl. rectal —).* Prolapsus des trois tuniques du rectum à travers l'anus, consécutif à son invagination.

PROLIFÉRATIF *adj. (angl. proliferative).* Qui a les caractères de la prolifération.

PROLIFÉRATION *s. f. (angl. proliferation).* Multiplication de cellules ou de microorganismes.

PROLIFIQUE *adj. (angl. prolific).* Qui a la propriété d'engendrer.

PROLINE *s. f. (angl. proline).* Acide aminé non essentiel, constituant important de la substance collagène du tissu conjonctif.

PROMÉGALOBLASTE *s. m. (angl. promegaloblast).* Cellule de grande taille (25 à 35 μm), précurseur du mégaloblaste.

PROMÉTHAZINE *s. f. (angl. promethazine).* ☞ *PHÉNOTHIAZINE.*

PROMONOCYTE *s. m. (angl. promonocyte).* Cellule de la série monocytaire, intermédiaire entre le monoblaste et le monocyte.

PROMONTOIRE *s. m. (angl. promontory).* Éminence ou saillie osseuse, en particulier celle formée par l'angle sacro-vertébral du bassin.

PROMYÉLOCYTE *s. m. (angl. promyelocyte).* Cellule de la série granulocytaire présente dans la moelle osseuse, intermédiaire entre le myéloblaste et le myélocyte.

PRONATEUR *adj. (angl. pronator).* Se dit d'un muscle qui sert à la pronation.

PRONATION *s. f. (angl. pronation).* **1.** Mouvement de l'avant-bras qui fait exécuter à la main une rotation du dehors en dedans. **2.** Position de la main résultant de ce mouvement (la paume de la main est dirigée vers le bas). ◇ **DOULOUREUSE DE L'ENFANT** *(angl. pulled elbow).* Parésie douloureuse du bras après traction brusque sur le membre supérieur.

PRONÉPHROS *s. m. (angl. pronephros).* Partie antérieure du mésonéphros, qui s'ouvre dans le cloaque par le conduit paramésonéphrique.

PRONORMOBLASTE *s. m. (angl. pronormoblast).* ☞ *PROÉRYTHROBLASTE.*

PRONOSTIC *s. m. (angl. prognosis).* Prévision sur l'évolution d'une maladie, y compris son issue, chez un sujet déterminé.

PRONOSTIQUE *adj. (angl. prognostic).* Qui se rapporte au pronostic ; se dit de certains signes ou symptômes qui permettent de prévoir un résultat probable.

PROPERDINE *s. f. (angl. properdin).* Gammaglobuline présente dans le sérum normal (concentration plasmatique : 20 mg/L). Elle joue un rôle important dans l'immunité naturelle.

PROPHAGE *s. m. (angl. prophage).* Forme non infectieuse d'un bactériophage. Le prophage est le matériel génétique du bactériophage intégré au matériel génétique de la bactérie.

PROPHYLACTIQUE *adj. (angl. prophylactic).* Qui se rapporte à la prophylaxie.

PROPHYLAXIE *s. f. (angl. prophylaxis).* Ensemble des moyens destinés à prévenir l'apparition ou la propagation des maladies. La prophylaxie peut être individuelle ou collective.

PROPOXYPHÈNE *s. m. (angl. propoxyphene).* Analogue structural de la méthadone, utilisé comme analgésique dans les douleurs légères à modérées, parfois en association avec l'aspirine ou le paracétamol.

PROPRANOLOL *s. m. (angl. propranolol).* Médicament antagoniste compétitif des récepteurs bêta-adrénergiques. Il fut le premier composé introduit en clinique et le prototype d'un groupe de médicaments appelés bêta-bloquants. Il est utilisé dans le traitement de l'angor, de certaines arythmies cardiaques, de l'hypertension artérielle, et de la migraine.

PROPRIOCEPTEUR *s. m. (angl. proprioceptor).* Récepteur situé à l'origine des voies de la sensibilité intéroceptive.

PROPRIOCEPTIF *adj. (angl. proprioceptive).* Qui se rapporte au fonctionnement des propriocepteurs. Ex. *réflexe proprioceptif.*

PROPRIOCEPTION *s. f. (angl. proprioception).* Appréciation de la position, de l'équilibre et de ses modifications par le système musculaire, particulièrement lors de la locomotion.

PROPYLTHIO-URACILE *s. m. (angl. propylthiouracil).* Dérivé du thio-uracile, plus efficace et moins toxique que celui-ci à doses thérapeutiques. Il est utilisé dans le traitement des hyperthyroïdies.

PROSÉCRÉTINE *s. f. (angl. prosecretin).* Substance formée au niveau de la muqueuse duodénale, qui se transforme en sécrétine en milieu acide.

PROSENCÉPHALE *s. m. (angl. prosencephalon).* Ensemble des parties de l'encéphale dérivées de la vésicule cérébrale antérieure primitive : les hémisphères cérébraux, les corps striés, les lobes olfactifs, le thalamus, le troisième ventricule et les ventricules latéraux. SYN. *CERVEAU ANTÉRIEUR.*

PROSTACYCLINE *s. f. (angl. prostacyclin).* Substance voisine des prostaglandines, synthétisée dans certaines cellules endothéliales. Elle possède une action vasodilatatrice et antiagrégante plaquettaire. SYN. *PROSTAGLANDINE X, PGI_2.*

PROSTAGLANDINE *s. f. (angl. prostaglandin).* Nom d'ensemble d'une série de composés dérivés de l'acide arachidonique et divisés en 9 classes de PGA à PGI. Leurs effets sont multiples ; elles favorisent l'accouchement, l'agrégation plaquettaire, et jouent un rôle dans l'inflammation et l'immunité ; etc.

PROSTATE *s. f. (angl. prostate).* Organe glandulaire, propre au sexe masculin, qui entoure le col de la vessie et une portion de l'urètre, formé de deux lobes latéraux séparés par un sillon et d'un lobe moyen. Le liquide qu'elle sécrète se mélange avec le sperme au moment de l'éjaculation.

PROSTATECTOMIE *s. f. (angl. prostatectomy).* Ablation partielle ou totale de la prostate.

PROSTATIQUE *(angl. prostatic).* **1.** *adj.* Qui se rapporte à la prostate. **2.** *s. m.* Qui présente une hypertrophie de la prostate.

PROSTATISME *s. m. (angl. prostatism).* Ensemble des troubles urinaires dus à l'hypertrophie de la prostate : besoin impérieux et fréquent d'uriner, avec émission de petites quantités d'urine, affaiblissement du jet urinaire, miction difficile et souvent douloureuse.

PROSTATITE *s. f. (angl. prostatitis).* Inflammation, aiguë ou chronique, de la prostate.

PROSTHÉTIQUE *adj. (angl. prosthetic).* Se dit du groupement non protéique de la molécule des hétéroprotéines ; par exemple, le groupement hème est le groupement prosthétique de l'hémoglobine.

PROSTRATION *s. f. (angl. prostration).* État d'abattement extrême.

PROTAMINE *s. f. (angl. protamine).* Protéine extraite de la laitance de poisson. Elle entre dans la composition de l'insuline retard et son sulfate sert à neutraliser l'effet de l'héparine.

PROTANOMALIE *s. f. (angl. protanomaly).* Dyschromatopsie dans laquelle la perception du rouge est diminuée.

PROTÉASE *s. f. (angl. protease).* Enzyme catalysant l'hydrolyse de liaisons peptidiques de protéines ou de peptides. Les protéases comprennent les protéinases et les peptidases.

PROTÉIDE *s. m. (angl. proteid).* ☞ *PROTÉINE.*

PROTÉINASE *s. f. (angl. proteinase).* Enzyme qui décompose les protéines en leurs éléments constitutifs (peptides et acides aminés).

PROTÉINE *s. f. (angl. protein).* Nom d'ensemble d'un groupe de composés organiques azotés, qui forment les constituants caractéristiques des tissus organiques. Toutes les protéines sont composées de carbone, d'oxygène, d'hydrogène, d'azote, et parfois de soufre, de phosphore ou d'iode. Les protéines sont des macromolécules constituées par la polymérisation d'acides aminés, unis entre eux par des liaisons peptidiques. SYN. *PROTIDE.* ◇ **C** *(angl. C —).* Protéine anticoagulante du plasma, inhibant les facteurs V et VIII. Formée dans le foie, son déficit peut être acquis ou congénital. ◇ **C RÉACTIVE** *(angl. C-reactive —).* Protéine anormale du sérum sanguin, qui apparaît en cas d'inflammation, de nécrose ou de tumeur. L'abréviation correspondante est CRP, du terme anglais *C Reactive Protein.* ◇ **DE BENCE JONES** *(angl. Bence Jones —).* ☞ *BENCE-JONES (ALBUMOSE OU PROTÉINE DE).* ◇ **S** *(angl. S —).* Protéine vitamine K dépendante agissant en synergie avec la protéine C.

PROTÉINÉMIE *s. f. (angl. proteinemia).* Présence de protéines dans le plasma sanguin. SYN. *PROTIDÉMIE.*

PROTÉINORACHIE *s. f.* Présence de protéines dans le liquide céphalorachidien, normalement 0,20 g/L.

PROTÉINOTHÉRAPIE *s. f. (angl. proteinotherapy).* Traitement par injection de protéines étrangères à l'organisme, dans le but de provoquer des réactions qui stimulent les processus de défense (immunitaires) contre les infections. C'est une forme de vaccinothérapie non spécifique.

PROTÉINURIE *s. f. (angl. proteinuria).* Présence de protéines dans l'urine.

PROTÉIQUE *adj. (angl. proteinic).* Qui est de la nature des protéines ; qui se rapporte aux protéines.

PROTÉOLYSAT *s. m. (angl. proteolysate).* Produit résultant d'une protéolyse enzymatique, administré dans les états de dénutrition.

PROTEUS Genre de bactéries à Gram négatif de la famille des *Enterobacteriaceae.*

PROTHÈSE *s. f. (angl. prosthesis).* **1.** Appareil ou dispositif destiné à remplacer un organe, un membre ou un segment de membre. **2.** Partie de la thérapeutique chirurgicale qui a pour objet le remplacement d'un organe ou d'un membre manquant ou défectueux par un appareil. **3.** Appareil ou dispositif médical implantable (habituellement en matière synthétique) que l'on insère dans le corps pour renforcer les tissus lors d'une cure de hernie ou d'éventration. ◇ **OCULAIRE** *(angl. artificial eye).* Œil artificiel.

PROTHÉSISTE *s. f. s. m. (angl. prosthetist).* Technicien qui fabrique les prothèses.

PROTHROMBINASE *s. f. (angl. prothrombinase).* Thromboplastine activée, transformant la prothrombine en thrombine.

PROTHROMBINE *s. f. (angl. prothrombin).* Globuline présente dans le plasma, qui sous l'action de la prothrombinase et du Ca^{++} se transforme en thrombine lors du processus de coagulation. La prothrombine est synthétisée dans le foie, en présence de vitamine K. SYN. *FACTEUR II.*

PROTHROMBINÉMIE *s. f. (angl. plasma prothrombin level).* Taux de la prothrombine dans le plasma sanguin.

PROTIDE *s. m. (angl. protide).* ☞ *PROTÉINE.*

PROTIDÉMIE *s. f. (angl. protidemia).* ☞ *PROTÉINÉMIE.*

PROTIDIQUE *adj. (angl. proteinic).* Qui est de la nature des protides, qui se rapporte aux protides.

PROTIDOGRAMME *s. m. (angl. proteinogram).* Répartition des différentes fractions des protéines du sérum (albumine, alphaglobulines, bêtaglobulines, gammaglobulines), après fractionnement par électrophorèse. SYN. *PROTÉINOGRAMME.*

PROTODIASTOLIQUE *adj. (angl. protodiastolic).* Qui se situe dans la première partie de la diastole ventriculaire.

PROTONEURONE *s. m. (angl. protoneuron).* Neurone, constituant le premier relais d'une voie nerveuse.

PROTONTHÉRAPIE *s. f. (angl. proton radiation therapy).* Radiothérapie utilisant les protons accélérés.

PROTOPLASME *s. m. (angl. protoplasm).* Substance constitutive des cellules, de consistance plus ou moins liquide, de structure colloïdale et de composition chimique très complexe. Elle contient une grande quantité d'eau dans laquelle sont dissous ou en suspension des corps organiques et des sels inorganiques. Le protoplasme comprend le cytoplasme et le noyau.

PROTOSYSTOLIQUE *adj. (angl. protosystolic).* Qui se situe dans la première partie de la systole ventriculaire.

PROTOXYDE D'AZOTE *(angl. nitrous oxide).* Gaz (N_2O) utilisé en anesthésie.

PROTRACTION *s. f. (angl. protraction).* Traction vers l'avant, en particulier de la langue ou de la mandibule.

PROTRUSION *s. f. (angl. protrusion).* État anormal d'un organe ou d'une partie d'organe qui se trouve poussé en avant.

PROTUBÉRANCE *s. f. (angl. protuberance).* Structure anatomique saillante. ☞ *PONT.*

PROVIRUS *s. m. (angl. provirus).* Fragment viral d'acide nucléique, intégré au génome d'une cellule et transmis avec celui-ci lors de la division cellulaire.

PROVITAMINE *s. f. (angl. provitamin).* Précurseur d'une vitamine. ◇ **A** *(angl. — A).* ☞ *CAROTÈNE.* ◇ **D2** *(angl. — D2).* ☞ *ERGOSTÉROL.*

PROXIMAL *adj. (NA. proximalis). (angl. proximal).* Qui est le plus proche du centre ou de la ligne médiane (du corps ou d'un organe). S'oppose à distal.

PRURIGÈNE *adj. (angl. pruriginous).* Qui provoque le prurit.

PRURIGINEUX *adj. (angl. pruriginous).* Qui s'accompagne de démangeaisons.

PRURIGO *s. m. (angl. prurigo).* Groupe de diverses dermatoses caractérisées essentiellement par un prurit violent et par des lésions papuleuses.

PRURIT *s. m. (angl. pruritus).* Sensation de démangeaison cutanée. ◇ **SÉNILE** *(angl. senile —).* Prurit survenant chez les sujets âgés, généralement lié à l'atrophie cutanée de la vieillesse.

PSA ☞ *ANTIGÈNE PROSTATIQUE SPÉCIFIQUE.*

PSEUDARTHROSE *s. f. (angl. pseudarthrosis).* Constitution d'une fausse articulation, pathologique, entre les fragments osseux d'une fracture non consolidée.

PSEUDO-HERMAPHRODISME *s. m. (angl. pseudohermaphrodism).* État caractérisé par la présence chez un même individu de glandes sexuelles appartenant à un sexe et d'organes génitaux externes ou de caractères sexuels secondaires typiques de l'autre sexe.

PSEUDO-HYPERALDÉRONISME *(angl. pseudohyperaldosteronism).* Affection congénitale à transmission autosomique dominante caractérisée par une insensibilité des tubes rénaux à l'aldostérone, avec pour conséquence une perte rénale importante de sodium.

PSEUDO-HYPERKALIÉMIE *s. f. (angl. pseudohyperkaliemia).* Artefact de laboratoire : augmentation du potassium sérique et plasmatique par libération du potassium intracellulaire quelques heures après le prélèvement sanguin.

PSEUDOMEMBRANE *s. f. (angl. pseudomembrane).* Exsudat fibrineux ou fibrinoleucocytaire, déposé sous forme de lambeaux fermes à la surface d'une muqueuse ou d'une séreuse enflammées.

PSEUDOMONAS Genre de bactéries dont certaines espèces sont pathogènes pour les animaux et l'homme.

PSEUDOPODE *s. m. (angl. pseudopod).* Prolongement protoplasmique transitoire d'une cellule mobile (amibe, leucocyte), qui sert à la locomotion.

PSITTACISME *s. m. (angl. psittacism).* Trouble du langage avec répétition de phrases non comprises.

PSITTACOSE *s. f. (angl. psittacosis).* Maladie infectieuse des psittacidés (perroquets et perruches) transmissible à l'homme, causée par *Chlamydia psittaci*. Elle est caractérisée par un état fébrile et des infiltrats pulmonaires. Elle réagit bien à l'administration de tétracyclines.

PSOAS *s. m. (angl. psoas).* Muscle de la partie antérieure de la cuisse et qui forme avec le muscle iliaque le muscle psoas-iliaque.

PSOÏTIS *s. f. (angl. psoitis).* Inflammation du muscle psoas entraînant une attitude caractéristique de la cuisse en flexion, abduction et rotation interne.

PSORALÈNES *s. m. (angl. psoralens).* Nom générique d'un groupe de constituants de certaines plantes. L'utilisation de substances (parfums, médicaments) contenant des psoralènes peut provoquer des dermatites phototoxiques lors d'une exposition au soleil. L'utilisation des psoralènes associée aux rayons UV constitue la PUVAthérapie.

PSORIASIS *s. m. (angl. psoriasis).* Dermatose érythématosquameuse d'étiologie inconnue, à évolution chronique, caractérisée par des plaques rouges bien circonscrites, recouvertes de squames blanches. Les lésions siègent surtout aux coudes, aux genoux, au cuir chevelu, mais peuvent parfois atteindre tout le corps.

PSYCHANALYSE *s. f. (angl. psychoanalysis).* Méthode d'investigation de la vie psychique et de psychothérapie, imaginée par Freud, basée sur l'interprétation des contenus latents (inconscients) qui s'expriment par les mots et les différents comportements d'un sujet. La technique psychanalytique se déroule selon la méthode de l'association libre, l'analyse des rêves, des lapsus, etc., et passe par le cadre et l'étude de la relation transférentielle.

PSYCHANALYSTE *s. m. (angl. psychoanalyst).* Spécialiste habilité à pratiquer la psychanalyse.

PSYCHASTHÉNIE *s. f. (angl. psychasthenia).* État de névrose caractérisé par une angoisse morbide, une indécision, des ruminations mentales, et des sentiments d'irréalité et de dépersonnalisation dans les cas graves.

PSYCHÉDÉLIQUE *adj. (angl. psychedelic).* Se dit des états mentaux comportant une augmentation et une altération de la sensibilité, des hallucinations et une modification de l'humeur (euphorie ou dépression). Ce terme s'applique notamment aux phénomènes psychiques provoqués par certaines drogues hallucinogènes (LSD, mescaline, etc.) et aux actes réalisés dans un tel état.

PSYCHIATRE *s. m. (angl. psychiatrist).* Médecin spécialisé en psychiatrie.

PSYCHIATRIE *s. f. (angl. psychiatry).* Branche de la médecine qui traite des maladies et des troubles psychiques. ◇ **INFANTILE** (angl. *child —*). Branche de la psychiatrie qui se consacre au diagnostic et au traitement des maladies mentales infantiles. ◇ **MÉDICOLÉGALE** *(angl. forensic —).* Branche de la psychiatrie qui traite des aspects légaux de la maladie mentale.

PSYCHOANALEPTIQUE *s. m. (angl. psychostimulant).* Tout médicament qui stimule l'activité mentale (antidépresseurs, psychotoniques).

PSYCHODRAME *s. m. (angl. psychodrama).* Méthode diagnostique et psychothérapeutique caractérisée par la dramatisation (représentation théâtrale) de situations réelles ou imaginées par les patients.

PSYCHOGÈNE *adj. (angl. psychogenic).* Qui a une cause psychique.

PSYCHOLEPSIE *s. f. (angl. psycholepsy).* Baisse soudaine de la tension psychique.

PSYCHOLEPTIQUE *s. m.* Tout médicament qui diminue l'activité mentale (baisse de la vigilance, réduction de l'activité intellectuelle, atténuation de la tension émotionnelle). Les psycholeptiques comprennent les hypnotiques, les neuroleptiques et les anxiolytiques.

PSYCHOLOGIE *s. f. (angl. psychology).* Science qui étudie le comportement, le psychisme avec ses processus, chez le sujet normal.

PSYCHOLOGUE *s. m. (angl. psychologist).* Spécialiste de la psychologie.

PSYCHOMÉTRIE *s. f. (angl. psychometry).* Ensemble des tests servant à évaluer la capacité intellectuelle et le fonctionnement mental, en particulier l'évaluation chiffrée des fonctions cognitives et instrumentales.

PSYCHOMOTEUR *adj. (angl. psychomotor).* Qui se rapporte aux effets moteurs liés à l'activité psychique.

PSYCHOMOTRICITÉ *s. f. (angl. psychomotricity).* Ensemble des fonctions motrices intégrées dans l'activité psychique et adaptées aux besoins de la vie relationnelle.

PSYCHOPATHE *s. m.* Individu qui est atteint d'une psychopathie.

PSYCHOPATHIQUE *adj.* Qui se rapporte à une maladie mentale ; qui a les caractères d'une psychopathie.

PSYCHOPATHOLOGIE *s. f. (angl. psychopathology).* Branche de la psychologie qui étudie la cause et la nature des perturbations du comportement humain et des maladies mentales.

PSYCHOPHARMACOLOGIE *s. f. (angl. psychopharmacology).* Branche de la pharmacologie qui étudie l'action des médicaments sur les processus psychiques.

PSYCHOPHYSIOLOGIE *s. f. (angl. psychophysiology).* Étude physiologique des processus mentaux.

PSYCHOSE *s. f. (angl. psychosis).* Terme général qui s'applique aux troubles mentaux dans lesquels on note une désorganisation profonde de la personnalité, des altérations du jugement critique et du raisonnement, des troubles de la pensée, des idées et des constructions délirantes, et souvent des perturbations de la perception sensorielle (hallucinations). ◇ **DÉLIRANTE AIGUË OU SUBAIGUË** *(angl. acute delusional disorder).* Sous ce terme sont regroupées : la bouffée délirante aiguë ; les psychoses délirantes du post-partum ; les poussées délirantes inaugurant une psychose chronique (schizophrénie). ◇ **HALLUCINATOIRE CHRONIQUE** Psychose caractérisée par des interprétations délirantes à type d'idées de persécution et des hallucinations. ◇ **INFANTILE** *(angl. infantile —).* Terme qui englobe les psychoses d'apparition précoce dans l'enfance. ◇ **MANIACODÉPRESSIVE** *(angl. maniac depressive —).* Psychose dans laquelle se succèdent des accès de manie alternant avec des accès mélancoliques, à intervalles irréguliers, et séparés par des périodes d'une certaine stabilité psychique. ◇ **PUERPÉRALE** *(angl. puerperal —).* Ensemble des troubles psychotiques survenant au cours de la gestation, de l'accouchement ou du post-partum.

PSYCHOSOMATIQUE *adj. (angl. psychosomatic).* Qui se rapporte à l'influence du psychisme sur l'organisme.

PSYCHOTHÉRAPIE *s. f. (angl. psychotherapy).* Toute méthode thérapeutique des troubles mentaux, reposant sur des procédés psychiques, dans le cadre du lien existant entre le patient et le psychothérapeute, et pouvant être effectuée sous forme individuelle ou en groupe.

PSYCHOTIQUE *adj. (angl. psychotic).* **1.** Qui se rapporte à la psychose. **2.** Qui est atteint d'une psychose. S'utilise aussi comme substantif.

PTÉRYGION *s. m. (angl. pterygium).* Épaississement de la conjonctive de forme triangulaire, pouvant envahir la cornée et gêner la vision.

PTOSE *s. f. (angl. ptosis).* Descente ou position anormalement basse d'un organe ou d'une structure organique.

PTOSIS *s. m. (angl. ptosis).* Chute plus ou moins marquée de la paupière supérieure, avec impossibilité de la relever, due à une paralysie du muscle releveur de la paupière. SYN. *BLÉPHAROPTOSE.*

PTYALINE *s. f. (angl. ptyalin).* Enzyme salivaire qui transforme l'amidon en dextrose et maltose.

PTYALISME *s. m. (angl. ptyalism).* Sécrétion excessive de salive. SYN. *SIALORRHÉE.*

PUBALGIE *s. f. (angl. pubalgia).* Douleur localisée à la région pubienne. Elle est observée surtout chez les sportifs.

PUBARCHE *s. f. (angl. pubarche).* Date d'apparition de la pilosité pubienne.

PUBÈRE *adj. (angl. pubertal).* Qui a atteint l'âge de la puberté.

PUBERTAIRE *adj. (angl. pubertal).* Qui se rapporte à la puberté.

PUBERTÉ *s. f. (angl. puberty).* Période de la vie pendant laquelle un individu acquiert la maturité sexuelle : développement des organes génitaux (apparition des règles chez la fille, production de spermatozoïdes chez le gaçon), apparition des caractères sexuels secondaires. ◇ **PRÉCOCE** *(angl. sexual precocity).* Puberté dont les signes caractéristiques se manifestent avant l'âge habituel, et qui peut avoir des origines diverses (tumeur hypophysaire, affection corticosurrénalienne, etc.).

PUBIEN *adj. (angl. pubic).* Qui se rapporte au pubis.

PUBIOTOMIE *s. f. (angl. pubiotomy).* Section du pubis en dehors de la symphyse.

PUBIS *s. m. (angl. pubis).* Partie antéro-inférieure de l'os coxal.

PUCE *s. f. (angl. flea).* Insecte hématophage, parasite de l'homme et des animaux, pouvant transmettre différentes maladies infectieuses.

PUDENDAL *adj. (angl. pudendal).* Qualifie certains vaisseaux et certains nerfs des organes génitaux externes. SYN. *HONTEUX.*

PUÉRICULTRICE *s. f. (angl. pediatric nurse).* Infirmière spécialisée s'occupant des jeunes enfants (dans les crèches, par exemple).

PUÉRICULTURE *s. f. (angl. well-baby care).* Ensemble des moyens et méthodes susceptibles d'assurer un développement physique et psychique normal de l'enfant du premier âge (de la naissance jusqu'à 4-5 ans).

PUÉRIL *adj. (angl. puerile).* Qui est propre à l'enfant, à l'enfance.

PUÉRILISME *s. m. (angl. puerilism).* État caractérisé par une régression de la mentalité vers celle de l'enfant. Contrairement à l'infantilisme, il ne comporte pas obligatoirement un retard du développement physique.

PUERPÉRAL *adj. (angl. puerperal).* Qui se rapporte à la période qui suit l'accouchement. Ex. *infection puerpérale.*

PUERPÉRALITÉ *s. f. (angl. puerperium).* Période qui va de l'acccouchement au retour à l'état physiologiquement normal, en général à la réapparition des règles. SYN. *ÉTAT PUERPÉRAL.*

PULLULATION *s. f. (angl. pullulation).* Multiplication rapide de micro-organismes, de parasites ou des éléments d'un tissu.

PULMONAIRE *adj. (angl. pulmonary).* Qui se rapporte au poumon.

PULPATION *s. f.* En pharmacie, réduction en pulpe de substances végétales.

PULPE *s. f. (angl. pulp).* **1.** Structure organique molle et charnue. **2.** Préparation pharmaceutique de consistance molle obtenue à partir de substances végétales. ◇ **DENTAIRE** *(angl. dental —).* Tissu conjonctif mou, riche en vaisseaux sanguins et en nerfs, dont dépend la vie de la dent, qui occupe la cavité centrale (chambre pulpaire) et les canaux radiculaires. ◇ **DES DOIGTS** *(angl. digital —).* Partie molle, charnue, de la face palmaire des extrémités des doigts.

PULPECTOMIE *s. f. (angl. pulpectomy).* **1.** Excision totale de la pulpe dentaire. **2.** Ablation du testicule en ne conservant que l'albuginée notamment dans le cancer prostatique.

PULPITE *s. f. (angl. pulpitis).* Inflammation de la pulpe dentaire.

PULSATILE *adj. (angl. pulsatile).* Qui est animé de pulsations ou battements rythmiques, ou qui dépend des battements cardiaques. Ex. *tumeur pulsatile.*

PULSATION *s. f. (angl. pulsation).* Battement rythmique du cœur, d'une artère ou du pouls.

PULSION *s. f. (angl. drive).* Concept psychanalytique qui désigne, au sein de la compréhension de la sexualité humaine, l'impulsion énergétique qui naît des états d'excitation et de tension corporelle et qui a pour but la suppression de cette tension, grâce à un objet.

PULTACÉ *adj. (angl. pultaceous).* Qui a la consistance et l'aspect d'une bouillie. Ex. *exsudat pultacé.*

PULVÉRISATION *s. f. (angl. pulverization).* **1.** Réduction d'une substance solide à l'état de poudre. **2.** Projection uniforme à l'aide d'un pulvérisateur d'une poudre ou d'une solution, sur les vêtements ou sur les téguments par exemple.

PUNAISE *s. f. (angl. bedbug).* Insecte parasite (*Cimex lectularius*), responsable de la transmission de différentes infections, en particulier certaines rickettsioses.

PUPILLE *s. f. (angl. pupil).* Ouverture dilatable et contractile du centre de l'iris, par laquelle passent les rayons lumineux.

PUPILLOMÉTRIE *s. f. (angl. pupillometry).* Mesure du diamètre pupillaire par l'intermédiaire d'un appareil, le pupillomètre.

PURGATIF *s. m. (angl. purgative).* Médicament qui, administré par voie orale, a une action évacuatrice du contenu intestinal. Les purgatifs reçoivent différents noms selon la modalité de leur action : hydragogues, cholagogues, drastiques.

PURGATION *s. f. (angl. purgation).* Évacuation du contenu intestinal après administration de purgatifs.

PURGE *s. f. (angl. purge).* SYN. (populaire de) *PURGATIF.*

PURIFORME *adj. (angl. puriform).* Qui ressemble au pus.

PURINE *s. f. (angl. purine).* Composé fondamental des bases puriques, qui comprennent l'adénine et la guanine et qui entrent dans la composition des nucléotides.

PURIQUE *adj. (angl. puric).* Qui se rapporte à la purine ou à ses dérivés.

PURPURA *s. m. (angl. purpura).* Taches cutanées rouges, constituées par de petites extravasations sanguines sous-cutanées. Ces taches ne s'effacent pas à la pression. Le purpura est un symptôme observé dans diverses maladies. ◇ **FULMINANS** *(angl. — fulminans).* Affection très grave, caractérisée par l'apparition de nombreuses ecchymoses disséminées, compliquant une maladie infectieuse, en particulier la septicémie méningococcique. ◇ **RHUMATOÏDE** *(angl. Henoch-Schönlein purpura).* Affection de l'enfant et de l'adolescent associant purpura des membres inférieurs, arthralgies et glomérulo-néphrite. ◇ **THROMBOPÉNIQUE** *(angl. thrombocytopenic —).* Apparition soudaine de pétéchies et d'hémorragies des muqueuses, avec thrombopénie et anomalies plaquettaires, évoluant par poussées de gravité variable. SYN. *PURPURA HÉMORRAGIQUE, PURPURA THROMBOCYTOPÉNIQUE.*

PUS *s. m. (angl. pus).* Liquide plus ou moins épais, de couleur variable, résultant d'une inflammation aiguë ou chronique, constitué d'une partie liquide ou sérum et d'une partie solide formée par des leucocytes plus ou moins altérés, des particules de graisse, des acides gras et des micro-organismes.

PUSTULE *s. f. (angl. pustule).* Lésion cutanée caractérisée par un soulèvement épidermique contenant un liquide purulent.

PUSTULOSE *s. f. (angl. pustulosis).* Affection caractérisée par la formation de nombreuses pustules.

PUTRÉFACTION *s. f. (angl. putrefaction).* Processus de décomposition des matières organiques animales ou végétales.

PUTRESCIBLE *adj. (angl. putrescent).* Qui est susceptible de subir la putréfaction.

PUTRIDE *adj. (angl. putrid).* **1.** Qui est caractérisé ou produit par la putréfaction. **2.** Qui dégage une odeur rappelant celle de la putréfaction.

PUVAthérapie *(angl. PUVA therapy).* ☞ *PSORALÈNES.*

PYCNIQUE *adj. (angl. pyknic).* Qui est caractérisé par un corps trapu avec une tendance à l'embonpoint. Se dit d'un type morphologique.

PYCNOÏDE *adj. (angl. pyknomorphous).* Forme épaisse et large.

PYCNOSE *s. f. (angl. pyknosis).* État du noyau de la cellule en dégénérescence.

PYCNOTIQUE *adj.* Relatif ou affecté par la pycnose.

PYÉLECTASIE *s. f. (angl. pyelectasis).* Dilatation du pelvis rénal.

PYÉLIQUE *adj. (angl. pyelic).* Qui se rapporte au pelvis rénal.

PYÉLITE *s. f. (angl. pyelitis).* Infection inflammatoire aiguë ou chronique de la muqueuse qui tapisse le pelvis rénal, due souvent au colibacille, et associée soit à une infection rénale (pyélonéphrite), soit à une infection de la vessie (pyélocystite).

PYÉLOCALICIEL *adj. (angl. pyelocaliceal).* En rapport avec le pelvis rénal et les calices rénaux.

PYÉLOCYSTITE *s. f. (angl. pyelocystitis).* Inflammation du pelvis rénal et de la vessie.

PYÉLOGRAMME *s. m. (angl. pyelogram).* Cliché obtenu par la pyélographie.

PYÉLOGRAPHIE *s. f. (angl. pyelography).* Radiographie du rein et des uretères après injection d'un produit de contraste. ◇ **ASCENDANTE** *(angl. ascending —).* Pyélographie après injection d'un produit de contraste par voie urétérale. SYN. *PYÉLOGRAPHIE RÉTROGRADE.*

PYÉLOLITHOTOMIE *s. f. (angl. pyelolithotomy).* Pyélotomie pratiquée pour extraire un ou plusieurs calculs situés dans le pelvis rénal.

PYÉLONÉPHRITE *s. f. (angl. pyelonephritis).* Affection inflammatoire d'origine bactérienne intéressant le pelvis rénal et le parenchyme rénal (système tubulaire et tissu interstitiel).

PYÉLOPLASTIE *s. f. (angl. pyeloplasty).* Chirurgie plastique pratiquée sur le pelvis rénal.

PYLÉPHLÉBITE *s. f. (angl. pylephlebitis).* Phlébite de la veine porte ou de ses branches.

PYLÉTHROMBOSE *s. f. (angl. pylethrombosis).* Thrombose de la veine porte.

PYLORE *s. m. (NA. pylorus). (angl. pylorus).* Orifice de sortie de l'estomac, par lequel celui-ci communique avec le duodénum.

PYLORECTOMIE *s. f. (angl. pylorectomy).* Résection du pylore.

PYLORIQUE *adj. (angl. pyloric).* Qui se rapporte au pylore.

PYLORODUODÉNITE *s. f. (angl. pyloroduodenitis).* Inflammation de la muqueuse du pylore et de la muqueuse du duodénum.

PYLOROGASTRECTOMIE *s. f. (angl. pylorogastrectomy).* Toute résection de la portion distale de l'estomac comprenant le pylore. SYN. *GASTROPYLORECTOMIE.*

PYLOROPLASTIE *s. f. (angl. pyloroplasty).* Chirurgie plastique du pylore pratiquée en prévention de la stase gastrique lors des vagotomies ou en cas de sténose.

PYOCÉPHALIE *s. f. (angl. pyocephalus).* Présence de pus dans les ventricules cérébraux.

PYOCHOLÉCYSTITE *s. f. (angl. purulent cholecystitis).* Cholécystite purulente.

PYOCYANIQUE (BACILLE) *(angl. pyocyanic).* Terme désignant *Pseudomonas aeruginosa.*

PYODERMITE *s. f. (angl. pyoderma).* Toute infection cutanée purulente : furoncle, impétigo, sycosis, etc.

PYOGÈNE *adj. (angl. pyogenic).* Qui provoque la formation de pus, la suppuration. Se dit surtout de certains micro-organismes (streptocoque, staphylocoque).

PYOHÉMIE *s. f. (angl. pyemia).* ☞ *SEPTICOPYOHÉMIE.*

PYONÉPHRITE *s. f. (angl. pyonephritis).* Néphrite due à la présence de petits abcès à germes pyogènes au sein du parenchyme rénal.

PYONÉPHROSE *s. f. (angl. pyonephrosis).* Affection rénale caractérisée par des collections de pus dans le pelvis rénal, les calices et le parenchyme rénal.

PYOPÉRICARDE *s. m. (angl. pyopericardium).* Collection de pus dans le péricarde.

PYOPÉRICARDITE *s. f. (angl. pyopericarditis).* Péricardite purulente.

PYOPÉRITOINE *s. m. (angl. pyoperitoneum).* Collection de pus dans la cavité péritonéale.

PYOPÉRITONITE *s. f. (angl. pyoperitonitis).* Péritonite purulente.

PYOPHYLACTIQUE *adj. (angl. pyophylactic).* Qui confère une protection contre les infections purulentes.

PYOPNEUMOTHORAX *s. m. (angl. pyopneumothorax).* Collection de pus et de gaz dans la cavité pleurale.

PYORRHÉE *s. f. (angl. pyorrhea).* Écoulement de pus. ◇ **ALVÉOLODENTAIRE** *(angl. — alveolaris).* Infection chronique purulente des éléments de soutien des dents.

PYOSALPINX *s. m. (angl. pyosalpinx).* Collection de pus dans la trompe utérine.

PYOSCLÉROSE *s. f. (angl. pyosclerosis).* Suppuration chronique au sein d'un tissu scléreux.

PYOSEPTICÉMIE *s. f. (angl. pyosepticemia).* ☞ *SEPTICOPYOHÉMIE.*

PYOSTERCORAL *adj.* Caractérise des excréments purulents.

PYOTHORAX *s. m. (angl. pyothorax).* Collection de pus dans la cavité pleurale, généralement secondaire à une pneumopathie aiguë. SYN. *PLEURÉSIE PURULENTE.*

PYRAMIDAL *adj. (angl. pyramidal).* Qui se rapporte à une pyramide ; en forme de pyramide. ◇ **(OS)** ☞ *TRIQUETRUM.* ◇ **(SYNDROME)** *(angl. pyramidal syndrome).* Syndrome correspondant à une atteinte du faisceau pyramidal, du cortex cérébral à la moelle. Il associe déficit moteur et troubles du tonus.

PYRAMIDE *s. f. (angl. pyramid).* Nom de différentes structures anatomiques dont la forme rappelle cette figure géométrique.

PYREXIE *s. f. (angl. pyrexia).* État fébrile.

PYRIDOXINE *s. f. (angl. pyridoxine).* ☞ *VITAMINE B6.*

PYRIMÉTHAMINE *s. f. (angl. pyrimethamine).* Substance employée dans la prophylaxie et le traitement du paludisme. Elle est utilisée également dans la toxoplasmose.

PYRIMIDINE *s. f. (angl. pyrimidine).* Composé azoté dont dérivent les bases pyrimidiques (thymine, cytosine, uracile) entrant dans la constitution des acides nucléiques.

PYROMANE *s. m. (angl. pyromaniac).* Individu atteint de pyromanie.

PYROMANIE *s. f. (angl. pyromania).* **1.** Attirance morbide pour le feu. **2.** Besoin irrésistible d'allumer des incendies.

PYROSIS *s. m. (angl. pyrosis).* Sensation de brûlure qui part de l'épigastre et remonte le long de l'œsophage vers le pharynx. Elle s'accompagne de régurgitations acides témoignant d'un reflux gastro-œsophagien.

PYRUVICÉMIE *s. f. (angl. pyruvemia).* Teneur du sang en acide pyruvique.

PYURIE *s. f. (angl. pyuria).* Présence de pus dans l'urine.

Q (fièvre) *(angl. Q fever).* ☞ *FIÈVRE Q.*

QI *(angl. IQ).* Abréviation de quotient intellectuel.

QR Abréviation de quotient respiratoire.

QRS (complexe) ☞ *COMPLEXE VENTRICULAIRE.*

QS Dans les préparations magistrales, abréviation de *quantité suffisante.* Elle indique la quantité d'excipient à ajouter aux principes médicamenteux (en spécifiant après l'abréviation, en grammes ou en millilitres, le poids ou le volume total de la préparation). On écrit aussi QSP, abréviation de *quantité suffisante pour.*

QUADRANOPSIE *s. f. (angl. quadrantanopia).* Absence de vision dans un quart du champ visuel. SYN. *TÉTRANOPSIE, HÉMIANOPSIE EN QUADRANT.*

QUADRANTECTOMIE *s. m. (angl. quadrantectomy).* Ablation d'un quadrant du sein pour cancer.

QUADRICEPS *s. m. (angl. quadriceps muscle).* Muscle de la face antérieure de la cuisse constitué des muscles droit de la cuisse, vaste médial, vaste latéral et vaste intermédiaire. Il s'insère par l'intermédiaire d'un tendon commun sur la patella et sur la tubérosité antérieure du tibia.

QUADRIJUMEAUX *s. m. (angl. quadrigeminal).* ☞ *QUADRUPLÉS.* <> **(TUBERCULES)** *(angl. — bodies).* ☞ *COLLICULI.*

QUADRIPARE *s. f. (angl. quadripara).* Femme qui a accouché quatre fois ou qui a donné naissance à des quadruplés.

QUADRIPARÉSIE *s. f. (angl. paresis of four limbs).* Parésie des quatre membres.

QUADRIPLÉGIE *s. f. (angl. quadriplegia).* Paralysie des quatre membres. SYN. *TÉTRAPLÉGIE.*

QUADRUPLÉS *s. m. (angl. quadruplets).* Les quatre enfants provenant d'une même grossesse. SYN. *QUADRIJUMEAUX.*

QUARANTAINE *s. f. (angl. quarantine).* Période d'isolement (anciennement de 40 jours) à laquelle on soumet les personnes provenant de zones ou de pays où règnent certaines maladies contagieuses.

QUARANTENAIRE (MALADIE) *(angl. quarantinable disease).* Nom donné à chacune des maladies contre lesquelles tous les états sont habilités, en vertu du réglement sanitaire international, à prendre des mesures de protection (vaccination, isolement, etc.) à l'égard des voyageurs pénétrant sur leur territoire en provenance d'une zone endémique. Il s'agit des maladies dites pestilentielles (choléra, peste, fièvre jaune, variole et fièvres récurrentes).

QUATRIÈME MALADIE *(angl. fourth disease, Dukes' disease).* Maladie de Dukes-Filatow (rubéole scarlatiniforme).

QUATRIÈME PAIRE CRÂNIENNE *(angl. trochlear nerve, fourth cranial nerve).* Nerf trochléaire.

QUECKENSTEDT (ÉPREUVE DE) *(angl. Queckenstedt's test).* Une compression bilatérale des veines jugulaires augmente la pression du liquide céphalorachidien chez l'individu normal, jusqu'à l'arrêt de l'épreuve. En cas d'obstacle dans le canal rachidien, la compression des veines ne modifie pas la pression. SYN. *ÉPREUVE DE QUECKENSTEDT-STOOKEY.*

QUEENSLAND (FIÈVRE DU) ☞ *FIÈVRE Q.*

QUÉRULENCE *s. f. (angl. quarelsomeness).* Tendance pathologique à protester contre des injustices réelles ou imaginaires.

QUEUE *s. f. (angl. tail).* Extrémité d'une structure anatomique ou d'un organe, par opposition à l'autre extrémité, appelée tête.

⟡ **DE CHEVAL** *s. f. (angl. cauda equina).* Ensemble constitué par les racines nerveuses lombales, sacrales et coccygiennes, à l'extrémité inférieure du canal vertébral. ⟡ **DE CHEVAL (SYNDROME DE LA)** *(angl. cauda equina syndrome).* Atteinte sensitivomotrice de L2 à S5, comportant des douleurs pluriradiculaires des membres inférieurs, de la région périnéale et des organes génitaux, avec anesthésie, paralysie flasque complète et troubles génitosphinctériens. ⟡ **DU PANCRÉAS** *(angl. — of pancreas).* Fine extension du pancréas vers la gauche.

QUICK (TEMPS DE) *(angl. prothrombin time, PT).* Temps de coagulation d'un plasma oxalaté puis recalcifié en présence d'un excès de thromboplastine. Le temps de Quick normal est de 12 à 13 secondes. Son allongement est proportionnel à l'abaissement du taux de la prothrombine, ainsi que des taux de la proaccélérine, de la proconvertine et du facteur Stuart. SYN. *TEMPS DE PROTHROMBINE.*

QUINACRINE *s. f. (angl. quinacrine).* Substance utilisée comme antipaludique et comme ténicide. En raison de ses effets toxiques, son utilisation est aujourd'hui très restreinte. SYN. *MÉPACRINE.*

QUINCKE (MALADIE OU ŒDÈME DE) *(angl. angioedema, Quincke's edema).* Forme d'urticaire caractérisée par un œdème d'apparition soudaine et localisé sur le visage, le cou et parfois le larynx (en particulier dans la forme héréditaire). SYN. *ŒDÈME ANGIONEUROTIQUE.*

QUINIDINE *s. f. (angl. quinidine).* Alcaloïde du quinquina. Ses propriétés pharmacodynamiques sont analogues à celles de la quinine. La quinidine est utilisée, sous forme de sulfate, dans le traitement de certains troubles du rythme (prévention des récidives) et en cas de tachychardie ventriculaire et supraventriculaire.

QUINIDINÉMIE *s. f. (angl. quinidinemia).* Taux sanguin de quinidine.

QUININE *s. f. (angl. quinine).* Alcaloïde principal de l'écorce de quinquina. Sa principale application en thérapeutique est le traitement du paludisme (principalement le paludisme à *Plasmodium falciparum*), dont elle est le médicament spécifique. Elle est aussi utilisée comme antipyrétique, et contre les crampes musculaires.

QUININISATION *s. f. (angl. quininization).* Utilisation thérapeutique de la quinine, en particulier comme traitement préventif dans les pays où règne le paludisme endémique. SYN. *QUINISATION.*

QUININISME *s. m. (angl. cinchonism).* Intoxication par les sels de quinine, caractérisée par une céphalalgie, des bourdonnements d'oreilles, une surdité transitoire et des manifestations cérébrales. SYN. *QUINISME.*

QUINIQUE *adj. (angl. quinic).* Qui se rapporte à la quinine ou au quinquina.

QUINOLÉINE *s. f. (angl. quinoline).* Composé qui possède des propriétés antiseptiques et antipyrétiques. La quinoléine et ses dérivés sont utilisés comme antipaludiques.

QUINOLONE *s. f. (angl. quinolone).* Famille d'antibactériens de synthèse. Le premier produit utilisé fut l'acide nalidixique. La péfloxacine, l'ofloxacine et la norfloxacine sont de nouvelles quinolones, dites fluoroquinolones, largement utilisées.

QUINQUINA *s. m. (angl. quinquina, cinchona).* Écorce des arbres du genre *Chinchona*. Le quinquina renferme plusieurs alcaloïdes, parmi lesquels les principaux sont la quinine, la quinidine, la cinchonine et la cinchonidine.

QUINTE *s. f. (angl. coughing fit).* Accès de toux prolongé. À l'origine, « toux de la cinquième heure du matin », décrite autrefois chez les tuberculeux. Désigne actuellement l'accès typique de la coqueluche.

QUINTUPLÉS *s. m. (angl. quintuplets).* Les cinq enfants provenant d'une même grossesse.

QUOTIENT *s. m. (angl. quotient).* ⟡ **INTELLECTUEL** *(angl. intelligence —).* Mesure de l'intelligence obtenue en divisant l'âge mental du sujet, apprécié par l'échelle de Binet-Simon ou un autre test standardisé d'intelligence, par l'âge réel et en multipliant le résultat par 100. Abréviation : QI. ⟡ **RESPIRATOIRE** *(angl. respiratory —).* Rapport entre le volume de gaz carbonique éliminé et le volume d'oxygène consommé dans le même temps. Normalement, ce rapport est voisin de 0,9. Abréviation : QR.

R

RAA Abréviation de rhumatisme articulaire aigu.

RABIQUE *adj. (angl. rabic).* Qui se rapporte à la rage.

RACÉMEUX *adj. (angl. racemose).* Qui est disposé en grappe.

RACHIALGIE *s. f. (angl. rachiodynia).* Douleur localisée au niveau du rachis ou en un de ses points.

RACHIANALGÉSIE *s. f. (angl. spinal analgesia).* ☞ *RACHIANESTHÉSIE.*

RACHIANESTHÉSIE *s. f. (angl. spinal anesthesia).* Anesthésie de la partie inférieure du corps, par injection dans l'espace sous-arachnoïdien, par ponction lombaire, d'un produit anesthésique. SYN. *RACHIANALGÉSIE, ANESTHÉSIE RACHIDIENNE.*

RACHICENTÈSE *s. f. (angl. lumbar puncture).* Ponction lombaire permettant d'évacuer et de prélever, sans aspiration, le liquide céphalorachidien ou d'injecter un médicament ou un produit de contraste. SYN. *PONCTION LOMBAIRE.*

RACHIDIEN *adj. (angl. spinal, rachidial, rachidian).* Qui se rapporte ou qui appartient à la colonne vertébrale (ou rachis). SYN. *SPINAL.*

RACHIS *s. m. (angl. vertebral column).* Colonne vertébrale.

RACHISCHISIS *s. m. (angl. rachischisis).* Fissure congénitale, partielle ou totale, de la colonne vertébrale.

RACHITIQUE *adj. (angl. rachitic).* **1.** Qui se rapporte au rachitisme. **2.** Qui est atteint de rachitisme.

RACHITISME *s. m. (angl. rickets).* Maladie de la période de croissance, presque toujours due à une carence en vitamine D. Elle se caractérise cliniquement par des symptômes osseux (déformation crânienne, cranio-tabès, fontanelle élargie, chapelet costal, proéminence malléolaire), une hyperlaxité articulaire, une hypotonie musculaire, ainsi qu'une tendance aux pneumopathies et aux infections à répétition.

RACINE *s. f. (angl. root).* En anatomie, origine d'une structure (par exemple racine nerveuse) ou partie constituant la base, le point d'implantation, d'un organe (par exemple racine d'une dent). ◇ **RACHIDIENNE** *(angl. nerve —).* Chacune des deux racines par lesquelles chaque nerf rachidien se détache de la moelle épinière. Les racines rachidiennes se réunissent dans le canal rachidien juste avant de traverser le trou de conjugaison, pour former le nerf rachidien.

RADIAL *adj. (angl. radial).* **1.** Qui est disposé en rayons. **2.** Qui se rapporte au radius.

RADIATION *s. f. (angl. radiation).* En anatomie, groupe de fibres nerveuses qui divergent à partir d'un centre commun.

RADICAL *s. m. (angl. radical).* En chimie, groupe d'atomes possédant une individualité propre et pouvant participer à une réaction chimique comme un atome unique.

RADICOTOMIE *s. f. (angl. rhizotomy).* Section d'une racine nerveuse médullaire.

RADICULAIRE *adj. (angl. radicular).* **1.** Qui se rapporte aux racines nerveuses, en particulier à celles des nerfs rachidiens ou crâniens. **2.** Qui se rapporte aux racines des dents. ◇ **(SYNDROME)** *(angl. — nerve syndrome).* Ensemble des troubles traduisant l'atteinte des racines médullaires motrices et/ou sensitives.

RADICULALGIE *s. f. (angl. radiculalgia).* Douleur localisée dans le territoire innervé par une racine nerveuse sensitive, due à une lésion de celle-ci.

RADICULECTOMIE *s. f. (angl. radiculectomy).* Excision d'une racine nerveuse, notamment d'une racine nerveuse spinale.

RADICULITE *s. f. (angl. radiculitis).* Inflammation d'une racine nerveuse.

RADICULOCORDONAL POSTÉRIEUR (SYNDROME) *(angl. posterior cord syndrome).* Ensemble des troubles associant des lésions des cordons postérieurs et des racines postérieures de la moelle.

RADICULOGRAPHIE *s. f. (angl. radiculography).* Radiographie après injection dans les espaces sous-arachnoïdiens d'un produit de contraste hydrosoluble. L'injection est pratiquée après rachianesthésie ; le produit de contraste moule le cul-de-sac dural et les gaines des racines rachidiennes. Ce procédé est utilisé pour l'exploration de la région lombaire. SYN. *DISCORADICULOGRAPHIE, SACCORADICULOGRAPHIE.*

RADIOACTIVITÉ *s. f. (angl. radioactivity).* Propriété que possèdent certains corps dits radioactifs (uranium, radium, etc.) d'émettre spontanément et de façon continue des rayonnements ionisants.

RADIOCARPIEN *adj. (angl. radiocarpal).* Qui se rapporte au radius et aux os du carpe.

RADIOCINÉMATOGRAPHIE *s. f. (angl. radiocinematography).* Enregistrement cinématographique d'images radiologiques mobiles (par exemple du cœur et des vaisseaux) au moyen de l'amplificateur de luminance. SYN. *CINÉRADIOGRAPHIE.*

RADIOCUBITAL *adj.* ☞ *RADIO-ULNAIRE.*

RADIODERMITE *s. f. (angl. radiodermatitis).* Ensemble des lésions cutanées et muqueuses provoquées par une exposition aux rayons X ou à d'autres rayonnements ionisants.

RADIODIAGNOSTIC *s. m. (angl. radiodiagnosis).* Diagnostic établi au moyen d'examens radiologiques.

RADIODOSIMÉTRIE *s. f. (angl. radiodosimetry).* Dosage des rayons X.

RADIOÉLÉMENT *s. m. (angl. radioelement).* Élément chimique radioactif, qu'il soit naturel ou artificiel.

RADIOGRAPHIE *s. f. (angl. radiography).* **1.** Technique d'enregistrement, sur une surface photographique sensible, d'une partie du corps exposée aux rayons X. **2.** Nom donné couramment au cliché obtenu par cette technique (le terme correct, mais peu usité, est radiogramme).

RADIO-IMMUNOANALYSE *s. f. (angl. radioimmunoassay).* Méthode d'analyse très précise utilisant deux antigènes (dont l'un est marqué par un radio-isotope) avec leurs anticorps. Utilisée en particulier pour les dosages hormonaux. SYN. *TECHNIQUE RADIO-IMMUNOLOGIQUE.*

RADIO-ISOTOPE *s. m. (angl. radioisotope).* Isotope radioactif. ☞ *ISOTOPE RADIOACTIF.*

RADIOLÉSION *s. f. (angl. radiolesion).* Toute lésion provoquée par une exposition aux rayonnements ionisants. SYN. *MAL DES RAYONS.*

RADIOLEUCÉMIE *s. f. (angl. radio-induced leukemia).* Leucémie induite par une exposition à des rayonnements ionisants.

RADIOLOGIE *s. f. (angl. radiology).* Science qui traite des rayons X et des rayonnements ionisants en général, notamment en ce qui concerne leurs applications en médecine, dans le diagnostic et le traitement. ◇ **INTERVENTIONNELLE** *(angl. interventional —).* Ensemble des techniques radiologiques invasives à visée diagnostique et thérapeutique par ponctions, cathétérismes, etc.

RADIOLOGISTE *s. m.* ☞ *RADIOLOGUE.*

RADIOLOGUE *s. m. (angl. radiologist).* Spécialiste en radiologie.

RADIOMANOMÉTRIE *s. f. (angl. radiomanometry).* Technique d'étude des vaisseaux et autres conduits physiologiques au moyen d'injection de substances opaques aux rayons X sous pression contrôlée.

RADIONÉCROSE *s. f. (angl. radionecrosis).* Destruction des tissus par exposition à des doses trop élevées de rayonnements ionisants.

RADIOPALMAIRE *adj. (angl. radiopalmar).* Qui se rapporte à la partie externe ou radiale de la paume de la main. Ex. *artère radiopalmaire.*

RADIOPELVIMÉTRIE *s. f. (angl. radiopelvimetry).* Mensuration des diamètres du bassin, utilisée en obstétrique et effectuée sur des radiographies prises selon une technique déterminée.

RADIORÉSISTANCE *s. f. (angl. radioresistance).* Résistance des cellules, tissus ou organes aux effets nocifs des rayonnements.

RADIOSCOPIE *s. f. (angl. fluoroscopy).* Examen de l'image formée sur un écran fluorescent par un corps interposé entre cet écran et une source de rayons X. ◇ **TÉLÉVISÉE** *(angl. teleradioscopy).* Technique de radioscopie dans laquelle l'écran radioscopique est remplacé par une chaîne de télévision par l'intermédiaire d'un amplificateur de luminance. Le gain de luminance obtenu permet l'examen en salle éclairée avec une nette réduction de la dose de rayons X reçue par le patient. SYN. *RADIOTÉLÉVISION, TÉLÉRADIOSCOPIE.*

RADIOSENSIBLE *adj. (angl. radiosensitive).* Qui peut être altéré par les rayonnements ionisants.

RADIOTHÉRAPEUTE *s. m. (angl. radiotherapist).* Spécialiste en radiothérapie.

RADIOTHÉRAPIE *s. f. (angl. radiotherapy).* Emploi thérapeutique des rayonnements ionisants. On utilise souvent le terme radiothérapie pour désigner spécifiquement le traitement par les rayons X (röntgenthérapie).

RADIO-ULNAIRE *adj. (angl. radioulnar).* Qui se rapporte au radius et à l'ulna.

RADIQUE *adj. (angl. radiation-induced).* Se dit de lésions provoquées par les rayonnements ionisants, habituellement utilisés à titre thérapeutique.

RADIUM *s. m. (angl. radium).* Élément radioactif, de numéro atomique 88, qui émet des rayonnements alpha, bêta et gamma. Le radium est utilisé en radiothérapie sous forme d'aiguilles fines, introduites dans les tissus cancéreux. Symbole : Ra.

RADIUMTHÉRAPIE *s. f. (angl. radium therapy).* Curiethérapie utilisant le radium. ☞ *CURIETHÉRAPIE.*

RADIUS *s. m. (angl. radius).* Os qui avec l'ulna forme le squelette de l'avant-bras.

RAGE *s. f. (angl. rabies).* Maladie infectieuse et contagieuse grave, propre à certains animaux (chien, chat, renard, loup, chauve-souris), et transmise à l'homme par la morsure des animaux infectés. Elle est due à un virus du genre *Lyssavirus.* Après une période d'incubation, qui varie de 1 à 6 mois, apparaît la maladie, une méningo-encéphalite diffuse, dans laquelle on peut distinguer trois périodes plus ou moins consécutives : prodromique, avec modifications du caractère, dépression, état craintif, douleurs au niveau de la cicatrice de morsure et paresthésies ; d'excitation, avec spasmes intenses des muscles pharyngés, hydrophobie, spasmes cloniques des membres et du tronc, et troubles mentaux (accès maniaques, hallucinations) ; de dépression, avec paralysie des extrémités et des nerfs crâniens. La mort de la rage déclarée est inéluctable et survient par apnée. Le traitement découvert par Pasteur n'est efficace que pendant l'incubation et consiste en une vaccination associée à la sérothérapie.

RAGOCYTE *s. m. (angl. ragocyte, RA cell).* Leucocyte polynucléaire caractérisé par des granulations cytoplasmiques qui contiennent des combinaisons d'immunoglobuline G, d'immunoglobuline M et de fibrine. On le trouve dans le liquide synovial de la polyarthrite rhumatoïde. SYN. *RHAGOCYTE.*

RÂLE *s. m. (angl. rale).* Tout bruit anormal perçu à l'auscultation pulmonaire, dû au passage de l'air à travers les sécrétions obstruant les voies aériennes.

RAMOLLISSEMENT *s. m. (angl. softening, malacia).* Processus pathologique dégénératif caractérisé par la diminution de la consistance d'un tissu. ◇ **CÉRÉBRAL** *(angl. cerebral softening).* Foyer de nécrose du tissu cérébral due à une ischémie par thrombose ou embolie artérielle, se traduisant cliniquement par une apoplexie. SYN. *ENCÉPHALOMALACIE.*

RANDALL (SYNDROME DE) *(angl. Randall's syndrome).* Glomérulopathie par dépôt de chaînes légères d'immunoglobulines observé au cours du myélome.

RANDOMISATION *s. f. (angl. randomization).* Méthode utilisant le hasard appliquée aux essais thérapeutiques.

RANITIDINE *s. f. (angl. ranitidine).* Substance antagoniste des récepteurs H_2 de l'histamine, et inhibitrice de la sécrétion acide gastrique, utilisée dans le traitement de l'ulcère gastro-duodénal.

RAPHÉ *s. m. (angl. raphe).* Ligne saillante produite par l'entrecroisement de fibres provenant souvent de deux parties symétriques droite et gauche d'un organe, et de ce fait située sur la ligne médiane. Ex. *raphé du scrotum.* ◇ **DU BULBE** *(angl. — of medulla oblongata).* Ligne séparant les deux parties du bulbe et se continant sur la partie dorsale du pont. ◇ **DU SCROTUM** *(angl. scrotal —).* Relief médian et vertical visible sur la face antérieure des bourses. SYN. *RAPHÉ DES BOURSES.* ◇ **PHARYNGIEN** *(angl. — of pharynx).* Entrecroisement tendineux des muscles constricteurs du pharynx, sur la ligne médiane de la paroi postérieure du pharynx.

RAPTUS *s. m. (angl. raptus).* Attaque brutale d'agitation violente chez un malade mental, aboutissant au suicide, à l'automutilation ou à un acte meurtrier.

RASH *s. m.* Éruption cutanée (en anglais) passagère, de causes diverses (maladie infectieuse, réaction allergique, etc.).

RAST Abréviation de *Radio-Allergo-Sorbent Test*, examen permettant de doser les immunoglobulines E correspondant à un allergène donné.

RATE *s. f. (angl. spleen).* Organe lymphoïde hématopoïétique et hématolytique, de poids moyen 200 g, située dans l'hypochondre gauche. La rate détruit les globules rouges du sang et en libère l'hémoglobine que le foie transforme en bilirubine ; elle agit comme réservoir des éléments figurés du sang, intervient dans la formation des lymphocytes et des monocytes, et dans la production d'anticorps.

RATION ALIMENTAIRE *(angl. food ration).* Quantité d'aliments qui doit être ingérée quotidiennement pour assurer l'entretien et la croissance de l'organisme.

RAUCITÉ *s. f. (angl. hoarseness).* Caractère d'une voix, d'un son rauque.

RAUQUE *adj. (angl. hoarse).* Se dit d'une voix rude et âpre, et comme enrouée.

RAUWOLFIA Genre d'arbres et arbustes tropicaux qui fournissent de nombreux alcaloïdes, dont certains présentent un intérêt médical, comme la réserpine.

RAYNAUD (SYNDROME DE) *(angl. Raynaud's phenomenon).* Crises de pâleur suivies de cyanose et de rougeur des doigts. Le syndrome de Raynaud se différencie de la maladie de Raynaud par le fait qu'il est secondaire à diverses affections (cryoglobulinémies, thrombo-angéite oblitérante, collagénoses, syndrome cervico-brachial, etc.) et à la prise de bêtabloquants.

RAYONNEMENT *s. m. (angl. radiation, ray).* **1.** Propagation d'énergie sous forme d'ondes électromagnétiques ou de particules. **2.** Cette énergie elle-même. ◇ **INFRA-ROUGE** *(angl. infrared ray).* Rayonnement électromagnétique qui s'étend depuis la région visible du spectre jusqu'au domaine des micro-ondes. Le rayonnement infrarouge est utilisé en médecine pour ses effets thermiques. ◇ **IONISANT** *(angl. ionizing radiation).* Tout rayonnement électromagnétique ou corpusculaire possédant une énergie suffisante pour produire, directement ou indirectement, des ions en traversant la matière. Ex. *les rayons X, les rayons alpha, bêta, gamma, les flux de protons, d'électrons.* ◇ **ULTRAVIOLET** *(angl. ultraviolet ray).* Rayonnement électromagnétique dont la longueur d'onde est comprise entre celle de la lumière visible et celle des rayons X. Les rayonnements ultraviolets B, de longueur d'onde moyenne, sont utilisés en médecine (photothérapie). Les rayonnements ultraviolets C, de courte longueur d'onde, ont des effets chimiques et bactériolytiques. Abréviation : UV.

RAYONS X *(angl. X-rays).* Rayonnement électromagnétique de très courte longueur d'onde. Les rayons X ont la propriété de traverser certaines substances opaques et d'impressionner les plaques photographiques. Cette propriété est à la base des techniques radiographiques. SYN. *RAYONNEMENT X, RAYONS DE RÖNTGEN.*

RAYONS (MAL DES) *(angl. radiation injury).* ☞ *MALADIE DES RAYONS.*

RÉACTIF *s. m. (angl. reagent).* Toute substance capable de produire une réaction, de déceler une réaction, ou de modifier plusieurs caractères d'une autre substance.

RÉACTION *s. f. (angl. reaction, test).* **1.** Action contraire à une autre, ou qui tend à s'opposer à l'influence de l'agent qui l'a provoquée. **2.** En physiologie, toute réponse à un stimulus. **3.** En chimie, interaction de corps chimiques (dits réactifs) ayant pour résultat la formation d'autres composés (dits produits de la réaction). **4.** Provocation de phénomènes biologiques spécifiques, à l'intérieur ou à l'extérieur de l'organisme, au moyen d'un agent déterminé, comme méthode de diagnostic. On utilise également les termes *épreuve* et *test.*

RÉACTIONNEL *adj. (angl. reactional).* Qui se rapporte à une réaction ou qui survient en tant que réaction. EX. *inflammation réactionnelle.*

RÉACTIVATION *s. f. (angl. reactivation).* **1.** Réapparition de la capacité d'activité d'un organe, d'une substance, ou d'un micro-organisme (par exemple, réactivation d'un virus). **2.** Réapparition des symptômes d'une maladie qui paraissait éteinte (par exemple, réactivation d'un foyer tuberculeux). **3.** Virage d'une réaction sérologique qui redevient positive après avoir été pendant un certain temps négative (par exemple, réactivation d'un Bordet-Wassermann).

RÉACTOGÈNE *adj. (angl. allergen).* Qualifie une substance provoquant une réaction allergique, utilisé également comme substantif.

RÉADAPTATION *s. f. (angl. rehabilitation).* Ensemble des mesures prises pour permettre à un ancien malade de reprendre un travail et d'occuper une place normale dans la communauté.

RÉANIMATEUR *s. m. (angl. intensive care physician).* **1.** Médecin spécialisé chargé de veiller, pendant et après une intervention chirurgicale, au maintien ou au rétablissement de l'équilibre physiologique compromis par la maladie, l'accident ou le traumatisme chirurgical. **2.** Appareil utilisé pour la respiration artificielle.

RÉANIMATION *s. f. (angl. intensive care).* Ensemble des mesures visant à rétablir des fonctions vitales momentanément compromises (respiration, circulation, nutrition, etc.). SYN. *RANIMATION.*

REBOND *s. m. (angl. rebound).* Réapparition d'une maladie après arrêt thérapeutique.

RECALCIFICATION *s. f. (angl. recalcification).* **1.** Remplacement du calcium dans les tissus qui l'ont perdu. **2.** Administration de calcium en vue d'augmenter la calcémie ou le taux du calcium contenu dans les tissus, essentiellement dans les os.

RÉCEPTEUR *s. m. (angl. receptor).* **1.** Organe ou structure spécialisée (extérocepteur, intérocepteur, propriocepteur) qui reçoit un stimulus périphérique spécifique et qui est capable de déclencher une réaction appropriée. **2.** Structure protéique située au niveau de la membrane cellulaire ou du noyau et possédant des sites pouvant accueillir électivement des substances endogènes ou exogènes, qui déclenchent dans la cellule des réactions spécifiques. ◇ **ADRÉNERGIQUE** *(angl. adrenergic —).* Récepteur situé dans différents organes et capable de réagir aux médiateurs chimiques adrénergiques (catécholamines). On distingue les récepteurs α-adrénergiques, sensibles à la noradrénaline, et les récepteurs β-adrénergiques, sensibles à l'isoprénaline et à l'adrénaline. La stimulation des récepteurs α provoque : vasoconstriction, contraction de l'utérus, mydriase, horripilation, inhibition de la motricité intestinale. La stimulation des récepteurs β provoque : vasodilatation, relâchement des muscles bronchiques, relâchement de la musculature de l'utérus et stimulation des effets inotropes, bathmotropes, dromotropes, et chronotropes cardiaques. ◇ **CHOLINERGIQUE** *(angl. cholinergic —).* Récepteur sensible à l'action de l'acétyl-choline situé à la terminaison des fibres post-ganglionnaires du parasympathique et les fibres préganglionnaires des systèmes sympathiques, parasympathiques, de la médullosurrénale et du muscle strié. ◇ **DE LA SÉROTONINE** *(angl. serotonin —).* Récepteurs sensibles à la sérotonine dont la répartition est ubiquitaire. ◇ **DES LDL** *(angl. LDL —).* Récepteur membranaire fixant les LDL et les faisant passer dans les cellules. Le foie en est particulièrement riche. ◇ **DOPAMINERGIQUE** *(angl. dopamine —).* Récepteur sensible à la dopamine et présent au niveau de certains vaisseaux et du système nerveux central. ◇ **HISTAMINIQUE** *(angl. histamine —).* Récepteur sensible à l'histamine. ◇ **INSULINIQUE** *(angl. insulin —).* Récepteur permettant à l'insuline de franchir la barrière cellulaire, et dont l'insulinémie régule l'activité. ◇ **MORPHINIQUE** *(angl. opiate —).* Récepteurs cérébraux sensibles à la morphine exogène et endogène (endorphine). SYN. *RÉCEPTEUR OPIACÉ.*

RÉCEPTIVITÉ *s. f. (angl. susceptibility).* **1.** Aptitude de l'organisme à recevoir des impressions provoquées par des excitations internes ou externes. **2.** Sensibilité plus ou moins grande d'un organisme ou d'un individu à contracter certaines maladies.

RÉCESSIF *adj. (angl. recessive).* Qualifie un allèle ou une mutation n'influençant pas le phénotype à l'état hétérozygote.

RÉCESSIVITÉ *s. f. (angl. recessivity).* Propriété d'un gêne qui ne se manifeste que chez l'homozygote.

RÉCESSUS *s. m. (angl. recess, recessus).* En anatomie, fossette, dépression ou petite cavité. ◇ **ÉPITYMPANIQUE** *(angl. epitympanic recess).* Étage supérieur de la caisse du tympan, ouvert en arrière dans l'aditus ad antrum et contenant la tête du malléus et le corps de l'incus. SYN. *ATTIQUE.*

RECEVEUR *s. m. (angl. recipient).* Individu qui bénéficie d'une transfusion sanguine, d'une greffe tissulaire ou d'une transplantation d'organe. ◇ **UNIVERSEL** *(angl. universal —).* Individu de groupe sanguin AB capable de recevoir une transfusion de n'importe quel sujet, car son sérum, dépourvu d'agglutinine, n'agglutine aucune hématie.

RECHLORURATION *s. f.* Introduction de chlorure de sodium dans un organisme qui en est partiellement privé.

RECHUTE *s. f. (angl. relapse).* Réapparition d'une maladie pendant la période de convalescence de celle-ci, c'est-à-dire avant d'avoir recouvré une santé complète. À ne pas confondre avec récidive.

RÉCIDIVE *s. f. (angl. recurrence).* Réapparition d'une maladie après une période plus ou moins longue de santé complète. À ne pas confondre avec rechute.

RECKLINGHAUSEN (MALADIE DE VON) *(angl. Recklinghausen's disease).* Maladie héréditaire transmise sur le mode autosomique dominant, caractérisée essentiellement par l'association de taches pigmentaires, de tumeurs cutanées et sous-cutanées fibreuses et de neurofibromes siégeant sur le trajet de nerfs périphériques, crâniens (notamment le nerf cochléaire) ou spinaux, et qui peuvent provoquer des troubles neurologiques. Cette affection fait partie des phacomatoses. SYN. *NEUROFIBROMATOSE.*

RECOMBINAISON *s. f. (angl. recombination).* En génétique, modification de la distribution des gènes par enjambement de segments de chromosomes homologues durant la méiose, ce qui conduit à la formation de nouveaux génotypes.

RECOMBINANT *adj. (angl. recombinant).* Produit par génie génétique.

RECON *s. m. (angl. recon).* Le plus petit élément du chromosome capable de recombinaison.

RECRUDESCENCE *s. f. (angl. recrudescence).* Reprise des symptômes d'une maladie après une rémission temporaire. À ne pas confondre avec rechute et récidive.

RECTAL *adj. (angl. rectal).* Qui se rapporte au rectum. Ex. *ampoule rectale.*

RECTALGIE *s. f. (angl. rectalgia).* ☞ *PROCTALGIE.*

RECTITE *s. f. (angl. rectitis).* Inflammation du rectum. SYN. *PROCTITE.*

RECTOCÈLE *s. f. (angl. rectocele).* Hernie du rectum dans le vagin. SYN. *PROCTOCÈLE.*

RECTOCOLITE *s. f. (angl. rectocolitis).* Inflammation simultanée du rectum et du côlon. ◇ **ULCÉRO-HÉMORRAGIQUE** *(angl. ulcerative colitis).* Maladie d'origine inconnue, évoluant par poussées successives marquées par un syndrome dysentérique muco-hémorragique. L'examen endoscopique montre une muqueuse congestive hémorragique, saignant au moindre contact, avec des ulcérations multiples. Le pronostic est sévère. SYN. *COLITE ULCÉREUSE.*

RECTOPEXIE *s. f. (angl. rectopexy).* ☞ *PROCTOPEXIE.*

RECTOPLASTIE *s. f. (angl. rectoplasty).* ☞ *PROCTOPLASTIE.*

RECTORRAGIE *s. f. (angl. proctorrhagia).* Évacuation par l'anus de sang rouge provenant du rectum. Elle se distingue du méléna caractérisé par l'évacuation de sang noir. SYN. *PROCTORRAGIE.*

RECTOSCOPIE *s. f. (angl. rectoscopy).* Examen visuel du rectum à l'aide d'un rectoscope (endoscope muni d'un dispositif d'éclairage et que l'on introduit par l'anus). SYN. *PROCTOSCOPIE.*

RECTOSIGMOÏDE *s. m. (angl. rectosigmoid).* Segment du gros intestin constitué par la partie terminale du côlon sigmoïde et la partie initiale du rectum.

RECTOSIGMOÏDECTOMIE *s. f.* ☞ *PROCTOSIGMOÏDECTOMIE.*

RECTOSIGMOÏDITE *s. f. (angl. proctosigmoiditis).* Inflammation associée du rectum et du côlon sigmoïde.

RECTOSIGMOÏDOSCOPIE *s. f. (angl. proctosigmoidoscopy).* Exploration visuelle du rectum et du côlon sigmoïde au moyen d'un endoscope souple. SYN. *PROCTOSIGMOÏDOSCOPIE.*

RECTOTOMIE *s. f. (angl. rectotomy).* Incision du rectum. SYN. *PROCTOTOMIE.*

RECTUM *s. m. (angl. rectum).* Partie terminale du gros intestin, qui s'étend du rectosigmoïde jusqu'à l'anus. On distingue un segment supérieur, le rectum pelvien dont la partie distale élargie constitue l'ampoule rectale, et un segment inférieur, le rectum périnéal ou canal anal.

RÉCURRENCE *s. f. (angl. recurrence).* **1.** Caractère de ce qui est récurrent. **2.** Reprise évolutive d'une maladie infectieuse qui était apparemment guérie, sans qu'il y ait eu nouvelle infection.

RÉCURRENT *adj. (angl. recurrent).* **1.** Qui revient en arrière ou vers son point d'origine. EX. *nerf récurrent, artère récurrente.* **2.** Qui réapparaît, se reproduit après des interruptions.

REDON (DRAIN DE) *(angl. suction drain).* Tube en polyéthylène multiperforé à une extrémité, dont l'autre extrémité est reliée à un flacon où l'on a préalablement fait le vide pour assurer un drainage aspiratif continu.

RÉDUCTION *s. f. (angl. reduction).* **1.** En chimie, soustraction d'oxygène à une substance chimique ; dans un sens plus général, gain d'électrons par un atome ou un ion. **2.** En chirurgie, remise en place d'un organe déplacé, d'un os fracturé, d'une hernie ou d'une extrémité articulaire luxée. ◇ **DES CHROMOSOMES** *(angl. — of chromosomes).* Réduction de moitié du nombre des chromosomes du noyau (de 2n à n) lors de la méiose. SYN. *RÉDUCTION CHROMATIQUE.* ◇ **D'UNE FRACTURE** *(angl. fracture —).* Remise en place d'un os luxé ou fracturé après incision en regard du foyer de fracture, ou sans incision.

RÉÉDUCATION *s. f. (angl. rehabilitation).* Ensemble des moyens visant à permettre à un sujet atteint d'une affection invalidante de recouvrer, plus ou moins complètement, l'usage de ses facultés.

RÉ-ENTRÉE *s. f. (angl. reentry).* Excitation rétrograde d'une partie du myocarde où la conduction est arrêtée par un allongement de la phase réfractaire.

RÉFLEXE *(angl. reflex).* **1.** *s. m.* Toute réponse involontaire et immédiate de structures vivantes résultant de la stimulation d'un récepteur sensible déterminé. **2.** *adj.* Qui possède le caractère d'un réflexe. ◇ **ACHILLÉEN** *(angl. Achilles tendon —).* Extension du pied sur la jambe à la percussion du tendon calcanéen. ◇ **ACROMIAL** *(angl. acromial —).* Légère flexion et rotation interne de l'avant-bras consécutive à la percussion de l'acromion. ◇ **BICIPITAL** *(angl. biceps —).* Contraction du biceps brachial à la suite de la percussion de son tendon au niveau du pli du coude. ◇ **CONDITIONNÉ** *(angl. conditioned —, acquired —).* Réflexe qui se développe progressivement par l'association régulière d'un phénomène physiologique avec un stimulus extérieur sans relation aucune avec ce phénomène (une lumière, un bruit, par exemple). Au bout d'un certain temps, le phénomène physiologique apparaît lorsque le stimulus extérieur est produit (Pavlov). SYN. *RÉFLEXE CONDITIONNEL, RÉFLEXE ACQUIS.* ◇ **CORNÉEN** *(angl. corneal —).* Occlusion de la paupière provoquée par l'attouchement de la cornée. Ce réflexe est aboli dans l'anesthésie générale et le coma. ◇ **CRÉMASTÉRIEN** *(angl. cremasteric —).* Contraction du muscle crémaster avec élévation du testicule du côté où l'on exerce une excitation mécanique cutanée à la face interne de la cuisse. ◇ **CUBITOPRONATEUR** ☞ *RÉFLEXE ULNAIRE.* ◇ **CUTANÉ** *(angl. cutaneous —).* Contraction involontaire d'un muscle ou d'un groupe de muscles provoquée par l'excitation de la région cutanée correspondante. ◇ **CUTANÉ PLANTAIRE** ☞ *RÉFLEXE PLANTAIRE.* ◇ **D'ACCOMMODATION** *(angl. accomodation —).* Adaptation de l'œil à la vision de près par contraction de la pupille, convergence des globes oculaires et augmentation de la convexité du cristallin. ◇ **DE DÉFENSE** *(angl. defense —).* Réflexe provoqué par un stimulus nociceptif. Par exemple, contraction des masses musculaires abdominales situées au-dessus d'une lésion inflammatoire viscérale lors de la palpation de l'abdomen. ◇ **DE MORO** *(angl. Moro's —).* L'étirement brusque de la tête sur le cou provoque chez le nourrisson une attitude des bras en croix. ◇ **IDIOMUSCULAIRE** *(angl. muscular —).* Contraction d'un muscle lors de sa percussion directe. ◇ **MOTEUR** *(angl. motor —).* Tout réflexe dont l'effet est moteur. ◇ **OLÉCRÂNIEN** ☞ *RÉFLEXE TRICIPITAL.* ◇ **OSTÉOTENDINEUX** *(angl. tendon —).* Contraction réflexe d'un muscle ou d'un groupe de muscles provoquée par la percussion de leur tendon. Le réflexe bicipital, le réflexe tricipital, le réflexe patellaire sont des réflexes ostéotendineux. ◇ **PATELLAIRE** *(angl. patellar —).* Extension brusque de la jambe lors de la percussion du tendon patellaire. C'est le réflexe tendineux le plus souvent recherché. SYN. *RÉFLEXE ROTULIEN.* ◇ **PILOMOTEUR** *(angl. pilomotor —).* Érection des follicules pileux (« chair de poule ») sous l'effet du froid ou d'une émotion. ◇ **PLANTAIRE** *(angl. plantar —).* Flexion des orteils provoquée par une excitation mécanique du bord externe de la plante du pied. ◇ **PUPILLAIRE** *(angl. pupillary —).* Contraction de la pupille lors d'une stimulation lumineuse (réflexe photomoteur) ou lors de la vision d'un objet rapproché. ◇ **RADIOPRONATEUR** *(angl. radial —).* Pronation de l'avant-bras provoquée par la percussion de la face antérieure de l'extrémité inférieure du radius. SYN. *RÉFLEXE RADIAL.* ◇ **ROTULIEN** ☞ *RÉFLEXE PATELLAIRE.* ◇ **SCROTAL** (angl. *scrotal —).* Contraction vermiculaire du muscle lisse de la peau du scrotum (dartos), provoquée par la percussion du périnée ou par l'application sur celui-ci d'un objet froid. ◇ **STYLORADIAL** *(angl. radial —).* Supination et flexion de l'avant-bras sur le bras provoquées par la percussion du processus styloïde du radius. ◇ **TENDINEUX** *(angl. tendon —).* Tout réflexe déclenché par la percussion d'un tendon musculaire. SYN. *RÉFLEXE PROFOND.* ◇ **TRICIPITAL** *(angl. triceps —).* Extension de l'avant-bras sur le bras provoquée par la percussion du tendon du triceps brachial au niveau de l'olécrâne. SYN. *RÉFLEXE OLÉCRÂNIEN.* ◇ **ULNAIRE** *(angl. ulnar —).* L'avant-bras étant fléchi et dans une position intermédiaire entre la pronation et la supination, la percussion du processus styloïde de l'ulna provoque la pronation de la main et de l'avant-bras. SYN. *RÉFLEXE CUBITOPRONATEUR.* ◇ **VÉLOPALATIN** *(angl. palatine —).* Contraction du voile du palais avec réaction nauséeuse provoquée par l'attouchement du voile du palais.

RÉFLEXOGÈNE *adj. (angl. reflexogenic).* Qui provoque ou augmente une action réflexe ; s'applique aux zones dont l'excitation déclenche un réflexe.

REFLUX *s. m. (angl. reflux).* Écoulement d'un liquide dans un conduit naturel dans un sens contraire à celui de l'écoulement normal. ◇ **GASTRO-ŒSOPHAGIEN** *(angl. gastroesophageal —).* Reflux en général post-prandial, du contenu acide de l'estomac dans l'œsophage, entraînant des brûlures retro-sternales. ◇ **HÉPATOJUGU-**

LAIRE *(angl. hepatojugular —).* Turgescence des veines jugulaires externes provoquée par la compression du foie pendant quelques secondes et témoignant d'une insuffisance ventriculaire droite. ◇ **VÉSICO-URÉTÉRAL** *(angl. vesicoureteric —).* Reflux de l'urine vésicale dans l'uretère. Il s'agit toujours d'un phénomène pathologique.

REFOULEMENT *s. m. (angl. repression).* En psychanalyse, mécanisme de défense inconscient par lequel sont maintenus ou rejetés dans l'inconscient des idées, des pulsions ou des sentiments qui ne sont pas acceptables par le sujet.

RÉFRACTAIRE *adj. (angl. refractory).* **1.** Qui ne réagit pas ou qui réagit peu à un stimulus physique, chimique ou de toute autre nature. S'applique à une phase ou période d'activité musculaire ou nerveuse. ☞ *PÉRIODE RÉFRACTAIRE.* **2.** Se dit d'une affection qui ne réagit pas favorablement au traitement. Ex. *anémie réfractaire.*

RÉFRACTION *s. f. (angl. refraction).* Changement de la direction de propagation d'un rayonnement lorsqu'il passe d'un milieu dans un autre.

RÉFRACTIVE (CHIRURGIE) *(angl. refractive surgery).* Modification de la forme de la cornée par des procédés chirurgicaux en cas de myopie.

RÉFRINGENT *adj. (angl. refringent).* Qui a la propriété de faire dévier les rayons lumineux.

RÉGÉNÉRATION *s. f. (angl. regeneration).* **1.** Reconstitution d'un tissu ou d'un organe détruit. **2.** Dans un sens plus limité, réparation d'un tissu lésé.

RÉGIME *s. m. (angl. regimen, diet).* Mode rationnel d'alimentation de l'homme sain ou malade.

RÈGLES *s. f. (angl. menses).* ☞ *MENSTRUATION.*

RÉGLISSE *s. m. (angl. liquorice).* Plante dont on utilise la racine comme édulcorant et anti-ulcéreux gastrique. L'abus de réglisse peut entraîner des hypertensions artérielles sévères.

REGORGEMENT *s. m. (angl. overflow).* Émission involontaire d'urine par excès de remplissage de la vessie du fait d'une rétention.

RÉGRESSION *s. f. (angl. regression).* **1.** Retour d'un tissu, d'un organe, d'un symptôme ou d'un phénomène à un stade antérieur de son évolution. **2.** En psychiatrie, retour à un niveau antérieur d'adaptation, à une conduite appropriée à un âge antérieur du développement qui ne concorde pas avec l'âge et l'état social actuel de l'individu. **3.** En psychanalyse, mécanisme psychique inconscient intimement lié à celui de la fixation, par lequel un sujet recommence, à un degré majeur ou mineur, à utiliser des comportements correspondant aux étapes antérieures de son développement psychosexuel (stades libidinaux).

RÉGULATEUR *adj. (angl. regulator).* Qui assure une régulation.

RÉGULATION *s. f. (angl. regulation).* Aptitude d'une cellule, d'un tissu ou d'un organisme à réagir à diverses excitations de façon à limiter les perturbations qui pourraient en résulter et à sauvegarder un état d'équilibre physiologique.

RÉGURGITATION *s. f. (angl. regurgitation).* **1.** Retour des aliments de l'œsophage ou de l'estomac dans la bouche, sans nausée et sans effort. **2.** Reflux du sang d'une cavité cardiaque dans l'autre, par suite d'une insuffisance valvulaire.

RÉHABILITATION *s. f.* ☞ *RÉADAPTATION.*

RÉHYDRATATION *s. f. (angl. rehydration).* Apport de liquides, quelle qu'en soit la voie, destiné à compenser une déshydratation.

RÉIMPLANTATION *s. f. (angl. reimplantation).* Réinsertion d'un organe en situation convenable, ou à l'endroit où il était primitivement.

REIN *s. m. (angl. kidney).* Organe pair qui sécrète l'urine, situé de chaque côté de la colonne vertébrale dans la région lombaire, en arrière du péritoine. Le rein est constitué de deux zones distinctes : une partie centrale (médullaire), qui comprend les pyramides rénales, dont le sommet, la papille, s'ouvre dans un calice mineur, et une partie périphérique (le cortex) qui comprend des tubules disposés irrégulièrement (tubules rénaux) et entourant un grand nombre de corpuscules rénaux formés de capillaires issus de l'artère rénale. Le rein sécrète l'urine et exerce une activité de glande endocrine, avec élaboration de substances vasopressives comme la rénine. ◇ **ARTIFICIEL** *(angl. artificial —).* Appareil destiné à l'épuration extracorporelle du sang en cas d'insuffisance rénale grave. Le sang du malade est conduit dans un dialyseur fait d'un tuyau ou de feuillets de cellophane, puis ramené dans une des veines. Par son passage continu à travers l'appareil, le sang est ainsi débarrassé des substances toxiques et ses déséquilibres hydroélectrolytiques et acidobasiques sont corrigés. SYN. *HÉMODIALYSEUR.* ◇ **DE CHOC** *(angl. crush —).* Insuffisance rénale aigue à la suite d'une hypotension artérielle brutale. ◇ **EN FER À CHEVAL** *(angl. horse shoe —).* Malformation rénale caractérisée par la réunion des deux reins, habituellement au niveau de leur pôle inférieur, par un isthme transversal de tissu fibreux ou parenchymateux. ◇ **FLOTTANT** *(angl. floating —).* Déplacement plus ou moins important du rein, lié au relâchement de ses moyens de soutien. Ce phénomène est plus fréquent chez la femme et du côté droit. ◇ **MASTIC** *(angl. putty —).* Transformation de la totalité du rein en une masse caséeuse au cours de la tuberculose rénale.

RÉINFECTION *s. f. (angl. reinfection).* Nouvelle infection par un germe identique à celui qui a provoqué la première infection.

RÉINOCULATION *s. f. (angl. reinoculation).* Inoculation d'un micro-organisme consécutive à une inoculation antérieure du même germe chez le même individu.

RÉINSERTION *s. f. (angl. reinsertion).* Acte chirurgical consistant à remettre en place un muscle ou un tendon détaché de son point d'attache.

REJET *s. m. (angl. rejection).* Processus biologique observé dans les greffes, qui se traduit par l'élimination du greffon (tissu ou organe transplanté) par les tissus du receveur. Il s'agit d'un mécanisme immunologique, les antigènes tissulaires du greffon étant reconnus comme étrangers par les lymphocytes T du receveur qui par cytotoxicité détruisent le greffon.

RELÂCHEMENT *s. m. (angl. relaxation).* **1.** Diminution de la consistance, de la tonicité ou de l'élasticité des tissus. **2.** Phase de l'activité musculaire qui succède à la contraction et au cours de laquelle le muscle retrouve sa longueur ou sa tension normale ; état opposé à la contraction.

RELAXATION *s. f. (angl. relaxation).* **1.** Détente physique (par diminution du tonus musculaire) ou psychique (par diminution de la tension nerveuse). **2.** Toute méthode permettant d'obtenir cette détente.

RELEASING FACTOR Terme anglais désignant des facteurs hormonaux hypothalamiques qui déclenchent la sécrétion hypophysaire. SYN. *RELEASING HORMONE.*

REM Phase du sommeil caractérisée par la présence de mouvements oculaires rapides ou sommeil paradoxal (sigle du terme anglais *Rapid Eye Movements*). ☞ *SOMMEIL.*

REMANIEMENT *s. m. (angl. remodeling).* Modification de la structure d'un tissu sous l'action du vieillissement, d'un processus pathologique ou d'un traitement.

REMÈDE *s. m. (angl. remedy).* Tout ce qui guérit, soulage ou prévient une maladie.

REMINÉRALISATION *s. f. (angl. remineralization).* Restitution à l'organisme des constituants minéraux qu'il a perdus.

RÉMISSION *s. f. (angl. remission).* Stade d'une maladie marquée par l'atténuation des symptômes. SYN. *RÉMITTENCE.*

RÉMITTENCE *s. f. (angl. remittence).* ☞ *RÉMISSION.*

RÉMITTENT *adj. (angl. remittent).* Qui présente des rémissions.

REMNOGRAPHIE *s. f. (angl. remnography).* Méthode d'imagerie médicale fondée sur la résonance magnétique nucléaire (ce terme vient de RMN). ☞ *RÉSONANCE MAGNÉTIQUE NUCLÉAIRE.*

REMODELAGE *s. f. (angl. remodeling).* Réorganisation ou rénovation d'une structure ancienne. ◇ **OSSEUX** *(angl. bone —).* Renouvellement permanent de l'os par action des ostéoblastes et ostéoclastes.

RÉNAL *adj. (angl. renal).* Qui se rapporte au rein.

RÉNIFORME *adj. (angl. reniform).* En forme de rein.

RÉNINE *s. f. (angl. renin).* Enzyme libérée par l'appareil juxta-glomérulaire du rein qui agit sur l'angiotensinogène pour former l'angiotensine I, laquelle est transformée en angiotensine II (la substance vasoconstrictrice la plus puissante de l'organisme) par l'enzyme de conversion.

RÉNINÉMIE *s. f. (angl. plasma renin activity).* Taux de rénine dans le sang : très élevé en cas d'ischémie rénale et effondré dans le syndrome de Conn.

RÉNITENCE *s. f. (angl. renitence).* Propriété d'un organe, ou plus particulièrement d'une tumeur, de résister à la pression du doigt en donnant une sensation d'élasticité (tumeur rénitente).

RÉNOVASCULAIRE *adj. (angl. renovascular).* Qui se rapporte au rein et aux vaisseaux sanguins.

RÉPLÉTION *s. f. (angl. repletion).* **1.** État d'un organe qui est plein. **2.** SYN. *PLÉTHORE.*

REPLI *s. m. (angl. fold).* ☞ *PLI.*

RÉPLICATION *s. f. (angl. replication).* Processus selon lequel une molécule d'ADN donne naissance à une nouvelle molécule identique à la molécule mère. C'est un processus fondamental dans la reproduction.

RÉPLICON *s. m. (angl. replicon).* Structure d'acide nucléique douée d'une capacité d'autoduplication (réplication). Les chromosomes des cellules eucaryotes, l'ADN nucléaire des procaryotes, les plasmides et les acides nucléiques des virus sont des réplicons.

REPOLARISATION *s. f. (angl. repolarization).* Retour d'une membrane ou de fibres musculaires à leur potentiel de repos.

REPOS COMPENSATEUR *(angl. compensatory pause).* Pause qui fait suite à une extrasystole, et dont la durée est plus longue que celle d'une diastole séparant deux systoles normales.

REPOSITION *s. f. (angl. reposition).* Remise en position normale d'un organe ou d'une partie du corps, en général par des moyens chirurgicaux.

RÉPULSIF *adj. (angl. repellent).* Qui exerce une répulsion. S'applique en particulier aux substances qui par leur odeur ou leur nature éloignent les insectes parasites.

RÉSEAU *s. m. (angl. network).* Entrelacement de fibres, de vaisseaux ou de nerfs.

RÉSECTION *s. f. (angl. resection).* Intervention chirurgicale consistant à enlever une partie ou la totalité d'un tissu ou d'un organe.

RÉSERVE ALCALINE *(angl. total plasma CO_2).* Ensemble des constituants du sang (représenté essentiellement par les ions bicarbonate) qui peuvent neutraliser les acides. Le taux moyen de la réserve alcaline est de 60 vol. % ou 27 mEq/L. Abréviation : RA.

RÉSERVOIR *s. m. (angl. reservoir).* ◇ **D'INFECTION** *(angl. — of infection).* Tout être vivant ou tout milieu organique ou inorganique, hébergeant et favorisant le développement des micro-organismes pathogènes susceptibles d'être transmis à l'homme ou à l'animal. ◇ **DE VIRUS** (angl. *animal —).* Organisme animal qui héberge un virus et qui peut le transmettre à un autre organisme d'une espèce différente. Dans cette expression, le mot « virus » est quelquefois employé dans son sens ancien d'agent infectieux (bactéries, protozoaires et virus).

RÉSIDUEL *adj. (angl. residual).* **1.** Qui se rapporte à un résidu ou qui en a les caractères. **2.** Qui persiste après la disparition de l'affection ou de la lésion primitive.

RÉSINE ÉCHANGEUSE D'IONS *(angl. ion exchange resin).* Nom donné à certains composés synthétiques de poids moléculaire élevé, qui, grâce à leurs caractéristiques physico-chimiques, sont capables de céder ou de fixer, avec une grande facilité, certains ions.

RÉSISTANCE *s. f. (angl. resistance).* **1.** Action d'opposer une force à une autre. **2.** En psychanalyse, mécanisme psychologique qui empêche la prise de conscience ou la libre association d'idées au cours de la cure. **3.** Capacité, naturelle ou acquise, de certains micro-organismes ou de certains insectes de supporter sans dommage l'action des agents utilisés pour les combattre (antibiotiques ou insecticides). ◇ **GLOBULAIRE (ÉPREUVE DE LA)** *(angl. erythrocyte fragility test).* Résistance des érythrocytes à l'hémolyse. Les érythrocytes, qui sont détruits dans l'eau distillée, restent intacts dans une solution saline de concentration déterminée.

RÉSOLUTIF *adj. (angl. resolving).* Qui facilite ou qui provoque la résolution. EX. *emplâtre résolutif.* S'emploie aussi comme substantif.

RÉSOLUTION *s. f. (angl. resolution).* **1.** Retour d'un tissu siège d'un processus inflammatoire à son état anatomique et physiologique normal. **2.** Relâchement musculaire produit par l'asphyxie, l'anesthésie, les paralysies, etc.

RÉSONANCE *s. f. (angl. resonance).* **1.** Prolongement ou amplification des sons dans certains milieux. **2.** Augmentation de l'amplitude d'une vibration sous l'effet de vibrations excitatrices de fréquence voisine. ◇ **MAGNÉTIQUE NUCLÉAIRE** *(angl. nuclear magnetic —).* Méthode d'imagerie exploratrice fondée sur le principe suivant lequel, sous l'action d'un champ magnétique d'une fréquence particulière, les noyaux d'hydrogène (protons) se mettent à résonner dans les tissus biologiques. La résonance des noyaux d'hydrogène est traduite en signaux électromagnétiques qui forment des images des tissus mous d'une finesse sans précédent. Un des avantages de cette méthode est son innocuité puisqu'elle ne requiert pas l'utilisation de rayonnements ionisants. Abréviation : RMN.

RÉSORBABLE *adj. (angl. absorbable).* Qui est susceptible de subir une résorption.

RÉSORPTION *s. f. (angl. resorption).* **1.** Disparition, par absorption progressive, d'un liquide naturel ou pathologique, ou d'un corps étranger, au sein des tissus. **2.** Disparition progressive, physiologique ou pathologique, d'un organe ou d'un tissu. **3.** Passage d'une substance (un médicament par exemple) par diffusion ou dialyse à travers une membrane (comme la muqueuse intestinale).

RESPIRATEUR *s. m. (angl. respirator).* **1.** Appareil utilisé en anesthésiologie et en réanimation pour la ventilation artificielle d'un patient. **2.** Sorte de masque permettant de travailler dans une atmosphère insalubre ou contenant des gaz toxiques.

RESPIRATION *s. f. (angl. respiration, breathing).* Fonction par laquelle sont absorbés les gaz nécessaires à la vie et sont éliminés les gaz nocifs. Elle comprend deux phases : l'inspiration, qui introduit l'oxygène nécessaire, et l'expiration, qui élimine le gaz carbonique. Elle a pour résultat la transformation du sang veineux en sang artériel, ou hématose. La fonction respiratoire est assurée chez l'homme par les poumons, organes essentiels de la respiration, grâce au concours d'organes annexes qui constituent l'appareil respiratoire, et d'autres organes auxiliaires, notamment les muscles intercostaux, le diaphragme, l'abdomen et des nerfs. ◇ **ABDOMINALE** *(angl. abdominal respiration).* Respiration assurée principalement par le jeu des muscles abdominaux et du diaphragme. ◇ **AMPHORIQUE** *(angl. amphoric respiration).* Respiration caractérisée par une résonance amphorique, généralement signe de caverne pulmonaire, de bronchectasie, de pneumothorax, etc. ◇ **ARTIFICIELLE** *(angl. artificial respiration).* Ensemble des moyens mécaniques et des manœuvres visant à assurer les échanges respiratoires en cas d'apnée ou de perturbation grave de la ventilation pulmonaire. (Le terme de *respiration artificielle* tend à être remplacé par celui de *ventilation artificielle*, plus correct.) ◇ **ASSISTÉE** *(angl. artificial respiration).* Augmentation artificielle de l'amplitude des mouvements respiratoires d'un patient anesthésié et curarisé par pression sur le sac respiratoire. ◇ **CELLULAIRE** *(angl. cell respiration).* Ensemble des processus par lesquels la cellule s'enrichit en oxygène (processus oxydatifs) et rejette le gaz carbonique et les déchets. SYN. *RESPIRATION TISSULAIRE.* ◇ **COSTALE** *(angl. costal respiration).* Respiration assurée par l'action des muscles intercostaux. ◇ **CUTANÉE** *(angl. cutaneous respiration).* Échange de gaz entre la peau et l'extérieur ; elle est insignifiante chez l'homme. ☞ *PERSPIRATION.* ◇ **DE CHEYNE-STOKES**

☞ *CHEYNE-STOKES (DYSPNÉE OU RESPIRATION DE).* ◇ **DE KUSSMAUL** ☞ *KUSSMAUL (RESPIRATION DE).* ◇ **DIAPHRAGMATIQUE** *(angl. diaphragmatic respiration).* Respiration assurée principalement par l'action du diaphragme. ◇ **THORACIQUE** *(angl. thoracic respiration).* Respiration assurée par les muscles intercostaux et par les autres muscles thoraciques.

RESSAUT (SIGNE DU) **1.** Reproduction de la déformation de la fracture cervicale vraie du fémur après traction manuelle.

RESSORT (HANCHE, DOIGT À) ☞ *HANCHE, DOIGT.*

RESTAURANT CHINOIS (SYNDROME DU) *(angl. chinese restaurant syndrome).* Ensemble des troubles observés, parfois 15 à 30 minutes après un repas dans un restaurant chinois : sensation d'engourdissement, de brûlure, d'écrasement de la face, du cou, de la partie supérieure du thorax. Ces troubles sont provoqués par le glutamate monosodique ajouté aux aliments comme condiment.

RESTÉNOSE *s. f. (angl. restenosis).* Nouveau rétrécissement d'un conduit physiologique ou d'un orifice après dilatation.

RESTITUTIO AD INTEGRUM Locution latine désignant le retour à l'état normal d'un tissu ou d'un organe qui a été le siège d'un processus pathologique.

RESTRICTION *s. f. (angl. restriction).* ◇ **(ENZYME DE)** *(angl. — endonuclease).* Endonucléase capable de couper les chaînes d'ADN en des sites très spécifiques (dits sites de restriction) et permettant d'en isoler les fragments. ◇ **GÉNÉTIQUE** (angl. *genetic —).* Phénomène suivant lequel les lymphocytes et les cellules présentant l'antigène coopèrent avec une meilleure efficacité lorsqu'elles ont certains haplotypes génétiques communs.

RETARD MENTAL *(angl. mental retardation).* Retard du développement intellectuel normal.

RÉTENTION *s. f. (angl. retention).* Fait, pour un organe ou pour un tissu, de retenir des produits normalement éliminés par sécrétion ou par excrétion. ◇ **BILIAIRE** *(angl. bile —).* Accumulation de bile dans la vésicule biliaire, due à un obstacle situé sur les voies excrétrices. ◇ **PLACENTAIRE** *(angl. — of placenta).* Rétention dans la muqueuse utérine, après la délivrance, de villosités placentaires pouvant empêcher l'involution physiologique de l'utérus et entraîner des métrorragies. ◇ **URINAIRE** *(angl. urinary —).* Impossibilité d'émettre de l'urine alors que la production d'urine par le rein continue normalement. Elle est due à un obstacle mécanique ou à une inflammation au niveau des voies urinaires. SYN. *RÉTENTION D'URINE.*

RÉTICULÉ *adj. (angl. reticulated).* Qui se présente sous la forme d'un réticulum. EX. *formation réticulée du tronc cérébral.*

RÉTICULINE *s. f. (angl. reticulin).* Substance protéinique des fibres conjonctives du tissu réticulaire.

RÉTICULOCYTE *s. m. (angl. reticulocyte).* **1.** Érythrocyte jeune qui montre un réseau de granulations. Les réticulocytes sont des éléments de formation médullaire accélérée, particulièrement nombreux dans les anémies post-hémorragiques. **2.** Cellule réticulo-endothéliale.

RÉTICULOCYTOSE *s. f. (angl. reticulocytosis).* Taux des réticulocytes dans le sang. Sa valeur normale est de 30 000 à 60 000 par mm^3.

RÉTICULO-ENDOTHÉLIAL *adj. (angl. reticuloendothelial).* ☞ *SYSTÈME RÉTICULO-ENDOTHÉLIAL.*

RÉTICULO-ENDOTHÉLIOME *s. m. (angl. reticuloendothelioma).* Tumeur formée aux dépens du système réticulo-endothélial.

RÉTICULO-ENDOTHÉLIOSE *s. f. (angl. reticuloendotheliosis).* ☞ *RÉTICULOSE.*

RÉTICULOPATHIE *s. f. (angl. reticulopathy).* Toute affection du système réticulo-endothélial.

RÉTICULOSARCOME *s. m. (angl. reticulum cell sarcoma).* Tumeur maligne résultant de la prolifération néoplasique des cellules réticulaires de la moelle osseuse ou des tissus lymphoïdes. SYN. *RÉTICULOLYMPHOSARCOME.*

RÉTICULOSE *s. f. (angl. reticulosis).* Toute affection caractérisée par une prolifération des cellules réticulaires (cellules de soutien) et des histiocytes (macrophages). On distingue les réticuloses primitives, les réticulosarcomes et les réticuloses secondaires à des infections comme le kala-azar ou par surcharge. SYN. *RÉTICULO-ENDOTHÉLIOSE.* ◇ **À MASTOCYTES** *(angl. systemic mastocytosis).* ☞ *MASTOCYTOSE.* ◇ **FAMILIALE AVEC HÉPATOSPLÉNOMÉGALIE** *(angl. familial reticulocytosis with hepatosplenomegaly).* Réticulo-endothéliose familiale avec hypersplénisme et hypogammaglobulinémie, d'évolution bénigne. ◇ **HÉMOPHAGOCYTAIRE** *(angl. histocytic medullary —).* Affection familiale mortelle du jeune enfant avec infiltration lympho-hystiocytaire diffuse. ◇ **X** *(angl. histiocytosis X).* ☞ *HISTIOCYTOSE X.*

RÉTICULUM *s. m. (angl. reticulum).* Tout réseau de fibres, de fibrilles ou de vaisseaux.

RÉTINE *s. f. (angl. retina).* Organe de la vision, grâce aux cellules photoréceptrices (cônes et bâtonnets). La plus interne des trois membranes de l'œil, située entre la choroïde et le corps vitré. Le pôle postérieur de la rétine est constitué par la macula lutea ou tache jaune, portion la plus sensible, dont le centre présente une dépression, la fovea centralis. La rétine est une membrane transparente, de 0,2 mm d'épaisseur, constituée de cellules nerveuses et névrogliques. Elle comprend dix couches.

RÉTINIEN *adj. (angl. retinal).* Qui se rapporte à la rétine.

RÉTINITE *s. f. (angl. retinitis).* Inflammation, aiguë ou chronique, de la rétine.

RÉTINOBLASTOME *s. m. (angl. retinoblastoma).* Tumeur maligne du jeune enfant, provenant de l'épithélium rétinien, par prolifération de cellules indifférenciées (rétinoblastes). SYN. *GLIOME DE LA RÉTINE.*

RÉTINOGRAPHIE *s. f. (angl. retinography).* Photographie du fond de l'œil.

RÉTINOÏDES *s. m. pl. (angl. retinoids).* Dérivés de la vitamine A possédant une action freinatrice sur la multiplication des cellules épithéliales.

RÉTINOÏQUE (ACIDE) *(angl. retinoic acid).* ☞ *TRÉTINOÏNE.*

RÉTINOPATHIE *s. f. (angl. retinopathy).* Terme générique désignant toute affection de la rétine. ◇ **DIABÉTIQUE** *(angl. diabetic —).* Rétinopathie caractérisée par des exsudats blancs et des foyers hémorragiques, liée au diabète. Complication très grave de la micro-angiopathie entraînant la cécité par atteinte maculaire. ◇ **HÉMORRAGIQUE** *(angl. hemorrhagic —).* Rétinopathie caractérisée par des lésions hémorragiques observées au cours du diabète et dans l'occlusion de la veine centrale de la rétine. ◇ **HYPERTENSIVE** *(angl. hypertensive —).* Rétinopathie liée à une hypertension artérielle avec rétrécissement des artérioles rétiniennes, hémorragies et exsudats. SYN. *RÉTINITE HYPERTENSIVE.* ◇ **MÉTASTATIQUE** *(angl. metastatic —).* Rétinopathie due à la dissémination d'embols septiques dans les vaisseaux rétiniens. ◇ **PIGMENTAIRE** *(angl. retinitis pigmentosa).* Dégénérescence progressive de la rétine, avec pigmentation et atrophie, caractérisée par des dépôts de pigments, une oblitération des vaisseaux rétiniens, un rétrécissement du champ visuel et une héméralopie. Affection familiale héréditaire apparaissant dans l'enfance et conduisant à la cécité. SYN. *RÉTINITE PIGMENTAIRE.* ◇ **PROLIFÉRANTE** *(angl. proliferative —).* Rétinopathie caractérisée par la prolifération de tissu conjonctif néoformé qui s'étend vers le corps vitré : fréquente dans le diabète.

RÉTRACTEUR *(angl. retractor).* **1.** *adj.* Qui provoque la rétraction. **2.** *s. m.* Instrument servant à repousser les tissus ou certains organes.

RÉTRACTILITÉ *s. f. (angl. retractility).* Propriété d'un tissu de diminuer de longueur après avoir subi une distension.

RÉTRACTION *s. f. (angl. retraction).* Raccourcissement, diminution de volume d'un tissu ou d'un organe.

RÉTRÉCISSEMENT *s. m. (angl. stenosis, stricture).* Diminution anormale du calibre d'un conduit ou d'un orifice ; sténose. ◇ **AORTIQUE** *(angl. aortic stenosis).* Diminution du calibre de l'orifice aortique d'origine congénitale ou acquise par adhérences ou épaississement des valvules aortiques, qui font obstacle au passage du sang du ventricule gauche vers l'aorte. SYN. *STÉNOSE AORTIQUE.* ◇ **MITRAL** *(angl. mitral stenosis).* Diminution du calibre de l'orifice mitral, généralement d'origine rhumatismale, faisant obstacle au passage du sang de l'atrium gauche vers le ventricule gauche. SYN. *STÉNOSE MITRALE.* ◇ **PULMONAIRE** *(angl. pulmonary stenosis).* Diminution, d'origine congénitale, du calibre de l'orifice pulmonaire, faisant obstacle à l'évacuation du ventricule droit, isolée ou associée à d'autres malformations. SYN. *STÉNOSE PULMONAIRE.* ◇ **TRICUSPIDIEN** *(angl. tricuspid stenosis).* Diminution du calibre de l'orifice tricuspide, faisant obstacle à l'évacuation de l'atrium droit, d'origine acquise ou congénitale. SYN. *STÉNOSE TRICUSPIDIENNE.*

RÉTROBULBAIRE *adj. (angl. retrobulbar).* **1.** Qui est situé derrière le bulbe rachidien. **2.** Qui est situé derrière le globe oculaire.

RÉTROCÆCAL *adj. (angl. retrocecal).* Qui est situé en arrière du cæcum.

RÉTROCARDIAQUE *adj. (angl. retrocardiac).* Qui est situé en arrière du cœur.

RÉTROCATHÉTÉRISME *s. m. (angl. retrocatheterism).* Passage d'un cathéter par l'urètre à travers une ouverture vésicale sus-pubienne, depuis la vessie jusqu'au méat urinaire.

RÉTROCOLIQUE *adj. (angl. retrocolic).* Qui est situé en arrière du côlon.

RÉTROCOLIS *s. m. (angl. retrocollis).* Variété de torticolis avec déviation spamodique de la tête et du cou vers l'arrière.

RÉTROCONTRÔLE *s. m. (angl. feed-back).* En physiologie, système de régulation de la sécrétion d'une glande endocrine en particulier hypophysaire par le taux de son propre produit de sécrétion, qui inhibe la stimuline hypophysaire correspondante, si son taux augmente au-delà du seuil physiologique, ou la stimule dans le cas contraire. SYN. *FEEDBACK.*

RÉTRODÉVIATION *s. f. (angl. retrodeviation).* Terme général désignant toute déviation d'un organe (en particulier l'utérus) vers l'arrière : rétroflexion, rétroposition, rétroversion, etc.

RÉTROFLÉCHI *adj. (angl. retroflexed).* Qui a subi une rétroflexion. EX. *utérus rétrofléchi.*

RÉTROFLEXION *s. f. (angl. retroflexion).* Flexion d'un organe vers l'arrière. Dans la rétroflexion de l'utérus, le corps de l'utérus s'incline en arrière, formant un angle aigu avec le col qui garde sa position normale.

RÉTROGÈNE *s. m.* Gène inactif.

RÉTROGNATHISME *s. m. (angl. retrognathism).* Position en retrait de la mandibule par rapport au plan du front. SYN. *RÉTROGNATHIE.*

RÉTROGRADE *adj. (angl. retrograde).* Qui se déplace vers l'arrière, qui revient vers son point de départ.

RÉTROLINGUAL *adj. (angl. retrolingual).* Qui se rapporte à la partie postérieure de la langue, qui est situé en arrière de la langue.

RÉTROLISTHÉSIS *s. m. (angl. retrospondylolisthesis).* Glissement en arrière d'une vertèbre, lié à une discopathie sous-jacente.

RÉTROPÉRITONÉAL *adj. (angl. retroperitoneal).* Qui est situé ou qui se produit en arrière du péritoine pariétal.

RÉTROPHARYNGIEN *adj. (angl. retropharyngeal).* Qui est situé ou qui se produit derrière le pharynx.

RÉTROPNEUMOPÉRITOINE *s. m. (angl. retroperitoneal insufflation).* Injection d'air dans l'espace rétro-péritonéal en vue de l'examen radiologique de certains organes (reins, glandes suprarénales, rate, etc.)

RÉTROPOSITION *s. f. (angl. retrodeviation).* Déplacement global d'un organe en arrière. Se dit en particulier de l'utérus.

RÉTROPUBIEN *adj. (angl. retropubic).* Qui est situé derrière le pubis.

RÉTROPULSION *s. f. (angl. retropulsion).* Tendance à la chute vers l'arrière observée dans certaines affections neurologiques (maladie de Parkinson).

RÉTROSTERNAL *adj. (angl. retrosternal).* Qui est situé ou qui se produit derrière le sternum.

RÉTROSYMPHYSIEN *adj. (angl. retrosymphysial).* Qui est situé en arrière de la symphyse pubienne.

RÉTROTRANSCRIPTION *s. f. (angl. retrotranscription).* En génétique copie d'ADN par la transcriptase inverse.

RÉTRO-UTÉRIN *adj. (angl. retrouterine).* Qui est situé en arrière de l'utérus.

RÉTROVERSÉ *adj. (angl. retroverted).* Qui a subi une rétroversion.

RÉTROVERSION *s. f. (angl. retroversion).* Inclinaison en arrière de l'axe vertical d'un organe, sans flexion. Dans la rétroversion de l'utérus, le corps de l'utérus se trouve porté en arrière, alors que le col remonte en avant et en haut, derrière la symphyse pubienne.

RETZIUS (CAVITÉ DE) *(angl. Retzius' cavity).* Espace entre le pubis et la face antérieure de la vessie. SYN. *ESPACE RÉTROPUBIEN.*

REVACCINATION *s. f. (angl. revaccination).* Injection ou inoculation d'un vaccin à un sujet précédemment vacciné.

REVASCULARISATION *s. f. (angl. revascularization).* Rétablissement de la circulation sanguine dans un organe ischémié.

RÉVISION UTÉRINE Exploration manuelle ou instrumentale de la cavité utérine après l'accouchement afin de s'assurer qu'il n'y reste plus de débris placentaires et de fragments membraneux. SYN. *CURETAGE UTÉRIN.*

RÉVULSIF *adj. (angl. revulsive).* Qui provoque une révulsion. S'emploie aussi comme substantif.

RÉVULSION *s. f. (angl. revulsion).* Procédé thérapeutique consistant à provoquer un afflux de sang dans une région plus ou moins éloignée d'un organe malade, dans le but de décongestionner cet organe (application de chaleur, de cataplasmes, de ventouses, etc.).

RGO *(angl. GER).* Abréviation de reflux gastro-œsophagien.

RH *(angl. Rh).* 1. Abréviation de facteur Rhésus. Le facteur Rhésus est un agglutinogène qui existe normalement chez 85 % des individus de race blanche, qui pour cette raison sont dits Rhésus-positifs. Le sang de ces individus, transfusé chez les sujets Rh-négatifs (15 %), provoque dans le sérum de ces derniers la formation d'anticorps, qui lors des transfusions ultérieures sont capables d'agglutiner les érythrocytes d'un donneur Rh-positif. Lors de la grossesse, un fœtus Rh-positif peut provoquer chez une mère Rh-négative la production d'agglutinines qui pourront être responsables de la maladie hémolytique du nouveau-né.

RHABDOÏDE *adj. (angl. rhabdoid).* Qui ressemble à une baguette. Se dit de certaines larves. SYN. *RHABDITIFORME.*

RHABDOMYOLYSE *s. f. (angl. rhabdomyolysis).* Rupture des cellules musculaires striées, avec libération d'enzymes, d'électrolytes et de myoglobine dans le sang. Elle peut s'observer au cours des destructions musculaires, le plus souvent par écrasement ou par compression, mais également au cours d'affections entraînant des contractions musculaires intenses et prolongées et au cours de certaines enzymopathies.

RHABDOMYOME *s. m. (angl. rhabdomyoma).* Toute tumeur, le plus souvent bénigne, constituée de fibres musculaires striées.

RHABDOMYOSARCOME *s. m. (angl. rhabdomyosarcoma).* Sarcome développé à partir de fibres musculaires striées ou à partir d'un blastème dont certains éléments se différencient en fibres musculaires striées. SYN. *MYOSARCOME.*

RHAGADE *s. f. (angl. rhagades).* Fissure cutanée ou muqueuse, sans perte de substance, douloureuse et tenace. Les rhagades peuvent compliquer une affection cutanée, ou se développer au pourtour des orifices naturels. SYN. *CREVASSE.*

RHAGOCYTE *s. m.* ☞ *RAGOCYTE.*

RHEGMATOGÈNE *adj. (angl. rhegmatogenous).* En rapport avec une déchirure. Se dit surtout de la rétine.

RHÉSUS *(angl. Rhesus).* ☞ *RH.*

RHINENCÉPHALE *s. m. (angl. rhinencephalon).* Partie du cerveau assurant le sens de l'olfaction.

RHINITE *s. f. (angl. rhinitis).* Inflammation aiguë ou chronique de la muqueuse des fosses nasales. SYN. *CORYZA.* ◇ **ATROPHIQUE** *(angl. atrophic —).* ☞ *OZÈNE.* ◇ **CATARRHALE AIGUË** *(angl. acute catarrhal —).* ☞ *RHUME.*

RHINOLALIE *s. f. (angl. rhinolalia).* Voix nasale due à une affection ou à une anomalie des fosses nasales ou du rhinopharynx.

RHINOLARYNGITE *s. f. (angl. rhinolaryngitis).* Inflammation simultanée des muqueuses nasale et laryngée.

RHINOLARYNGOLOGIE *s. f. (angl. rhinolaryngology).* Partie de la médecine qui traite des affections du nez et du larynx.

RHINOLOGIE *s. f. (angl. rhinology).* Partie de la médecine qui traite du nez et de ses affections.

RHINOMANOMÈTRE *s. m. (angl. rhinomanometer).* Manomètre permettant d'évaluer la pression intranasale.

RHINOMÈTRE *s. m. (angl. rhinometer).* Instrument permettant de mesurer le degré de perméabilité à l'air des fosses nasales.

RHINOPHARYNGITE *s. f. (angl. rhinopharyngitis).* Inflammation du rhinopharynx, ou inflammation du nez et du pharynx.

RHINOPHARYNX *s. m. (angl. rhinopharynx).* Partie supérieure du pharynx, communiquant avec les fosses nasales. SYN. *PHARYNX NASAL, NASOPHARYNX, CAVUM.*

RHINOPHYMA *s. m. (angl. rhinophyma).* Stade très avancé d'acné rosacée hypertrophique du nez, avec boursouflures déformantes violacées, parsemées de pustules d'acné, de cicatrices et de dilatations capillaires.

RHINOPLASTIE *s. f. (angl. rhinoplasty).* Chirurgie plastique destinée à corriger les déformations nasales congénitales (rhinoplastie correctrice) ou consécutives à un traumatisme (rhinoplastie réparatrice).

RHINORRAGIE *s. f. (angl. epistaxis).* Hémorragie nasale. SYN. *ÉPISTAXIS.*

RHINORRHÉE *s. f. (angl. rhinorrhea).* Écoulement de liquide par le nez. ◇ **CÉRÉBROSPINALE** *(angl. cerebrospinal fluid —).* Écoulement de liquide céphalorachidien par le nez consécutif à une fracture des os de la base du crâne.

RHINOSCOPE *s. m. (angl. rhinoscope).* Spéculum nasal.

RHINOSCOPIE *s. f. (angl. rhinoscopy).* Examen visuel des fosses nasales, soit par les narines à l'aide d'un spéculum nasal (rhinoscopie antérieure), soit à l'aide d'un petit miroir introduit dans la bouche derrière le voile du palais et qui reflète l'image du rhinopharynx et des choanes (rhinoscopie postérieure).

RHINOVIRUS Genre de virus de la famille des *Picornaviridae.* Les *Rhinovirus* sont les agents responsables du rhume chez l'homme. On en a décrit plus de 110 sérotypes.

RHIZARTHROSE *s. f. (angl. root arthrosis).* Arthrose de la racine d'un doigt (notamment du pouce), d'un orteil ou d'un membre.

RHIZOMÉLIQUE *adj. (angl. rhizomelic).* Qui se rapporte à la racine des membres (articulations de l'épaule et de la hanche).

RHOMBENCÉPHALE *s. m. (angl. rhombencephalon).* Partie de l'encéphale qui comprend le bulbe, le pont et le cervelet. SYN. *CERVEAU POSTÉRIEUR.*

RHOTACISME *s. m. (angl. rhotacism).* Prononciation incorrecte ou impossible de la lettre *r.*

RHUMATISMAL *adj. (angl. rheumatic).* Qui se rapporte au rhumatisme, notamment au rhumatisme articulaire aigu.

RHUMATISME *s. m. (angl. rheumatism).* Terme générique vague se rapportant à un groupe d'affections, aiguës ou chroniques, d'origines diverses et parfois inconnues, affectant essentiellement les articulations, et dont les symptômes essentiels sont la douleur et l'enraidissement. ◇ **ARTICULAIRE AIGU** *(angl. acute rheumatic fever —).* ☞ *BOUILLAUD (MALADIE DE).* ◇ **ARTICULAIRE CHRONIQUE** *(angl. chronic articular —).* ☞ *POLYARTHRITE RHUMATOÏDE.* ◇ **BLENORRAGIQUE** *(angl. gonorrheal —).* Rhumatisme infectieux du au gonocoque. SYN. *RHUMATISME GONOCOCCIQUE.* ◇ **CARDIAQUE** *(angl. rheumatic heart disease).* Endocardite, myocardite ou péricardite de nature rhumatismale, complication fréquente du rhumatisme articulaire aigu. ◇ **GOUTTEUX** *(angl. gouty —).* Goutte chronique. ◇ **PALINDROMIQUE** (angl. *palindromic —).* Arthrite aiguë survenant par crises récidivantes, apyrétiques, irrégulièrement espacées, qui durent seulement quelques heures ou quelques jours puis disparaissent complètement. ◇ **PSORIASIQUE** *(angl. psoriatic arthritis).* Rhumatisme chronique observé au cours du psoriasis réalisant soit des formes localisées, soit des formes graves évolutives.

RHUMATOÏDE *adj. (angl. rheumatoid).* Qui ressemble, par certains aspects, à une forme quelconque de rhumatisme.

RHUMATOLOGIE *s. f. (angl. rheumatology).* Partie de la médecine consacrée aux maladies rhumatismales.

RHUMATOLOGISTE *s. m.* ☞ *RHUMATOLOGUE.*

RHUMATOLOGUE *s. m. (angl. rheumatologist).* Spécialiste en rhumatologie.

RHUME *s. m. (angl. cold).* Inflammation catarrhale aiguë de la muqueuse des fosses nasales, d'origine virale ou allergique. Elle peut s'étendre aux sinus et aux voies respiratoires supérieures. SYN. *CORYZA.* ◇ **DE CERVEAU** *(angl. common —).* ☞ *CORYZA.* ◇ **DES FOINS** *(angl. hay fever).* Inflammation de la muqueuse nasale, conséquence d'une allergie aux pollens des graminées, se traduisant par des salves d'éternuements, un écoulement nasal aqueux abondant, une irritation conjonctivale. SYN. *ASTHME DES FOINS, RHINITE SPASMODIQUE PÉRIODIQUE.*

RIA Abréviation du terme anglais *radioimmunoassay* ou de radio-immunoanalyse. ☞ *RADIO-IMMUNOANALYSE.*

RIBA Abréviation du terme anglais *Recombinant Immunoblot Assay.* Examen sérologique fondé sur la réaction entre un antigène obtenu par génie génétique et un anticorps contenu dans le sérum étudié.

RIBOFLAVINE *s. f. (angl. riboflavin).* Vitamine hydrosoluble très répandue dans les céréales, les légumes, la levure de bière, etc. La carence en riboflavine se manifeste principalement par des fissures aux commissures des lèvres, une glossite et une vascularisation anormale de la cornée. La riboflavine joue un rôle essentiel dans les processus d'oxydo-réduction cellulaire. SYN. *LACTOFLAVINE, VITAMINE B2.*

RIBONUCLÉASE *s. f. (angl. ribonuclease).* Enzyme catalysant la scission de l'acide ribonucléique.

RIBONUCLÉIQUE (ACIDE), ARN *(angl. ribonucleic acid, [RNA]).* Acide nucléique formé par une chaîne hélicoïdale de nucléotides constitués par un sucre (le ribose), une base azotée, l'uracile et de l'acide phosphorique. On le trouve dans toutes les cellules et chez certains virus. Abréviation : ARN, RNA.

RIBONUCLÉOPROTÉINE *s. f. (angl. ribonucleoprotein).* Nucléoprotéine dont le groupement prosthétique est représenté par l'acide ribonucléique.

RIBONUCLÉOTIDE *s. m. (angl. ribonucleotide).* Nucléotide dont l'ose est le ribose.

RIBOSE *s. m. (angl. ribose).* Pentose entrant dans la composition des nucléotides et des acides nucléiques.

RIBOSOMES *s. m. pl. (angl. ribosomes).* Granulations d'environ 20 nm de diamètre, riches en acide ribonucléique (ARN), présentes dans le réticulum endoplasmique et dans les mitochondries, et qui interviennent dans la synthèse des protéines.

RIBOSONDE *s. f. (angl. RNA probe).* Séquence d'ARN simple-brin utilisée comme sonde. SYN. *SONDE GÉNÉTIQUE.*

RICIN *s. m. (angl. castor bean).* Plante de la famille des Euphorbiacées. L'espèce la plus commune, *Ricinus communis*, produit l'huile de ricin. ◇ **(HUILE DE)** *(angl. castor oil).* Huile épaisse, purgative, extraite des graines de *Ricinus communis.* Elle stimule le péristaltisme intestinal et produit une exonération au bout de quatre à cinq heures.

RICINE *s. f. (angl. ricin).* Protéine toxique des graines de ricin.

RICKETTSIA Genre de bactéries à Gram négatif. Elles peuvent être pathogènes pour l'homme et les animaux, auxquels elles sont transmises par la piqûre d'arthropodes infectés.

RICKETTSIOSE *s. f. (angl. rickettsiosis).* Toute maladie infectieuse due à des rickettsies (micro-organismes du genre *Rickettsia)* et transmise par des arthropodes (tiques, acariens, puces, poux, etc.). Les rickettsioses sont caractérisées par de la fièvre, un exanthème cutané et des atteintes viscérales.

RICTUS *s. m. (angl. risus).* Contraction des lèvres donnant à la bouche un aspect de sourire forcé, qui s'observe au cours de certains spasmes nerveux.

RIDEAU (SIGNE DU) Signe observé en cas de paralysie unilatérale du constricteur supérieur du pharynx par lésion du nerf glosso-pharyngien. Dans ce cas, la stimulation de la paroi postérieure du pharynx entraîne son déplacement vers le côté sain et légèrement vers le haut.

RIFAMPICINE *s. f. (angl. rifampicin).* Antibiotique dérivé de la rifamicine, actif sur la plupart des germes à Gram positif, sur certains germes à Gram négatif (en particulier *Mycobacterium tuberculosis*). Il est administré par voie orale dans la prophylaxie de la méningite méningococcique et dans le traitement de la tuberculose, toujours en association avec d'autres antituberculeux afin d'éviter l'émergence de souches résistantes.

RIFAMYCINE *s. f. (angl. rifamycin).* Antibiotique prescrit notamment dans les infections à staphylocoques.

RIGIDITÉ *s. f. (angl. rigidity).* Hypertonie musculaire ; état de raideur et d'inflexibilité. ◇ **CADAVÉRIQUE** *(angl. cadaveric —).* Raideur du corps se manifestant entre une demi-heure et 7 heures après la mort et disparaissant lorsque la putréfaction commence. SYN. *RIGOR MORTIS.* ◇ **DE DÉCÉRÉBRATION** *(angl. decerebrate —).* Hypertonie en extension et pronation des membres supérieurs et en extension des membres inférieurs, avec tendance à l'opisthotonos, due à des lésions du tronc cérébral supérieur jusqu'à la partie moyenne du pont, et également observée dans des troubles métaboliques sévères. ◇ **EXTRAPYRAMIDALE** *(angl. lead-pipe —).* Hypertonie par lésion des voies extrapyramidales, en particulier de la voie nigro-striée, observée par exemple en cas de maladie de Parkinson. Elle comporte une exagération des réflexes de posture et cède de façon inopinée, déterminant le phénomène de la roue dentée. ◇ **PYRAMIDALE** *(angl. pyramidal —).* Hypertonie liée à l'atteinte de la voie pyramidale ou corticospinale, qui affecte les extrémités de l'hémicorps controlatéral lors des lésions situées au-dessus de la décussation pyramidale bulbaire.

RIOPELLE (TUMEUR DE) *(angl. Riopelle's tumor).* Tumeur du rein comportant hypernéphrome, sarcome et angiolipome.

RIST Abréviation de *Radio-Immuno-Sorbent Test*, épreuve de dosage des IgE.

RISORIUS *(angl. risorius muscle).* Muscle responsable de la rétraction de la commissure labiale.

RIZIFORME *adj. (angl. riziform).* Qui a l'aspect de grains de riz.

RM Abréviation de rétrécissement mitral.

RMN Abréviation de résonance magnétique nucléaire.

RMO Abréviation de références médicales opposables.

RNA *(angl. RNA).* Abréviation de *Ribonucleic Acid.* ☞ *RIBONUCLÉIQUE (ACIDE), ARN.*

ROCHER *s. m. (angl. petrous part of temporal bone).* Partie interne de l'os temporal, en forme de pyramide quadrangulaire, à l'intérieur de laquelle se trouvent les cavités de l'oreille interne.

ROGER (MALADIE DE) *(angl. Roger's disease).* Communication interventriculaire congénitale de petite taille.

ROMBERG (SIGNE DE) *(angl. Romberg's sign).* Impossibité de conserver la station debout, pieds joints et yeux fermés, chez le malade tabétique témoignant de l'atteinte de la sensibilité profonde.

RONCHUS *s. m. (angl. rhonchus).* Râle sec de tonalité grave, comparable au ronflement d'un homme qui dort, indiquant la présence de sécrétions muqueuses dans les bronches.

RÖNTGEN *s. m. (angl. roentgen).* Unité d'exposition à des rayonnements X ou gamma. Symbole : R.

ROR Abréviation de vaccin associé anti-rougeole, anti-oreillons et anti-rubéole.

RORSCHACH (TEST DE) *(angl. Rorschach's test).* Test projectif qui permet l'étude de la structure de la personnalité. Il utilise dix planches sur lesquelles figurent des taches noires ou colorées, qui sont présentées au sujet dans un ordre déterminé afin qu'il décrive ce qu'elles évoquent pour lui.

ROSACÉE *s. f. (angl. rosacea).* ☞ *ACNÉ ROSACÉE.*

ROSÉOLE *s. f. (angl. roseola).* Éruption cutanée de taches roses, rondes ou ovales, d'origines diverses (syphilis, typhoïde, fièvres éruptives, intoxications).

ROSETTE *s. f. (angl. rosette).* Figure produite par l'adhérence de cellules, en général des hématies, autour d'une autre cellule, en général un lymphocyte. Cette formation de rosettes est due à des récepteurs particuliers permettant cette adhérence. ☞ *HASERICK (TEST DE).* ◇ **RHUMATOÏDE** *(angl. rheumatoid —).* ☞ *FACTEUR RHUMATOÏDE.*

ROTATEUR *adj. (angl. rotating).* Se dit d'un muscle dont l'action est de faire tourner un membre, une partie du corps, autour de leur axe.

ROTULE *s. f.* ☞ *PATELLA.*

ROTULIEN *adj.* ☞ *PATELLAIRE.*

ROUE DENTÉE (SIGNE OU PHÉNOMÈNE DE LA) *(angl. cogwheel rigidity).* Dans la maladie de Parkinson, perception, lors de la mobilisation passive d'une articulation, d'une série de brefs ressauts comparables à l'impression produite par le mouvement d'une roue dentée.

ROUGEOLE *s. f. (angl. measles).* Maladie infectieuse éruptive, très contagieuse et épidémique, fréquente surtout chez les enfants, due à un virus. La période d'incubation dure 10 jours environ. L'éruption cutanée est précédée de quelques jours par un catarrhe oculo-nasal fébrile, avec présence sur la face interne des joues de petites taches blanches surélevées (signe de Koplick). Elle débute par la face pour gagner tout le corps et les membres ; elle est constituée de petites papules rouges légèrement saillantes, plus ou moins confluentes en placards, laissant toujours entre elles des intervalles de peau saine. Les complications de la rougeole sont surtout d'ordre respiratoire.

ROUGET DU PORC *(angl. erysipelothria infection).* Erisypèle porcin ; affection septicémique, due à *Bacillus erisypelatus suis*, caractérisée par l'apparition de taches rouges sur la peau. Elle est transmissible accidentellement à l'homme chez qui l'on peut observer des phénomènes septicémiques.

ROULEMENT DIASTOLIQUE *(angl. diastolic rumble).* Bruit entendu dans la diastole au cours de rétrécissement mitral.

RU 486 ☞ *MIFÉPRISTONE.*

RUBÉFACTION *s. f. (angl. rubefaction).* Rougeur intense et passagère de la peau provoquée par un agent rubéfiant.

RUBÉFIANT *s. m. (angl. rubefacient).* Médicament pour application locale, qui provoque une rougeur intense et passagère de la peau. S'emploie aussi comme adjectif.

RUBÉOLE *s. f. (angl. rubella).* Maladie infectieuse éruptive, contagieuse et épidémique, due à un virus du genre Rubivirus, caractérisée par une éruption d'aspect variable, rappelant à la fois celle de la rougeole et celle de la scarlatine, et par des adénopathies multiples. Quand la maladie survient chez une femme enceinte non immunisée, elle peut provoquer des malformations congénitales (oculaires notamment) chez le fœtus. Il existe une vaccination préventive. La maladie confère une immunité définitive.

RUBÉOLIFORME *adj. (angl. ressembling rubella).* Qui ressemble à l'éruption de la rubéole. Ex. *exanthème rubéoliforme.*

RUGINATION *s. f. (angl. rugination).* Action de racler un os à l'aide d'une rugine, de ruginer.

RUGINE *s. f. (angl. rugine).* Instrument en acier, à bords tranchants, utilisé en chirurgie pour racler les surfaces osseuses et décoller le périoste. Il en existe de nombreux modèles.

RUMINATION *s. f. (angl. rumination).* ☞ *MÉRYCISME.*

RUPIA *s. m. (angl. rupia).* Lésion cutanée caractérisée par la formation de croûtes noirâtres, disposées en couches concentriques stratifiées, et recouvrant une ulcération inflammatoire purulente.

RUTINE *s. f. (angl. rutin).* Substance qui exerce un effet protecteur sur les parois des vaisseaux capillaires. SYN. *RUTOSIDE, VITAMINE P.*

RYTHME *s. m. (angl. rhythm, wave).* Succession à intervalles réguliers de phénomènes ou d'évènements. ◇ **ALPHA** *(angl. alpha wave).* Rythme régulier des ondes de l'électroencéphalogramme normal de l'adulte. Sa fréquence est de 8-10 cycles par seconde. C'est le rythme normal de l'adulte éveillé, au repos sensoriel, les yeux fermés. Il prédomine dans la région pariéto-occipitale. ◇ **ATRIOVENTRICULAIRE** *(angl. atrio-ventricular rhythm).* ☞ *RYTHME NODAL.* ◇ **BÊTA** *(angl. beta wave).* Rythme des ondes électroencéphalographiques de l'adulte éveillé, les yeux fermés, constitué par des ondes de faible amplitude survenant à la fréquence de 18-35 cycles par seconde. Il prédomine au niveau des régions frontales du cerveau. ◇ **CIRCADIEN** *(angl. circadian rhythm).* ☞ *CIRCADIEN.* ◇ **DELTA** (angl. *delta wave).* Succession d'ondes électroencéphalographiques lentes, d'une fréquence de 1 à 4 cycles par seconde, qui s'observent durant la première année de vie, et chez l'adulte en cas de lésion cérébrale. ◇ **NODAL** *(angl. nodal rhythm).* Rythme cardiaque naissant dans le nœud atrioventriculaire (de Tawara), entraînant une fréquence de 40 à 60 par minute. SYN. *RYTHME ATRIOVENTRICULAIRE.* ◇ **SINUSAL** *(angl. sinus rhythm).* Rythme cardiaque normal, sous la dépendance du nœud sinu-atrial. ◇ **THÊTA** *(angl. theta WAVE).* Rythme d'ondes électroencéphalographiques caractérisé par la succession d'ondes lentes de fréquence 4-7 cycles par seconde. Il s'observe normalement chez l'enfant et dans les régions pariéto-temporales en cas de souffrance cérébrale.

RYTHMOLOGIE *s. f. (angl. rythmology).* Étude du rythme cardiaque et de ses troubles.

S

SABIN (VACCIN DE) *(angl. Sabin's vaccine).* ☞ *VACCIN ANTIPOLIOMYÉLITIQUE.*

SABURRALE *adj. (angl. saburral).* ☞ *LANGUE SABURRALE.*

SAC *s. m. (angl. sac).* ◇ **CONJONCTIVAL** *(angl. conjunctival —).* Chacun des deux culs-de-sacs, supérieur et inférieur, que forme la conjonctive palpébrale lorsqu'elle se réfléchit sur le globe oculaire. ◇ **HERNIAIRE** *(angl. hernial —).* Poche formée par la partie du péritoine à l'intérieur de laquelle se trouve le contenu herniaire, l'intestin le plus souvent. ◇ **LACRYMAL** *(angl. lacrimal —).* Partie supérieure dilatée du conduit lacrymonasal, qui reçoit les larmes du canal d'union des canalicules lacrymaux.

SACCHARIDE *s. m. (angl. saccharide).* Tout ose ou holoside.

SACCHARINE *s. f. (angl. saccharin).* Substance cristalline à l'intense saveur sucrée utilisée comme succédané du sucre.

SACCHAROSE *s. m. (angl. sucrose).* Diholoside composé de glucose et de fructose. Il constitue le sucre alimentaire de betterave ou de canne. SYN. *SUCROSE, SUCRE BLANC.*

SACCHAROSURIE *s. f. (angl. saccharosuria).* Présence de saccharose dans l'urine. SYN. *SUCROSURIE.*

SACCIFORME *adj. (angl. sacciform).* En forme de sac. Ex. *anévrisme sacciforme.*

SACCORADICULOGRAPHIE *s. f.* ☞ *RADICULOGRAPHIE.*

SACCULAIRE *adj. (angl. saccular).* **1.** Qui forme un sac. **2.** Qui se rapporte au saccule.

SACCULE *s. m. (angl. sacculus).* Vésicule du labyrinthe membraneux, contenue dans le vestibule osseux de l'oreille interne.

SACRALGIE *s. f. (angl. sacralgia).* Douleur localisée au sacrum ou à la région sacrale. SYN. *SACRODYNIE.*

SACRALISATION *s. f. (angl. sacralization).* Développement exagéré des processus transverses de la 5e vertèbre lombale et fusion de cette vertèbre avec la première pièce sacrale.

SACROCOCCYGIEN *adj. (angl. sacrococcygeal).* Qui se rapporte ou qui appartient au sacrum et au coccyx.

SACROCOXALGIE *s. f.* **1.** *(angl. sacrocoxitis).* Arthrite de l'articulation sacro-iliaque. **2.** *(angl. sacrocoxalgia).* Tuberculose de l'articulation sacro-iliaque.

SACROCOXITE *s. f. (angl. sacroiliitis).* Atteinte inflammatoire de l'articulation sacro-iliaque. SYN. *SACROILIITE.*

SACRODYNIE *s. f. (angl. sacrodynia).* ☞ *SACRALGIE.*

SACRO-ILIAQUE *adj. (angl. sacroiliac).* Qui se rapporte au sacrum et à l'os iliaque (os coxal).

SACRUM *s. m. (angl. sacrum).* Os impair et médian formé par la soudure des cinq vertèbres sacrées. Il contribue à former le pelvis.

SADISME *s. m. (angl. sadism).* **1.** Tendance perverse du comportement sexuel par laquelle le plaisir s'obtient par la souffrance ou la mortification provoquée chez l'autre. **2.** Tout comportement dans lequel une satisfaction survient par l'agression dirigée vers les autres.

SADOMASOCHISME *s. m. (angl. sadomasochism).* Perversion sexuelle associant sadisme et masochisme.

SAGE-FEMME *s. f. (angl. midwife).* Professionnelle de santé diplômée dont la fonction est de prodiguer des soins aux femmes pendant la grossesse, l'accouchement et les suites de couches. (La profession est ouverte aux hommes.)

SAGITTAL *adj. (angl. sagittal).* **1.** En forme de flèche. **2.** Qui est orienté dans le sens antéropostérieur, verticalement sur la ligne médiane du corps. Ex. *plan sagittal, suture sagittale.*

SAIGNÉE *s. f. (angl. bloodletting).* Évacuation d'une certaine quantité de sang par incision d'un vaisseau superficiel, dans un but thérapeutique.

SALAZOSULFAPYRIDINE *s. f. (angl. salicylazosulfapyridine).* Sulfamide employé dans le traitement de la colite ulcéreuse.

SALBUTAMOL *s. m. (angl. salbutamol).* Agoniste des récepteurs bêta-adrénergiques, utilisé sous forme d'aérosol dans le traitement des crises d'asthme.

SALICYLATE *s. m. (angl. salicylate).* Sel de l'acide salicylique. Le salicylate de sodium est utilisé comme antirhumatismal (par voie orale).

SALICYLIQUE (ACIDE) *(angl. salicylic acid).* Composé cristallin à propriétés antiseptiques. On l'utilise en dermatologie comme kératolytique (il ramollit la couche cornée de la peau). Il sert aussi à la préparation des salicylates et de l'aspirine.

SALICYLISME *s. m. (angl. salicylism).* Intoxication due à l'absorption de doses excessives d'acide salicylique ou de salicylates marquée par : acouphènes, nausées, et vomissements.

SALICYLOTHÉRAPIE *s. f. (angl. salicyltherapy).* Utilisation thérapeutique des dérivés salicylés (médicaments contenant de l'acide salicylique ou des salicylates).

SALIDIURÉTIQUE *adj. (angl. saluretic).* Se dit d'une substance qui favorise l'élimination urinaire du chlorure de sodium. S'emploie aussi comme substantif.

SALIVAIRE *adj. (angl. salivary).* Qui concerne la salive.

SALIVATION *s. f. (angl. salivation).* Sécrétion de la salive.

SALIVE *s. f. (angl. saliva).* Liquide alcalin clair, légèrement visqueux, sécrété par les glandes salivaires. Elle sert à humidifier et à ramollir les aliments, facilitant ainsi la mastication et, grâce à l'enzyme qu'elle contient, la ptyaline, transforme l'amidon en maltose.

SALMONELLA Genre de bactéries Gram négatif pathogènes pour l'homme et les animaux. *S. typhi* est responsable de la fièvre typhoïde, *S. paratyphi A*, *B* et *C* sont responsables des fièvres paratyphoïdes, *S. enteritidis* et *S. typhi murium* provoquent souvent des intoxications alimentaires chez l'homme. SYN. *SALMONELLE.*

SALMONELLOSE *s. f. (angl. salmonellosis).* Terme générique désignant les infections causées par des micro-organismes appartenant au genre *Salmonella.*

SALPINGECTOMIE *s. f. (angl. salpingectomy).* Ablation chirurgicale d'une trompe utérine.

SALPINGITE *s. f. (angl. salpingitis).* **1.** Inflammation d'une ou des deux trompes utérines. **2.** Inflammation d'une ou des deux trompes auditives. ◇ **TUBERCULEUSE** *(angl. tuberculous —).* Tuberculose des trompes utérines. Elle aboutit souvent à la stérilité par oblitération des trompes.

SALPINGOGRAPHIE *s. f. (angl. salpingography).* Radiographie des trompes utérines après injection d'un produit de contraste opacifiant.

SALPINGOLYSE *s. f. (angl. salpingolysis).* Intervention destinée à restaurer la perméabilité du pavillon tubaire (intervention pratiquée pour traiter certaines stérilités).

SALPINGOPEXIE *s. f. (angl. salpingopexy).* Fixation chirurgicale de la trompe utérine.

SALPINGOTOMIE *s. f. (angl. salpingotomy).* Incision chirurgicale d'une trompe utérine.

SALTATOIRE *adj. (angl. saltatory).* Qui est caractérisé par des sauts.

SANATORIUM *s. m. (angl. sanatorium).* Établissement destiné au traitement des malades atteints de tuberculose pulmonaire ou extrapulmonaire.

SANG *s. m. (angl. blood).* Liquide rouge, épais, circulant dans le système vasculaire sanguin, composé d'éléments cellulaires figurés (hématies, leucocytes et plaquettes) et d'une partie liquide, le plasma. Le sang contient de nombreuses substances (protéines, minéraux et éléments gazeux). Le poids total du sang équivaut environ à 1/13 du poids du corps. Il contient 78 % d'eau et 22 % d'éléments solides.

SANGLOT *s. m. (angl. sob).* Inspiration brève, convulsive, accompagnée d'une contraction du diaphragme et d'une occlusion spasmodique de la glotte.

SANGUICOLE *adj. (angl. sanguicolous).* Qui vit dans le sang ; se dit des parasites.

SANGUIN *adj. (angl. sanguine).* **1.** Qui se rapporte au sang. **2.** Qui est formé de sang.

SANGUINOLENT *adj. (angl. bloodtinged).* Qui est teinté ou mêlé de sang. EX. *diarrhée sanguinolente.*

SANIE *s. f. (angl. sanies).* Matière purulente et fétide, mélangée de sang.

SANIEUX *adj. (angl. sanious).* Purulent. Se dit d'un ulcère, d'une plaie.

SANITAIRE *adj. (angl. sanitary).* Qui se rapporte à la santé et à l'hygiène, considérées plus particulièrement du point de vue collectif.

SANTÉ *s. f. (angl. health).* État normal des fonctions organiques et psychiques. Selon la définition de l'OMS (1946) : la santé est un état de complet bien-être physique, mental et social, et ne consiste pas seulement en une absence de maladie ou d'infirmité.

SAPHÈNE *adj. (angl. saphena).* Se dit des veines superficielles de la jambe et des nerfs satellites de ces veines.

SAPHÉNECTOMIE *s. f. (angl. saphenectomy).* Résection totale ou partielle d'une veine saphène, dans le traitement chirurgical des varices.

SAPHISME *s. m. (angl. sapphism).* Homosexualité féminine. SYN. *LESBIANISME.*

SAPIDE *adj. (angl. palatable).* **1.** Qui donne lieu à une sensation gustative. **2.** Qui a une saveur déterminée.

SAPROPHYTE *adj. (angl. saprophyte).* Se dit d'une bactérie qui vit aux dépens des matières organiques inertes (cadavres, humus, excréments, urine, etc.) dont il peut provoquer la fermentation ou la putréfaction. Les germes saprophytes sont en général non pathogènes. S'emploie aussi comme substantif.

SARCOÏDE *s. f. (angl. sarcoid).* Terme appliqué aux formations cutanées tumorales, d'aspect nodulaire, caractéristiques de la sarcoïdose (maladie de Besnier-Boeck-Schaumann). ◇ **CUTANÉ** *(angl. Boeck's —).* ☞ *BESNIER-BOECK-SCHAUMANN (MALADIE DE).*

SARCOÏDOSE *s. f. (angl. sarcoidosis).* ☞ *BESNIER-BOECK-SCHAUMANN (MALADIE DE).*

SARCOLEMME *s. m. (angl. sarcolemma).* Membrane mince, de nature conjonctive, qui entoure chaque fibre musculaire striée. SYN. *MYOLEMME.*

SARCOMATEUX *adj. (angl. sarcomatous).* Qui se rapporte au sarcome, qui est de la nature du sarcome.

SARCOMATOSE *s. f. (angl. sarcomatosis).* Affection caractérisée par le développement de sarcomes multiples.

SARCOME *s. m. (angl. sarcoma).* Tumeur maligne dérivée des cellules mésenchymateuses, qui peut se former aux dépens de cellules du tissu conjonctif commun (fibrosarcome), de cellules du tissu conjonctif différencié (chondrosarcome, myosarcome, liposarcome, etc.) ou du tissu ganglionnaire (lymphosarcome, réticulosarcome). Généralement, ce sont des tumeurs de grande malignité.

SARCOPLASME *s. m. (angl. sarcoplasm).* Cytoplasme des fibres musculaires, formé de longues traînées entourant les noyaux et séparant les uns des autres les faisceaux de myofibrilles.

SARTORIUS (MUSCLE) *(angl. sartorius muscle).* Muscle de la région antérieure de la cuisse. SYN. *MUSCLE COUTURIER.*

SATELLITE *adj. (angl. satellite).* **1.** Se dit d'une veine qui avoisine une artère le long du trajet de celle-ci et qui porte souvent le même nom. **2.** Par extension, se dit d'une structure anatomique voisine d'une autre et présentant certaines analogies avec elle, ou d'une structure liée ou dépendant d'une autre.

SATURATION *s. f. (angl. saturation).* **1.** État d'une solution qui ne peut plus dissoudre une quantité supplémentaire d'une substance donnée. **2.** État d'un composé organique dans lequel toutes les valences du carbone sont satisfaites sans qu'il existe de double ou triple liaisons dans la molécule. **3.** Qualité de la sensation visuelle qui fait la distinction entre des couleurs ayant la même longueur d'onde dominante, mais différents degrés de pureté (c'est-à-dire contenant une quantité différente de lumière blanche).

SATURNIN *adj. (angl. plumbic).* **1.** Qui se rapporte au plomb. **2.** Qui est provoqué par le plomb ou ses composés.

SATURNISME *s. m. (angl. saturnism).* Intoxication aiguë ou chronique par le plomb ou ses composés.

SCABICIDE *adj. (angl. scabicide).* Qui détruit le parasite de la gale (*Sarcoptes scabiei*).

SCABIES *s. f. (angl. scabies).* SYN. *GALE.*

SCABIEUX *adj. (angl. scabetic).* Qui se rapporte à la gale.

SCALÈNE *s. m. (angl. scalenus).* Chacun des muscles profonds de la région latérale du cou.

SCALÈNE ANTÉRIEUR (SYNDROME DU) *(angl. anterior scalene syndrome).* Syndrome associant ischémie et paresthésies du membre supérieur, dû à la compression de l'artère subclavière et du plexus brachial, entre le muscle scalène antérieur et la première côte. SYN. *SYNDROME DE LA CÔTE CERVICALE.*

SCALP *s. m. (angl. scalp).* Cuir chevelu arraché accidentellement.

SCALPEL *s. m.* Mot anglais pour désigner le bistouri. SYN. *BISTOURI.*

SCANNER *s. m. (angl. scanner).* Appareil utilisé dans l'exploration radiographique. Des rayons X collimatés et balayant l'organe examiné « en tranches » sont mesurés par des capteurs reliés à un ordinateur qui calcule les différents coefficients d'absorption, ce qui permet d'obtenir l'image complète de sections transversales successives de la région du corps explorée. SYN. *TOMODENSITOMÈTRE, SCANOGRAPHE.* ◇ **HÉLICOÏDAL OU SPIRALÉ** *(angl. spiral computerized tomography).* La rotation continue de la source de rayons X associée à un déplacement linéaire du patient permet une reconstruction de l'image en 3D.

SCANOGRAPHE *s. m. (angl. scanograph).* Recommandation officielle pour scanner.

SCANOGRAPHIE *s. f. (angl. scanography).* ☞ *TOMODENSITOMÉTRIE.*

SCAPHOÏDE **1.** *adj. (angl. scaphoid).* Qui a une forme rappelant celle d'une barque. **2.** *s. m. (angl. os scaphoideum).* ☞ *NAVICULAIRE (OS).*

SCAPHOÏDITE *s. f. (angl. scaphoiditis).* Inflammation du scaphoïde.

SCAPULA *s. f.* Os de la ceinture scapulaire articulé avec l'humérus et la clavicule. SYN. *OMOPLATE.*

SCAPULALGIE *s. f. (angl. scapulalgia).* Douleur localisée dans la région de la scapula ou de l'épaule.

SCAPULODYNIE *s. f. (angl. scapulodynia).* ☞ *SCAPULALGIE.*

SCARIFICATEUR *s. m. (angl. scarificator).* Instrument en acier, à extrémité tranchante, permettant de pratiquer la scarification.

SCARIFICATION *s. f. (angl. scarification).* Incision de petite taille, superficielle, réalisée à l'aide d'un bistouri, d'une lancette ou d'un scarificateur, ayant pour but de produire un écoulement de sang ou de sérosité, ou l'inoculation d'un vaccin (BCG, vaccin antivariolique).

SCARLATINE *s. f. (angl. scarlatina, scarlet fever).* Maladie infectieuse éruptive, contagieuse et épidémique, due à un streptocoque hémolytique du groupe A, *Streptococcus pyogenes.* Elle débute par des frissons, de la fièvre, un mal de gorge avec angine, un énanthème buccal et pharyngé ; il apparaît ensuite un exanthème généralisé de teinte écarlate, suivi par une desquamation foliacée. La durée de l'évolution est de deux à trois semaines dans les cas favorables. La maladie atteint surtout les enfants. La complication la plus fréquente est la néphrite. L'antibiothérapie (pénicilline essentiellement) a transformé le pronostic.

SCARPA (TRIANGLE DE) ☞ *TRIGONE FÉMORAL.*

SCATOPHILIE *s. f. (angl. scatophilia).* Intérêt morbide pour les excréments. ☞ *COPROPHILIE.*

SCHÉMA *s. m. (angl. schema).* Représentation graphique qui a pour but de représenter les traits essentiels d'un organe, d'un appareil ou d'un objet quelconque, en faisant abstraction de certaines particularités. ◇ **CORPOREL** *(angl. body image).* Image que l'individu se fait de son propre corps.

SCHILLING (TEST DE) *(angl. Schilling's test).* Épreuve destinée à étudier le métabolisme de la vitamine B12, utilisant cette vitamine marquée au cobalt radioactif. Le test est positif dans l'anémie de Biermer ou en cas de malabsorption spécifique de la B12.

SCHIRMER (TEST DE) *(angl. Schirmer's test).* Test mesurant la sécrétion lacrymale au moyen de papier buvard appliqué dans l'angle interne de l'œil.

SCHISTOCYTE *s. m. (angl. schistocyte).* Corpuscule sanguin provenant de la fragmentation des hématies. SYN. *SCHIZOCYTE.*

SCHISTOSOME *s. m. (angl. schistosoma).* **2.** Parasite trématode appartenant au genre *Schistosoma.*

SCHISTOSOMIASE *s. f. (angl. schistosomiasis).* Maladie parasitaire, endémique dans certaines régions (Afrique, Amérique du Sud, Asie), due à des vers appartenant au genre *Schistosoma.* SYN. *BILHARZIOSE.*

SCHIZOCYTE *s. m. (angl. schizocyte).* ☞ *SCHISTOCYTE.*

SCHIZOGONIE *s. f. (angl. schizogony).* Cycle de reproduction asexuée des parasites du paludisme.

SCHIZOÏDE *adj. (angl. schizoid).* Se dit du type de personnalité caractérisé par une inhibition, un repli sur soi, une difficulté de contact avec les autres, et une affectivité inadaptée qui oscille entre la froideur et des accès agressifs.

SCHIZONTE *s. m. (angl. schizont).* Forme intracellulaire des parasites du paludisme, se multipliant par division asexuée, soit dans les tissus, soit dans les érythrocytes.

SCHIZONTICIDE *s. m. (angl. schizonticide).* Médicament agissant sur les formes érythrocytaires asexuées des parasites du paludisme.

SCHIZOPHRÈNE *s. f ou m.* Malade atteint de schizophrénie.

SCHIZOPHRÉNIE *s. f. (angl. schizophrenia).* Psychose de caractère évolutif. La maladie se caractérise par une dissociation psychique, une dépersonnalisation, des troubles du cours de la pensée, un autisme, des altérations psychomotrices (catatonie), des troubles de l'affectivité (ambivalence), des troubles sensitivo-perceptifs (hallucinations) et un délire paranoïde. Elle évolue par accès et conduit parfois à un état démentiel.

SCHWANN (GAINE DE) *(angl. Schwann's sheath, neurilemma).* Enveloppe protectrice située à l'extérieur de la gaine de myéline des fibres nerveuses cérébrospinales. SYN. *NEURILEMME.*

SCHWANNOME *s. m. (angl. schwannoma).* ☞ *NEURINOME.*

SCHWARTZ-BARTTER (SYNDROME DE) *(angl. syndrome of inappropriate antidiuretic hormone secretion, [SIADH]).* Syndrome paranéoplasique endocrinien, témoignant d'une sécrétion excessive d'hormone antidiurétique, que l'on observe surtout chez les patients atteints de cancer bronchique à petites cellules.

SCIALYTIQUE *s. m.* Appareil pour éclairer le champ opératoire. Marque déposée.

SCIATALGIE *s. f. (angl. sciatica).* Névralgie sciatique.

SCIATIQUE **1.** *adj. (angl. sciatic).* Qui se rapporte à la hanche. **2.** *s. f. (angl. sciatica).* Inflammation ou compression douloureuse du nerf sciatique, caractérisée par des paresthésies de la cuisse et de la jambe pouvant atteindre le pied, par l'existence de points douloureux sur le trajet du nerf et parfois par une atrophie musculaire. **3.** *s. m. (angl. sciatic nerve).* Branche terminale du plexus sacré, nerf mixte pour le membre inférieur. SYN. *NERF ISCHIATIQUE.*

SCINTIGRAPHIE *s. f. (angl. scintigraphy).* Méthode consistant à injecter, généralement par voie intraveineuse, une solution contenant un produit radioactif qui a une affinité sélective pour l'organe (ou le tissu) examiné, puis à enregistrer à l'aide d'un détecteur spécial (scintigraphe) la répartition topographique de la radioactivité dans les différentes parties de l'organe. Ce procédé permet d'établir ou de préciser le siège et la taille de différentes formations pathologiques intraparenchymateuses (kystes, nodules, abcès, tumeurs, etc.), ou d'évaluer l'état fonctionnel d'un organe. Il est employé notamment pour l'exploration de la thyroïde, du foie, des reins, du cœur, des poumons, du cerveau. SYN. *GAMMAGRAPHIE, CARTOGRAPHIE.* ◇ **MYOCARDIQUE** *(angl. myocardial —).* Fixation d'un radioisotope (thallium ou technétium) sur le myocarde pour explorer la vascularisation coronarienne. ◇ **PULMONAIRE** *(angl. pulmonary —).* Fixation d'un isotope radioactif (microparticules de technétium 99 dans la scintigraphie par perfusion, xenon 133 dans la scintigraphie par inhalation) pour le diagnostic de l'embolie pulmonaire.

SCISSIPARITÉ *s. f. (angl. binary fusion).* Mode de reproduction asexuée particulier à certains organismes unicellulaires, caractérisé par la division de la cellule mère en deux cellules filles.

SCISSURE *s. f. (angl. sulcus, fissure).* **1.** Sillon profond creusé à la surface d'un organe. **2.** Anfractuosité longue et étroite qui sépare deux lobes cérébraux.

SCISSURITE *s. f. (angl. interlobar pleuritis).* Épanchement interlobaire pulmonaire.

SCLÉRAL *adj. (angl. scleral).* Qui se rapporte à la sclérotique.

SCLÈRE *s. f.* ☞ *SCLÉROTIQUE.*

SCLÉRECTOMIE *s. f. (angl. sclerectomy).* Excision d'une partie de la sclérotique.

SCLÉREUX *adj. (angl. sclerotic, sclerous).* Qui est épaissi et durci, qui est atteint de sclérose. Se dit en particulier d'un tissu.

SCLÉRITE *s. f. (angl. scleritis).* Inflammation de la sclère.

SCLÉROCHOROÏDITE *s. f. (angl. sclerochoroiditis).* Inflammation de la sclérotique et de la choroïde.

SCLÉROCONJONCTIVITE *s. f. (angl. scleroconjunctivitis).* Inflammation de la sclérotique et de la conjonctive.

SCLÉRODACTYLIE *s. f. (angl. sclerodactyly).* Sclérodermie localisée aux doigts et aux orteils. Elle peut s'associer à la maladie de Raynaud.

SCLÉRODERMIE *s. f. (angl. scleroderma).* Maladie cutanée chronique caractérisée par l'induration et l'épaississement des couches profondes de la peau, fréquemment associée à des altérations analogues du tissu conjonctif de divers viscères (sclérodermie généralisée). Elle aboutit en général à une atrophie cutanée.

SCLÉRŒDÈME *s. m. (angl. scleredema).* Œdème de consistance ligneuse de la peau. C'est une manifestation d'une sclérodermie débutante.

SCLÉROPROTÉINE *s. f. (angl. scleroprotein).* Nom d'ensemble des protéines fibreuses, insolubles dans l'eau, telles que le collagène et les kératines.

SCLÉROSANT *adj. (angl. sclerosant).* Qui produit une sclérose.

SCLÉROSE *s. f. (angl. sclerosis).* Induration pathologique d'un organe par suite d'une prolifération de son tissu conjonctif, s'accompagnant d'une augmentation pathologique du collagène et d'une raréfaction progressive des cellules. La sclérose constitue souvent le stade terminal d'une lésion inflammatoire. ◇ **COMBINÉE DE LA MOELLE** *(angl. subacute combined degeneration of spinal cord).* Syndrome associant des lésions des cordons postérieurs de la moelle et du faisceau pyramidal, responsable d'une paraplégie avec troubles de la sensibilité profonde, s'observant éventuellement dans le syndrome neuroanémique par avitaminose B12, mais également au cours de la syphilis, la sclérose en plaques, certaines intoxications. ◇ **EN PLAQUES** *(angl. multiple —).* Affection du système nerveux central, d'étiologie inconnue. Maladie incurable et chronique, évoluant par poussées, avec des épisodes de rémission parfois de longue durée. Les symptômes les plus fréquemment rencontrés sont : un tremblement intentionnel, un nystagmus, une ataxie, une dysarthrie, des vertiges, une diplopie, une névrite optique rétrobulbaire, des troubles psychiques. Abréviation : SEP. ◇ **LATÉRALE AMYOTROPHIQUE** (angl. *amyotrophic lateral —)*. Affection dégénérative de cause inconnue des cellules des cornes antérieures de la moelle épinière, avec atrophie et fasciculations des muscles des membres supérieurs, parésie des membres inférieurs, augmentation des réflexes ostéo-tendineux et finalement une paralysie bulbaire, d'évolution rapidement mortelle. Abréviation : SLA. SYN. *MALADIE DE CHARCOT.*

SCLÉROTENDINITE *s. f. (angl. sclerotendinitis).* Sclérose des tendons, secondaire à un processus inflammatoire.

SCLÉROTHÉRAPIE *s. f. (angl. sclerotherapy).* Technique de traitement des varices et des hémorroïdes par injections de produits sclérosants.

SCLÉROTIQUE *s. f. (angl. sclera).* Enveloppe externe de l'œil, blanche, dure, fibreuse, présentant une grande ouverture antérieure où est enchassée la cornée, et une petite ouverture postérieure, qui livre passage au nerf optique. SYN. *SCLÈRE, BLANC DE L'OEIL.*

SCLÉROTOMIE *s. f. (angl. sclerotomy).* Incision de la sclérotique.

SCOLEX *s. m. (angl. scolex).* Extrémité antérieure, pourvue de ventouses, parfois de crochets, des vers cestodes (tête de ténia).

SCOLIOSE *s. f. (angl. scoliosis).* Déviation latérale de la colonne vertébrale.

SCOPOLAMINE *s. f. (angl. scopolamine).* Alcaloïde dont l'action parasympathicolytique est comparable à celle de l'atropine. Elle est employée comme sédatif et antispasmodique (notamment pour la prévention du mal des transports et dans la maladie de Parkinson).

SCORBUT *s. m. (angl. scurvy).* Affection due à une carence de l'organisme en vitamine C, d'origine alimentaire (régime sans fruits ni légumes frais). Elle est caractérisée par une coloration jaunâtre de la peau, une tuméfaction des gencives pouvant aboutir à la perte des dents, des pétéchies et des ecchymoses sous-épidermiques qui peuvent s'ulcérer, des douleurs articulaires, des hémorragies multiples, et une anémie.

SCORBUTIQUE *adj. (angl. scorbutic).* Qui est en rapport avec le scorbut.

SCOTCH-TEST Application à la marge de l'anus d'un papier adhésif transparent pour y recueillir des œufs d'oxyures. Marque déposée.

SCOTOME *s. m. (angl. scotoma).* Lacune dans le champ visuel, plus ou moins étendue, due à l'existence de points insensibles sur la rétine. ◇ **SCINTILLANT** *(angl. scintillating —).* Dans la migraine ophtalmique, perception de points, taches, lignes brisées, à brillance variable. SYN. *TEICHOPSIE.*

SCOTOMÈTRE *s. m. (angl. scotometer).* Appareil servant à localiser et à mesurer les scotomes.

SCOTOMISATION *s. f. (angl. scotomization).* Effacement d'un souvenir désagréable.

SCOTOPHOBIE *s. f. (angl. scotophobia).* Crainte morbide de l'obscurité.

SCOTOPIQUE *adj. (angl. scotopic).* Qui se rapporte à l'œil adapté à l'obscurité. Ex. *vision scotopique.*

SCRAPIE *s. f. (angl. scrapie).* Variété d'encéphalopathie spongiforme chez les caprins et les ovins.

SCROTAL *adj. (angl. scrotal).* Qui se rapporte au scrotum.

SCROTUM *s. m. (NA. scrotum). (angl. scrotum).* Ensemble des enveloppes du testicule qui forment, en avant du périnée et au-dessous de la verge, un sac allongé verticalement. SYN. *BOURSES.*

SCYBALES *s. f. (angl. scybala).* Masses de matières fécales dures et sèches accumulées dans le gros intestin.

SÉBACÉ *adj. (angl. sebaceous).* Qui se rapporte au sébum. Ex. *glande sébacée.*

SÉBORRHÉE *s. f. (angl. seborrhea).* Exagération de la sécrétion sébacée.

SÉBORRHÉIQUE *adj. (angl. seborrheic).* **1.** Qui se rapporte à la séborrhée. **2.** Se dit d'une peau qui a l'aspect gras.

SÉBUM *s. m. (angl. sebum).* Produit de sécrétion des glandes sébacées, formé d'un mélange de corps gras et de matières protéiques provenant des débris des cellules sécrétrices.

SECRETA *s. m. (angl. secreta).* Terme latin désignant l'ensemble des produits de sécrétion de l'organisme.

SÉCRÉTAGOGUE *adj. (angl. secretatogue).* Qui stimule la sécrétion d'une glande.

SÉCRÉTEUR *adj. (angl. secretor).* Qui produit une sécrétion. Ex. *cellule sécrétrice.*

SÉCRÉTINE *s. f. (angl. secretin).* Hormone de la muqueuse duodénale qui stimule les sécrétions du pancréas.

SÉCRÉTION *s. f. (angl. secretion).* **1.** Fonction en vertu de laquelle une cellule, un tissu ou un organe élabore une substance, qui est excrétée vers l'extérieur ou déversée dans le sang. **2.** La substance ainsi sécrétée.

SÉCRÉTOIRE *adj. (angl. secretory).* Qui se rapporte à la sécrétion. Ex. *trouble sécrétoire.*

SECTION *s. f. (angl. section).* **1.** Action de couper ou de trancher. **2.** Surface engendrée par une coupe réelle ou virtuelle.

SÉDATIF *adj. (angl. sedative).* Se dit de toute substance qui calme la douleur, diminue la tension nerveuse ou modère l'activité exagérée d'un organe. S'emploie aussi comme substantif.

SÉDATION *s. f. (angl. sedation).* Apaisement induit par les sédatifs.

SÉDIMENT *s. m. (angl. sediment).* Dépôt formé par la précipitation de substances normalement dissoutes ou en suspension dans un liquide (notamment dans l'urine et le sang).

SÉDIMENTATION *s. f. (angl. sedimentation).* Phénomène par lequel une substance en suspension dans un liquide se dépose sous l'influence de la gravité. ◇ **GLOBULAIRE** *(angl. erythrocyte —).* Sédimentation des globules rouges lorsque le sang, rendu incoagulable (sang citraté), est laissé au repos dans un tube. La vitesse de sédimentation globulaire (VS) varie dans diverses conditions physiologiques et pathologiques.

SEGMENT *s. m. (angl. segment).* Partie d'un membre ou d'un organe, délimitée par des lignes imaginaires ou réelles.

SEGMENTATION *s. f. (angl. segmentation, cleavage).* Division en parties plus ou moins semblables. En particulier, processus de division de l'ovule fécondé en nombreuses cellules (blastomères).

SEGMENTECTOMIE *s. f. (angl. segmentectomy).* Ablation chirurgicale d'un segment d'organe.

SEIN *s. m. (angl. breast).* Chacune des mamelles de la femme. Les seins sont des organes glandulaires responsables de la sécrétion lactée. Ils sont constitués par de la peau, sur laquelle font saillie le mamelon et son aréole, par du tissu adipeux sous-cutané et par la glande mammaire proprement dite, rudimentaire chez l'homme et seulement parfaitement développée chez la femme pendant la période de lactation.

SEL *s. m. (angl. salt).* **1.** Tout composé résultant de l'action d'un acide sur une base. **2.** En langage courant, le chlorure de sodium ou sel de cuisine.

SELLAIRE *adj. (angl. sellar).* Qui se rapporte à la selle turcique.

SELLE TURCIQUE *s. f. (angl. sella turcica).* Dépression sur la face supérieure du corps du sphénoïde, dans laquelle est logée l'hypophyse. ◇ **VIDE** *(angl. empty —).* Selle turcique en ballon due à un prolongement intrasellaire de l'espace sous-arachnoidien. La sécrétion hypophysaire peut être normale ou diminuée.

SELLES *s. f. pl. (angl. feces, stools).* Fèces.

SÉMÉIOLOGIE *s. f.* ☞ *SÉMIOLOGIE.*

SEMI-CIRCULAIRES (CANAUX) *(angl. semicircular canals).* ☞ *CANAL SEMI-CIRCULAIRE.*

SEMI-ÉPINEUX (MUSCLE) Muscle de la région cervicale, extenseur de la tête. SYN. *MUSCLE DEMI-ÉPINNEUX.*

SEMI-LUNAIRE (OS) *(angl. lunate bone).* ☞ *LUNATUM (OS).*

SEMI-MEMBRANEUX (MUSCLE) Muscle de la région postérieure de la cuisse, fléchisseur de la jambe et extenseur de la cuisse. SYN. *MUSCLE DEMI-MEMBRANEUX.*

SÉMINAL *adj. (angl. seminal).* Qui se rapporte au sperme. SYN. *SPERMATIQUE.*

SÉMINOME *s. m. (angl. seminoma).* Tumeur maligne développée aux dépens des cellules germinales primitives, non différenciées, du testicule ou de l'ovaire. SYN. *GERMINOME.*

SÉMIOLOGIE *s. f. (angl. semiology).* Partie de la médecine étudiant les symptômes et signes qui traduisent la lésion d'un organe ou le trouble d'une fonction. SYN. *SÉMIOTIQUE.*

SÉMIOLOGIQUE *adj. (angl. semiotic).* Qui concerne la sémiologie.

SÉMIOTIQUE *s. f. (angl. semiotic).* ☞ *SÉMIOLOGIE.*

SEMI-PERMÉABLE *adj. (angl. semipermeable).* Se dit d'une membrane qui ne se laisse traverser que par certains constituants d'une solution. SYN. *HÉMI-PERMÉABLE.*

SEMI-TENDINEUX (MUSCLE) *(angl. semitendinous muscle).* Muscle de la région postérieure de la cuisse. SYN. *MUSCLE DEMI-TENDINEUX.*

SÉNÉ *s. m. (angl. senna).* Nom des feuilles et des fruits de diverses espèces de Légumineuses qui s'emploient en général en infusion comme purgatif.

SÉNESCENCE *s. f.* ☞ *VIEILLISSEMENT.*

SÉNILE *adj. (angl. senile).* Qui se rapporte à la vieillesse ou qui est causée par elle.

SÉNILITÉ *s. f. (angl. senility).* Vieillesse et, par extension, diminution des facultés physiques et intellectuelles chez le vieillard.

SÉNOLOGIE *s. f. (angl. mastology).* Étude du sein normal et pathologique. SYN. *MASTOLOGIE.*

SENS *s. m. (angl. sense).* Sensibilité qui permet de percevoir des impressions conscientes (sensations). Les cinq sens classiques sont la vue, l'ouïe, l'odorat, le goût et le toucher.

SENSIBILISATION *s. f. (angl. sensitization).* Processus par lequel un organisme ou une de ses parties sont rendus plus sensibles à toute stimulation à laquelle ils étaient moins sensibles auparavant. La sensibilisation est un mécanisme immunologique. ☞ *ANAPHYLAXIE.*

SENSIBILISÉ *adj. (angl. sensitized).* Qui a subi une sensibilisation.

SENSIBILITÉ *s. f. (angl. sensibility).* **1.** Faculté de percevoir des sensations d'origine cutanée, profonde et intéroceptive. **2.** Probabilité d'anomalie d'un test biologique ou de la constatation d'un signe clinique dans le dépistage d'une affection.

SENSIBLE *adj. (angl. sensible).* **1.** Qui est doué de sensibilité. **2.** Qui a une sensibilité particulièrement développée.

SENSITIF *adj. (angl. sensitive).* **1.** Qui se rapporte aux sens ou aux sensations. **2.** Se dit d'une structure organique capable de transformer en influx nerveux une stimulation, d'acheminer un influx nerveux ou de l'analyser. EX. *nerf sensitif.*

SENSORIEL *adj. (angl. sensorial).* Qui se rapporte aux sens ou aux sensations. EX. *organes sensoriels, récepteurs sensoriels.*

SEP Abréviation de sclérose en plaques.

SEPSIE *s. f. (angl. sepsis).* Infection par des bactéries.

SEPTAL *adj. (angl. septal).* Qui se rapporte à un septum.

SEPTICÉMIE *s. f. (angl. septicemia).* État morbide dû à la dissémination par voie sanguine de germes pathogènes provenant d'un foyer infectieux.

SEPTICITÉ *s. f. (angl. septicity).* Caractère infectieux d'une maladie.

SEPTICOPYOHÉMIE *s. f. (angl. septicopyemia).* Septicémie due à des microbes pyogènes et compliquée de foyers purulents multiples.

SEPTIQUE *adj. (angl. septic).* Qui est contaminé ou provoqué par des germes pathogènes.

SEPTOSTOMIE *s. f. (angl. septostomy).* Ouverture d'une cloison ou d'un septum en particulier cardiaque.

SEPTOPLASTIE *s. f. (angl. septotomy).* Incision ou résection de la cloison nasale.

SEPTUM *s. m. (angl. septum).* Cloison qui divise en deux parties un organe, une structure anatomique ou une cavité organique. SYN. *CLOISON.*

SÉQUELLE *s. f. (angl. sequela).* Lésion organique ou trouble fonctionnel qui persiste après la fin d'une maladie ou d'un traumatisme.

SÉQUENCE *s. f. (angl. sequence).* **1.** Suite, dans un ordre prédéterminé, d'un certain nombre d'éléments, de substances, impliqués dans un même processus, une même activité. Ex. *séquence d'acides aminés.* **2.** Suite, dans un ordre bien défini, de plusieurs réactions.

SÉQUESTRATION PULMONAIRE *(angl. pulmonary sequestration).* Anomalie congénitale caractérisée par l'existence de tissu pulmonaire non fonctionnel, privé de ses connexions normales avec l'arbre bronchique, et le plus souvent vascularisé par une artère provenant de l'aorte, associé à des kystes bronchiques.

SÉQUESTRE *s. m. (angl. sequestrum).* Fragment osseux nécrosé, détaché du reste de l'os, provenant d'un foyer pathologique osseux.

SÉQUESTRECTOMIE *s. f. (angl. sequestrectomy).* Ablation chirurgicale d'un séquestre.

SÉREUSE *s. f. (angl. serous membrane).* Membrane tapissant les cavités closes de l'organisme (péritoine, plèvre, péricarde), essentiellement constituée d'un endothélium et de tissu conjonctif, avec des vaisseaux sanguins et lymphatiques.

SÉREUX *adj. (angl. serous).* **1.** Qui a l'apparence du sérum. **2.** Qui produit ou qui contient du sérum. **3.** Qui se rapporte à une séreuse.

SÉRINE *s. f. (angl. serine).* Acide aminé non indispensable.

SERINGUE *s. f. (angl. syringe).* Instrument destiné à injecter ou à prélever un liquide dans les conduits, les cavités ou les tissus du corps.

SÉRIOGRAPHIE *s. f. (angl. seriography).* Prise de radiographies successives d'une même région anatomique. SYN. *RADIOGRAPHIE EN SÉRIE.*

SÉRIQUE *adj. (angl. serous).* Qui se rapporte ou qui est dû au sérum.

SÉRO-AGGLUTINATION *s. f. (angl. seroflocculation).* Agglutination de cellules ou de micro-organismes par les agglutinines contenues dans le sérum, technique utilisée pour le sérodiagnostic.

SÉRO-ANAPHYLAXIE *s. f. (angl. seroanaphylaxis).* Anaphylaxie provoquée par l'injection de sérum sanguin.

SÉRO-ANATOXITHÉRAPIE *s. f. (angl. serovaccination).* Injection simultanée en deux endroits différents du corps d'une dose massive de sérum spécifique et d'une petite dose d'anatoxine de même spécificité, suivie au bout de quelques jours d'autres injections d'anatoxine seule.

SÉROCONVERSION *s. f. (angl. seroconversion).* Apparition dans le sang d'anticorps en réponse à un antigène. Elle se produit après des délais variables.

SÉRODIAGNOSTIC *s. m. (angl. serodiagnosis).* Diagnostic fondé sur la présence d'anticorps spécifiques dans le sérum sanguin du malade.

SÉROFIBRINEUX *adj. (angl. serofibrinous).* Qui est constitué de sérosité et de fibrine. Ex. *exsudat séro-fibrineux.*

SÉROLOGIE *s. f. (angl. serology).* Étude des sérums, et en particulier de leurs propriétés immunitaires.

SÉROLOGIQUE *adj. (angl. serologic).* Qui est en rapport avec le sérum.

SÉRONÉGATIF *adj. (angl. seronegative).* Qui donne une réaction négative à un ou plusieurs tests sérologiques.

SÉROPOSITIF *adj. (angl. seropositive).* Qui donne une réaction positive à un ou plusieurs tests sérologiques.

SÉROPROPHYLAXIE *s. f. (angl. seroprophylaxis).* Injection d'un sérum immun à des sujets menacés de contagion, afin de les protéger rapidement, mais temporairement, contre une maladie infectieuse donnée.

SÉRORÉACTION *s. f. (angl. seroreaction).* Toute réaction sérologique. SYN. *SÉRODIAGNOSTIC.*

SÉROSITÉ *s. f. (angl. serosity).* Liquide ressemblant au sérum sanguin, contenu normalement dans les cavités séreuses. Dans certains états pathologiques, il peut infiltrer les tissus (œdème, phlyctène).

SÉROTHÈQUE *s. f.* Ensemble de sérums conservés en laboratoire pour des analyses ultérieures.

SÉROTHÉRAPIE *s. f. (angl. serotherapy).* Utilisation thérapeutique d'un sérum de sujets ou d'animaux immunisés.

SÉROTONINE *s. f. (angl. serotonin).* Substance synthétisée dans les cellules argentaffines du tube digestif et dans le tissu cérébral. Elle est transportée par les plaquettes sanguines. Elle a une action vasoconstrictrice et stimulante sur le péristaltisme intestinal. La sérotonine est un médiateur chimique dans les phénomènes d'hypersensibilité immédiate et au niveau du système nerveux central.

SÉROTYPE *s. m. (angl. serotype).* Caractéristiques d'un micro-organisme (bactérie ou virus) déterminés par sa constitution antigénique.

SERPIGINEUX *adj. (angl. serpiginous).* Qui s'étend de part en part selon une ligne sinueuse. Se dit de certaines lésions ou ulcérations de la peau, qui cicatrisent d'un côté et s'étendent de l'autre, comme en rampant.

SÉRUM *s. m. (angl. serum).* **1.** Partie liquide qui reste après la coagulation du lait (lactosérum). **2.** Sérum sanguin. **3.** Sérum thérapeutique : sérum sanguin d'animaux (principalement du cheval) immunisés avec des bactéries ou des toxines, utilisé en thérapeutique pour obtenir l'immunité passive. ◇ **ANTILYMPHOCYTAIRE** *(angl. antilymphocyte —).* Sérum obtenu en immunisant un animal par des injections de lymphocytes d'un animal d'une espèce différente. On l'utilise pour combattre le rejet des greffes et comme anti-inflammatoire. Abréviation : SAL. ◇ **ANTI-RH** *(angl. anti-Rh —).* Sérum immun préparé chez des lapins, des cobayes ou d'autres animaux par injection de sang de singes du genre *Rhesus.* ◇ **ANTITÉTANIQUE** *(angl. antitetanic —).* Sérum antitoxique provenant de chevaux hyperimmunisés avec l'anatoxine tétanique ou avec la toxine élaborée par *Clostridium tetani.* ◇ **ARTIFICIEL** *(angl. physiological —).* **1.** Sérum physiologique. **2.** Toute solution aqueuse injectable renfermant certains des composants (sels, glucose) du sérum sanguin. ◇ **HÉTÉROLOGUE** *(angl. heterologous —).* Sérum immunisant provenant d'une espèce différente. ◇ **HOMOLOGUE** *(angl. homologous —).* Sérum provenant de la même espèce. ◇ **(MALADIE DU)** ☞ *MALADIE SÉRIQUE.* ◇ **PHYSIOLOGIQUE** *(angl. isotonic solution).* Solution isotonique contenant 9 g de ClNa pour 1 litre d'eau. ◇ **SANGUIN** *(angl. blood —).* Plasma sanguin dépourvu de fibrinogène. Il est de composition complexe, et contient de l'eau, des albumines, des globulines, des métabolites, des lipides, des glucides, des hormones, des éléments minéraux, des enzymes, etc. Les protéines du sang sont des albumines et des globulines α, β et γ.

SÉRUM-ALBUMINE *s. f. (angl. serum albumin).* Albumine du sérum sanguin : 42 g/L.

SÉRUM-GLOBULINE *s. f. (angl. serum globulin).* Globuline du sérum sanguin : 30 g/L, formé des globulines α_1, α_2, β et γ.

SÉSAMOÏDE **1.** *adj. (angl. sesamoid).* Qui ressemble à une graine de sésame. **2.** *s. m. (angl. sesamoid bone).* Os sésamoïde : petit os situé dans l'épaisseur de certains tendons ou au voisinage de certaines articulations de la main et du pied.

SESSILE *adj. (angl. sessile).* Qui est attaché directement à une structure principale, sans l'intermédiaire d'un pédicule. Ex. *tumeur sessile.*

SÉTON *s. m. (angl. seton).* **1.** Faisceau de crins servant de drain transcutané, et dont les deux extrémités sont passées par deux orifices différents à la surface de la peau pour obtenir un drainage. **2.** Se dit d'une plaie (plaie en séton) comportant deux orifices cutanés (un orifice d'entrée et un de sortie), faite par un projectile ayant traversé les parties molles.

SEUIL *s. m. (angl. threshold).* **1.** Limite à laquelle un phénomène donné apparaît, subit une modification déterminée ou disparaît. **2.** Limite (intensité minimale) à partir de laquelle est perçue une sensation ou une excitation.

SÉVICES *s. m. (angl. ill treatment).* Mauvais traitements exercés sur quelqu'un qu'on a sous son autorité ou sous sa responsabilité.

SEVRAGE *s. m. (angl. weaning).* **1.** Cessation de l'allaitement. **2.** Privation progressive d'une drogue lors d'une cure de désintoxication.

SEX HORMONE BINDING PROTEIN Terme anglais désignant une glycoprotéine d'origine hépatique qui se lie aux hormones sexuelles dans le plasma.

SEXE *s. m. (angl. sex).* **1.** Ensemble des caractéristiques qui distinguent le mâle de la femelle. **2.** Organe de la copulation (de l'homme ou de la femme). **3.** Ensemble des individus du même sexe (sexe masculin, sexe féminin). ◇ **ANATOMIQUE** (angl. *morphological —*). Étape du développement caractérisé par les différences anatomiques caractéristiques de chaque sexe. ◇ **CHROMATINIEN** *(angl. nuclear —).* Sexe déterminé par la présence (sexe féminin) ou l'absence (sexe masculin) dans le noyau des cellules somatiques du corpuscule de Barr. SYN. *SEXE NUCLÉAIRE.* ◇ **CHROMOSOMIQUE** *(angl. chromosomal —).* Sexe déterminé par les chromosomes sexuels. La présence de deux chromosomes X détermine le sexe féminin, et celle d'un chromosome Y et d'un chromosome X, le sexe masculin. SYN. *SEXE GÉNÉTIQUE.* ◇ **GONADIQUE** (angl. *gonadal —*). Transformation anatomique conforme au sexe génétique. ◇ **NUCLÉAIRE** ☞ *SEXE CHROMATINIEN.* ◇ **PSYCHOLOGIQUE** *(angl. psychological —).* Comportement sexuel.

SEXOLOGIE *s. f. (angl. sexology).* Étude des phénomènes sexuels normaux et anormaux, ainsi que du traitement des troubles sexuels.

SEX-RATIO *s. m.* Pourcentage de naissance des mâles par rapport à la totalité des naissances.

SEXUALITÉ *s. f. (angl. sexuality).* **1.** Ensemble des attributs anatomiques et physiologiques qui caractérisent chaque sexe. **2.** Ensemble des comportements et activités liés à l'instinct sexuel. **3.** En psychanalyse, ce terme désigne toute une série d'activités qui recherchent la satisfaction par le moyen des différentes zones érogènes.

SEXUÉ *adj. (angl. sexed, sexuate).* Qui a un sexe, mâle ou femelle, et qui se reproduit par l'union des deux sexes.

SEXUEL *adj. (angl. sexual).* Qui se rapporte au sexe ou à la sexualité.

SGOT *(angl. SGOT).* Transaminase glutamino-oxalo-acétique. ☞ *TRANSAMINASE.*

SGPT *(angl. SGPT).* Transaminase glutamique pyruvique. ☞ *TRANSAMINASE.*

SHIGELLA Genre de bactéries à Gram négatif, agents responsables de la dysenterie bacillaire pouvant entraîner des gastro-entérites aiguës.

SHIGELLOSE *s. f. (angl. shigellosis).* Dysenterie bacillaire (due aux bacilles du genre *Shigella*).

SHUNT *s. m.* Terme anglais employé dans le sens de court-circuit, dérivation ou anastomose. En cardiologie, court-circuit congénital ou acquis dans la circulation du sang, s'effectuant par un orifice ou un canal anormal, ou par l'abouchement anormal d'un vaisseau, entre le cœur artériel (ou le système vasculaire artériel) et le cœur veineux (ou système vasculaire veineux). Ainsi, une partie ou la totalité du courant sanguin subit une déviation de son trajet normal, d'où résulte un mélange des sangs artériel et veineux. Un shunt peut être créé chirurgicalement pour contourner un obstacle : shunt porto-cave en cas de sclérose hépatique.

SIADH Abréviation anglaise de sécrétion inappropriée d'hormone antidiurétique. ☞ *SCHWARTZ-BARTTER (SYNDROME DE).*

SIALADÉNITE *s. f. (angl. sialoadenitis).* Inflammation d'une ou de plusieurs glandes salivaires.

SIALAGOGUE *s. m. (angl. sialogogue).* Médicament favorisant le flux salivaire.

SIALITE *s. f. (angl. sialitis).* Inflammation d'une glande salivaire ou d'un conduit salivaire.

SIALOGÈNE *adj. (angl. sialogenous).* Qui provoque la salivation. SYN. *PTYALOGÈNE.*

SIALOGRAPHIE *s. f. (angl. sialography).* Radiographie des canaux excréteurs des glandes salivaires, après injection dans ceux-ci d'une substance opaque aux rayons X.

SIALOLITHE s. m. *(angl. sialolith).* Calcul salivaire.

SIALOLITHIASE s. f. *(angl. sialolithiasis).* Lithiase salivaire.

SIALORRHÉE s. f. *(angl. sialorrhea).* SYN. *PTYALISME.*

SIAMOIS (FRÈRES) *(angl. siamese twins).* Nom populaire donné aux jumeaux rattachés l'un à l'autre par deux parties homologues de leurs corps (en souvenir des frères jumeaux Chang et Eng, nés en 1811 au Siam).

SIBILANCE s. f. *(angl. sibilant rale).* Râle sec, de tonalité aiguë, rappelant le sifflement du vent. Il est caractéristique de la période initiale d'une bronchite et de l'asthme, et traduit une sténose des bronchioles. SYN. *RÂLE SIBILANT.*

SIBILANT adj. *(angl. sibilant ronchus).* Qui siffle. Ex. *râle sibilant.*

SICCATIF adj. *(angl. siccative).* Qui dessèche.

SICKLE-CELL *(angl. sickle cell).* ☞ *DRÉPANOCYTOSE.*

SIDA *(angl. AIDS).* Abréviation de « syndrome d'immunodéficience acquise ». Syndrome causé par le virus VIH, qui provoque une immunodéficience cellulaire se manifestant par le développement de différentes infections opportunistes et de néoplasies à évolution agressive, et en particulier le sarcome de Kaposi. Le virus introduit dans l'organisme par les relations sexuelles, le sang, les injections ou par transmission materno-fœtale, infecte et détruit les lymphocytes T CD4. ☞ *VIH.*

SIDÉEN adj. *(angl. AIDS patient).* Qui est atteint de sida. S'emploie aussi comme substantif.

SIDÉRATION s. f. *(angl. sideration).* Anéantissement brusque des fonctions vitales (par électrocution, action de la foudre, hémorragie cérébrale, etc.). Ce phénomène était attribué autrefois à l'influence des astres, d'où son nom.

SIDÉRÉMIE s. f. *(angl. sideremia).* Taux du fer dans le sérum sanguin ; chez l'homme de 55 à 170 µg/100 mL ; chez la femme de 50 à 160 µg/100 mL.

SIDÉROBLASTE s. m. *(angl. sideroblast).* Érythroblaste contenant dans son cytoplasme des granulations de fer non hémoglobinique.

SIDÉROPÉNIE s. f. *(angl. sideropenia).* Insuffisance de fer dans le sang.

SIDÉROPEXIE s. f. *(angl. sideropexy).* Fixation de fer par des cellules ou des tissus.

SIDÉROPHAGE s. m. *(angl. siderophage).* Macrophage contenant des inclusions de fer.

SIDÉROPHILE adj. *(angl. siderophil).* Se dit de cellules ou de tissus capables de fixer le fer.

SIDÉROPHILINE s. f. *(angl. siderophilin).* ☞ *TRANSFERRINE.*

SIDÉROSE s. f. *(angl. siderosis).* Infiltration des tissus par de fines particules de fer ou d'un composé ferrugineux.

SIDÉRURIE s. f. *(angl. siderinuria).* Taux du fer dans les urines, normalement très faible.

SIEVERT s. m. *(angl. sievert).* Unité d'équivalent de dose de rayonnement ionisant du Système International d'unités. Symbole : Sv. 1 Sv = 100 rem. (rem : dose de rayonnement produisant le même effet qu'un rad de rayons X.)

SIGMOÏDE **1.** adj. *(angl. sigmoid).* Qui est en forme de S. **2.** s. m. *(angl. sigmoid colon).* Le côlon sigmoïde (ou côlon pelvien) : deuxième partie, mobile, du côlon iliopelvien, comprise entre le bord interne du muscle psoas gauche et le rectum. Il forme une anse rappelant la lettre grecque sigma, d'où son nom.

SIGMOÏDECTOMIE s. f. *(angl. sigmoidectomy).* Résection, partielle ou totale, du côlon sigmoïde.

SIGMOÏDITE s. f. *(angl. sigmoiditis).* Inflammation du côlon sigmoïde.

SIGMOÏDOPEXIE s. f. *(angl. sigmoidopexy).* Fixation chirurgicale du côlon sigmoïde à la paroi abdominale, dans le traitement chirurgical du prolapsus du rectum.

SIGMOÏDOSCOPIE s. f. *(angl. sigmoidoscopy).* Examen endoscopique du côlon sigmoïde.

SIGMOÏDOSTOMIE s. f. *(angl. sigmoidostomy).* Création d'un anus artificiel au niveau du côlon sigmoïde.

SIGNE *s. m. (angl. sign, symptom).* Toute manifestation d'une maladie que le médecin peut constater objectivement et, plus particulièrement, tout phénomène que le médecin peut provoquer intentionnellement à des fins diagnostiques. À distinguer du symptôme, qui est subjectivement ressenti par le malade. Pour les noms de signes comportant un nom propre, voir au nom propre. ~ **DE LA ROUE DENTÉE** ☞ *ROUE DENTÉE (SIGNE OU PHÉNOMÈNE DE LA).*

SILICOSE *s. f. (angl. silicosis).* Pneumoconiose due à l'inhalation de poussières de silice.

SILLON *s. m. (angl. groove, sulcus).* **1.** Dépression étroite et allongée à la surface d'une structure anatomique. SYN. *GOUTTIÈRE.* **2.** Dépression linéaire du cortex cérébral, séparant deux gyrus d'un même lobe cérébral. ~ **LATÉRAL** *(angl. lateral sulcus).* Profonde scissure de la face latérale de l'hémisphère cérébral, séparant les lobes frontal et pariétal en haut, du lobe temporal en bas. SYN. *SCISSURE DE SYLVIUS.*

SILVERMAN (SYNDROME DE) *(angl. battered child syndrome).* Ensemble de lésions traumatiques des os et des tissus mous observées chez les jeunes enfants soumis à des mauvais traitements répétés de la part de leur entourage. Ces lésions peuvent être très diverses ; les plus évocatrices étant : des écchymoses, des hématomes, des égratignures et marques de coup, des fractures multiples. Le retentissement sur l'état général est souvent important. SYN. *SYNDROME DES ENFANTS BATTUS.*

SIMONIN (ÉPREUVE DE) *(angl. Simonin's method).* ☞ *BETH-VINCENT (ÉPREUVE DE).*

SIMULATEUR *s. m. (angl. malingerer).* Personne qui feint de souffrir d'un trouble, d'une maladie.

SIMULATION *s. f.* **1.** *(angl. simulation).* Emploi d'un modèle dans des situations où l'expérimentation sur un système réel est impossible. **2.** *(angl. malingering).* Fraude consciente et raisonnée qui consiste à provoquer, à imiter ou à exagérer des troubles morbides subjectifs ou objectifs, dans un but intéressé.

SINAPISME *s. m. (angl. mustard plaster).* Emplâtre ou cataplasme à base de farine de moutarde, destiné à produire une révulsion.

SINE MATERIA Locution latine signifiant sans cause apparente.

SINUS *s. m. (angl. sinus).* Espace creux ou cavité. ~ **DU TARSE** *(angl. tarsal —).* Canal ostéofibromusculaire allant de la malléole interne à la plante du pied, et contenant tendons, nerfs et vaisseaux. SYN. *CANAL TARSIEN.*

SINUSAL *adj. (angl. sinusal).* **1.** Qui se rapporte à un sinus (on dit également sinusien). **2.** Qui se rapporte au nœud sinuatrial de Keith et Flack, qui a son origine dans ce nœud. EX. *nœud sinusal.*

SINUSITE *s. f. (angl. sinusitis).* Inflammation, aiguë ou chronique, de la muqueuse tapissant les sinus de la face.

SINUSOÏDE *s. m. (angl. sinusoid).* Type de capillaire de calibre irrégulier, possédant une tunique endothéliale complète, mais une tunique adventice incomplète ou absente. Il se rencontre dans certains organes : le foie, le pancréas, les glandes supra-rénales, etc.

SIROP *s. m. (angl. syrup).* Préparation médicamenteuse aqueuse contenant une forte proportion de sucre.

SISMOTHÉRAPIE *s. f. (angl. sismotherapy).* **2.** ☞ *ÉLECTROCHOC.*

SITE *s. m. (angl. site).* ~ **ANTICORPS** *(angl. antibody binding —).* Structure complémentaire du site antigénique, présente sur la surface de l'anticorps correspondant. ~ **ANTIGÉNIQUE** *(angl. antigenic —).* Partie de la molécule d'un antigène qui a la propriété de se combiner avec l'anticorps spécifique correspondant. SYN. *DÉTERMINANT ANTIGÉNIQUE , ÉPITOPE.*

SITUS *s. m.* Mot latin signifiant position, situation. ~ **INCERTUS** Inversion viscérale partielle. ~ **INVERSUS** Anomalie dans laquelle un organe est placé du côté opposé à celui qu'il occupe normalement. ~ **SAGITALIS** Inversion viscérale partielle, le cœur et le foie occupant une position médiane. ~ **SOLITUS** Position normale des viscères.

SIXIÈME *adj. (angl. sixth).* ◇ **MALADIE** *(angl. — disease).* ☞ *EXANTHÈME SUBIT OU CRITIQUE.* ◇ **PAIRE CRÂNIENNE** ☞ *ABDUCENS (NERF).*

SKÉNITE *s. f. (angl. skenitis).* Inflammation des glandes para-urétrales.

SKIASCOPIE *s. f. (angl. skiascopy).* Méthode d'examen de la réfraction oculaire, au moyen d'un ophtalmoscope, par l'observation du déplacement de l'ombre pupillaire.

SKODISME *s. m. (angl. skodiac resonance).* Augmentation de la sonorité pulmonaire au-dessus du niveau liquide en cas d'épanchement pleural ou d'hydrothorax.

SLA Abréviation de sclérose latérale amyotrophique.

SLUDGE Terme anglais signifiant agrégat d'hématies.

SMEGMA *s. m. (angl. smegma).* Substance blanchâtre, épaisse, caséeuse, d'odeur aigre, qui se trouve au fond du repli du prépuce chez l'homme et autour des petites lèvres chez la femme, produit de l'accumulation de cellules épithéliales desquamées.

SMYRIDOSE *s. f.* Pneumoconiose à la poussière d'émeri.

SOCIOGENÈSE *s. f. (angl. sociogenesis).* Rôle attribué aux facteurs sociaux dans l'apparition et le développement des troubles mentaux.

SODÉ *adj. (angl. sodic).* Qui contient du sodium ou de la soude ; qui a été traité par le sodium ou l'un de ses composés.

SODIQUE *adj. (angl. sodic).* **1.** Qui se rapporte au sodium ou qui en contient.

SODIUM *s. m. (angl. sodium).* Élément métallique alcalin, de numéro atomique 11. Le sodium est un constituant essentiel de pratiquement tous les tissus végétaux et animaux. Beaucoup de ses sels sont employés en thérapeutique. Symbole : Na.

SODOKU *s. m. (angl. sodoku).* Maladie infectieuse, commune au Japon, due au spirille *Spirillum minus.* Inoculée à l'homme par la morsure de rats infectés, elle est caractérisée par des signes locaux au niveau du point d'inoculation, par une fièvre récurrente et par une éruption maculo-papuleuse coïncidant avec la poussée fébrile. Le nom de la maladie vient du japonais *so,* rat ; *doku,* poison. SYN. *FIÈVRE PAR MORSURE DE RAT.*

SODOMIE *s. f. (angl. sodomy).* **1.** Coït anal. **2.** Bestialité.

SOL *s. m. (angl. sol).* Solution ou suspension colloïdale en milieu liquide (en milieu gazeux, on parle d'aérosol).

SOLÉAIRE *s. m. (angl. soleus muscle).* Muscle de la région postérieure de la jambe ; se termine par un tendon commun (tendon calcanéen) avec le gastrocnémien.

SOLUTÉ *s. m. (angl. solute).* **1.** Dans une solution, substance dissoute, par opposition au solvant. **2.** En pharmacologie, solution obtenue par dissolution d'une ou de plusieurs substances médicamenteuses dans un solvant approprié.

SOLUTION *s. f. (angl. solution).* Mélange liquide homogène d'une substance solide, liquide ou gazeuse (la substance dissoute est le soluté), et d'un liquide (le solvant) généralement en quantité plus élevée. ◇ **DE CONTINUITÉ** *(angl. — of continuity).* Toute division anormale, complète ou partielle, survenant dans un organe ou un tissu dont les éléments constitutifs sont normalement continus.

SOLVANT *s. m. (angl. solvent).* Substance liquide qui peut dissoudre une autre substance. S'emploie aussi comme adjectif. SYN. *DISSOLVANT.*

SOMA *s. m. (angl. soma).* Ensemble de l'organisme, à l'exclusion des cellules et des tissus qui jouent un rôle direct dans la reproduction.

SOMATHORMONE *(angl. growth hormone).* ☞ *SOMATOTROPHINE.*

SOMATIQUE *adj. (angl. somatic).* Qui se rapporte ou qui appartient au corps. Se dit d'un phénomène ou d'une cause physiques (organiques), par opposition à d'autres de nature psychique.

SOMATISATION *s. f. (angl. somatization).* Processus de conversion de troubles ou conflits psychiques en symptômes fonctionnels somatiques.

SOMATOGNOSIS *s. f. (angl. somatognosis).* Conscience que chaque individu prend de son propre corps.

SOMATOMÉDINE *s. f. (angl. somatomedin).* Hormone polypeptidique sécrétée par le foie, et dont la présence dans le sang est indispensable à l'action biologique de l'hormone de croissance sur le cartilage.

SOMATOSTATINE *s. f. (angl. somatostatin).* Hormone inhibitrice de la sécrétion hypophysaire de l'hormone de croissance et de l'hormone thyréotrope. Au niveau du pancréas, elle inhibe la libération d'insuline, de glucagon et de gastrine. Abréviation : SRIF (de l'anglais *somatotrophin releasing inhibiting factor*), GHRIH (de l'anglais *growth hormone releasing inhibiting hormone*).

SOMATOTROPE *adj. (angl. somatotropic).* Qui exerce une action sur les cellules somatiques ou sur le corps.

SOMATOTROPHINE *s. f. (angl. somatotrophin).* Hormone synthétisée et sécrétée par les cellules éosinophiles du lobe antérieur de l'hypophyse, et qui stimule la croissance corporelle. Elle a un effet anabolisant sur les protides, et agit sur les équilibres phosphocalcique, glucidique et lipidique. Abréviation : GH (de l'anglais *growth hormone*), STH (de l'anglais *somatotropic hormone*). SYN. *HORMONE DE CROISSANCE, HORMONE SOMATOTROPE, SOMATOSTIMULINE.*

SOMMEIL *s. m. (angl. sleep).* État physiologique caractérisé par la suspension, périodique et réversible, de la conscience et de la vie de relation, et répondant à un besoin de repos de l'organisme. Il est accompagné d'une abolition plus ou moins importante de la sensibilité et d'un ralentissement de la plupart des fonctions de la vie organique. ◇ **(CURE DE)** *(angl. — therapy).* Technique thérapeutique visant à provoquer le sommeil par l'administration d'hypnotiques pendant dix à vingt jours, le sommeil durant 15 à18 heures par jour et étant interrompu par des moments consacrés à l'alimentation, à l'hygiène et à des séances de psychothérapie. ◇ **(MALADIE DU)** *(angl. African tryponosomiasis).* Maladie parasitaire, due à *T. gambiense* transmise par la mouche tsé-tsé (*Glossina*), elle évolue en deux temps : la première période associe fièvre, splénomégalie, adénopathies et troubles psychiques, puis apparaissent céphalées, asthénie et encéphalopathie avec accès de sommeil évoluant vers la mort. ☞ *TRYPANOSOMIASE.*

SOMNAMBULISME *s. m. (angl. somnambulism).* Activité physique automatique, plus ou moins coordonnée (notamment la marche), survenant pendant le sommeil et dont le sujet n'a aucun souvenir au réveil.

SOMNIFÈRE *adj. (angl. hypnotic, soporific).* Se dit d'une substance qui provoque le sommeil. S'emploie aussi comme substantif.

SOMNILOQUIE *s. f. (angl. somniloquism).* Automatisme verbal survenant pendant le sommeil.

SOMNOLENCE *s. f. (angl. somnolence).* État d'assoupissement peu profond, mais difficile à surmonter, relevant de causes diverses.

SONDAGE *s. m. (angl. catheterization).* Action de mettre en place une sonde.

SONDE *s. f. (angl. sound, catheter, probe).* Terme général désignant différents instruments, cylindriques, longs et fins généralement, souples ou rigides, pleins ou creux, servant à explorer un conduit ou une cavité naturels, à évacuer le contenu d'une cavité naturelle ou à y injecter un liquide ou un gaz. ◇ **À DOUBLE VOIE** *(angl. double-current catheter).* Sonde urétrale ou utérine, dont le conduit est divisé en deux par une cloison longitudinale afin que le liquide injecté d'un côté puisse ressortir de l'autre. ◇ **MOLÉCULAIRE** *(angl. DNA probe).* Fragment d'ADN marqué par un corps radioactif ou par un enzyme pour le repérage précis d'un gène. SYN. *SONDE GÉNÉTIQUE.*

SOPHROLOGIE *s. f. (angl. sophrology).* Discipline psychosomatique qui étudie les effets sur l'organisme de certains états de conscience provoqués par différentes techniques (relaxation profonde, hypnose, suggestion) ou applications culturelles (yoga, zen, etc.).

SOPORIFIQUE *adj. (angl. soporific).* ☞ *HYPNOTIQUE.*

SORBITOL *s. m. (angl. sorbitol).* Polyalcool diurétique et cholérétique.

SOTALOL *s. m. (angl. sotalol).* Antagoniste des récepteurs bêta-adrénergiques. ☞ *PROPRANOLOL.*

SOUFFLE *s. m. (angl. murmur, souffle).* Bruit rappelant le bruit que fait l'air en sortant d'un soufflet, et qui est perçu à l'auscultation, en particulier du cœur et des poumons. ◇ **AMPHORIQUE** *(angl. amphoric murmur).* Souffle respiratoire résultant de la transmission du souffle tubaire à travers un épanchement gazeux (pneumothorax) ou une grande caverne pulmonaire, et rappelant le bruit obtenu en soufflant dans une bouteille vide.

SOUFFRANCE FŒTALE *(angl. fetal distress).* État grave dans lequel peut se trouver un fœtus en fin de grossesse ou lors d'un accouchement difficile, en raison d'un apport insuffisant d'oxygène, à la suite d'une compression du cordon ombilical, de lésions du placenta, de contractions utérines excessives et prolongées. Cet état peut entraîner la mort du fœtus.

SOURIS ARTICULAIRE *(angl. joint mouse).* Petit fragment ostéocartilagineux libre dans une cavité articulaire.

SOUS-ARACHNOÏDIEN *adj. (angl. subarachnoid).* Qui est situé sous l'arachnoïde. Ex. *espace sous-arachnoïdien.*

SOUS-CLAVIÈRE (ARTÈRE) ☞ *SUBCLAVIÈRE (ARTÈRE).*

SOUS-CRÉPITANT (RÂLE) *(angl. subcrepitant rale).* Bruit produit aux deux temps de la respiration traduisant la présence d'une sécrétion dans les bronches et bronchioles.

SOUS-CUTANÉ *adj.* ☞ *SUBCUTANÉ.*

SOUS-DURAL *adj.* ☞ *SUBDURAL.*

SOUS-MAXILLAIRE *adj.* ☞ *SUBMAXILLAIRE.*

SOUS-MAXILLITE *s. f. (angl. submaxillaritis).* Inflammation de la glande submandibulaire.

SOUS-PÉRITONÉAL *adj.* ☞ *SUBPÉRITONÉAL.*

SOUS-PHRÉNIQUE *adj. (angl. subphrenic).* ☞ *SUBDIAPHRAGMATIQUE.*

SOUSTRACTION SANGUINE ☞ *SAIGNÉE.*

SOUS-UNGUÉAL *adj.* ☞ *SUBUNGUÉAL.*

SPARADRAP *s. m. (angl. sparadrap).* Bande de tissu ou de papier, recouverte sur l'une de ses faces d'une substance adhésive permettant de l'appliquer sur la peau. Le sparadrap contient parfois un principe médicamenteux.

SPASME *s. m. (angl. spasm).* Contraction involontaire, brusque et persistante, d'un muscle ou d'un groupe de muscles. Certains réservent le terme de spasme à la contraction tonique persistante des muscles lisses.

SPASMODICITÉ *s. f. (angl. spasmodism).* État spasmodique dû à l'hyperexcitabilité médullaire.

SPASMOLYTIQUE *adj. (angl. antispasmodic).* Se dit d'un médicament qui relâche la musculature lisse des viscères. S'emploie aussi comme substantif.

SPASMOPHILIE *s. f. (angl. spasmophilia).* Hyperexcitabilité neuromusculaire qui crée une prédisposition à des crises de spasmes viscéraux ou de contractures musculaires sous forme de tétanie. Des troubles ioniques ou du métabolisme phosphocalcique et magnésien sont parfois en cause. L'électromyogramme montre une activité répétitive caractéristique spontanée ou après garrot. SYN. *TÉTANIE IDIOPATHIQUE.*

SPASTICITÉ *s. f. (angl. spasticity).* **1.** Hypertonie due à la lésion des fibres pyramidales ou corticospinales directes, et s'accompagnant d'une exagération des réflexes ostéotendineux. **2.** Caractère de ce qui est spastique.

SPATULE *s. f. (angl. spatula).* Instument en bois ou en métal, dont l'extrémité est aplatie, et qui est utilisé pour étaler des produits, confectionner des pommades, etc.

SPÉCIALISTE *s. m. (angl. specialist).* Médecin qui se consacre d'une manière exclusive à une branche déterminée de la médecine ou qui a des compétences particulières dans cette branche.

SPÉCIALITÉ *s. f. (angl. specialty).* Branche de la médecine pour laquelle un médecin a acquis une compétence particulière qui lui est reconnue par la délivrance d'un certificat. ◇ **PHARMACEUTIQUE** *(angl. patented* *drug).* Tout médicament préparé à l'avance, présenté sous un conditionnement particulier et portant une dénomination propre (marque déposée ou nom déposé).

SPÉCIFICITÉ *s. f. (angl. specificity).* **1.** Ensemble de caractères propres à une espèce. **2.** Ensemble de caractères qui distinguent un organisme ou un phénomène de tous les autres qui lui sont apparentés ou qui lui ressemblent. **3.** En immunologie, affinité mutuelle unissant l'anticorps et l'antigène correspondant. ◇ **PARASITAIRE** (angl. *host —).* Le fait qu'un parasite ne peut vivre qu'aux dépens d'une ou de quelques espèces bien déterminées.

SPÉCIFIQUE *adj. (angl. specific).* **1.** Qui est pourvu de spécificité. EX. *réaction spécifique.* **2.** Qui se rapporte à une espèce bien définie ou qui est caractéristique de cette espèce.

SPÉCIMEN *s. m. (angl. specimen).* Échantillon.

SPECTINOMYCINE *s. f. (angl. spectinomycin).* Antibiotique utilisé par voie intramusculaire dans le traitement de la blennorragie aiguë.

SPECTRE *s. m. (angl. spectrum).* **1.** Image colorée que produit la lumière blanche décomposée, par son passage à travers un prisme, en ses composantes élémentaires monochromatiques. **2.** Dans un sens plus large, résultat de l'étalement et de la décomposition de tout rayonnement électromagnétique ou corpusculaire en ses composantes, en fonction d'une grandeur caractéristique (longueur d'onde, fréquence, énergie cinétique).

SPÉCULAIRE *adj. (angl. specular).* Qui semble vu dans un miroir. Se dit de certaines formes d'écriture et de langage.

SPÉCULUM *s. m. (angl. speculum).* Instrument permettant d'élargir une cavité naturelle (vagin, rectum, etc.) pour en faciliter l'examen et éventuellement y introduire un instrument.

SPERMATIQUE *adj. (angl. spermatic).* ☞ *SÉMINAL.*

SPERMATOCIDE *adj. (angl. spermaticide).* Qui détruit les spermatozoïdes. SYN. *SPERMICIDE.*

SPERMATOCYTE *s. m. (angl. spermatocyte).* Cellule germinale mâle, résultant de la transformation d'une spermatogonie.

SPERMATOCYTOGENÈSE *s. f. (angl. spermatocytogenesis).* Stade initial de la spermatogenèse, au cours duquel la spermatogonie se transforme en spermatocyte.

SPERMATOGENÈSE *s. f. (angl. spermatogenesis).* Ensemble des processus ou phénomènes évolutifs qui aboutissent à la formation des spermatozoïdes.

SPERMATOGONIE *s. f. (angl. spermatogonia).* Cellule germinale mâle initiale, qui prend naissance dans un tube séminifère et dont dérive le spermatocyte de premier ordre.

SPERMATORRHÉE *s. f. (angl. spermatorrhea).* Écoulement involontaire de sperme.

SPERMATOZOÏDE *s. m. (angl. spermatozoon).* Cellule reproductrice mâle arrivée à maturité, mesurant entre 10 et 60 µm, mobile, élément essentiel du sperme, capable de féconder l'ovule. Le spermatozoïde se compose d'une tête contenant le noyau, d'un segment intermédiaire, d'une queue et d'un segment terminal.

SPERMATURIE *s. f. (angl. spermaturia).* Présence de sperme dans l'urine.

SPERME *s. m. (angl. semen).* Liquide blanchâtre, épais, d'odeur caractéristique, produit par l'éjaculation. Il est constitué par les sécrétions des différentes glandes génitales mâles (testicules, épididymes, vésicules séminales, prostate, glandes bulbo-urétrales) et contient en suspension des spermatozoïdes.

SPERMICIDE *adj. (angl. spermicide, spermaticide).* Se dit d'une substance qui, introduite dans le vagin, agit comme anticonceptionnel en détruisant les spermatozoïdes. S'emploie aussi comme substantif. SYN. *SPERMATOCIDE.*

SPERMIOGENÈSE *s. f. (angl. spermiogenesis).* Stade de la spermatogenèse au cours duquel les spermatides se transforment en spermatozoïdes.

SPERMOCULTURE *s. f. (angl. spermoculture).* Culture de sperme en vue d'un examen bactériologique.

SPERMOGRAMME *s. m. (angl. semen analysis).* Résultat de l'examen complet du sperme : dénombrement des spermatozoïdes, étude de leur forme, de leur mobilité. Le spermogramme permet d'évaluer la fertilité masculine.

SPHACÈLE *s. m. (angl. sphacelus).* Fragment de tissu nécrosé.

SPHÉNOÏDAL *adj. (angl. sphenoidal).* Qui se rapporte au sphénoïde. SYN. *SPHÉNOÏDIEN.*

SPHÉNOÏDE *(angl. sphenoidal bone).* Os impair, central et symétrique de la partie moyenne et inférieure du crâne.

SPHÈRE ATTRACTIVE *(angl. attraction sphere).* Masse de cytoplasme qui entoure le centrosome.

SPHÉROCYTE *s. m. (angl. spherocyte).* Érythrocyte en forme de disque biconvexe (au lieu de biconcave), et dont l'épaisseur est augmentée et le diamètre diminué. Le volume reste normal. S'observe dans la microsphérocytose héréditaire, mais également dans d'autres anémies hémolytiques.

SPHÉROCYTOSE *s. f. (angl. spherocytosis).* Forme d'anémie hémolytique caractérisée par la présence de sphérocytes dans le sang. SYN. *MALADIE DE MINKOWSKI-CHAUFFARD.*

SPHÉROÏDE *adj. (angl. spheroid).* Type d'articulation (ancienne énarthrose) à synoviale de mobilité importante comme l'articulation coxofémorale.

SPHINCTER *s. m. (angl. sphincter).* Muscle en forme d'anneau qui entoure un orifice et qui en assure l'occlusion ou l'ouverture.

SPHINCTÉRALGIE *s. f. (angl. sphincteralgia).* Douleur au niveau d'un sphincter et en particulier du sphincter anal.

SPHINCTÉRECTOMIE *s. f. (angl. sphincterectomy).* Résection d'un sphincter.

SPHINCTÉRIEN *adj. (angl. sphincteric).* Qui se rapporte à un sphincter.

SPHINCTÉROPLASTIE *s. f. (angl. sphincteroplasty).* Réfection chirurgicale ou endoscopique d'un sphincter.

SPHINCTÉROSPASME *s. m. (angl. sphincterospasm).* Spasme d'un sphincter.

SPHINCTÉROTOMIE *s. f. (angl. sphincterotomy).* Incision de l'ampoule hépatopancréatique et de son sphincter.

SPHYGMOGRAMME *s. m. (angl. sphygmogram).* Tracé obtenu à l'aide du sphygmographe.

SPHYGMOGRAPHE *s. m. (angl. sphygmograph).* Instrument servant à enregistrer les pulsations artérielles en les amplifiant.

SPHYGMOGRAPHIE *s. f. (angl. sphygmography).* Enregistrement des pulsations artérielles à l'aide d'un sphygmographe.

SPHYGMOMANOMÈTRE *s. m. (angl. sphygmomanometer).* Appareil composé d'un brassard gonflable et d'un manomètre, servant à mesurer la pression artérielle. SYN. *TENSIOMÈTRE.*

SPHYGMOMANOMÉTRIE *s. f. (angl. sphygmomanometry).* Mesure de la pression artérielle.

SPICA *s. m. (angl. spica).* Bandage croisé appliqué à la racine d'un membre et consolidé par un tour au niveau de l'épaule ou de l'aine du côté opposé (*spica* est un terme latin signifiant épi).

SPICULE *s. m. (angl. spicule).* Toute structure en forme de pointe ou d'aiguille.

SPIKE Mot anglais signifiant pic et caractérisant un tracé présentant une dénivellation brève et étroite.

SPINA BIFIDA *s. m. (angl. spina bifida).* Malformation de la colonne vertébrale (le plus souvent dans la région lombo-sacrée) caractérisée par l'absence de soudure des deux moitiés d'un ou de plusieurs arcs vertébraux postérieurs. La fissure ainsi créée peut favoriser la hernie d'une portion des méninges et de la moelle de pronostic sévère en cas de paralysies associées.

SPINAL *adj. (angl. spinal).* **1.** Qui se rapporte à la colonne vertébrale ou à la moelle épinière. **2.** En physiologie expérimentale, se dit d'un animal décérébré. ◇ **(NERF)** ☞ *ACCESSOIRE (NERF).*

SPINOCELLULAIRE *adj. (angl. spinocellular).* Qui est constitué par des cellules de la couche de Malpighi (couche muqueuse de l'épiderme). EX. *épithélioma spinocellulaire.*

SPIRAMYCINE *s. f. (angl. spiramycin).* Antibiotique de la famille des macrolides à action bactériostatique. Très voisine de l'érythromycine, la spiramycine est administrée par voie orale.

SPIRILLE *s. m. (angl. spirilla).* Micro-organisme appartenant au genre *Spirillum.*

SPIRILLOSE *s. f. (angl. spirillosis).* Toute maladie infectieuse provoquée par des spirilles. En particulier, chez l'homme, la fièvre par morsure de rat (sodoku), provoquée par *Spirillum minus.*

SPIROCHÈTE *s. m. (angl. spirochete).* Micro-organisme appartenant au genre *Spirochaeta.*

SPIROCHÉTOCIDE *adj. (angl. spirocheticidal).* Qui détruit les spirochètes.

SPIROCHÉTOSE *s. f. (angl. spirochetosis).* Toute maladie provoquée par des spirochètes. ◇ **BRONCHOPULMONAIRE** *(angl. bronchopulmonary —).* Bronchite hémoptoïque due à *Spirochaeta Castellani.* ◇ **ICTÉRO-HÉMORRAGIQUE** ☞ *LEPTOSPIROSE ICTÉRO-HÉMORRAGIQUE.*

SPIROGRAMME *s. m. (angl. spirogram).* Tracé graphique obtenu lors de la spirographie.

SPIROGRAPHIE *s. f. (angl. spirography).* Enregistrement graphique des mouvements et des volumes respiratoires, obtenu à l'aide d'un spirographe.

SPIROLACTONES *s. f. pl. (angl. spirolactone).* Stéroïdes de synthèse dont fait partie la spironolactone.

SPIROMÈTRE *s. m. (angl. spirometer).* Appareil servant à la spirométrie.

SPIROMÉTRIE *s. f. (angl. spirometry).* Mesure des volumes pulmonaires à l'aide d'un spiromètre.

SPIRONOLACTONE *s. f. (angl. spironolactone).* Diurétique antagoniste de l'aldostérone au niveau du tubule rénal. Elle entraîne une augmentation de la natriurèse et une diminution de la kaliurèse.

SPLANCHNICECTOMIE *s. f. (angl. splanchnicectomy).* Résection d'un nerf splanchnique.

SPLANCHNIQUE *adj. (angl. splanchnic).* Qui se rapporte ou qui appartient aux viscères. ◇ **(NERF)** *(angl. — nerve).* Nerf du système sympathique.

SPLEEN *s. m. (angl. spleen).* État mental particulier caractérisé par un ennui profond et une lassitude généralisée. SYN. *TAEDIUM VITAE.*

SPLÉNALGIE *s. f. (angl. splenalgia).* Douleur au niveau de la rate.

SPLÉNATROPHIE *s. f. (angl. splenatrophy).* Atrophie de la rate.

SPLÉNECTOMIE *s. f. (angl. splenectomy).* Ablation de la rate.

SPLÉNIQUE *adj. (angl. splenic).* Qui se rapporte à la rate.

SPLÉNISATION *s. f. (angl. splenization).* Transformation subie par le parenchyme pulmonaire au cours d'une pneumopathie aiguë, caractérisée par un aspect analogue à celui du tissu splénique ; phénomène lié à une congestion et à une condensation.

SPLÉNITE *s. f. (angl. splenitis).* Inflammation de la rate.

SPLÉNOCYTE *s. m. (angl. splenocyte).* Cellule mononucléaire macrophage située dans les sinus de la rate.

SPLÉNOGRAPHIE *s. f.* ☞ *SPLÉNOPORTOGRAPHIE.*

SPLÉNOMALACIE *s. f. (angl. splenomalacia).* Ramollissement anormal de la rate.

SPLÉNOMANOMÉTRIE *s. f. (angl. splenomanometry).* Mesure de la pression veineuse portale par ponction de la rate, normalement égale à 10 cm d'eau.

SPLÉNOMÉGALIE *s. f. (angl. splenomegaly).* Augmentation de volume de la rate. ◇ **MYÉLOÏDE** *(angl. idiopathic myelofibrosis).* Syndrome myéloprolifératif chronique avec métaplasie myéloïde de la rate qui atteint un volume énorme et myélofibrose avec anémie et hyperleucocytose ; l'évolution se fait vers la mort en quelques années par hémorragie ou anémie.

SPLÉNOPEXIE *s. f. (angl. splenopexy).* Fixation chirurgicale de la rate à la paroi abdominale.

SPLÉNOPORTOGRAPHIE *s. f. (angl. splenoportography).* Radiographie du système porte et de la veine splénique après injection d'un produit de contraste opacifiant par ponction transpariétale du parenchyme de la rate.

SPONDYLALGIE *s. f. (angl. spondylalgia).* Douleur localisée à la colonne vertébrale. SYN. *SPONDYLODYNIE.*

SPONDYLARTHRITE *s. f. (angl. spondylarthritis).* Arthrite des articulations intervertébrales. ⊂ **ANKYLOSANTE** *(angl. ankylosing spondylitis).* Rhumatisme inflammatoire chronique atteignant les articulations sacro-iliaques et la colonne vertébrale. Cette affection est observée surtout chez l'homme jeune et s'accompagne fréquemment de la présence de l'antigène HLA B 27. SYN. *PELVISPONDYLITE RHUMATISMALE.*

SPONDYLARTHROSE *s. f. (angl. spondylarthrosis).* Arthrose de la colonne vertébrale.

SPONDYLITE *s. f. (angl. spondylitis).* Lésion inflammatoire, le plus souvent d'origine infectieuse, d'un corps vertébral, en général associée à celle du disque intervertébral sus- ou sous-jacent.

SPONDYLODISCITE *s. f. (angl. spondylodiscitis).* Inflammation conjointe d'une vertèbre et des disques intervertébraux sus ou sous-jacents.

SPONDYLOLYSE *s. f. (angl. spondylolysis).* **1.** Lyse ou destruction d'une vertèbre. **2.** Malformation vertébrale caractérisée par la présence d'une fissure entre les processus articulaires supérieurs et inférieurs d'une vertèbre. Elle prédispose au spondylolisthésis.

SPONDYLOPATHIE *s. f. (angl. spondylopathy).* Terme générique désignant toute affection de la colonne vertébrale.

SPONDYLOSCHISIS *s. m. (angl. spondyloschisis).* Fissure congénitale d'un arc vertébral.

SPONDYLOSE *s. f. (angl. spondylosis).* Arthrose vertébrale.

SPONGIOSE *s. f. (angl. spongiosis).* Œdème intercellulaire de la couche de Malpighi (couche muqueuse) de l'épiderme. Il est caractéristique de l'eczéma.

SPORADIQUE *adj. (angl. sporadic).* Se dit principalement de maladies peu répandues, qui atteignent seulement quelques individus isolément (par opposition à épidémique et à endémique).

SPORE *s. f. (angl. spore).* **1.** Élément reproducteur de nombreuses espèces végétales (cryptogames) et des protozoaires sporozoaires. **2.** Organite bactérien thermorésistant, caractérisant certains bacilles. Il résiste aux conditions de vie défavorables et aux agents chimiques, et peut se transformer en bactérie active, semblable à celle dont il est issu.

SPORICIDE *s. m. (angl. sporicide).* Substance qui détruit les spores.

SPOROZOAIRES *s. m. (angl. Sporozoa).* Classe de Protozoaires parasites des tissus ou du sang d'animaux vertébrés et invertébrés. Le genre *Plasmodium*, agent du paludisme, appartient à cette classe.

SPOROZOÏTE *s. m. (angl. sporozoite).* Une des formes de développement du parasite du paludisme. Le sporozoïte passe du moustique à l'homme lors de la piqûre.

SPOTTING *s. m.* Saignement vaginal peu important.

SPRUE *s. f. (angl. sprue).* Nom désignant un groupe d'affections rangées dans les syndromes de malabsorption, dont le symptôme principal est la stéatorrhée.

SPUMEUX *adj. (angl. foamy).* Qui a l'aspect de l'écume. Ex. *crachat spumeux.*

SQUAME *s. f. (angl. squama).* Lamelle épidermique formée à la surface de la peau.

SQUAMEUX *adj. (angl. squamous).* **1.** Qui est formé ou recouvert de squames. **2.** Qui se rapporte à l'écaille de l'os temporal.

SQUELETTE *s. m. (angl. skeleton).* **1.** Ensemble des os qui forment la charpente du corps. Le nombre des os qui composent le squelette, sans compter les dents et les os sésamoïdes, atteint 206 chez l'homme adulte. **2.** Par extension, tout élément, osseux ou non, dont la structure rigide au sein d'un organe mou lui confère un rôle de soutien particulier.

SQUIRRHE *s. m. (angl. scirrhous carcinoma).* Épithélioma riche en tissu fibreux, de consistance dure. ⊂ **MAMMAIRE** *(angl. mammary gland —).* Variété de cancer mammaire caractérisée par une sclérose intense expliquant la dureté de la tumeur et la rétraction prononcée de la glande mammaire. Cette forme s'observe surtout chez la femme âgée et est d'évolution lente.

SRAS Abréviation de *syndrome respiratoire aigu sévère.* ☞ *CORONAVIRUS.*

SRE Abréviation de système réticulo-endothélial.

STABILISATEUR DE MEMBRANE *(angl. membrane stabilizing substance).* Substance se fixant sur la membrane cellulaire en bloquant les canaux ioniques et entraînant une mise au repos de la cellule. Certaines de ces substances (quinidine, β-bloquant) sont utilisées en médecine.

STADE *s. m. (angl. stage, phase).* Chacune des phases ou chacun des degrés successifs que l'on peut distinguer dans un phénomène, au cours du développement d'un organisme, dans l'évolution d'une maladie, etc.

STANDARD *(angl. standard).* **1.** *adj.* Qui est conforme à l'usage, à la norme ; qui peut être utilisé comme référence, comme type. **2.** *s. m.* Norme ou étalon.

STANNOSE *s. f. (angl. stannosis).* Affection pulmonaire provoquée par l'inhalation de particules d'étain.

STAPÉDECTOMIE *s. f. (angl. stapedectomy).* **1.** Ablation du stapes. **2.** Par extension, intervention chirurgicale qui substitue au stapes une prothèse artificielle. Actuellement, elle constitue le traitement de choix de l'otospongiose.

STAPÉDIEN *adj. (angl. stapedial).* Qui se rapporte au stapes.

STAPES *(angl. stapes).* L'osselet de l'oreille le plus interne, dont la tête s'articule avec l'incus et la base s'insère sur la fenêtre vestibulaire. SYN. *ÉTRIER.*

STAPHYLECTOMIE *s. f.* Résection d'un staphylome (protrusion anormale de la cornée) cornéen ou du segment antérieur de l'œil.

STAPHYLIN *adj. (angl. uvular).* Qui se rapporte à l'uvule. SYN. *UVULAIRE.*

STAPHYLOCOCCÉMIE *s. f. (angl. staphylococcemia).* Présence de staphylocoques dans le sang.

STAPHYLOCOCCIE *s. f. (angl. staphylococcal infection).* Toute infection due aux staphylocoques. ◇ **MALIGNE DE LA FACE** État septicémique avec parfois trombophlébite du sinus caverneux observé au cours de certains furoncles de l'aile du nez et de la lèvre supérieure.

STAPHYLOCOCCIQUE *adj. (angl. staphylococcal).* Qui se rapporte aux staphylocoques ou qui est provoqué par les staphylocoques.

STAPHYLOCOCCUS Cocci à Gram positif, de petite taille (1 µm environ), disposés en amas irréguliers. On peut les rencontrer comme parasites et/ou pathogènes de l'homme et des animaux.

STAPHYLOCOQUE *s. m. (angl. staphylococcus).* Tout coccus appartenant au genre *Staphylococcus.*

STAPHYLOPLASTIE *s. f. (angl. staphyloplasty).* Restauration chirurgicale des pertes de substance du voile du palais. SYN. *PALATOPLASTIE.*

STAPHYLORRAPHIE *s. f. (angl. staphylorrhaphy).* Suture chirurgicale d'une fissure congénitale du voile du palais.

STAPHYLOTOMIE *s. f. (angl. staphylotomy).* **1.** Excision d'un staphylome (protrusion anormale de la cornée) cornéen. **2.** SYN. *UVULOTOMIE.*

STASE *s. f. (angl. stasis).* Ralentissement ou arrêt de la circulation sanguine ou de l'écoulement d'un liquide dans l'organisme. ◇ **INTESTINALE** *(angl. intestinal —).* Ralentissement pathologique du temps de passage des aliments dans l'intestin. ◇ **PAPILLAIRE** *(angl. papillary —).* Ralentissement du flux sanguin veineux au niveau de la papille optique, le plus souvent dû à une hypertension intracrânienne.

STARR-EDWARDS (VALVE DE) *(angl. Starr-Edwards valve).* Valve mécanique à bille utilisée dans la chirurgie de remplacement valvulaire cardiaque.

STATINE *s. f. (angl. statin).* Médicament hypocholestérolémiant par inhibition de l'HMG CoA réductase.

STATOCONIE *s. f. (angl. statoconium).* ☞ *OTOLITHE.*

STATOLITHE *s. m. (angl. statolith).* ☞ *OTOLITHE.*

STATUROPONDÉRAL *adj. (angl. pondostatural).* Qui est en rapport à la fois avec le poids et la taille.

STÉATOLYSE *s. f. (angl. steatolysis).* Dissolution des graisses par émulsification, avant leur absorption dans le sang.

STÉATORRHÉE *s. f. (angl. steatorrhea).* Présence d'un excès de graisses dans les selles, traduisant souvent une affection du pancréas.

STÉATOSE *s. f. (angl. steatosis).* Surcharge en lipides (triglycérides) du cytoplasme cellulaire, traduisant soit une dégénérescence cellulaire, soit une infiltration.

STELLAIRE (GANGLION) *(angl. stellate ganglion).* Ganglion cervical inférieur du sympathique.

STELLECTOMIE *s. f. (angl. stellectomy).* Résection du ganglion stellaire.

STÉNOCARDIE *s. f. (angl. stenocardia).* Angine de poitrine.

STÉNON (CANAL DE) ☞ *CONDUIT PAROTIDIEN.*

STÉNOSE *s. f. (angl. stenosis).* Étroitesse pathologique permanente, congénitale ou acquise, d'un canal ou d'un orifice organique. On dit aussi rétrécissement.

STENT Terme anglo-saxon désignant une prothèse endovasculaire introduite dans une artère par cathétérisme.

STEPPAGE *s. m. (angl. steppage gait).* Démarche caractérisée par la chute pendulaire du pied, qui oblige à lever le genou en fléchissant exagérément la cuisse. Il traduit un déficit des muscles releveurs du pied.

STERCOBILINE *s. f. (angl. stercobilin).* Produit de réduction de la bilirubine, qui donne une couleur foncée aux fèces.

STERCOBILINOGÈNE *s. m. (angl. stercobilinogen).* Précurseur de la stercobiline, en partie éliminé par les selles. Son élimination fécale est augmentée dans les ictères hémolytiques.

STERCORAL *adj. (angl. stercoral).* Qui se rapporte aux matières fécales, qui en contient.

STÉRÉO- *(angl. stereo-).* Préfixe d'origine grecque indiquant une relation avec un solide, ou avec la notion de relief (structure à trois dimensions).

STÉRÉOAGNOSIE *s. f. (angl. stereoagnosis).* ☞ *ASTÉRÉOGNOSIE.*

STÉRÉOTAXIE *s. f. (angl. stereotactic technique).* En neurochirurgie et neuroradiologie, méthode radiographique pour le repérage de certaines structures intracrâniennes dans les trois plans de l'espace.

STÉRÉOTYPÉ *adj. (angl. stereotyped).* Qualifie des gestes répétés de façon involontaire.

STÉRILET *s. m. (angl. intrauterine contraceptive device).* Dispositif contraceptif introduit dans l'utérus. Il rend impossible la nidation de l'ovule. SYN. *DISPOSITIF INTRA-UTÉRIN (DIU).*

STÉRILISATION *s. f. (angl. sterilization).* **1.** Destruction de tous les micro-organismes présents dans un milieu organique, dans une substance ou sur un objet quelconques, par des moyens physiques (chaleur, irradiation, etc.) ou chimiques (antiseptiques). **2.** Suppression définitive, accidentelle ou intentionnelle, de la capacité de procréer.

STÉRILITÉ *s. f. (angl. sterility).* **1.** Absence de tout micro-organisme dans un milieu organique, dans une substance ou sur un objet quelconques. **2.** Incapacité de procréer.

STERNAL *adj. (angl. sternal).* Qui se rapporte au sternum.

STERNALGIE *s. f. (angl. sternalgia).* Douleur localisée au sternum. SYN. *STERNODYNIE.*

STERNBERG (CELLULE DE) *(angl. Sternberg's giant cell).* Cellule géante à gros noyau plurisegmenté, avec des nucléoles volumineux, caractéristique de la maladie de Hodgkin.

STERNOCLÉIDOMASTOÏDIEN (MUSCLE) *(angl. sternocleidomastoid muscle).* Muscle de la région antérolatérale du cou, fléchisseur et rotateur de la tête.

STERNOTOMIE *s. f. (angl. sternotomy).* Section chirurgicale du sternum.

STERNUM *(angl. sternum).* Os plat, impair et symétrique de la paroi thoracique, qui s'articule avec les clavicules et les sept premières côtes.

STERNUTATION *s. f. (angl. sternutation).* Éternuements à répétition.

STERNUTATOIRE *adj. (angl. sternutatory).* Qui provoque l'éternuement.

STÉROÏDE *s. m. (angl. steroid).* Substance de grande importance physiologique, dérivée d'un stérol. Les stéroïdes hormonaux (ou hormones stéroïdes) sont des hormones sécrétées par les glandes endocrines (corticosurrénales, testicules, ovaires, placenta).

STÉROÏDIEN *adj. (angl. steroidal).* Qui se rapporte aux stéroïdes.

STÉROÏDOGENÈSE *s. f. (angl. steroidogenesis).* Formation des hormones stéroïdiennes.

STERTOR *s. m. (angl. stertor).* Respiration bruyante qui rappelle le ronflement.

STÉTHACOUSTIQUE *adj. (angl. stethacoustic).* Se dit d'un bruit que l'on entend grâce à l'auscultation du thorax.

STÉTHOSCOPE *s. m. (angl. stethoscope).* Instrument destiné à l'auscultation médiate, inventé par Laennec en 1816. Il permet de transmettre à l'oreille du médecin les bruits du corps (en particulier du thorax).

STH *(angl. STH).* ☞ *SOMATOTROPHINE.*

STHÉNIQUE *adj. (angl. sthenic).* Qui concerne la force ou le tonus.

STIBIÉ *adj. (angl. stibic).* Qui contient de l'antimoine.

STIGMATE *s. m. (angl. stigma).* **1.** Signe morbide persistant, caractéristique d'une maladie déterminée. **2.** Partie du pistil destinée à recevoir le pollen. **3.** Espace ou orifice entre des cellules endothéliales. **4.** *s. m. pl.* Marques cutanées sur le corps de certains mystiques.

STILBESTROL *s. m. (angl. stilbestrol).* ☞ *DIÉTHYLSTILBESTROL.*

STIMULATEUR CARDIAQUE *(angl. pacemaker).* ☞ *PACEMAKER.*

STIMULATION *s. f. (angl. stimulation).* Action d'un stimulus sur un système excitable.

STIMULINES *s. f. (angl. trophic hormones).* Hormones sécrétées par l'antéhypophyse et agissant sur une autre glande endocrine.

STIMULUS *s. m. (angl. stimulus).* Tout agent ou action susceptible de provoquer une réaction de la part d'un système excitable.

STOMACAL *adj. (angl. stomachal).* SYN. *GASTRIQUE.*

STOMACHIQUE *adj. (angl. stomachic).* Qui favorise la digestion gastrique. S'emploie aussi comme substantif.

STOMATHÉRAPEUTE *s. m. f.* Infirmier (ère) spécialisé(e) dans les soins et l'éducation des patients porteurs d'une stomie.

STOMATITE *s. f. (angl. stomatitis).* Toute inflammation de la muqueuse buccale.

STOMIE *s. f. (angl. stomy, stoma).* Abouchement d'un viscère à la peau, en dehors de son emplacement naturel. Les stomies sont des abouchements chirurgicaux ; les abouchements spontanés (d'origine infectieuse, cancéreuse ou traumatique) sont appelés fistules. On utilise également le suffixe *-stomie.* Ex. *colostomie.*

STOMISÉ *adj. (angl. stomized).* Qualifie un sujet porteur d'une stomie.

STOMITE *s. f.* Inflammation de la bouche d'une gastro-entérostomie.

STRABISME *s. m. (angl. strabismus).* Défaut de convergence des deux axes visuels, un œil déviant de l'axe de fixation.

STRAPPING *s. m.* Terme anglais désignant une contention par des bandes adhésives.

STREPTOCOCCÉMIE *s. f. (angl. streptococcemia).* Présence de streptocoques dans le sang.

STREPTOCOCCIE *s. f. (angl. streptococcosis).* Toute infection causée par les streptocoques.

STREPTOCOCCIQUE *adj. (angl. streptococcal).* Qui se rapporte aux streptocoques ou qui est provoqué par les streptocoques.

STREPTOCOCCUS *(angl. streptococcus).* Cocci à Gram positif, qui se disposent en paires ou en chaînes. Ils sont parasites et/ou pathogènes des voies respiratoires et de l'appareil digestif de l'homme et des animaux.

STREPTOCOQUE *s. m. (angl. streptococcus).* Tout micro-organisme appartenant au genre *Streptococcus.*

STREPTODORNASE *s. f. (angl. streptodornase).* Enzyme produite par certaines souches de streptocoques hémolytiques, qui dissout les exsudats purulents.

STREPTOKINASE *s. f. (angl. streptokinase).* Enzyme produite par des streptocoques hémolytiques, capable de digérer la fibrine et utilisée pour dissoudre les caillots sanguins.

STREPTOLYSINE *s. f. (angl. streptolysin).* Toxine hémolytique produite notamment par les streptocoques du groupe A.

STREPTOMYCINE *s. f. (angl. streptomycin).* Antibiotique de la famille des aminosides. Il est bactéricide, actif sur les bacilles à Gram positif et à Gram négatif. Il est utilisé principalement par voie intramusculaire, dans le traitement de la tuberculose, dans l'endocardite bactérienne, dans le traitement de la peste, de la brucellose. La streptomycine s'avère toxique pour le nerf vestibulo-cochléaire, en particulier la branche vestibulaire.

STRESS *s. m.* Terme anglais désignant un ensemble de réactions (biologiques et psychologiques) qui se déclenchent dans l'organisme lorsque celui-ci doit faire face de façon soudaine à une demande, quelle que soit sa nature (déplaisante ou agréable).

STRICTION *s. f. (angl. stricture).* Constriction, resserrement.

STRICTURE *s. f. (angl. stricture).* Rétrécissement.

STRIDOR *s. m. (angl. stridor).* Bruit inspiratoire aigu, ressemblant à un sifflement, provoqué par une obstruction incomplète du larynx ou de la trachée.

STRIDULEUX *adj. (angl. strident).* Se dit d'un bruit respiratoire aigu, d'un sifflement, d'origine laryngée ou trachéale. SYN. *STRIDOREUX.*

STRIPPING *s. m.* Terme anglais désignant une technique de cure chirurgicale des varices consistant à introduire une tringle (*stripper* ou tire-veine) dans un segment de veine variqueux et, après l'avoir fixée à l'une de ses extrémités, à l'extraire par arrachement de façon à ramener le vaisseau. SYN. *ÉVEINAGE.*

STROMA *s. m. (angl. stroma).* Trame ou charpente d'un organe, d'une glande ou d'une tumeur, constitué de tissu conjonctif vascularisé, qui sert à soutenir les éléments cellulaires ; à distinguer du parenchyme ou partie fonctionnelle.

STRONGYLOÏDE (LARVE) *(angl. hook worm).* Larve infestante de l'anguillule ou de l'ankylostome.

STRONGYLOIDES *(angl. Strongyloidea).* Genre de vers nématodes. *Strongyloides stercoralis* (ou *Anguillula stercoralis*) est la seule espèce spécifique de l'homme. C'est l'agent de la strongyloïdose ou anguillulose, fréquente dans les pays tropicaux et caractérisée par des troubles digestifs.

STRONGYLOÏDIOSE *s. f. (angl. strongyloidiasis).* ☞ *STRONGYLOÏDOSE.*

STRONGYLOÏDOSE *s. f. (angl. strongyloidosis).* Infection causée par *Strongyloides stercoralis.* SYN. *ANGUILLULOSE.*

STROPHULUS *s. m. (angl. strophulus).* Dermatose infantile caractérisée par l'éruption de petites papules rosées, prurigineuses, progressant par poussées, et souvent associée à des troubles digestifs. SYN. *PRURIGO-STROPHULUS.*

STRUMECTOMIE *s. f. (angl. strumectomy).* Ablation totale ou partielle d'un goitre. SYN. *THYROÏDECTOMIE.*

STRUMITE *s. f. (angl. strumitis).* Thyroïdite chronique.

STRYCHNINE *s. f. (angl. strychnine).* Alcaloïde cristallin, très toxique. La strychnine était autrefois utilisée comme stimulant du système nerveux central. Elle entre dans la composition de certains raticides.

STRYCHNISME *s. m. (angl. strychninism).* Intoxication par la strychnine.

STUPÉFIANT *s. m. (angl. narcotic).* Substance narcotique et analgésique qui détermine une accoutumance, des perturbations somatiques et psychiques et provoque un état d'euphorie.

STUPEUR *s. f. (angl. stupor).* État caractérisé par une altération partielle de la conscience avec hypomobilité, diminution des réactions aux divers stimuli. Il s'observe dans certaines formes graves de la fièvre typhoïde, dans la dépression mélancolique, dans la catatonie et dans les syndromes confusionnels.

STUPOREUX *adj. (angl. stuporous).* Qui est caractérisé par un état de stupeur.

STYLALGIE *s. f. (angl. styloid dysphagia).* Syndrome douloureux du pharynx due à une compression du glossopharyngien par un processus styloïde trop long.

STYLOGLOSSE *adj. (angl. styloglossal).* Qui se rapporte au processus styloïde du temporal et à la langue. ◇ **(MUSCLE)** *(angl. — muscle).* Muscle de la langue.

STYLOHYOÏDIEN *adj. (angl. stylohyoid).* Qui se rapporte au processus styloïde du temporal et à l'os hyoïde. ◇ **(MUSCLE)** *(angl. — muscle).* Muscle de la région supra-hyoïdienne.

STYLOÏDE *adj. (angl. styloid).* Qui ressemble à un stylet ; long et mince. Se dit en anatomie de plusieurs processus.

STYLOÏDIEN *adj. (angl. styloid).* Qui se rapporte à un processus styloïde. SYN. *STYLIEN.*

STYLOÏDITE *s. f. (angl. styloiditis).* Inflammation des tissus entourant un processus styloïde (de l'os temporal, du radius).

STYLORADIAL *adj. (angl. stylo-radial).* Qui se rapporte au processus styloïde du radius.

SUBAIGU *adj. (angl. subacute).* Qui évolue de façon intermédiaire entre une forme aiguë et une forme chronique. Ex. *maladie subaiguë.*

SUBCLAVIÈRE (ARTÈRE) *(angl. subclavian artery).* Artère du cou, du thorax, des membres supérieurs et de la moelle ; la droite naît du tronc brachio-céphalique ; la gauche de l'aorte. SYN. *ARTÈRE SOUS-CLAVIÈRE.*

SUBCONSCIENT *s. m. (angl. subconscious, subconsciousness).* Qui se trouve peu ou pas accessible à la conscience.

SUBCUTANÉ *adj. (angl. subcutaneous).* Qui est situé ou qui s'effectue sous la peau. SYN. *SOUS-CUTANÉ, HYPODERMIQUE.*

SUBDIAPHRAGMATIQUE *adj. (angl. subdiaphragmatic).* Qui est situé ou qui se produit au-dessous du diaphragme. SYN. *SUBPHRÉNIQUE, SOUS-PHRÉNIQUE.*

SUBDURAL *adj. (angl. subdural).* Qui est situé ou qui se produit sous la dure-mère. SYN. *SOUS-DURAL.*

SUBÉROSE *s. f. (angl. suberosis).* Syndrome respiratoire allergique dû à l'inhalation de poussières de liège.

SUBFÉBRILE *adj. (angl. subfebrile).* Légèrement fébrile. Se dit lorsque la température excède de peu la normale.

SUBICTÈRE *s. m. (angl. subicterus).* Ictère léger, visible surtout au niveau de la conjonctive.

SUBICTÉRIQUE *adj. (angl. subicteric).* Qui présente une coloration jaune pâle, intermédiaire entre la coloration normale et le jaune qui caractérise l'ictère franc.

SUBINTRANT *adj. (angl. subintrant).* Se dit d'un état caractérisé par des accès ou des paroxysmes qui se succèdent sans période de rémission.

SUBJECTIF *adj. (angl. subjective).* Se dit des symptômes, des troubles, etc., ressentis par le sujet lui-même, et non perceptibles par autrui. Opposé à objectif.

SUBLÉTAL *adj. (angl. sublethal).* Se dit d'une dose d'une substance toxique un peu inférieure à la dose mortelle.

SUBLINGUAL *adj. (angl. sublingual).* Qui est situé ou qui se produit sous la langue.

SUBLUXATION *s. f. (angl. subluxation).* Luxation partielle ou incomplète.

SUBMANDIBULAIRE *adj. (angl. submandibular).* Qui est situé sous la mandibule. SYN. *SOUS-MAXILLAIRE.* ◇ **(GLANDE)** *(angl. — gland).* Glande salivaire paire, située entre la face interne de la mandibule et la face latérale de la base de la langue. Son canal excréteur est le conduit submandibulaire (de Wharton). SYN. *GLANDE SOUS-MAXILLAIRE.*

SUBMAXILLAIRE *adj. (angl. submaxillary).* Qui est situé ou qui se produit au-dessous du maxillaire. SYN. *SOUS-MAXILLAIRE.*

SUBMATITÉ *s. f. (angl. slight dullness).* Diminution de la sonorité normale perçue à la percussion.

SUBMERSION *s. f. (angl. drowning).* État du corps entier se trouvant immergé ou les orifices aériens supérieurs se trouvant plongés dans un liquide entraînant une asphyxie mortelle.

SUBNARCOSE *s. f. (angl. narcoanalysis).* État artificiel proche du sommeil, provoqué par l'administration d'hypnotiques. La subnarcose est utilisée comme moyen d'investigation psychologique et psychanalytique.

SUBPÉRITONÉAL *adj. (angl. subperitoneal).* Qui est situé ou qui se produit sous le péritoine. SYN. *SOUS-PÉRITONÉAL.*

SUBUNGUÉAL *adj. (angl. subungual).* Qui est situé ou qui se produit sous l'ongle. SYN. *SOUS-UNGUÉAL.*

SUC *s. m. (angl. juice).* **1.** Tout liquide obtenu en pressurant une substance animale ou végétale. **2.** Liquide provenant de certaines sécrétions organiques (suc gastrique, suc intestinal). ◇ **GASTRIQUE** *(angl. gastric —).* Liquide clair sécrété en abondance par les glandes de l'estomac. Il contient de l'eau, de l'acide chlorhydrique, de l'acide lactique, de la pepsine, du labferment et des sels minéraux. ◇ **INTESTINAL** *(angl. intestinal —).* Liquide clair, jaunâtre, alcalin, sécrété par les glandes intestinales. ◇ **PANCRÉATIQUE** *(angl. pancreatic —).* Liquide visqueux, limpide, alcalin, sécrété par le pancréas et déversé dans le duodénum par les conduits pancréatiques. Sa production quotidienne varie de 500 à 1 200 mL. Il contient deux enzymes, une amylase et une lipase, et une proenzyme, le trypsinogène, lequel, activé par l'entérokinase, donne la trypsine.

SUCCÉDANÉ *s. m. (angl. succedaneum).* Médicament qui peut en remplacer un autre du fait de propriétés analogues. Se dit également d'un produit alimentaire de remplacement.

SUCCION *s. f. (angl. suction).* Action de sucer ou d'aspirer.

SUCCULENT *adj. (angl. succulent).* Se dit d'un organe ou d'un tissu tuméfié par suite d'une infiltration œdémateuse ou lymphatique ; se dit principalement de la main dans certains états morbides (syringomyélie, myopathies).

SUCCUSSION *s. f. (angl. succussion).* Action de secouer.

SUCRE *s. m. (angl. sugar).* ☞ *GLUCIDE.*

SUCROSE *s. m.* ☞ *SACCHAROSE.*

SUDAMINA *s. m. pl. (angl. sudamina).* Éruption cutanée disséminée de vésicules de la taille d'un grain de millet (miliaire), transparentes, remplies d'un liquide aqueux, au cours de l'évolution de diverses maladies fébriles ou après un épisode de sudation profuse.

SUDATION *s. f. (angl. sudation).* **2.** SYN. *TRANSPIRATION.*

SUDORAL *adj. (angl. sudoral).* **1.** Qui se rapporte à la sueur ou à la transpiration. **2.** Qui provoque ou qui favorise la transpiration.

SUDORIFIQUE *adj. (angl. sudorific).* Qui provoque la transpiration. S'emploie aussi comme substantif.

SUDORIPARE *adj. (angl. sudoriparous).* Qui excrète la sueur ou qui donne passage à la sueur.

SUEUR *s. f. (angl. sweat).* Liquide aqueux, d'odeur particulière, excrété par les glandes sudoripares et déversé par les pores sudoripares à la surface de la peau. ◇ **(ÉPREUVE DE LA)** *(angl. — test).* Épreuve pour le diagnostic de la mucoviscidose, consistant à doser la teneur en chlorure de sodium de la sueur. Le taux du chlore est en effet fortement augmenté dans la mucoviscidose.

SUFFOCATION *s. f. (angl. suffocation).* **1.** Grande difficulté à respirer. **2.** Asphyxie mécanique par obstruction des voies respiratoires ou par occlusion des orifices respiratoires.

SUFFUSION *s. f. (angl. suffusion).* Épanchement, notamment sanguin ; hémorragie avec infiltration des tissus.

SUGGESTIBILITÉ *s. f. (angl. suggestibility).* Aptitude ou tendance d'un sujet à recevoir une idée ou une croyance qu'il n'a pas.

SUGGESTION *s. f. (angl. suggestion).* En psychologie, imposition, insinuation ou induction d'une idée ou d'un acte chez un sujet par l'action d'un autre. La suggestion peut naître chez le sujet lui-même à partir du moi (autosuggestion), favorisée par certaines conditions particulières (émotion, rêve, entraînement, etc.).

SUICIDE *s. m. (angl. suicide).* Action de se donner la mort.

SUITES DE COUCHES *(angl. puerperium).* ☞ *POST-PARTUM.*

SULCIFORME *adj. (angl. sulciform).* En forme de sillon.

SULCUS *s. m. (angl. sulcus).* Terme latin signifiant sillon, scissure.

SULFACÉTAMIDE *s. m. (angl. sulfacetamide).* Sulfamide employé en application locale dans le traitement de certaines infections oculaires.

SULFADIAZINE *s. f. (angl. sulfadiazine).* Sulfamide bactériostatique, d'action et d'élimination rapide et de toxicité réduite. SYN. *SULFAPYRIMIDINE.*

SULFAGUANIDINE *s. f. (angl. sulfaguanidine).* Sulfamide à action élective sur les germes pathogènes intestinaux.

SULFAMÉTHIZOL *s. m. (angl. sulfamethizole).* Sulfamide utilisé électivement dans les infections urinaires à colibacille.

SULFAMÉTHOXAZOLE *(angl. sulfamethoxazole).* Sulfamide utilisé en association avec le triméthoprime, puissant antibactérien.

SULFAMIDE *s. m. (angl. sulfonamide).* Nom générique désignant les composés dérivés du sulfanilamide. Utilisés dans le traitement de diverses infections bactériennes, ils diffèrent quant à leur activité, leur degré d'absorption, leur métabolisme et leur excrétion, ainsi que dans leurs manifestations toxiques. D'autres ont une action diurétique ou antidiabétique. SYN. *SULFONAMIDE.* ◇ **ANTIDIABÉTIQUE** *(angl. hypoglycemic —).* Sulfamide stimulant la production pancréatique d'insuline. SYN. *SULFAMIDE HYPOGLYCÉMIANT.* ◇ **DIURÉTIQUE** *(angl. diuretic —).* Sulfamides à action diurétique agissant à différents niveaux du tube urinifère. Ils comprennent les thiazidiques et les non-thiazidiques.

SULFAMIDÉMIE *s. f. (angl. sulfonamidemia).* Présence et taux de sulfamides dans le sang.

SULFAMIDOTHÉRAPIE *s. f. (angl. sulfonamidotherapy).* Utilisation thérapeutique des sulfamides.

SULFAPYRIMIDINE *s. f. (angl. sulfapyrimidine).* ☞ *SULFADIAZINE.*

SUPERINFECTION *s. f. (angl. superinfection).* Nouvelle infection compliquant une maladie infectieuse en cours.

SUPINATEUR *adj. (angl. supinator).* Se dit d'un muscle qui produit la supination. S'emploie aussi comme substantif.

SUPINATION *s. f. (angl. supination).* **1.** Mouvement de rotation de dedans en dehors de l'avant-bras par lequel la paume de la main est tournée vers le haut. **2.** Position de la main résultant de ce mouvement.

SUPPOSITOIRE *s. m. (angl. suppository).* Préparation médicamenteuse de consistance solide, de forme conique ou ovoïde, à base d'une substance fondant à la température du corps (beurre de cacao, glycérine solidifiée), et destinée à être introduite dans le rectum.

SUPPRESSEUR *adj. (angl. suppressor).* ARN de transfert muté capable d'incorporer un acide aminé à l'emplacement d'un codon non-sens et levant le blocage de la traduction par ce codon. Abréviation : ARNt.

SUPPURANT *adj. (angl. suppurant).* Qui suppure.

SUPPURATION *s. f. (angl. suppuration).* Formation de pus.

SUPRA-ÉPINEUX (MUSCLE) *(angl. supraspinal muscle).* Muscle de la région postéro-supérieure de l'épaule, élévateur du bras. SYN. *MUSCLE SUS-ÉPINEUX.*

SUPRARÉNAL *adj. (angl. suprarenal).* Qui est situé au-dessus du rein.

SUPRASELLAIRE *adj. (angl. suprasellar).* Qui est situé au-dessus de la selle turcique.

SUPRASTERNAL *adj. (angl. suprasternal).* Qui est situé ou qui s'effectue au-dessus du sternum.

SUPRAVENTRICULAIRE *adj. (angl. supraventricular).* Qui se rapporte à une région du cœur située au-dessus des ventricules. Se dit en particulier de tachycardies ou de certains troubles du rythme.

SURAIGU *adj. (angl. hyperacute).* Extrêmement aigu. Se dit de symptômes, de maladies ou d'infections.

SURAL *adj. (angl. sural).* Qui se rapporte ou qui appartient au mollet.

SURALIMENTATION *s. f. (angl. overfeeding).* Alimentation trop importante, cause fréquente de l'obésité.

SURDIMUTITÉ *s. f. (angl. deaf-mutism).* Mutité associée à une surdité complète, et qui peut en être une conséquence.

SURDITÉ *s. f. (angl. deafness).* Abolition partielle ou complète du sens de l'ouïe.

SURDOSAGE *s. m. (angl. overdosage).* Administration de doses excessives d'un médicament.

SURFACTANT PULMONAIRE *(angl. surfactant).* Substance élaborée dans le poumon, qui diminue la tension superficielle dans les alvéoles pulmonaires, et favorise l'expansion pulmonaire lors des mouvements inspiratoires. Sa quantification dans le liquide amniotique permet d'évaluer la maturité du poumon fœtal.

SURINFECTION *s. f. (angl. superinfection).* Infection survenant au cours d'une maladie infectieuse et due à un agent pathogène différent de celui qui a provoqué cette maladie.

SURJET *s. m. (angl. running or continuous suture).* Suture au moyen d'un fil unique passé alternativement par les deux bords accolés de la plaie, sans nœuds intermédiaires. Le fil est noué aux deux extrémités de la plaie.

SURMENAGE *s. m. (angl. overstrain).* Degré anormal de fatigue dû à un exercice prolongé.

SURMOI *s. m. (angl. superego).* En psychanalyse, l'une des trois instances de l'appareil psychique qui se forme principalement par internalisation des ordres et interdits des parents pendant l'enfance et qui accomplit une fonction de juge ou de censeur (conscience morale) du moi.

SURRÉNALE *s. f. (angl. adrenal gland).* ☞ *GLANDE SUPRARÉNALE.*

SURRÉNALECTOMIE *s. f. (angl. adrenalectomy).* Ablation d'une ou des deux glandes surrénales.

SURRÉNALIEN *adj. (angl. adrenal, suprarenal).* Qui se rapporte ou qui appartient à la glande suprarénale, notamment en ce qui concerne ses fonctions.

SURRÉNALITE *s. f. (angl. adrenalitis).* Inflammation des glandes suprarénales.

SURRÉNALOME *s. m. (angl. adrenal tumor).* Toute tumeur bénigne ou maligne de la glande suprarénale.

SURRÉNOPRIVE *adj. (angl. adrenoprival).* Qui se rapporte à une déficience des glandes suprarénales ou qui en est le résultat.

SUS-APEXIEN *adj. (angl. supra-apical).* Qui est situé au-dessus de la pointe du cœur.

SUS-ÉPINEUX (MUSCLE) ☞ *SUPRA-ÉPINEUX (MUSCLE).*

SUSPENSION *s. f. (angl. suspension).* **1.** Liquide dans lequel se trouvent dispersées des particules insolubles. **2.** Méthode de traitement de certaines affections de la colonne vertébrale qui consiste à suspendre le patient par le menton et les aisselles pendant quelques minutes.

SUSPENSOIR *s. m. (angl. suspensory).* Bandage servant à soutenir le scrotum dans les affections inflammatoires du testicule, de l'épididyme ou du cordon spermatique.

SUSPIRIEUX *adj. (angl. sighing).* Qui ressemble à un soupir.

SUSTENTATION *s. f. (angl. sustentation).* Action de soutenir les forces d'un malade ou d'un accidenté par un traitement ou par un régime.

SUTURE *s. f. (angl. suture).* **1.** En anatomie, type d'articulation dans laquelle les surfaces articulaires sont presque en contact direct et n'ont aucune mobilité. Les articulations des os de la voûte du crâne sont des sutures. **2.** En chirurgie, réunion des berges d'une plaie ou rétablissement de la continuité d'un tissu ou d'un organe divisé au moyen d'une couture avec des fils, des agrafes ou des pansements adhésifs.

SWAN-GANZ (SONDE) *(angl. Swan-Ganz catheter).* Catheter introduit par voie veineuse jusqu'au niveau artériel pulmonaire afin d'en mesurer la pression. SYN. *CATHÉTER FLOTTANT.*

SYCOSIS *s. f. (angl. sycosis).* Dermatose caractérisée par l'inflammation des follicules pileux de la barbe. Elle est d'origine bactérienne (staphylococcique) ou trichophytique.

SYDENHAM (CHORÉE DE) *(angl. Sydenham's chorea).* Chorée de la deuxième enfance et parfois de l'adulte (surtout la femme enceinte), liée à une infection streptococcique et pouvant précéder ou suivre un rhumatisme articulaire aigu.

SYLVIEN *adj. (angl. sylvian).* Qui se rapporte à l'aqueduc ou à la scissure de Sylvius (sillon latéral).

SYLVIUS ◇ **(AQUEDUC DE)** *(angl. aqueduct of Sylvius).* ☞ *AQUEDUC MÉSENCÉPHALIQUE.* ◇ **(SCISSURE DE)** *(angl. sylvian fissure).* ☞ *SILLON LATÉRAL.*

SYMBIOSE *s. f. (angl. symbiosis).* **1.** Vie en association durable et avec profit mutuel de deux organismes d'espèces différentes. SYN. *COMMENSALISME.* **2.** En psychiatrie, relation d'étroite dépendance entre deux personnes, qui maintient et renforce la pathologie mentale de chacune.

SYMBLÉPHARON *s. m. (angl. symblepharon).* Adhérence complète ou partielle de la paupière au globe oculaire.

SYMPATHALGIE *s. f. (angl. sympatheticalgia).* Douleur neurovégétative au niveau d'un nerf, d'un ganglion ou d'un plexus sympathique.

SYMPATHECTOMIE *s. f. (angl. sympathectomy).* Résection chirurgicale d'un ganglion, d'un nerf au niveau de la chaîne sympathique thoracique ou cervicale.

SYMPATHICOLYTIQUE *adj. (angl. sympathicolytic).* Qui inhibe l'action du système nerveux sympathique. S'emploie aussi comme substantif. SYN. *SYMPATHOLYTIQUE.*

SYMPATHICOMIMÉTIQUE *adj. (angl. sympathicomimetic).* Qui exerce sur l'organisme des effets analogues à ceux de la stimulation du système nerveux sympathique. S'emploie aussi comme substantif. SYN. *SYMPATHOMIMÉTIQUE.*

SYMPATHICOTONIE *s. f. (angl. sympathicotonia).* État d'excitation ou de prédominance d'action du système nerveux sympathique, caractérisé par un angiospasme, une hypertension, une mydriase, une tachycardie, etc.

SYMPATHIQUE **1.** *adj. (angl. sympathetic).* Qui se rapporte au système nerveux sympathique. **2.** *adj. (angl. sympathetic).* Qui concerne le retentissement d'un trouble organique sur un autre organe. Ex. *ophtalmie sympathique.* **3.** *s. m. (angl. sympathetic nervous system).* Système nerveux sympathique.

SYMPATHOLYTIQUE *adj. (angl. sympatholytic).* ☞ *SYMPATHICOLYTIQUE.*

SYMPHYSE *s. f. (angl. symphysis, adhesion).* **1.** Accolement anormal des deux feuillets d'une membrane séreuse. **2.** Articulation dans laquelle les surfaces osseuses sont unies par des disques fibrocartilagineux, comme les vertèbres ou la symphyse pubienne. SYN. *AMPHIARTHROSE.* ◇ **MENTONNIÈRE** *(angl. mandibular symphysis).* Crête verticale médiane de la face antérieure de la mandibule, trace de l'union des deux pièces osseuses primitives qui forment cet os. ◇ **PÉRICARDIQUE** *(angl. adhesive pericarditis).* Adhérence unissant les deux feuillets péricardiques ou le péricarde aux organes voisins.

SYMPTOMATIQUE *adj. (angl. symptomatic).* **1.** Qui se rapporte aux symptômes d'une maladie. **2.** Se dit d'un traitement qui combat les symptômes et non les causes d'une maladie (par exemple le traitement d'une douleur ou d'une fièvre). **3.** Qui survient en tant que symptôme particulier ou caractéristique d'une affection.

SYMPTOMATOLOGIE *s. f. (angl. symptomatology).* **1.** Étude des symptômes des maladies. **2.** Ensemble de symptômes qui caractérisent une maladie.

SYMPTÔME *s. m. (angl. symptom, sign).* Toute manifestation d'un état pathologique, perçue subjectivement par le patient lui-même (symptôme subjectif), ou découverte par le médecin (symptôme objectif). ☞ *SIGNE.*

SYNAPSE *s. f. (angl. synapse).* Région de transmission de l'influx nerveux entre l'axone d'un neurone et les dendrites ou le corps cellulaire d'un autre neurone.

SYNAPTIQUE *adj. (angl. synaptic).* Qui se rapporte à la synapse.

SYNARTHROSE *s. f. (angl. synarthrosis).* Articulation immobile dans laquelle les pièces osseuses se trouvent en continuité l'une avec l'autre.

SYNCHONDROSE *s. f. (angl. synchondrosis).* Synarthrose dans laquelle l'union des os est assurée par du cartilage, par exemple l'articulation entre les côtes et le sternum, entre le sacrum et l'os iliaque, ou entre deux vertèbres adjacentes.

SYNCHRONISME *s. m. (angl. synchronism).* Simultanéité de deux ou plusieurs phénomènes.

SYNCINÉSIE *s. f. (angl. synkinesis).* Mouvement involontaire, superflu, d'une partie du corps, qui accompagne un mouvement volontaire d'une autre partie du corps.

SYNCOPE *s. f. (angl. syncope).* Perte de conscience complète et de durée brève, secondaire à une brutale anoxie cérébrale et pouvant être d'origine très diverse (trouble cardiaque, brusque hypotension artérielle, effort, etc.).

SYNCYTIUM *s. m. (angl. syncytium).* Masse cytoplasmique contenant de nombreux noyaux et résultant de la fusion de plusieurs cellules.

SYNDACTYLIE *s. f. (angl. syndactylia).* Malformation congénitale caractérisée par l'accolement de deux ou plusieurs doigts ou orteils entre eux.

SYNDESMOPHYTE *s. m. (angl. syndesmophyte).* Ligament articulaire ossifié.

SYNDESMOPLASTIE *s. f. (angl. syndesmoplasty).* Réfection chirurgicale d'un ligament. SYN. *LIGAMENTOPLASTIE.*

SYNDESMOTOME *s. m. (angl. syndesmotome).* Instrument utilisé par les dentistes pour séparer la gencive de la surface dentaire, afin de faciliter l'extraction des dents.

SYNDESMOTOMIE *s. f. (angl. syndesmotomy).* Section d'un ligament.

SYNDROME *s. m. (angl. syndrome).* Cadre clinique ou ensemble symptomatique ; ensemble de symptômes et de signes qui constituent une entité et qui définissent cliniquement un état morbide déterminé. ◇ **ALTERNE** *(angl. alternate hemiplegia).* Hémiplégie associant du côté de la lésion la paralysie de nerfs crâniens et du côté opposé, la paralysie des membres. ◇ **CARCINOÏDE** *(angl. carcinoid —).* Syndrome associé aux tumeurs carcinoïdes, dû à une hypersécrétion de sérotonine. Il associe : bouffées de rougeur de la face, crises d'asthme et épisodes diarrhéiques. ◇ **CÉRÉBELLEUX** *(angl. cerebellar —).* Ensemble de troubles causés par des lésions du cervelet (troubles de la motricité volontaire, troubles du langage, etc.) responsable du défaut de coordination des mouvements. ◇ **D'IMMUNODÉFICIENCE** *(angl. immunodeficiency —).* Cortège symptomatique qui accompagne les processus morbides se développant par suite d'un déficit des mécanismes immunitaires naturels. Les manifestations cliniques caractéristiques sont des infections à répétition, généralement provoquées par des germes opportunistes, et le développement fréquent de processus néoplasiques, en particulier de nature hématologique. ◇ **D'IMMUNODÉFICIENCE ACQUISE** *(angl. acquired immunodeficiency —, [AIDS]).* ☞ *SIDA.* ◇ **DU SINUS CAVERNEUX** *(angl. cavernous sinus —).* Ophtalmoplégie unilatérale et douleurs dans le territoire du nerf ophtalmique. Il est du à l'atteinte de l'ophtalmique et des nerfs moteur de l'œil dans la paroi externe du sinus caverneux par un processus tumoral ou vasculaire. ◇ **ENTÉRORÉNAL** Ensemble de manifestations infectieuses de l'appareil urinaire (pyélite, pyélonéphrite, cystite) secondaire à une entérocolite chronique. ◇ **HYPERÉOSINOPHILIQUE** *(angl. hypereosinophilic —).* Affection d'étiologie inconnue touchant essentiellement le sexe masculin et associant une hyperéosinophilie à une fibrose myocardique et à une neuropathie périphérique d'évolution sévère. ◇ **HYPOTHALAMIQUE** *(angl. hypothalamic —).* Syndrome lié à un dérèglement des centres hypothalamiques. Il comprend le diabète insipide, certaines obésités et maigreurs, les troubles du sommeil et des syndromes endocriniens par défaut ou excès de stimulines hypophysaires. ◇ **MÉDIASTINAL** *(angl. mediastinal —).* Syndrome traduisant la compression d'un ou plusieurs organes du médiastin : veine cave supérieure (œdème en pélerine, céphalées, vertiges), bronches (tirage, atélectasie), nerf phrénique (hoquet, paralysie), nerf vague (toux coqueluchoïde, dyspnée), conduit thoracique (pleurésie chyleuse), sympathique (syndrome de Claude Bernard-Horner), nerf récurrent gauche (voix bitonale). ◇ **MÉNINGÉ** *(angl. meningeal —).* Ensemble des troubles traduisant l'irritation des méninges. Le syndrome méningé comporte céphalées, vomissements en jet, constipation, raideur de la nuque s'étendant au rachis, à l'abdomen et aux membres inférieurs, hyperesthésie cutanée, photophobie. La ponction lombaire permet d'identifier les anomalies du liquide céphalorachidien. ◇ **NÉPHROTIQUE** *(angl. nephrotic —).* Syndrome caractérisé par une protéinurie massive (plus de 3,5 g/24 h), une hypoprotéinémie (moins de 50 g/L), une hypoalbuminémie (moins de 30 g/L), une hyperlipidémie et des œdèmes importants. Les causes de ce syndrome sont multiples (glomérulonéphrite, atteinte rénale du diabète, etc.). ◇ **PARANÉOPLASIQUE** *(angl. paraneoplastic —).* Manifestation survenant au cours de l'évolution d'un cancer (le plus souvent bronchique à petites cellules) sans rapport avec une métastase et régressant avec le traitement de la tumeur. Il s'agit de manifestations très diverses : neuropathies périphériques, dermatomyosites, ostéo-arthropathies, syndromes endocriniens hypersécrétants. ◇ **POST-COMMISSUROTOMIE** *(angl. post-commissurotomy —).* Réaction pleurale ou péricardique survenant plus d'une semaine après commissurotomie avec syndrome inflammatoire général évoluant vers la guérison. ◇ **PRÉMENSTRUEL** *(angl. premenstrual —).* Ensemble des troubles survenant chez certaines femmes quelques jours avant les règles : sensibilité douloureuse de l'utérus et des ovaires, gonflement abdominal, tension des seins, irritabilité, dépression, migraines, etc. ◇ **SUBJECTIF DES TRAUMATISÉS CRÂNIENS** *(angl. traumatic neurosis).* Céphalée, troubles visuels, de la mémoire et de l'attention sans proportion avec le traumatisme initial. ◇ **SYLVIEN** *(angl. sylvian —).* Hémiplégie associée éventuellement à aphasie, apraxie et hémianopsie par thrombose de l'artère cérébrale moyenne. ◇ **THALAMIQUE** *(angl. thalamic —).* Association de douleurs, d'hémianesthésie à prédominance tactile et proprioceptive, avec syncinésies d'imitation touchant l'hémicorps opposé à la lésion, négligence motrice et aphasie sous-corticale.

SYNÉCHIE *s. f. (angl. synechia).* Accolement ou soudure plus ou moins étendue de deux tissus qui, normalement, sont séparés. Ce terme désigne notamment l'adhérence de l'iris à la cornée ou au cristallin.

SYNERGIE *s. f. (angl. synergy).* **1.** Association ou coopération de plusieurs systèmes ou organes pour l'accomplissement d'une fonction. **2.** Action simultanée de deux médicaments, se traduisant par des effets additionnés ou renforcés.

SYNESTHÉSIE *s. f. (angl. synesthesia).* Trouble de la perception des sensations, caractérisé par la perception simultanée, en plus de la sensation normale, d'une sensation secondaire dans une autre région du corps.

SYNFIBROSE *s. f. (angl. synfibrosis).* Synarthrose dans laquelle l'union des os est assurée exclusivement par du tissu conjonctif.

SYNOSTOSE *s. f. (angl. synostosis).* Union de deux os par soudure osseuse.

SYNOVECTOMIE *s. f. (angl. synovectomy).* Ablation chirurgicale de la synoviale d'une articulation.

SYNOVIAL *adj. (angl. synovial).* Qui se rapporte à la synovie ou à la synoviale.

SYNOVIALE *s. f. (angl. synovial membrane).* Membrane de nature fibroséreuse qui sécrète la synovie et tapisse l'intérieur de la capsule articulaire des diarthroses (articulations mobiles). SYN. *MEMBRANE SYNOVIALE.*

SYNOVIALOME *s. m. (angl. sinovialoma).* Toute tumeur formée aux dépens de la synoviale. SYN. *SYNOVIOME.*

SYNOVIE *s. f. (angl. synovial fluid).* Liquide transparent, visqueux, présent dans les cavités articulaires, et sécrété par les membranes synoviales. SYN. *LIQUIDE SYNOVIAL.*

SYNOVIORTHÈSE *s. f. (angl. synoviorthesis).* Injection intra-articulaire de radioéléments ou d'acide osmique pour traiter certaines affections de la synoviale.

SYNOVITE *s. f. (angl. synovitis).* Inflammation d'une membrane synoviale.

SYNTHÈSE *s. f. (angl. synthesis).* **1.** Production artificielle d'un composé chimique. **2.** Réaction chimique au cours de laquelle des corps simples donnent naissance à un composé, ou des composés relativement simples donnent naissance à un composé plus complexe. **3.** En psychanalyse, intégration d'éléments subconscients dans le champ de la conscience.

SYPHILIDE *s. f. (angl. syphilid).* Terme générique désignant toutes les manifestations cutanées de la syphilis secondaire ou tertiaire.

SYPHILIS *s. f. (angl. syphilis).* Maladie infectieuse sexuellement transmissible, due à *Treponema pallidum* (tréponème pâle). La syphilis évolue en trois stades. Stade primaire caractérisé par le chancre induré, indolore avec adénopathie satellite. Non traitée, l'évolution se fait vers le stade secondaire, éruptions cutanéo-muqueuses (roséole), puis vers le stade tertiaire, gommes cutanées, lésions aortiques et nerveuses. Le diagnostic de la syphilis est fondé sur des réactions sérologiques spécifiques (réactions VDRL, TPHA, FTA, test de Nelson). La syphilis est traitée par la pénicilline.

SYPHILITIQUE *adj. (angl. syphilitic).* **1.** Qui se rapporte à la syphilis ou qui en est atteint.

SYRINGOMYÉLIE *s. f. (angl. syringomyelia).* Affection de la moelle épinière cervicale et cervico-dorsale, caractérisée par une cavitation centro-médullaire, et s'exprimant cliniquement par une dissociation thermoalgésique suspendue (perte de la sensibilité thermique et douloureuse avec conservation de la sensibilité tactile et profonde), une amyotrophie segmentaire, des signes pyramidaux sous-lésionnels et des troubles trophiques. Elle peut s'étendre au bulbe, donnant lieu à une syringomyélobulbie.

SYSTÈME *s. m. (angl. system).* **1.** Ensemble d'organes ou de tissus de même nature et doués de fonctions analogues. EX. *système osseux.* **2.** Ensemble d'éléments, de substances, de phénomènes, en relation les uns avec les autres et formant un tout. **3.** Ensemble ordonné de concepts. ◇ **ABO** (angl. *blood-group —*). ☞ *GROUPE SANGUIN.* ◇ **APUD** *(angl. APUD cell —).* Ensemble des cellules APUD de l'organisme. Les cellules APUD sont des cellules endocrines originaires de la crête neurale, situées dans l'encéphale, l'hypophyse, les organes chromaffines, le tractus gastro-intestinal, le pancréas ou la glande thyroïde, et capables de capter une ou plusieurs amines ou leurs précurseurs, de les décarboxyler et d'élaborer des hormones polypeptidiques (APUD est le sigle anglais d'*amine precursor uptake and decarboxylation*). ◇ **CARDIONECTEUR** *(angl. cardionector —).* Système de fibres neuro-musculaires réglant les contractions du myocarde. ◇ **DOPAMINERGIQUE** *(angl. dopaminergic —).* Neurones sensibles à la dopamine ou sécrétant cette substance. ◇ **ENDOCRINE** *(angl. endocrine —).* Ensemble des glandes à sécrétion interne. ◇ **EXTRAPYRAMIDAL** *(angl. extrapyramidal —).* Ensemble de structures nerveuses, intervenant dans la motricité automatique et la coordination des mouvements, distinctes du système pyramidal. ◇ **GABAMINERGIQUE** *(angl. GABA-ergic —).* Neurones cérébraux stimulés par l'acide gamma-aminobutyrique. ◇ **HÉMATOPOÏÉTIQUE** *(angl. hematopoietic —).* Ensemble des structures hématopoïétiques de l'organisme (moelle osseuse, rate, nœuds lymphatiques). ◇ **HLA** *(angl. HLA antigen —).* ☞ *ANTIGÈNE.* ◇ **INTERNATIONAL D'UNITÉS** *(angl. international — of units).* Système d'unités de mesure qui comprend trois classes d'unités : les unités de base, les unités dérivées et les unités supplémentaires. Abréviation : SI. ☞ *UNITÉ SI.* ◇ **LYMPHATIQUE** *(angl. lymphatic —).* Ensemble des nœuds, des vaisseaux et des espaces lymphatiques, et des vaisseaux chylifères. ◇ **NERVEUX** (angl. *nervous —*). Ensemble des structures ou tissus nerveux de l'organisme : système nerveux central, système nerveux autonome, ganglions nerveux et nerfs périphériques. ◇ **NERVEUX AUTONOME** *(angl. autonomic nervous —)*. Partie du système nerveux indépendante du système nerveux central, qui comprend le système nerveux parasympathique et le système nerveux sympathique. Le système nerveux autonome règle le bon fonctionnement des organes, indépendamment du monde extérieur, et assure l'harmonisation de leurs fonctions. SYN. *SYSTÈME NERVEUX VÉGÉTATIF, SYSTÈME NEUROVÉGÉTATIF.* ◇ **NERVEUX CENTRAL** *(angl. central nervous —)*. Système nerveux de la vie de relation, qui comprend l'encéphale et la moelle épinière. ◇ **NERVEUX PARASYMPATHIQUE** *(angl. parasympathetic nervous —)*. Partie du système nerveux autonome constituée par des fibres issues du mésencéphale, avec les nerfs oculomoteur, facial, glossopharyngien et vague (parasympathique crânien) et par la portion sacrée de la moelle épinière (parasympathique pelvien ou sacré). Par son activité physiologique, le système nerveux parasympathique est antagoniste du système nerveux sympathique. Son médiateur chimique est l'acétylcholine. SYN. *PARASYMPATHIQUE.* ◇ **NERVEUX PÉRIPHÉRIQUE** *(angl. peripheral nervous —)*. Partie du système nerveux formé par l'ensemble des nerfs. ◇ **NERVEUX SYMPATHIQUE** *(angl. sympathetic nervous —)*. Partie du système nerveux autonome, constituée de deux cordons nerveux s'étendant de chaque côté de la colonne vertébrale, et présentant de nombreux ganglions sur leur trajet. Ce système innerve les muscles lisses et le cœur, et a une relation étroite avec les sécrétions, les mouvements vasculaires et les processus trophiques. Par son activité physiologique, le système nerveux sympathique est antagoniste du système nerveux parasympathique. Son médiateur chimique est l'adrénaline et la noradrénaline. SYN. *SYMPATHIQUE, SYSTÈME ORTHOSYMPATHIQUE.* ◇ **NERVEUX VÉGÉTATIF** *(angl. vegetative nervous —)*. ☞ *SYSTÈME NERVEUX AUTONOME.* ◇ **ORTHOSYMPATHIQUE** ☞ *SYSTÈME NERVEUX SYMPATHIQUE.* ◇ **PYRAMIDAL** *(angl. pyramidal —)*. Ensemble des structures nerveuses qui interviennent dans la motricité volontaire (cortex pyramidal du gyrus précentral et voies pyramidales). ◇ **RÉNINE-ANGIOTENSINE** *(angl. renin-angiotensin —)*. Système hypertenseur formé par la rénine et son dérivé vasoconstricteur l'angiotensine qui stimule également la production d'aldostérone. ◇ **RÉTICULO-ENDOTHÉLIAL** *(angl. reticuloendothelial —)*. Ensemble de cellules d'origine mésenchymateuse, réparties dans tout l'organisme, mais principalement dans le foie (cellules de Kupffer), la rate, les lymphatiques, la moelle osseuse, ayant des caractères réticulaires et endothéliaux, et possédant diverses fonctions : hématopoïétique, phagocytaire, de métabolisme et d'immunité. ◇ **TAMPON** (angl. *buffer —*). Système doté de la capacité d'amortir les variations de la concentration en ions hydrogène, produites par l'addition d'acides ou de bases, et de maintenir un pH relativement stable. Exemple de système tampon : bicarbonate de sodium (sel d'acide fort)-acide carbonique (acide faible). ◇ **VASCULAIRE** (angl. *vascular —*). Partie de l'appareil circulatoire formée de l'ensemble des vaisseaux de l'organisme : artères, veines et vaisseaux lymphatiques.

SYSTÉMIQUE *adj. (angl. systemic)*. **1.** Qui se rapporte à un système. **2.** En pathologie, se dit d'une affection qui atteint électivement un tissu ou un système (conjonctif, lymphoïde, réticulo-endothélial, etc.). **3.** Qui se rapporte à la circulation générale (à la grande circulation).

SYSTOLE *s. f. (angl. systole)*. Période de contraction cardiaque, qui comprend la contraction simultanée des deux atria, suivie de celle des deux ventricules, et qui a pour objet de chasser le sang dans l'aorte et l'artère pulmonaire. La systole ventriculaire correspond au premier bruit cardiaque.

T

TA *(angl. AP).* Abréviation de tension artérielle.

TAB (vaccin) *(angl. TAB).* ☞ *VACCIN.*

TABAC *s. m. (angl. tobacco).* Nom vernaculaire de la plante *Nicotiana tabacum* et de ses feuilles séchées et préparées. Celles-ci contiennent de la nicotine, responsable de la dépendance, d'artérite et de vasoconstriction ; des substances cancérogènes (goudrons) et du monoxyde de carbone favorisant l'hypoxie.

TABAGISME *s. m. (angl. tabagism).* Intoxication aiguë ou chronique par le tabac pouvant entraîner de graves complications : bronchopneumapathies chroniques, cancers, en particulier des bronches, et artérite. SYN. *NICOTINISME.*

TABATIÈRE ANATOMIQUE *(angl. anatomical snuff box).* Petite dépression située sur la face postéro-externe du poignet, formée par les tendons du long extenseur et du court extenseur du pouce.

TABÈS *s. m. (angl. tabes).* Ataxie locomotrice progressive avec douleurs fulgurantes et arthropathies nerveuses indolores, liée à une leptoméningite (inflammation de l'arachnoïde et de la pie-mère) syphilitique avec atteinte des cordons postérieurs de la moelle.

TABÉTIQUE *(angl. tabetic).* **1.** *adj.* Qui se rapporte au tabès ou qui en est atteint. S'emploie aussi comme substantif.

TABLETTE *s. f. (angl. tablet).* Préparation pharmaceutique de consistance solide, généralement plus grande que la pastille, de forme aplatie, rectangulaire ou ronde, contenant une forte proportion de sucre et une petite quantité de substance médicamenteuse. SYN. *GLOSSETTE.*

TABLIER OMENTAL *(angl. lower part of the greater omentum).* Partie inférieure du grand omentum. SYN. *TABLIER ÉPIPLOÏQUE.*

TABOURET (SIGNE DU) Chez les hyperthyroïdiens, difficulté pour se relever d'un patient assis sur un tabouret bas traduisant la myopathie thyroïdienne.

TACHE *s. f. (angl. spot).* **1.** Aire circonscrite d'un organe ou d'un tissu, de coloration distincte du reste de l'organe. **2.** Marque laissée par une substance (sang, sperme, méconium, etc.) sur un corps, et dont la nature peut être utilisée en justice dans les cas médico-légaux. ◇ **AVEUGLE** *(angl. Mariotte's blind —).* Scotome physiologique du champ visuel correspondant à la papille optique. SYN. *TACHE DE MARIOTTE.* ◇ **BLEUE SACRÉE** *(angl. mongolian —).* Variété de nævus de la région lombosacrée observée à la naissance chez les enfants de race jaune. SYN. *TACHE MONGOLIQUE.* ◇ **CAFÉ AU LAIT** *(angl. café au lait —).* Tache pigmentaire cutanée observée dans la maladie de Recklinghausen. ◇ **ROSÉE LENTICULAIRE** *(angl. typhoid roseola).* Pétéchies de couleur rosée et de forme lenticulaire qui apparaissent sur l'abdomen, principalement vers le septième jour de la fièvre typhoïde. ◇ **RUBIS** *(angl. cherry angioma).* Angiome sénile.

TACHYARYTHMIE *s. f. (angl. tachyarrhythmia).* Arythmie avec accélération du rythme cardiaque.

TACHYCARDIE *s. f. (angl. tachycardia).* Augmentation de la fréquence cardiaque à plus de 100 battements par minute. ◇ **NODALE** *(angl. nodal —).* Tachycardie dont le point de départ se situe dans le nœud atrioventriculaire. ◇ **PAROXYSTIQUE** *(angl. paroxysmal —).* Répétition d'accès de tachycardie à début et fin brusques d'origine ventriculaire ou supraventriculaire. ◇ **SINUSALE** *(angl. sinus —)*. Accélération du rythme sinusal normal, avec ondes P et temps de conduction atrioventriculaire normaux. ◇ **SUPRAVENTRICULAIRE** *(angl. supraventricular —)*. Tachycardie dont le point d'origine se situe dans les atria ou le nœud sinuatrial. ◇ **VENTRICULAIRE** *(angl. ventricular —)*. Tachycardie entre 140 et 200 par minute avec complexes ventriculaires à type d'extrasystole ventriculaire, de pronostic très sévère, préludant à la fibrillation ventriculaire mortelle.

TACHYCINÉSIE *s. f. (angl. tachykinesia)*. Rapidité anormale des mouvements volontaires.

TACHYPHAGIE *s. f. (angl. tachyphagia)*. Ingestion rapide des aliments, associée le plus souvent à une insuffisance de la mastication.

TACHYPHÉMIE *s. f. (angl. tachyphemia)*. Accélération du rythme d'émission des mots ; observé en particulier dans la maladie de Parkinson. SYN. *TACHYLALIE*.

TACHYPHYLAXIE *s. f. (angl. tachyphylaxis)*. Immunisation rapide contre les effets de doses toxiques d'un poison organique, par l'injection préalable de petites doses de ce même poison.

TACHYPNÉE *s. f. (angl. tachypnea)*. Accélération du rythme respiratoire.

TACHYSYSTOLIE *s. f. (angl. tachysystoly)*. Accélération anormale des systoles cardiaques.

TACT *s. m. (angl. touch)*. Sens qui assure la perception des stimuli mécaniques (contact, pression, traction, etc.) appliqués sur la peau et les muqueuses. ☞ *TOUCHER*.

TACTILE *adj. (angl. tactile)*. Qui se rapporte au tact.

TAEDIUM VITAE ☞ *SPLEEN*.

TAENIA *(angl. tapeworm)*. Genre de vers Cestodes parasites intestinaux de l'homme et des animaux. Chez l'homme, les espèces principales sont : *Taenia echinococcus*, mesurant quelques millimètres de long, qui vit à l'état adulte dans l'intestin du chien, hôte définitif ; ses larves, les hydatides, sont responsables chez l'homme du kyste hydatique ; *T. saginata*, de 3 à 8 m de long, qui vit à l'état adulte dans l'intestin de l'homme ; *T. solium*, le ver solitaire, de 1 à 3 m de long, qui vit à l'état adulte dans l'intestin de l'homme, et à l'état larvaire dans les muscles du porc. SYN. *TÉNIA*.

TAENIASE *s. f. (angl. taeniasis)*. Infection par des ténias à l'état adulte.

TAENICIDE *adj. (angl. teniacidal)*. Qui tue les ténias. S'emploie aussi comme substantif.

TAENIFUGE *adj. (angl. taenifuge)*. Qui provoque l'expulsion des ténias. S'emploie aussi comme substantif.

TAIE *s. f. (angl. leukoma)*. Tache cicatricielle opaque ou semi-transparente de la cornée, consécutive à une lésion traumatique ou inflammatoire.

TAILLE *s. f. (angl. size, stature)*. **1.** Hauteur du corps humain, de la plante des pieds jusqu'au sommet de la tête, le sujet étant en position de « garde-à-vous ». **2.** Incision d'un organe creux, essentiellement de la vessie, afin d'en extraire un calcul ou un corps étranger.

TALALGIE *s. f. (angl. talalgia)*. Douleur localisée au talon.

TALC *s. m. (angl. talc)*. Silicate de magnésium naturel, blanc, onctueux, disposé en lamelles compactes. Il se réduit facilement en une poudre fine, employée pour le saupoudrage des parties humides.

TALCAGE *s. m. (angl. talc pleurodesis)*. Création d'une symphyse pleurale ou péricardique par introduction de talc entre les feuillets pleuraux ou péricardiques.

TALCOME *s. m. (angl. talcosis)*. Tumeur provoquée par le dépôt accidentel de talc dans un tissu (le talc provenant des gants d'un chirurgien, par exemple).

TALCOSE *s. f. (angl. talcosis)*. Pneumoconiose due à l'inhalation de poussières de talc.

TALON *s. m. (angl. heel)*. Extrémité postérieure du pied. SYN. *CALX*.

TALON-GENOU (ÉPREUVE) *(angl. heel-to-knee test)*. Épreuve destinée à évaluer l'état de la coordination des mouvements volontaires des membres inférieurs, et consistant à faire toucher rapidement, par le patient en décubitus dorsal, les yeux fermés, le genou d'un membre avec le talon de l'autre.

TALUS *(angl. talus).* Os du tarse s'articulant en haut avec le tibia et la fibula, et en bas avec le calcanéus et l'os naviculaire. SYN. *ASTRAGALE.*

TAMPON *s. m.* **1.** *(angl. pad).* Morceau de coton, de gaze, etc., utilisé pour empêcher une hémorragie ou absorber des liquides ou des sécrétions. **2.** *(angl. buffer).* ☞ *SYSTÈME TAMPON.*

TAMPONNADE CARDIAQUE *(angl. cardiac tamponade).* Compression aiguë du cœur par un épanchement péricardique rapidement constitué.

TAMPONNAGE *s. m. (angl. buffering).* Addition d'une solution tampon à une autre solution afin de maintenir son pH entre deux valeurs fixes.

TAMPONNEMENT *s. m. (angl. packing).* Introduction de mèches, de compresses serrées dans une plaie ou une cavité naturelle, dans le but d'arrêter une hémorragie.

TAR Abréviation de tension artérielle rétinienne.

TARE *s. f. (angl. defect).* Anomalie héréditaire susceptible de provoquer une diminution de la résistance de l'organisme ou un trouble des fonctions physiologiques.

TARGET-CELL Terme anglais pour cellule-cible. ☞ *ANNULOCYTE.*

TARSALGIE *s. f. (angl. tarsalgia).* Douleur localisée au tarse.

TARSE *s. m. (angl. tarsus).* Partie postérieure du squelette du pied, située entre les os de la jambe et les métatarsiens. Le tarse comprend sept os disposés en deux rangées : le talus et le calcanéus sur la première (tarse postérieur), le cuboïde, l'os naviculaire et les trois cunéiformes sur la seconde (tarse antérieur). ◇ **PALPÉBRAL** *(angl. tarsal plate).* Lamelle fibreuse résistante s'étendant d'une commissure à l'autre dans l'épaisseur des paupières, entre le muscle orbiculaire de l'œil et la conjonctive palpébrale.

TARSECTOMIE *s. f. (angl. tarsectomy).* **1.** Résection d'un ou de plusieurs os du tarse. **2.** Résection du tarse palpébral.

TARSIEN *adj. (angl. tarsal).* **1.** Qui se rapporte au tarse du pied ou au tarse palpébral.

TARSITE *s. f. (angl. tarsitis).* Inflammation du tarse palpébral ou des os du tarse.

TARSOPLASTIE *s. f. (angl. tarsoplasty).* **1.** Intervention réparatrice d'une malformation du pied, pratiquée au niveau du tarse, forme d'ostéotomie de correction. **2.** ☞ *BLÉPHAROPLASTIE.*

TARSORRAPHIE *s. f. (angl. tarsorrhaphy).* Suture du bord libre des paupières.

TARSOTOMIE *s. f. (angl. tarsotomy).* **1.** Incision ou section du tarse. **2.** Incision du tarse palpébral.

TARTRE *s. m. (angl. tartar).* Agglomérat composé de substances organiques et de sels calcaires, adhérant à la surface des dents, surtout au niveau des collets.

TATA BOÎTE *(angl. TATA box).* Séquence de 5 à 7 bases riches en adénine et thymine retrouvée à environ 25 paires de bases en amont du site d'initiation de la transcription de nombreux gènes, susceptible de fixer des protéines régulatrices.

TAWARA (NŒUD DE) ☞ *NŒUD ATRIOVENTRICULAIRE.*

TAXIS *s. f. (angl. taxis).* Réduction manuelle d'une hernie.

TBG Abréviation du terme anglais *Thyroid-Binding-Globulin.* Globuline fixant la thyroïde dans le sérum sanguin.

TBX A_2 Abréviation de thromboxane A_2.

TBX B_2 Abréviation de thromboxane B_2.

TCA Abréviation de temps de céphaline activée. Temps de recalcification d'un plasma en présence de céphaline et d'un activateur : test global de coagulation.

TCK Abréviation de temps de céphaline-kaolin. ☞ *TCA.*

TCMH Abréviation de teneur corpusculaire moyenne en hémoglobine. ☞ *HÉMOGLOBINE.*

TDM Abréviation de tomodensitométrie. ☞ *TOMODENSITOMÉTRIE.*

TECHNÉTIUM *s. m. (angl. technetium).* Élément artificiel radioactif, de numéro atomique 43. Il est employé en scintigraphie. Symbole : Tc.

TÉGUMENT *s. m. (angl. integument).* Tissu qui recouvre un organisme (peau, écailles, carapace chitineuse).

TEIGNE *s. f. (angl. tinea).* Dermatose du cuir chevelu due à un champignon et s'accompagnant d'alopécie.

TEINTURE *s. f. (angl. tincture).* Solution d'une ou de plusieurs substances médicinales dans l'alcool ou l'éther, préparée à froid par dissolution, macération ou lixiviation.

TÉLANGIECTASIE *s. f. (angl. telangiectasia).* Dilatation des vaisseaux capillaires cutanés, formant un fin réseau rouge qui s'efface à la vitropression.

TÉLÉCÉSIUMTHÉRAPIE *s. f. (angl. cesium-therapy).* Radiothérapie par les rayons gamma obtenus au moyen d'une bombe au césium, placée à distance du malade.

TÉLÉCOBALTOTHÉRAPIE *s. f. (angl. cobalt-therapy).* Radiothérapie par les rayons gamma obtenus au moyen d'une bombe au cobalt, placée à distance du malade.

TÉLÉCURIETHÉRAPIE *s. f. (angl. curietherapy).* Radiothérapie au moyen d'une ou de plusieurs sources radioactives situées à une certaine distance du malade.

TÉLÉDIAGNOSTIC *s. m. (angl. telediagnosis).* Transmission d'informations concernant un patient entre médecins éloignés.

TÉLÉDIASTOLIQUE *adj. (angl. telediastolic).* Qui se rapporte à la phase finale de la diastole.

TÉLÉIRRADIATION *s. f. (angl. teleirradiation).* Irradiation à distance.

TÉLÉMÉDECINE *s. f.* Consultation médicale à distance.

TÉLENCÉPHALE *s. m. (angl. telencephalon).* Ensemble des deux hémisphères cérébraux. Ils proviennent de la vésicule cérébrale antérieure de l'embryon

TÉLÉRADIOGRAPHIE *s. f. (angl. teleradiography).* Radiographie dans laquelle la source de rayons X et l'organisme à radiographier sont séparés d'au moins 1,50 m. Dans ces conditions, les rayons sont presque parallèles, et l'on obtient une image de grandeur naturelle.

TÉLÉRADIOTHÉRAPIE *s. f. (angl. teleroentgentherapy).* Traitement par les rayons X ou par d'autres rayonnements ionisants dont la source est placée à une distance de plus de 1,50 m de l'organisme.

TÉLÉSYSTOLIQUE *adj. (angl. telesystolic).* Qui se rapporte à la phase finale de la systole.

TELLURIQUE *adj. (angl. telluric).* Qui se rapporte ou qui appartient à la terre ou au sol.

TÉLOPHASE *s. f. (angl. telophase).* Dernière phase de la mitose, au cours de laquelle les chromosomes reconstituent un réseau de chromatine.

TEMPE *s. f. (angl. temple).* Région temporale.

TEMPORAL *(angl. temporal).* **1.** *adj.* Qui se rapporte à la tempe ou à l'os temporal. **2.** *s. m. (angl. — bone).* L'os temporal. Os latéral de la voûte crânienne. **3.** *adj.* Qui se rapporte au lobe temporal du cerveau : syndrome temporal, épilepsie temporale.

TEMPS *s. m. (angl. time).* ◇ **BRAS-LANGUE** *(angl. arm-to-tongue circulation —).* Temps écoulé entre l'injection intraveineuse de 3 mL d'une solution à 40 % de gluconate de calcium et l'apparition d'une sensation de chaleur dans la langue. Il mesure l'activité fonctionnelle du ventricule gauche. ◇ **BRAS-POUMONS** *(angl. arm-to-lung circulation —).* Temps écoulé entre l'injection intraveineuse de 0,2 mL d'éther et l'apparition d'une odeur d'éther dans l'haleine. Il mesure l'activité du ventricule droit. ◇ **DE COAGULATION** *(angl. whole blood clotting).* Temps que met le sang, placé dans un tube à 37 °C, pour coaguler. Cette épreuve est peu précise. ◇ **DE PROTHROMBINE** ☞ *QUICK (TEMPS DE).* ◇ **DE SAIGNEMENT** *(angl. bleeding —).* Durée de l'écoulement de sang consécutif à une incision standard pratiquée sur le lobe de l'oreille (5 mm de long et entamant le derme) ou sur la face antérieure de l'avant-bras sous un tensiomètre gonflé à 40 mmHg (méthode d'Ivy). Normalement, le temps de saignement est de 1 à 4 minutes ; il est beaucoup plus long dans la thrombopénie et les thrombopathies.

TÉNALGIE *s. f. (angl. tenalgia).* Douleur localisée à un tendon. SYN. *TÉNODYNIE.*

TENDINEUX *adj. (angl. tendinous).* **1.** De la nature des tendons. **2.** Qui se rapporte aux tendons.

TENDINITE *s. f. (angl. tendinitis).* Inflammation d'un tendon. SYN. *TÉNOSITE.*

TENDON *s. m. (angl. tendon).* Extrémité fibreuse d'un muscle, constituée par un tissu conjonctif de couleur blanc nacré, dense et résistant, et par laquelle le muscle s'insère sur un os. ◇ **CALCANÉEN** *(angl. calcaneal —).* Bande large et épaisse formée par la réunion des tendons des chefs latéral et médial du gastrocnémien et du muscle soléaire, qui s'insère sur la partie inférieure de la face postérieure du calcanéus. SYN. *TENDON D'ACHILLE.* ◇ **PATELLAIRE** *(angl. patellar —).* Ligament antérieur de l'articulation du genou; va du sommet de la patella à la tubérosité antérieure du tibia (pour de nombreux auteurs, le tendon patellaire serait la partie terminale du tendon quadricipital). SYN. *TENDON ROTULIEN.*

TÉNECTOMIE *s. f. (angl. tenectomy).* Excision partielle ou totale d'un tendon.

TÉNESME *s. m. (angl. tenesmus).* Contracture spasmodique douloureuse du sphincter anal ou vésical, s'accompagnant de brûlures et d'un besoin impérieux et continu d'aller à la selle ou d'uriner.

TENEUR CORPUSCULAIRE MOYENNE EN HÉMOGLOBINE *(angl. mean corpuscular hemoglobin, MCH).* Abréviation : TCMH. ☞ *HÉMOGLOBINE.*

TENNIS ELBOW *s. m.* Épicondylite ou épicondylalgie des joueurs de tennis.

TÉNODÈSE *s. f. (angl. tenodesis).* Fixation chirurgicale d'un tendon à un os.

TÉNODYNIE *s. f. (angl. tenodynia).* ☞ *TÉNALGIE.*

TÉNOLOGIE *s. f. (angl. tenontology).* Partie de l'anatomie qui traite des tendons.

TÉNOLYSE *s. f. (angl. tendolysis).* Libération chirurgicale d'un tendon de ses adhérences, afin de rétablir sa mobilité.

TÉNOPATHIE *s. f. (angl. tenopathy).* Toute affection des tendons.

TÉNOPEXIE *s. f. (angl. tenopexy).* Fixation, généralement par suture, du tendon d'un muscle. En ophtalmologie, fixation des tendons des muscles de l'œil pour corriger un strabisme.

TÉNOPLASTIE *s. f. (angl. tenoplasty).* Intervention de chirurgie plastique sur un tendon.

TÉNORRAPHIE *s. f. (angl. tenorrhaphy).* Suture d'un tendon sectionné.

TÉNOSITE *s. f. (angl. tenositis).* ☞ *TENDINITE.*

TÉNOSYNOVECTOMIE *s. f. (angl. tenosynovectomy).* Excision d'une gaine tendineuse.

TÉNOSYNOVITE *s. f. (angl. tenosynovitis).* Inflammation d'un tendon et de sa gaine synoviale.

TÉNOTOMIE *s. f. (angl. tenotomy).* Section chirurgicale d'un tendon.

TENSIOACTIF *adj. (angl. tensioactive).* Se dit d'une substance qui abaisse la tension superficielle du liquide dans lequel elle est dissoute.

TENSIOMÈTRE *s. m. (angl. tensiometer).* ☞ *SPHYGMOMANOMÈTRE.*

TENSION *s. f. (angl. tension, pressure).* Résistance qu'opposent les parois d'une cavité organique (abdomen, estomac, vessie, etc.) ou d'un conduit (artère, veine, trompe auditive, etc.), aux liquides ou aux gaz qu'ils contiennent. ◇ **ARTÉRIELLE** *(angl. blood pressure).* Force élastique exercée par les parois artérielles sur leur contenu sanguin. Elle s'équilibre avec la pression du sang. En pratique, dans le langage courant, les termes « tension artérielle » et « pression artérielle » sont devenus synonymes.

TENTE *s. f.* ◇ **À OXYGÈNE** *(angl. oxygen tent).* Dispositif étanche et transparent, à l'intérieur duquel on place un malade soumis à l'oxygénothérapie. ◇ **DE L'HYPOPHYSE** *(angl. diaphragm of sella turcica).* Lame de la dure-mère s'étendant horizontalement au-dessus de la fosse pituitaire. SYN. *TENTE HYPOPHYSAIRE.* ◇ **DU CERVELET** *(angl. tentorium of cerebellum).* Prolongement de la dure-mère, situé entre le cerveau et le cervelet.

TENTORIEL *adj. (angl. tentorial).* Qui se rapporte à la tente du cervelet.

TEP Abréviation de tomographie par émission de positons. Voir ce terme.

TÉRATOGÈNE *adj. (angl. teratogen).* Qui provoque des monstruosités ou des malformations.

TÉRATOGENÈSE *s. f. (angl. teratogenesis).* Formation et développement d'un monstre ou d'une monstruosité *in utero.* SYN. *TÉRATOGÉNIE.*

TÉRATOGÉNIE *s. f.* ☞ *TÉRATOGENÈSE.*

TÉRATOLOGIE *s. f. (angl. teratology).* Science qui étudie les monstruosités et les causes des anomalies du développement.

TÉRATOME *s. m. (angl. teratoma).* Tumeur composée d'un nombre variable de tissus différents, étrangers à la région où ils se développent. Ces tissus peuvent avoir des caractères embryonnaires (tératome malin) ou des caractères très différenciés (tératome bénin). SYN. *DYSEMBRYOME.*

TÉRÉBRANT *adj. (angl. terebrant, terebrating).* **1.** Qui a tendance à creuser en profondeur dans les tissus. Se dit notamment d'un ulcère. **2.** Se dit d'une douleur profonde, perçante.

TERME *s. m. (angl. term).* Date prévue de la fin de la grossesse.

TERMINOLOGIE *s. f. (angl. terminology).* Liste des termes techniques d'une science ou d'un art. ☞ *NOMENCLATURE.*

TEST *s. m.* **1.** Épreuve, réaction, essai. **2.** En psychologie, ensemble de procédés standardisés qui permettent de déterminer qualitativement et quantitativement les caractéristiques psychologiques d'un sujet. ◇ **APGAR** *(angl. apgar score).* ☞ *APGAR (INDICE D').* ◇ **D'IMMOBILISATION DES TRÉPONÈMES** *(angl. Treponema pallidum immobilization test).* ☞ *NELSON (TEST DE).* ◇ **D'OWREN** ☞ *THROMBOTEST.*

TESTICULAIRE *adj. (angl. testicular).* Qui se rapporte au testicule.

TESTICULE *s. m. (angl. testicle, testis).* Gonade mâle, paire, située dans les bourses et suspendue par le cordon spermatique. Le testicule produit les spermatozoïdes et possède une fonction endocrine (sécrétion des androgènes). ◇ **ECTOPIQUE** *(angl. ectopic testis).* Testicule qui n'est pas situé dans les bourses ou a dévié de son trajet descendant normal. ◇ **FÉMINISANT (SYNDROME DU)** *(angl. Morris' syndrome, testicular feminization syndrome).* Forme de pseudo-hermaphrodisme masculin, avec une morphologie générale féminine, un aspect des organes génitaux externes féminin, l'absence d'organes génitaux internes féminins et l'existence de testicules de type impubère situés dans les grandes lèvres ou dans le canal inguinal, ou encore dans l'abdomen. Ce syndrome est en rapport avec une insensibilité des récepteurs des organes cibles aux hormones mâles.

TESTOSTÉRONE *s. f. (angl. testosterone).* Hormone mâle sécrétée par les testicules. Elle stimule le développement des organes génitaux masculins et est responsable de l'apparition des caractères sexuels secondaires masculins. La testostérone exerce en outre un effet anabolisant sur le métabolisme des protéines. Elle est utilisée en thérapeutique dans l'insuffisance testiculaire.

TÉTANIE *s. f. (angl. tetany).* Syndrome d'hyperexcitabilité neuromusculaire, caractérisé par des accès de contraction tonique douloureuse des muscles, surtout des extrémités. Elle est parfois en rapport avec une hypocalcémie ou apparaît primitive (spasmophilie).

TÉTANIQUE *adj. (angl. tetanic).* **1.** Qui se rapporte au tétanos, qui en a les caractères. **2.** Qui est atteint de tétanos (s'emploie aussi comme substantif). **3.** Qui se rapporte à la tétanie.

TÉTANISATION *s. f. (angl. tetanization).* **1.** État de contraction musculaire tonique persistante, produit expérimentalement par des stimulations répétées et rapprochées. **2.** Induction de phénomènes tétaniques.

TÉTANOS *s. m. (angl. tetanus).* Maladie infectieuse aiguë, très grave, due à *Clostridium tetani* (bacille de Nicolaïer), lequel pénètre dans l'organisme au niveau d'une plaie. Elle est caractérisée par des spasmes toniques des muscles volontaires. Les manifestations cliniques débutent généralement au niveau des masséters et des muscles temporaux (trismus), puis s'étendent aux muscles du cou, du visage, du tronc et des membres, déterminant diverses attitudes selon les groupes musculaires plus particulièrement atteints : opisthotonos, emprosthotonos, pleurothotonos. La maladie s'accompagne d'une hyperthermie à 41-42 °C, d'une tachycardie et se termine généralement par l'asphyxie (due à l'atteinte des muscles respiratoires) ou par l'épuisement du malade, dans un délai qui varie de 3 à 4 jours à 3 à 4 semaines. La vaccination systématique confère une protection sûre.

TÊTE *s. f. (NA. caput). (angl. head).* **1.** Extrémité supérieure du corps de l'homme, ensemble du crâne et de la face, qui contient l'encéphale, les principaux organes des sens et la partie supérieure des voies respiratoires et digestives. **2.** Extrémité renflée, plus ou moins arrondie, d'une structure anatomique. Ex. *tête du fémur, tête du pancréas.*

TÉTRACYCLINE *s. f. (angl. tetracycline).* Membre d'un groupe d'antibiotiques d'action bactériostatique et de spectre large. Leur possible action tératogène les contre-indique chez la femme enceinte. Certains dérivés semi-synthétiques, comme la doxycycline et la minocycline, se caractérisent par leur meilleure absorption digestive et leurs effets prolongés, ce qui permet leur administration en une seule prise quotidienne.

TÉTRADE *s. f. (angl. tetrad).* Groupe de quatre éléments. ☞ *FALLOT (TÉTRALOGIE DE).*

TÉTRAHYDROALDOSTÉRONE *s. f. (angl. tetrahydroaldosterone).* Produit de dégradation de l'aldostérone, éliminé dans l'urine.

TÉTRAHYDROCANNABINOL *s. m. (angl. tetrahydrocannabinol).* Composé contenu dans le chanvre indien (cannabis) et dans ses différentes préparations (marijuana, etc.), auquel on doit sans doute la plus grande partie des effets psychiques de ces produits. Abréviation : THC.

TÉTRAHYDROCORTICOSTÉRONE *s. f. (angl. tetrahydrocorticosterone).* Métabolite principal de la corticostérone, éliminé en faible quantité dans l'urine.

TÉTRAHYDROCORTISOL *s. m. (angl. tetrahydrocortisol).* Métabolite du cortisol, trouvé dans l'urine.

TÉTRAHYDROCORTISONE *s. f. (angl. tetrahydrocortisone).* Métabolite principal du cortisol, trouvé dans l'urine.

TÉTRAIODOTHYRONINE *s. f. (angl. tetraiodothyronine).* Thyroxine. Abréviation : T_4.

TÉTRALOGIE *s. f. (angl. tetralogy).* Terme utilisé comme synonyme de tétrade. ☞ *FALLOT (TÉTRALOGIE DE).*

TÉTRAPLÉGIE *s. f. (angl. quadriplegia).* Paralysie des quatre membres. SYN. *QUADRIPLÉGIE.*

TÉTRAPLOÏDIE *s. f. (angl. tetraploidy).* État d'un individu ou d'une cellule tétraploïde (cellule possédant 4n chromosomes).

TÉTRASOMIE *s. f. (angl. tetrasomy).* État d'une cellule diploïde qui possède en outre deux chromosomes supplémentaires identiques.

TÉTRASOMIQUE *adj. (angl. tetrasomic).* Qui est caractérisé par la tétrasomie ou qui s'y rapporte.

TÉTRASTER *s. m. (angl. tetraster).* Figure mitotique caractérisée par la présence de quatre asters, produite par la quadruple division du noyau.

TÉTRAZÉPAM *s. m. (angl. tetrazepam).* Benzodiazépine utilisée comme myorelaxant.

TG Abréviation de thyroglobuline.

TGMH *(angl. MCH).* Abréviation de teneur globulaire moyenne en hémoglobine.

TGO *(angl. SGOT).* ☞ *TRANSAMINASE.*

TGP *(angl. SGPT).* ☞ *TRANSAMINASE.*

THALAMIQUE *adj. (angl. thalamic).* Qui se rapporte au thalamus.

THALAMUS *s. m. (angl. thalamus).* Chacun des deux volumineux noyaux de substance grise situés de part et d'autre du troisième ventricule. Ils constituent l'un des principaux relais des voies sensitives allant vers le cortex cérébral. SYN. *COUCHE OPTIQUE.*

THALASSÉMIE *s. f. (angl. thalassemia).* Anémie héréditaire de type hémolytique, observée surtout chez les Méditerranéens.

Elle est due à une altération de la synthèse d'une des chaînes polypeptidiques des hémoglobines normales. En fonction de la gravité de la maladie, on distingue les thalassémies majeures (forme grave chez les sujets homozygotes) et les thalassémies mineures (forme plus discrète chez les sujets hétérozygotes).

THALASSOTHÉRAPIE s. *f.* *(angl. thalassotherapy).* Utilisation thérapeutique de l'eau de mer et du climat marin.

THALIDOMIDE s. *f.* *(angl. thalidomide).* Produit hypnotique et sédatif dont l'absorption par des femmes enceintes a été à l'origine de graves malformations (notamment phocomélie) chez le fœtus. La thalidomide est utilisée à titre exceptionnel comme immunosuppresseur dans un certain nombre d'affections et uniquement dans certains centres hospitaliers agréés.

THALLIUM s. *m.* *(angl. thallium).* Élément métallique toxique de numéro atomique 81. Son isotope radioactif ^{201}Tl est utilisé pour la scintigraphie myocardique. Symbole : Tl.

THANATOLOGIE s. *f.* *(angl. thanatology).* **1.** Somme des connaissances relatives à la mort. **2.** Étude de la mort du point de vue médicolégal (date de la mort, circonstances dans lesquelles elle s'est produite, phénomènes cadavériques).

THANATOPRAXIE s. *f.* *(angl. thanatopraxy).* Ensemble des divers procédés destinés à conserver les cadavres. SYN. *EMBAUMEMENT.*

THÉBAÏQUE *adj.* *(angl. thebaic).* Qui se rapporte à l'opium ou qui contient de l'opium.

THÉBAÏSME s. *m.* *(angl. thebaism).* ☞ *OPIOMANIE.*

THÉCAL *adj.* *(angl. thecal).* Qui se rapporte à une thèque, en particulier à la thèque folliculaire ovarienne.

THÉCOME s. *m.* *(angl. thecoma).* Tumeur bénigne de l'ovaire, apparaissant généralement après la ménopause.

THÉINE s. *f.* *(angl. theine).* Substance cristallisable extraite du thé, identique à la caféine.

THÉISME s. *m.* *(angl. theaism).* Intoxication par le thé.

THÉLALGIE s. *f.* *(angl. thelalgia).* Sensibilité douloureuse du mamelon.

THÉLARCHE s. *f.* *(angl. thelarche).* Développement mammaire à la puberté.

THÉLITE s. *f.* *(angl. thelitis).* Inflammation du mamelon.

THÉLORRAGIE s. *f.* *(angl. thelorrhagia).* Hémorragie au niveau du mamelon.

THÉNAR (ÉMINENCE) *(angl. thenar eminence).* Éminence de la partie externe de la paume de la main, formée par les muscles court abducteur, court fléchisseur et opposant du pouce.

THÉOBROMINE s. *f.* *(angl. theobromine).* Alcaloïde extrait des graines de *Theobroma cacao*, à propriétés diurétiques, vasodilatatrices et cardiotoniques. SYN. *DIMÉTHYLXANTHINE.*

THÉOPHYLLINE s. *f.* *(angl. theophylline).* Alcaloïde cristallin, extrait des feuilles de thé, diurétique, vasodilatateur coronarien et bronchodilatateur utilisé dans le traitement de l'asthme. La théophylline exerce également une action stimulante sur le système nerveux central.

THÈQUE s. *f.* *(angl. theca).* **1.** Enveloppe ou gaine. **2.** En particulier, l'enveloppe conjonctive qui entoure le follicule ovarien.

THÉRAPEUTE s. *m.* *(angl. therapist).* Médecin spécialiste de thérapeutique.

THÉRAPEUTIQUE **1.** s. *f.* *(angl. therapeutics).* Partie de la médecine qui s'occupe du traitement des maladies. Elle comprend l'étude des moyens propres à guérir ou à soulager les malades. **2.** s. *f.* Tout traitement. **3.** *adj.* *(angl. therapeutic).* Qui se rapporte au traitement des maladies ou qui est susceptible de les guérir. EX. *agent thérapeutique.* ⌒ **CIBLÉE** *(angl. causal therapeutics, specific therapeutics).* Traitement visant un objectif précis ; comme par exemple : prescription d'un antibiotique adapté à un germe particulier après détermination de sa sensibilité par l'antibiogramme. S'oppose à thérapeutique probabiliste. ⌒ **PROBABILISTE** Traitement ayant le plus de chance d'être efficace ; comme par exemple : prescription d'un antibiotique à large spectre avant de connaître la nature d'un germe.

THÉRAPIE *s. f. (angl. therapy).* **1.** Thérapeutique. **2.** Traitement. **3.** Psychothérapie. ◇ **COMPORTEMENTALE** *(angl. behavior —).* Variété de psychothérapie fondée sur l'apprentissage et le conditionnement, et ayant pour but de modifier des comportements inadaptés, notamment en cas de névrose phobique ou obsessionnelle. ◇ **GÉNIQUE** *(angl. gene therapy).* Traitement d'une affection par transfert de gènes.

THERMALISME *s. m. (angl. thermatology, balneology).* Ensemble des moyens médicaux, sociaux, etc., mis en œuvre pour l'utilisation thérapeutique des eaux thermales.

THERMES *s. m. (angl. thermal baths).* Établissement destiné à l'usage thérapeutique des eaux médicinales chaudes.

THERMESTHÉSIE *s. f. (angl. thermesthesia).* Sensibilité à la chaleur.

THERMO-ANALGÉSIE *s. f. (angl. thermoanesthesia).* Abolition des sensations douloureuses produites par la chaleur.

THERMOCAUTÈRE *s. m. (angl. thermocautery).* Tout appareil utilisé pour cautériser les tissus au moyen de la chaleur.

THERMOCAUTÉRISATION *s. f. (angl. thermocauterization).* Cautérisation d'une plaie ou d'un tissu au moyen de la chaleur produite par un thermocautère.

THERMOCOAGULATION *s. f. (angl. thermocoagulation).* Coagulation de tissus sous l'effet de la chaleur produite par un courant à haute fréquence.

THERMODILUTION *s. f. (angl. thermodilution).* Méthode de mesure du débit sanguin par dilution d'un soluté refroidi.

THERMOGENÈSE *s. f. (angl. thermogenesis).* Production de chaleur.

THERMOGRAPHIE *s. f. (angl. thermography).* **1.** Enregistrement graphique des variations de température au moyen du thermographe. **2.** Méthode utilisant le rayonnement infrarouge émis naturellement par un sujet. Cette méthode est notamment utilisée pour le diagnostic des tumeurs de la glande mammaire.

THERMOLABILE *adj. (angl. thermolabile).* Qui subit des modifications ou s'altère sous l'effet d'une élévation de température. Se dit des sérums qui perdent leur activité à la température de 55-56 °C.

THERMOLYSE *s. f. (angl. thermolysis).* **1.** Perte de chaleur par l'organisme, par radiation, sudation, etc. **2.** Décomposition chimique au moyen de la chaleur. SYN. *PYROLYSE.*

THERMOMÈTRE *s. m. (angl. thermometer).* Instrument permettant de mesurer la température. Il se compose essentiellement d'une substance qui se dilate ou se contracte suivant les variations de la température et d'une échelle graduée qui indique le degré de contraction ou de dilatation.

THERMOPHOBIE *s. f. (angl. thermophobia).* Crainte morbide de la chaleur.

THERMORÉGULATION *s. f. (angl. thermoregulation).* Régulation assurée par le système nerveux et tendant à maintenir la température centrale à un niveau sensiblement constant (environ 37 °C chez l'homme). SYN. *RÉGULATION THERMIQUE.*

THERMORÉSISTANT *adj. (angl. thermoresistant).* Qui résiste à des températures élevées ; se dit notamment de micro-organismes.

THERMOSENSIBLE *adj. (angl. thermosensitive).* Dépendant de la température.

THERMOSTABILITÉ *s. f. (angl. thermostability).* État d'un corps thermostable.

THERMOSTABLE *adj. (angl. thermostable).* Qui ne subit pas de modifications de structure sous l'effet d'une élévation de température. Se dit des sérums qui résistent à des températures supérieures à 55 °C.

THERMOTHÉRAPIE *s. f. (angl. thermotherapy).* Utilisation thérapeutique de la chaleur.

THÉSAURISMOSE *s. f. (angl. storage disease).* Toute affection due à l'accumulation dans les cellules de quantités anormalement élevées de substances normales ou pathologiques (lipides, glycogène, phosphatides, etc.). SYN. *MALADIE DE SURCHARGE.*

THIABENDAZOLE *s. m.* ☞ *TIABENDAZOLE.*

THIAMINE *s. f. (angl. thiamine).* ☞ *VITAMINE B1.*

THIAZIDIQUE (DIURÉTIQUE) *(angl. thiazide diuretic).* Membre d'un groupe de composés à action diurétique. Ils augmentent l'excrétion rénale de sodium et de chlore, avec un volume correspondant d'eau. Ils augmentent également l'excrétion de potassium, ce qui peut entraîner une hypokaliémie. Ils sont utilisés dans le traitement des œdèmes, de l'hypertension artérielle et du diabète insipide. SYN. *BENZOTHIADIAZIDE.*

THIORIDAZINE *s. f. (angl. thioridazine).* Neuroleptique, administré par voie orale. ☞ *PHÉNOTHIAZINE.*

THIOTÉPA *s. m. (angl. thiotepa).* Antinéoplasique utilisé dans le traitement des cancers de l'ovaire et du sein.

THORACENTÈSE *s. f. (angl. thoracentesis).* ☞ *THORACOCENTÈSE.*

THORACIQUE *adj. (angl. thoracic).* Qui se rapporte au thorax.

THORACOCENTÈSE *s. f. (angl. thoracocentesis).* Ponction chirurgicale de la paroi thoracique dans le but d'explorer ou d'évacuer la cavité pleurale. SYN. *PONCTION THORACIQUE.*

THORACOLAPAROTOMIE *s. f. (angl. thoracolaparotomy).* Incision continue de la paroi thoracique et de la paroi abdominale.

THORACOPHRÉNO-LAPAROTOMIE *s. f. (angl. thoracolaparotomy).* Incision des parois thoraciques et abdominales ainsi que du diaphragme.

THORACOPLASTIE *s. f. (angl. thoracoplasty).* Intervention chirurgicale consistant à réséquer plusieurs côtes pour provoquer l'affaissement de la paroi thoracique, dans le but d'entraîner le collapsus du poumon, ou l'obturation d'une poche pleurale.

THORACOSCOPIE *s. f. (angl. thoracoscopy).* Examen direct de la cavité pleurale au moyen d'un thoracoscope. SYN. *PLEUROSCOPIE, ENDOSCOPIE PLEURALE.*

THORACOSTOMIE *s. f. (angl. thoracostomy).* Création d'une ouverture dans la paroi thoracique, dans le but de réduire une pression intrathoracique excessive.

THORACOTOMIE *s. f. (angl. thoracotomy).* Ouverture chirurgicale de la paroi thoracique.

THORAX *s. m. (angl. thorax).* Partie supérieure du tronc, située entre le cou et l'abdomen, et limitée par la cage thoracique (sternum, côtes et colonne vertébrale) et par le diaphragme. Le thorax contient les organes principaux de la respiration et de la circulation. ◇ **EN BRÉCHET** ☞ *THORAX EN CARÈNE.* ◇ **EN CARÈNE** *(angl. chicken breast).* Déformation thoracique caractéristique du rachitisme et caractérisée par la proéminence du sternum et l'aplatissement des parois latérales. SYN. *THORAX EN BRÉCHET.* ◇ **EN ENTONNOIR** *(angl. funnel chest).* Déformation du thorax caractérisée par une dépression de la partie médiane et antérieure du thorax (enfoncement du sternum). ◇ **EN TONNEAU** *(angl. barrel-shaped —).* Déformation du thorax caractérisée par une forme bombée semblable à celle d'un tonneau. Elle est observée dans l'emphysème pulmonaire chronique.

THRÉONINE *s. f. (angl. threonine).* Acide aminé présent dans la majorité des protéines. La L-thréonine est un acide aminé essentiel pour l'organisme humain.

THRILL *s. m.* Frémissement perçu à la palpation (terme anglais).

THROMBANGÉITE *s. f. (angl. thrombangeitis).* ☞ *THROMBOANGÉITE.*

THROMBASE *s. f. (angl. thrombase).* ☞ *THROMBINE.*

THROMBASTHÉNIE *s. f. (angl. thrombasthenia).* Modification de la forme et des propriétés des plaquettes sanguines, dont le nombre est normal, voire augmenté. Il en résulte des troubles de l'hémostase.

THROMBECTOMIE *s. f. (angl. thrombectomy).* Excision d'un thrombus vasculaire.

THROMBIDIOSE *s. f. (angl. chigger's dermatitis).* Dermatose prurigineuse observée en été et due à la pénétration dans la peau de la nymphe (ou aoûtat) d'un acarien : *thrombidium autumnalis.*

THROMBINE *s. f. (angl. thrombin).* Enzyme provenant de l'activation de la prothrombine plasmatique. Elle transforme le fibrinogène en fibrine. SYN. *THROMBASE.*

THROMBINOFORMATION *s. f. (angl. thrombin-formation).* Temps de la coagulation au cours duquel la prothrombine est transformée en thrombine.

THROMBINOGÈNE *s. m. (angl. thrombinogen).* ☞ *PROTHROMBINE.*

THROMBO-AGGLUTINATION *(angl. thromboagglutination).* Agglutination des plaquettes.

THROMBOANGÉITE *s. f. (angl. thromboangiitis).* Inflammation des parois des vaisseaux sanguins, associée à la thrombose. SYN. *THROMBANGÉITE.*

THROMBOCYTE *s. m.* ☞ *PLAQUETTE.*

THROMBOCYTÉMIE *s. f. (angl. thrombocythemia).* Hyperplaquettose.

THROMBOCYTOPÉNIE *s. f. (angl. thrombocytopenia).* Diminution du nombre des thrombocytes dans le sang circulant, les thrombocytes présents étant fonctionnellement normaux. SYN. *THROMBOPÉNIE, HYPOPLAQUETTOSE.*

THROMBOCYTOPOÏÈSE *s. f. (angl. thrombocytopoiesis).* Formation des plaquettes sanguines.

THROMBOCYTOSE *s. f. (angl. thrombocytosis).* Augmentation du nombre des thrombocytes dans le sang. SYN. *HYPERPLAQUETTOSE.*

THROMBOÉLASTOGRAMME *s. m. (angl. thromboelastogram).* Courbe enregistrée photographiquement avec le thromboélastographe.

THROMBOÉLASTOGRAPHE *s. m. (angl. thromboelastograph).* Appareil permettant l'enregistrement photographique et l'étude des différentes étapes de la coagulation.

THROMBOÉLASTOGRAPHIE *s. f. (angl. thromboelastography).* Procédé d'étude globale de l'hémostase fondé sur la mesure de l'élasticité du sang en voie de coagulation, puis du caillot, au moyen du thromboélastographe.

THROMBOEMBOLIE *s. f. (angl. thromboembolism).* Embolie ou occlusion complète d'un vaisseau sanguin par un thrombus.

THROMBOGÈNE *adj. (angl. thrombogenic).* Qui produit une thrombose.

THROMBOKINASE *s. f. (angl. thrombokinase).* Thromboplastine d'origine tissulaire.

THROMBOLYSE *s. f. (angl. thrombolysis).* Dissolution d'un caillot sanguin.

THROMBOLYTIQUE *(angl. thrombolytic).* Qui a une action de dissolution sur un caillot.

THROMBOPATHIE *s. f. (angl. thrombopathy).* Toute affection due à une déficience qualitative des plaquettes sanguines.

THROMBOPÉNIE *s. f. (angl. thrombopenia).* ☞ *THROMBOCYTOPÉNIE.*

THROMBOPHLÉBITE *s. f. (angl. thrombophlebitis).* Inflammation d'une veine associée à une thrombose.

THROMBOPLASTINE *s. f. (angl. thromboplastin).* Ensemble de substances qui activent la coagulation du sang en transformant la prothrombine en thrombine. SYN. *PROTHROMBINASE.*

THROMBOPLASTINOFORMATION *s. f. (angl. thromboplastin-formation).* Formation de la thromboplastine endogène, intravasculaire, au cours de la coagulation du sang dont c'est le premier stade.

THROMBOPLASTINOGÈNE *s. m. (angl. thromboplastinogen).* Facteur VIII de coagulation, activateur de la thromboplastine plasmatique, et dont le déficit caractérise l'hémophilie A.

THROMBOPLASTIQUE *adj. (angl. thromboplastic).* Se dit des substances qui favorisent la transformation de la prothrombine en thrombine.

THROMBOPOÏÈSE *s. f.* ☞ *THROMBOCYTOPOÏÈSE.*

THROMBOPOIËTINE *s. f. (angl. thrombopoietin).* Substance d'origine hépatique qui stimulerait la formation plaquettaire.

THROMBOSE *s. f. (angl. thrombosis).* Formation d'un thrombus à l'intérieur d'un vaisseau sanguin ou d'une cavité cardiaque.

THROMBOTEST *s. m. (angl. Owren's thrombotest).* Test permettant l'évaluation dans le plasma des quatre facteurs (prothrombine, proconvertine, facteur antihémophilique B, et facteur Stuart) dont la synthèse est vitamino K dépendante. SYN. *TEST D'OWREN.*

THROMBUS *s. m. (angl. thrombus).* Caillot sanguin formé dans le cœur ou dans un vaisseau, où il détermine une thrombose.

THYMECTOMIE *s. f. (angl. thymectomy).* Ablation chirurgicale du thymus.

THYMIE *s. f. (angl. thymia, mood).* Humeur, tonus affectif. Ce terme est plus souvent employé comme suffixe. Ex. *lipothymie.*

THYMINE *s. f. (angl. thymine).* Base pyrimidique entrant dans la constitution des acides désoxyribonucléiques (ADN).

THYMIQUE *adj. (angl. thymic).* **1.** Qui se rapporte au thymus. **2.** Qui se rapporte à l'humeur.

THYMOANALEPTIQUE *(angl. antidepressant).* **1.** *adj.* Qui stimule l'humeur. **2.** *s. m.* Médicament qui stimule le tonus émotionnel comme les antidépresseurs.

THYMOCYTE *s. m. (angl. thymocyte).* Lymphocyte issu du thymus.

THYMODÉPENDANT *adj. (angl. thymus dependent).* Qui dépend du thymus en particulier le lymphocyte T.

THYMOLEPTIQUE *(angl. thymoleptic).* **1.** *adj.* Qui déprime l'humeur. **2.** *s. m.* Médicament qui agit en tant que tranquillisant sur le tonus émotionnel perturbé.

THYMOME *s. m. (angl. thymoma).* Tumeur bénigne ou maligne du thymus.

THYMOPRIVE *adj. (angl. thymoprivous, thymoprivic).* Qui est en rapport avec l'absence ou l'atrophie du thymus.

THYMUS *s. m. (angl. thymus).* Organe glandulaire transitoire, dont il ne reste que des vestiges adipeux vers l'âge de 10 ou 12 ans. Il est situé à la partie inférieure du cou et à la partie supérieure du médiastin antérieur et contribue à donner la compétence immunitaire aux lymphocytes T dits thymo-dépendants, agents de l'immunité cellulaire.

THYRÉOGÈNE *adj. (angl. thyrogenic).* Qui est d'origine thyroïdienne. SYN. *THYROGÈNE.*

THYRÉOGLOBULINE *s. f. (angl. thyreoglobulin).* Protéine iodée synthétisée par la thyroïde. Marqueur des cancers thyroïdiens.

THYRÉOGLOSSE *adj. (angl. thyroglossal).* Qui se rapporte à la thyroïde et à la langue.

THYRÉOLIBÉRINE *s. f. (angl. thyrotropin releasing hormone).* Hormone hypothalamique stimulant la sécrétion hypophysaire de thyréostimuline. Abréviation : TRH (de l'anglais *Thyrotropin Releasing Hormone*), TRF (de l'anglais *Thyrotropin Releasing Factor*).

THYRÉOPRIVE *adj. (angl. thyroprival).* Qui résulte de l'ablation de la glande thyroïde.

THYRÉOSTIMULINE *s. f. (angl. thyroid stimulating hormone).* Hormone sécrétée par le lobe antérieur de l'hypophyse et ayant pour action de stimuler la production des hormones thyroïdiennes. Son taux est régulé par les taux plasmatiques de T_3 et de T_4. Abréviation : TSH. SYN. *HORMONE THYRÉOTROPE, THYROTROPHINE.* ◇ **(TEST À LA)** *(angl. thyrotropin releasing hormone stimulation test).* Comparaison de la fixation thyroïdienne d'iode radioactif avant et après injection de TSH. La fixation s'élève en cas d'insuffisance thyroïdienne d'origine hypophysaire. SYN. *TEST DE QUÉRIDO.*

THYRÉOTOXICOSE *s. f. (angl. thyrotoxicosis).* État pathologique provoqué par une production endogène ou une administration excessive d'hormones thyroïdiennes.

THYRÉOTOXIQUE *adj. (angl. thyrotoxic).* Qui se rapporte à la thyréotoxicose.

THYRÉOTROPE *adj. (angl. thyrotropic).* Qui a une affinité pour la glande thyroïde ou qui exerce une influence sur la glande thyroïde. ◇ **(HORMONE)** ☞ *THYRÉOSTIMULINE.*

THYROCALCITONINE *s. f. (angl. thyrocalcitonin).* ☞ *CALCITONINE.*

THYROCYTE *s. m. (angl. thyroid cell).* Cellule thyroïdienne.

THYROÏDE *s. f. (angl. thyroid).* Glande endocrine située à la partie antérieure et inférieure du cou. Elle est constituée de deux lobes latéraux ovoïdes, réunis par un isthme duquel se détache parfois un lobe intermédiaire ou pyramide de Lalouette. La thyroïde est formée de vésicules remplies d'une matière colloïdale. Elle sécrète les hormones thyroïdiennes : T_3 ou tri-iodothyronine et T_4 ou tétra-iodothyronine. SYN. *GLANDE THYROÏDE, CORPS THYROÏDE.*

THYROÏDECTOMIE *s. f. (angl. thyroidectomy).* Ablation chirurgicale, totale ou partielle, de la glande thyroïde.

THYROÏDIEN *adj. (angl. thyroid).* Qui se rapporte à la glande thyroïde.

THYROÏDISME *s. m. (angl. thyroidism).* Ensemble de troubles dus à l'administration d'extraits thyroïdiens à doses excessives.

THYROÏDITE *s. f. (angl. thyroiditis).* Toute inflammation de la glande thyroïde. ◇ **CHRONIQUE DE HASHIMOTO** *(angl. Hashimoto's —).* ☞ *HASHIMOTO (MALADIE DE).* ◇ **SUBAIGUË DE DE QUERVAIN** (angl. *De Quervain —).* Thyroïdite associant un syndrome inflammatoire, une tuméfaction douloureuse de la thyroïde et des signes d'hyperthyroïdie.

THYROPARATHYROÏDECTOMIE *s. f. (angl. thyroparathyroidectomy).* Ablation chirurgicale de la glande thyroïde et des glandes parathyroïdes.

THYROTOMIE *s. f. (angl. thyrotomy).* Incision chirurgicale du larynx à travers le cartilage thyroïde.

THYROTOXICOSE *s. f.* ☞ *THYRÉOTOXICOSE.*

THYROXIN BINDING GLOBULIN Abréviation : TBG. ☞ *THYROXINE.*

THYROXINE *s. f. (angl. thyroxine).* Hormone thyroïdienne. Elle augmente la consommation d'oxygène de la plupart des tissus, ainsi que le métabolisme basal et la thermogenèse ; elle est indispensable à la croissance. Dans le sang la thyroxine existe sous deux formes : libre (forme active) et liée à la TBG (*Thyroid Binding Globulin*). Abréviation : T_4. SYN. *TÉTRA-IODOTHYROXINE.*

THYROXINÉMIE *s. f. (angl. thyroxinemia).* Présence de thyroxine dans le sang.

TIABENDAZOLE *s. m. (angl. thiabendazole).* Anthelminthique très actif contre de nombreuses espèces de vers nématodes, en particulier *Strongyloides stercoralis* et *Trichinella spiralis.*

TIBIA *(angl. tibia).* Os formant avec la fibula le squelette de la jambe.

TIBIAL *adj. (angl. tibial).* Qui se rapporte au tibia.

TIBIALGIE *s. f. (angl. tibialgia).* Douleur tibiale.

TIC *s. m. (angl. tic).* Mouvement brusque, rapide, répété, intempestif et sans but, conscient mais involontaire.

TICK BITE FEVER Terme anglais, utilisé également en français, synonyme de fièvre par morsure de tiques.

TIMBRE *s. m. (angl. patch).* Pastille adhésive appliquée sur la peau et permettant l'administration percutanée d'une substance, qu'il s'agisse d'un réactif comme la tuberculine ou d'un médicament comme la trinitrine.

TINNITUS *s. m. (angl. tinnitus).* Acouphènes caractérisés par la perception de bruits anormaux tels que bourdonnements, tintements ou sifflements.

TIQUE *s. f. (angl. tick).* Nom vernaculaire des Ixodidés. La morsure de ces acariens est à l'origine de la transmission, chez l'homme, de diverses affections telles que la maladie de Lyme.

TIRAGE *s. m.* Dépression du creux épigastrique, de la partie supérieure du thorax et du cou pendant l'inspiration forcée, dans les cas d'obstruction des voies respiratoires, croup, œdème de la glotte, etc.

TIROIR (SIGNES DU) **1.** *(angl. drawer test).* Mouvements antéro-postérieurs anormaux imprimés à l'épiphyse tibiale par rapport aux condyles fémoraux, le genou étant fléchi ; ils traduisent une déchirure des ligaments croisés. **2.** Mouvement de va-et-vient obtenu, le sujet étant assis, en tirant sur la cuisse et en la repoussant. Il traduit une pseudarthrose du col du fémur.

TISANE *s. f. (angl. tisane).* Boisson médicinale qui résulte de l'infusion d'une ou de plusieurs substances végétales dans l'eau.

TISSU *s. m. (angl. tissue).* Ensemble de cellules qui ont la même fonction et présentent la même différenciation morphologique.

TISSULAIRE *adj. (angl. tissular).* Qui se rapporte aux tissus organiques.

TITILLOMANIE *s. f. (angl. titillomania).* Tendance morbide, irrépressible, à se gratter.

TNF Abréviation de *Tumor Necrosis Factor* (facteur nécrosant des tumeurs). Le TNF est une cytokine qui provoque la nécrose cellulaire. ☞ *ANTI-TNFα.*

TNM (classification) *(angl. TNM system).* Classification utilisée en cancérologie pour évaluer l'extension tumorale, en fonction de la taille de la tumeur T, de l'envahissement ganglionnaire N (pour *node* en anglais), de la présence de métastases M, chaque lettre étant suivie d'un coefficient numérique (T_0, T_1, T_2, etc.).

TOBRAMYCINE *s. f. (angl. tobramycin).* Antibiotique de la famille des aminoglucosides.

TOCOCARDIOGRAPHE *s. m. (angl. tococardiograph).* Appareil permettant d'enregistrer en même temps, pendant l'accouchement, les battements cardiaques du fœtus et les contractions utérines.

TOCOGRAPHE *s. m. (angl. tocograph).* Tocodynamomètre enregistreur.

TOCOGRAPHIE *s. f. (angl. tocography).* Enregistrement de la force de contraction de l'utérus au cours de l'accouchement au moyen du tocographe.

TOCOLYSE *s. f. (angl. tocolysis).* Inhibition des contractions utérines.

TOCOLYTIQUE *adj. (angl. tocolytic).* Qualifie une substance inhibant les contractions utérines.

TOCOPHÉROL *s. m. (angl. tocopherol).* ☞ *VITAMINE E.*

TOLBUTAMIDE *s. m. (angl. tolbutamide).* Sulfamide hypoglycémiant.

TOLÉRANCE *s. f. (angl. tolerance).* Faculté d'un organisme de supporter un médicament ou un toxique.

TOMODENSITOMÉTRIE *s. f. (angl. computerized tomography, scanning).* Technique de radiodiagnostic qui consiste à traiter par ordinateur les informations fournies par les rayons X. Des rayons X collimatés (émis en faisceaux très étroits) et balayant l'organe examiné « en tranches » sont mesurés par des capteurs reliés à un ordinateur qui calcule les différents coefficients d'absorption des tissus et reconstitue des images en coupes fines. La première application de la tomodensitométrie a été l'exploration du crâne et du cerveau, puis cette technique a été étendue au corps entier. Abréviation : TDM. SYN. *SCANOGRAPHIE.*

TOMOGRAPHE *s. m. (angl. tomograph).* Appareil permettant de réaliser des tomographies.

TOMOGRAPHIE *s. f. (angl. tomography).* **1.** Procédé d'exploration radiologique permettant d'obtenir la radiographie d'une mince couche d'organe à une profondeur voulue, en effaçant les plans sus et sous-jacents. Il se fonde sur le principe d'un mouvement combiné de la source de rayons X et du film, par rapport au malade. **2.** L'image obtenue par ce procédé. ◇ **AXIALE COMPUTÉRISÉE** *(angl. computed —).* Abréviation : TAC. ☞ *TOMODENSITOMÉTRIE.* ◇ **AXIALE INFORMATISÉE** TAI ☞ *TOMODENSITOMÉTRIE.* ◇ **PAR ÉMISSION DE POSITONS** *(angl. PET Scan).* Technique d'exploration radiologique qui se réalise après l'administration d'un radionucléide émetteur de positons et dont la détermination permet de reconstruire des images tridimensionnelles de l'organe étudié. Abréviation : TEP.

TONICARDIAQUE *s. m. (angl. cardiotonic).* ☞ *CARDIOTONIQUE.*

TONICITÉ *s. f. (angl. tonicity).* État normal de tension d'un tissu ou d'un organe, en particulier des muscles.

TONIQUE *adj. (angl. tonic).* **1.** Qui se rapporte au tonus musculaire. **2.** Qui stimule et fortifie l'organisme. S'emploie aussi comme substantif. **3.** Se dit d'une contraction musculaire continue, de convulsions provoquant un état de rigidité. S'oppose à clonique.

TONOMÉTRIE *s. f. (angl. tonometry).* Mesure de la pression intraoculaire au moyen d'un tonomètre.

TONSILLAIRE *adj. (angl. tonsillar).* Qui se rapporte à la tonsille.

TONSILLE *s. f. (angl. tonsil).* **1.** Tout organe en forme d'amande. **2.** Plus particulièrement, la tonsille palatine. SYN. *AMYGDALE.*

TONSILLECTOMIE *s. f. (angl. tonsillectomy).* Excision d'une ou des deux tonsilles.

TONSILLITE *s. f. (angl. tonsillitis).* Inflammation des tonsilles.

TONSILLOTOME *s. m. (angl. tonsillotome).* Instrument servant pour la tonsillectomie.

TONSILLOTOMIE *s. f. (angl. tonsillotomy).* Incision ou excision partielle d'une ou des deux tonsilles.

TONUS MUSCULAIRE *(angl. muscular tonus).* État de tension, légère mais permanente, des muscles au repos, disparaissant en cas de dénervation musculaire.

TOPHACÉ *adj. (angl. tophaceous).* Qui se rapporte au tophus, qui en possède les caractères.

TOPHUS *s. m. (angl. tophus).* Concrétion uratique observée dans le tissu sous-cutané des goutteux, due à une altération métabolique des bases puriques.

TOPIQUE *(angl. topical).* **1.** *adj.* Se dit d'un médicament pour usage externe, qui agit localement, à l'endroit où il est appliqué. S'emploie aussi comme substantif. **2.** *s. f.* En psychanalyse, conception théorique qui envisage la personnalité sous l'angle de trois groupes de motivations et d'actions généralement opposées dans le conflit : le moi, le ça et le surmoi.

TORPEUR *s. f. (angl. torpor).* État d'engourdissement général, physique et psychique.

TORPIDE *adj. (angl. torpid).* Se dit d'une lésion ou d'une affection qui évoluent très lentement, sans tendance manifeste vers l'amélioration ou vers l'aggravation.

TORSADE DE POINTE *(angl. torsade de pointe).* Forme de fibrillation ventriculaire caractérisée sur le tracé électrocardiographique par des complexes QRS dont l'axe change progressivement, de sorte que, dans certaines dérivations, le complexe ventriculaire semble s'enrouler autour de la ligne isoélectrique. Elle se traduit cliniquement par des syncopes brutales à répétition, aux conséquences parfois très sévères.

TORSION *s. f. (angl. torsion).* Mouvement conjugué des yeux autour de l'axe antéro-postérieur du globe oculaire. ◇ **DU CORDON SPERMATIQUE** *(angl. — of spermatic cord).* Accident douloureux aigu produit par l'enroulement du cordon spermatique sur lui-même, qui entraîne à brève échéance une ischémie testiculaire. Sa résolution est chirurgicale. ◇ **TESTICULAIRE** *(angl. testicular —).* SYN. (couramment utilisé, bien qu'impropre) *TORSION DU CORDON SPERMATIQUE.*

TORTICOLIS *s. m. (angl. torticollis).* Torsion du cou avec inclinaison de la tête, s'accompagnant de douleurs musculaires.

TOUCHER *s. m. (angl. touch).* Méthode d'exploration d'une cavité naturelle (rectum ou vagin) à l'aide d'un ou de plusieurs doigts.

TOURNIOLE *s. f. (angl. runaround).* Panaris superficiel périunguéal.

TOUX *s. f. (angl. cough).* Expulsion brusque, bruyante, plus ou moins répétée, de l'air contenu dans les poumons, afin de chasser des voies respiratoires toute substance irritante.

TOXÉMIE *s. f. (angl. toxemia).* Présence de toxines en quantité excessive dans le sang. ◇ **GRAVIDIQUE** *(angl. gestational toxicosis).* Néphropathie survenant dans les trois derniers mois de la grossesse, à manifestations vasculaires et rénales : albuminurie, œdèmes, hypertension artérielle. SYN. *NÉPHROPATHIE GRAVIDIQUE.*

TOXICITÉ *s. f. (angl. toxicity).* Propriété d'une substance qui peut empoisonner un organisme vivant. Elle s'exprime généralement par la dose minimale capable de tuer un animal de 1 kg.

TOXICODERMIE *s. f. (angl. drug eruption).* Toute dermatose d'origine toxique, en particulier d'origine médicamenteuse. SYN. *TOXIDERMIE.*

TOXICOLOGIE *s. f. (angl. toxicology).* Étude scientifique des poisons et des toxiques, en particulier de leur action, de leur mise en évidence dans l'organisme et du traitement des états morbides qu'ils provoquent.

TOXICOLOGISTE *s. m.* ☞ *TOXICOLOGUE.*

TOXICOLOGUE *s. m. (angl. toxicologist).* Spécialiste en toxicologie.

TOXICOMANE *adj. (angl. toxicomaniac).* Qui présente une toxicomanie.

TOXICOMANIE *s. f. (angl. drug addiction).* Intoxication périodique ou chronique engendrée par la consommation répétée d'une drogue. Elle s'accompagne d'un désir invincible ou d'un besoin de continuer à consommer cette drogue et de se la procurer par tous les moyens, avec tendance à augmenter les doses et dépendance psychique et souvent aussi physique à l'égard des effets de la drogue.

TOXICOSE *s. f. (angl. toxicosis, poisoning).* Intoxication par des substances nocives produites dans l'organisme. SYN. *INTOXICATION ENDOGÈNE.*

TOXIDERMIE *s. f. (angl. toxidermia).* ☞ *TOXICODERMIE.*

TOXI-INFECTION *s. f.* Intoxication produite par des toxines bactériennes au cours d'une infection.

TOXINE *s. f. (angl. toxin).* Terme générique désignant les substances productrices d'effets toxiques, en particulier les substances protéiques d'origine animale, végétale ou bactérienne, dont les caractères généraux les plus importants sont de produire des effets toxiques et d'être antigéniques.

TOXINIQUE *adj. (angl. toxinic).* **1.** Qui se rapporte aux toxines. **2.** Qui est provoqué par des toxines.

TOXIQUE *adj. (angl. toxic).* **1.** Qui contient un poison. **2.** Qui produit une intoxication dans l'organisme. S'emploie aussi comme substantif.

TOXOPLASMA Parasite intracellulaire de divers animaux, et agent responsable de la toxoplasmose.

TOXOPLASMOSE *s. f. (angl. toxoplasmosis).* Maladie aiguë ou chronique de l'homme et de diverses espèces animales, due à *Toxoplasma gondii.* Chez la plupart des individus, la toxoplasmose évolue sous une forme infraclinique, bien qu'elle puisse dans certains cas être grave et même mortelle, en particulier chez les sujets immunodéprimés. L'infection peut être provoquée par l'ingestion d'aliments contenant des kystes parasitaires, ou directement par l'ingestion d'oocystes présents dans la poussière ou le sol contaminés par les déjections de chats infectés. ◇ **CONGÉNITALE** *(angl. congenital —).* Toxoplasmose transmise par voie transplacentaire, susceptible d'entraîner des malformations fœtales (chorio-rétinite, calcifications cérébrales, microcéphalie et retard psychomoteur) ou un avortement.

TP *(angl. PT).* Abréviation de taux de prothrombine.

TPHA Réaction sérologique spécifique de la syphilis. Abréviation du terme anglais *Treponema Pallidum Hemagglutination Assay.*

TPI Abréviation du terme anglais *Treponema Pallidum Immobilisation (test).* ☞ *NELSON (TEST DE).*

TR Abréviation de toucher rectal.

TRABÉCULE *s. f. (angl. trabecula).* Petite travée qui forme, en s'anastomosant avec d'autres travées du même type, un tissu réticulé.

TRACEUR *s. m. (angl. tracer).* Atome ou molécule qui, introduit dans l'organisme ou dans une substance, peut être identifié en très faible quantité grâce à une propriété physique particulière (radioactivité, fluorescence). Les traceurs sont utilisés pour des explorations fonctionnelles. SYN. *MARQUEUR.*

TRACHÉAL *adj. (angl. tracheal).* Qui concerne la trachée.

TRACHÉALGIE *s. f. (angl. trachealgia).* Douleur au niveau de la trachée.

TRACHÉE *s. f. (angl. trachea).* Conduit cylindrique, cartilagineux et membraneux, situé à la partie antérieure et inférieure du cou et à la partie supérieure du thorax. Il fait suite au larynx et se divise à sa partie inférieure en deux bronches-souches. SYN. *TRACHÉE-ARTÈRE.*

TRACHÉITE *s. f. (angl. tracheitis).* Inflammation de la trachée.

TRACHELHÉMATOME *s. m. (angl. trachelematoma).* Hématome du cou constitué parfois dans la gaine du muscle sterno-cléido-mastoïdien chez le nouveau-né, à la suite d'un traumatisme musculaire au cours de l'accouchement.

TRACHÉLISME *s. m. (angl. trachelism).* Contractions spasmodiques des muscles du cou, qui peuvent se produire dans certaines crises d'épilepsie, provoquant une gêne respiratoire et circulatoire.

TRACHÉLOPLASTIE *s. f. (angl. tracheloplasty).* Intervention de chirurgie plastique portant sur le col utérin.

TRACHÉOBRONCHITE *s. f. (angl. tracheobronchitis).* Inflammation simultanée de la trachée et des bronches.

TRACHÉOMALACIE *s. f. (angl. tracheomalacia).* Ramollissement de la trachée par dégénérescence adipeuse de ses cartilages.

TRACHÉOPLASTIE *s. f. (angl. tracheoplasty).* Chirurgie plastique de la trachée.

TRACHÉORRAPHIE *s. f. (angl. tracheorrhaphy).* Suture chirurgicale de la trachée.

TRACHÉOSCOPIE *s. f. (angl. tracheoscopy).* Endoscopie de la trachée.

TRACHÉOSTÉNOSE *s. f. (angl. tracheostenosis).* Rétrécissement de la trachée.

TRACHÉOSTOMIE *s. f. (angl. tracheostomy).* Incision chirurgicale de la trachée avec suture des lèvres de l'incision à la peau.

TRACHÉOTOMIE *s. f. (angl. tracheotomy).* Incision de la paroi antérieure de la trachée, pour parer à une asphyxie par obstruction du conduit et permettre l'introduction d'une canule dans la trachée, ou comme premier temps d'une trachéoscopie.

TRACHOME *s. m. (angl. trachoma).* Kératoconjonctivite contagieuse à évolution chronique, due à une petite bactérie transmise par les mouches et les objets de toilette, *Chlamydia trachomatis.* Elle peut aboutir à la cécité. Le trachome est endémique dans certaines régions d'Afrique et d'Asie (notamment en Égypte).

TRACTUS *s. m. (angl. tract, apparatus).* **1.** Cordon ou faisceau de fibres, nerveuses ou musculaires. **2.** Ensemble de conduits et de viscères creux appartenant à un système anatomophysiologique. Ex. *tractus digestif.*

TRAGUS *s. m. (angl. tragus).* Éminence cartilagineuse du pavillon de l'oreille, située en avant de l'orifice du méat acoustique externe.

TRAIT *s. m. (angl. trait).* **1.** Toute caractéristique génétiquement déterminée. **2.** Caractère récessif dans la forme hétérozygote d'une affection génétique.

TRAITEMENT *s. m. (angl. treatment).* Ensemble des moyens hygiéniques, pharmacologiques, chirurgicaux et psychiques employés pour guérir ou atténuer une maladie. ☞ *THÉRAPEUTIQUE.*

TRANCHÉES *s. f. pl. (angl. tormina).* Violentes coliques. ◇ **UTÉRINES** *(angl. after pains).* Contractions douloureuses après l'accouchement.

TRANQUILLISANT *s. m. (angl. tranquillizer).* Nom générique des médicaments psychotropes qui possèdent un effet anxiolytique et calmant. Ce groupe comprend les neuroleptiques et les anxiolytiques.

TRANSAMINASE *s. f. (angl. transaminase).* Enzyme dont les plus importantes sont l'alanine-aminotransférase (ALAT), appelée également glutamate-pyruvate-transaminase (GPT), et l'aspartate-aminotransférase (ASAT), ou glutamate-oxaloacétate-transaminase (GOT). SYN. *AMINOTRANSFÉRASE.* ◇ **GLUTAMO-OXALOACÉTIQUE** *(angl. glutamic oxalo-acetic —).* Enzyme normalement présente dans les tissus, que l'on trouve aussi dans le sérum sanguin à la suite de lésions tissulaires, et qui augmente en cas d'infarctus du myocarde et de lésion des cellules hépatiques. Abréviation : GOT. Elle est plus volontiers appelée maintenant aspartate-aminotransférase ou ASAT. ◇ **GLUTAMOPYRUVIQUE** *(angl. glutamic-pyruvic —).* Enzyme normalement présente dans l'organisme, et qui augmente en cas de lésion aiguë des cellules hépatiques. Abréviation : GPT. Elle est plus souvent appelée alanine-aminotransférase ou ALAT.

TRANSCRIPTASE *s. f. (angl. transcriptase).* ARN polymérase ADN-dépendante, enzyme qui catalyse la synthèse de l'ARN à partir de ribonucléosides triphosphatés et qui utilise l'ADN comme matrice. ◇ **REVERSE** *(angl. reverse —).* ADN polymérase ARN-dépendante, enzyme que possèdent certains virus (famille des *Retroviridae*) permettant au virus du sida et à certains virus cancérigènes de s'intégrer dans le génome de la cellule parasitée. SYN. *POLYMÉRASE H.* ◇ **INVERSE** *(angl. reverse —).* Enzyme codée par un gène rétroviral assurant la rétrotranscription de l'ARN viral en ADN double-brin et indispensable au cycle réplicatif de ce type de virus.

TRANSCRIPTION *s. f. (angl. transcription).* Synthèse d'ARN messager (ou d'ARN de transfert ou d'ARN ribosomique), à partir de la matrice de l'ADN complémentaire.

TRANSCRIT *s. m. (angl. transcript).* ARN produit par la transcription d'un gène.

TRANSDUCTION *s. f. (angl. transduction).* **1.** Transfert d'informations génétiques d'une bactérie à une autre par l'intermédiaire d'un bactériophage. **2.** Transformation d'une forme d'énergie en une autre au niveau d'un récepteur sensoriel.

TRANSFECTION *s. f. (angl. transfection).* Introduction artificielle d'un fragment d'acide nucléique dans une cellule animale ou bactérienne.

TRANSFERRINE *s. f. (angl. transferrin).* β-globuline présente dans le plasma sanguin, qui fixe le fer et le transporte jusqu'à la moelle osseuse. SYN. *SIDÉROPHILINE.*

TRANSFERT *s. m. (angl. transference).* Dans la cure psychanalytique, processus par lequel un sujet reporte sur l'analyste les sentiments d'affection ou d'hostilité qu'il éprouvait, dans l'enfance, pour ses parents ou ses proches. ◇ **GÉNÉTIQUE** *(angl. transduction).* Incorporation de déterminants génétiques au génome ou au chromosome d'une cellule bactérienne (réceptrice) à partir d'un fragment d'ADN provenant d'une autre cellule (donatrice). ◇ **NORTHERN** *(angl. northern blot).* Méthode d'analyse des ARN par électrophorèse suivie de transfert et d'hybridation sur filtre.

TRANSFIXIANT *adj. (angl. transfixing).* Qui traverse de part en part. Ex. *plaie transfixiante.*

TRANSFUSEUR *s. m. (angl. transfuser).* Appareil servant à la transfusion directe du sang du donneur au receveur.

TRANSFUSION *s. f. (angl. transfusion).* **1.** Injection intraveineuse de sang, frais ou conservé. **2.** Par extension, injection d'un constituant du sang ou d'un succédané du sang.

TRANSGÉNIQUE *adj. (angl. transgenic).* Qualifie un organisme vivant issu d'un ovocyte fécondé dans lequel a été transférée une séquence d'ADN exogène cloné, et qui a donc incorporé cette séquence dans son propre génome.

TRANSILLUMINATION *s. f. (angl. transillumination).* Illumination par transparence d'une cavité, notamment des sinus de la face.

TRANSIT *s. m. (angl. transit).* Passage des aliments à travers les voies digestives. ◇ **BARYTÉ** *(angl. barium contrast X-ray).* Examen radiologique du tube digestif après absorption d'un produit de contraste (bouillie barytée).

TRANSLOCATION *s. f. (angl. translocation).* En génétique, aberration chromosomique due à l'échange d'un segment chromosomique avec un autre. Cette anomalie peut être responsable d'affections par aberration chromosomique : trisomie 21, leucémie myeloïde chronique, etc.

TRANSMISSIBLE *adj. (angl. transmissible).* Qui peut être transmis d'un individu à un autre. Se dit notamment d'une maladie infectieuse.

TRANSMISSION *s. f. (angl. transmission).* **1.** Passage d'une maladie (le plus souvent infectieuse) d'un individu à un autre. **2.** Communication des caractères héréditaires à la descendance.

TRANSMURAL *adj. (angl. transmural).* Se dit d'une lésion qui intéresse le myocarde dans toute son épaisseur.

TRANSPÉRITONÉAL *adj. (angl. transperitoneal).* Qui traverse le péritoine.

TRANSPIRATION *s. f. (angl. transpiration).* **1.** Excrétion de la sueur produite par les glandes sudoripares. **2.** La sueur éliminée par ce processus.

TRANSPLANT *s. m. (angl. transplant).* Nom donné à l'organe greffé au cours d'une transplantation.

TRANSPLANTATION *s. f. (angl. transplantation, graft).* Greffe d'un organe d'un individu à un autre, avec rétablissement de la continuité vasculaire.

TRANSPORTS (MAL DES) *(angl. motion sickness).* Malaise général dû à l'excitation labyrinthique au cours d'un transport par véhicule. SYN. *NAUPATHIE.*

TRANSPOSITION *s. f. (angl. transposition).* ◇ **ARTÉRIELLE** *(angl. — of great vessels).* Malformation vasculaire congénitale, l'aorte naissant du ventricule droit et l'artère pulmonaire du ventricule gauche, associée à une communication interatriale, interventriculaire ou à une persistance du canal artériel. Cliniquement, maladie bleue sévère. SYN. *TRANSPOSITION DES GROS VAISSEAUX.* ◇ **VISCÉRALE** ☞ *SITUS INVERSUS.*

TRANSSEXUALISME *s. m. (angl. transsexualism).* Identification au sexe opposé, avec conviction de lui appartenir et désir de changement de sexe morphologique.

TRANSSUDAT *s. m. (angl. transudate).* Liquide qui a traversé mécaniquement une membrane, sans phénomènes inflammatoires. ☞ *EXSUDAT.*

TRAPÈZE **1.** *(angl. trapezium bone).* Os de la seconde rangée du carpe. **2.** *(angl. trapezius muscle).* Muscle de la région postérieure du cou et du tronc : releveur de l'épaule ; rotateur de la tête.

TRAPÉZOÏDE *(angl. trapezoid).* **1.** *adj.* Qui ressemble à un trapèze. **2.** *(angl. — bone).* Os de la deuxième rangée du carpe.

TRAPPAGE *s. m. (angl. trapping).* Phénomène consistant en la rétention de gaz inspirés, dans un territoire broncho-pulmonaire pathologique, au cours de l'expiration.

TRAUMA *s. m. (angl. trauma).* Lésion produite sur un territoire limité de l'organisme par une action violente extérieure. ☞ *TRAUMATISME.*

TRAUMATIQUE *adj. (angl. traumatic).* Qui se rapporte à un trauma ou à un traumatisme.

TRAUMATISÉ *adj. (angl. injured).* Qui a subi un traumatisme. S'emploie aussi comme substantif.

TRAUMATISME *s. m. (angl. traumatism).* Ensemble des manifestations locales et générales provoquées par une action violente sur l'organisme. On parle aussi de traumatisme lors d'agression psychique brutale. À ne pas confondre avec trauma, qui ne désigne que la lésion physique locale.

TRAVAIL *s. m. (angl. labor).* Ensemble des phénomènes physiologiques constituant les deux premières périodes de l'accouchement, avec pour la première effacement et dilatation du col utérin, et pour la deuxième sortie du fœtus.

TRÉMATODES *(angl. Trematoda).* Ordre de vers appartenant à la classe des *Plathelminthes.* Ce sont des vers plats, non segmentés, de forme foliacée. Ils possèdent des ventouses plus ou moins développées. Cet ordre comprend des vers parasites importants en pathologie humaine : les douves et les schistosomes.

TREMBLEMENTS *s. m. pl. (angl. tremor).* Mouvements involontaires alternants, agonistes-antagonistes, d'amplitude assez faible, de rythme peu variable, susceptibles d'être influencés dans leur intensité et dans leur rythme par l'activité volontaire et par l'émotion.

TRÉMULATION *s. f. (angl. tremulousness).* État caractérisé par la présence de tremblements fins et rapides.

TRÉPAN *s. m. (angl. trephine).* Instrument chirurgical en forme de vilebrequin, pour percer des trous dans les os, en particulier dans les os du crâne.

TRÉPANATION *s. f. (angl. trepanation, trephination).* Opération qui consiste à pratiquer une ouverture dans un os, notamment un os du crâne, pour évacuer un hématome extra-dural.

TRÉPIDATION *s. f. (angl. trepidation).* Tremblement pathologique à secousses marquées et rapides.

TRÉPIED MÉNINGITIQUE Ensemble des trois signes principaux du syndrome méningé, à savoir céphalées, vomissements, constipation.

TREPONEMA Genre de bactéries de la famille des *Spirochetaceae.* Ce sont des bactéries de forme spiralée ; parasites des muqueuses orale et génitale de l'homme et des animaux. Plusieurs espèces sont pathogènes dont *T. pallidum* responsable de la syphilis.

TRÉPONÉMATOSE *s. f. (angl. treponematosis).* Toute maladie causée par des tréponèmes : syphilis, pian, etc.

TRÉPONÈME *s. m. (angl. treponema).* Micro-organisme appartenant au genre *Treponema.*

TRÉPONÉMICIDE *adj. (angl. treponemicide).* Qui peut détruire les tréponèmes. S'emploie aussi comme substantif.

TRÉTINOÏNE *s. f. (angl. tretinoin).* Dérivé oxydé de la vitamine A. Agent kératolytique utilisé en dermatologie. SYN. *ACIDE RÉTINOÏQUE, VITAMINE A ACIDE.*

TRF Abréviation de l'anglais *Thyrotropin Releasing Factor* ou *Hormone* (TRH). Hormone hypothalamique responsable de la sécrétion de la TSH par l'antéhypophyse. SYN. *TRH.*

TRIADE *s. f. (angl. triad).* Groupe de trois éléments, signes, symptômes, etc.

TRIAMCINOLONE *s. f. (angl. triamcinolone).* Stéroïde synthétique à forte activité glucocorticoïde et anti-inflammatoire, et à activité minéralocorticoïde presque nulle.

TRIAMTÉRÈNE *s. m. (angl. triamterene).* Diurétique aux propriétés et aux indications similaires à celles de la spironolactone.

TRIBADISME *s. m. (angl. tribadism).* SYN. *LESBIANISME.*

TRICEPS *s. m.* Qui a trois chefs. ◇ **(MUSCLE)** *(angl. triceps muscle).* Muscle de la région postérieure du bras, extenseur de l'avant-bras.

TRICHIASIS *s. m. (angl. trichiasis).* Déviation des cils vers le globe oculaire, entretenant une irritation chronique de la conjonctive oculaire et de la cornée.

TRICHINE *s. f. (angl. trichina).* ☞ *TRICHINOSE.*

TRICHINOSE *s. f. (angl. trichinosis).* Maladie parasitaire due à l'infestation de l'organisme par des larves de *Trichinella spiralis*, consécutive à l'ingestion de viande de porc insuffisamment cuite contenant des kystes de trichines. La maladie est grave et de symptomatologie peu caractéristique.

TRICHOBÉZOARD *s. m. (angl. trichobezoar).* Corps étranger gastrique ou intestinal, formé de cheveux agglomérés avec du mucus.

TRICHOCÉPHALE *s. m. (angl. trichocephalus).* ☞ *TRICHOCÉPHALOSE.*

TRICHOCÉPHALOSE *s. f. (angl. trichocephaliasis).* Affection parasitaire due à la présence dans l'intestin de trichocéphales (*Trichuris trichiura*). Des symptômes cliniques (diarrhée, douleurs abdominales, etc.) n'apparaissent qu'en cas d'infection massive.

TRICHOCLASIE *s. f. (angl. trichossexis nodosa).* Cassure des cheveux due à leur fragilité anormale.

TRICHOMONACIDE *adj. (angl. trichomonacidal).* Qui détruit les *Trichomonas.* S'emploie aussi comme substantif.

TRICHOMONAS Genre de protozoaires flagellés. On les trouve dans les muqueuses digestives ou génitales et ils se transmettent directement, sans vecteur intermédiaire. Deux espèces ont été isolées chez l'homme : *T. intestinalis*, parasite de la muqueuse intestinale, qui peut provoquer des diarrhées en cas d'infection massive, et *T. vaginalis*, parasite des voies urinaires et de la muqueuse génitale, qui peut être responsable d'urétrites et de vaginites.

TRICHOMONASE *s. f. (angl. trichomoniasis).* Infection par *Trichomonas intestinalis* ou *Trichomonas vaginalis.*

TRICHOMYCOSE *s. f. (angl. trichomycosis).* Affection mycosique de la tige des poils.

TRICHOPHYTIE *s. f. (angl. trichophytosis).* Toute infection de la peau et des phanères due aux dermatophytes du genre *Trichophyton.* SYN. *TRICHOPHYTOSE.*

TRICHOPHYTOBÉZOARD *s. m. (angl. trichophytobezoar).* Bézoard composé de poils et de fibres végétales.

TRICHOPHYTOSE *s. f.* ☞ *TRICHOPHYTIE.*

TRICHOSIS *s. m. (angl. trichosis).* Développement de poils en un endroit où ils n'existent pas normalement.

TRICHOTILLOMANIE *s. f. (angl. trichotillomania).* Tic consistant à s'arracher les cheveux ou les poils dans une région donnée.

TRICIPITAL *adj. (angl. tricipital).* Qui se rapporte au muscle triceps.

TRICUSPIDE *adj. (angl. tricuspid).* Qui possède trois pointes ou cuspides ; se dit de l'une des valves du cœur (valve atrioventriculaire droite) ou de molaires.

TRICUSPIDIEN *adj. (angl. tricuspid).* Qui se rapporte à la valve tricuspide du cœur.

TRIDERMIQUE *adj. (angl. tridermic).* Qui possède les trois feuillets embryonnaires (ectoderme, mésoderme et endoderme).

TRIGÉMINAL *adj. (angl. trigeminal).* Qui se rapporte au nerf trijumeau.

TRIGLYCÉRIDE *s. m. (angl. triglyceride).* Tout ester du glycérol et de trois molécules d'acides gras. Les triglycérides se trouvent dans le tissu adipeux et dans le sérum sanguin.

TRIGLYCÉRIDÉMIE *s. f. (angl. triglyceridemia).* Taux sanguin des triglycérides, normalement compris entre 0,5 et 1,7 g/L.

TRIGONE *s. m. (angl. trigone, triangle).* **1.** En anatomie, aire ou espace triangulaire. ~ **CÉRÉBRAL** *(angl. fornix of cerebrum).* Fibres unissant l'hippocampe au corps mamillaire. ~ **FÉMORAL** *(angl. femoral trigone).* Région de la face antéro-supérieure de la cuisse, parcourue par les vaisseaux fémoraux et le nerf crural. SYN. *TRIANGLE DE SCARPA.* ~ **INGUINAL** *(angl. inguinal trigone).* Espace triangulaire de la paroi abdominale délimité en dedans par le bord externe du muscle droit de l'abdomen, en haut par une ligne horizontale tangente à l'épine iliaque antérosupérieure, et en bas par le ligament inguinal.

TRI-IODOTHYRONINE *s. f. (angl. triiodothyronine).* Hormone thyroïdienne, produit de la dégradation périphérique de la thyroxine. Composé biologiquement plus actif que la thyroxine. SYN. *T3.*

TRIJUMEAU (NERF) *(angl. trigeminal nerve).* Cinquième paire crânienne, sensitif pour la face et moteur pour les muscles de la mâchoire.

TRILOGIE *s. f. (angl. trilogy).* Terme employé comme synonyme de triade. ~ **DE FALLOT** *(angl. — of Fallot).* ☞ *FALLOT (TRILOGIE DE).*

TRIMÉTHADIONE *s. f. (angl. trimethadione).* Anticonvulsivant utilisé dans le petit mal et les crises myocloniques ou akinétiques de l'épilepsie.

TRIMÉTHOPRIME *s. m. (angl. trimethoprim).* Médicament utilisé dans le traitement du paludisme à *P. falciparum* résistant à d'autres types de chimiothérapie. L'association du triméthoprime avec un sulfamide, le sulfaméthoxazole, a un effet synergique, avec une action bactéricide potentialisée, et un large spectre d'activité antibactérienne.

TRIMÉTHYLXANTHINE *s. f. (angl. trimethylxanthine).* ☞ *CAFÉINE.*

TRIMIPRAMINE *s. f. (angl. trimipramine).* Antidépresseur tricyclique, doué de propriétés sédatives.

TRINITRINE *s. f. (angl. trinitrin).* Médicament spasmolytique et vasodilatateur utilisé dans l'angine de poitrine.

TRIOSE *s. m. (angl. triose).* Sucre dont la molécule renferme trois atomes de carbone, de formule $C_3H_6O_3$.

TRIPARE *adj. (angl. tripara).* Se dit d'une femme qui a accouché trois fois. S'emploie aussi comme substantif.

TRIPEPTIDE *s. m. (angl. tripeptide).* Polypeptide résultant de l'union de trois molécules d'acides aminés par des liaisons peptidiques.

TRIPLÉGIE *s. f. (angl. triplegia).* Hémiplégie avec paralysie d'un membre du côté opposé.

TRIPLÉS *s. m. (angl. triplets).* Les trois enfants issus d'une même grossesse.

TRIPLET *s. m. (angl. triplet).* En génétique moléculaire, unité de trois bases successives dans la molécule d'ADN ou d'ARN, qui code pour un acide aminé spécifique.

TRIPLOÏDE *adj. (angl. triploid).* Se dit d'une cellule ou d'un individu qui possède trois génomes (trois lots de chromosomes).

TRIPLOÏDIE *s. f. (angl. triploidy).* État d'une cellule ou d'un individu triploïde.

TRIPLOPIE *s. f. (angl. triplopia).* Trouble de la vision monoculaire caractérisé par la perception de trois images d'un seul objet.

TRIQUETRUM *(angl. triquetrum).* Os de la première rangée du carpe. SYN. *OS PYRAMIDAL.*

TRISMUS *s. m. (angl. trismus).* Contraction tonique des muscles masticateurs, qui détermine l'occlusion forcée de la bouche ; symptôme précoce et caractéristique du tétanos. S'observe également dans les accidents de la dent de sagesse.

TRISOMIE *s. f. (angl. trisomy).* État caractérisé par la présence d'un chromosome surnuméraire sur une paire de chromosomes. La trisomie 21 est responsable du syndrome de Down (mongolisme) : association dès la naissance d'une débilité mentale à un faciès particulier et à diverses malformations. SYN. *MONGOLISME.*

TRISOMIQUE *adj. (angl. trisomic).* Se dit de la cellule ou de l'individu possédant un chromosome surnuméraire.

TRITANOPIE *s. f. (angl. tritanopia).* Absence de perception de la couleur bleue.

TRITHÉRAPIE *s. f.* Traitement associant trois produits, comme par exemple dans la tuberculose ou le sida.

TRITURATION *s. f. (angl. trituration).* **1.** Réduction d'une substance en poudre, par écrasement dans un mortier. **2.** Morcellement des aliments par les dents, au cours de la mastication.

TROCART *s. m. (angl. trocar).* Instrument de chirurgie en métal ou plastique, qui sert à transpercer la paroi abdominale pour permettre de glisser à l'intérieur de la canule des instruments de cœliochirurgie.

TROCHANTER *s. m. (angl. trochanter).* Chacun des processus de l'extrémité supérieure du fémur. Le grand trochanter est une saillie quadrilatère située du côté externe. Il donne insertion à la plupart des muscles de la hanche. Le petit trochanter (ou trochantin) est situé du côté interne. Il donne insertion au muscle psoas iliaque.

TROCHANTÉRIEN *adj. (angl. trochanterian, trochanteric).* Qui se rapporte au grand trochanter.

TROCHANTÉRITE *s. f. (angl. trochanteritis).* Inflammation du grand ou du petit trochanter.

TROCHANTIN *s. m. (angl. lesser trochanter).* Petit trochanter.

TROCHANTINIEN *adj. (angl. trochantinian).* Qui se rapporte au petit trochanter.

TROCHLÉAIRE *adj. (angl. trochlear).* Qui se rapporte à une trochlée, qui a la forme d'une trochlée. ◇ **(NERF)** Quatrième paire crânienne, moteur du muscle oblique supérieur de l'œil. SYN. *NERF PATHÉTIQUE.*

TROCHLÉE *s. f. (angl. trochlea).* En anatomie, structure en forme de poulie.

TROISIER (GANGLION DE) *(angl. Troisier's node).* Nœud lymphatique, le plus interne de la chaîne de l'artère cervicale transverse, susceptible d'être envahi, surtout à gauche, au cours de l'évolution du cancer de l'estomac.

TROMBICULOSE *s. f. (angl. chigger dermatitis).* Dermatose prurigineuse due à *Trombicula autumnalis.*

TROMBIDION *s. m. (angl. chigger).* Acarien parasite du genre *Trombicula.*

TROMPE *s. f. (angl. tube).* ◇ **AUDITIVE** *(angl. auditory —).* Conduit ostéocartilagineux aérifère mettant en communication la cavité tympanique et le rhinopharynx. SYN. *TROMPE D'EUSTACHE.* ◇ **UTÉRINE** *(angl. uterine —).* Chacun des deux conduits s'étendant de chaque côté de l'utérus jusqu'aux ovaires, et qui conduisent l'ovule de l'ovaire jusqu'à la cavité utérine. SYN. *TROMPE DE FALLOPE.*

TRONC *s. m. (angl. trunk).* **1.** Partie moyenne du corps humain, reliée à la tête par le cou, et qui porte les quatre membres. Elle est composée du thorax, de l'abdomen et du petit pelvis. **2.** Portion initiale d'un nerf ou d'un vaisseau (artère, veine ou lymphatique) de gros calibre, avant la naissance des branches de ramification.

TRONCULAIRE *adj. (angl. truncal).* Qui se rapporte à un tronc vasculaire ou nerveux.

TROPHICITÉ *s. f. (angl. trophicity).* Nutrition et développement d'une structure vivante.

TROPHIQUE *adj. (angl. trophic).* Qui se rapporte à la nutrition des tissus et organes.

TROPHISME *s. m. (angl. trophism).* Processus de la nutrition tissulaire.

TROPISME *s. m. (angl. tropism).* Réaction d'orientation de végétaux ou d'animaux fixés sous l'effet d'agents physiques ou chimiques externes (lumière, chaleur, substances chimiques, etc.).

TROU *s. m. (angl. foramen, hole).* Terme employé en anatomie pour désigner certains orifices. ◇ **OCCIPITAL** *(angl. foramen magnum).* ☞ *FORAMEN MAGNUM.*

TRYPANOCIDE *adj. (angl. trypanocide).* Qui détruit les trypanosomes. S'emploie aussi comme substantif. SYN. *TRYPANOSOMICIDE.*

TRYPANOSOMA Genre de protozoaires, agents de diverses maladies chez l'homme et chez les animaux, dans plusieurs régions d'Afrique et d'Amérique. Ce sont des parasites du sang chez de nombreux animaux (oiseaux, amphibiens, mammifères) et chez l'homme. De nombreuses espèces requièrent un hôte vertébré et un hôte invertébré pour accomplir leur cycle. L'hôte invertébré joue en outre le rôle de vecteur.

TRYPANOSOME *s. m. (angl. trypanosome).* Protozoaire flagellé sanguicole appartenant au genre *Trypanosoma.*

TRYPANOSOMIASE *s. f. (angl. trypanosomiasis).* Toute maladie causée par des parasites du genre *Trypanosoma* : trypanosomiase africaine (maladie du sommeil) et trypanosomiase américaine (maladie de Chagas). ☞ *MALADIE DU SOMMEIL, MALADIE DE CHAGAS.*

TRYPANOSOMOSE *s. f.* ☞ *TRYPANOSOMIASE.*

TRYPSINE *s. f. (angl. trypsin).* Principale enzyme digestive de la sécrétion pancréatique catalysant l'hydrolyse de certains polypeptides. Elle a été utilisée comme topique dans le traitement de plaies, d'abcès, d'ulcères, etc.

TRYPSINOGÈNE *s. m. (angl. trypsinogen).* Précurseur de la trypsine présent dans le suc pancréatique et qui se transforme en trypsine sous l'action de l'entérokinase.

TRYPTOPHANE *s. m. (angl. tryptophan, tryptophane).* Acide aminé indispensable à l'homme, présent dans la plupart des protéines desquelles il est libéré par l'action de la trypsine. C'est le précurseur de la sérotonine. Symbole : Try.

TSÉ-TSÉ *s. f. (angl. tse-tse).* Nom vernaculaire des mouches appartenant au genre *Glossina*, dont la piqûre transmet à l'homme et aux animaux différentes espèces de trypanosomes, agents de la maladie du sommeil. SYN. *MOUCHE TSÉ-TSÉ, GLOSSINE.*

TSH Abréviation du terme anglais *Thyroid Stimulating Hormone*, désignant la thyréostimuline ou thyrotrophine.

TSI Abréviation du terme anglais *Thyroid Stimulating Immunoglobulin.* Immunoglobuline stimulant la sécrétion des hormones thyroïdiennes dans la maladie de Basedow

TUBAGE *s. m. (angl. intubation).* Introduction d'un tube dans un conduit ou une cavité naturels, afin de prélever des sécrétions ou d'assurer le libre passage de l'air. EX. *tubage de larynx.*

TUBAIRE *adj. (angl. tubal).* **1.** Qui se rapporte à la trompe utérine ou à la trompe auditive.

TUBERCULE *s. m. (angl. tubercle).* **1.** Petite éminence arrondie située à la surface d'un organe ou d'un os. **2.** Lésion caractéristique de la tuberculose (nodule tuberculeux), se présentant sous forme d'une masse arrondie grise ou jaunâtre, dure, transparente ou opaque, constituée par la réunion de plusieurs follicules tuberculeux. Par extension, toute lésion cutanée pleine et arrondie du derme profond évoluant vers des cicatrices (syphilis, lupus, etc.)

TUBERCULES QUADRIJUMEAUX *(angl. quadrigeminal bodies).* ☞ *COLLICULI.*

TUBERCULEUX *adj. (angl. tuberculous).* **1.** Qui se rapporte à la tuberculose. **2.** Qui est atteint de tuberculose. S'emploie aussi comme substantif.

TUBERCULIDE *s. f. (angl. tuberculid).* Terme générique désignant les affections cutanées dues à une sensibilisation de l'organisme à la tuberculose, mais dans lesquelles on ne trouve pas le bacille tuberculeux.

TUBERCULINE *s. f. (angl. tuberculin).* Protéine obtenue par filtration à partir de cultures de *Mycobacterium tuberculosis*, et qui est utilisée pour le diagnostic de l'infection tuberculeuse chez l'homme et chez les animaux. Elle met en évidence une hypersensibilité retardée consécutive à l'infection (actuelle ou antérieure) par des mycobactéries. ☞ *CUTIRÉACTION, INTRADERMORÉACTION.*

TUBERCULISATION *s. f. (angl. tuberculization).* **1.** Envahissement de l'organisme par *Mycobacterium tuberculosis.* **2.** Formation de tubercules ou transformation d'un infiltrat en tubercules.

TUBERCULOME *s. m. (angl. tuberculoma).* Nodule pseudo-tumoral pouvant correspondre à un vieil abcès tuberculeux caséeux enkysté, ou à un nodule caséifié en voie d'organisation fibreuse.

TUBERCULOSE *s. f. (angl. tuberculosis).* Maladie infectieuse et contagieuse due à *Mycobacterium tuberculosis* (bacille tuberculeux ou bacille de Koch), commune à l'homme et à certains animaux. Elle peut revêtir des formes très diverses, selon le lieu d'inoculation, l'étendue des lésions (limitées à un organe ou plus ou moins disséminées), le mode évolutif (aigu, subaigu ou chronique) et le degré de résistance de l'organisme. L'infection se fait le plus souvent par inhalation, et les localisations les plus fréquentes intéressent les poumons.

TUBERCULOSTATIQUE *adj. (angl. tuberculostatic).* Se dit d'une substance qui inhibe le développement de *Mycobacterium tuberculosis.* S'emploie aussi comme substantif.

TUBÉROSITAIRE *adj. (angl. tuberous).* Qui se rapporte à une tubérosité.

TUBÉROSITÉ *s. f. (angl. tuberosity).* **1.** Éminence d'un os, donnant insertion à un muscle ou à un ligament. **2.** Partie renflée d'un organe (par exemple, tubérosité de l'estomac).

TUBOCURARINE *s. f. (angl. tubocurarine).* Alcaloïde du curare employé comme relaxant musculaire en anesthésie.

TUBULE *s. m. (angl. tubule).* Petit tube.

TUBULONÉPHRITE *s. f. (angl. tubulointerstitial nephritis).* Affection rénale secondaire aux lésions des tubes urinifères ou tubules rénaux. Le plus souvent aiguë, elle est due à une intoxication, un état de choc, une hémolyse massive par exemple. SYN. *NÉPHROPATHIE TUBULO-INTERSTITIELLE.*

TUBULOPATHIE *s. f. (angl. tubular defect).* Variété de néphropathie concernant électivement le tube contourné du rein.

TULARÉMIE *s. f. (angl. tularemia).* Maladie infectieuse due à *Francisella tularensis*, qui atteint essentiellement les animaux, en particulier les rongeurs sauvages. L'homme est infecté par des piqûres de tiques ou de taons, ou par le contact direct avec des animaux infectés. Il s'agit d'une zoonose. Elle débute par une lésion locale ulcérative (chancre d'inoculation), qui peut siéger sur les mains ou sur la conjonctive, avec tuméfaction ganglionnaire. Elle évolue dans un cadre fébrile qui dure de deux à quatre semaines.

TULARINE *s. f. (angl. tularine).* Antigène provenant de la culture du germe de la tularémie et utilisée en intradermoréaction. Celle-ci est positive à partir du 8e jour environ et persiste longtemps.

TUMÉFACTION *s. f. (angl. tumefaction).* Gonflement, augmentation de volume d'un organe ou d'une partie du corps, provoqué par un processus inflammatoire ou tumoral, ou par une infiltration œdémateuse. SYN. *TUMESCENCE.*

TUMESCENCE *s. f. (angl. tumescence).* ☞ *TUMÉFACTION.*

TUMESCENT *adj. (angl. tumescent).* Qui se gonfle.

TUMEUR *s. f. (angl. tumor).* Production pathologique, non inflammatoire, de tissu de nouvelle formation. Elle peut être formée de cellules normales et rester strictement localisée (tumeur bénigne) ou être constituée de cellules atypiques, et envahir progressivement les tissus voisins ou se disséminer à distance par des métastases (tumeur maligne). ◇ **ARGENTAFFINE** *(angl. argentaffinoma).* Tumeur carcinoïde du tube digestif constituée de cellules entérochromaffines. ◇ **GLOMIQUE** *(angl. glomus —).* Petite tumeur bénigne cutanée ou sous-cutanée, ressemblant à un angiome, mais douloureuse en raison des nombreux filets nerveux qu'elle contient. Elle siège le plus souvent sous l'ongle, parfois aux membres ou aux oreilles. ◇ **MIXTE** *(angl. pleomorphic —)*. Tumeur formée de plusieurs tissus, en particulier au niveau de la parotide. ◇ **PAPILLAIRE** *(angl. papillary —)*. Toute tumeur dont la structure est caractérisée par la juxtaposition de formations papillaires. ◇ **ROYALE** Dans la neuro-fibromatose de Recklinghausen, nom donné à la plus grosse tumeur cutanée. ◇ **VILLEUSE** *(angl. villous —)*. **1.** Toute tumeur constituée de l'agglomération de nombreuses formations filiformes tassées, qui lui donnent un aspect « velu ». **2.** Dans un sens plus restreint et plus usité, tumeur villeuse du tube digestif, en particulier du rectum.

TUMORECTOMIE *s. f. (angl. tumorectomy)*. Ablation d'une tumeur, sans exérèse des tissus voisins.

TUMORIGÈNE *adj. (angl. tumorigenic)*. Qui favorise ou qui provoque la formation de tumeurs. SYN. *ONCOGÈNE*.

TUNIQUE *s. f. (angl. tunic, tunica)*. Membrane qui enveloppe certains organes ou qui constitue une partie de la paroi d'un vaisseau. ◇ **ADVENTICIELLE** *(angl. tunica adventitia)*. Tunique externe d'un vaisseau ou d'un organe creux. SYN. *ADVENTICE*. ◇ **ALBUGINÉE** *(angl. tunica albuginea)*. Membrane conjonctive épaisse entourant le testicule, l'épididyme et les corps érectiles de la verge ainsi que l'ovaire. SYN. *ALBUGINÉE*.

TUNNELISATION *s. f. (angl. tunneling)*. Création d'un conduit artificiel au sein d'un tissu, en général sous-cutané ou osseux.

TUPHOS *s. m. (angl. typhoid state)*. État de stupeur, d'abattement extrême, avec faciès immobile et hébété, observé dans les formes graves de certaines maladies infectieuses, dont la fièvre typhoïde.

TURGESCENCE *s. f. (angl. turgescence)*. Augmentation de volume d'un tissu ou d'un organe provoquée par un apport accru de sang.

TURGESCENT *adj. (angl. turgescent)*. Qui est gonflé par un apport accru de sang.

TURISTA *s. f. (angl. turista)*. Nom mexicain de la diarrhée des voyageurs due le plus souvent à des souches entéropathogènes de colibacilles. SYN. *DIARRHÉE DES VOYAGEURS*.

TUSSIGÈNE *adj. (angl. tussigenic)*. Qui provoque la toux.

TV Abréviation de toucher vaginal.

TYMPAN *s. m. (angl. tympanic cavity, tympanic membrane)*. **1.** *(angl. tympanic cavity)*. Caisse du tympan : cavité de l'oreille moyenne, située entre le méat acoustique externe et l'oreille interne. Elle est traversée par la chaîne des osselets (malléus, incus, stapes). Elle communique en avant avec le rhinopharynx par la trompe auditive, et est prolongée en arrière par les cavités mastoïdiennes. **2.** *(angl. tympanic membrane)*. En langage courant, membrane du tympan : membrane fibreuse et élastique qui sépare le méat acoustique externe de la cavité tympanique.

TYMPANECTOMIE *s. f. (angl. tympanectomy)*. ☞ *MYRINGECTOMIE*.

TYMPANIQUE *adj. (angl. tympanic)*. **1.** Qui se rapporte au tympan. Ex. *cavité tympanique, membrane tympanique*. **2.** Se dit d'un son semblable à celui obtenu en frappant sur un tambour, caractéristique du tympanisme.

TYMPANISME *s. m. (angl. tympanicity)*. Sonorité obtenue à la percussion d'un organe distendu par des gaz, en particulier l'abdomen.

TYMPANOPLASTIE *s. f. (angl. tympanoplasty)*. Opération qui a pour objet la reconstruction du système tympano-ossiculaire ou d'une partie de celui-ci. SYN. *MYRINGOPLASTIE*.

TYMPANOSCLÉROSE *s. f. (angl. tympanosclerosis)*. Présence dans l'oreille moyenne de tissu fibreux cicatriciel créant des adhérences, notamment autour des osselets et des fenêtres labyrinthiques, et pouvant entraîner une surdité. Elle est consécutive à une inflammation chronique de l'oreille moyenne.

TYPAGE *s. m. (angl. typing)*. Méthode utilisée pour identifier un antigène porté par une cellule sanguine. Elle utilise pour ce faire, un isotope radioactif, un colorant, un enzyme ou un anticorps spécifique.

TYPE *s. m. (angl. type).* Caractéristiques somatiques et psychologiques des individus, qui permettent de les inclure dans des classes ou des groupes déterminés.

TYPHIQUE *adj. (angl. typhic).* **1.** Qui se rapporte au typhus exanthématique. **2.** Qui est atteint de typhus exanthématique (s'emploie aussi comme substantif). **3.** Qui se rapporte à la fièvre typhoïde (terme impropre mais couramment employé ; l'adjectif typhoïdique, plus correct, est moins usité).

TYPHLECTASIE *s. f. (angl. typhlectasis).* Distension du cæcum.

TYPHLITE *s. f. (angl. typhlitis).* Inflammation du cæcum.

TYPHLOCOLITE *s. f. (angl. typhlocolitis).* Inflammation du cæcum et du côlon ascendant.

TYPHLOPEXIE *s. f. (angl. typhlopexy).* Fixation du cæcum à la paroi abdominale. SYN. *CÆCOPEXIE.*

TYPHLOSTOMIE *s. f. (angl. typhlostomy).* Abouchement chirurgical du cæcum à la peau. SYN. *CÆCOSTOMIE.*

TYPHOBACILLOSE *s. f. (angl. typhobacillosis).* Forme de primo-infection tuberculeuse, caractérisée par un état fébrile grave rappelant celui de la fièvre typhoïde.

TYPHOÏDE *s. f. (angl. typhoid).* Qui ressemble au typhus. ☞ *FIÈVRE TYPHOÏDE.*

TYPHOÏDIQUE *adj. (angl. typhoidal).* Qui se rapporte à la fièvre typhoïde.

TYPHUS EXANTHÉMATIQUE *(angl. exanthematous typhus).* Maladie infectieuse, contagieuse et épidémique, due à une rickettsie (*Rickettsia prowazeki*) et transmise par les poux. État toxi-infectieux sévère, sensible aux antibiotiques.

TYROSINE *s. f. (angl. tyrosine).* Acide aminé non essentiel, précurseur des hormones thyroïdiennes des catécholamines et de la mélanine.

TYROTHRICINE *s. f. (angl. tyrothricin).* Mélange de deux antibiotiques, la tirocidine (80 %) et la gramicidine (20 %). La tyrothricine est toxique et est utilisée en applications locales comme bactéricide dans les infections à bactéries à Gram positif.

U

U *(angl. U).* Abréviation d'unité.

UBIQUITINE *s. f. (angl. ubiquitin).* Protéine jouant un rôle dans le catabolisme protéique.

UI *(angl. IU).* Abréviation d'unité internationale.

UIV Abréviation d'urographie intraveineuse.

ULCÉRATION *s. f. (angl. ulceration).* **1.** Processus pathologique aboutissant à la formation d'un ulcère. **2.** L'ulcère lui-même, notamment lorsqu'il est en voie de constitution.

ULCÈRE *s. m. (angl. ulcer).* Perte de substance au niveau de la peau ou d'une muqueuse, sans tendance à la cicatrisation spontanée et d'évolution chronique.

ULCÉREUX *adj. (angl. ulcerous).* **1.** Qui se rapporte à une ulcération, à un ulcère, qui en a les caractères. **2.** Qui est atteint d'un ulcère. S'emploie aussi comme substantif.

ULCÉROCANCER *s. m.* Ulcération gastrique de nature cancéreuse. Il peut s'agir d'un ulcère malin d'emblée ou, moins souvent, d'une transformation maligne d'un ulcère simple.

ULCUS *s. m. (angl. ulcus).* Terme latin signifiant ulcère.

ULNA *s. m. (angl. ulna).* Os interne de l'avant-bras dont il forme le squelette avec le radius. SYN. *CUBITUS.*

ULNAIRE *adj. (angl. ulnar).* Qui se rapporte à l'ulna ou à l'avant-bras. SYN. *CUBITAL.*

ULTRACENTRIFUGATION *s. f. (angl. ultracentrifugation).* Centrifugation à très grande vitesse. La vitesse de sédimentation des particules de très petites dimensions étant proportionnelle à leur taille, il est possible de déterminer leurs dimensions par ultracentrifugation.

ULTRAFILTRATION *s. f. (angl. ultrafiltration).* Filtration sous pression à l'aide d'un ultrafiltre (filtre ne permettant le passage que de particules ultramicroscopiques, virus ou particules en solution colloïdale).

ULTRAMICROSCOPE *s. m. (angl. ultramicroscope).* Microscope à grande puissance, dans lequel la lumière est dirigée latéralement sur la préparation à examiner. Il permet d'observer des objets (particules colloïdales, flagelles, granulations, etc.) qui du fait de leur taille sont invisibles au microscope ordinaire, et qui se détachent illuminés sur un fond noir.

ULTRAMICROSCOPIQUE *adj. (angl. ultramicroscopic).* Qui est trop petit pour être examiné au microscope ordinaire.

ULTRASON *s. m. (angl. ultrasound).* Vibration sonore dont la fréquence est supérieure à 20 000 Hz, donc au-delà de la limite des sons audibles par l'homme. Les ultrasons ont de nombreuses applications en médecine (ultrasonothérapie, échographie, lithotritie).

ULTRASONOGRAPHIE *s. f. (angl. ultrasonography).* ☞ *ÉCHOGRAPHIE.*

ULTRASONOTHÉRAPIE *s. f. (angl. ultrasonotherapy).* Emploi thérapeutique des ultrasons.

ULTRAVIOLET *adj. (angl. ultraviolet).* ☞ *RAYONNEMENT ULTRAVIOLET.*

ULULATION *s. f. (angl. ululation).* Dysarthrie rendant la parole totalement indistincte, observée dans certaines psychoses graves et chez certains hystériques.

UNCARTHROSE *s. f. (angl. uncarthrosis).* Arthrose des articulations uncovertébrales.

UNCIFORME *adj. (angl. unciform).* Qui est en forme de crochet.

UNCODISCARTHROSE *s. f. (angl. uncodiscarthrosis).* Association d'une uncarthrose et de lésions des disques intervertébraux, caractéristique de l'arthrose cervicale.

UNGUÉAL *adj. (angl. ungual).* Qui se rapporte à l'ongle.

UNICELLULAIRE *adj. (angl. unicellular).* Constitué d'une seule cellule.

UNIOVULAIRE *adj. (angl. uniovular).* Qui se développe à partir d'un seul ovule. Se dit de certaines grossesses gemellaires.

UNIPARE *adj. (angl. uniparous).* Se dit d'une femme qui n'a eu qu'un enfant. S'emploie aussi comme substantif.

UNITÉ *s. f. (angl. unit).* Grandeur ou quantité servant de terme de comparaison et permettant une mesure. ◇ **DE SOINS INTENSIFS** *(angl. intensive care —).* Unité hospitalière ou département spécialement équipé (personnel spécialisé, hémodialyse, ventilation assistée, monitorage, etc.) pour le traitement des malades en état critique. ◇ **INTERNATIONALE** *(angl. international —).* Unité de mesure de l'activité de diverses substances biologiques, notamment des enzymes et des hormones. ◇ **MOTRICE** *(angl. motor —).* Ensemble de fibres musculaires innervées par un seul axone et un seul neurone moteur. ◇ **SI** *(angl. SI —).* Toute unité du Système International d'unités. Celui-ci comporte 7 unités de base : le mètre (longueur), le kilogramme (masse), la seconde (temps), l'ampère (intensité de courant électrique), le kelvin (température), la candela (intensité lumineuse), la mole (quantité de matière).

UNIVALENT *adj. (angl. univalent).* ☞ *MONOVALENT.*

UNIVALVE *adj.* Qui est pourvu d'une seule valve.

UNIVITELLIN *adj. (angl. univitelline).* Qui provient d'un seul œuf. Ex. *jumeaux univitellins.*

UPERISATION *s. f. (angl. UHT sterilization).* Procédé d'ultrapasteurisation à très haute température (140 °C) par injection de vapeur, utilisé pour la stérilisation du lait.

URANISME *s. m. (angl. uranism).* Homosexualité masculine.

URATE *s. m. (angl. urate).* Sel de l'acide urique. Ces sels, en particulier l'urate de sodium, sont des constituants de l'urine et des concrétions goutteuses.

URATÉMIE *s. f. (angl. uratemia).* Présence d'urates dans le sang.

URATIQUE *adj. (angl. uratic).* Qui se rapporte aux urates, qui est formé d'urates.

URATURIE *s. f. (angl. uraturia).* Présence d'urates dans l'urine (taux normal 0,3 à 0,6 g par 24 heures). Les urates sont la forme d'élimination de l'acide urique dans l'urine.

URÉASE *s. f. (angl. urease).* Enzyme qui détermine la scission de l'urée en ammoniac et anhydride carbonique. Elle est utilisée pour le dosage de l'urée.

URÉE *s. f. (angl. urea).* Composé présent dans l'urine et, en petite quantité, dans le sang, le chyle, la lymphe, etc. L'urée constitue le principal composé d'excrétion de l'ammoniac qui se forme au cours du catabolisme des acides aminés. Elle est synthétisée presque exclusivement dans le foie et, après être passée dans le sang, elle est excrétée rapidement par l'urine.

URÉIQUE *adj. (angl. urea).* Qui se rapporte à l'urée ou à l'azote de l'urée.

URÉMIE *s. f. (angl. uremia).* Ensemble des manifestations toxiques dues à la rétention dans le sang de substances azotées normalement éliminées par l'urine (notamment de l'urée), secondaire à une insuffisance rénale grave. Principaux symptômes : nausées, vomissements, céphalées, prurit, vertiges, somnolence, convulsions, odeur urineuse de l'haleine et de la sueur, et coma.

URÉMIGÈNE *adj. (angl. uremigenic).* Qui provoque des manifestations urémiques.

URÉMIQUE *adj. (angl. uremic).* Qui concerne l'urémie.

URÉOGENÈSE *s. f. (angl. ureogenesis).* Suite de réactions aboutissant à la formation d'urée à partir d'ammoniac.

URÉOGÉNIQUE *adj. (angl. ureogenic).* Qui se rapporte à la production d'urée.

URÉTÉRAL (OU URÉTÉRIQUE) *adj. (angl. ureteral).* Qui se rapporte à l'uretère.

URÉTÉRALGIE *s. f. (angl. ureteralgia).* Douleur sur le trajet de l'uretère.

URETÈRE *s. m. (angl. ureter).* Conduit fibromusculaire cylindrique, étroit, pair, qui amène l'urine du rein à la vessie. L'uretère mesure environ 27 cm. Il commence dans le pelvis rénal par une portion dilatée, et se termine dans la partie postérieure et inférieure de la vessie.

URÉTÉRITE *s. f. (angl. ureteritis).* Inflammation de l'uretère.

URÉTÉROCÈLE *s. f. (angl. ureterocele).* Dilatation kystique de la portion terminale, intravésicale, de l'uretère, consécutive à un rétrécissement du méat urétéral.

URÉTÉROCOLOSTOMIE *s. f. (angl. ureterocolostomy).* Création chirurgicale d'un abouchement de l'uretère dans le côlon. SYN. *ANASTOMOSE URÉTÉROCOLIQUE.*

URÉTÉROCYSTONÉOSTOMIE *s. f. (angl. ureterocystoneostomy).* Création chirurgicale d'une nouvelle implantation de l'uretère dans la vessie. SYN. *ANASTOMOSE URÉTÉROVÉSICALE.*

URÉTÉRO-ENTÉROSTOMIE *s. f. (angl. ureteroenterostomy).* Abouchement de l'uretère dans l'intestin. SYN. *ANASTOMOSE URÉTÉRO-ENTÉRIQUE.*

URÉTÉROGRAPHIE *s. f. (angl. ureterography).* Radiographie de l'uretère après injection d'une substance opaque aux rayons X.

URÉTÉRO-HYDRONÉPHROSE *s. f. (angl. ureterohydronephrosis).* Hydronéphrose compliquée d'une dilatation de l'uretère.

URÉTÉROLITHIASE *s. f. (angl. ureterolithiasis).* Présence de calculs dans les uretères.

URÉTÉROLYSE *s. f. (angl. ureterolysis).* Opération consistant à libérer un uretère fixé ou comprimé par des adhérences.

URÉTÉRONÉPHRECTOMIE *s. f. (angl. ureteronephrectomy).* Ablation chirurgicale du rein et d'une portion de l'uretère correspondant.

URÉTÉROPLASTIE *s. f. (angl. ureteroplasty).* Réparation chirurgicale de l'uretère, en particulier pour corriger une sténose.

URÉTÉROPYÉLOPLASTIE *s. f. (angl. ureteropyeloplasty).* Intervention de chirurgie plastique pratiquée sur l'uretère et le pelvis rénal, habituellement pour syndrome de la jonction.

URÉTÉRORECTOSTOMIE *s. f. (angl. ureterorectostomy).* Création chirurgicale d'un abouchement de l'uretère dans le rectum. SYN. *ANASTOMOSE URÉTÉRORECTALE.*

URÉTÉRORRAGIE *s. f. (angl. ureterorrhagia).* Hémorragie provenant de l'uretère.

URÉTÉRORRAPHIE *s. f. (angl. ureterorrhaphy).* Suture d'un uretère sectionné ou incisé.

URÉTÉROSIGMOÏDOSTOMIE *s. f. (angl. ureterosigmoidostomy).* Création chirurgicale d'un abouchement de l'uretère dans le côlon sigmoïde. SYN. *ANASTOMOSE URÉTÉROSIGMOÏDIENNE, OPÉRATION DE COFFEY.*

URÉTÉROSTÉNOSE *s. f. (angl. ureterostenosis).* Rétrécissement de l'uretère.

URÉTÉROSTOMIE *s. f. (angl. ureterostomy).* Abouchement de l'uretère à la peau.

URÉTÉROTOMIE *s. f. (angl. ureterotomy).* Incision d'un uretère.

URÉTRAL *adj. (angl. urethral).* Qui se rapporte à l'urètre.

URÈTRE *s. m. (angl. urethra).* Canal membraneux conduisant l'urine depuis la vessie jusqu'à l'extérieur, où il s'ouvre par le méat urétral. Chez l'homme, il s'étend du col de la vessie jusqu'à l'extrémité du pénis, traverse le corps spongieux de la verge et arrive jusqu'au méat urinaire. Outre l'urine, l'urètre masculin livre passage au sperme. L'urètre féminin s'étend du col de la vessie jusqu'au méat urinaire situé au-dessus du vagin.

URÉTRECTOMIE *s. f. (angl. urethrectomy).* Résection totale ou partielle de l'urètre.

URÉTRITE (OU URÉTHRITE) *s. f. (angl. urethritis).* Inflammation aiguë ou chronique de l'urètre.

URÉTROCÈLE *s. f.* **1.** *(angl. dilatation of urethra).* Diverticule de la paroi urétrale.

2. Chez la femme, dilatation de l'urètre faisant saillie dans le vagin.

URÉTROCYSTITE *s. f. (angl. urethrocystitis).* Inflammation simultanée de l'urètre et de la vessie.

URÉTROCYSTOGRAPHIE *s. f. (angl. urethrocystography).* Radiographie de l'urètre et de la vessie après injection d'un milieu opacifiant.

URÉTROGRAPHIE *s. f. (angl. urethrography).* Radiographie de l'urètre après injection d'un produit opacifiant. L'urétrographie rétrograde est la radiographie de l'urètre après injection d'un produit opacifiant dans le canal urétral. L'urétrographie permictionnelle est la radiographie de l'urètre pendant la miction, après opacification de la vessie.

URÉTROPLASTIE *s. f. (angl. urethroplasty).* Intervention de chirurgie plastique qui consiste à refaire un nouvel urètre à l'aide de lambeaux cutanés.

URÉTRORRAGIE *s. f. (angl. urethrorrhagia).* Hémorragie provenant de l'urètre.

URÉTRORRAPHIE *s. f. (angl. urethrorrhaphy).* Suture de l'urètre sectionné ou incisé.

URÉTRORRHÉE *s. f. (angl. urethrorrhea).* Écoulement anormal provenant de l'urètre.

URÉTROSCOPE *s. m. (angl. urethroscope).* Instrument muni d'un dispositif d'éclairage permettant l'examen du canal urétral.

URÉTROSCOPIE *s. f. (angl. urethroscopy).* Examen visuel du conduit urétral à l'aide de l'urétroscope.

URÉTROSTÉNOSE *s. f. (angl. urethrostenosis).* Rétrécissement de l'urètre.

URÉTROSTOMIE *s. f. (angl. urethrostomy).* Création chirurgicale d'une ouverture artificielle de l'urètre à la peau.

URÉTROTOMIE *s. f. (angl. urethrotomy).* Incision de l'urètre, en particulier lors des rétrécissements de celui-ci.

URICÉMIE *s. f.* Teneur du sang en acide urique (taux normal : 0,02 à 0,04 g/L de sang total).

URICOÉLIMINATEUR *adj. (angl. urocosuric).* Qui entraîne l'élimination de l'acide urique par le rein. S'emploie aussi comme substantif.

URICOFREINATEUR *adj.* Qui empêche la formation de l'acide urique. S'emploie aussi comme substantif.

URICOLYSE *s. f. (angl. uricolysis).* Dissolution de l'acide urique.

URICOPOÏÈSE *s. f. (angl. uricopoiesis).* Formation d'acide urique. SYN. *URICOGENÈSE.*

URICOSURIQUE *adj. (angl. uricosuric).* Se dit d'un médicament qui favorise l'élimination urinaire de l'acide urique. S'emploie aussi comme substantif.

URICURIE *s. f. (angl. uricosuria).* Élimination de l'acide urique par l'urine. SYN. *URICOSURIE.*

URINAIRE *adj. (angl. urinary).* Qui se rapporte à l'urine, à sa formation et à son excrétion.

URINAL *s. m. (angl. urinal).* Récipient servant à recueillir l'urine d'un malade alité de sexe masculin.

URINE *s. f. (angl. urine).* Liquide excrémentiel, sécrété par les reins et excrété par les voies urinaires, de couleur jaune ambrée, légèrement acide, d'odeur particulière, de saveur salée, et dont la densité varie entre 1,005 et 1,03. La quantité d'urine éliminée quotidiennement par un adulte est de 1 300 à 1 600 ml. L'urine contient, en poids, environ 95 % d'eau et 5 % de composants organiques et minéraux.

URINEUX *adj.* Qui se rapporte à l'urine, qui est de la nature de l'urine ou qui contient de l'urine. EX. *odeur urineuse, abcès urineux.*

UROBILINE *s. f. (angl. urobilin).* Pigment amorphe, jaune orangé, produit de réduction de la bilirubine, que l'on trouve normalement dans l'intestin et, en faible quantité, dans l'urine.

UROBILINÉMIE *s. f. (angl. urobilinemia).* Présence d'urobiline dans le sang.

UROBILINOGÈNE *s. m. (angl. urobilinogen).* Produit de transformation des pigments biliaires par les bactéries intestinales, précurseur de l'urobiline. Normalement, il est éliminé en faible quantité dans l'urine, qu'il colore.

UROBILINOGÉNÉMIE *s. f. (angl. urobilinogenemia).* Présence d'urobilinogène dans le sang, essentiellement en cas d'affection hépatique ou d'hémolyse.

UROBILINOGÉNURIE *s. f. (angl. urobilinogenuria).* Teneur de l'urine en urobilinogène. Elle est augmentée dans les affections hépatiques.

UROBILINURIE *s. f. (angl. urobilinuria).* Teneur de l'urine en urobiline. Elle varie normalement de 10 à 120 mg par jour.

UROCÈLE *s. f. (angl. urocele).* Infiltration d'urine dans les bourses.

UROCHROME *s. m. (angl. urochrome).* Pigment jaune de l'urine, qui confère à ce liquide sa couleur caractéristique.

UROCULTURE *s. f. (angl. urine culture).* Culture de micro-organismes à partir de l'urine prélevée stérilement.

UROCYTOGRAMME *s. m. (angl. urocytogram).* Résultat de l'étude des cellules du sédiment urinaire.

URODYNAMIQUE (ÉTUDE) *s. f. (angl. urodynamics).* Étude des pressions vésicales et urétrales, ainsi que du débit urinaire au cours de la miction.

UROGRAPHIE *s. f. (angl. urography).* Radiographie de l'appareil urinaire.

UROKINASE *s. f. (angl. urokinase).* Enzyme activant la fibrinolyse, présente dans l'urine humaine. Elle est utilisée comme traitement thrombolytique, en particulier dans l'embolie pulmonaire massive.

UROLITHIASE *s. f. (angl. urolithiasis).* ☞ *LITHIASE URINAIRE.*

UROLOGIE *s. f. (angl. urology).* Partie de la médecine qui traite des maladies des voies urinaires, du point de vue médical, chirurgical et, par extension, des maladies de l'appareil génito-urinaire chez l'homme.

UROLOGUE *s. m. (angl. urologist).* Spécialiste en urologie. SYN. *UROLOGISTE.*

UROPATHIE *s. f. (angl. uropathy).* Toute affection de l'appareil urinaire.

URTICAIRE *s. f. (angl. urticaria).* Affection cutanée caractérisée par l'apparition de papules blanchâtres ou rougeâtres, instables, ressemblant à des piqûres d'orties, associées à un prurit et à des sensations de brûlure ou de picotements. L'éruption peut être localisée ou généralisée.

URTICANT *adj. (angl. urticant).* Qui produit sur la peau une sensation de brûlure et de prurit semblable à celle causée par le contact d'orties.

URTICARIEN *adj. (angl. urticarial).* Qui se rapporte à l'urticaire.

UTÉRIN *adj. (angl. uterine).* **1.** Qui se rapporte à l'utérus. **2.** Se dit des frères et sœurs nés de la même mère, mais non du même père.

UTÉROSTOMATOTOMIE *s. f. (angl. hysterostomatotomy).* Incision du col utérin.

UTÉRUS *s. m. (angl. uterus).* Organe génital féminin destiné à recevoir l'ovule fécondé, à permettre son développement et à l'expulser à la fin de la grossesse. C'est un organe musculaire, creux, de 7 à 8 cm de long, formé d'une partie supérieure large, le corps, et d'une partie inférieure plus étroite, le col ; la portion la plus haute et la plus large du corps est appelée le fond. La cavité de l'utérus s'ouvre dans le vagin par le col et dans les trompes utérines par les parties supérieures et latérales du fond (cornes utérines). SYN. *MATRICE.*

UTRICULAIRE *adj. (angl. utricular).* **1.** En forme de sac ou d'outre. **2.** Qui se rapporte à un utricule.

UTRICULE *s. m. (angl. utricle).* Vésicule située à la partie supérieure du vestibule membraneux de l'oreille interne, dans laquelle débouchent les trois canaux semicirculaires.

UV Abréviation de ultraviolet (rayonnement).

UVÉAL *adj. (angl. uveal).* Qui se rapporte à la tunique moyenne de l'œil (uvée).

UVÉE *s. f. (angl. uveal tract).* Tunique vasculaire de l'œil formée de l'iris, du corps ciliaire et de la choroïde.

UVÉITE *s. f. (angl. uveitis).* Inflammation de l'uvée. L'uvéite antérieure est l'inflammation de l'iris et du corps ciliaire (irido-cyclite). L'uvéite postérieure est l'inflammation de la choroïde (choroïdite).

UVÉOMÉNINGITE *s. f. (angl. uveomeningitis).* Nom d'ensemble des syndromes associant une atteinte du tractus uvéal et une méningite.

UVÉOPAROTIDITE *s. f. (angl. uveoparotid fever).* Syndrome caractérisé par l'association d'une uvéite et d'une parotidite.

UVULAIRE *adj. (angl. uvular).* **1.** Qui se rapporte à l'uvule du vermis cérébelleux. **2.** Qui se rapporte à l'uvule palatine. SYN. *STAPHYLIN.*

UVULE *s. f.* **1.** *(angl. uvula, vermis).* Lobule du vermis inférieur du cervelet. **2.** *(angl. palatine uvula).* Petite masse charnue qui pend du voile du palais, au-dessus de la racine de la langue, formée par le muscle staphylopalatin, du tissu conjonctif et la muqueuse. SYN. *LUETTE.*

UVULECTOMIE *s. f. (angl. uvulectomy).* Résection de l'uvule du voile du palais.

UVULOTOMIE *s. f. (angl. uvulotomy).* Incision chirurgicale de l'uvule, ou excision totale ou partielle de celle-ci.

V

VACCIN *s. m. (angl. vaccine).* Substance possédant la propriété d'immuniser l'organisme contre une maladie infectieuse. On la prépare soit à partir de micro-organismes tués ou inactifs, soit à partir de micro-organismes vivants, mais atténués (par le formol ou par la chaleur, par exemple), soit à partir d'une fraction antigénique d'un micro-organisme. ◇ **ANTIAMARIL** *(angl. yellow fever —).* Vaccin contre la fièvre jaune, obtenu à partir des virus atténués par plusieurs passages sur culture de tissus. Il est administré par injection sous-cutanée unique. L'immunité obtenue est de longue durée (6 à 9 ans). ◇ **ANTICHOLÉRIQUE** *(angl. cholera —).* Vaccin contre le choléra préparé avec des vibrions cholériques tués. La durée de l'immunité n'est que de 6 mois et seulement dans 50 % des cas environ. ◇ **ANTICOQUELUCHEUX** *(angl. pertussis —).* Vaccin inactivé préparé à partir de *Bordetella pertussis*, administré par voie sous-cutanée ou intramusculaire, le plus souvent en association (DT-Coq par exemple). ◇ **ANTIDIPHTÉRIQUE** *(angl. diphteria anatoxin).* Vaccin préparé à partir de la toxine diphtérique (anatoxine diphtérique). ◇ **ANTIGRIPPAL** *(angl. influenza virus —).* Vaccin inactivé préparé à partir de cultures de virus grippal. Il est modifié chaque année de façon à tenir compte des variations du virus. ◇ **ANTIHAEMOPHILUS** *(angl. hemophilus influenzae conjugate —).* Vaccin constitué par des polysaccharides de la capsule de *Haemophilus influenzae* b. ◇ **ANTIHÉPATITE A** *(angl. hepatitis A —).* Vaccin viral recombinant, recommandé à tous les sujets exposés à un risque élevé de contamination. ◇ **ANTI-HÉPATITE B** *(angl. hepatitis B —).* Vaccin recombinant s'administrant par voie intramusculaire contenant la protéine d'enveloppe du virus, recommandé pour les populations identifiées à risque d'infection, obligatoire pour les personnels de santé exposés. ◇ **ANTIMÉNINGOCOCCIQUE** *(angl. meningococcal polysaccharide —).* Vaccin à base de fractions antigéniques bactériennes polyosidiques, correspondant aux sérogroupes A et C de *Neisseria meningitidis.* ◇ **ANTIMORBILLEUX** *(angl. measles —).* Vaccin obtenu par atténuation du virus de la rougeole administré par voie sous-cutanée. L'immunité est acquise une dizaine de jours après la vaccination. ◇ **ANTIOURLIEN** *(angl. mumps —).* Vaccin vivant atténué préparé à partir de la culture de *Myxovirus parotiditis.* ◇ **ANTIPNEUMOCOCCIQUE** *(angl. pneumococcal polysaccharide —).* Vaccin comportant des extraits polyosidiques correspondant à 23 sérotypes de *Streptococcus pneumoniae.* Il est réservé aux sujets exposés aux infections pneumococciques (splénectomisés et drépanocytaires). ◇ **ANTIPOLIOMYÉLITIQUE** *(angl. poliomyelitis —).* Vaccin préparé à partir de souches virulentes de virus poliomyélitique, inactivées (vaccin de Salk, vaccin de Lépine), administré par injections sous-cutanées ; ou encore, vaccin préparé à partir de souches virales atténuées (vaccin de Sabin-Koprowski), administré par voie buccale. ◇ **ANTIRABIQUE** *(angl. rabies —).* Vaccin viral inactivé, actuellement préparé sur cultures cellulaires humaines ou animales. Il est administré soit à titre préventif, soit à titre curatif après contact avec un animal suspect ou atteint de rage. ◇ **ANTIROUGEOLEUX** ☞ *VACCIN ANTIMORBILLEUX.* ◇ **ANTIRUBÉOLEUX** *(angl. rubella —).* Vaccin préparé à partir de souches atténuées de virus rubéoleux, conférant une immunité durable contre la rubéole. ◇ **ANTITÉTANIQUE** *(angl. tetanus anatoxin).* Vaccin préparé à partir de la toxine tétanique (anatoxine tétanique). ◇ **ANTITUBERCULEUX** *(angl. tuberculosis —).* ☞ *VACCIN BCG.* ◇ **ANTIVARICELLEUX** *(angl. varicella —).* Vaccin vivant atténué réservé aux immunodéprimés. ◇ **ANTIVARIOLIQUE** *(angl. smallpox —).* Préparation immunisante contre la variole humaine. Cette vaccination n'est plus pratiquée par suite de l'éradication mondiale de la maladie. ◇ **BCG** *(angl. BCG —).* Vaccin antituberculeux constitué de bacilles tuberculeux bovins vivants, ayant perdu leur virulence. On l'administre par voie intradermique ou par scarification. ◇ **MIXTE** *(angl. polyvalent —).* ☞ *VACCIN POLYVALENT.* ◇ **POLYVALENT** *(angl. polyvalent —).* Vaccin préparé à partir de plusieurs micro-organismes et qui protège contre les infections provoquées par chacun d'eux. SYN. *VACCIN MIXTE.* ◇ **TAB** *(angl. typhoparatyphoid —).* Vaccin formé d'une suspension de bacilles typhiques et paratyphiques A et B tués par la chaleur. Mal toléré, il a été remplacé par le *Typhim Vi*, préparé à partir de l'antigène capsulaire.

VACCINATION *s. f. (angl. vaccination).* **1.** À l'origine, inoculation de la lymphe vaccinale comme moyen de prévention de la variole. **2.** Administration d'un vaccin par voie orale, parentérale ou par scarification, dans le but de produire une immunité active et ainsi de prévenir une maladie infectieuse.

VACCINE *s. f.* **1.** *(angl. cow-pox).* Maladie infectieuse des bovins (appelée aussi cow-pox), caractérisée par une éruption pustuleuse, due à un virus de la famille des *Poxviridae* (virus vaccinal) qui est utilisé pour la préparation du vaccin antivariolique.

VACCINOSTYLE *s. m. (angl. vaccinostyle).* Petite lancette en forme de plume métallique utilisée pour la vaccination par scarification.

VACCINOTHÉRAPIE *s. f. (angl. vaccinotherapy).* **1.** Partie de la thérapeutique qui traite de l'emploi des vaccins. **2.** Utilisation thérapeutique d'un vaccin.

VACHE FOLLE (MALADIE DE LA) *(angl. mad cow disease).* ☞ *ENCÉPHALOPATHIE SPONGIFORME BOVINE.*

VACUOLE *s. f. (angl. vacuole).* Espace clos présent dans le cytoplasme d'une cellule ou d'un organisme unicellulaire, et pouvant contenir diverses substances.

VACUOLISATION *s. f. (angl. vacuolation).* Formation de vacuoles.

VA-ET-VIENT (BRUIT DE) *(angl. to-and-fro murmur).* Bruit auscultatoire produit par les feuillets pleuraux ou péricardiques enflammés lors des mouvements respiratoires ou cardiaques.

VAGAL *adj. (angl. vagal).* **1.** Qui se rapporte au nerf vague ou pneumogastrique. **2.** Qui est dû à l'activité de ce nerf.

VAGIN *s. m. (angl. vagina).* Canal musculo-membraneux, organe de la copulation chez la femme, qui s'étend du col de l'utérus à la vulve. Il est situé dans la cavité pelvienne, entre la vessie en avant et le rectum en arrière.

VAGINAL *adj. (angl. vaginal).* Qui se rapporte au vagin.

VAGINALE *s. f. (angl. tunica vaginalis).* Membrane péritonéale enveloppant les testicules.

VAGINALITE *s. f. (angl. vaginalitis).* Inflammation de la tunique vaginale du testicule.

VAGINISME *s. m. (angl. vaginismus).* Contracture douloureuse des muscles constricteurs du vagin, gênant ou empêchant le coït.

VAGINITE *s. f. (angl. vaginitis).* Inflammation de la muqueuse du vagin.

VAGINOPLASTIE *s. f. (angl. vaginoplasty).* ☞ *COLPOPLASTIE.*

VAGINOSE *s. f. (angl. vaginosis).* Vaginite due le plus souvent à *Gardnerella vaginalis*, caractérisée par des leucorrhées grisâtres malodorantes.

VAGISSEMENTS *s. m. (angl. vagitus).* Premiers cris poussés par le nouveau-né.

VAGOLYTIQUE *adj. (angl. vagolytic).* Qui inhibe le nerf vague (pneumogastrique) et, par extension, le système nerveux parasympathique. SYN. *PARASYMPATHOLYTIQUE.*

VAGOMIMÉTIQUE *adj. (angl. vagomimetic).* Qui possède des effets comparables à ceux produits par la stimulation du nerf vague. SYN. *PARASYMPATHOMIMÉTIQUE.*

VAGOSPLANCHNIQUE *adj. (angl. vagosplanchnic).* ☞ *VAGOSYMPATHIQUE.*

VAGOSYMPATHIQUE *adj. (angl. vagosympathetic).* Qui se rapporte à l'action du nerf vague et du système sympathique, ou qui en dépend. SYN. *VAGOSPLANCHNIQUE.*

VAGOTOMIE *s. f. (angl. vagotomy).* Section du ou des nerfs vagues.

VAGOTONIE *s. f. (angl. vagotonia).* État caractérisé par une hyperexcitabilité du système parasympathique. La vagotonie se traduit essentiellement par une instabilité vasomotrice, une bradycardie, des transpirations abondantes, et par une tendance à la constipation et aux crampes musculaires. SYN. *PARASYMPATHICOTONIE, PARASYMPATHOTONIE.*

VAGUE (NERF) *(angl. vagus nerve).* Dixième paire crânienne, véhiculant de très nombreuses fibres parasympathiques à destination viscérale. SYN. *NERF PNEUMOGASTRIQUE.*

VAIRONS (YEUX) *(angl. eyes of different colours).* Se dit des yeux dont les iris ont des couleurs différentes chez une même personne.

VAISSEAU *s. m. (angl. vessel).* Terme général désignant les canaux par lesquels circulent le sang ou la lymphe : artères, veines, capillaires, lymphatiques.

VALÉRIANE *s. f. (angl. valerian).* Plante dont la racine est employée comme antispasmodique et tranquillisant, sous forme de poudre, d'infusion, de teinture et d'extrait.

VALÉTUDINAIRE *adj. (angl. feeble health).* Se disait autrefois d'un sujet en mauvaise santé. S'emploie aussi comme substantif.

VALEUR GLOBULAIRE *(angl. hemoglobin/erythrocyte ratio).* Proportion d'hémoglobine dans les érythrocytes, représentée par un rapport dont le numérateur est le taux d'hémoglobine et le dénominateur le nombre d'érythrocytes circulants. Abréviation : VG.

VALGISANT *adj.* Qui produit un valgus.

VALGUS *adj. (angl. valgus).* Qui est tourné ou dévié en dehors. ☞ *GENU VALGUM.*

VALINE *s. f. (angl. valine).* Acide aminé essentiel.

VALVE *s. f. (angl. valve).* **1.** En anatomie, lame membraneuse dont la fermeture intermittente empêche le reflux sanguin. **2.** Instrument de chirurgie en forme de lame courbe coudée, qui permet d'écarter les parois du vagin ou du rectum lors de leur examen ou lors des interventions pratiquées sur ces organes. **3.** Prothèse valvulaire cardiaque. ◇ **ATRIOVENTRICULAIRE** *(angl. atrioventricular —).* Chacune des deux valves annexées aux orifices atrioventriculaires droit et gauche du cœur. Ce sont : la valve mitrale (à gauche) et la valve tricuspide (à droite). Elles empêchent le passage du sang du ventricule vers l'atrium au moment de la systole ventriculaire. ◇ **ILÉOCÆCALE** *(NA. valva iléocaecalis). (angl. ileocecal —).* Repli de la muqueuse à l'abouchement de l'iléon dans le cæcum. SYN. *VALVULE DE BAUHIN.*

VALVULAIRE *adj. (angl. valvular).* Qui concerne une valve en particulier cardiaque.

VALVULE *s. f. (angl. valvula).* Repli membraneux situé soit dans la lumière d'un vaisseau et destiné à empêcher le reflux du sang, soit dans la lumière du tube digestif. ◇ **MITRALE** ☞ *VALVE ATRIOVENTRICULAIRE.* ◇ **SIGMOÏDE** ☞ *CUPSIDES SEMI-LUNAIRES (DES VALVES AORTIQUES ET DU TRONC PULMONAIRE).* ◇ **TRICUSPIDE** ☞ *VALVE ATRIOVENTRICULAIRE.*

VALVULECTOMIE *s. f. (angl. valvulectomy).* Résection totale ou partielle d'une valve cardiaque.

VALVULITE *s. f. (angl. valvulitis).* Inflammation d'une valve, notamment d'une valve cardiaque.

VALVULOPATHIE *s. f. (angl. valvular disease).* Maladie d'un orifice cardiaque.

VALVULOPLASTIE *s. f. (angl. valvuloplasty).* Toute opération réparatrice au niveau d'une valve cardiaque lésée, en particulier pour corriger une sténose ou une insuffisance mitrale.

VALVULOTOMIE *s. f. (angl. valvulotomy).* Section des valves cardiaques pratiquée en cas de sténose orificielle.

VANCOMYCINE *s. f. (angl. vancomycin).* Antibiotique dont l'action s'exerce surtout contre les staphylocoques.

VANILLISME *s. m. (angl. vanillism).* **1.** Intoxication provoquée par l'ingestion de vanille à fortes doses. **2.** Manifestations allergiques sévères chez les ouvriers qui manipulent la vanille et due à un acarien, *Acarus siro.*

VANYLMANDÉLIQUE (ACIDE) *(angl. vanylmandelic acid (VMA)).* Produit de dégradation des catécholamines, normalement éliminé dans les urines. SYN. *ACIDE VANILLYLMANDÉLIQUE.*

VAQUEZ (MALADIE DE) *(angl. Vaquez's disease).* Syndrome myéloprolifératif qui se manifeste par des céphalées, des vertiges, des paresthésies, une coloration rouge pourpre de la peau et des muqueuses (érythrose) et une tendance aux thromboses artérielles et veineuses. Il existe une splénomégalie, un nombre d'hématies élevé (7 à 10 millions par mm^3), une réticulocytose, une hyperleucocytose et une thrombocytose. SYN. *POLYGLOBULIE ESSENTIELLE, ÉRYTHRÉMIE.*

VARIANT *adj. (angl. variable).* Se dit d'un caractère héréditaire ayant subi une variation.

VARIATION *s. f. (angl. variation).* En génétique, modification des propriétés d'un organisme ou d'une population. On distingue des variations génotypiques (liées à des facteurs transmis par les gènes) et des variations phénotypiques (liées à des changements des facteurs ambiants).

VARICE *s. f. (angl. varix).* Dilatation permanente d'une veine, siégeant en général au niveau du réseau superficiel des membres inférieurs.

VARICECTOMIE *s. f. (angl. varicotomy).* Excision d'une veine variqueuse.

VARICELLE *s. f. (angl. varicella, chickenpox).* Maladie virale aiguë fébrile, contagieuse et épidémique, habituellement bénigne, caractérisée essentiellement par une éruption cutanée papulo-vésiculeuse à poussées successives. La période d'incubation est d'environ 14 jours. Le virus de la varicelle est identique à celui du zona, famille des *Herpersviridae.*

VARICELLIFORME *adj. (angl. varicelliform).* Qui ressemble à la varicelle. Ex. *dermatose varicelliforme.* SYN. *VARICELLOÏDE.*

VARICOCÈLE *s. f. (angl. varicocele).* Dilatation variqueuse des veines du cordon spermatique, se présentant sous forme d'une tuméfaction molle, parfois douloureuse, du scrotum.

VARIOLE *s. f. (angl. smallpox, variola).* Maladie infectieuse grave, très contagieuse, autrefois épidémique et souvent mortelle, due à un virus de la famille des *Poxviridae.* Elle a totalement disparu depuis 1980 à la suite des vastes campagnes d'éradication menées par l'OMS depuis 1965.

VARIOLEUX *adj. (angl. variolous).* **1.** Qui se rapporte à la variole. **2.** Qui est atteint de variole. S'utilise aussi comme substantif.

VARIOLIFORME *adj. (angl. varioliform).* Qui ressemble à la variole.

VARIOLIQUE *adj. (angl. variolic).* Qui se rapporte à la variole.

VARIQUEUX *adj. (angl. varicose).* **1.** Qui se rapporte aux varices. **2.** Qui présente des varices. S'emploie aussi comme substantif.

VARISANT *adj.* Qui produit un varus.

VARISATION *s. f. (angl. varisation).* Mise en varus.

VARUS *adj. (angl. varus).* Qui est tourné ou dévié en dedans. ☞ *GENU VARUM.*

VASA *(angl. vasa).* Pluriel de vas. ◇ **NERVORUM** *(angl. — nervorum).* Capillaires sanguins qui parcourent l'endonèvre. ◇ **VASORUM** *(angl. — vasorum).* Capillaires sanguins nourriciers qui se distribuent aux parois des artères et des veines.

VASCULAIRE *adj. (angl. vascular).* Qui se rapporte aux vaisseaux.

VASCULARISATION *s. f. (angl. vascularization).* **1.** Présence, disposition ou densité des vaisseaux dans une région de l'organisme. **2.** Formation et développement de vaisseaux dans une région de l'organisme.

VASCULARISÉ *adj. (angl. vascularized).* Qui contient des vaisseaux.

VASCULARITE *s. f. (angl. vasculitis).* Inflammation des vaisseaux. ☞ *ANGÉITE.*

VASCULONERVEUX *adj. (angl. vasculonervous).* **1.** Qui se rapporte aux vaisseaux et aux nerfs. **2.** Qui en est formé.

VASECTOMIE *s. f. (angl. vasectomy).* Résection partielle ou totale des canaux déférents. SYN. *DÉFÉRENTECTOMIE, VASOTOMIE.*

VASELINE *s. f. (angl. vaseline).* Substance constituée par un mélange d'hydrocarbures. Elle est utilisée comme lubrifiant et comme excipient pour pommades.

VASELINOME *s. m. (angl. oleoma).* Granulome sous-cutané dû à l'injection de vaseline liquide.

VASOACTIF *adj. (angl. vasoactive).* Qui exerce une action sur le calibre des vaisseaux. S'emploie aussi comme substantif.

VASOCONSTRICTEUR *adj. (angl. vasoconstrictor).* Qui produit une vasoconstriction. S'emploie aussi comme substantif.

VASOCONSTRICTION *s. f. (angl. vasoconstriction).* Diminution du calibre d'un vaisseau, par contraction de ses fibres musculaires.

VASODILATATEUR *adj. (angl. vasodilator).* Qui produit une vasodilatation. S'emploie aussi comme substantif.

VASODILATATION *s. f. (angl. vasodilatation, vasodilation).* Dilatation des vaisseaux.

VASO-INHIBITEUR *adj. (angl. vasoinhibitor).* Qui inhibe l'action des nerfs vasomoteurs.

VASOMOTEUR *adj. (angl. vasomotor).* **1.** Qui provoque des modifications du calibre des vaisseaux (vasoconstriction ou vasodilatation). **2.** Qui se rapporte à la vasoconstriction ou à la vasodilatation. S'emploie aussi comme substantif.

VASOMOTRICITÉ *s. f. (angl. vasomotoricity).* Capacité des vaisseaux à se contracter ou à se dilater.

VASOPLÉGIE *s. f. (angl. vasomotor paralysis).* Suppression du tonus des parois vasculaires.

VASOPRESSEUR *adj. (angl. vasopressor).* Se dit d'un phénomène ou d'un médicament qui fait augmenter la pression sanguine.

VASOPRESSINE *s. f. (angl. vasopressin).* Hormone sécrétée par l'hypothalamus, qui stimule la contraction des fibres musculaires lisses (notamment des artères et des artérioles, produisant, par conséquent, une hypertension) et qui stimule la réabsorption de l'eau au niveau du tube distal du rein. SYN. *HORMONE ANTIDIURÉTIQUE (HAD), PITRESSINE.*

VASOSTIMULANT *adj. (angl. vasostimulant).* Qui exerce une action vasomotrice en stimulant l'activité des nerfs vasomoteurs.

VASOTOMIE *s. f. (angl. vasotomy).* Incision ou section du canal déférent. SYN. *VASECTOMIE.*

VASOTONIE *s. f. (angl. vasotonia).* Tonus vasculaire.

VASOTONIQUE *adj. (angl. vasotonic).* Qui contrôle le tonus et la tension des vaisseaux. SYN. *ANGIOTONIQUE.*

VASOTROPHIQUE *adj. (angl. vasotrophic).* Qui se rapporte à la nutrition par les vaisseaux sanguins. SYN. *ANGIOTROPHIQUE.*

VASOVAGAL (SYNDROME) *(angl. vasovagal syndrome).* Association d'une vasodilatation périphérique et d'une bradycardie par excitation du nerf vague, responsable d'une hypotension artérielle.

VASTE ◇ **LATÉRAL** ☞ *QUADRICEPS.* ◇ **MÉDIAL** ☞ *QUADRICEPS.*

VATER (AMPOULE DE) ☞ *AMPOULE DE VATER.*

VDRL Sigle sous lequel on désigne un test sérologique de floculation qui s'applique au diagnostic de la syphilis. Abréviation de l'anglais *Venereal Disease Research Laboratory.*

VECTEUR *s. m. (angl. vector).* **1.** Tout animal capable de transmettre une infection, appartenant à un embranchement différent de celui auquel appartient l'organisme infecté. **2.** Séquence nucléotidique capable de s'autorépliquer, utilisée pour la recombinaison *in vitro* de l'ADN et son amplification extrachromosomique.

VECTOCARDIOGRAMME *s. m. (angl. vectorcardiogram).* Tracé obtenu à l'aide d'un vectocardiographe et qui représente dans l'espace les sommets des vecteurs instantanés de l'activité électrique du cœur. SYN. *VECTOGRAMME.*

VÉGÉTALISME *s. m. (angl. veganism).* Doctrine diététique, plus stricte que le végétarisme, qui ne permet que les aliments d'origine végétale.

VÉGÉTANT *adj. (angl. vegetative).* Qui produit des végétations. Ex. *endocardite végétante.*

VÉGÉTARISME *s. m. (angl. vegetarianism).* Doctrine diététique qui proscrit de l'alimentation la chair de tous les animaux. Elle autorise toutefois des aliments d'origine animale tels que le lait, les œufs, le miel, etc.

VÉGÉTATIF *adj. (angl. vegetative).* **1.** Qui concerne les fonctions vitales de base, les activités physiologiques involontaires, placées sous le contrôle du système nerveux autonome : circulation, sécrétion, etc. Ex. *vie végétative.* **2.** Relatif à la partie du système nerveux qui assure les fonctions vitales de base, le fonctionnement des viscères.

VÉGÉTATIONS *s. f.* Lésions papillomateuses, cutanées ou muqueuses.

VÉHICULE *s. m. (angl. vehicle).* ☞ *EXCIPIENT.*

VEINE *s. f. (angl. vein).* Vaisseau sanguin qui conduit le sang depuis les capillaires jusqu'au cœur. À l'intérieur de nombreuses veines se trouvent des replis ou valves, analogues aux valves des orifices cardiaques, qui empêchent le reflux du sang. Ces vaisseaux sont regroupés en trois systèmes : système veineux pulmonaire, système veineux général et système porte.

VEINITE *s. f.* Irritation de l'endothélium veineux, provoquée par certaines substances médicamenteuses.

VEINOGRAPHIE *s. f. (angl. venography).* ☞ *PHLÉBOGRAPHIE.*

VEINOSITÉ *s. f. (angl. venosity).* Petite veine visible à travers la peau.

VEINOTOMIE *s. f. (angl. venotomy).* ☞ *PHLÉBOTOMIE.*

VEINOTONIQUE *adj. (angl. phlebotonic).* Se dit d'un médicament qui améliore la tonicité des parois veineuses. S'emploie aussi comme substantif.

VEINULE *s. f. (angl. venule).* Petite veine.

VÉLAMENTEUX *adj. (angl. velamentous).* **1.** En forme de voile. **2.** Qui se rapporte aux membranes de l'œuf humain. Ex. *insertion vélamenteuse du cordon ombilical.*

VÉLOCIMÉTRIE *s. f. (angl. velocimetry).* ☞ *DOPPLER (EXAMEN ULTRASONOGRAPHIE).*

VÉLOPALATIN *adj. (angl. velopalatine).* Qui se rapporte au voile du palais.

VEMS Abréviation de volume expiratoire maximal par seconde.

VÉNÉNEUX *adj. (angl. venenous).* Qui contient un poison.

VÉNÉRÉOLOGIE *s. f. (angl. venereology).* Étude des maladies vénériennes.

VÉNÉRIEN *adj. (angl. venereal).* Qui se rapporte ou qui est dû aux rapports sexuels.

VENIN *s. m. (angl. venom).* Substance toxique produite par certains animaux et, exceptionnellement, par certaines plantes.

VENTILATION *s. f. (angl. ventilation).* Ensemble des phénomènes physiques et mécaniques qui permettent les échanges gazeux lors de la respiration pulmonaire. ◇ **ALVÉOLAIRE** *(angl. alveolar —).* Quantité d'air/min capable de participer aux échanges gazeux au niveau des alvéoles pulmonaires. ◇ **ARTIFICIELLE** *(angl. mechanical —).* ☞ *RESPIRATION ARTIFICIELLE.* ◇ **MAXIMALE** *(angl. maximum ventilatory capacity).* Volume d'air maximal pouvant être ventilé volontairement par les poumons pendant une minute. Il est normalement de l'ordre de 120 litres. Abréviation : VM. ◇ **-MINUTE** *(angl. minute —).* Nombre de litres d'air inspiré et expiré par minute au cours de mouvements respiratoires d'amplitude normale.

VENTOUSE *s. f. (angl. cupping glass).* Ampoule de verre que l'on applique sur la peau après y avoir raréfié l'air, afin de provoquer une révulsion locale. N'est plus utilisée.

VENTRAL *adj. (angl. ventral).* Qui se rapporte au ventre ou, surtout, à la face antérieure du corps humain.

VENTRE *s. m. (angl. belly).* **1.** En langage courant, *ABDOMEN.* **2.** Partie charnue contractile d'un muscle. ◇ **DE BATRACIEN** *(angl. frog —).* Ventre étalé au cours des ascites chroniques. ◇ **DE BOIS** *(angl. board-like rigidity).* Contracture permanente et douloureuse de la musculature abdominale, caractéristique de la péritonite. ◇ **EN BATEAU** *(angl. scaphoid abdomen).* Creusement de la partie centrale de l'abdomen au cours de certaines affections. ◇ **EN BESACE** *(angl. pendulous abdomen).* Abdomen qui pend comme une bourse flasque par-dessus la symphyse pubienne, que l'on peut observer chez les obèses et les multipares. SYN. *ABDOMEN PENDULUM.*

VENTRICULAIRE *adj. (angl. ventricular).* Qui se rapporte à un ventricule (notamment cardiaque ou cérébral).

VENTRICULE *s. m. (angl. ventricle).* Cavité située au sein de certains organes. ◇ **DU CŒUR** *(angl. — of heart).* Chacune des deux cavités droite et gauche du cœur séparées par le septum interventriculaire recevant le sang des atria correspondants et l'envoyant dans l'artère pulmonaire (VD) et l'aorte (VG).

VENTRICULES CÉRÉBRAUX *(angl. cerebral ventricles).* Ensemble des dilatations de la cavité épendymaire de l'encéphale, contenant du liquide céphalorachidien sécrété à leur niveau par les plexus choroïdes. On distingue : les ventricules latéraux, le troisième ventricule et le quatrième ventricule.

VENTRICULO-ATRIOSTOMIE *s. f. (angl. ventriculo-atrial shunt).* Drainage du liquide des ventricules cérébraux dans l'atrium cardiaque droit, au moyen d'un tube très fin, destiné à traiter certaines hydrocéphalies.

VENTRICULOCISTERNOSTOMIE *s. f. (angl. ventriculocisternostomy).* Anastomose entre les ventricules du cerveau et les citernes de la base, pour permettre le drainage du liquide céphalorachidien en cas d'hydrocéphalie par obstruction des foramens interventriculaires.

VENTRICULOGRAMME *s. m. (angl. ventriculogram).* Complexe ventriculaire ; partie de l'électrocardiogramme qui traduit la dépolarisation et la repolarisation des ventricules.

VENTRICULOGRAPHIE *s. f. (angl. ventriculography).* **2.** Examen radiographique des ventricules du cœur après injection d'une substance opaque aux rayons X ou des ventricules cérébraux après injection d'air.

VÉNUS ◇ **(COLLIER DE)** *(angl. Venus' necklace).* Syphilide secondaire pigmentaire localisée sur les parties latérales du cou, plus commune chez la femme. ◇ **(MONT DE)** ☞ *MONT DU PUBIS.*

VER *s. m. (angl. worm).* Nom commun des parasites de l'intestin en général : ascarides, ténias, oxyures, etc. ◇ **DE GUINÉE** (angl. *Guinea —).* Filaire de Médine. ◇ **MACAQUE** *(angl. ver macaque).* Larve de la mouche *Dermatobia noxialis*, qui provoque chez l'homme une myase furonculeuse. ◇ **SOLITAIRE** *(angl. taenia).* ☞ *TAENIA.*

VÉRAPAMIL *s. m. (angl. verapamil).* Antiarythmique et vasodilatateur coronarien.

VERGE *s. f. (angl. penis).* ☞ *PÉNIS.*

VERGENCE *s. f. (angl. vergence).* Mouvement des yeux dans lequel les axes visuels cessent d'être parallèles, soit qu'ils se rapprochent (convergence), soit qu'ils s'éloignent (divergence).

VERGETURE *s. f. (angl. linear atrophy, striae atrophicae).* Petite raie d'atrophie cutanée, semblable à une cicatrice, localisée surtout au ventre, aux seins ou aux cuisses, et due à la rupture des fibres élastiques du derme par suite d'une distension excessive. Les vergetures s'observent notamment lors de la grossesse, dans l'obésité et dans la maladie de Cushing.

VERMICIDE *adj. (angl. vermicidal).* Qui détruit les vers, essentiellement les parasites intestinaux. S'emploie aussi comme substantif.

VERMIEN *adj. (angl. vermian).* Qui se rapporte au vermis du cervelet.

VERMIFORME *adj. (angl. vermiform).* En forme de ver.

VERMIFUGE *adj. (angl. vermifuge).* Se dit d'un médicament qui favorise ou provoque l'expulsion des vers intestinaux. S'emploie aussi comme substantif.

VERMINEUX *adj. (angl. verminous).* Qui est produit par des vers ou qui se rapporte aux vers.

VERMINOSE *s. f. (angl. vermination).* Maladie due à des vers.

VERMIS DU CERVELET *(angl. cerebellar vermis).* Partie médiane du cervelet entre les deux hémisphères.

VERNER-MORRISON (SYNDROME DE) *(angl. Verner-Morrison syndrome).* Syndrome caractérisé par l'association d'une diarrhée de type cholériforme, d'une hypokaliémie et d'une insuffisance rénale, en rapport avec une tumeur pancréatique endocrine sécrétant du VIP (*Vasoactive-Intestinal Peptide*).

VERROUILLAGE (SYNDROME DE) *(angl. locked-in syndrome).* Syndrome associant tétraplégie, paralysie labio-glosso-pharyngée et faciale et des mouvements latéraux du regard en rapport avec une thrombose du tronc basilaire, causé par un ramollissement de la partie ventrale du pont. Conscience et vigilance restent intactes. SYN. *LOCKED-IN SYNDROME.*

VERRUCOSITÉ *s. f. (angl. verrucosis).* Végétation cutanée ou muqueuse à surface hyperkératosique.

VERRUE *s. f. (angl. wart, verruca).* Petite tumeur bénigne cutanée, d'origine virale, de taille variable, constituée par une hypertrophie des papilles du derme, et siégeant surtout aux mains, aux pieds et à la face. ◇ **PLANTAIRE** *(angl. plantar wart).* Papillomes bénins, d'origine virale, qui apparaissent sur les zones d'appui de la plante du pied. ◇ **SÉBORRHÉIQUE** *(angl. verruca seborrheica).* Variété de verrue plane, fréquente chez les sujets âgés, recouverte d'un enduit corné gras. SYN. *VERRUE SÉNILE.* ◇ **TÉLANGIECTASIQUE** ☞ *ANGIOKÉRATOME.* ◇ **VULGAIRE** *(angl. verruca).* Élevures cornées des mains et des pieds.

VERRUQUEUX *adj. (angl. verrucose, warty).* **1.** Couvert de verrues. **2.** Formé de verrues ou de verrucosités.

VERSION *s. f. (angl. version).* Manœuvre obstétricale qui consiste à modifier la présentation du fœtus en une autre plus favorable.

VERTÈBRE *s. f. (angl. vertebra).* Élément osseux du rachis, au nombre de 31 ou 33 (7 cervicales, 12 thoraciques, 5 lombales, 5 sacrales et 4 à 6 coccygiennes), traversé par la moelle épinière. ◇ **D'IVOIRE** *(angl. ivory —).* Densification vertébrale observée dans la maladie de Paget, le cancer de la prostate, etc. ◇ **EN CADRE** Vertèbre pagétique bordée d'un liseré condensé. ◇ **EN DIABOLO** *(angl. hourglass —).* Étranglement médian de la vertèbre. ◇ **(FAUSSE)** *(angl. false —).* Chacune des vertèbres du sacrum et du coccyx (par opposition aux autres vertèbres, les « vraies » vertèbres).

VERTÉBROTHÉRAPIE *s. f. (angl. spondylotherapy).* Traitement de certaines douleurs de la colonne vertébrale par des manipulations des vertèbres.

VERTEX *s. m. (angl. vertex).* Point anthropométrique correspondant au point le plus élevé de la voûte du crâne dans le plan sagittal médian, la tête étant maintenue droite.

VERTIGE *s. m. (angl. vertigo).* Trouble de l'équilibre, caractérisé par une sensation d'instabilité et de mouvement rotatoire du corps ou de l'environnement.

VÉSICAL *adj. (angl. vesical).* Qui se rapporte à la vessie.

VÉSICANT *adj. (angl. vesicant).* Qui provoque des vésicules cutanées (phlyctènes).

VÉSICATION *s. f. (angl. vesication).* Action et effet des substances vésicantes.

VÉSICATOIRE *s. m. (angl. vesicatory).* Agent topique qui provoque des phlyctènes cutanées.

VÉSICULAIRE *adj. (angl. vesicular).* **1.** Qui se rapporte à une vésicule. **2.** En forme de vésicule.

VÉSICULATION *s. f. (angl. vesiculation).* Processus de formation de vésicules.

VÉSICULE *s. f. (angl. vesicle).* **1.** Tout organe en forme de petit sac. **2.** Vésicule cutanée. ◇ **BILIAIRE** *(angl. gallbladder).* Organe creux situé à la face inférieure du foie et servant de réservoir à la bile. Elle est reliée au conduit cholédoque par le conduit cystique. ◇ **EXCLUE** *(angl. nonfilling gallbladder).* Vésicule biliaire non opacifiée à la cholécytographie. ◇ **FRAISE** *(angl. strawberry gallbladder).* Aspect de la muqueuse de la vésicule biliaire, en rapport avec une cholestérolose vésiculaire, et caractérisé par la présence de grains jaunâtres qui évoquent les akènes d'une fraise. ◇ **PORCELAINE** *(angl. porcelain gallbladder)*. Calcification de la paroi de la vésicule biliaire visible sur les radiographies sans préparation. Cet aspect traduit l'existence d'une cholécystite chronique. ◇ **SÉMINALE** *(angl. seminal —)*. Chacun des deux petits réservoirs dans lesquels s'accumule le sperme dans l'intervalle des éjaculations. Elles communiquent avec l'urètre par les canaux éjaculateurs.

VÉSICULECTOMIE *s. f. (angl. vesiculectomy)*. Ablation d'une vésicule, en particulier d'une vésicule séminale.

VÉSICULEUX *adj. (angl. vesiculated)*. **1.** SYN. *VÉSICULAIRE (DEUXIÈME ACCEPTION)*. **2.** Qui est formé de vésicules.

VÉSICULITE *s. f. (angl. vesiculitis)*. Inflammation des vésicules séminales.

VÉSICULODÉFÉRENTOGRAPHIE *s. f. (angl. vesiculodeferentography)*. Examen radiologique du canal déférent et de la vésicule séminale correspondante, après injection d'un produit opaque dans le canal.

VÉSICULOGRAPHIE *s. f. (angl. vesiculography)*. Radiographie des vésicules séminales, après injection d'un produit opacifiant dans le canal déférent.

VÉSICULOPUSTULEUX *adj.* Caractérisé par la présence de vésicules et de pustules.

VÉSICULOTOMIE *s. f. (angl. vesiculotomy)*. Incision d'une vésicule séminale en vue d'évacuer un abcès.

VESPÉRAL *adj. (angl. vesperal)*. Qui a lieu le soir.

VESPERTILIO *s. m. (angl. butterfly rash)*. Aspect des lésions cutanées siégeant de façon symétrique sur les ailes du nez et les joues (en masque de loup), observé dans le lupus érythémateux.

VESSIE *s. f. (angl. bladder)*. Réservoir musculaire dans lequel l'urine, qui s'écoule par les uretères, s'accumule dans l'intervalle des mictions ; elle s'évacue par l'urètre. La vessie est située dans la cavité pelvienne, en arrière du pubis.

VESTIBULAIRE *adj. (angl. vestibular)*. **1.** Qui se rapporte à un vestibule, en particulier au vestibule de l'oreille interne. **2.** Se dit de la face d'une dent située du côté du vestibule de la bouche. ◇ **(SYNDROME)** *(angl. — syndrome)*. Syndrome se manifestant par un nystagmus, des troubles de la statique, de la marche et du tonus musculaire. Il est d'origine centrale ou périphérique.

VESTIBULE *s. m. (angl. vestibule)*. Espace ou cavité servant d'entrée à une autre cavité. Ex. *vestibule du vagin*.

VF Symbole de la dérivation unipolaire de la jambe gauche en électrocardiographie.

VGM Abréviation de volume globulaire moyen.

VIABILITÉ *s. f. (angl. viability)*. Aptitude à vivre. Se dit d'un fœtus. ☞ *FŒTUS VIABLE*.

VIABLE *adj. (angl. viable)*. Qui est apte à vivre.

VIBICES *s. f. (angl. vibices)*. Lésions purpuriques cutanées dessinant des stries.

VIBRANCE PÉRICARDIQUE *s. f. (angl. pericardial sound)*. Bruit vibrant entendu à l'auscultation cardiaque dans la péricardite calcifiée.

VIBRATION *s. f. (angl. vibration)*. **1.** Mouvement périodique rapide de va-et-vient ou d'oscillations de part et d'autre d'un point d'équilibre. **2.** Méthode de massage par des pressions intermittentes de la main, celle-ci restant en contact constant avec la peau du sujet.

VIBRATIONS VOCALES *(angl. tactile fremitus)*. Vibrations perçues en posant la main à plat sur le thorax d'une personne pendant qu'elle parle. L'augmentation de leur intensité indique une condensation du parenchyme pulmonaire, leur diminution ou leur abolition signale l'existence d'air ou de liquide entre la paroi thoracique et le poumon. SYN. *VIBRATIONS THORACIQUES*.

VIBRION *s. m. (angl. vibrio)*. Micro-organisme appartenant au genre *Vibrio* (bacille du choléra).

VIBRISSES *s. f. (angl. vibrissae)*. Poils situés à l'intérieur des narines.

VICARIANT *adj. (angl. vicarious)*. Qui remplace, qui compense, en parlant d'une activité, d'une fonction de l'organisme qui supplée une insuffisance fonctionnelle.

VIDÉOCHIRURGIE *s. f. (angl. videosurgery).* Technique chirurgicale endoscopique couplée à la télévision.

VIEILLESSE *s. f. (angl. old age).* ☞ *SÉNILITÉ.*

VIEILLISSEMENT *s. m. (angl. aging).* Ensemble de modifications produites par le temps chez l'être vivant.

VIERGE *adj. (angl. virginal).* Se dit d'une personne qui n'a jamais eu de relations sexuelles. S'emploie aussi comme substantif.

VIGILANCE *s. f. (angl. vigilance).* État d'éveil.

VIGILE *adj. (angl. vigil).* Qui se rapporte à l'état de veille, qui survient à l'état de veille.

VIH *(angl. HIV).* Abréviation de virus de l'immunodéficience humaine (ou HIV, *Human Immunodeficiency Virus*). C'est un rétrovirus qui affecte principalement les lymphocytes TCD4 (lymphocytes T porteurs du récepteur CD4) et qui est l'agent responsable du syndrome d'immunodéficience acquise (sida). On en distingue deux types : VIH-1, responsable des cas de sida dans la majorité des pays et VIH-2, isolé chez des sujets infectés dans des pays d'Afrique occidentale. Le VIH a été isolé en 1983 à l'Institut Pasteur de Paris. ☞ *SIDA.*

VILLEUX *adj. (angl. villous).* Qui présente des villosités. EX. *papillome villeux.*

VILLOSITÉ *s. f. (angl. villus).* État de ce qui est velu.

VINBLASTINE *s. f. (angl. vinblastine).* Alcaloïde extrait de *Vinca rosea* (pervenche). Il est utilisé dans le traitement de la maladie de Hodgkin et de certaines tumeurs.

VINCRISTINE *s. f. (angl. vincristine).* Alcaloïde extrait de *Vinca rosea* (pervenche), à propriétés antimitotiques. Il est utilisé dans les leucémies aiguës, les lymphosarcomes et dans diverses affections cancéreuses. Ses effets secondaires sont nombreux.

VIOL *s. m. (angl. rape).* Tout acte de pénétration sexuelle de quelque nature qu'il soit, commis sur la personne d'autrui par violence, contrainte ou surprise.

VIP Abréviation de *Vasoactive Intestinal Peptide* (peptide vasoactif intestinal), désignant un neurotransmetteur vasodilatateur, régulateur de la motricité intestinale, des sécrétions intestinales, gastriques et internes du pancréas. Sa sécrétion en excès est responsable du syndrome de Verner-Morrisson. ☞ *VERNER-MORRISON (SYNDROME DE).*

VIPÉMIE *s. f.* Présence et taux de VIP dans le sang.

VIPOME *s. m.* Tumeur (surtout pancréatique) sécrétant des quantités importantes de VIP et responsable du syndrome de Verner-Morrison.

VIRAL *adj. (angl. viral).* Qui se rapporte aux virus, qui est provoqué par un virus.

VIRÉMIE *s. f. (angl. viremia).* Présence de virus dans le sang circulant.

VIRIL *adj. (angl. male, masculine).* Qui se rapporte au sexe masculin ou qui possède des caractères masculins.

VIRILISANT *adj. (angl. virilizing).* Qui provoque la virilisation. SYN. *MASCULINISANT.*

VIRILISATION *s. f. (angl. virilization).* Apparition chez la femme pubère de caractères sexuels secondaires de type masculin.

VIRILISME *s. m. (angl. virilization).* Présence chez la femme de caractères sexuels secondaires de type masculin : système pileux à répartition masculine, hypertrophie clitoridienne, aménorrhée, etc. Ce syndrome est le plus souvent en rapport avec une tumeur maligne de la glande suprarénale.

VIRILITÉ *s. f. (angl. masculinity, virility).* **1.** Ensemble des caractères propres au sexe masculin. **2.** Capacité normale d'engendrer chez l'homme.

VIRION *s. m. (angl. virion).* Particule virale infectieuse comprenant deux constituants principaux : un acide nucléique (ADN ou ARN) et une structure protéique (la capside). À ces constituants s'ajoute parfois une enveloppe.

VIROLOGIE *s. f. (angl. virology).* Science qui traite des virus.

VIROSE *s. f. (angl. virus disease).* Toute maladie provoquée par un virus.

VIROSTATIQUE *adj. (angl. virustatic).* Qui inhibe le développement d'un virus.

VIRUCIDE *adj. (angl. virucide).* Qui détruit les virus.

VIRULENCE *s. f. (angl. virulence).* Capacité d'un germe infectieux de se multiplier dans un organisme, et d'y provoquer un état pathologique.

VIRURIE *s. f. (angl. viruria).* Présence de virus dans l'urine.

VIRUS *s. m. (angl. virus).* Terme générique désignant tout agent infectieux de très petite taille (10-300 nm) qui se reproduit à partir de son seul matériel génétique représenté par un seul type d'acide nucléique (ADN ou ARN), qui est un parasite absolu, incapable de générer de l'énergie ou toute autre activité métabolique. ◇ **AMARIL** *(angl. yellow fever —).* Agent de la fièvre jaune. ◇ **APC** *(angl. adenovirus).* Adénovirus. ◇ **BK** *(angl. BK —).* Polyomavirus responsable chez l'immunodéprimé d'infection et d'échec de la transplantation rénale. ◇ **BRUNHILDE** *(angl. Brunhilde —).* Poliovirus type I. ◇ **COXSACKIE** *(angl. Coxsackie —).* ☞ *COXSACKIE.* ◇ **CYTOMÉGALIQUE** *(angl. cytomegalovirus).* Cytomégalovirus. ◇ **DE L'HÉPATITE** *(angl. hepatitis —).* Agent responsable des différentes hépatites. On a actuellement décrit les virus de l'hépatite A (HAV), de l'hépatite B (HBV), de l'hépatite C (HCV), de l'hépatite D (HDV, agent delta), de l'hépatite E (HEV) et de l'hépatite G, virus à ARN de la famille des Flaviviridae. ◇ **DE L'HERPÈS SIMPLEX** *(angl. herpes simplex —).* ☞ *HERPES SIMPLEX VIRUS.* ◇ **DE L'IMMUNODÉFICIENCE HUMAINE** *(angl. human immuno-deficiency —).* ☞ *VIH.* ◇ **DE L'INFLUENZA** *(angl. influenza —).* ☞ *INFLUENZAVIRUS.* ◇ **DE LA DENGUE** *(angl. dengue —).* ☞ *FLAVIVIRUS.* ◇ **DE LA FIÈVRE JAUNE** ☞ *FLAVIVIRUS.* ◇ **DE LA GRIPPE** *(angl. influenza —).* ☞ *INFLUENZAVIRUS.* ◇ **DE LA POLIOMYÉLITE** *(angl. poliomyelitis —).* ☞ *POLIOVIRUS.* ◇ **DE LA ROUGEOLE** *(angl. measles —).* ☞ *MORBILLIVIRUS.* ◇ **DÉFECTIF** *(angl. defective —).* Virus ne pouvant se développer sans la présence d'un autre virus comme le virus delta. ◇ **DU RHUME** *(angl. coryza —).* ☞ *RHINOVIRUS.* ◇ **EB** *(angl. EB —).* Virus d'Epstein-Barr agent de la mononucléose infectieuse et du lymphome de Burkitt. (Voir ces termes.) ◇ **EBOLA** *(angl. Ebola —).* ☞ *EBOLA (MALADIE À VIRUS).* ◇ **ECHO** ☞ *ECHOVIRUS.* ◇ **JC** *(angl. JC —).* Polyomavirus responsable de l'encéphalopathie multifocale progressive. ◇ **LANSING** *(angl. Lansing —).* Poliovirus type II. ◇ **LENT** *(angl. slow —).* Agent parfois non encore identifié de différentes affections animales ou humaines (Kuru, Creutzfeldt-Jakob, leucoencéphalites. ◇ **LEON** *(angl. Leon —).* Poliovirus type III. ◇ **NU** *(angl. naked —).* Virus dépourvu d'enveloppe lipidique. ◇ **ONCOGÈNE** (angl. *oncogenic —).* Virus cancérogène comme le virus EB et les virus des hépatites B et C. ◇ **ORPHELIN** *(angl. orphan —).* Virus « en quête de maladie ». ◇ **OURLIEN** *(angl. mumps —).* Virus des oreillons. ◇ **PARAINFLUENZA** *(angl. parainfluenza —).* Virus du genre *Paramyxovirus.* Ce sont les agents étiologiques d'affections respiratoires. ◇ **RESPIRATOIRE SYNCYTIAL** *(angl. respiratory syncitial —).* Virus du genre *Pneumovirus.* Il peut être responsable d'infections respiratoires graves (bronchites, bronchiolites, broncho-pneumonies) chez les enfants âgés de moins de 6 mois. Abréviation : VRS. ◇ **VARICELLE-ZONA** *(angl. varicella-zoster —).* Abréviation : VZV. ☞ *HERPESVIRIDAE.*

VISCÉRAL *adj. (angl. visceral).* Qui se rapporte ou qui appartient à un viscère.

VISCÉRALGIE *s. f. (angl. visceralgia).* Toute douleur au niveau d'un viscère.

VISCÈRE *s. m. (angl. viscus).* Tout organe contenu dans une cavité du corps : cavité thoracique (cœur, poumon), cavité abdominale (estomac, foie, rate, etc.), boîte crânienne (cerveau).

VISION *s. f. (angl. vision).* **1.** Exercice du sens de la vue ; faculté de l'œil de percevoir la lumière, les couleurs et les formes. **2.** En langage courant, hallucination visuelle.

VISUEL *adj. (angl. visual).* Qui se rapporte à la vision.

VITAMINE *s. f. (angl. vitamin).* Terme désignant des substances organiques indispensables à la croissance et au fonctionnement de l'organisme, apportées en petites quantités par l'alimentation, et que l'organisme n'est pas capable de synthétiser. Leur absence ou leur insuffisance dans le régime alimentaire provoque des états de carence (avitaminoses et hypovitaminoses). ◇ **A** *(angl. — A).* Vitamine liposoluble indispensable au développement et au fonctionnement du tissu épithélial. Elle joue un rôle primordial dans la vision (pourpre visuel). On la trouve dans le lait, le beurre, le foie de nombreux animaux, les œufs, les bettes, les carottes, le chou, les épinards, etc. SYN. *AXÉROPHTOL, RÉTINOL, VITAMINE ANTIXÉROPHTALMIQUE.* ◇ **B1** (angl. *— B1).* Vitamine hydrosoluble qui intervient dans les métabolismes glucidiques et lipidiques. La carence en vitamine B1 provoque polynévrite, béribéri, anorexie, perte de poids, fatigue, troubles gastro-intestinaux. On la trouve dans le foie, la viande, la levure de bière, les fruits séchés. SYN. *THIAMINE, ANEURINE, VITAMINE ANTIBÉRIBÉRI.* ◇ **B2** *(angl. — B2).* Vitamine hydrosoluble qui participe au processus d'incorporation de l'iode par la thyroïde. Sa carence provoque glossite, chéilite, dermatite séborrhéique, fatigue visuelle, photophobie, conjonctivite et vascularisation de la cornée. Elle est très répandue dans les aliments naturels, les céréales, les légumes, le cœur, les reins et le foie, la levure de bière et les œufs. SYN. *RIBOFLAVINE.* ◇ **B3** *(angl. niacin).* Vitamine hydrosoluble dont la carence provoque des signes de pellagre (dermatite, diarrhée et démence). Cette vitamine est présente dans le foie, les reins, le cœur de bœuf, la viande fraîche, la levure de bière et l'extrait de malt. SYN. *NICOTINAMIDE, VITAMINE ANTIPELLAGREUSE, VITAMINE PP.* ◇ **B5** *(angl. pantothenic acid).* Vitamine hydrosoluble intervenant dans la croissance, dans la synthèse de l'acétylcholine et dans le métabolisme des lipides et des protides. Sa carence est rare. On trouve cette vitamine dans le foie de veau, le jaune d'œuf et la levure de bière. SYN. *ACIDE PANTOTHÉNIQUE.* ◇ **B6** *(angl. — B6).* Vitamine hydrosoluble qui intervient dans le métabolisme des protides et des acides gras. La carence en vitamine B6 provoque apathie, dépression, crampes, ataxie et convulsions chez les nourrissons et les jeunes enfants ; chez l'adulte, nausées, paresthésies, faiblesse musculaire, dermatites, séborrhée et anémie. On la trouve dans le germe de blé, la levure de bière, les céréales, le foie, les muscles et le lait. SYN. *PYRIDOXINE, PYRIDOXAL, PYRIDOXAMINE, ADERMINE.* ◇ **B8** ☞ *BIOTINE.* ◇ **B9** *(angl. folic acid).* Vitamine hydrosoluble participant aux phénomènes de croissance et jouant un rôle important dans l'hématopoïèse. Sa carence provoque des perturbations hématopoïétiques et digestives : anémie macrocytaire, leucopénie, diarrhée, lésions gastro-intestinales. On la trouve dans le foie de porc et de bœuf, dans les épinards, les concombres et les asperges. SYN. *ACIDE FOLIQUE.* ◇ **B12** *(angl. — B12).* Vitamine hydrosoluble contenant du cobalt. Elle joue un rôle important dans l'érythropoïèse. Sa carence provoque l'anémie de Biermer, l'atrophie de la muqueuse digestive et l'abolition de la sensibilité profonde. On la trouve dans le foie, les reins, la farine de poisson, les huîtres. SYN. *CYANOCOBALAMINE.* ◇ **C** *(angl. — C).* Vitamine hydrosoluble, qui joue un rôle important dans la formation des protéines de structure (matrice des os) et dans la synthèse d'hormones glucocorticostéroïdes, comme transporteur d'oxygène dans les oxydations cellulaires. La carence en vitamine C est responsable du scorbut. On la trouve dans les légumes (épinards, chou-fleur) et les fruits frais (orange, citron, fraises). SYN. *ACIDE ASCORBIQUE, VITAMINE ANTISCORBUTIQUE.* ◇ **D** *(angl. — D).* Vitamine liposoluble qui intervient dans le métabolisme phosphocalcique. Elle favorise l'absorption intestinale des sels de calcium et de phosphore. Sa carence provoque rachitisme, hypotonie musculaire et ligamentaire, ostéomalacie. L'hypervitaminose D provoque une diarrhée, un amaigrissement et un excès d'ossification. ◇ **E** *(angl. — E).* Vitamine liposoluble caractérisée par son action antioxydante non spécifique et son interaction avec l'insuline et les hormones sexuelles. On la trouve dans les germes de blé, l'huile de soja, la cacahuète, le chocolat, le maïs et l'huile de pépins de raisin. SYN. *TOCOPHÉROL.* ◇ **F** *(angl. essential fatty acids).* Complexe d'acides gras non saturés (acides linoléique, linolénique, arachidonique) qui stimule la croissance. Sa carence dans le régime alimentaire provoque eczéma, hyperkératose, acanthose et obstruction des follicules pileux. On la trouve dans les huiles et les graisses végétales, les cacahuètes, le lard, le jaune d'œuf, le beurre, le lait. SYN. *ACIDES GRAS ESSENTIELS.* ◇ **H** ☞ *BIOTINE.* ◇ **K** *(angl. — K).* Vitamine liposoluble nécessaire à la biosynthèse de la prothrombine, du facteur VII, du facteur IX et du facteur X dans le foie. Sa carence se traduit par une prédisposition aux hémorragies. On la trouve dans la luzerne, les feuilles vertes, les huiles végétales. SYN. *VITAMINE ANTIHÉMORRAGIQUE, VITAMINE DE LA COAGULATION.* ◇ **P** *(angl. bioflavonoid).* Ensemble des substances naturelles exerçant une activité sur les parois des capillaires (augmentation de la résistance et diminution de la perméabilité). Sa carence se caractérise par une augmentation de la fragilité et de la perméabilité capillaires. On la trouve notamment dans les feuilles de la rue et dans l'écorce de citron. SYN. *RUTOSIDE, CITRINE.* ◇ **PP** ☞ *VITAMINE B3.*

VITAMINOTHÉRAPIE *s. f. (angl. vitaminotherapy).* Emploi thérapeutique des vitamines.

VITELLIN *adj. (angl. vitelline).* Qui se rapporte au vitellus de l'œuf.

VITELLUS *s. m. (angl. vitellus, yolk).* **1.** Jaune d'œuf. **2.** Ensemble des réserves nutritives contenues dans l'œuf, destiné à nourrir l'embryon dans les premières étapes de son développement. Dans l'œuf humain, le vitellus est très réduit.

VITESSE DE SÉDIMENTATION (GLOBULAIRE) *(angl. erythrocyte sedimentation rate).* Vitesse de la chute des érythrocytes contenus dans le sang rendu incoagulable (citraté) et placé dans un tube étroit gradué. Elle est exprimée par la hauteur en mm de la colonne d'érythrocytes ayant sédimenté en 1, 2 et 24 heures. Elle est élevée surtout lorsqu'il existe une augmentation du fibrinogène et des globulines aux dépens des albumines, ce qui est le cas dans un grand nombre d'états pathologiques en particulier inflammatoires. Abréviations : VS, VSG.

VITILIGO *s. m. (angl. vitiligo).* Dyschromie caractérisée par des plaques dépigmentées, bien délimitées, entourées d'une zone hyperpigmentée. Son étiologie est inconnue.

VITRÉ *s. m.* ☞ *CORPS VITRÉ.*

VITRECTOMIE *s. f. (angl. vitrectomy).* Opération endo-oculaire comportant l'exérèse totale ou partielle du corps vitré, ou la section de brides endovitréennes pathologiques.

VITRÉEN *adj. (angl. vitreous).* Qui se rapporte au corps vitré.

VITROPRESSION *s. f. (angl. vitropression).* Procédé consistant à appuyer une lame en verre sur la peau au niveau d'une lésion pour la rendre exsangue, utilisé comme moyen de diagnostic dans certaines affections cutanées.

VL *(angl. VL).* Symbole de la dérivation unipolaire du bras gauche en électrocardiographie (L pour *left*, gauche en anglais).

VLDL Abréviation de *Very Low Density Lipoproteins* (lipoprotéines de très basse densité).

VMA Acide vanylmandélique.

VOIE *s. f. (angl. pathway, tract).* Nom d'ensemble des structures tubulaires qui livrent passage à diverses matières organiques (voies biliaires, voies urinaires), à l'air (voies respiratoires), et des structures qui conduisent un type déterminé d'influx nerveux (voies optiques, voies olfactives, etc.). ◇ **D'ABORD** *(angl. surgical approach).* En chirurgie, trajet qu'emprunte le chirurgien pour atteindre l'organe visé, à partir du revêtement cutané et à travers les autres organes interposés, qu'il doit écarter ou traverser. ◇ **MOTRICE** ☞ *VOIE PYRAMIDALE.* ◇ **PYRAMIDALE** *(angl. pyramidal tract).* Voie de conduction nerveuse dans la moelle descendante. C'est une voie de la motricité. SYN. *VOIE MOTRICE.*

VOILE *s. m. (angl. veil, velum).* Structure anatomique mince et de consistance en général souple, ressemblant à un voile. ◇ **DU PALAIS** *(angl. soft palate).* Cloison musculomembraneuse mobile, qui prolonge en bas et en arrière la voûte du palais, et qui sépare la partie nasale du pharynx de la partie buccale. Le bord postérieur du voile du palais présente, en son milieu, l'uvule, et de chaque côté de celle-ci, deux replis, l'un antérieur, l'autre postérieur, appelés piliers du voile du palais. Entre les deux piliers se trouvent les tonsilles palatines. SYN. *PALAIS MOU*.

VOIX *s. f. (angl. voice).* Ensemble des sons émis par la bouche et produits par les organes de la phonation.

VOL DE LA SUBCLAVIÈRE (SYNDROME DE) *(angl. subclavian steal syndrome).* Ensemble des troubles liés à une déficience aiguë de l'irrigation sanguine cérébrale due à une obstruction de l'artère subclavière. Ces troubles consistent en pertes de connaissance, vertiges, céphalées, ataxie.

VOLÉMIE *s. f. (angl. total blood volume).* Volume total du sang circulant (plasma et éléments figurés).

VOLET COSTAL *(angl. flail chest).* Partie de la paroi thoracique rendue mobile par suite de multiples fractures costales doubles et qui comprime le poumon lors de l'inspiration.

VOLORÉCEPTEUR *s. m. (angl. volume receptor).* Récepteur sensible aux variations du volume sanguin, situé en particulier dans l'atrium droit.

VOLUME *s. m. (angl. volume).* Espace occupé par un corps. Son unité de mesure est le mètre cube. ◇ **COURANT** *(angl. tidal —).* Volume gazeux inspiré et expiré lors d'une respiration normale. ◇ **DE RÉSERVE EXPIRATOIRE** *(angl. expiratory reserve —).* Quantité d'air qui peut encore être expulsée par une expiration forcée après une expiration normale. Ce terme remplace celui d'air de réserve. Abréviation : VRE. ◇ **DE RÉSERVE INSPIRATOIRE** *(angl. inspiratory reserve —).* Quantité d'air qui peut encore pénétrer dans les poumons après une inspiration normale. Ce terme remplace celui d'air complémentaire. Abréviation : VRI. ◇ **EXPIRATOIRE MAXIMAL PAR SECONDE** *(angl. forced expiratory —).* Volume d'air expiré pendant la première seconde d'une expiration forcée faisant suite à une inspiration forcée. Il représente normalement 70 % à 85 % de la capacité vitale. Abréviation : VEMS. ◇ **GLOBULAIRE** *(angl. corpuscular —).* Volume de la totalité des hématies. ◇ **PLASMATIQUE** *(angl. plasma —).* Volume total du plasma. Il constitue environ 5 % du poids corporel. ◇ **RÉSIDUEL** *(angl. residual —).* Quantité d'air restant encore dans les poumons à la fin d'une expiration forcée. Ce terme remplace celui d'air résiduel. Abréviation : VR. ◇ **SANGUIN** *(angl. blood —).* Volume de la totalité du sang contenu dans l'organisme. Il est d'environ 5 litres. SYN. *MASSE SANGUINE*.

VOLVULUS *s. m. (angl. volvulus).* Enroulement ou torsion d'un organe creux (estomac, segment intestinal, etc.) sur lui-même ou autour de son point d'attache, ayant pour conséquence une obstruction et des troubles ischémiques graves (par arrêt de la circulation du sang).

VOMER *s. m. (angl. vomer bone).* Petit os de la partie postérieure des fosses nasales.

VOMIQUE *s. f.* Expectoration soudaine et abondante de pus, de sérosité ou de sang provenant d'une collection purulente intrathoracique.

VOMISSEMENT *s. m. (angl. vomiting).* **1.** Expulsion violente par la bouche de matières contenues dans l'estomac. **2.** Matières ainsi évacuées.

VOMITIF *adj. (angl. vomitive).* ☞ *ÉMÉTIQUE*.

VOMITURITION *s. f. (angl. vomiturition).* **1.** Efforts répétés et infructueux pour vomir ; vomissement incomplet. **2.** SYN. *RÉGURGITATION*.

VOUSSURE *s. f. (angl. bulging).* Bombement au niveau d'un organe.

VOÛTE *s. f. (angl. vault).* Structure anatomique convexe à sa face supérieure et externe, et concave à sa face inférieure et interne. ◇ **CRÂNIENNE** *(angl. dome of the skull).* Partie supérieure et arrondie du crâne. SYN. *CALOTTE CRÂNIENNE*. ◇ **PLANTAIRE** *(angl. arch of the foot).* Ensemble des courbures à concavité inférieure que présente la plante du pied.

VOYEURISME *s. m. (angl. voyeurism).* Déviation sexuelle où l'orgasme ne peut être atteint qu'à la suite de l'observation, à leur insu, de tiers se livrant à des activités sexuelles.

VR Symbole de la dérivation unipolaire du bras droit en électrocardiographie (R pour *right*, droit en anglais).

VSG Abréviation de vitesse de sédimentation globulaire.

VULNÉRAIRE *adj. (angl. vulnerary).* Se dit d'une substance propre à guérir les blessures.

VULTUEUX *adj. (angl. bloated).* Rouge et congestionné. Se dit notamment du visage.

VULVAIRE *adj. (angl. vulvar).* Qui se rapporte à la vulve.

VULVE *s. f. (angl. vulva).* Ensemble des organes génitaux externes de la femme. Elle se compose d'une cavité médiane, le vestibule, limitée de chaque côté par les grandes lèvres et les petites lèvres, et dans laquelle s'ouvrent l'urètre et le vagin. Les grandes lèvres se perdent en avant sur une saillie médiane, le mont du pubis. La commissure supérieure de la vulve est occupée par le clitoris.

VULVECTOMIE *s. f. (angl. vulvectomy).* Résection partielle ou totale de la vulve.

VULVITE *s. f. (angl. vulvitis).* Inflammation de la vulve.

VULVOVAGINITE *s. f. (angl. vulvovaginitis).* Inflammation de la vulve et du vagin.

W

WAALER-ROSE (RÉACTION DE) *(angl. Waaler-Rose's test).* Réaction mettant en évidence le facteur rhumatoïde. Une suspension d'hématies de mouton additionnée d'un antisérum spécifique de lapin, dans une proportion qui ne détermine pas d'agglutination, se laisse agglutiner par le sérum de malades atteints de polyarthrite rhumatoïde.

WALDENSTRÖM (MALADIE DE) *(angl. Waldenström's macroglobulinemia).* Syndrome hémorragique avec purpura, anémie, adénomégalie et splénomégalie, infiltration lymphoplasmocytaire dans le foie, la rate, les nœuds lymphatiques et la moelle osseuse, et présence dans le plasma d'une immunoglobuline monoclonale de type IgM. Il s'agit d'une affection mortelle, d'évolution lente. SYN. *MACROGLOBULINÉMIE DE WALDENSTRÖM.*

WEEKS (BACILLE DE) *(angl. Weeks' bacillus).* *Haemophilus aegyptus* provoquant des conjonctivites aiguës dans les pays chauds.

WHARTON (CANAL DE) ☞ *CONDUIT SUBMANDIBULAIRE.*

WHARTONITE *s. f. (angl. whartonitis).* Inflammation de la paroi du conduit submandibulaire, le plus souvent due à la présence de calculs salivaires.

WHEEZING *s. m.* Terme anglais désignant une respiration sifflante de tonalité aiguë, survenant en particulier chez les asthmatiques ou en cas de sténose bronchique.

WHIPPLE (MALADIE DE) *(angl. Whipple's disease).* Maladie inflammatoire intestinale. Elle se traduit par une diarrhée graisseuse avec amaigrissement massif, pouvant s'accompagner de manifestations articulaires et d'adénopathies périphériques. D'évolution spontanément mortelle, elle guérit par antibiothérapie. Elle est due à une bactérie proche des Actinomycètes : *Tropheryma whippleii.*

WIDAL (SYNDROME DE) *(angl. Widal's syndrome).* Crises d'asthme déclenchées par prise d'aspirine chez des sujets atteints de polypose rhinosinusienne.

WILLIS (CERCLE ARTÉRIEL DE) *(angl. arterial circle of Willis).* Cercle artériel de la base du cerveau formé par des branches de la carotide interne, du tronc basilaire et des artères cérébrales antérieures, postérieures et communiquantes. SYN. *CERCLE ARTÉRIEL DU CERVEAU.*

WILSON (MALADIE DE) *(angl. Wilson's disease).* Dégénérescence hépatolenticulaire, à transmission autosomique récessive, qui se manifeste par des symptômes extrapyramidaux dominants et des signes de cirrhose hépatique, ainsi que la présence d'un anneau bronzé sur le limbe (anneau de Kayser-Fleischer). Il existe une accumulation de cuivre dans l'organisme. L'évolution a été transformée par le D-pénicillamine, chélateur du cuivre.

WIRSUNG (CANAL DE) *(angl. Wirsung's duct).* ☞ *CONDUIT PANCRÉATIQUE.*

WIRSUNGOGRAPHIE *s. f. (angl. pancreatography).* Radiographie du conduit pancréatique principal après injection d'un produit de contraste opaque aux rayons X dans ce canal.

WIRSUNGOJÉJUNOSTOMIE *s. f. (angl. wirsungojejunostomy).* Anastomose du conduit pancréatique à une anse du grêle. SYN. *ANASTOMOSE WIRSUNGOJÉJUNALE.*

WOLFF-PARKINSON-WHITE (SYNDROME DE) *(angl. Wolff-Parkinson-White syndrome).* Syndrome lié à l'existence anormale d'une ou de plusieurs voies de conduction supplémentaires et accessoires (faisceau de Kent) en plus du faisceau de His, assurant la connexion entre les atria et les ventricules. A l'ECG : onde delta (complexe QRS déformé).

X

X ◇ **(CHROMOSOME)** *(angl. X chromosome).* ☞ *CHROMOSOME.* ◇ **(RAYONS)** *(angl. X rays).* ☞ *RAYONS X.*

XANTHÉLASMA *s. m. (angl. xanthelasma).* Variété de xanthome ayant l'aspect de petites taches ovalaires de couleur jaune, localisées surtout aux paupières et constituées par un dépôt de cholestérol.

XANTHINE *s. f. (angl. xanthine).* Base purique dont il existe différents dérivés, dont les plus importants en médecine sont : la caféine, la théophylline et la théobromine, que l'on trouve, respectivement, dans le café, le thé et le cacao. Ces trois xanthines stimulent le système nerveux central, agissent sur le rein en augmentant la diurèse, stimulent le muscle cardiaque et relâchent la musculature lisse, en particulier bronchique.

XANTHOCHROMIE *s. f. (angl. xanthochromia).* **1.** Coloration jaune de la peau. **2.** Coloration jaune du liquide céphalorachidien, indice d'une hémorragie méningée.

XANTHODERMIE *s. f. (angl. xanthodermia).* Coloration jaune de la peau.

XANTHOMATEUX *adj. (angl. xanthomatous).* **1.** Qui se rapporte au xanthome. **2.** Qui est caractérisé par une accumulation de lipides.

XANTHOMATOSE *s. f. (angl. xanthomatosis).* Terme générique désignant les maladies du métabolisme des lipides caractérisées par la constitution, en différents points de l'organisme, de dépôts de cholestérol.

XANTHOME *s. m. (angl. xanthoma).* Dépôt de cholestérol dans la peau, les tendons, les os, se présentant sous forme de taches ou de nodules jaunes contenant des cellules histiocytoires au plasma spumeux.

XÉNOPHTALMIE *s. f. (angl. xenophthalmia).* Réaction inflammatoire de la conjonctive due à la présence d'un corps étranger.

XÉRODERMIE *s. f. (angl. xeroderma).* Affection cutanée caractérisée par une sécheresse excessive de la peau avec desquamation fine et poudreuse.

XÉROPHTALMIE *s. f. (angl. xerophthalmia).* Sécheresse de la conjonctive, qui devient blanchâtre et perd de son éclat. Elle entraîne l'opacité de la cornée. Elle est due à une inflammation chronique (trachome) ou à une carence en vitamine A. SYN. *XÉROME.*

XÉROSIS *s. m. (angl. xerosis).* Sécheresse de la conjonctive, qui est souvent le premier stade de la xérophtalmie.

XÉROSTOMIE *s. f. (angl. xerostomia).* Sécheresse de la bouche due à une diminution ou une absence de sécrétions salivaires.

XIPHOÏDE *adj. (angl. xiphoid).* Partie terminale du sternum.

XIPHOÏDIEN *adj. (angl. xiphisternal).* Qui se rapporte à l'appendice xiphoïde.

Y

Y (chromosome) ☞ *CHROMOSOME.*

YERSINIA Genre de bacilles à Gram négatif de la famille des *Enterobacteriaceae* dont fait partie le bacille de la peste.

YERSINIOSE *s. f. (angl. yersiniosis).* Affection causée par un bacille du genre *Yersinia.*

YOHIMBINE *s. f. (angl. yohimbine).* Alcaloïde possédant des propriétés alpha-bloquantes. On utilisait autrefois le chlorhydrate de yohimbine, sur des bases discutables, dans l'impuissance fonctionnelle.

Z

ZÉINE *s. f. (angl. zein).* Protéine jaunâtre de la farine de maïs ; elle ne contient ni tryptophane ni lysine.

ZÉISME *s. m. (angl. zeism).* Pellagre due à l'ingestion excessive de maïs.

ZENKER (DIVERTICULE DE) *(angl. Zenker's diverticulum).* Diverticule de l'œsophage, créé par pression, au niveau de son union avec le pharynx.

ZÉZAIEMENT *s. m. (angl. lisping).* Vice de prononciation consistant à substituer le son *z* aux sons *ch*, *j* et *g* doux.

ZIDOVUDINE *s. f. (angl. zidovudine).* Médicament antiviral qui agit en inhibant la réplication du VIH et qui est utilisé dans le traitement des patients atteints du sida. SYN. *AZIDOTHYMIDINE, AZT.*

ZIEHL-NEELSEN (COLORATION DE) *(angl. Ziehl-Neelsen method).* Méthode de coloration utilisée pour la mise en évidence des bactéries acido-alcoolorésistantes (notamment de *Mycobacterium tuberculosis*) utilisant le colorant de Ziehl. Les bactéries acidorésistantes apparaissent colorées en rouge (couleur due à la fuchsine).

ZIEVE (SYNDROME DE) Association d'une hépatomégalie, d'une cholestase, d'une hyperlipidémie et d'une anémie hémolytique chez des sujets alcooliques chroniques.

ZINC *s. m. (angl. zinc).* Métal de numéro atomique 30. Certains de ses sels sont utilisés pour leurs propriétés astringentes et antiseptiques. Symbole : Zn.

ZINCOPÉNIE *s. f. (angl. zinc deficiency).* Carence de l'organisme en zinc, se traduisant par une petite taille, un hypogonadisme, une peau rugueuse, une hépatosplénomégalie, une anémie ferriprive et une bradypsychie.

ZINCOSE *s. f.* Pneumoconiose provoquée par l'inhalation de poussières de zinc.

ZONA *s. m. (angl. herpes zoster).* Dermatose aiguë due à un virus identique à celui de la varicelle, famille des *Herpesviridae*, caractérisée par une éruption presque toujours unilatérale de vésicules sur fond érythémateux, disposées par groupes sur le trajet d'un nerf sensitif. Des douleurs névralgiques intenses peuvent précéder et accompagner l'éruption, et persister longtemps après la guérison.

ZONE *s. f. (angl. zone).* Région délimitée sur une surface, un corps. ☞ *AIRE.* ◇ **GÂCHETTE** *(angl. trigger —).* Toute zone du corps dont la stimulation déclenche une réaction spécifique (névralgie, notamment).

ZONULE CILIAIRE *(NA. zonula ciliaris). (angl. ciliary zonule).* Ensemble des fibres qui maintiennent le cristallin en position dans le globe oculaire.

ZONULOLYSE *s. f. (angl. zonulolysis).* Technique consistant à injecter dans l'œil une enzyme (l'alpha-chymotrypsine) qui détruit la zonule ciliaire et facilite l'extraction du cristallin.

ZOONOSE *s. f. (angl. zoonosis).* **1.** Maladie causée par des parasites animaux. **2.** Maladie animale.

ZOOPARASITE *s. m. (angl. zooparasite).* Parasite animal.

ZOOPHILIE *s. f. (angl. zoophilism).* **1.** Affection morbide pour les animaux, pouvant aller jusqu'à la bestialité. **2.** Tendance de certains insectes à se nourrir sur les animaux domestiques plutôt que sur l'homme.

ZOOPHOBIE *s. f. (angl. zoophobia).* Crainte morbide suscitée par certains animaux.

ZOOPSIE *s. f. (angl. zoopsia).* Hallucination visuelle dans laquelle le sujet voit des animaux, généralement terrifiants. Elle est fréquente dans le délirium tremens.

ZOSTÉRIEN *adj. (angl. zoster).* Qui se rapporte ou qui est dû au zona. SYN. *ZONATEUX.*

ZYGOMATIQUE *adj. (angl. zygomatic).* Qui se rapporte à la pommette. ◇ **(OS)** Os de la face entre le maxillaire et la fosse temporale. SYN. *OS MALAIRE.*

ZYGOTE *s. m. (angl. zygote).* Cellule résultant de la conjugaison de deux gamètes ; ovule fécondé.

ZYMOGÈNE *s. m. (angl. zymogen).* **1.** Précurseur inactif d'une enzyme. Proenzyme. **2.** Bactérie qui provoque une fermentation.

ZYMOLOGIE *s. f. (angl. zymology).* Étude des fermentations, notamment de celles produites par les levures.

ZYMOLYSE *s. f. (angl. zymolysis).* Fermentation ou digestion par des enzymes.

ZYMOTIQUE *adj. (angl. zymotic).* Qui se rapporte ou qui est dû à la fermentation.

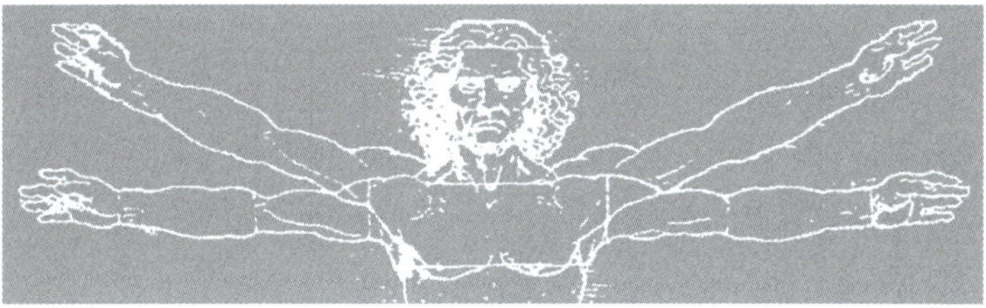

Principales constantes biologiques

Bien que le terme de constante biologique soit consacré par l'usage, il faut savoir que les résultats des dosages de ces paramètres comportent de nombreuses variations. La valeur « normale » d'une constante peut varier en fonction de l'âge, du sexe, de l'heure du prélèvement, de l'ethnie… En pratique, il faut donc considérer d'une part les valeurs comme données à titre indicatif et d'autre part que ces mêmes valeurs peuvent dépendre soit des techniques de dosage, soit des unités dans lesquelles elles sont exprimées.

Les principales unités utilisées sont le gramme (g), le milliéquivalent (mEq), la molécule gramme (mol), l'unité internationale (UI). Le système international d'unités (SI) est conseillé pour toutes les constantes, mais l'usage fait que de nombreuses constantes sont souvent exprimées en unités anciennes. Pour certaines constantes sera donné la valeur en unité ancienne et en unité SI. Enfin, les symboles suivants sont souvent utilisés pour les sous-multiples de 10.

10^{-1} = *déci = d*
10^{-2} = *centi = c*
10^{-3} = *milli = m*
10^{-6} = *micro = μ*
10^{-9} = *nano = n*
10^{-12} = *pico = p*

Constantes sanguines

	Unités anciennes	Unités internationales	Principales variations pathologiques
Acide lactique (sang artériel)	30 à 100 mg/L	0,33 à 1,1 mmol/L	↑ Acidoses lactiques (anoxie, diabète)
Acide urique	25 à 70 mg/L	148 à 416 μmol/L	↑ Goutte, destructions cellulaires importantes
ACTH (Adreno corticotropic hormone)		À 8 h : 60 pg/mL À 16 h : 10 pg/mL	↑ Insuffisance surrénalienne primitive ↓ Syndrome de Cushing, insuffisance hypophysaire
ALAT (Alanine aminotranférase)	5 à 25 UI/L		↑ Hépatites aiguës, infarctus du myocarde
Albumine	40 à 45 g/L		↑ Hémoconcentration ↓ Fuites digestives et rénales, insuffisance hépatique
Aldostérone	Taux très variable selon l'âge, la teneur en sodium du régime, la position couchée ou debout… Conditions basales 2 à 13 ng/dL	6 à 36 pg/mL	↑ Hyperaldostéronisme primitif
Alphafœtoprotéine (AFP)	< 20 μg/L		↑ Cancer primitif du foie
Ammoniaque	< 70 μg/100 mL	< 40 μmol/L	↑ Coma hépatique, shunt porto-cave…
Amylase	30 à 160 UI/L		↑ Pancréatite aiguë, oreillons…

➡

Constantes sanguines (suite)

	Unités anciennes	Unités internationales	Principales variations pathologiques
Antigène CA (CA = carbohydrate antigen) CA 15-3 CA 19-9 CA 50 CA 125	< 30 UI/mL < 40 UI/mL < 20 UI/mL < 35 UI/mL		Utile dans le diagnostic de certains cancers, indispensable dans la surveillance ↑ Cancer du sein… ↑ Cancer du pancréas… ↑ Cancers digestifs… ↑ Cancer de l'ovaire…
Antigène carcino-embryonnaire (ACE)	< 2,5 ng/mL		↑ Fumeurs, cancer colique et rectal…
Antigène prostatique spécifique (APS)	2,5 à 4 ng/ml		Cancer de la prostate, adénome… Surveillance du cancer prostatique traité +++
Aspartate aminotransférase (ASAT)	5 à 40 UI/L		Nécrose cellulaire hépatique (hépatites aiguës virales, toxiques…)
Bicarbonates	22 à 29 mEq/L (ou mmol/L)		↑ En cas d'acidose respiratoire ou d'alcalose métabolique ↓ En cas d'alcalose respiratoire ou d'acidose métabolique
Bilirubine totale Bilirubine conjuguée Bilirubine libre	2 à 10 mg/L 0 à 4 mg/L 2 à 6 mg/L	5 à 18 µmol/L 0 à 6 µmol/L 5 à 12 µmol/L	↑ Est responsable de l'ictère ↑ Cholostase ↑ Hyperhémolyse
Calcitonine	*Voir* Thyrocalcitonine		
Calcium	95 à 105 mg/L	2,4 à 2,6 mmol/L	↑ Hyperparathyroïdie, ostéolyses ↓ Hypoparathyroïdie
Chlore	3,50 à 3,90 g/L	100 à 110 mmol/L	↑ Déshydratation, alcaloses respiratoires et acidoses métaboliques ↓ Surcharge hydrique, acidose respiratoire et alcalose métabolique

Constantes sanguines (suite)

	Unités anciennes	Unités internationales	Principales variations pathologiques
Cholestérol – total (CT) – HDL (hight density lipid) – LDL (low density lipid) R = CT / HDL	1,8 à 2,50 g/L > 0,40 g/L < 1,60 g/L ≤ 4,5	4,60 à 6,80 mmol/L > 1 mmol/L < 4,12 mmol/L	↑ Hypercholestérolémie primitive, hypothyroidie, syndrome néphrotique ↑ Diminution du risque athérogène ↑ Augmentation du risque athérogène
Cortisol	Par radio-immunologie : À 8 h : 10 à 20 µg/dL À 20 h : < 10 µg/dL		↑ Syndrome de Cushing ↓ Insuffisance corticosurrénale
Créatine-phosphokinase (CPK)	Homme : 20 à 200 UI/L Femme : 20 à 100 UI/L		↑ Infarctus du myocarde, myopathies, hypothyroïdie
Créatinine	1,5 à 14 mg/L	13 à 124 µmol/L	↑ Insuffisance rénale
Estradiol	Taux variable selon période : prépubertaire, d'activité génitale (varie au cours du cycle), grossesse, ménopause		↑ Certaines tumeurs ovariennes ↓ Insuffisance ovarienne
Fer	0,5 à 1,75 mg/L	9 à 30 µmol/L	↑ Hémochromatose, cytolyse hépatique ↓ Anémies par saignement
Ferritine	30 à 300 µg/L Valeurs plus basses chez la femme si règles		↑ Hémochromatose ↓ Carence en fer
Fibrinogène	2 à 4 g/L	6 à 12 µmol/L	↑ Infections, brûlures, infarctus du myocarde ↓ Fibrinolyse, insuffisance hépatique

Constantes sanguines (suite)

	Unités anciennes	Unités internationales	Principales variations pathologiques
FSH (folliculo-stimulating hormone) – LH (luteinizing hormone)	Grandes variations des résultats selon les techniques de dosages et les unités utilisées. Chez la femme ; – Phase folliculaire : 3 UI/mL – Pic ovulatoire : 7 UI/mL – Phase lutéale : 2 UI/mL – Ménopause ≥ 4 UI/mL Chez l'homme : 0,5 à 5 UI/mL		↑ Dans l'insuffisance gonadique dans les deux sexes ↓ En cas d'insuffisance hypophysaire
γGT (gamma-glutamyl transpeptidase)	< 40 UI/L		↑ Cholestase, alcoolisme chronique…
Globulines – α1 globulines	1 à 4 g/L		↑ Infections ↓ Syndrome néphrotique
– α2 globulines	6 à 10 g/L		↑ Infections, collagénoses
– β globulines	6 à 13 g/L		↑ Hyperlipidémie, syndrome néphrotique
– γ globulines	7 à 15 g/L		↑ Infections, parasitoses, cirrhoses
Glucose	0,70 à 1 g/L	3,8 à 5,5 mmol/L	↑ Diabète sucré ↓ Insulinome, insuffisance surrénalienne, hypoglycémie fonctionnelle
βHCG (Hormone chorionique gonadotrope)	Hors grossesse < 5 UI/L > 10 jusqu'à 100 000 UI/L en cas de grossesse		↑ Certains cancers utérins et ovariens, cancer du testicule
Hématies	*Voir* Numération formule sanguine		
Hémoglobine glyquée (ou glycosylée)	4 à 6,5 % de l'hémoglobine totale		↑ Dans le diabète sucré
Hémogramme	*Voir* Numération formule sanguine		

Constantes sanguines (suite)

	Unités anciennes	Unités internationales	Principales variations pathologiques
Hormone de croissance (GH : growth hormone / STH : somathormone)	Adulte < 5 µg/L		↑ Acromégalie ↓ Insuffisance hypophysaire
INR (international normalized ratio)	Rapport : temps de Quick du malade / temps de Quick d'un témoin		↑ En cas de traitement par antivitamine K valeur recherchée entre 2,0 et 3,5
Ionogramme	*Voir* Chlore, sodium, potassium		
LDH (Lacticodéshydrogénase)	Variable selon la technique de dosage		↑ Infarctus du myocarde, hépatite aiguë toxique, anémie hémolytique
Leucocytes.	*Voir* Numération formule sanguine		
LH (hormone lutéinisante)	*Voir* FSH-LH		
Lipase	20 à 160 UI/L		↑ Pancréatite aiguë
Lipides	*Voir* Cholestérol/triglycérides		
Lipoprotéine a [LP(a)]	< 0,30 g/L		↑ Facteur important de risque athéromateux
Magnésium	18 à 24 mg/L	0,7 à1 mmol/L	↑ Insuffisance rénale ↓ Malabsorption intestinale

Constantes sanguines (suite)

	Unités anciennes	Unités internationales	Principales variations pathologiques
Numération formule sanguine	– Globules rouges : 4-5 $10^6/mm^3$ – Hémoglobine : 11,5-15 g/100 mL – Hématocrite : 38-47 % – Volume globulaire moyen : 80 à 100 μm^3 – Concentration corpusculaire moyenne en hémoglobine : 32-38 % – Réticulocytes : 50 000-150 000/mm^3 – Plaquettes : 150-450 000/mm^3 – Leucocytes : 4 000-10 000/mm^3 – Polynucléaires neutrophiles : 1 800 à 8 000/mm^3 – Polynucléaires éosinophiles : < 700/mm^3 – Polynucléaires basophiles : < 700/mm^3 – Lymphocytes : 1 000 à 4 000/mm^3 – Monocytes : < 800/mm^3		Variations multiples selon âge, sexe, origine ethnique, heure de prélèvement… – Hématies : ↑ En cas de polyglobule primitive et d'hémoconcentration – Réticulocytes : ↑ Compensation médullaire en cas d'anémie ↓ Anémie centrale – Plaquettes : ↑ Thrombocytose ↓ Insuffisance médullaire – Leucocytes / Polynucléaires neutrophiles : ↑ Infections à pyogènes ↓ Affections virales, insuffisance médullaire – Éosinophiles : ↑ Parasitoses
Parathormone (PTH)	Variable : 10 à 65 ng/L		↑ Dans les hyperparathyroïdies ↓ Dans les hypoparathyroïdies
Phosphatases acides	< 4 µg/L ou 5 UI/L		↑ Cancer prostatique, métastases osseuses
Phosphatases alcaline	20 à 80 UI/L		↑ Cancer osseux, maladie de Paget, hyperparathyroïdie, ictère par rétention
Phosphore	30 à 40 mg/L	0,96 à 1,3 mmol/L	↑ Hypoparathyroïdie, acromégalie, insuffisance rénale ↓ Hyperparathyroïdie, ostéomalacie
Plaquettes	*Voir* Numération formule sanguine		
Potassium	137 à 195 mg/L	3,5 à 5 mmol/L (ou mEq/L)	↑ Insuffisance rénale et surrénale, hypoaldostéronisme ↓ Pertes digestives ou urinaires

Constantes sanguines (suite)

	Unités anciennes	Unités internationales	Principales variations pathologiques
Progestérone	Phase folliculaire : 0,15 à 1 µg/L Phase lutéale : 3 à 26 µg/L Chez l'homme : 0,1 à 0,3 µg/L	0,5 à 3,2 nmol/L 9,5 à 83 nmol/L 0,3 à 1 nmol/L	↑ Hyperplasie surrénale congénitale
Prolactine	Chez la femme : < 20 ng/mL Chez l'homme : <13 ng/mL		↑ Tumeur à prolactine, hypothyroïdie, prise de certains médicaments
Protéines *Voir aussi* Albumine et Globulines	60 à 75 g/L		↑ Hémoconcentration, myélome ↓ Hémodilution, dénutrition
PSA	*Voir* Antigène prostatique spécifique		
SGOT, SGPT	*Voir* ASAT, ALAT		
Sodium	3,15 à 3,45 g/L	137 à 151 mmol/L (ou mEq/L)	↑ Déshydratation, perte d'eau au cours de diabète insipide, polyurie osmotique, diarrhée, vomissements… ↓ Hyperhydratation, insuffisance surrénale
Temps de coagulation	6 à 8 min en tube à 37° C		↑ Anomalie grave de la coagulation
Temps de Quick / TP (Temps de prothrombine)	12 à 18 s ou 80 à 100 % par rapport à un témoin normal		↓ Carence en vitamine K, traitement par antivitamines K
Temps de saignement	3 à 8 min selon la technique		↑ Thrombopénies, thrombopathie, prise d'antiagrégants (aspirine)

Constantes sanguines (suite)

	Unités anciennes	Unités internationales	Principales variations pathologiques
Testostérone	Chez l'homme : 2,8 à 9,2 µg/L Chez la femme : 0,2 à 0,6 µg/L	Chez l'homme : 10 à 32 nmol/L Chez la femme : 0,7 à 2,1 nmol/L	↑ Tumeur testiculaire, hyperplasie congénitale des surrénales ↓ Insuffisance testiculaire
Thyréostimuline hypophysaire (TSH)	0,15 à 4,5 mU/L		↑ Hypothyroïdie primaire ↓ Hyperthyroïdie, insuffisance hypophysaire
Thyrocalcitonine (TCT)	Variable selon technique < 10 ng/L		↑ Cancer médullaire de la thyroïde
Thyroglobuline	3 à 60 ng/mL		↑ Cancer thyroïdien
Thyroxine libre (T4)	7,8 à 19 ng/L	10 à 24 pmol/L	↑ Hyperthyroïdie ↓ Hypothyroïdie
Transaminases	*Voir* ALAT, ASAT		
Triglycérides	0,3 à 1,6 g/L	0,34 à 1,80 mmol/L	↑ Hypertriglycéridémies (primitives, diabétiques, alcooliques) ↓ Dénutrition, hyperthyroïdie
Triiodothyronine libre (T3)	2 à 6 ng/L	3 à 9 pmol/L	*Idem Thyroxine libre*
Troponine	< 0,9 µg/L		↑ Infarctus du myocarde
Urée	0,15 à 0,50 g/L	2,5 à 8,3 mmol/L	↑ Insuffisance rénale, déshydratation ↓ Insuffisance hépatique grave
Vitesse de sédimentation globulaire (VS)	< 20 mm à la 1re heure		↑ Infections et maladies inflammatoires ↓ Polyglobulie

Constantes urinaires

	Unités anciennes	Unités internationales	Principales variations pathologiques
Acide urique (uricurie, uraturie)	250 à 800 mg/24 h	1,5 à 4,8 mmol/24 h	↑ Goutte, leucémie myéloïde ↓ Insuffisance rénale
Acide vanylmandélique (VMA)	< 5 mg/24 h	< 25 µmol/24 h	↑ Tumeurs secrétant les catécholamines (phéochromocytome…)
Aldostérone	4 à 17 µg/24 h	11 à 48 nmol/24 h	↑ Hyperaldostéronisme primaire ou secondaire
Amylase (amylasurie)	3,5 à 150 UI/l		↑ Pancréatite aiguë et oreillons
Bilirubine conjuguée	0		Présence en cas d'ictère par hépatite ou par obstruction (recherche qualitative)
Calcium (calciurie)	100 à 300 mg/24 h	2,5 à 7,5 mmol/24 h	↑ Hyperparathyroïdie, ostéolyse cancéreuse ↓ Insuffisance rénale, ostéoporose, hypoparathyroïdie
Chlore (chlorurie)	Très variable selon l'apport en chlorure de sodium de l'alimentation		
Cortisol libre urinaire	30 à 90 µg/24 h	85 à 250 nmol/24 h	↑ Syndrome de Cushing ↓ Insuffisance surrénalienne
Créatinine (créatininurie)	15 à 25 mg/kg/24 h	130 à 220 µmol/kg/24 h	↓ Insuffisance rénale chronique
Fer (sidérurie)	0,2 à 0,4 mg/L		↑ Hémoglobinurie
Gonadotrophine chorionique (βHCG)	Apparaît dans les urines en cas de grossesse (réaction biologique de grossesse)		
Hématies-Leucocytes-minute (HLM)	< 2000 hématies < 2000 leucocytes		↑ Hématurie ↑ Infection urinaire

➡

Constantes urinaires (suite)

	Unités anciennes	Unités internationales	Principales variations pathologiques
17-hydroxystéroïdes	Chez l'homme : 4 à 6 mg/24 h Chez la femme : 3 à 5 mg/24 h	Chez l'homme : 11 à 17 µmol/24 h Chez la femme : 8 à 14 µmol/24 h	↑ Syndrome de Cushing ↓ Insuffisance surrénalienne
Magnésium	80 à 120 mg/24 h	3,3 à 5 mmol/24 h (6,6 à 10 mEq/24 h)	↑ Hyperaldostéronisme ↓ Malabsorption
pH	4,5 à 8		↑ Alcaloses, infection urinaire ↓ Acidoses métaboliques
Phosphore (phosphaturie)	0,50 à 1,50 g/24 h	16 à 48 mmol/24 h	↑ Hyperparathyroïdie ↓ Hypoparathyroïdie, insuffisance rénale
Potassium (kaliurie)	1 à 5 g/24 h	20 à 130 mmol/24 h (ou mEq/24 h)	↑ Hyperaldostéronisme, syndrome de Cushing ↓ Insuffisance surrénale, pertes digestives
Protéines (protéinurie)	< 30 mg/24 h		↑ Glomérulopathie, syndrome néphrotique
Sodium (natriurie)	Variable en fonction de l'apport sodé. En moyenne : 1 à 5 g/24 h	43 à 217 mmol/24 h (ou mEq/24 h)	↑ Insuffisance surrénalienne ↓ Régime désodé, œdèmes, hypercoticisme
Tétra-hydraldostérone	20 à 50 µg/24 h	55 à 138 nmol/24 h	↑ Hyperaldostéronisme ↓ Insuffisance surrénale
Urée	10 à 30 g/24 h	165 à 500 mmol/24 h	↑ Hypercatabolisme protidique ↓ Néphropathie

Liquide céphalo-rachidien

	Unités anciennes	Unités internationales	Principales variations pathologiques
Cellules	0 à 3/mm^3		↑ Méningites, hémorragie méningée
Glucose (glycorachie)	0,32 à 0,74 g/L	2,3 à 4,1 mmol/L	↑ Diabète ↓ Méningites
Protéines (protéinorachie)	Variable selon technique de dosage : 0,12 à 0,40 g/L		↑ Méningites, hémorragie méningée, compression médullaire…
Gamma globulines	Variable selon technique de dosage : < 14 % de la protéinorachie		↑ Sclérose en plaques

Les paramètres biologiques chez le jeune enfant et tout particulièrement chez le nourrisson peuvent parfois s'écarter de façon importante de ceux de l'adulte et ce d'autant plus que l'enfant est jeune. D'où ce tableau non exhaustif des valeurs biologiques moyennes en pédiatrie.

Constantes biologiques chez le nourrisson

	Valeurs normales	Principales variations pathologiques
Albuminémie	– Prématuré : 30 g/L – Nouveau-né : 40 g/L – 1 à 6 mois : 35 g/L	*Idem adulte*
Alpha-fœtoprotéine	– Nouveau-né : 20 µg/mL – À 1 an : idem adulte	↑ Anencéphalie, spina bifida
Bilirubine totale	≥ adulte	Risque d'ictère nucléaire si : – entre H 24 et H 48 > 100 mg/L – chez le prématuré > 150 mg/L – chez le nouveau-né > 180 mg/L
Chlore (dans la sueur)	10 à 40 mEq/L	Si > 60 mEq/L, élément diagnostic important en faveur d'une mucoviscidose
Calcium (calcémie)	– Nouveau-né : 2,4 à 2,7 mmol/L – 1 mois à 1 an : 2,2 à 2,7 – > 1 an : 2,2 à 2,7	
Créatine-phosphokinase (CPK)	– Nouveau-né : 35 à 145 U/L – < 10 ans : 20 à 120 U/L	↑ Myopathie taux x 10 à 100 (dépistage néo-natal) ↑ Hypothyroïdie, souffrance néo-natale

➡

Constantes biologiques chez le nourrisson (suite)

	Valeurs normales				Principales variations pathologiques
Créatinine	– Nouveau-né : 55 µmol/L – 1 mois à 1 an : 36 µmol/L – 1 an à 7 ans : 30 à 70 µmol/L				↑ Insuffisance rénale
Diurèse	– Nouveau-né : 20 à 75 mL/kg – 2 mois : 80 à 130 mL/kg – 1 an : 40 à 100 mL/kg				
Fer (sidérémie)	– Nouveau-né : 10 à 36 µmol/L – Nourrisson : 11,5 à 22,5 µmol/L				↓ Carence martiale et syndromes inflammatoires
Ferritine	– Nouveau-né : 200 à 300 µg/L – De 6 mois à 12 ans : 15 à 100 µg/L				Idem fer
Gaz du sang		**Nouveau-né**	**> 1 mois**	**1 an**	
	pH	7,2 à 7,45	7,35 à 7,45	7,35 à 7,45	
	PO_2	60 à 76 mmHg	60 à 76 mmHg	> 90 mmHg	
	PCO_2	30 à 40 mmHg	30 à 40 mmHg	35 à 40 mmHg	
	SaO_2	92 à 95 %	92 à 95 %	> 95 %	
Hormone de croissance (GH, STH)	Grande variabilité des taux. Sécrétion étudiée par épreuve de stimulation avec pic > 10 ng/mL				↓ Nanisme hypophysaire
Hormones thyroïdiennes		**24 h**	**5 jours**	**1 an**	
	T3 (ng/mL)		1,40	1,24	↓ Hypothyroïdie
	T4 (µg/100 mL)	20,5	11	9	↓ Hypothyroïdie
	TSH (µU/mL)	20,6	< 5	1,6 à 1,4	↑ Hypothyroïdie

Constantes biologiques chez le nourrisson (suite)

		Valeurs normales			Principales variations pathologiques
		Prématuré	**Nouveau-né**	**1 à 8 mois**	
Liquide céphalo-rachidien	Cellules (/mm³)	0-30	0-30	5	↑ En cas de méningite, hémorragie
	Glucose (mmol/L)	1,3-3,5	1,9-6,1	> 2,2	↓ En cas de méningite
	Protides (g/L)	0,25 à 1,3	0,2 à 1,2	0,1 à 0,40	↑ En cas de méningite, hémorragie

		5	**J7**	**3 mois**	**1 an**	**4 ans**	**10 ans**	Principales variations pathologiques
Numération formule sanguine	Hématies (millions/mm³)	5,8	5,2	3,7 à 4,0	4,7 à 5	4,5 à 5	4,5 à 5,5	*Idem adulte*
	Hémoglobine (g/100 mL)	18,4	17	11,5	10 à 12	12,4	12 à 14,5	
	Leucocytes (/mm³)	18 000	12 000	12 000	11 000	9 000	8 000	
	Polynucléaires neutrophiles (%)	61	45	37	40	44	50	
	Lymphocytes (%)	31	41	55	51	47	42	
	Monocytes (%)	5,8	9,1	6	5	5	5	
	Plaquettes (mm³)	350 000	350 000	260 000		260 000		

	Valeurs normales	Principales variations pathologiques
Phosphatases alcalines (UI/L)	– Nouveau-né : 100 à 250 – 1 mois à 1 an : 80 à 280 – > 1 an : 100 à 250	↑ Cholestase (les valeurs normales élevées chez l'enfant sont dues à la croissance osseuse)

Constantes biologiques chez le nourrisson (suite)

	Valeurs normales	Principales variations pathologiques
Phosphore (phosphorémie) (mmol/L)	– Nouveau-né : 1,8 à 2,6 – 1 mois à 1 an : 1,6 à 1,9 – > 1 an : 1,3 à 1,6	Valeurs élevées en rapport avec la croissance osseuse
Protides totaux (protidémie) (g/L)	– Nouveau-né : 60 ± 10 – 1 à 6 mois : 55 ± 10	
Protéine C réactive (PCR)	– Nouveau-né : < 15 mg/L – > J3 : < 10 mg/L	↑ Infection bactérienne
Urée	Nouveau-né : < 0,13g/L / 2,13 mmol/L	

Elsevier Masson S.A.S - 62, rue Camille-Desmoulins
92442 Issy-les-Moulineaux Cedex
Dépôt Légal : janvier 2008

Composition : Nord Compo

Retirage mai 2015

Imprimé en Pologne par Dimograf